코로나19 백신

부작용 치료와 해독 어떻게 해야 할까

코로나19 백신

부작용 치료와 해독 어떻게 해야 할까

발 행 2023년 8월 16일
지은이 전기엽
발행인 윤상문
디자인 박진경, 표소영
발행처 킹덤북스
등록 제2009-29호(2009년 10월 19일)
주소 경기도 용인시 기흥구 동백동 622-2
문의 전화 031-275-0196 팩스 031-275-0296

ISBN 979-11-5886-282-4 13510

전기엽 지음

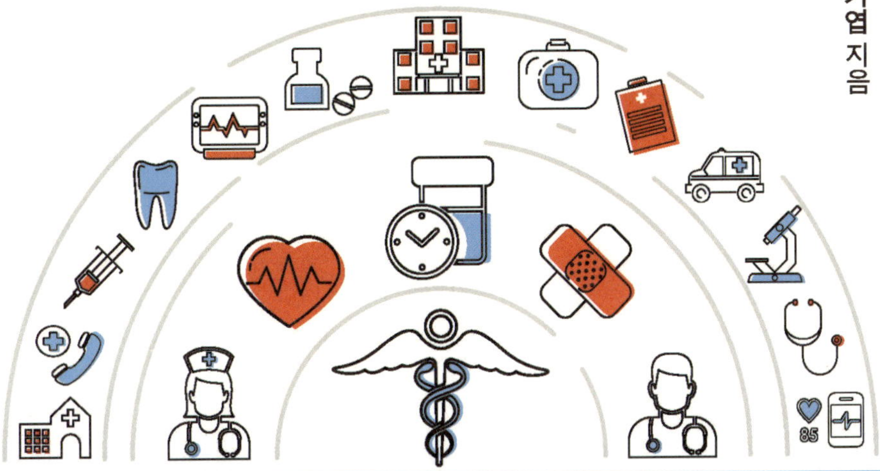

COVID-19 VACCINE SIDE EFFECTS & DETOXIFICATION

코로나19 백신

부작용 치료와 해독 어떻게 해야 할까

킹덤북스
Kingdom Books

프롤로그

의약 분업을 할 것인가 말 것인가를 두고 대한의사협회(의협)과 김대중 대통령 간의 줄다리기가 있을 때 저는 전북도 김명웅 도의사회장을 보필하는 의쟁투의 양기창 위원 후임으로 서울 의협의 모임에 참석하게 되었고, "소경이 소경을 인도할 수 없다"는 생각으로 "의료 정책"을 공부하러 미국 존스홉킨스대학교로 떠나게 되었습니다. 하나님께서 축복해 주셔서 아이들이 변호사로 의사로 성장하였지만, 미국에 남으라는 많은 권유를 물리치고 7년 후에 한국에 돌아온 저는 의사회에서 이미 잊혀진 사람이었습니다.

한국에 돌아와서 방황을 하며 하나님의 뜻을 저버렸지만, 하나님은 살아계셔서 코로나-19 상황을 통하여 저를 깨우셨고 2020년 8월부터 코로나-19 백신 대신에 하이드록시클로로퀸(HCQ)과 비타민 C, D, Zn (아연) 등을 처방하여 코로나-19를 예방하고 치료하는데 앞장을 서게 하셨습니다. 코로나-19 백신에 대해서 알아가면 알아갈수록, 너무도 연약하고 힘이 없는 상황에서도 히포크라테스 선서를 지키려고 노력했던 2000년대의 의사들의 모습이 그립습니다. 보라매 공원에서 장대비를 맞으며 환자들의 안전과 의사들의 권리를 외쳤던 그때의 의사들이라면, 코로나-19 백신이 해로운 것과 PCR 검사가 무분별하게 사용되는 것에 대한 의혹을 가지게 되면서도, 맹목적으로 정부의 정책을 따라가면서, Blood Money를 추구하지는 않았을 것입니다.

2023.8.15.

저자 전기엽(MD, ThM, PhD, ScD)

Contents

프롤로그 4

인사말 8

1장

신인류 꿈꾸는 실험용 생물학적 무기인 코로나-19 백신 11

2장

코로나진실규명의사회에서 발표한 코로나-19 관련 11개 논문 요약 및 독일 의사들과의 비대면 모임 발표 내용 37

1. 첫 번째 논문: (AJEPH-ID31), 코로나 환자들에게 하이드록시클로로퀸을 사용하지 않는 문제점 38
2. 두 번째 논문: (AJEPH-ID34), 코로나 19 질환의 예방 및 초기 치료를 위한 과학적이고 알기 쉬운 치료법 소개 40
3. 세 번째 논문: (AJEPH-ID39), 거짓 공공선(公共善)보다는 안정성 먼저 확보 요함. 42
4. 네 번째 논문: (AJEPH-ID43), 금속 연관성 면역 독성과 2020년 독감 예방 접종 2개월 만에 100 명의 독감 백신 접종자 사망 . 60
5 다섯 번째 논문: (AJEPH-ID45), 코로나 백신은 조사된 58개국 중의 30개 나라에서 코로나 질병보다 더 해로울 것으로 나타났다. 62
6. 여섯 번째 논문: (AJEPH-ID46), 모든 사람들에게 코로나 백신을 강제로 접종하게 하는 것이 과연 필요한가? 67
7. 일곱 번째 논문: (AJEPH-ID50), COVID-19 백신에 움직이는 미생물과 살아있는 미생물 - COVID-19 예방, 조기 치료 칵테일 및 COVID-19 백신의 후유증을 줄이기 위한 해독 방법 71
8. 여덟 번째 논문: (IJVTPR), 코로나19 백신 접종자의 혈액 표본 내 미확인 물질 83
9. 한국 코로나19 진실규명의사회 의료진과 오스트리아 코로나19 윤리위원회 의료진 사이에 인터넷 미팅을 통해 갖었던, 2022년 4월 24일 코로나19 백신 및 환자 진료 경험에 대한 발표회 보고서 - 뉴스타운(newstown.co.kr) 120
10. 아홉 번째 논문: (AJTCR), 산화 그라핀에 대한 차아염소산 칼슘(MMS2)의 해독 효과 136

11. 열 번째 논문: (IJBRES 1660), 인체 혈장 내 산화 그라핀(GOs)에 대한 차아염소산칼슘(MMS2)의 해독 효과에 관한 관찰 보고서 166

12. 열 한 번째 논문: (IJBRES-1663), COVID-19백신 샘플(견본, 見本), 혈액 샘플, 소변샘플, 족욕 샘플, 좌욕 샘플, 및 피부 추출물 샘플 분석 프레젠테이션(공개 발표). 204

3장

대한의협_전주시 의사회_ 의료법 위반 회부 움직임_ 2020년 11월 27일_보험 회사들의 소송 261

1. 전주시 의사회에서 온 공문 262
2. 전주시 의사회에서 온 공문에 대한 홉킨스 전일내과의 답변서 264
3. 보험 회사들의 소송 273

4장

전주시보건소 민원-23824_코로나진실규명의사회의 대외 활동 285

1. 개요 286
2. 홉킨스 전일내과의 답변서 288
3. 3차에 걸친 실사 조사와 전국에서의 민원 제출 312
4. 민원인 개인 블로그 및 기타 (그냥저냥, 탐구, 글연습하는 30대 블로거, 코리안파인 입시학원, KHTV, 일사각오, 너만몰라 TV) 316

5장

2021년_함께 갑시다 339

1. 2021년 11월에 발간한 "함께 갑시다"의 차례 340
2. 1부_ 코로나 19 343
3. 2부_ 코로나19 백신 357

6장

백신 말고 하나님이 주신 면역력을 키웁시다 389

1. <뉴스타운> 유튜브 방송-2020.8.22. 코로나 예방/치료 칵테일 391

2. 2021.8.17. 파이낸스 투데이 기고-코로나19 백신 결과에 대한 통계적 분석 400
3. 2021.12.23. 코진의 1차 기자 회견- 대한의협의 자율정화 징계 418
4. 2022.1.6. 카이로스 아카데미 - 코로나19 쉐딩, 변이, 3차 ID 425
5. 2022.3.3. 노바백신 466
6. 2022.3.5. 코진의 성명서 발표 470
7. 2022.5.15. 김포 하나로 교회-선과 악, 빛과 어두움의 싸움 471
8. 2022.6.6. 2023년에 다시 엠폭스를 꿈꾸는 악한 세력들 479
9. 우리나라 사람의 60%는 코로나19에 대한 항체가 생겨 있다는 2021년 논문에도 불구하고, 코로나19 백신은 접종하도록 해야 한다....는 인터뷰에 대하여 486
10. 2022년 9월 19일 (월), 종로 김상옥로, 한국 기독교 연합회관 3층, 아가페홀에서의 모임 490
11. 2022년 11월 14일, 종로 5가, 한국 기독교 연합회관 3층, 아가페홀에서의 모임 500
12. 2022년 12월 18일, 군포 카이로스 아카데미에서의 발표 504
13. 전주대 신대원의 신학석사(Th.M) 졸업 논문 505
14. 2023년 8월 12일 <1차>, 8월 26일<2차> 2023년 가을의 백신 접종 반대 모임 509

7장

코로나-19 실험용 생물학 무기 백신 접종 후유증 치료 사례(事例)들 515

1. 코로나-19 실험용 생물학 무기인 백신 해독을 왜 해야 할까요? 516
2. 양자점(QUantum dot, 퀀텀 닷), 폴리아크릴아마이드 하이드로겔(산화 그라핀), 모겔론스(Morgellons) 527
3. 코로나-19 백신 해독 치료의 개요(槪要) 532
4. God gene(하나님을 깨닫는 유전자) 파괴 536
5. 해독 족욕(足浴)과 어씽(earthing) 540
6. Xbb 1.5 표적 백신 접종 전에 공개 방송 토론을 제안합니다 544
7. Med Bed는 커다란 미혹(迷惑)입니다. 546
8. 마스크 강제 사용, 15분 도시, 강제 CBDC, 락 다운, 차별금지법, 아동기본법 제정을 반대한다 553
9. 더 큰 것이 온다 <발 뒷꿈치를 상할망정 뱀의 머리를 밟자> 555
10. 코로나-19 실험용 생물학 무기 백신 후유증 치료 사례 42 예(例) 559

에필로그 676

인사말

주의 인도하심과 축복에 감사드립니다! 대한 예수교 장로회 합동 정창우 목사님의 제안으로 2021년 11월 경에 밧모섬 선교회의 기독출판사와 함께 『코로나를 넘어 함께 갑시다』라는 비매품 책을 2회에 걸쳐서 10,000권이 넘는 책을 발간하였습니다. 또 거의 1년 반이 지난 시점에서 킹덤북스(Kingdom Books) 대표 윤상문 목사님의 제안으로 추가된 내용으로 책을 발간하게 되어 감사드립니다. 디겔(Daegel)보고서에 의하면 2025년까지 우리나라에서 1000만명 정도 사망하고 그에 따라 국민소득도 60%가 감소한다고 합니다. Kill Shot 이라는 노래도 있고, 코로나-19 실험용 백신 속에 들어 있는 내용물들, 그리고 사람뿐만 아니라 가축과 식물들에 접종하는 mRNA 유전자 변이물들을 보면, 저는 이러한 1000만의 사망이 이들과 관계되어 있다고 판단합니다.

이 책의 주된 목적은 2025년까지 대한민국에서 1000만-1500만명이 죽게 만드는 "정사와 권능과 이 세상 어둠의 치리자들과 높은 처소들에 있는 영적 사악함"들에 대항(對抗)하여 "하나님의 전신갑주"를 입고 맞붙어 싸우는 사람들을 계몽하기 위한 것입니다. 일차적으로 2023년 가을에 있을 독감 백신, 원숭이 두창 백신, 코로나19 XBB 1.5 표적 백신 등을 사람들이 더 이상 접종하지 않도록 계몽하는 것입니다. 백신 해독하고, 유전자 변이 없는 Non-GMO 음식물을 먹고 건강한 생활 습관을 유지하며, 우리 모두가 일어나서 빛을 발하여, 주님을 만나거나 휴거될 때까지 복음을 전파하고 이 세상에서 마귀들의 어두운 악한 계획들을 밝히 드러내는 나팔수가 되고, 신세계 질서(New World Order)/ 세계 정부(One World Government)

를 막아내는 방파제의 역할을 하자는 것입니다.

2023. 8. 15.

저자 전기엽(MD, ThM, PhD, ScD) 올림

1장

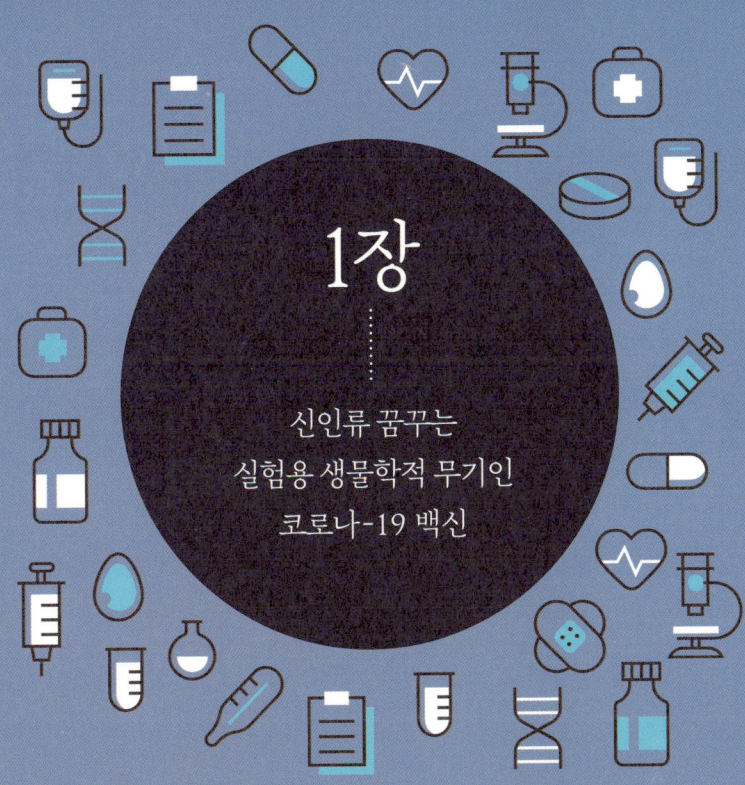

신인류 꿈꾸는
실험용 생물학적 무기인
코로나-19 백신

1장

신인류 꿈꾸는 실험용 생물학적 무기인 코로나-19 백신

성경은 악이 멸망당하고 지옥에 가게 되는 우리가 사는 세상의 끝을 명확하게 보여 주고 있기 때문에 이러한 결말을 싫어하여, 성경을 부정하려는 세력들은 새롭게 자신들이 원하는 성경을 AI(인공지능)를 통하여 쓰려고 하고 있다. 세계경제포럼(WEF) 회장인 클라우스 슈밥의 책사인 유발 노아 하라리는 성경이 증오 연설과 가짜 뉴스로 가득 차 있다고 주장하고, WEF는 각국 정부에 성경을 금지하고 하나님이 없는 자신들의 새로운 경전을 사용하라고 주장하고 명령하고 있다. 그러한 적그리스도 세력에 속하는 사람들이 자연의 코로나 바이러스에 칼 질을 하여서, 박쥐의 코로나 바이러스에 새로운 능력을 부여(gain of function)하였다. 사람에게는 전염되지 않는 박쥐의 코로나 바이러스가 종간 간격을 넘어서, 인간 세포의 ACE (Angiotensin Converting Enzyme 엔진오텐진 전환 효소) receptor(수용체)에 잘 접합이 이루어지도록 돌기 단백질(spike protein) 유전자를 조작하였다고 알려져 있다. 여기에 HIV(Human Immuno Deficiency Virus, 인간 면역 결핍 바이러스)와 루시퍼라제 (Luciferase) 유전자 조각을 넣어 미국 육군이 특허를 획득하였다. [그러한 미육군이 우리나라 27 곳에서 Med Bed 운영을 시작한다고 한다. 진시황이 꿈 꾸었던 것처럼 인간 수명을 연장할 뿐 아니라 늙은 모습을 젊게 만들고, 손상 받은 팔다리와 청력 시력 등을 좋아지게 만들며 코로나 실험용 백신으로 인한 유전적인 손상까지도 Med Bed 가 다 치료할 수 있다고 선전되고 있다. 그러나 HIV, 루시퍼라제 성분을 코로나19 실험용 백신의 돌기 단백질에 넣는 특허를 가진 미육군이 운영하는 Med Bed 는 동물과 사람에 대한 실험 data를 발표하고 그 결과를 대한민국 국민들에게서 인정받지 못했다.]

2023년 5월 27일 서울시청 앞 코.진.자.(코로나진실규명 자유시민연합)모임에서 코로나19 백신 접종 반대 및 해독을 계몽했을 뿐만 아니라, 원숭이 두창(猿痘, M pox, 몽키 폭스) 백신 반대, 미육군이 운영하는 Med Bed 반대, 15분 도시 반대, 부정선거 반대 등과 함께 주장하였다. [윤치환 목사님 밴드로 가입해서 볼 수 있답니다. https://band.us/band/49183154/post/430627091. 그리고 푸틴은 자신의 딸이 코로나19 백신 맞고 AIDS 걸려 사망한 것을 알고 코로나 백신에 관련된 의사들과 과학자들을 재판도 없이 즉결 처형하였다는 내용도 소개하였다. HIV 발견으로 노벨 생리의학상을 수상(受賞)한 뤽 몽따니에 교수가 말한 것처럼, 항문 성교도 하지 않는 젊은 청년들이 코로나19 백신 접종 후 HIV 감염이 확인되면 정부를 상대로 고소하시기를 바란다.]

또한 10개의 COVID-19 실험용 백신 특허에 "독"과 "단백질 분해(효소)"로 뱀독 성분이 등재되어 있다. 그리고 SARS-CoV-2 바이러스와 COVID-19 실험용 백신 주사의 스파이크 단백질 S1 부분에 SV-40 유전자 서열과 코브라 독소 유사 유전자 서열이 존재한다. SV-40 유전자는 암 발생을 유발하고, 뱀독 단백질 분해효소는 인간의 세포막을 파괴하여 나노 입자가 인간의 세포에 들어가 세포질뿐만 아니라 핵에도 인간 게놈을 코딩하여 나노 입자의 세포주를 지속적으로 생산할 수 있게 한다. 얀센 백신에 들어있는 'RNA 복제(RNA Replicons)'라는 특허는 숙주(즉, 실험용 코로나 백신 주사를 맞은 사람)가 살아 있는 동안 단백질을 복제할 수 있게 하며, COVID-19 실험용 백신의 mRNA는 cDNA로 역전사되어 인간 게놈에 통합되고 백신 접종자의 자손에게 전달되도록 한다. 코로나 실험용 백신 속의 뱀독 단백질 분해 성분은 근육 마비, 호흡부전, 염증, 사이토카인 폭풍, 장기간의 복통,

급성심근경색, 자궁내막염, 자가면역질환, 장기부전, 세포사를 유발한다. 또한 정자와 난자를 만드는 장소들이 파괴되어 정자와 난자를 잘 만들지 못하여 불임을 일으킬 가능성이 아주 높다(정자 수효의 절반 이상인 57%가 감소되고 운동 능력도 9% 줄었다, https://v.daum.net/v/1NyO7UBE94?f=m). 인류를 노예화하고 멸종시키려는 악한 목적을 가지고, 백신이라는 허울 좋은 미명(美名)하에 거의 강제로 접종시킨 것이 코로나19 실험용 생물학적 무기이다.

코로나 실험용 백신 성분의 99%를 차지하고 있다는 산화 그라핀은 인간의 몸 속에서 나노 바이오센서로 작용하여 5G 기술로 무선 및 원격으로 연결될 수 있고, 자가 조립할 수 있으며, 12자리 미디어 액세스 컨트롤(Media Access Control, MAC) 주소를 만들어서 인터넷과 블루투스를 통해 연결되어 전 세계 어디에 있든지 식별할 수 있고 모니터링 할 수 있게 하고 교육하고 통제할 수 있는, 트랜스휴머니즘 노예로 만들 수 있게 하고 종국에는 기계인간(포스트 휴머니즘)이 되게 한다. 그래서 인체와 인공지능 AI 간의 인터넷 연결을 하여서 인체의 활동을 통하여 암호화폐를 만들게 할 수 있고, 그 특허를 마이크로소프트(빌 게이츠)가 가지고 있다(특허 WO2020060606A1).

전남대 순환기내과 김계훈 교수팀은 코로나 실험용 백신을 접종한 45세 이하의 젊은 남성에서 심장 근육에 염증 세포가 침범한 심근염과 연관된 돌연사 위험이 있다는 것을 연구논문 국제저널에 2023년 6월에 발표하였다. 45세 이하의 젊은 연령층에서도 코로나 백신 후 심근염이 발생하면 급성전격성심근염(7.5%), 인공심폐보조장치(ECMO) 치료 4.4%, 사망(4.4%), 심장이식(0.2%)의 과정을 겪어서 돌연심장사의 위험이 높다고 이름 높은 학술지를 통하여 보고했다(https://n.news.naver.com/article/030/0003109186?sid=102). 그런데 문제는, 같은 사람인 김계훈 교수는 2021년 2월 코로나19 실험용 백신 접종 초기 때부터 심근염 심낭염 전문가로서 국민들에게 강력하게 코로나19 실험용 백신을 권고했다는 점이다. 그분뿐만 아니라, 거의 모든 전문가들이 2020년 후반부터 2023년 5월까지 강력하게 코로나19 백신 접종을 권하고, 정부는 백신 구입 값으로 7조원을 사용하고, 악착같이 PCR 검사를 해 대고, 마스크 쓰기를 강요하더니, 2023년 6월에 와서는 그러한 코로나19 실험용 백신이나 PCR이나 마스크가 불필요한 것이었고 오히려 해로운 것이었다고 말한다. 한림대 교수인 정기석 국가감염병위기대응자문위원장은 2023년 5월에 이르러서야, "돌이켜보면 코로나19는 소아·청소년에게 위험한 감염병이 아니었다"며 "어린이에게 사실상 접종을 강제한 것은 잘못된 정책"이라고 비판했다. 그런데 2023년 7월, 건강보험공단 이사장으로 선택 받은 정기석 교수는 어떤 사람이었던가? 2023년 1월 2일에도 "백신 미접종자 감염, 무단횡단 교통사고와 다름없다"라고 하면서, 코로나19 백신 접종자에게 문화 상품권을 주어야 한다는 주장을 했던 사람이다. 그리고 2023년 1월에도 마스크 쓰기가 코로나19 감염 예방에 효과가 있다고 주장했던 사람이다(https://news.nate.com/view/20230102n30146?mid=n0401, https://n.news.naver.com/article/009/0005126642?sid=103).

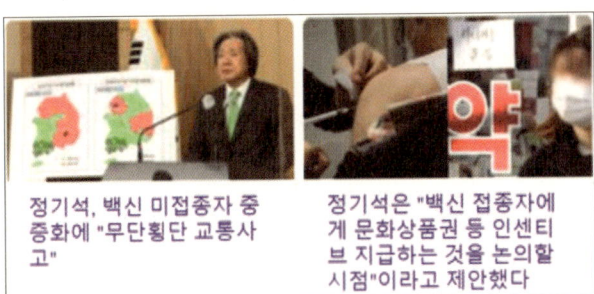

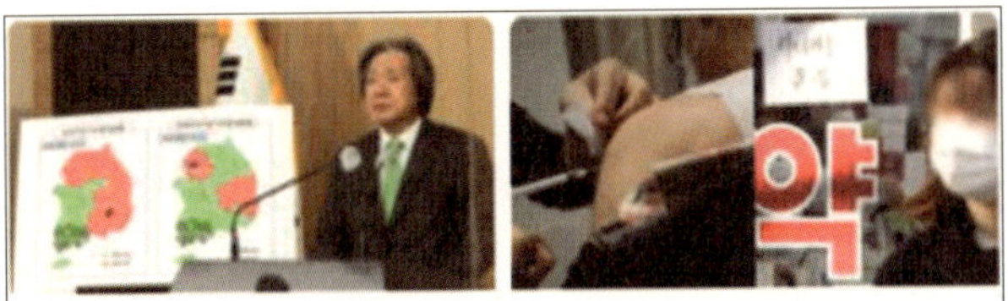

정기석, 백신 미접종자 중증화에 "무단횡단 교통사고"

정기석은 "백신 접종자에게 문화상품권 등 인센티브 지급하는 것을 논의할 시점"이라고 제안했다이처럼 코로나 발생 초기 때에 의사인 전문가로서 코로나19 백신 접종 등을 강력하게 권장 또는 강제해 놓고, 이제 와서 코로나19 실험용 백신이 불필요하였고, 해로운 것이었다는 것을 밝히면, 이미 코로나19 실험용(생물학적 무기인) 백신을 2회, 3회, 4회, 많게는 5회까지 접종 받은 사람들은 도대체 어쩌라는 말이냐! 정기석 공단 이사장은 이번에 큰 축복을 받아 자신의 죄악을 속죄(贖罪) 받을 수 있는 기회가 주어졌다. 그것은 정부와 협조하여, 코로나19 실험용 백신으로 사망한 사람과 후유증으로 고생하는 사람들에게 보상을 해 주고 해독 치료를 값싸게 해주는 방법이다. 비록 사람들이 진실을 모른 채로 두려워서 앞다투어 코로나19 백신을 접종했거나 또는 자신들이 선택 아닌 강제로 코로나19 백신을 맞았지만, 그것은 다 정부와 사회가 코로나19에 대한 거짓 정보들이 넘쳐나게 제공하면서, 백신 접종을 거의 강제하였기 때문이다. 또한 전문 의사들도 코로나19 백신을 장려하였고, 삼성의료원, 보라매 병원 등에서 과학 저널을 통해 발표했던 내용을 무시하고 코로나19 질병에 대한 예방이나 치료가 없는 것처럼 행동했고, 코로나19로 입원했던 환자들의 치료를 과학적으로 하지 않아서 초기에는 사람들을 두렵게 만든 높은 사망률을 만들었기 때문이었다.

속임과 거짓이 많은 통계 수치(data) 대신에, 여기에 미국 클리블랜드 병원에서 밝힌 캐나다와 호주의 data가 있다.

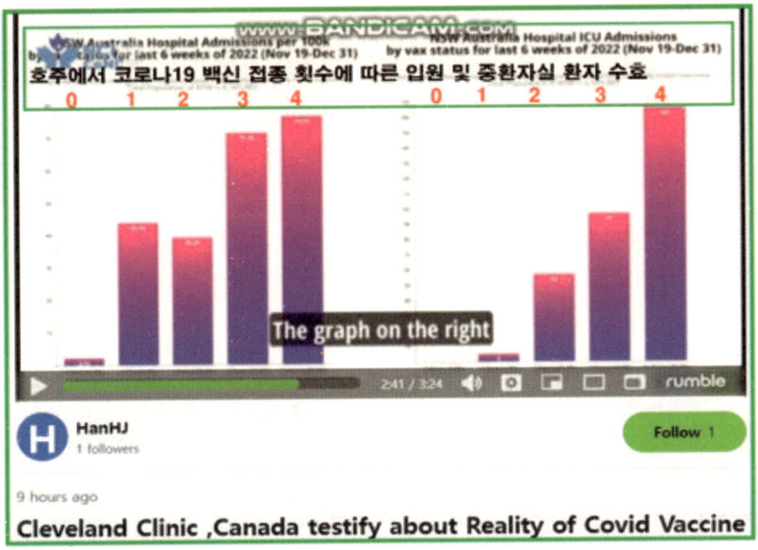

이 그래프는 코진의 한홍주 원장이 자신의 럼블에서 소개한, 코로나19 백신 접종 수효에 따른 호주의 뉴사우스 웨일즈 지역의 건강보험 이용 상황이다. 2022년 11월 19일부터 12월 31일 사이에 병원과 중환자실에 입원한 환자 수효를 보면, 코로나19 백신 접종을 하면 할수록 더 많이 병원에 가고 중환자실로 갔음을 알 수 있다.

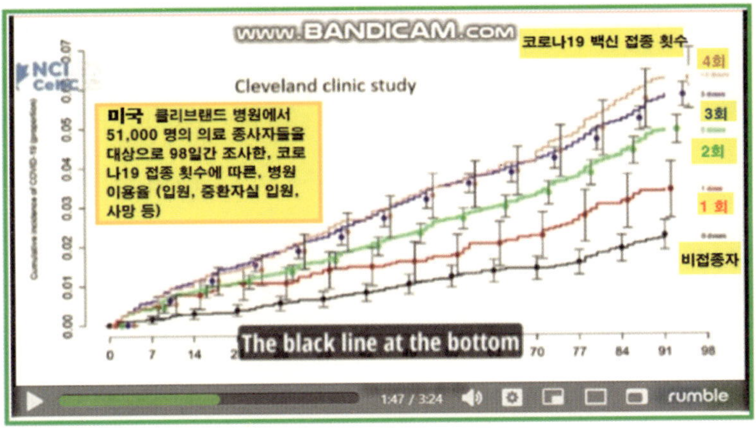

이 그래프는 코진의 한홍주 원장이 자신의 럼블에서 소개한, 51,000명의 의료 종사자들을 대상으로 98일간 코로나19 백신 접종 횟수에 따른 병원 이용율을 미국 클리브랜드 병원에서 조사한 것이다. 코로나19 백신 접종을 하면 할수록 더 많이 병원을 이용해서, 입원실에 가고 중환자실로 갔음을 알 수 있다.

우리나라서 "코로나 봉쇄 효과, 양동이의 물 한 방울 수준…사망률 크게 못낮춰"라는 보도가 나오는 시점은 2023년 6월 8일이었다(https://n.news.naver.com/article/023/0003768378?sid=102). 같은 날 발표된 한국의 자살률이 인구 10만명당 24.1명으로 자살률 세계 1위이며, 코로나19 사망자 수효는 2022년 말까지 3만2,156명이지만 2020-2022년 자살로 인해 3만9,267명이 사망하여 사회적 통제와 코로나19 백신 강제 접종 및 백신패스 강제 등의 코로나19 방역 정책이 자살이라는 사회적 손실을 간과하였을 뿐만 아니라 코로나19 실험용 백신의 효과나 그 해로움에 대한 자세한 검토를 하지 않고, 정부나 학계나 사회에서 무턱대고 강요하였음을 알 수가 있고, 그로 인한 피해자들이 대한민국에 너무 많다(https://n.news.naver.com/article/025/0003285670?sid=110).

우리나라의 코로나19 정책은 총체적으로 잘못되었던 것을 이제는 깨닫고 있으니, 이제라도 돌이켜서 올 가을의 XBB 1.5 표적 코로나19 백신 접종을 중단할 뿐만 아니라 다른 mRNA 실험용 백신들도 중지해야 한다. 또한 국민들에 대한 실험용 백신의 피해보상을 하고, 코로나19 백신 해독을 국가적으로 또 전 국민이 해야 할 때이다. 상당 수효의 코로나진실규명의사회(코진의)의 의사분들이 2020년 이래 코로나19 치료나 코로나19 실험용 백신 해독을 거의 전문으로 치료하고 있는데, 문제는 먼 곳에서 오시는 분들이 병원 치료 비용으로 낼 돈은 거의 없이 하나님만을 믿고 왔다고 오는 경우들도 상당 수효 있다는 것이다. 몇 안되는 코진의들이 그런 많은 사람들을 어떻게 감당을 해요? 앞으로의 코로나19 백신 해독 치료는, 국민들을 속였고 백신을 강제했던 대한민국 정부가 재정 보조를 해주어야 한다고 생각한다. 또한 저는 코로나19 백신이나 PCR이나 마스크

장사를 통해서 얻은 총수익의 15%는 "핏값(blood money)"으로 토해 내서, 코로나19 백신 후유증으로 사망한 사람들과 아픈 사람들의 보상과 치료를 위해서 사용하고, 코로나 해독 연구를 위한 기금으로 만들어야 한다고 생각한다.

저희는 2020년 8월부터 코로나19 백신의 부작용과 불필요함, 그리고 코로나 질환을 예방하고 치료할 수 있다는 내용에 대해서 뉴스타운 등을 통하여 많은 유튜브 방송을 하였고, 『함께 갑시다, 2021년 11월』라는 책을 통해서도 국민들께 많이 알렸다. 참고는 2020/8/22 뉴스타운 유튜브를 통한 방송은 코로나19 실험용 백신은 부작용이 많으니 접종하지 말고, 코로나 바이러스를 예방하고 조기에 치료하는 HCQ(하이드록시클로로퀸), 아지쓰로마이신, 비타민 C, D, zinc (아연) 등이 있으니 [이것을 AJEPH-ID31 (2020/7/6), AJEPH-ID34(2020/8/1)에서 코로나 예방/치료 칵테일(Corona19 prevention/treatment Cocktail)로 명명하였음] 사용해야 한다고 주장하였고 이것이 17만회 정도 구독이 되었다. [이것을 방영한 뉴스타운의 유튜브 내용은 한국 유튜브 회사에서 자기들 임의로 삭제하였다. 2020년 8월 22일 방영 당시에는 이버멕틴의 효용성에 대해서 제가 잘 몰랐기 때문에, 이때에는 이버멕틴 사용을 코로나 질환 예방이나 치료에 사용하지 못했다.]

우리나라에서는 코로나19 백신 주사를 2021년 2월 26일부터 접종을 시작했다. 코로나19 실험용 예방 접종을 시작하기 일주일 전에 우리나라나 동남아시아 및 세계 인구의 48% 정도는 코로나 질환으로 인한 사망률이 코로나19 실험용 백신으로 인한 사망률보다 낮으므로, 코로나19 백신이 불필요하다는 취지로 전북내과 의사회 단톡방에서 발언을 하였는데, 대부분의 의사들이 그 내용을 싫어했고 저를 미워하고 단톡방에서 축출하려고 했다. 저는 뼈만 겨우 추려서 전북내과 의사회 단톡방에서 생존할 수 있었다. 이에 대한 논문을 제가 연구 논문 국제 저널에 실었고 유튜브에서 발송을 할 때에도 수 차례 소개하였다(AJEPH-ID45 참조)..

제가 환자를 볼 때 그다지 친절하지 못하기 때문에 오늘도 환자분에게 친절하게 대하여야 한다고 충고를 들었다. 그럼에도 불구하고, 10분 동안 잘 대화하고 있다가 나중에는 "치료하기 싫으면 치료하지 마시라"고 폭발하였다. 코로나 실험용 백신을 3번 접종할 때에도 지금 코로나 백신 해독 처방을 받을 때처럼 꼬치꼬치 따지고, 그 약의 효능이 무엇이며 그 약의 치료 기전(mechanism)이 무엇이며, 그것이 항생제인데 항생제를 해독에 사용해도 되느냐…. 항생제를 자주 사용하면 항생제 저항성이 생기지 않느냐….등을 가지고 10분 이상 캐묻고 따져 보았는지를 묻고 싶다. 자신의 몸과 마음뿐만 아니라 자칫하면 신체와 혼까지도 팔아먹게 될지도 모를 코로나 실험용 백신을 접종할 때에, 과연 오늘 코로나 백신 해독약을 먹을 때처럼 꼬치꼬치 따져보고, 이것저것 재(measure) 보고, 현재 먹고 있는 약들과의 어떤 교차반응 등은 없는지 등을 조사(調査)해 보았는지 묻고 싶었다. 코로나가 창궐하기 시작하는 2020년 말부터 2023년 5월까지의 3년 5개월(41개월 동안) 주민등록 인구 감소가 44만9,340명이다. 이들 중의 많은 비율인 20만 명 이상은 코로나 백신 후유증과 연관되었을 것으로 생각한다. 코로나19 실험용 백신을 해독하려는 약들이 다양하고 사람마다 체질이 다르며, 이미 코로나19 백신 후유증으로 몸이 약해져 있는 상태라서 음식이나 약 부작용이 없을 수는 없으나, 2023년판 코로나 예방/치료/해독 칵테일(cocktail) 프로토콜(표, table) [AJTCR 논문(2022/12/26)]을 참조하시고, 자신의 체질에 맞는 해독약을 선택하고 해독 족욕, earthing (어씽, 맨 땅 밟아서 지구의 자기장과 연결하기), 솔잎차(suramin), 녹차 (EGCG), 카레 (강황), 벌꿀, 달걀(노른자), 파인애플, 코코넛, 포도/크랜베리/블랙베리/딸기/포도주/땅콩(resveratrol), 스마트 푸드 DM(배용석 면역학자), 함씨네 쥐눈이콩 마늘 청국장환(나토키나제 함유되어 있는 non-GMO 식품), 헤모힘, 활진기고, 12-16시간 금식과 명상 등을 하루 속히 시작해서 4-5개월간 꾸준히 코로나19 백신 해독을 해야만 한다.

『함께 갑시다』라는 책을 진안 정창우 목사님과 밧모섬 선교회가 2021년 11월 경에 1만권정도 발행하여 제법 많은 분들이 코로나 백신을 맞지 않도록 도움을 드렸다. 2023년 초에 킹덤북스(Kingdom Books) 대표 윤상문 목사님께서 코로나 관련 책을 발간하자고 말씀하셔서 준비하던 중에, USB를 문재*처럼 북한 김정*에게 준 것이 아닌데, USB가 어디론가 도망가버려서 포기하고 있었다. 그런데 앞으로 코로나19 실험용 백신을 정기 접종으로 하겠다는 보건복지부의 발표를 보게 되었다. 보건복지부는 2023년 4분기에 XBB 1.5 표적 코로나19 백신 접종을 무료로 전국민에게 접종하려고 한다는데, "이제 족하니, 그만 해라!(Enough is enough, STOP Right Now!")라고 우리는 외친다!!

정부의 발표대로 올 9-11 월에 2가지 접종(독감 + 코로나19 XBB 1.5 표적 접종)이 시작할 수 있고, 이것은 혼(soul) 또는 몸(body)이 죽을 수 있는 킬 샷 백신(Kill Shot Vaccine)일 가능성이 높다. 이러한 2023년 가을의 백신 접종과 기존의 코로나19 접종, 원두 백신 접종 등의 상승 작용으로 가령 우리나라에서 1000-1500만 명 정도(노인 인구의 50% 포함하는 전체 인구의 20%)가 사망하면 사회 혼란이 와서 적화통일(북한은 거의가 비접종) 가능성도 있다. 코로나19 실험용 백신의 부작용들을 보고한 화이자 비밀문서는 Daegel 2025 Forecast(디겔의 2025년 예측) [Daegel(디겔)은, UN, 세계은행 World Bank, 미국가 안보국, National Security Agency 등에 비밀 정보를 제공하는 미군의 비밀정보국을 말한다]이 단순한 예측이 아니라 곧 실현될 현실인 것을 증명해 주고 있다.(file:///C:/Users/Administrator/Downloads/expose-news.com-Confidential%20Pfizer%20Documents%20confirm%20Deagels%20Shocking%202025%20Depopulation%20Forecast%20is%20on%20Target%20amp%20no.pdf, https://nobulart.com/wordpress/wp-content/uploads/2021/08/Deagel-2025-Forecast-by-Country.pdf, https://wendelllmalone.substack.com/p/is-deagels-2025-depopulation-forecast) 일론 머스크도 한국 인구가 "세대마다 절반으로" 감소하는 과정 중에 있다고 말했다. 비록 우리가 두 손 놓고 미래를 기다리는 것이 아니라고 할지라도, 우리나라는 2025년에는 인구가 24.2%가 줄어서 37,092,820명이고, 1인당 국민소득도 2017년 33,600달러(2021년 35,168달러)에서 60%가 줄어든 13,722달러가 될 것으로 예상되고 있다. 이러한 엄청난 감소의 주된 원인은 코로나19 실험용 백신에 의한 추가 사망과 추가 불임(2023년 0.78명, 2024년 0.70명, OECD 꼴찌)으로 인한 대한민국 인구의 감소 때문이다. 이러한 엄청난 인구 감소와 국민소득 감소를 막아 설 주님이 찾으시는 한 사람, 한 사람의 방파제는 누구들인가?

2025년에는 시진핑이 대만 침공 가능성이 높아서, 그 전에 우리나라가 안정되어야 한다고 KAM 선교회 데이비드 차 목사님이 전해주었다(https://www.youtube.com/watch?v=MNnI92wDRRk). 그래서 하나님의 뜻이신 한반도 복음통일, 그리스도의 복음 들고 전 세계로 나아가는 대한민국 또 하나님이 부르신 통일 대한민국 코레아(https://gw0226.tistory.com/210)가 되기 위해서는, 우리 모두가 올 9-11월의 2가지 접종을 막아내는 또 다른 거룩한 방파제가 되어야 한다[우리들이 하나님께서 각 사람에게 주신 달란트에 따라서 부정선거 반대 및 규명 거룩한 방파제, 동성애 반대 거룩한 방파제, 대구 이슬람 성전 건축 반대하는 거룩한 방파제, 518과 세월호 및 이태원 사건 등을 악하게 이용하는 것을 막아내는 거룩한 방파제, 부정선거로 뽑힌 가짜 국개들이 만드는 수많은 악한 입법 반대를 하기 위해 1만명 씩을 채우는 거룩한 주님의 방파제, 북한의 남침을 막아내고 복음통일을 이루려는 거룩한 방파제 등의 역할로 이미 활동하게 하심을 하나님께 감사드린다. 그러기 위해서는 이번 <2023 가을 백신 비접종 운동 + 해독 치료 운동>를 해서 한 사람이라도 더 이상 백신을 맞지 않도록 해야 하고, 코로나19 살인용 백신을 접종한 사람들이 더 이상 죽지 않고 건강을 해치지 않도록 사랑하고 보호해야 한다. 그 목적을 위해서 <독감백신과 원숭이 두창 백신(M pox 백신) 및 코로나19 XBB 1.5 표적 백신을 포함한 2023 가을 백신 비접종 운동 + 해독 치료 운동>을 코진의(코로나진실규명의사회), 코진자(코로나 진실 규명 자유 시민 연합) 회원들과 함께 2023년 8월 12일과 8월 26일 종로5가의 기독교회관에서 시작한다. 또한 주님께서 축복해 주셔서 미래를 보는 독지가나 회사가 서울 백병원을 인수하게 만드시고 여기에서 코로나19 백신 해독 치료를 하게 하시도록 기도하고 있다.

저 뿐만 아니라, 이 책을 읽는 사람이든 읽지 않은 사람이든 우리 모두는 다 주님을 만나게 된다. 주님 앞에 서게 될 때, 어떠한 모습으로 주님을 만나게 될지, 우리의 죄를 용서받고 죄 사함 받아서 흰 옷을 입은 모습으로 주님과 만나게 될지 또는 지옥으로 갈 수밖에 없는 인간의 DNA 가 회복되지 못하고 나쁘게 변한 죄인의 모습으로 만나게 될지, 다 여러분의 결정에 달려 있다. 부디 모두가 주 예수 그리스도(야후슈아 하마시아)의 보혈의 피를 의지하여, (야후아) 하나님의 축복을 받아 천국에 가는 모습으로 주님과 동행하시기를 기원한다.

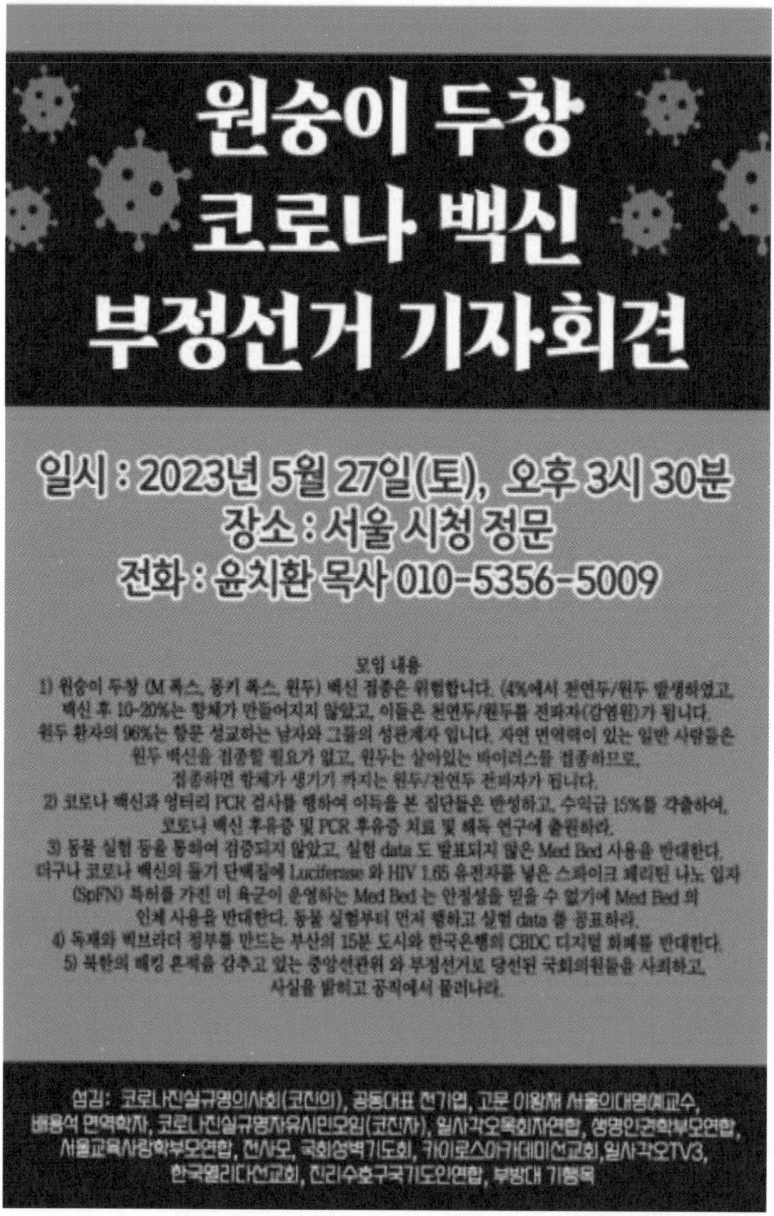
원숭이 두창
코로나 백신
부정선거 기자회견
일시 : 2023년 5월 27일(토), 오후 3시 30분
장소 : 서울 시청 정문
전화 : 윤치환 목사 010-5356-5009
모임 내용
1) 원숭이 두창 (M 폭스, 몽키 폭스, 원두) 백신 접종은 위험합니다. (4%에서 천연두/원두 발생하였고,
백신 후 10-20%는 항체가 만들어지지 않았고, 이들은 천연두/원두를 전파자(감염원)가 됩니다.
원두 환자의 96%는 항문 성교하는 남자와 그들의 성관계자 입니다. 자연 면역력이 있는 일반 사람들은
원두 백신을 접종할 필요가 없고, 원두는 살아있는 바이러스를 접종하므로,
접종하면 항체가 생기기 까지는 원두/천연두 전파자가 됩니다.
2) 코로나 백신과 엉터리 PCR 검사를 행하여 이득을 본 집단들은 반성하고, 수익금 15%를 각출하여,
코로나 백신 후유증 및 PCR 후유증 치료 및 해독 연구에 출원하라.
3) 동물 실험 등을 통하여 검증되지 않았고, 실험 data 도 발표되지 않은 Med Bed 사용을 반대한다.
더구나 코로나 백신의 돌기 단백질에 Luciferase 와 HIV 1.65 유전자를 넣은 스파이크 페리틴 나노 입자
(SpFN) 특허를 가진 미 육군이 운영하는 Med Bed 는 안정성을 믿을 수 없기에 Med Bed 의
인체 사용을 반대한다. 동물 실험부터 먼저 행하고 실험 data 를 공표하라.
4) 독재와 빅브라더 정부를 만드는 부산의 15분 도시와 한국은행의 CBDC 디지털 화폐를 반대한다.
5) 북한의 해킹 흔적을 감추고 있는 중앙선관위 와 부정선거로 당선된 국회의원들을 사퇴하고,
사실을 밝히고 공직에서 물러나라.
섬김: 코로나진실규명의사회(코진의), 공동대표 전기엽, 고문 이왕재 서울의대명예교수,
배용석 면역학자, 코로나진실규명자유시민모임(코진자), 일사각오목회자연합, 생명인권학부모연합,
서울교육사랑학부모연합, 전사모, 국회성벽기도회, 카이로스아카데미선교회, 일사각오TV3,
한국엘리다선교회, 진리수호구국기도인연합, 부방대 기행묵

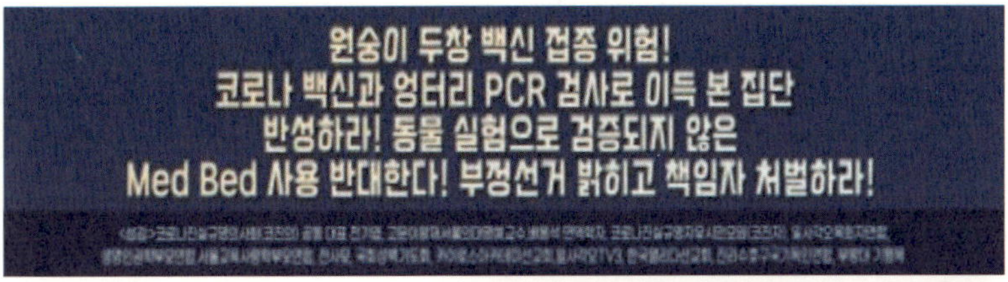

The Montaine. "For those of you who have taken the third dose, go and take a test for AIDS. The result may surprise you. Then sue your government. "..

Show original Rate translation

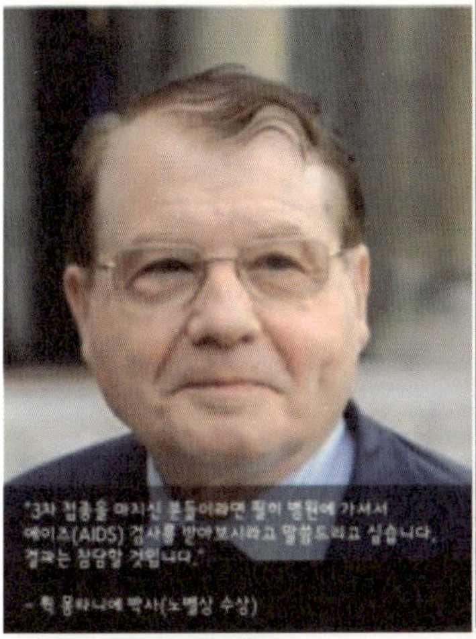

"3차 접종을 마치신 분들이라면 필히 병원에 가서서
에이즈(AIDS) 검사를 받아보시라고 말씀드리고 싶습니다.
결과는 참담할 것입니다."
- 뤽 몽타니에 박사(노벨상 수상)

에이즈 바이러스를 발견해 2008년 노벨의학상을 수상한 프랑스의 故 뤽 몽타니에 박사.

지난 2월 8일, 89세로 별세한 그는 팬데믹의 세계에서 가장 앞장서 명확한 입장을 밝힌 과학자였다. 코로나19는 인위적 바이러스라며 유전자 편집 흔적을 쉽게 확인할 수 있다고 했고, mRNA 백신의 위험성을 경고했다.

세상을 떠나기 한 달 전 룩셈부르크 의회에서는 "무엇보다 중요한 것은 해치지 않는 것입니다. 죽이는 의료는 안 됩니다. 불행히도 우리는 엄청난 규모의 기업을 맞닥뜨리고 있습니다. 이 백신은 진짜 백신이 아닙니다. mRNA 백신은 우리 몸의 유전자를 예측 불가능한 수준으로 변형시킬 수 있습니다. 그 누구도 그 끝이 어디인지 알 수 없습니다"라고 말했다.

또한 "이 백신은 독이 될 수 있는 복잡한 물질들의 분자생물학적 조합일 뿐입니다. 아이들에게 접종을 강요하는 건 끔찍한 일입니다. 우리가 음모론자라구요? 아니오. 음모를 꾸미는 것은 그들입니다"라며 비난에 맞섰다.

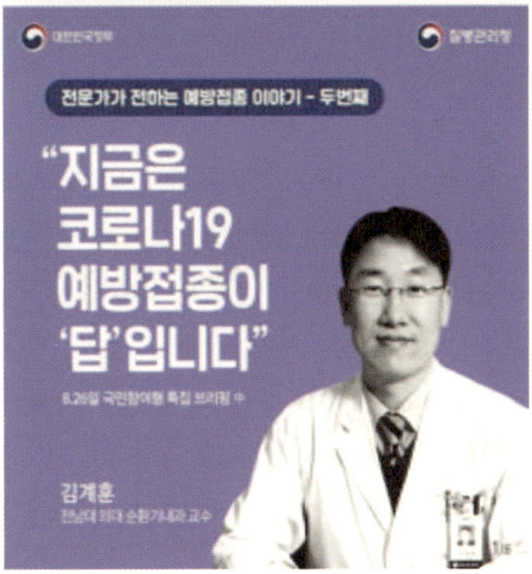

질병관리청
전문가가 전하는 예방접종 이야기 - 두번째
"지금은
코로나19
예방접종이
'답'입니다"
김계훈

전남대, 코로나19 백신 접종 국내 젊은 남성 심근염 연관 돌연사 위험…연구 논문 국제저널 게재

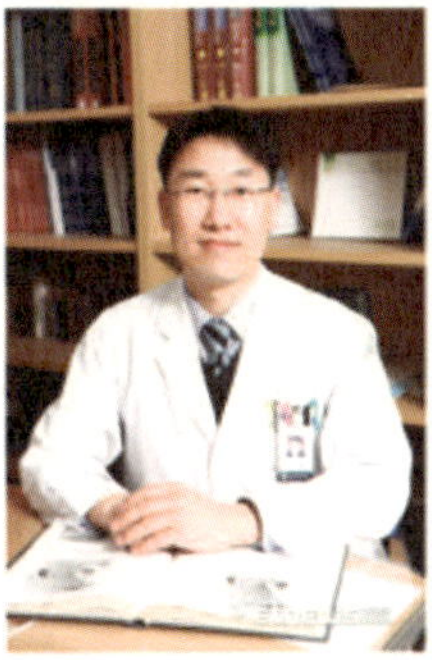

**** 저의 글에 놀라지 마세요, 이런 일은 이미 다 알려졌던 일입니다. 실은 저도 2020년 5월이 되어서야 코로나19 백신에 대해서 알아 가게 되었습니다. 연구해 가면서 코로나19의 진면목에 대해서 점차로 깨닫게 되었고, 이에 관한 논문들을 발표하게 되었습니다. 코로나19 질병과 백신에 대해서, 2020년 이전에 이미 10 년 전부터 이를 알고 기도하신 분들이 많았습니다. 제가 2020년 8월부터 유튜브 방송하고 서울 등지로 다녔을 때에, 저에게 10년 전부터 그러한 기도를 하고 있는 모임이 있다고 말씀 전해주신 분들도 계시고, 책도 보내 주신 분들도 계시고 그렇습니다.

만일에 이 책에 나오는 사실을 지금 아시게 된다면 당신께서는 뒤늦게라도 아신 것이고, 이것을 부정하고 있다면 당신께서는 지금도 출애굽기에 나오는 파라오처럼 어둠 속에 갇혀서 자신의 오만함 속에 살고 계신 것입니다. 회개하시고 주님을 구하세요! 주님을 만나게 되고 주님이 주시는 영원한 생명을 가질 수 있게 됩니다.

file:///C:/Users/Administrator/Downloads/expose-news.com-Confidential%20Pfizer%20Documents%20confirm%20Deagels%20Shocking%202025%20Depopulation%20Forecast%20is%20on%20Target%20amp%20no.pdf

Confidential Pfizer Documents confirm Deagel's Shocking 2025 Depopulation Forecast is on Target & not just an Estimation

expose-news.com/2023/06/18/pfizer-docs-deagel-depopulation-covid-vaccine
By The ExposéJune 18, 2023

A controversial forecast by Deagel, a global intelligence and consulting firm, gained attention in 2020 for its startling prediction of a significant depopulation event across the Western World by 2025.

This was a very bold claim to make.

'Your Government is trying to kill you' is even bolder.

But unfortunately, these bold claims are now backed up with a mountain of evidence, and most of that evidence can be found in the confidential Pfizer documents that the U.S. Food & Drug Administration has been forced to publish by court order.

And sadly, the evidence strongly suggests that Covid-19 vaccination is causing mass depopulation.

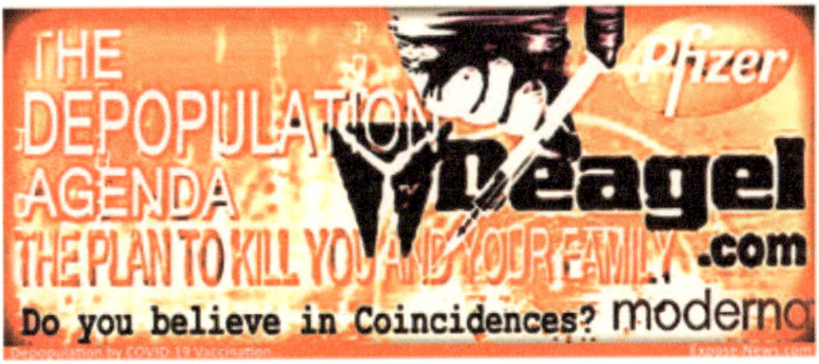

Let's not lose touch…Your Government and Big Tech are actively trying to censor the information reported by The Exposé to serve their own needs. Subscribe now to make sure you receive the latest uncensored news in your inbox…

What is Deagel?

The Deagel corporation is a minor branch of US military intelligence, one of the many secretive organizations which collect data for high-level decision-making purposes and prepares confidential briefing documents for agencies like the National Security Agency, the United Nations, and the World Bank.

https://nobulart.com/wordpress/wp-content/uploads/2021/08/Deagel-2025-Forecast-by-Country.pdf

Deagel 2025 Forecast by Country

Country	Population 2017	Population 2025	Population Change	GDP 2017	GDP 2025	GDP Change	ME 2017	ME 2025	ME Change	PPP 2017	PPP 2025	PPP Change
United Kingdom	65,390,000	14,517,860	-77.1	2,490,000	197,472	-92.1	62,000	1,396	-97.7	37,300	9,068	-0.8
Ireland	4,770,000	1,318,740	-72.4	220,900	24,440	-88.9	1,210	28	-97.7	41,300	12,355	-0.7
United States of America	316,440,000	99,553,100	-68.5	16,720,000	2,445,124	-85.4	726,000	32,061	-95.6	52,800	16,374	-0.7
Puerto Rico	3,640,000	1,165,780	-68.0	93,520	20,977	-77.6				16,300	11,996	-0.3
Germany	80,590,000	28,134,920	-65.1	3,650,000	620,544	-83.0	43,430	2,896	-93.3	50,200	14,704	-0.7
Luxembourg	514,862	199,020	-61.3	60,540	5,792	-90.4	363	8	-97.8	77,900	19,402	-0.8
Israel	7,710,000	3,982,480	-48.3	272,700	70,478	-74.2	15,530	1,659	-89.3	34,900	11,798	-0.7
Libya	6,000,000	3,253,820	-45.8	70,920	17,328	-75.6				11,300	3,513	-0.7
Iceland	339,747	195,927	-42.3	24,850	4,169	-83.2	25	1	-96.0	52,100	14,185	-0.7
France	67,100,000	39,114,580	-41.7	2,570,000	1,077,685	-58.1	58,000	10,761	-81.5	43,600	18,368	-0.6
Spain	47,370,000	27,763,280	-41.4	1,350,000	553,380	-59.0	11,600	2,111	-81.8	30,100	13,986	-0.5
Bahrain	1,410,000	837,800	-40.6	33,870	16,998	-49.8	1,560	376	-75.9	51,800	20,778	-0.6
Cyprus	1,220,000	791,720	-35.1	21,110	11,545	-45.3	375	158	-57.9	36,600	19,087	-0.5
Australia	23,230,000	15,196,600	-34.6	1,390,000	420,361	-69.8	27,800	2,752	-90.1	49,900	18,441	-0.6
Angola	29,310,000	19,564,500	-33.2	124,000	137,360	10.8	3,660	4,150	13.4	6,800	6,437	-0.1
Switzerland	7,990,000	5,342,540	-33.1	646,200	217,367	-66.4	4,910	748	-84.8	46,000	27,124	-0.4
Denmark	5,600,000	3,771,760	-32.6	324,100	141,763	-56.3	3,730	1,037	-72.2	49,600	25,057	-0.5
Belgium	11,490,000	8,060,900	-29.8	491,700	331,996	-32.5	4,270	1,915	-55.2	46,300	25,767	-0.4
Austria	8,750,000	6,215,000	-29.0	409,300	267,077	-34.7	2,780	1,080	-61.2	49,200	26,908	-0.5
Ukraine	44,570,000	31,628,980	-29.0	175,500	114,864	-34.6	4,850	2,412	-50.3	7,400	5,188	-0.3
Italy	61,480,000	43,760,260	-28.8	2,070,000	1,310,580	-36.7	35,000	12,942	-63.0	29,600	21,600	-0.3
Malta	409,836	295,243	-28.0	9,310	7,124	-23.5	57	26	-54.4	27,500	21,156	-0.2
Syria	22,460,000	16,201,040	-27.9	64,700	51,799	-19.9	3,820	4,445	16.4	5,100	3,812	-0.3
Canada	35,620,000	26,315,760	-26.1	1,640,000	1,051,840	-35.9	16,200	6,375	-60.6	48,100	25,208	-0.5
Sweden	9,650,000	7,191,400	-25.5	552,000	236,863	-57.1	6,510	1,379	-78.8	40,900	21,958	-0.5
Estonia	1,250,000	932,320	-25.4	25,680	21,980	-14.4	558	351	-37.1	31,500	23,806	-0.3
Greece	10,770,000	8,055,960	-25.2	204,300	123,907	-39.4	5,220	1,977	-62.1	27,800	16,105	-0.4
Portugal	10,790,000	8,113,860	-24.8	219,300	175,602	-19.9	3,900	2,188	-43.9	22,900	21,230	-0.1
New Zealand	4,380,000	3,290,300	-24.5	181,100	72,605	-59.9	2,040	343	-83.2	30,400	14,711	-0.5
Norway	5,080,000	3,833,960	-24.5	515,800	173,609	-66.3	7,220	1,457	-79.8	55,400	30,188	-0.5
South Korea	48,950,000	37,092,820	-24.2	1,200,000	892,900	-25.6	33,600	13,722	-59.2	33,200	20,902	-0.4
Moldova	3,620,000	2,750,860	-24.0	7,880	7,686	-2.5	23	21	-8.7	3,600	3,463	0.0
Lithuania	3,510,000	2,709,640	-22.8	46,710	51,542	10.3	453	618	36.4	22,600	27,174	0.2
Saint Lucia	162,781	127,192	-21.9	1,380	1,302	-5.7				13,100	10,978	-0.2
Barbados	292,336	229,598	-21.5	4,820	3,757	-22.1				17,500	12,857	-0.3
Taiwan	23,300,000	18,538,200	-20.4	484,700	453,433	-6.5	10,250	7,266	-29.1	39,600	34,942	-0.1

본문 19페이지에 나오는 디겔의 보고서: 우리나라 인구는 2017년 48,950,000명에서 2025년 37,092,820명으로 약 1200만명이 감소(減少)하는 것으로 예측하고 있다.

**** 밝혀 드립니다. 제가 쓴 논문들은 모두가 2023년 5월 이전에 발간된 것들로 혈액 내에서 검출되는 이물질들의 일부분을 graphene oxide(GO, 산화 그라핀)이라고 표기를 하였습니다. 그러나 돌아가신 사람들의 정맥에서 찾아낸 혈전들이 주로 hydrogel 로 구성된 것으로 밝혀지고, 동일한 성분들이 혈액 내에서 발견되었으므로 연구자인 ANA MARIA MIHALCEA, MD, PHD는 이들을 graphene oxide(GO)로 표기하지 않고, hydrogel filament/ribbon/particle/clots(하이드로겔 실/리본/조각/혈전)로 표기하고 2023년 6월 10일에 발표하였습니다(Microscopic Analysis Of Blood Preserved With Embalming Fluid From Deceased Individual With Large Hydrogel Clots Shows Same Findings As Current Live Blood Analysis Of Vaccinated And Unvaccinated [substack.com]).

그래서 제 논문에 graphene oxide (GO)로 표기를 하고 산화 그라핀이라고 한글로 번역한 부분들은, ANA MARIA MIHALCEA, MD, PHD가 발표한 hydrogel filament/ribbon/particle/clots (하이드로겔 실/리본/조각/혈전)과 거의 동일하다는 것을 말씀 드립니다.

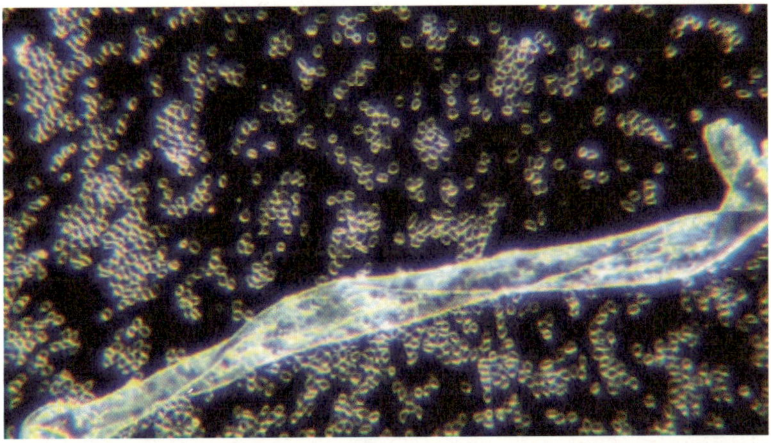

Image: hydrogel filament/ribbon/particle/clots (하이드로겔 실/리본/조각/혈전) in embalmed blood from a deceased individual with "dirty blood" 코로나19 백신 주사를 맞고 이미 사망하여 방부처리한 사람들의 혈액에서 발견되는 하이드로겔 리본 모양의 혈전 성분.

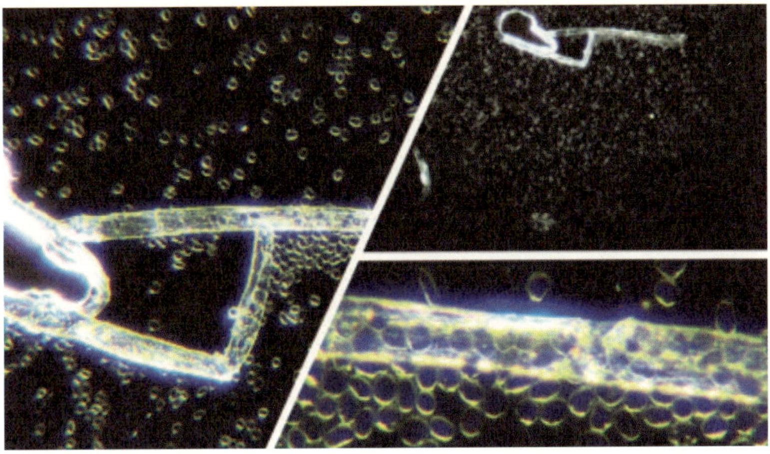

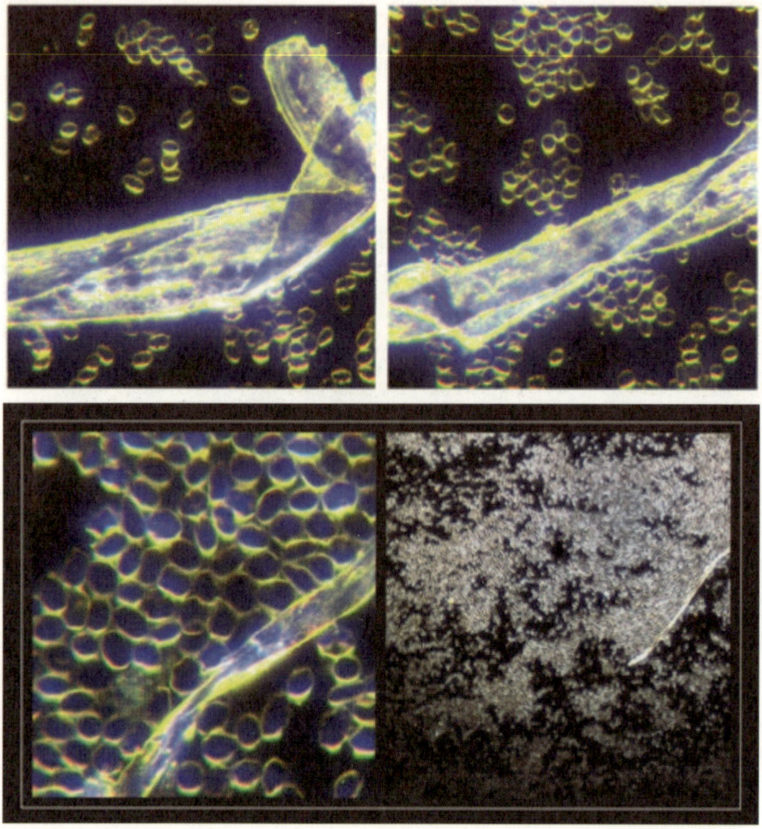

위의 사진들은 모두가, 코로나19 백신 주사를 맞았거나, 또는 코로나19 백신을 접종하지 않았어도 쉐딩(shedding)이나 주변 환경에서의 노출 때문에, 사람들의 혈액에서 발견되는 하이드로겔 리본/실 [이들은 2023년 6월 이전에 발표된 저의 예전 논문들에서는 거의 다 graphene oxide(GO, 산화 그라핀)이라고 호칭하였습니다. 본 서적에서 산화 그라핀(graphene oxide, GO)라고 기록된 부분들은 최근에 ANA MARIA MIHALCEA, MD, PHD 에 의해서 발표된 hydrogel filament/ribbon/particle/clot(하이드로겔 실/리본/조각/혈전) 이라는 것과 거의 같은 것입니다.

우리가 이들을 graphene oxide(GO, 산화 그라핀)라고 호칭하든 ANA MARIA MIHALCEA, MD, PHD처럼 hydrogel filament/ribbon/particle/clot(하이드로겔 실/리본/조각/혈전)라고 호칭하든, 그러한 이름이 다르거나 같거나 상관없이 이들은 다음 사진의 2021년 8월의 미국 특허 및 2021년의 대한민국 특허와 연관성이 있어 보입니다. 제 생각에 코로나19 백신 후에 각 개인에게 생긴 12 자리 MAC ID는 불안정한 또는 부분적인 상태의 개인 ID라고 생각이 듭니다. 다음으로 일정 시기나 어느 조건을 만족하면 2차 ID가 생성이 되고, 이 불안정한/부분적인 ID + 2차 생성된 ID가 일정한 시간이 지나고 조건이 맞으면 새롭고 확실한 ID(아마도 666 표일 것 같은 생각이 듭니다)로 만들어 집니다(그림 5e). 이렇게 새롭게 만들어진 온전한 형태의 개인 ID를 사용하여 AI Server(인공지능 컴퓨터)와 연결시키고 명령을 받게 하는 미국특허가 다음과 같이 소개되어 있습니다.

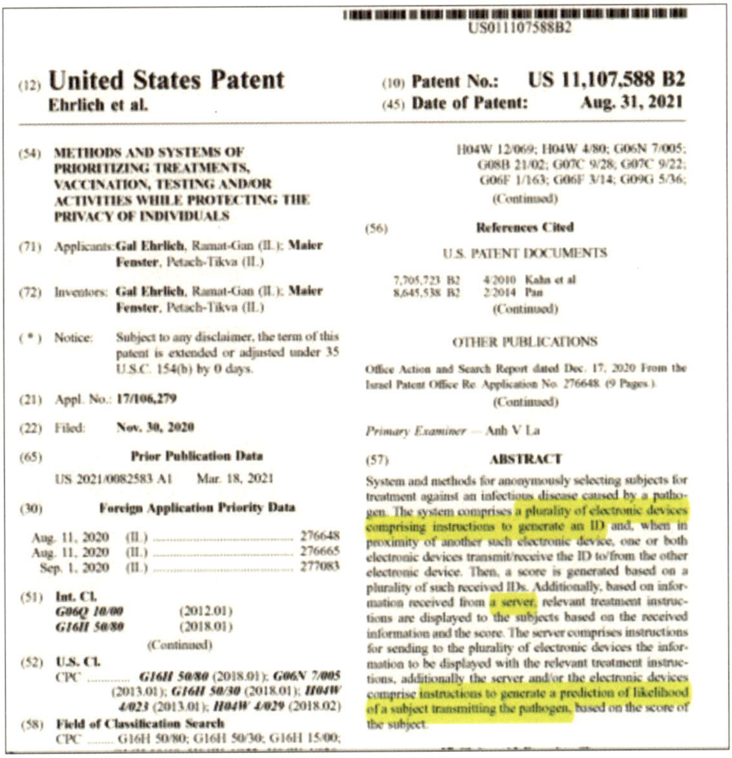

US011107588B2

(12) **United States Patent**
Ehrlich et al.

(10) **Patent No.: US 11,107,588 B2**
(45) **Date of Patent: Aug. 31, 2021**

(54) **METHODS AND SYSTEMS OF PRIORITIZING TREATMENTS, VACCINATION, TESTING AND/OR ACTIVITIES WHILE PROTECTING THE PRIVACY OF INDIVIDUALS**

(71) Applicants: **Gal Ehrlich**, Ramat-Gan (IL); **Maier Fenster**, Petach-Tikva (IL)

(72) Inventors: **Gal Ehrlich**, Ramat-Gan (IL); **Maier Fenster**, Petach-Tikva (IL)

(*) Notice: Subject to any disclaimer, the term of this patent is extended or adjusted under 35 U.S.C. 154(b) by 0 days.

(21) Appl. No.: **17/106,279**

(22) Filed: **Nov. 30, 2020**

(65) **Prior Publication Data**

US 2021/0082583 A1 Mar. 18, 2021

(30) **Foreign Application Priority Data**

Aug. 11, 2020 (IL) 276648
Aug. 11, 2020 (IL) 276665
Sep. 1, 2020 (IL) 277083

(51) **Int. Cl.**
G06Q 10/00 (2012.01)
G16H 50/80 (2018.01)
(Continued)

(52) **U.S. Cl.**
CPC ***G16H 50/80*** (2018.01); ***G06N 7/005*** (2013.01); ***G16H 50/30*** (2018.01); ***H04W 4/023*** (2013.01); ***H04W 4/029*** (2018.02)

(58) **Field of Classification Search**
CPC G16H 50/80; G16H 50/30; G16H 15/00; H04W 12/069; H04W 4/80; G06N 7/005; G08B 21/02; G07C 9/28; G07C 9/22; G06F 1/163; G06F 3/14; G09G 5/36;
(Continued)

(56) **References Cited**

U.S. PATENT DOCUMENTS

7,705,723 B2 4/2010 Kahn et al
8,645,538 B2 2/2014 Pan
(Continued)

OTHER PUBLICATIONS

Office Action and Search Report dated Dec. 17, 2020 From the Israel Patent Office Re. Application No. 276648. (9 Pages).
(Continued)

Primary Examiner — Anh V La

(57) **ABSTRACT**

System and methods for anonymously selecting subjects for treatment against an infectious disease caused by a pathogen. The system comprises a plurality of electronic devices comprising instructions to generate an ID and, when in proximity of another such electronic device, one or both electronic devices transmit/receive the ID to/from the other electronic device. Then, a score is generated based on a plurality of such received IDs. Additionally, based on information received from a server, relevant treatment instructions are displayed to the subjects based on the received information and the score. The server comprises instructions for sending to the plurality of electronic devices the information to be displayed with the relevant treatment instructions, additionally the server and/or the electronic devices comprise instructions to generate a prediction of likelihood of a subject transmitting the pathogen, based on the score of the subject.

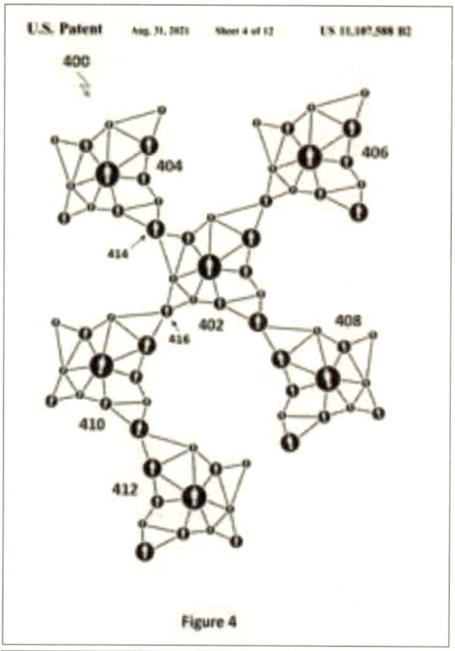

Figure 4

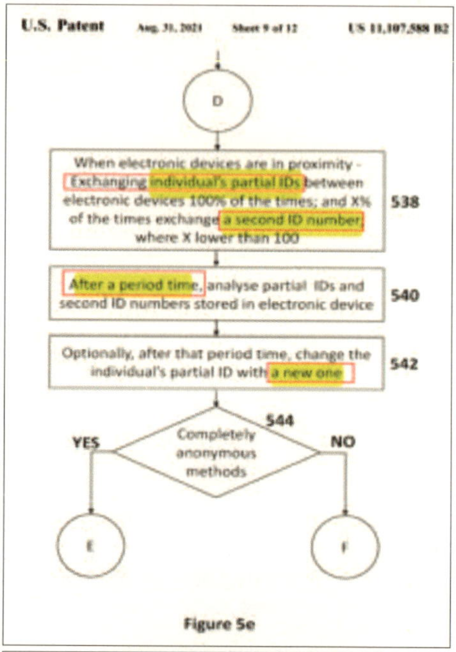

Figure 5e

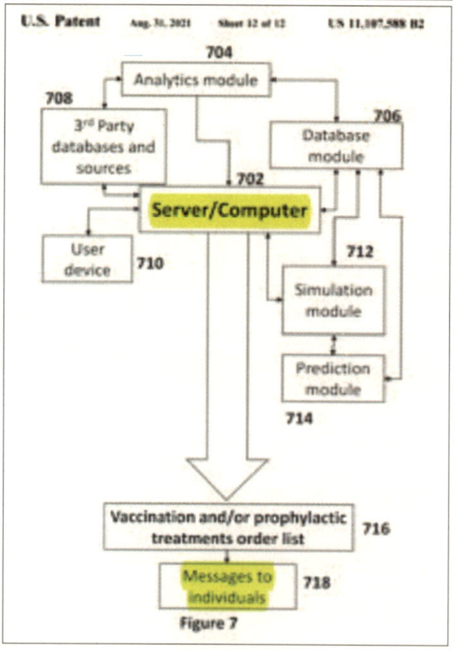

Figure 7

SUMMARY OF THE INVENTION

Following is a non-exclusive list including some examples of embodiments of the invention. The invention also includes embodiments, which include fewer than all the features in an example, and embodiments using features from multiple examples, also if not expressly listed below.

Example 1. An anonymized method of treating subjects against an infectious disease caused by a pathogen, comprising:

a. providing an electronic device with proximity tracking circuitry for each of said subjects;

b. generating an ID for each said electronic device;

c. at a proximity event, when a particular said electronic device of a particular said subject is in proximity of one or more other of said electronic devices, one or both of transmitting said ID or an indication thereof to said one or more other devices and receiving an ID or indication thereof from said one or more other devices, by said particular electronic device;

“정보기술(IT)과 나노기술(NT)과 바이오기술(BT)의 융합기술(INBT)로서 인간 인터페이스(HI)의 마인드 콘트롤 시스템”으로 개인 ID 및 인터페이스(HI)를 사용하여 AI Server(인공지능 컴퓨터)와 연결시키고 명령을 받게 하는 대한민국 특허가 다음과 같이 소개되어 있습니다.

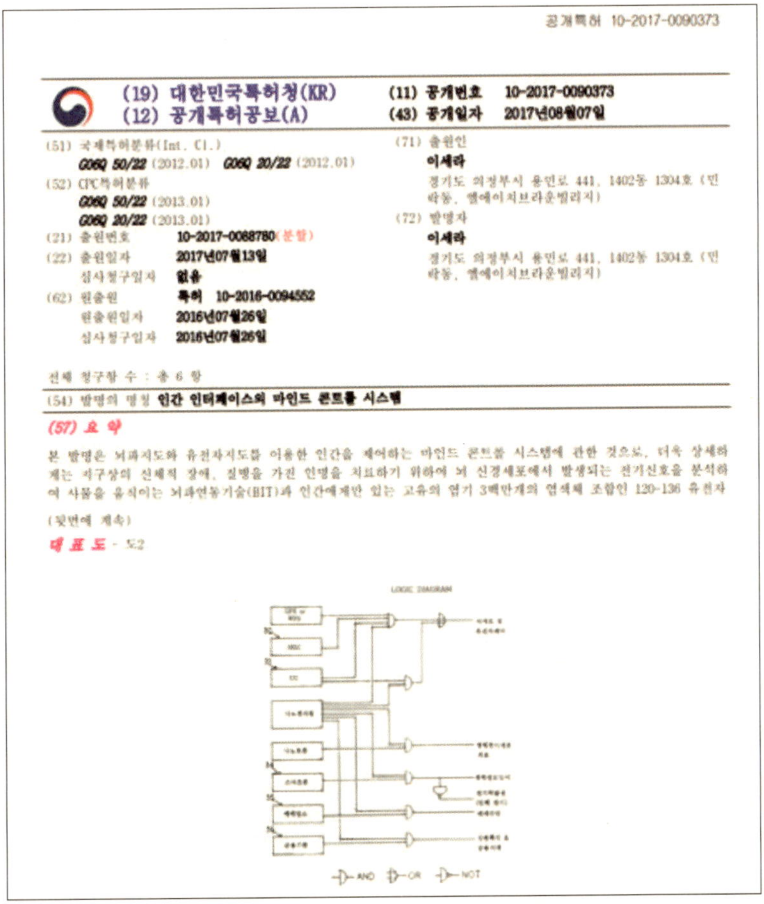

공개특허 10-2017-0090373

(19) 대한민국특허청(KR)
(12) 공개특허공보(A)

(11) 공개번호 10-2017-0090373
(43) 공개일자 2017년08월07일

(51) 국제특허분류(Int. Cl.)
G06Q 50/22 (2012.01) G06Q 20/22 (2012.01)
(52) CPC특허분류
G06Q 50/22 (2013.01)
G06Q 20/22 (2013.01)
(21) 출원번호 10-2017-0088780(분할)
(22) 출원일자 2017년07월13일
심사청구일자 없음
(62) 원출원 특허 10-2016-0094552
원출원일자 2016년07월26일
심사청구일자 2016년07월26일

(71) 출원인
이세라
경기도 의정부시 용민로 441, 1402동 1304호 (민락동, 엘에이치브라운빌리지)
(72) 발명자
이세라
경기도 의정부시 용민로 441, 1402동 1304호 (민락동, 엘에이치브라운빌리지)

전체 청구항 수 : 총 6 항

(54) 발명의 명칭 인간 인터페이스의 마인드 콘트롤 시스템

(57) 요 약

본 발명은 뇌파지도와 유전자지도를 이용한 인간을 제어하는 마인드 콘트롤 시스템에 관한 것으로, 더욱 상세하게는 지구상의 신체적 장애, 질병을 가진 인명을 치료하기 위하여 뇌 신경세포에서 발생되는 전기신호를 분석하여 사물을 움직이는 뇌파연동기술(BIT)과 인간에게만 있는 고유의 염기 3백만개의 염색체 조합인 120-136 유전자

(뒷면에 계속)

대 표 도 - 도2

공개특허 10-2017-0090373

코드(DNA Code)중 유전질환 및 세포현상을 조기 검진하여 치료하는 유전자조정기술(GAT)을 이용하여 개인의 건강을 유지하기 위한 것이며, 정보기술(IT)과 나노기술(NT)과 바이오기술(BT)의 융합기술(INBT)로서 인간 인터페이스(HI)의 마인드 콘트롤 시스템에 관한 것이다.

이를 위하여 본 발명은,

인간의 인체에 삽입 또는 부착되어 신경세포와 유전자를 제어하는 뇌파지도(BM)와 유전자지도(GM)와 식별코드(ID, RFID)가 입력되어 있는 무선신호를 송수신하는 나노전자칩(NEC)과;

상기 나노전자칩으로부터 발생하는 전기신호를 신경세포와 인체세포에 전달하고, 인체의 온도, 심장박동회수, 혈당지수, 혈압지수, 혈액농도, 세포현상지수의 생체정보를 감지하는 상기 전자칩에 내장 또는 연결되는 하나 이상의 나노바이오센서(NBS); 및

상기 나노전자칩과 지역망의 제어컴퓨터(CC)와 위성항법장치(GPS) 또는 와이파이(Wi-Fi)위성을 이용한 3방향 이상 통신을 이루고, 상기 나노전자칩으로부터 무선 전송되는 정보를 저장하고 분석하여 상기 나노전자칩에 무선신호를 보내어 인체의 신경세포와 유전자를 임의 조정하는 유선인터넷 겸용의 메인슈퍼컴퓨터(MSC)가 설치되는 것을 특징으로 한다.

[색인어]

마인드 콘트롤, 뇌파연동기술, 뇌파지도, 유전자지도, 생체정보, 전자칩, 전자문신

도면1

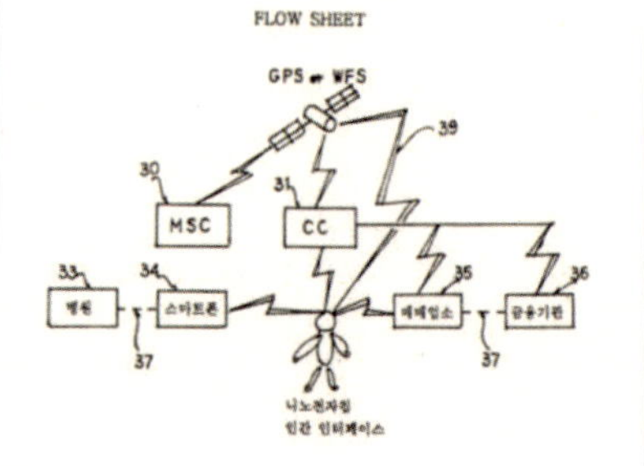

도면3

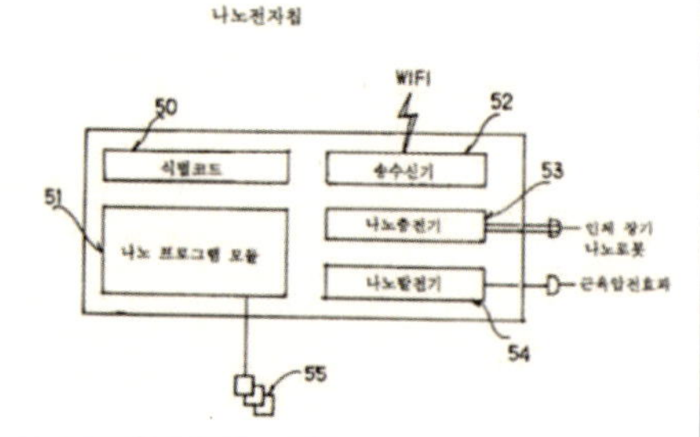

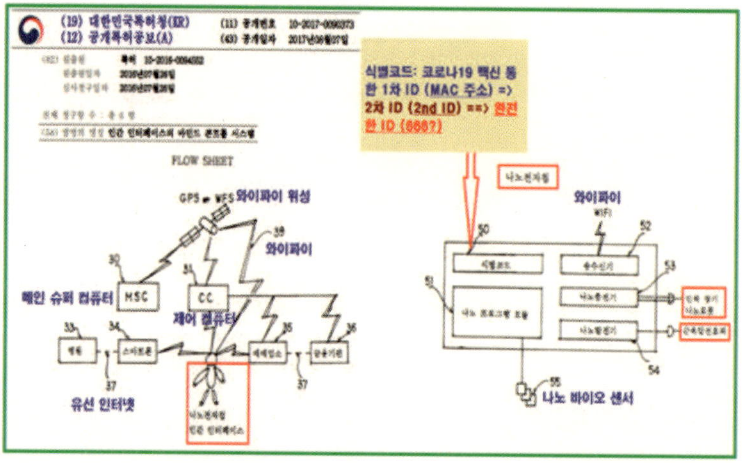

올겨울 어쩌나…"50세 이상, 코로나 백신 '4차 접종' 예방 효과 없어"

머니투데이 박정렬 기자
2023.07.05 17:13

화이자·모더나의 코로나19 백신을 4차 접종해도 코로나19 발생을 예방하지 못한다는 빅데이터 연구 결과가 나왔다.

오미크론 변이의 유행과 함께 BA.4/5 기반 2가 백신을 포함한 코로나19 백신의 예방 효과가 급감했다는 분석이다.

국민건강보험공단 김지훈 빅데이터연구부장은 5일 질병관리청과 국민건강보험공단이 공동 개최한 '코로나19빅데이터 활용 심포지엄'에서 예방 접종에 따른 코로나19 발생과 사망 예방 효과를 분석한 결과, 이 같은 사실을 확인했다고 밝혔다.

심포지엄에 참석한 이상원 질병청 위기대응분석관은 "여러 선행 연구를 통해 코로나19 백신은 감염 시 중증도와 사망률을 낮추는 효과가 확인됐다"며 "새로운 코로나19 백신 도입의 필요성은 인지하고 있다. 다가오는 가을~겨울 코로나19 방역에도 만전을 기할 것"이라 말했다.

https://m.mt.co.kr/renew/view.html?no=2023070516130685307&type=outlink&ref=https%3A%2F%2Fm.search.naver.com#_enliple

첫 째로, 코로나19 백신을 맞는 사람들은 적어도 2 주간은 백신 성분을 주위 사람들에게 질병을 일으키는 코로나19 돌기단백질 성분, 하이드로겔 성분, 합성 생물을 다른 사람들에게 전파하는 전파자 입니다. 접종후 2주간 동안에는 접종받으신 분들과의 접촉을 피하세요.

둘 째로, 코로나19 백신 접종 후 사망자 + 후유증 + 질병 사망자

vs

비접종이면서 코로나19 예방 칵테일 + 치료 칵테일 먹으나 사망한 사람

을 비교하면, 코로나19 접종자 보다는 코로나 예방/치료 칵테일 쪽이 훨씬 사망률과 중등도를 더 낮출 수 있을 것입니다.

더 이상 백신 접종 말고, 면역력을 올리는 음식, 운동, 예방 및 치료 칵테일을 드세요.

박다니엘
11시간 ·

신생아들의 의무/권장 백신 접종을 중단하자, <급사(急死)>의 30%가 감소했다.

2020 락다운으로 인해 신생아에게 백신을 맞추지 못하자 일어난 희한한 사건 → 갑작스러운 죽음이 30% 줄었다.

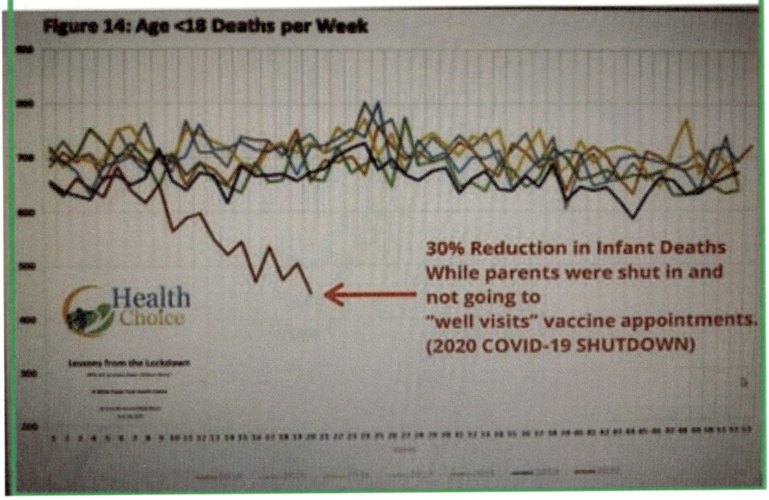

2장

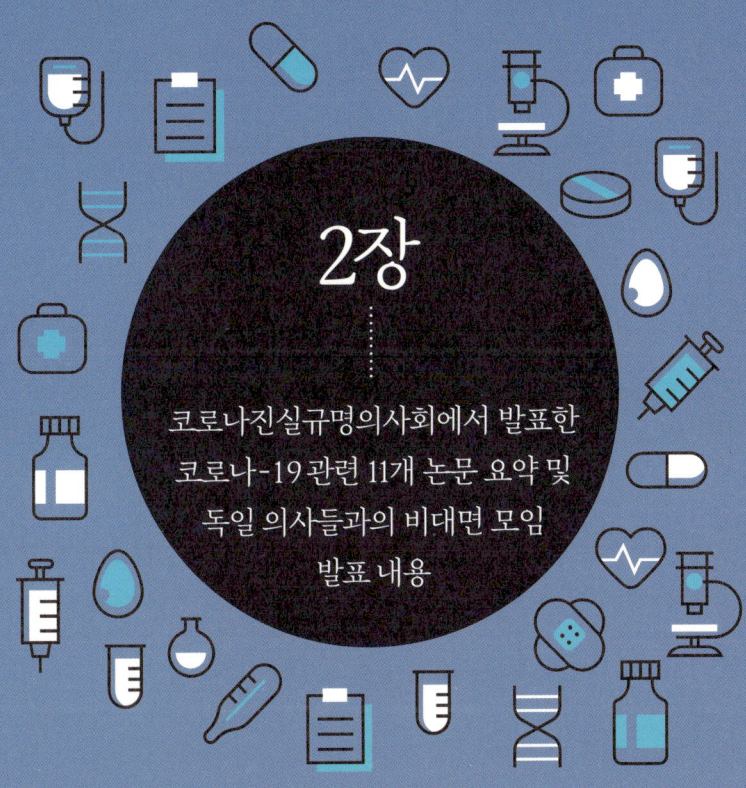

코로나진실규명의사회에서 발표한
코로나-19 관련 11개 논문 요약 및
독일 의사들과의 비대면 모임
발표 내용

2장

코로나진실규명의사회에서 발표한 코로나19 관련 11개 논문 요약 및 독일 의사들과의 비대면 모임 발표 내용

1. 첫 번째 논문: (AJEPH-ID31), 코로나 환자들에게 하이드록시클로로퀸을 사용하지 않는 문제점:

American Journal of
Epidemiology & Public Health

Short Communication

Problems of Not-Using Hydroxychloroquine (HCQ) for COVID-19 Patients

Ki-Yeob Jeon*

Hopkins Jeonil Internal Medicine Clinic, Jeonju, 54836, the Republic of Korea, South Korea

***Address for Correspondence:** Ki-Yeob Jeon, Hopkins Jeonil Internal Medicine Clinic, Jeonju, 54836, the Republic of Korea (South Korea), Tel: +82-107-701-5621; ORCID ID: orcid.org/0000-0003-4385-0702; E-mail: kjeon@hanmail.net

Submitted: 03 July 2020; **Approved:** 04 July 2020; **Published:** 06 July 2020

Cite this article: Ki-Yeob J. Problems of Not-Using Hydroxychloroquine (HCQ) for COVID-19 Patients. American J Epidemiol Public Health. 2020;4(3): 059-061. https://dx.doi.org/10.37871/ajeph.id31

논문 요약

HCQ 하이드록시클로로퀸을 사용한 한국 2.24%, 터키 2.62%등의 누적 사망률과 사용하지 않은 미국의 사망률은 5.19%로 차이를 보였는데, 이는 2.57%-2.95% 의 사망률 차이가 HCQ 때문일 수도 있다는 것을 보여 주었다. Zinc, vit C, Azithromycin 등도 치료에 도움이 되었다는 논문들이 있다.

group, and the United States belongs to the latter. In Republic of Korea, Korean COVID-19 patients have been treated with therapeutics including Hydroxychloroquine, and the cumulative mortality rate is 2.24% (282/12,602) [4] Turkey also treats COVID-19 patients with therapeutics including Hydroxychloroquine and has a cumulative mortality rate of 2.62% (5,025/191,657) [4]. But the mortality rate of the U.S. is 5.19% (120,955/2,329,463) as of June 26, 2020 [4]. The United States / the NIH has still revoked the use of Hydroxychloroquine and recommended against the use of it for the treatment of COVID-19 except in a clinical trial even on the June 26, 2020 update [5] Some portions of the difference of mortality rates of 2.57% ~ 2.95% between two groups of countries could be caused by adding or not adding Hydroxychloroquine as one of the treatment medications for asymptomatic and/or mild symptomatic high-risk COVID-19 patients.

Until now, Zinc, [6] Vit C, [7] and Vit D [8] have been proven to be a help to treat COVID-19 patients. Also, Hydroxychloroquine + Azithromycin are recommended for early symptomatic and high-risk COVID-19 patients [3]. But there are caveats in using the combination of Hydroxychloroquine + Azithromycin.

2. 두 번째 논문: (AJEPH-ID34), 코로나 19 질환의 예방 및 초기 치료를 위한 과학적이고 알기 쉬운 치료법 소개

American Journal of Epidemiology & Public Health

Short Communication

A Scientific and Easy-to-Understand Guideline for the Prevention and Early Treatment of COVID-19

Ki Yeob Jeon*

Hopkins Jeonil Internal Medicine Clinic, Jeonju, 54836, the Republic of Korea (South Korea)

***Address for Correspondence:** Ki Yeob Jeon, Hopkins Jeonil Internal Medicine Clinic, Jeonju, 54836, the Republic of Korea (South Korea), Tel: +821-077-015-621; ORCID ID: orcid.org/0000-0003-4385-0702; E-mail: kjeon@hanmail.net

Submitted: 16 July 2020; **Approved:** 30 July 2020; **Published:** 01 August 2020

Cite this article: Jeon KY. A Scientific and Easy-to-Understand Guideline for the Prevention and Early Treatment of COVID-19. American J Epidemiol Public Health. 2020;4(3): 075-080. https://dx.doi.org/10.37871/ajeph.id34

American Journal of Epidemiology & Public Health ISSN: 2644-0032

*Tiers	7 tiers	Cumulative Numbers until July 24, 2020		Possible Treatments
Tier 1	Critical Cases (Expired)	**144,167 (3.5752%)	**4,032,430	Dexa, HDIVC, Remde, Con Sera
Tier 2	Critical Cases(Survived)	***141,135 (3.5%)		
Tier 3	Severe Cases	***521,183 (12.9248%)		Dexa, HDIVC, Remde, Con Sera
Tier 4	Moderate Cases	***3,225,944 (80%)		HCQ + AZM+ Zn + Vit C + Vit D
Tier 5	Mild Cases			
Tier 6	Undiagnosed Cases	****33,000,000 (10% of population)		Vit C, Vit D, Zn + (HCQ)
Tier 7	Total Population	330,000,000		

Figure 1: The triangle of tiers of COVID-19 U.S.A.

Oral Cocktail: Vit C + Vit D + Zn (Zinc) + and/or without **HCQ** (Hydroxychloroquine) + and/or without **AZM** (Azithromycin). **Tx**: Treatment. **Dexa**: Intravenous Dexamethason, **HDIVC**: High Density Intra-Venous Vit C; **Remde**: Remdesivir intravenous injection; **Con Sera**: Convalescent Sera injections.

***Tiers**: The severity of symptoms variable of the China CDC was changed to **Tiers**. **Tier 1**: Expired in the Critical Cases (with ECMO or invasive oxygenations for respiratory failure, septic shock/cytokine storm, and/or multiple organ dysfunction/failure); **Tier 2**: Survived in the Critical Cases; **Tier 3**: Severe Cases (with dyspnea, respiratory frequency ≥ 30/min, blood oxygen saturation ≤ 93%, PaO2/FiO2 ratio < 300, persons in non-invasive oxygenation, and/or lung infiltrates > 50% within 24-48 hours), **Tier 4**: moderate cases(Some are hospitalized, but mostly are not hospitalized, mild dyspnea but no-oxygenation is needed, lung infiltration < 50%, 24 ≤ respiration rate ≤ 29/ min, SpO2 ≥ 94%, and/or with risk factors), **Tier 5** : mild cases (No need for hospitalization, fever, diarrhea, bizarre headache, lethargy, loss of appetite, shortness of breath, or coughing, respiration rate < 24 and without risk factors). **Tier 6**: Undiagnosed Cases (but will be SAR-CoV-2 positive if tested), and **Tier 7** (Normal population without SARS-CoV-2 viruses, and/or could have convalescent antibodies to SARS-CoV-2).

논문 요약

중환자실에 입원한 환자들의 경우에는 dexamethasone, High Density IntraVenous Vit C, Remdesivir 렘데시비르, Convalescent sera 회복기 혈청 으로 치료하고 있다. 그러나 일반 환자 치료는 HCQ + AZM + Zn + Vit C + Vit D, 예방은 Vit C + Vit D + Zn + (HCQ) 로 하기를 권고한다.

3. 세 번째 논문: (AJEPH-ID39), 거짓 공공선(公共善)보다는 안정성 먼저 확보 요함.

26

American Journal of
Epidemiology & Public Health

Short Communication

COVID-19 Vaccines-Safety First, Alleged "Greater Good" Last -

Ki-Yeob Jeon*

Hopkins Jeonil Internal Medicine Clinic, Jeonju, 54836, Republic of Korea

***Address for Correspondence:** Ki-Yeob Jeon, Hopkins Jeonil Internal Medicine Clinic, Jeonju, 54836, Republic of Korea, Tel: +82-107-701-5621; E-mail: kjeon@hanmail.net

Submitted: 22 September 2020; **Approved:** 25 September 2020; **Published:** 28 September 2020

Cite this article: Jeon KY. COVID-19 Vaccines-Safety First, Alleged "Greater Good" Last. American J Epidemiol Public Health. 2020 Sep 28;4(4): 012-016. doi: 10.37871/ajeph.id39

표 1에 코로나 실험용 주사 (인간의 유전자 DNA를 바꾸는 생물학 무기)와 코로나 예방/치료 칵테일을 각 분야별로 비교하였다.

1. 선천 면역
2. 후천 면역(세포성 면역, 체액성 면역)
3. ADE(항체 의존성 역설적 감염 상승)
4. 부작용
5. RFID(666칩, 개인인식칩, AI좀비)
6. Hydrogel 하이드로겔 and Quantum Dot 퀀텀 닷 주사
7. 백신패스 포트

Table 1: A Comparison of different features between COVID-19 vaccines and a COVID-19 cocktail.		
Subject	COVID-19 Vaccines	COVID-19 Cocktails [7,24]
Cellular Immunity of Adaptive immunity	88% of vaccinated persons show IFNγ T-cell response [13] (These T-cells may respond only to the structural N protein of mature virions) [15].	From 51.4% [15] to 81% [29] of general population may have SARS-CoV-2-specific INFγ responses to the N protein or to NSP7 and NSP13 (i.e., may have ORF1-specific T cells). These T-cells abort viral productions even before the formation of mature virions .
Humoral Immunity of Adaptive immunity	47% of vaccinated persons have neutralizing antibodies [13]—disappear in 3 months [22].	About 10% of general population may have COVID-19 antibodies (2.8 - 24.7%) [6].
Innate Immunity	No change.	COVID-19 cocktails significantly increase innate immunity to abort viral productions even before the formation of mature virions and dampen adaptive immunity to decrease a cytokine storm [30].
Antibody-Dependent Enhancement (ADE)	Preformed low-affinity antibodies may bind to virions to enhance their entry to FcγR-bearing cells and can have harmful effects in humans [23].	No or very scarce
Systemic side effects	All 15 in the 100-μg group showed systemic adverse events after the second vaccination [12]. All the five Warp Speed SARS-CoV-2 vaccines did not have a long-term animal test; which must be done to ensure the long-term safety of SARS-CoV-2 vaccines.	Some allergic persons to Hydroxychloroquine show vomiting, severe headache, or numbness. Long-term effects on cardiac arrhythmia and retinal damage should be considered. Taking Vit C, Vit D, and Zinc needs to be checked by a nutritionist.
RFID (Radiofrequency Identification) infusion	This will be done into the vaccines by the Project Jump Start [18].	Individual privacy, safety, and freedom can be kept by using a COVID-19 cocktail to prevent and to treat COVID-19.
Hydrogel and Quantum Dot infusion (an allegation)	The Homeland Security and FEMA have supported to do it [19].	
Vaccination Certificate (an allegation) [3,16]	Yes	No

미국 역학 및 공중 보건 학술지

논문단신 AJEPH-ID39

COVID-19 백신-안전이 제일이다; 막연한 "공공의 이익"보다는 백신 접종자 개개인의 안전과 건강이 중요.

전기엽(MD, ThM, PhD, ScD)*

홉킨스전일내과, 대한민국 전주시 덕진구 송천중앙로 154 (우) 54836

제출일: 2020년 9월 22일; 승인일: 2020년 9월 25일 게시일: 2020년 9월 28일

이 논문 인용: Jeon KY. COVID-19 Vaccines-Safety First, Alleged "Greater Good" Last. American J Epidemiol Public Health. 2020 Sep 28;4(4): 012-

016. doi: 10.37871/ajeph.id39

*옮긴이

각자도생, 코로나 진실규명 자유시민의 모임 회원

요약

일부 전문가들은 COVID-19 백신이 준비되면 필수 COVID-19 백신 접종이 필요할 것이라고 말합니다. COVID-19의 작전명 "초고속 백신(Warp Speed Vaccines of COVID-19)"의 5가지 핵심 후보 중 하나가 세 번째 임상 시험 중 〈횡단성 척수염〉 유사 사례를 보여주면서 위험성이 제기되었습니다.

갤럽 설문조사에 따르면 미국인의 35%가 COVID-19 실험용 백신 접종을 정말로 원하지 않는 것으로 나타났습니다[3]. COVID-19가 확산되어 처음 대유행이 되었을 때 전 세계적으로 천만 명이 사망할 것으로 여겨졌습니다[4]. 그러나 우리는 이제 전 세계적으로 약 100만 명의 사망자(2020년 9월 25일 현재, 32,273,576명의 코로나19 발병자에서 983,751명의 사망)[5]를 초래했다는 것을 알고 있으며, 이는 1918년 스페인 독감 [4]의 사망자 수효의 1/30에 지나지 않습니다. 항체 검사 결과, 코로나19의 치사율은 계절성 인플루엔자와 유사한 것으로 나타났습니다[6]. 처음에는 세계의 거의 모든 정부가 인공호흡기와 효율적인 치료제를 갖추지 못했었고, 코로나19 질병의 유행 패턴을 알지 못했습니다. 이제 우리 정부 공무원, 병원 관리자, 간호사, 임상의, 연구원 및 응급 처치 요원은 COVID-19 환자를 돌볼 수 있는 충분한 치료 기술과 시설을 갖추고 있으며 COVID-19에 대처하기 위한 단계별 치료 조치를 갖추고 있습니다[7]. 사람들은 안전한 백신을 원하고 있습니다. COVID-19 백신(SARS-CoV-2 Vaccine at Warp Speed)[1]을 강요하기 전에, 그것이 정말로 필요하고 안전한지 여부를 확인해야 합니다.

서론

미국인의 35%는 COVID-19 백신을 접종할 의사가 없지만, 일부 여론에서는 COVID-19 백신이 필수가 될 것이며 COVID-19 백신 접종 증명서도 필수라고 주장합니다. 항공기나 대중교통을 이용하거나 스포츠 클럽 사용, 건물 출입, 상점 내방, 운전면허 취득, 또는 공공장소에서 수행하는 어떤 서비스라도 이를 이용할 때 백신 접종 증명서가 필요하다고 말합니다.[3] 일부 전문가들은 필수 근로자, 군인 및 공립학교 출석자에게 이미 시행하고 있는 것처럼 천연두, 백일해, 수두, 홍역, 유행성이하선염, 풍진에 대한 주법 또는 연방 정부에 의한 예방접종이 의무화될 수 있다고 생각합니다. 그러나 코로나19 백신이 불필요할 뿐만 아니라 사실상 위험하다고 주장하는 의사들이 있습니다[8].

본론

현 단계에서 COVID-19 실험용 백신을 받아들일 수 없는 주요 이유는 다섯 가지입니다.

첫 번째 이유는 역학 및 백신 임상시험 데이터에 의해 뒷받침됩니다. COVID-19는 1918년 스페인 독감보다 전 세계 사망 수효가 1/30 이하로 훨씬 낮을 뿐만 아니라, SARS-CoV-2 테스트가 더 광범위하고 전 세계적으로 이용 가능해지면서 COVID-19 치사율이 눈에 띄게 감소하는 추세를 보여줍니다. 확진자의 대다수가 경미한 증상을 보였고, 의사들은

COVID-19 환자를 살리기 위한 성공적인 치료 경험을 갖게 되었습니다 [9]. 결과적으로 우리는 COVID-19에 대해 더 많이 발견하면서 COVID-19를 덜 두려워하는 법을 배웠습니다. 특히 COVID-19가 스페인 독감만큼 위험하지도 않고, 계속 반복되는 패턴을 가진 연례 독감과 유사성을 보인다는 것을 알고 있습니다, 왜냐하면 이것은 인공적인 것이기 때문입니다 [10]. COVID-19로 인한 총 사망자 수는 일반적인 연례 독감과 비슷합니다. 일부 지역(예: 한국)의 총 사망자 수는 전체 독감 사망자 수의 1/7에 불과하거나 일부 다른 지역(예: 미국)의 풍토병 독감보다 약 2배 더 많습니다 [11].

다음은 세 가지 백신 임상시험의 부작용 데이터입니다. 최근 백신 임상시험 중 횡단 척수염과 유사한 사례가 발생한 사고가 있었습니다[2]. 모더나 mRNA-1273 백신은 1차 접종보다 부스터샷 접종에서 더 심각한 부작용을 보였습니다(부스터샷 접종에 의해 100-μg 및 250-μg 그룹 모두에서 모든 참가자가 부작용을 보였고 그들 중 21%는 하나 이상의 심각한 사건을 보고했습니다)[12]. 복제되지 않은 아데노바이러스 5형(Ad5) 벡터 COVID-19 백신은 더 긴 기간 동안 더 많은 부작용을 나타냈습니다(5%는 14일 이내에 부작용을 나타냈지만 28일 이내에 참가자의 1%는 심각한 3등급 부작용을 보였고 그들 중 76%는 다른 부작용을 나타냈습니다)[13]. 빌 게이츠가 2015년의 TED 모임에서 예상 발표한 전 세계 사망자 1000만 명의 1/10에 불과한 낮은 사망자 수[4]와 부작용 비율이 매우 높은 백신 임상시험 데이터는 COVID-19 백신이 "초고속" 허가와 의무 접종법을 받을 자격이 없다는 것을 의미합니다. 5가지 핵심 백신 후보 모두는 백신의 장기적 효과를 추가로 시험하기 위해 동물실험을 하지 않았습니다 [1]. 따라서 COVID-19 백신의 장기적인 유해성 또는 유익성을 관찰하기 위해 실험용 시리아 햄스터를 최소 5세대 추적해야 합니다(햄스터를 1년 동안 돌보면 가능합니다), 이러한 동물 실험을 통해 백신 후보의 기타 병리학적 효과, "초고속"[1] 인간 임상시험을 통해서는 얻을 수 없는 필수적인 데이터를 제공하도록 하는 것을 목표로 해야 합니다.

참고로, 시리아 햄스터 모델은 SARS-CoV-2 백신 개발과 발병기전 이해에 사용할 수 있는 충분한 증거를 보여주었습니다. SARS-CoV-2의 비강 감염을 통해 코로나19 질병을 가지도록 만든 실험용 동물들은 SARS-CoV-2 감염에 특징적인 다엽 간유리 폐 경화(multilobular ground glass lung consolidation)를 보였습니다. 또한 시리안 햄스터 실험 동물에게 중화 항체 및 회복기 혈청을 주사한 후에는, 이들 실험용 동물들이 코로나19 바이러스에 노출되어도 질병이 발생하지 않는 면역력이 있는 것을 보여주었습니다.[14]

두 번째 이유는 COVID-19에 대한 면역과 관련된 임상시험 결과에 대한 것입니다. 세포 면역 측면에서 기존 SARS-CoV-2 스파이크 당단백질(S)-반응성 CD4+ T 세포가 SARS-CoV-2에 노출된 적이 없는 건강한 헌혈자의 51.4%(즉, 19/37)에서 발견되었으며, 이것은 과거에 풍토성 일반 감기 바이러스와의 접촉에 의해서 생성되었을 가능성이 있습니다[15]. 또한 체액성 면역 측면을 조사해 보았을 때, SARS-COV-2 항체 검사에서 일반 인구의 약 10%(캘리포니아주 산타클라라 2.8%, 뉴욕주 뉴욕시 24.7%)에서 양성 반응을 보였습니다. 인구의 약 10%가 SARS-CoV-2 바이러스 감염을 모른 채 무증상 COVID-19를 경험했다고 합니다[6]. 이 두 데이터는 일반 인구의 절반 이상(또는 약 61.4%)이 별도의 COVID-19 백신 접종 없이도 이미 COVID-19에 대한 보호 면역을 가지고 있을 수 있음을 나타냅니다. 이러한 데이터는 참가자들의 기존 체액 및 세포 면역의 혼동효과 조절하기 위해 3단계 COVID-19 백신 임상시험의 자발적 지원자에서 SARS-CoV-2 항체 및 SARS-CoV-2 S-반응성 CD4+ T 세포의 사전 존재에 대한 코로나19 백신 임상시험 전 분석을 요청할 수 있습니다. 즉, 적어도 3단계 COVID-19 백신 임상시험의 모든 참가자에 대한 면역학적 표지자의 임상시험 전과 후(前과 後) 분석의 중요성에 주목하여 검사해야 합니다. 연구자가 코로나19 백신 접종 이전에 이미 만들어져 있는 시험 참가자들의 기존 체액 및 세포 면역 효과를 제거한 후에야, COVID-19 백신 후보의 실제 효과를 식별할 수 있는 것입니다. 백신 접종 그룹과 비접종 그룹의 항체 형성과 SARS-CoV-2 반응성 CD4+ T 세포의 존재를 코로나19 백신 접종 전후에 따라 비교해야 백신의 진정한 효능을 확인할 수 있습니다. 비접종 그룹에서 기존 면역이 높은 비율로 존재하는 결과를 얻으면 COVID-19의 필수 백신이라 하여 강제 접종하는 백신 의무 정책은 재평가 받아야 하고 또 비접종자들에 대한 해고나 기타의 다른 불이익 등도 재고되어야 합니다.

세 번째 그룹의 이유는 쉽게 받아들이지 못하는 사람들이 많겠지만 다음의 두 가지 발표와 두 가지 프로젝트를 통해 우리에게 알려진 NWO(New World Order, 신세계 질서)의 글로벌 계획과 관련이 있습니다. FOX News와 인터뷰한 홍콩 과학자 Dr. Li-Meng Yan은 중국 공산당이 통제하는 우한 연구소에서 "곰의 머리, 토끼의 귀, 원숭이의 손을 가진 프랑켄슈타인"처럼 COVID-19 바이러스가 인위적으로 만들어 졌다고 주장하였습니다.[10] 또 다른 발표는 세계 보건기구 우생학 이사회에서 헨리 키신저 또는 신원 불명의 발언자가 2009년 2월 25일 "가축들이 의무적인 강제 예방 접종을 받아들이면 게임 끝입니다! 그들은 '더 큰 이익'을 위해 어떤 강제적인 혈액이나 장기 기증도 받아들일 것입니다. 양들의 마음을 조종하고 당신은 가축들을 조종합니다. 백신 제조사들은 수십억 달러를 벌고 있으며, 오늘 이 자리에 계신 많은 분들이 투자자들입니다. 빅 윈윈입니다! 우리는 가축을 솎아내고 가축들은 자신들에 대한 박멸 서비스를 제공받은 대가로 우리에게 돈을 지불합니다. 이제, 점심은 뭘로 먹지?"라고 발언했다고 알려져 있습니다.[17] 이 두 발표는 11년의 차이를 두고 이루어졌음에도 불구하고 하나의 일관된 주제(主題, 이야기)를 만듭니다. 즉, '어떤 집단'은 SARS-CoV-2를 만들었고 '어떤 집단'는 COVID-19 백신을 오용할 계획이었습니다. 이러한 발표와 주장 외에도 COVID-19 백신 선택을 보류하게 만드는 다른 두 가지 프로젝트가 있습니다. 첫 번째는 COVID-19 백신에 ID를 삽입하는 것이고 [18], 두 번째는 Celeste Solum이 주장한 것처럼, 국토안보부와 FEMA의 지원을 받아 하이드로겔(Hydrogel) 및 퀀탐닷(Quantum)을 이용하여 COVID-19 백신을 만든다는 강한 의혹입니다[19]. 우리는 이러한 COVID-19 백신에 대한 의혹이 인간 DNA를 변경하여 휴머노이드를 만들 수 있고 각 개인을 사물인터넷으로 만들어 슈퍼 컴퓨터에 등록하고 연결하여 장기적으로 모든 사람을 통제할 수 있다는 것으로 이해합니다[20].

네번째 그룹의 이유는 SARS-CoV-2 자체의 쉽게 변화하는 특성 때문입니다. SARS-CoV-2는 계속해서 자체적으로 변이되고 있으며 WHO는 14개의 하위 변이 중 6개의 주요 변이를 확인했습니다[21]. SARS-CoV-2와 마찬가지로 다른 CORONA 바이러스는 매우 유사한 지속적 유전자 변형을 일으켜 백신을 쓸모없게 만들었습니다. 전통적으로 감기의 유전적 변이는 너무 다양해서 어떤 종류의 백신으로도 다룰 수 없었고, 증세가 심하지 않아서 굳이 백신 없이도 통제할 수 있었기 때문에 지금까지 단일 감기 백신이 없었습니다. SARS-CoV-2의 특성이 빠르게 변하기 때문에 COVID-19 백신은 접종 후 1년 또는 2년 또는 심지어 몇 달 안에 무용지물이 될 가능성이 높습니다. 심지어 중화항체는 COVID-19 백신으로 만들어졌다고 해도 3개월이면 사라질 수 있습니다[22]. 또한 SARS-CoV-2의 새로 등장한 GH 또는 GH 변이에 대해 S 또는 V 변이의 COVID-19 백신에서 만든 저친화성 항체는 COVID-19 질환의 항체의존감염증강(ADE)을 유발하고 백신 접종자에게 해를 끼칠 수 있습니다[23].

다섯 번째 이유는 COVID-19 환자를 치료할 수 있고 예방할 수 있는 향상된 능력이 있기 때문입니다. 현재 우리는 선천면역을 강화하는 방법과 COVID-19를 경증에서 중등도 또는 초기 단계(예: 5단계, 4단계 또는 3단계)뿐만 아니라 중증(3단계) 및 치명적 단계(예: 2단계 또는 1단계)에서 치료하는 방법을 알고 있습니다[7]. 코로나 질병이 심한 상태인 3단계, 2단계, 1단계에서도 코로나19 칵테일 치료 등을 통해 많은 생명을 구했습니다. COVID-19 초기 치료에 하이드록시클로로퀸이 권장됩니다. COVID-19 치료를 위한 하이드록시클로로퀸에 대한 67개의 글로벌 연구 중 53개 연구에서 긍정적인 결과가 나타났습니다. 그리고 나머지 14개의 연구는 부정적인 결과를 보였습니다. 그 중 10개는 COVID-19 환자의 중요한 단계(일반적으로 1단계 및 2단계)의 입원 기간 말기에 비정상적으로 많은 양의 하이드록시클로로퀸을 사용했습니다. George Floyd가 사망한 Minnesota 주의 중국상공회의소, 미네소타 주 중국계 기관 연맹의 지원을 받은 두 개의 연구에는 잘못된 통계 데이터/분석이 있었기에 믿을 수 없는 발표였습니다[24]. 브라질의 한 연구는 비정상적으로 높은 용량(하루 400mg 대신

800mg)의 하이드록시클로로퀸을 사용했으며 연구 참여자의 25%는 확진 사례가 아니었고 마지막은 가짜 란셋 논문이였습니다[25].

메이요 클리닉은 COVID-19 백신이 확진된 COVID-19 감염을 예방하지 못했고 일부 백신은 실험용 동물 백신 연구에서 COVID-19 백신 관련 증강된 호흡기 질환(Enhanced Respiratory Disease, ERD)과 같은 합병증을 유발했다고 밝혔습니다[26]. 미국 보건복지부(HHS)는 COVID-19 백신 업계가 동물 연구를 수행할 수 있도록 체액성 면역 평가를 위한 항원 특이적 효소결합 면역흡착 검정(ELISA), 세포 면역성을 평가하기 위한 CD8+ 및 CD4+ T 세포 반응 검사 및 기능적 면역 반응을 평가하기 위한 중화 분석[27]을 굳이 할 필요가 없다는 지침을 제공했습니다.

표 1: COVID-19 백신과 COVID-19 치료 칵테일 간의 다양한 특성 비교

주제	COVID-19 백신	칵테일[7,24] COVID-19 치료/예방
적응 면역의 세포 면역	백신 접종자의 88%가 IFNγ T 세포 반응을 보임.[13] (이러한 T 세포는 성숙한 비리온의 구조적 N 단백질에만 반응할 수 있음) [15].	일반 인구의 51.4%[15]에서 81%[29]까지 N 단백질 또는 NSP7 및 NSP13에 대한 SARS-CoV-2 특정 INFγ 반응이 있음 (즉, ORF1 특정 T 세포가 있을 수 있음). 이 T 세포는 심지어 성숙한 비리온의 형성 이전에 바이러스 생산을 중단시킬 정도로 강한 면역성을 가지고 있음
적응 면역의 체액 면역	접종자 47%가 중화 항체 보유 [13] - 3개월 내에 사라짐 [22].	일반 인구의 약 10%가 COVID-19 항체를 오랜 기간 동안 보유 가능(2.8 - 24.7%) [6].
선천 면역	변경 없음.	COVID-19 칵테일은 성숙된 비리온의 형성 이전에도 바이러스 생산을 중단시킬 정도로 선천적 면역을 크게 증가시키며 적응 면역을 약화시켜서 사이토카인 폭풍을 줄일 수 있음[30].

항체 의존 감염강화 (ADE)	미리 형성된 저친화성 항체는 비리온에 결합하여 FcγR 함유 세포와 결합할 수 있기에, 정작 적절한 항체가 붙지 못하게 하여, 인체에 유해한 영향을 끼칠 수 있음 [23].	없거나 매우 드물다
전신부작용	100μg군 15명 모두 2차 접종 후 전신 이상반응이 나타남[12]. 안전성을 보장해야 할 5가지 초고속 SARS-CoV-2 백신 모두 장기적인 동물 실험을 하지 않았음.	하이드록시클로로퀸에 대한 일부 알레르기 환자는 구토, 심한 두통 또는 무감각을 보임. 심장 부정맥과 망막 손상에 대한 장기적인 영향을 고려해야 함. 비타민C, 비타민D, 아연 복용은 영양사 확인 필요할 수 있음.
RFID (Radiofrequency Identification Device) 삽입	이것은 Project Jump Start에 의해 백신에 적용될 것임 [18].	COVID-19 칵테일을 사용하여 COVID-19를 예방하고 치료함으로써 개인정보, 안전 및 자유를 지킬 수 있음.
하이드로겔, 퀀텀닷 삽입 (의혹)	국토안보부와 FEMA는 이것을 진행하도록 지원[19].	
백신 접종증명서 (백신패스) (의혹) [3,16]	백신패스를 만들 수 있는 징검다리가 됨	백신패스를 만들지 못하게 함

그렇게 해서 HHS의 지침은 또한 동물 실험 없이 인간 임상시험을 수행할 수 있는 방법을 열었습니다. 이른바 "초고속 백신" 개발입니다[1]. 이 지침에서 보건부는 백신의 필수 장기 안전성을 확인하기 위해 백신의 성분이나 장기적 동물 연구를 요구하지 않았습니다.

결론

심지어 COVID-19는 국제 공공 건강 비상사태(Public Health Emergency of International Concern, PHEIC)에 속하지만, 첫째, COVID-19로 인한 전 세계 사망자는 전 세계 독감 사망자(연간 290,000-650,000명)의 2배도 되지 않습니다

[11]. 1918년 스페인 독감의 30분의 1, 빌 게이츠의 예측의 1/10 [4]. 그리고 'COVID-19 프랑켄슈타인'[28]은 '어떤 악한 집단'이 계획한 사망자의 10분의 1에 그쳤습니다. 둘째, "초고속(Warp Speed)" 백신은 장기적인 부작용 가능성을 보였지만 그러한 장기적인 부작용을 제거할 수 있는 방법을 보여주는 충분한 동물 연구는 없었습니다. 검증된 장기적인 안전 데이터가 필요합니다[1]. 셋째, COVID-19 백신은 SARS-CoV-2의 시시각각 변하는 특성과 약 3개월의 항체 중화 기간 때문에 백신 접종 몇 달 후에는 무력화됩니다[22]. 넷째, 세계 인구 중 최대 91%는 다양한 인간 또는 동물 코로나바이러스의 일반적인 감기 감염으로 생성된 SARS-CoV-2 특정 T 세포를 통하거나 이전 COVID-19 감염의 COVID-19 항체를 통해(중화 항체를 가진 사람의 10% 또는 총 항체를 가진 사람의 2.8-24.7%) COVID-19 백신 접종 전에 SARS-CoV-2에 대한 이미 세포 면역 또는 체액성 면역이 있을 수 있습니다[6] 다섯째, 우리는 COVID-19를 치료하기 위한 효율적인 치료 방법과 COVID-19 칵테일을 통해 COVID-19에 대응할 수 있는 선천 면역을 높일 수 있는 방법이 있습니다[7,24]. 마지막으로, 그러나 가장 중요한 것은 "어떤 집단"이 "COVID-19 프랑켄슈타인"을 만들고 COVID-19 백신으로 인간의 뇌를 슈퍼 컴퓨터에 연결하여 인류를 휴머노이드로 만들 계획이라는 의혹을 무시할 수 없다는 것입니다(표1). 이런 맥락에서 자유 세계에서 의무접종을 강요하고 코로나19 예방접종 증명서를 강요하는 것은 매우 터무니없는 일입니다.

참고 문헌

1. O'Callaghan KP, Blatz AM, Offi t PA. Developing a SARS-CoV-2 Vaccine at Warp Speed. JAMA. 2020 Aug 4;324(5):437-438. doi: 10.1001/ jama.2020.12190. PMID: 32628244.
2. Vaccine trial stopped after neurological symptoms detected. September 11, 2020. https://abcn.ws/309O4BJ
3. Jillian Kramer. COVID-19 vaccines could become mandatory. Here's how it might work. Coronavirus Coverage, National Geography. August 19, 2020. https://on.natgeo.com/2S1egKs
4. Coronavirus: Bill Gates predicted pandemic in 2015. September 11, 2020. https://bayareane.ws/30pVqBp
5. COVID-19 Map-Johns Hopkins Coronavirus Resource Center. September 11, 2020. https://bit.ly/330fmfJ
6. SARS-CoV-2, COVID-19: Assessing infection severity. Physicians for informed consent. September 11, 2020. https://bit.ly/3cxgw5F
7. KI-Yeob Jeon. A scientific and easy-to-understand guideline for the prevention and early treatment of COVID-19. American J Epidemiol Public Health .2020;4(3):075-080. doi: 10.37871/ajeph.id34
8. Handley JB. The doctor's show in CBS. Accessed on September 15, 2020. https://bit.ly/2S1eRvG
9. Expert reaction to comments made by Paul Tambyah about the SARS-CoV-2 virus. August 18, 2020. https://bit.ly/2RYtEqL

10. Carlson T. FOX bews. China lied to the world about the corona virus. An interview with Dr. Li-Meng Yan. September 16, 2020. https://bit.ly/2ECpUbA

11. Claire Gillespie. This is how many people die from the flu each year, according to the CDC. March 26, 2020. https://bit.ly/2S0ODsY

12. Jackson LA, Anderson EJ, Rouphael NG, Roberts PC, Makhene M, Coler RN, McCullough MP, Chappell JD, Denison MR, Stevens LJ, Pruijssers AJ, McDermott A, Flach B, Doria-Rose NA, Corbett KS, Morabito KM, O'Dell S, Schmidt SD, Swanson PA 2nd, Padilla M, Mascola JR, Neuzil KM, Bennett H, Sun W, Peters E, Makowski M, Albert J, Cross K, Buchanan W, Pikaart-Tautges R, Ledgerwood JE, Graham BS, Beigel JH; mRNA-1273 Study Group. An mRNA Vaccine against SARS-CoV-2 - Preliminary Report. N Engl J Med. 2020 Jul 14:NEJMoa2022483. doi: 10.1056/NEJMoa2022483. Epub ahead of print. PMID: 32663912; PMCID: PMC7377258.

13. Zhu FC, Guan XH, Li YH, Huang JY, Jiang T, Hou LH, Li JX, Yang BF, Wang L, Wang WJ, Wu SP, Wang Z, Wu XH, Xu JJ, Zhang Z, Jia SY, Wang BS, Hu Y, Liu JJ, Zhang J, Qian XA, Li Q, Pan HX, Jiang HD, Deng P, Gou JB, Wang XW, Wang XH, Chen W. Immunogenicity and safety of a recombinant adenovirus type-5-vectored COVID-19 vaccine in healthy adults aged 18 years or older: a randomised, double-blind, placebo-controlled, phase 2 trial. Lancet. 2020 Aug 15;396(10249):479-488. doi: 10.1016/

S0140- 6736(20)31605-6. Epub 2020 Jul 20. PMID: 32702299.

14. Imai M, Iwatsuki-Horimoto K, Hatta M, Loeber S, Halfmann PJ, Nakajima N, Watanabe T, Ujie M, Takahashi K, Ito M, Yamada S, Fan S, Chiba S, Kuroda M, Guan L, Takada K, Armbrust T, Balogh A, Furusawa Y, Okuda M, Ueki H, Yasuhara A, Sakai-Tagawa Y, Lopes TJS, Kiso M, Yamayoshi S, Kinoshita N, Ohmagari N, Hattori SI, Takeda M, Mitsuya H, Krammer F, Suzuki T, Kawaoka Y. Syrian hamsters as a small animal model for SARS-CoV-2 infection and countermeasure development. Proc Natl Acad Sci U S A. 2020 Jul 14;117(28):16587-16595. doi: 10.1073/pnas.2009799117. Epub 2020 Jun 22. PMID: 32571934; PMCID: PMC7368255.
15. Le Bert N, Tan AT, Kunasegaran K, Tham CYL, Hafezi M, Chia A, Chng MHY, Lin M, Tan N, Linster M, Chia WN, Chen MI, Wang LF, Ooi EE, Kalimuddin S, Tambyah PA, Low JG, Tan YJ, Bertoletti A. SARS-CoV-2-specific T cell immunity in cases of COVID-19 and SARS, and uninfected controls. Nature. 2020 Aug;584(7821):457-462. doi: 10.1038/s41586-020-2550-z. Epub 2020 Jul 15. PMID: 32668444.
16. Jennifer B.R. United States: Vaccinate or terminate-Mandatory vaccination as workplace policy. August 10, 2020. https://bit.ly/340hSSn
17. Reuters staff. False claim: Henry Kissinger quote about mandatory vaccinations. May 22, 2020. https://reut.rs/2RYRHG7

18. How Gov could use RFID chips when millions of Americans inject COVID-19 Vaccine. CBN News. 2020.5.23. https://bit.ly/3mT9rRy DOD Awards $138 million contract enabling prefi lled syringes for future COVID-19 vaccine. May 12, 2020. Retrieved September 12, 2020. https://bit.ly/33Xoktj
19. Hydrogel and quantum dot COVID vaccine - Celeste Solum. Celeste has worked as a contractor for Homeland Security and FEMA. July 12, 2020. https://bit.ly/33SNbhO
20. Dr. Carrie Madey-COVID-19 vaccine = Genexus Domination. BitChute. July 31, 2020. https://bit.ly/2FZRiRs
21. Koyama T, Platt D, Parida L. Variant analysis of SARS-CoV-2 genomes. Bull World Health Organ. 2020 Jul 1;98(7):495-504. doi: 10.2471/BLT.20.253591. Epub 2020 Jun 2. PMID: 32742035; PMCID: PMC7375210.
22. WHO. What we know about the COVID-19 immune response. 02 August2020. https://bit.ly/3iZ7ikS
23. Arvin AM, Fink K, Schmid MA, Cathcart A, Spreafi co R, Havenar-Daughton C, Lanzavecchia A, Corti D, Virgin HW. A perspective on potential antibody-dependent enhancement of SARS-CoV-2. Nature. 2020 Aug;584(7821):353-363. doi: 10.1038/s41586-020-2538-8. Epub 2020 Jul 13. PMID: 32659783.
24. Ki-Yeob Jeon. Problems of Not-using Hydroxychloroquine (HCQ) for COVID-19 Patients. American J Epidemiol Public Health. 2020;4(3): 059-061. doi: 10.37871/ajeph.id31

25. Steven Hatfi ll. An eff ective COVID treatment the media continues to besmirch. RealClear Politics. August 04, 2020. https://bit.ly/3jhr9Mx
26. Mayo Clinic. COVID-19(coronavirus) vaccine: Get the facts. September 16, 2020. https://mayocl.in/369aqa7
27. U.S. Food and drug administration. Development and licensure of vaccines to prevent COVID-19. Guidance for Industry. June 2020. https://bit.ly/330hJiD
28. Yan, Li-Meng, Kang, Shu, Guan, Jie, & Hu, Shanchang. Unusual features of the SARS-CoV-2 genome suggesting sophisticated laboratory modifi cation rather than natural evolution and delineation of its probable synthetic route. 2020 Sep. doi: 10.5281/zenodo.4028830
29. Annika Nelde, et al. SARS-COV-2 T-cell epitopes defi ne heterologuous and COVID-19-induced T-cell recognition. Research Square. 16 June, 2020. doi: 10.21203/rs.3.rs-35331/v1.
30. Rondanelli M, Miccono A, Lamburghini S, Avanzato I, Riva A, Allegrini P, Faliva MA, Peroni G, Nichetti M, Perna S. Self-Care for Common Colds: The Pivotal Role of Vitamin D, Vitamin C, Zinc, and Echinacea in Three Main Immune Interactive Clusters (Physical Barriers, Innate and Adaptive Immunity) Involved during an Episode of Common Colds-Practical Advice on Dosages and on the Time to Take These Nutrients/Botanicals in order to Prevent or Treat Common Colds. Evid Based Complement Alternat Med. 2018

Apr 29;2018:5813095. doi: 10.1155/2018/5813095. PMID: 29853961; PMCID: PMC5949172.

4. 네 번째 논문: (AJEPH-ID43), 금속 연관성 면역 독성과 2020년 독감 예방 접종 2개월 만에 100명의 독감 백신 접종자 사망 .

American Journal of
Epidemiology & Public Health

Research Article

A Pilot Study: Metal-Induced Immunotoxicity and Deaths of the 100 Vaccinees in the Republic of Korea for 2 Months of 2020 Flu Vaccination -

Munhee Jeon[1], Jongsung Oh[2], Kyu Yun Jang[3] and Ki-Yeob Jeon[4]*

[1]Department of Surgery, Presbyterian Hospital, Jeonju, 54987, the Republic of Korea

[2]Department of Orthopedics, Jeonbuk National University Hospital, JBNU, 54907, the Republic of Korea

[3]Department of Pathology, Jeonbuk National University Medical School, 567 Baekje-daero, 54836, the Republic of Korea

[4]Hopkins Jeonil Internal Medicine Clinic, Song-cheon-Joong-ang-Ro 154, 54836, the Republic of Korea

***Address for Correspondence:** Ki-Yeob Jeon, Hopkins Jeonil Internal Medicine Clinic, Jeonju, 54836, the Republic of Korea (South Korea), Tel: +82-107-701-5621; E-mail: kjeon@hanmail.net

Submitted: 12 January 2021; **Approved:** 30 January 2021; **Published:** 01 February 2021

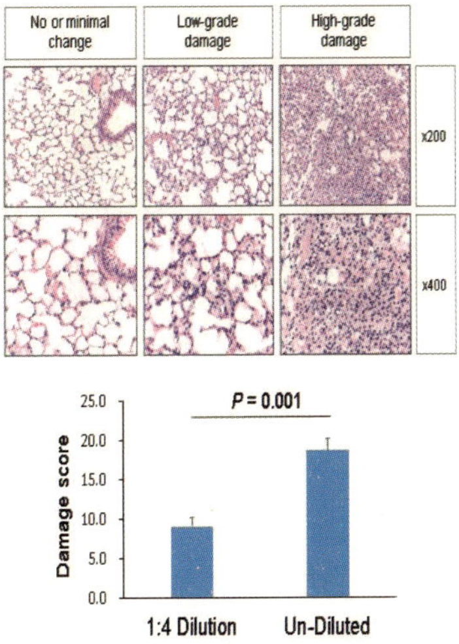

Figure 2: A pathologic analysis done by the second method (a sky-view method): Lung lesions were semi-quantitatively scored by comprehensively comprising all the five aspects of the method 1. In brief, damages of the lungs were evaluated based on the degree of histopathological changes from point zero (0) to point two (2): point 0—no or minimal histopathological change (minimal changes in the alveolar septa and space); point 1—low-grade damage (mild edema and inflammatory cellular infiltrations in the alveolar septa; scarce red blood cells and mononuclear inflammatory cells in the alveolar spaces); point 2—high-grade damage (moderate to severe distortion of interalveolar septa mostly lined with swollen and hyperplastic type II pneumocytes; moderate to severe edema and infiltration of inflammatory cells mixed with lymphocytes, macrophages and neutrophils in the alveolar septa and perivascular spaces [5, 12-14]; and alveolar spaces that are filled with eosinophilic proteinaceous materials, red blood cells, and occasional mononuclear inflammatory cells). Based on the degree of damage, the number of damaged areas was counted at fields through a 10x objective lens (Plan Fluor 10X/o.30NA, Nikon, Japan). Thereafter, the damage scores were calculated as "the damage score = 1x (number of the area of low-grade damage at x100 magnification) + 2x (number of the area of high-grade damage at x100 magnification)".

독감 백신을 고농도로 접종한 쥐들에서 세포매개성 또는 보체 활성에 관련된 유사 알러지 반응 양상의 의미 있는 염증성 변화가 폐포에서 관찰되었다.

CARPA(Complement activation-related pseudoallergy, 보체 활성에 관련된 유사 알러지 반응)는 covid-19 백신 속의 PEGylated liposomes 나 금속 나노조각(metal nanoparticles)에 의해서 일어날 수 있고, CARPA cascade(카파 연쇄 반응)를 일으켜서, 혈소판-백혈구 혈전, 마이크로 폐경색, 싸이토카인 분비, 모세혈관 누출, 기관지 수축, 폐혈관 수축, 관상동맥 수축, 전신 혈관 팽대, 빈맥, 심근 허혈증, 심장 부정맥, 갑작스런 죽음 등을 일으킨다.

5. 다섯 번째 논문: (AJEPH-ID45), 코로나 백신은 조사된 58개국 중의 30개 나라에서 코로나 질병보다 더 해로울 것으로 나타났다.

COVID-19 Vaccination would be more Hazardous than Disease itself in 30 Out of 58 Countries

Jongsung Oh[1], Munhee Jeon[2] and Ki-Yeob Jeon[3]*

[1]Department of Orthopedics, Jeonbuk National University Hospital, JBNU, 54907, the Republic of Korea

[2]Department of Surgery, Presbyterian Medical Center-Jesus Hospital, Jeonju, 54987, the Republic of Korea

[3]Hopkins Jeonil Internal Medicine Clinic, Song-cheon-Joong-ang-Ro 154, 54836, the Republic of Korea

***Address for Correspondence:** Ki-Yeob Jeon, Hopkins Jeonil Internal Medicine Clinic, Jeonju, 54836, the Republic of Korea (South Korea), Tel: +82-107-701-5621; E-mail: kjeon@hanmail.net

Submitted: 06 February 2021; **Approved:** 17 February 2021; **Published:** 18 February 2021

Table 1: COVID-19 vaccination is more hazardous than disease itself in 30 out of 58 countries. Mean death rate of COVID-19 per 100,000 people for 6 weeks were lower than that of 2nd dose of COVID-19 vaccination in 38 countries out of 58. 1st dose of COVID-19 vaccination in the United States caused 285 lives among 22 million vaccinees (1.3 accidental deaths/100,000 COIVD-19 vaccinees in 6 weeks or 0.2167 incidental deaths/100,000/week as of January 22, 2021. As of Feb 4, 2021, the incidental death became a little elevated than the previous one because the data were collected from people who had received one or both COVID-19 vaccines: 653 deaths among 39.5 million vaccinees was reported, which meant 0.2201 incidental death/100,000/week) [17]. The safety reports of the three kinds of COVID-19 vaccines showed the mean increase of adverse event of 3.46-fold (3.11-fold by BNT162b2 Pfizer vaccine, 3.38-fold by mRNA1273 Moderna vaccine, and 3.89-fold by Ad26.COV2.S Johnson & Johnson vaccine) in the second doses of vaccinations than those of the 1st. This means that the coincidental death rates after the second dose of COVID-19 vaccinations could reach to 4.49 (or 1.3 x 3.46) accidental deaths/100,000 COIVD-19 vaccinees. To have a conservative view, the low-risk group was made less than 4 (instead of 4.49) incidental deaths/100,000/6 weeks, middle-risk as between 4 and 14, and high-risk group as greater than 14. Table 1 shows that 30 countries out of 58 or 44.8% of 5.8 billion people has lower than 4 COVID-19 deaths/100,000 persons in 6 weeks and that the risk of death associated with COVID-19 vaccinations is higher than that of COVID-19 itself in those low-risk countries.

	Low Risk < 4 (n = 30)		4 ≤ Middle Risk ≤14 (n = 19)		14< High Risk (n = 9)	
	0	Cambodia	5.604	Lebanon	14.265	Spain
	0.003	Taiwan	5.731	Russia	14.429	Mexico
	0.004	Tanzania	6.285	Greece	15.001	Portugal
	0.037	China	6.391	Canada	15.215	Hungary
	0.057	Singapore	6.595	Israel	15.96	U.S.A.
	0.059	New Zealand	7.993	Iran	16.431	England
	0.07	Cote d'Ivoire	7.995	Germany	16.944	Italy
	0.157	Ghana	9.444	Netherlands	17.661	Czechia
	0.223	Ethiopia	9.754	Ecuador	21.304	Belgium
	0.278	Malaysia	9.965	Austria		
	0.324	Republic of Korea	10.941	Romania		
	0.362	Gabon	11.212	Chile		
	0.379	Kenya	11.256	Poland		
	0.411	Australia	12.237	Argentina		
Mean death rate of COVID-19 per 100,000 people for 6 weeks & country	0.545	Japan	12.444	Columbia		
	0.556	Bangladesh	12.65	Swiss		
	0.713	Afghanistan	13.293	Sweden		
	0.98	Iceland	13.3	France		
	0.997	Qatar	13.847	Brazil		
	1.032	Arab emirates				
	1.066	Egypt				
	1.108	Moldies				
	1.276	Indonesia				
	1.293	India				
	1.304	Philippines				
	1.426	Finland				
	2.116	Saudi Arabia				
	2.597	Morocco				
	3.642	Turkey				
	3.751	Iraq				

요약

코로나 백신 전에는 지금보다 코로나 사망률이 훨씬 낮았습니다. 우리나라도 인구 10만 명당 0.037명이 사망했습니다. 당시에 1차 백신 접종 10만명 당 1.3명 사망, 2차 백신 접종 후 10만 접종당 4.49명 사망했으므로, 적어도 인구 10만명당 1.3명 또 4.49명 이하의 코로나 사망률을 가진, 조사한 58개국 중 30 개국 (조사한 58억 인구의 44.8%)은 코로나 백신 접종하는 것이 더 사망률이 높을 것입니다. 따라서 이러한 나라들에서는 코로나19 백신 접종을 하지 않고 코로나19 예방과 치료에 집중하는 것이 더 유익합니다.

참고

우리나라의 코로나 백신 접종은 2021년 2월 26일에 시작되었습니다. 그 9일 전에 발간된 논문으로, 이 논문을 계기로 코로나 백신의 진실된 모습을 살펴보고, 우리나라 학계에서 좀 더 신중하게 코로나 백신 접종을 검토하고 코로나 백신 접종을 거절해야 했다. 이 논문을 발표하기 전에 전라북도 내과 의사회 단톡방에 코로나 백신이 현재의 코로나 질환보다 더 위험하다고 주장하였다가 단톡방에서 몰매를 맞고 거의 쫓겨나게 되었으나 그래도 선배 한 분이 내 편을 들어 주어서 단톡방에서 생명을 유지할 수 있었다. 그 이후로 그 단톡방에 거의 들어가는 일이 없게 되었다. 왜냐하면 이러한 일 전에도, 제가 코로나 질환에 하이드록시 클로로퀸을 사용하고 이버멕틴을 막 쓰려 했을 때, 또 코로나 질환을 가진 분들과 전화 상담을 하고 전화로 코로나 치료제를 원격 처방해 주었을 때 의료법 위반이라고 (그러나 당시에 보건복지부에서는 코로나 질환자들에 대한 대면 진료가 위험하다고 하여서, 이미 한시적인 원격진료를 허용하고 있었다. 2023년 2월 현재에도 한시적인 원격

진료 기간을 연장하여 허용하고 있었다) 정형외과 원장인 한 후배는 왜 이런 글(코로나 백신이 코로나 질환보다 더 해로우니 전라북도 의사회 만이라도 코로나 백신 접종 거부를 하도록 하자는 저의 글)을 올려서 열심히 국민들에게 건강권을 제공하고 있는 의사들을 죄악시하게 만드느냐며 짜증과 불만과 질시가 섞인 글을 단톡에 올렸었기 때문이다. 전라북도 의사회 등지에서 의료윤리위원회에 고소하여 의사 면허를 위태롭게 할 계획을 전화 통보도 하고 의사회 공문으로 보낸 경고장을 이미 받았던 때였기에 더 이상 의사들의 반감을 사지 않기 위해서 의사 단톡방에서 잠수를 탔다. 그 이후로는 글을 하나도 올리지 않고, 전주시 의사회나 전라북도 내과 의사회의 단톡방에는 들어가지 않고 있다.

옛날이나 지금이나 잠자는 자들 사이에 살면서, 깨어 있는 자들은 외롭고 마음에 좌절이 들기도 하고 슬픔을 잠시나마 가지게 된다. 나의 권고를 듣고 전라북도 내과 의사회가 코로나 백신의 진실을 깨우쳤더라면, 우리나라에서의 코로나 백신 사업은 지금처럼 성공을 거두지 못했을 것이고, 2년간의 초과 사망 40만 명 중의 많은 생명을 보존하게 만들었을 것이다. 그러한 분위기의 전라북도 내과 의사회 단톡방에서도, 군산에서 개원하신 백*재 선배님이 그래도 나에게 많은 가르침을 주시고 격려도 해 주셨는데, 그분이 정작 양측성 하얀 폐가 되고 나에게 치료를 맡기셨을 때 이를 낫게 하지 못하고 대학병원으로 가서 치료받도록 하였고 보름 정도 투병하시다가 돌아가셔서 지금도 마음이 아프고 죄송하다.

요즘은 코로나 백신의 부작용에 대한 보고서들이 많이 나오고 있다. 2023년 1월 27일까지의 data를 정리한 백신 부작용 보고서를 소개한다.

코로나19 백신이 그 동안의 모든 백신의 부작용을 합한 것보다 부작용이 많고, 모든 백신의 사망자를 합한 것보다도 훨씬 더 많은 백신 합병증 사망을 발생시켰다는 보고이다. (https://vaersanalysis.info/2023/02/03/vaers-summary-for-covid-19-vaccines-through-1-27-2023/)

High-Level Summary	COVID19 vaccines (Dec'2020 – present)	All other vaccines 1990-present	US Data Only COVID19 vaccines (Dec'2020 – present)	US Data Only All other vaccines 1990-present
Number of Adverse Reactions	1,513,204	919,086	931,816	798,671
Number of Life-Threatening Events	36,379	14,958	14,023	10,195
Number of Hospitalizations	190,833	86,806	75,193	40,233
Number of Deaths	34,122*	10,116*	16,717	5,504
# of Permanent Disabilities after vaccination	62,820	21,771	16,163	13,447
Number of Office Visits	223,496	57,169	184,388	54,518
# of Emergency Room/Department Visits	145,189	216,082	111,452	206,168
# of Birth Defects after vaccination	1,218	214	573	116

*Note that the total number of deaths associated with the COVID-19 vaccines is more than TRIPLE the number of deaths associated with all other vaccines combined since the year 1990.

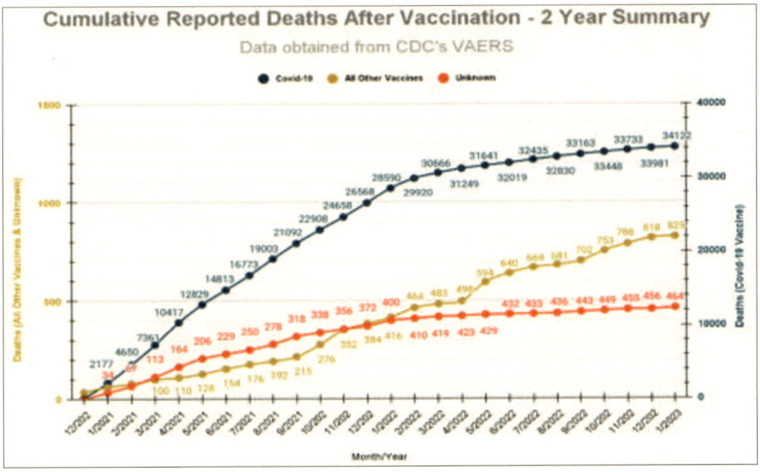

*여기서 unknown deaths (원인 불명 사망)의 대부분은 코로나 백신과 연관된 것으로 보인다. 설혹 그것을 제외한다고 하더라도, 2020년 12월 코로

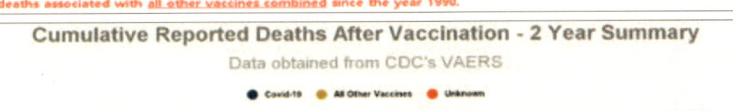

나 19 백신 접종 이후 코로나 백신과 연관되어 단 2년간에 사망한 사람들 수효가 1990년 이래의 32년간의 모든 백신 연관 사망자 수효보다 3배 이상 많다.

** FDA 가 조사한 코로나 백신의 부작용은 다음과 같다. 화이자 백신 부작용은 1,291 종 이상으로 알려져 있고, 다음은 대표적인 내용만을 나열한 것이다.

길랑 바레 증후훈, 급성 파종성 뇌막염, 횡단성 척수염, 뇌염/뇌막염/뇌수막염/수막염/뇌증, 경련, 경기(驚氣), 뇌졸중, 수면발작증, 수면증, 아나필락시스, 급성 심근 경색증, 심근염, 심낭염, 자가 면역성 질환, 죽음, 임신 출산 합병증, 급성 탈수초 증상, 면역성 과민 반응, 혈소판 감소증, 파종성 혈관내 응고증, 정맥 혈전/색전증, 관절염 및 관절통, 가와사키 병, 소아의 다발성 염증성 증후군, 백신 강화성 질환.

FDA Safety Surveillance of COVID-19 Vaccines :
DRAFT Working list of possible adverse event outcomes
*****Subject to change*****

- Guillain-Barré syndrome
- Acute disseminated encephalomyelitis
- Transverse myelitis
- Encephalitis/myelitis/encephalomyelitis/meningoencephalitis/meningitis/encepholapathy
- Convulsions/seizures
- Stroke
- Narcolepsy and cataplexy
- Anaphylaxis
- Acute myocardial infarction
- Myocarditis/pericarditis
- Autoimmune disease
- Deaths
- Pregnancy and birth outcomes
- Other acute demyelinating diseases
- Non-anaphylactic allergic reactions
- Thrombocytopenia
- Disseminated intravascular coagulation
- Venous thromboembolism
- Arthritis and arthralgia/joint pain
- Kawasaki disease
- Multisystem Inflammatory Syndrome in Children
- Vaccine enhanced disease

6. 여섯 번째 논문: (AJEPH-ID46), 모든 사람들에게 코로나 백신을 강제로 접종하게 하는 것이 과연 필요한가?

American Journal of Epidemiology & Public Health

Short Communication

Do we need a Compulsory COVID-19 Vaccination?

Munhee Jeon[1], Jongsung Oh[2] and Ki-Yeob Jeon[3]*

[1]Department of Surgery, Presbyterian Medical Center-Jesus Hospital, Jeonju, 54987, the Republic of Korea
[2]Department of Orthopedics, Jeonbuk National University Hospital, JBNU, 54907, the Republic of Korea
[3]Hopkins Jeonil Internal Medicine Clinic, Song-cheon-Joong-ang-Ro 154, 54836, the Republic of Korea

***Address for Correspondence:** Ki-Yeob Jeon, Hopkins Jeonil Internal Medicine Clinic, Jeonju, 54836, the Republic of Korea (South Korea), Tel: +82-107-701-5621; ORCID ID: orcid.org/0000-0003-4385-0702; E-mail: kjeon@hanmail.net

Submitted: 26 February 2021; **Approved:** 03 March 2021; **Published:** 04 March 2021

Cite this article: Jeon M, Jongsung Oh, Jeon KY. Do we need a Compulsory COVID-19 Vaccination? American J Epidemiol Public Health. 2021 March 04;5(2): 032-035. doi: 10.37871/ajeph.id46

American Journal of Epidemiology & Public Health

ISSN: 2644-0032

Table 2: Relative risk reduction, absolute risk reduction, and number needed to treat of the current four Warp Speed COVID-19 vaccines and an alternative prevention of *Corona prevention cocktail* & Ivermectin.

A method for the prevention of COVID-19				A better alternate
COVID-19 Vaccines	RRR (Relative Risk Reduction)	ARR (Absolute Risk Reduction),	NNT (Number Needed to Treat)	Corona prevention cocktail & Ivermectin
BNT162b2 Pfizer	(162-8)/162 = 95.1% [14]	154/21,270 = 0.72%	138.1 persons	Vit C + Vit D, [r = - 0.44 between COVID-19 occurrence and Vit D concentration, p = 0.05] [27] + Zinc [indirect evidence of zinc deficiency persons have poorer outcomes] [28] + HCQ, [36% prevention in post-exposure conditions, p < 0.006]) [24,29] and/or Ivermectin [two-dose of 300 μg/Kg made 73% prevention of COVID-19 infection, p = 0.00] [30]
mRNA-1273 Moderna	(185-11)/185 = 94.1% [15]	174/15,210 = 1.14%	87.4 persons	
Ad26.COV2.S Johnson & Johnson	Neutralizing antibody were detected in 90% on day 29, 100% by day 57, and remained at least day 71 [16].			
ChAdOx1 nCoV-19 AstraZeneca	(30-3)/30 = 90% [17] (1st dose of 2.2 x 10^{10} & 2nd dose of 5 x 10^{10} viral particles, aged 18-55 years)	27/1367 = 1.97%	50.6 persons	
	Control groups were injected with meningococcal vaccines or saline [17].			
Complications	Deaths (1st dose: 1.3 deaths/100,000/6 weeks; 2nd dose: 4.49 deaths/100,000/6 weeks) [19], Bell's palsy, transverse myelitis, miscarriages or pre-term births, thrombocytopenia, heart attacks, or cerebral strokes, PTSD, Monsterism [6].			Vit D toxicity, Zinc toxicity, HCQ side effects, Ivermectin side effects,
Compensation or Reimbursement	No and Impossible [12].			Maybe impossible.

요약

화이자 백신의 상대적 위험 감소율은 95.1%이지만 절대적 감소율은 0.72%로 한 사람이 효과를 보기 위해서는 138.1명이 접종을 해야 한다. 반면에 Vit C + Vit D + HCQ 는 36% 절대적 예방 감소율을 가지고, 이버멕틴은 73%의 절대적 예방 감소율을 가진다.

코로나 백신 회사들이 주장하고 있는 코로나 백신에 의한 절대적 감염 감소율은 이미 밝혀진 Vit C + Vit D + HCQ 의 36% 절대적 예방 감소율이나 이버멕틴이 가지는 73%의 절대적 예방 감소율에 훨씬 미치지 못한다. 그래서 코로나 백신으로 인한 예방 보다는 Vit C + Vit D + HCQ 나 이버멕틴을 코로나 질환 예방으로 권한다.

참고

유럽 의회에서 화이자 입장을 대변하는 사람은 코로나 백신 회사들이 코로나 백신이 가지는 코로나 질병 예방 효과에 대해서 조사한 바가 없다고 증언하였다. 그래서 코로나 백신들이 높은 상대적 위험 감소율을 보였다는 기존의 보고서와 상충되는 발언을 하였다.

미국 하원에서는 코로나 백신의 강제 접종을 반대하는 법안을 통과시켰지만, 브라질에서 코로나 백신을 맞지 않으면 형무소로 보낸다고 하고, 호주에서도 코로나 백신을 강제 접종하고 맞지 않으면 수용소에 감금한다고 한다.

아래의 존 콜레만(John Coleman) 박사가 저술한 "음모론자들의 위계 질서: 300인 위원회 이야기"는 2050년에 이르기까지는 코로나19, 마르버그 바이러스, 말라리아, 엠 폭스(원숭이 두창), AIDS, Ebola, 혈액암이나 각종 고형암 등의 수 많은 질병들과 전쟁과 기근으로 70억 인구 수효를 5억명으로 줄이고, 그 5억명은 신세계질서(New World Order)에서의 트랜스휴먼(trans-human) 이후의 포스트 휴먼(post-human) 노예로 만들자는 내용이 실려 있다.

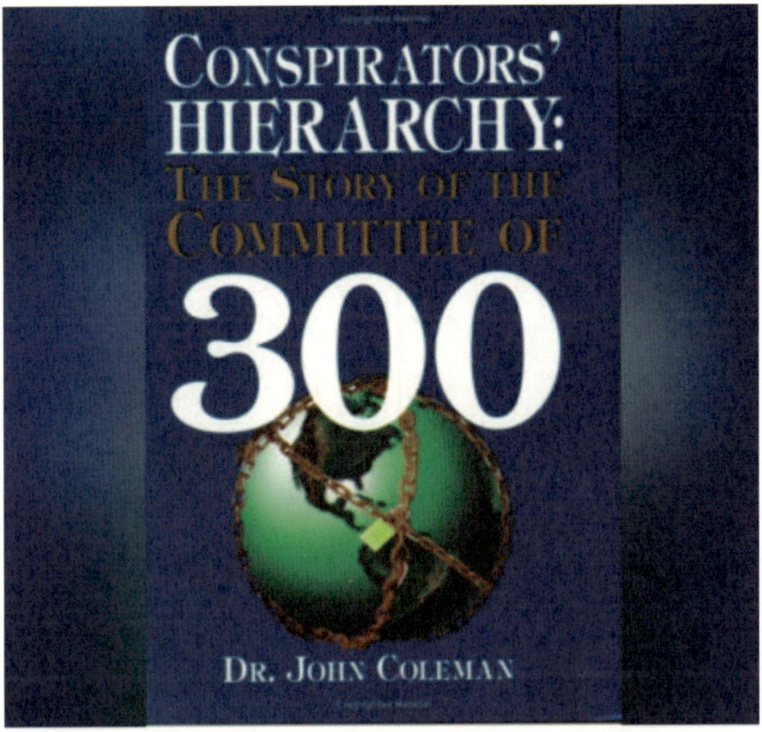

1992년 전 영국 첩보 기관 MI6 요원 존 콜먼(John Coleman)이 저술한 The Conspiralial Hierarchy, The Committee of 300이라는 책은 통제된 세계주의 기술 관료들이 운영하는 "탈산업" 세계에 대한 예측이 실현되는 것처럼 보여 새로운 주목을 받고 있습니다.

이 책에서 Coleman은 임무 중 접하게 된 300인에 대한 기밀 문서를 읽고 충격을 받았다고 밝히면서 Bilderberg Group과 서구 정보 기관이 이끄는 국제 위원회가 2050년까지 제한된 전쟁, 조직적인 전염병 및 기근으로 40억 명의 "쓸모없는 잉여 인간"이 제거되는 디스토피아적 미래로 세계를 이끌 것이라고 주장합니다.

오늘날 세계는 우크라이나에서 제한된 전쟁을 목격하고 있으며 미 공군 장군의 유출된 메모는 미국이 2025년까지 중국과 전쟁을 벌일 수 있다고 경고합니다.

Covid-19 대유행은 또한 권위주의 정부가 대규모 폐쇄, 세계 경제 혼란 및 점점 더 권위주의적인 조치를 취할 수 있게 했으며, 이 모든 것은 Coleman의 주장과 일치합니다.

이 책의 다른 내용에는 학교에서의 강제적인 음란물 조장, 가정 파괴, 개인 주의 조장으로 사회구성을 파괴하여 개인을 고립시키고 저항력을 약화시키며 산업과 원자력의 파괴, 300인 위원회에 의한 농업과 식량 생산의 통제, 현재의 에너지 수요를 충족시킬 수 없는 녹색 에너지에 대한 추진이 포함됩니다.

30년 전에 쓰인 책의 내용이 드디어 시동을 걸고 있습니다.

아래 블로그에서 책 내용과 그들이 세계를 지배하기 위한 21가지 강령을 확인할 수 있습니다.
https://m.blog.naver.com/jijisjungle/222589440327

Anggelion | https://t.me/anggelion

233 오후 7:52

7. 일곱 번째 논문: (AJEPH-ID50), COVID-19 백신에 움직이는 미생물과 살아있는 미생물 - COVID-19 예방, 조기 치료 칵테일 및 COVID-19 백신의 후유증을 줄이기 위한 해독 방법

American Journal of
Epidemiology & Public Health

Moving and Living Micro-Organisms in the COVID-19 Vaccines - Prevention, Early Treatment Cocktails for COVID-19 and Detoxification Methods to Reduce sequels of COVID-19 Vaccines -

Ki-Yeob Jeon*

Hopkins Jeonil Internal Medicine Clinic, The Republic of Korea

***Address for Correspondence:** Ki-Yeob Jeon, Hopkins Jeonil Internal Medicine Clinic, Jeonju, 54836, the Republic of Korea (South Korea), Tel: +82-107-701-5621; E-mail: kjeon@hanmail.net

Submitted: 03 January 2022; **Approved:** 11 January 2022; **Published:** 12 January 2022

Cite this article: Ki-Yeob J. Moving and Living Micro-Organisms in the COVID-19 Vaccines - Prevention, Early Treatment Cocktails for COVID-19 and Detoxification Methods to Reduce sequels of COVID-19 Vaccines.

미국 역학 및 공중 보건 학술지

관찰 연구(AJEPH-ID50)

COVID-19 백신에 움직이는 미생물과 살아있는 미생물 - COVID-19 예방, 조기 치료 칵테일 및 COVID-19 백신의 후유증을 줄이기 위한 해독 방법

전기엽(MD, ThM, PhD, ScD)*

홉킨스전일내과, 대한민국

제출일: 2022년 1월 3일; 승인일: 2022년 1월 11일 게시일: 2022년 1월 12일

* 이 논문 인용: Ki-Yeob J. Moving and Living Micro-Organisms in the COVID-19 Vaccines - Prevention, Early Treatment Cocktails for COVID-19 and Detoxification Methods to Reduce sequels of COVID-19 Vaccines.

American J Epidemiol Public Health. 2022 January 12;6(1): 001-006. doi: 10.37871/ajeph.id50

***옮긴이**

이다희 님, 각자도생 이동재 님, 코로나 진실규명 자유 시민 협의회(코.진.자.)의 모임 회원

초록 및 요약

코로나진실규명의사회(이하 코진의)는 COVID-19 백신의 두 가지 중요한 발견을 보고합니다.

(a) COVID-19 백신 바이알에서 활동적으로 살아 움직이는 알려지지 않은 생명체가 발견되었습니다.

(b) 44명의 COVID-19 발생 환자를 위한 치료 칵테일이 투여되었고 성공적인 약효를 보였습니다.

본 의사회는 COVID-19 백신의 모든 내용을 철저히 연구하는 한편으로 비합리적이고 유해한 코로나19 백신 접종을 중단해야 한다고 생각합니다. 과학적으로 근거 없는 백신패스 정책은 중단되어야 하며, 현재 정부에서 시행하는 COVID-19 질환 예방 및 치료는 코로나 치료 및 예방 칵테일로 대체해야 하고, COVID-19 실험용 백신 접종은 중단하고 코로나-19 실험용 백신의 후유증과 유해한 영향은 해독 방법으로 해결해야 합니다.

Keywords: 코로나19 백신; 살아있는 생명체; 백신패스 정책; COVID-19 예방 및 치료 칵테일; COVID-19 백신의 해독 방법; 족욕

서론

2021년 12월 16일 현재, 인구 5,300만명의 대한민국에서 COVID-19로 인한 총 사망자는 4,518명으로 30세 이하는 사망자가 없었고, 기저 질환이 없는 사망자는 132명에 불과했습니다. 2021년 12월 4일, 일본의 인구가 한국의 약 2.5배(한국 5,300만 대 일본 1억 3,000만 명)임에도 불구하고 일본은 코로나 질환 사망은 131건에 하고 PCR 양성 사례도 단지 5,327건이었습니다. 이는 한국이 일본보다 PCR 양성 사례가 거의 100배 이상 많다는 것을 의미합니다. 이날(2021년 12월 4일), 대한민국에서는 COVID-19로 70명 이상이 사망한 반면 일본에서는 사망이 단 한 명도 없었습니다[2]. 이것은 한국 정부의 COVID-19 정책이 매우 열악하고 COVID-19 사태에 대해 매우 잘못된 시행을 하였다는 것을 의미합니다.

국내에서는 2020년 6월 25일 COVID-19 국가전략회에서 HCQ+AZM(하이드록시클로로퀸+아지트로마이신) 치료를 비난한 이후로 이것을 이용한 코로나19 치료 프로토콜이 거의 전멸되었습니다. 그 회의에서 HCQ+AZM 프로토콜은 COVID-19 환자 치료에서 사망률을 2.93배 증가시키는 것으로 간주되었습니다. 허위 정보는 데이터 조작으로 인해 철회된 "엄청난 사기" Lancet 연구를 기반으로 했습니다[3,4]. COVID-19 환자에게 HCQ를 사용하지 않는 문제에 대한 보고가 있었으며, COVID-19 환자의 조기 치료에 HCQ를 사용하면 전체 사망의 약 71%를 줄일 수 있다고 제안되었습니다 [5].

코로나진실규명의사회 기자간담회

코진의는 (a) 화이자 백신 바이알(그림 1a-c)에서 살아 움직이는 미확인 생명체 [6]; (b) 그래핀으로 의심되는 어둡고 두꺼운 물체(그림 1d), 그래핀 또는 벌레 같은 물체(그림 1d), 금속 입자(그림 1e), 그래핀 또는 벌레 같은 물체(그림 1f)를 발표하였으며, 또한 COVID-19에 대한 예방, 조기 치료 칵테일 프로토콜 및 COVID-19 백신의 해독 방법을 소개하였습니다(표 1).

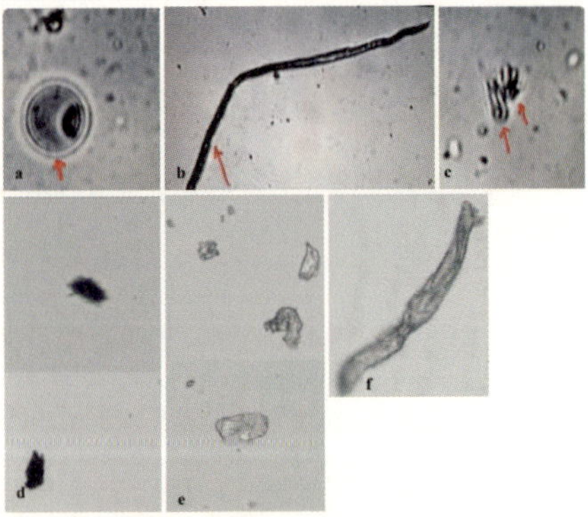

그림 1: A. -20°C 냉장 화이자 코미나티 백신[로트 번호: FK0592, 유효기간: 2022년 1월]을 해동하고 400배 광학 현미경으로 관찰하였습니다.

1a) 디스크같이 생긴 물체, 1b) 긴 막대기 모양의 유기체., 1c) 쌍둥이 같은 유기체., 1d) 그래핀 같은 물체, 1e) 금속 조각 같은 물체,

표 2: 경기도에 소재한 72명의 환자가 있는 소규모 요양원에서 2021년 12월 3일부터 44명의 COVID-19 돌파감염 환자가 발생했으며 HCQ + AZM 치료를 통해 확산은 2021년 12월 25일에 종료되었습니다.

연령대	백신 접종 현황	PCR 검사 결과		사망
		음성	증상을 동반한 양성	
20-29	2차 접종	1		
39-39	3차 접종	1		
40-49	1차 접종		1	
50-59	비접종		1	
	2차 접종	3	2	
	3차 접종	4		
60-69	비접종		1	
	2차 접종	1	7	1명 사망(알츠하이머병 질환이 있는 68세 남성은 거의 회복되었으나 11일 자정에 경련발작을 일으켜 사망.)
	3차 접종	10	2	
70-79	1차 접종		2	
	2차 접종	1	9	
	3차 접종	3		
80-89	2차 접종		15	*1 단식 사망(87세 여성이 8일째부터 4일간 음식섭취를 거부하고 12일째 사망)
	3차 접종		1	
90-99	2차 접종		7	
TOTAL	72	24 (60세 이상, 15명) *2차 접종: 6/44 (13%) *3차 접종: 18/21 (85.7%)	48 (60세 이상, 44 명) *2차 접종: 40/46 (86.9%) *3차 접종: 3/21 (14.3%)	1 (*한 명은 COVID-19 사망이 아닌 것으로 제외되었습니다.) (HCQ+AZM에 의한 60세 이상의 사망률: 2.27%) (2021년 12월 26일 기준 60세 이상 전국 평균 사망률: 3.38%)

COVID-19 백신의 돌파감염

(표 2) 44명의 COVID-19 돌파감염 환자가 확인됩니다. 경기도 농촌 지역의 44명의 COVID-19 환자에 대한 치료 칵테일은 표 1에 설명되어 있습니다. 요양원 입소자 72명 중 비접종자는 2명, 1차 접종자는 3명, 3회 접종자는 21명, 2회 접종자는 46명 이었습니다. 2차 접종자 46명 중 40명(87%), 3차 접종자 21명 중 3명(14.3%), 2차 접종 미만 5명 중 5명(100%)이 감염되었습니다. HCQ+AZM 칵테일 치료는 우수한 치료 결과를 보여주었습니다. 43명의 돌파감염 사례 중 단 1명만 사망하였고 60세 이상 고령자 44명 중 1명이 사망하였으며 단식으로 1명이 사망하였습니다. 지역 발병은 2021년 12월 3일부터 시작되어 2021년 12월 25일까지 지속되었으며 23일 동안 이어졌습니다. 해당 요양원 발병 시 HCQ+AZM 칵테일 치료를 통한 60세 이상 사망률은 43명 중 1명(2.33%)이었고, 2021년 12월 26일 기준 전국 사망률은 3.38%이었습니다. 이는 HCQ+AZM 치료 칵테일이 COIVD-19 환자의 조기 치료를 위한 표준 방법으로 사용될 수 있음을 의미합니다.

COVID-19 백신의 두 가지 측면

화이자 BNT162b2 mRNA COVID-19 실험용 백신의 6개월 안전성 및 효용성 연구에 따르면, 통계적으로는 유의하지 않지만 COVID-19 환자 1명을 생존시키기 위해 5명이 사망하였습니다[8].

VAERS 데이터는 화이자 실험용 백신이 한 명을 생존시킬 때 최소 2명을 사망시키는 것으로 생존율 보다 사망률이 높은 통계적으로 유의미한 결과를 보여주었습니다[9]. 또한 COVID-19 백신 접종 직후 심정지 및 사망 사례가 모든 백신의 5년 평균 대비 71배 증가한 것으로 나타났습니다([57/4]*5 = 71배) [9]. COVID-19 백신 접종 누적 사망자는 1,552명, 총 이상

반응 건수 411,038건, 중증 이상반응 15,167건(2021년 12월 30일 기준), 총 사망자 1,252명, 총 이상반응 374,200건, 중증 이상반응 13,418건(2021년 11월 18일, 질병관리청 코로나19 예방접종 보고 기준)입니다[10]. 정부는 COVID-19 백신의 부작용을 고려하지 않고 접종자(279/44,289 = 0.63%)에 비해 비접종자(6,824/207,155 = 3.28%)의 중증도 비율이 더 높다고 주장합니다. 정부는 코로나19 백신의 한 단면만을 바라보고 있습니다. COVID-19의 다른 이면은 전혀 다른 양상을 보였습니다. COVID-19 백신은 2021년 11월 18일 현재 사망 1,252명, 부작용 374,200명, 사망 및 아나필락시스를 포함한 심각한 부작용 13,418건을 발생시켰습니다. COVID-19 백신의 실제 효과를 알기 위해서는 COVID-19 백신의 두 가지 다른 측면에 대한 이러한 두 가지 데이터를 추가해야 합니다. 비접종자 확진 사례(207,155건)에 비해 접종자([확진자 44,289건 + 이상반응 건수 374,200건] = 418,489건)의 확진 및 중증도가 더 높습니다. 또한 비접종자 사망 및 중증 사례(6,814건)에 비해 접종자의 사망 및 중증도([사망 및 중증 사례 279 + COVID-19 백신으로 인한 사망 및 중증 부작용 수 13,418] = 13,697건)가 더 높습니다. 따라서 백신 접종을 받은 사람은 COVID-19 확진 발생과 중증 사례 또는 사망 모두에서 접종을 받지 않은 사람보다 중증도가 2배 증가합니다.

COVID-19 백신 해독

COVID-19 백신 접종 후 발생한 습진성 또는 인설성 병변과 같은 아급성 피부 문제는 일반적인 피부 병변 치료제인 스테로이드계 약물인 프레드니솔론이나 항알러지 약에 잘 반응하지 않았고, 피부과 의사의 처방에도 불구하고 잘 회복되지 않았습니다(그림 4). 그러한 피부 병변은 COVID-19 백신 해독법으로 한 달간 정도 치료한 후에 점진적으로 개선되었습니다. 그러나 이 피부 병변은 해독 치료를 일주일 동안 중단했을 때 다시 악화되었습니다. 따라서 병변은 최소 4개월 동안 해독되어야 하며 후속 조치가 필요합니다. 또한 사지마비, 보행 곤란, 갑작스런 원인불명의 경련성 움직임, 사지의 자율신경 항진 등의 신경학적 병리가 표 1에 기재된 해독 방법으로 호전되었습니다. 비정상적인 신경학적 특징으로는 후각 상실, 뇌졸중, 마비, 시력 기능 저하, 안면 마비, 우울증 등이 있으며, 일반적이고 통상적인 재활 방법으로는 치료하기 어려웠습니다[11]. COVID-19 백신 접종 후 호흡곤란, 흉부 압박감, 찢어질 듯 아프고 바늘로 찌르는 듯한 가슴 통증 등의 심낭염 증상의 강도, 빈도, 기간이 해독법 3주 치료 후 절반으로 줄었습니다.

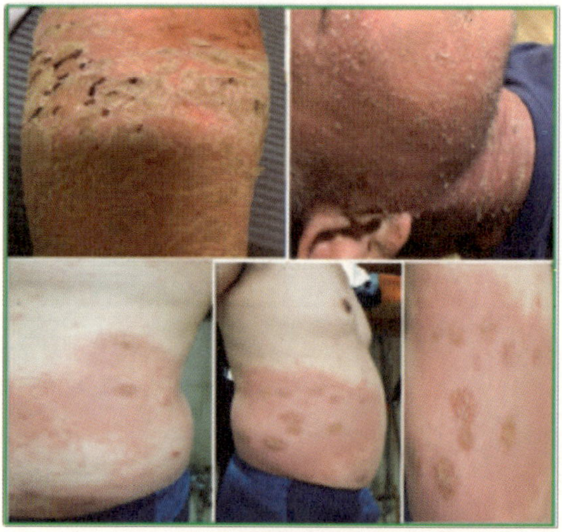

그림 2: COVID-19 백신 접종 후 발생한 피부 병변. 일반적으로 환자들의 피부 병변은 잘 호전되지 않았고, 피부과 전문의의 처방으로도 잘 호전되지 않았습니다. 그러나 COVID-19 백신 해독 방법으로 이러한 피부 병변들은 개선되었습니다.

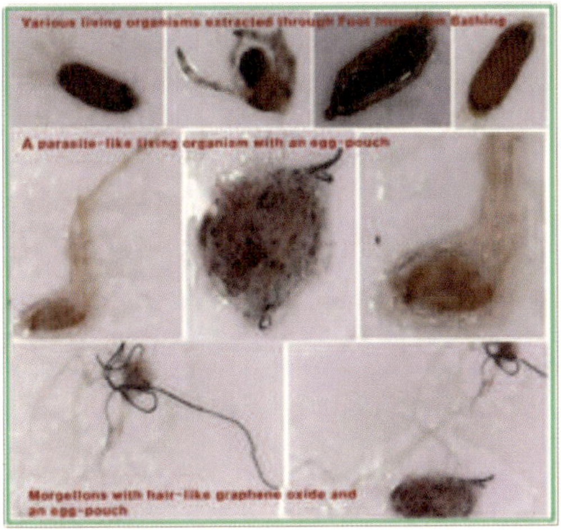

그림 3: 족욕법으로 추출한 생물체. 첫 번째 행은 족욕을 통해 추출한 다양한 생물체를 보여줍니다. 두 번째 행은 기생충의 알주머니로 의심되는 생명체와 머리카락 모양의 산화 그라핀이 달라붙은 모겔론스를 보여줍니다. 세 번째 행은 머리카락 같은 산화 그라핀과 알주머니가 있는 모겔론스를 보여줍니다. 현재 이러한 코로나 백신 해독 족욕이 한국에서 붐을 이루고 있습니다. 이 사진 중의 일부 사진은 신경 마비를 경험하고 걷지도 못하는 모더나 COVID-19 백신 접종 환자의 해독 족욕에서 나온 것들입니다. 그 여자 청년은 해독 치료를 받고 마비가 거의 사라졌고, COVID-19 백신 반대 집회에 참여하고 있고 예전에 일했던 직업에서 일하고 있습니다.
**(족욕법 대신에 errthing[맨발로 땅 밟기]을 하여도 같은 효과를 얻게 됩니다.)

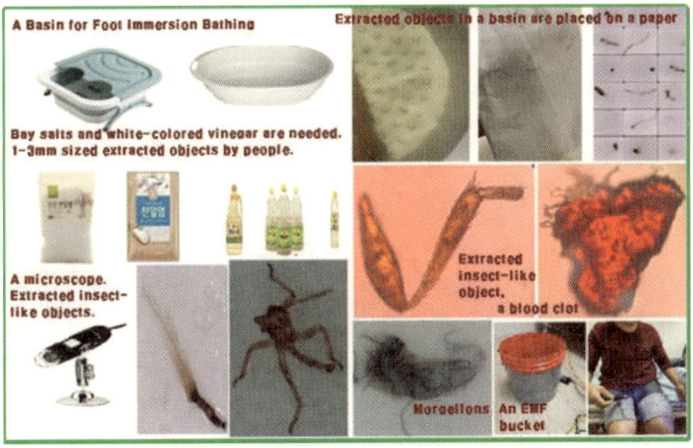

그림 4: 족욕에 필요한 재료 및 족욕을 통해 일부 추출된 생물체를 보여 줍니다. COVID-19 백신 부작용이 심한 사람은 족욕 대신 전신욕을 권장합니다. 전신욕은 욕조에 천일염 4.5kg을 식초 500ml와 함께 따뜻한 물이 반쯤 채워진 욕조에 녹입니다. 목욕 시간은 처음에는 15분이 넘지 않도록 하고 점차적으로 30분-40분 까지로 늘려가도록 합니다.

족욕은 대야에 더운 물을 발목 높이까지 붓습니다. 그런 다음 천일염 3컵과 식초 1컵을 붓습니다. 물 속의 불순한 이물질을 모두 제거하여 깨끗한 물처럼 맑게 합니다. 대야 물 온도는 42-45℃ 정도로 따뜻해야 합니다. 대야의 물 온도를 유지하기 위해서 족욕기를 사용합니다. 그런 다음 준비한 물에 발을 2시간 정도 잠기게 합니다. (처음에는 15분 정도부터 시작합니다.)
이 절차를 수행하기 전에 발을 깨끗이 씻어야 합니다. 족욕통 물에서 발을 빼고 약 15분 동안 족욕물을 관찰하십시오. 1-3개의 작은 점, 반점, 막대 또는 나선형 물체를 찾으면 흰색 A4 용지에 조심스럽게 선택적으로 수집합니다. 그런 다음 10배-1000배 현미경 배율로 디지털 현미경으로 관찰합니다. 우측 첫 번째 행의 사진은 족욕통의 물과 추출한 이물질을 보여줍니다.
우측 두 번째 행 사진들은 COVID-19 백신으로 인해 부작용을 경험한 환자에게서 추출한 물질의 400배 현미경 사진입니다. 현미경 사진은 벌레 같은 물체와 새로 형성된 혈전을 보여줍니다.
중간 쪽의 세 번째 행 사진들은 무언가 히드라 같은 기생충(Polypolium hydriforme, 다리가 여러 개 달린 생물체), 모겔론스, EMF(전자기장)족욕통, 족욕을 하고 있는 사람을 보여줍니다.

알림

여기에 실려 있는 코로나19 예방 및 치료 칵테일 프로토콜(표)는 2020년부터 2022년까지의 내용을 포함한 것으로, 다음에 나오는 2023년판 프로토콜(표)와 혼동을 우려하여, 일부러 게재하지 않았습니다. 그 내용은 영어 논문에도 실려 있고, 책 속의 책 『함께 갑시다』와 (+ 백신 말고 하나님이 주신 면역력을 키웁시다)에도 실려 있습니다.

족욕을 통한 추출물

25분에서 2시간 정도의 족욕을 통해 다양한 물체를 추출할 수 있습니다. 국내 첫 사례는 2021년 10월 22일 조혜민 씨에 의해 시작된 것으로 알려져 있고 이 추출법은 단기간에 전국적으로 붐을 일으켰고 많은 사람들이 스스로 추출한 물체들을 포스팅하고 있습니다[12]. 이 방법은 COVID-19 백신 또는 캠트레일, 식품 또는 약물과 같은 외적 요소에서 유래할 수 있는 몇몇 치명적인 물질을 추출하는 데 유망한 방법입니다. (그림 3)은 머리카락 모양의 산화 그라핀과 알 주머니, 혈전, 알 주머니가 있는 기생충으로 의심되는 생명체, 금속류 물질들(그림 4)이 해독 족욕을 통해 추출되었습니다. 놀랍게도 자석에 붙게 되는 합성 금속기생충 같은 유기체의 일부도 보였습니다. 그러나 백신 해독 족욕을 통해 얻어진, 이러한 살아있는 유기체의 특성과 박멸하는 방법에 대해 더 많은 연구가 필요합니다.

참고 문헌

1. Korea Disease Control and Prevention Agency. Q&A of uncovered information for Number of COVID-19 deaths who has not an underlying disease. https:// bit.ly/3K25ndm
2. Seoul News Paper. Dec 5, 2021. The Mystery of Japan which has no CORONA death. https://bit.ly/3f9t1X2
3. Office of the Attorney General. State of Nebraska. Prescription of Ivermectin or Hydroxychloroquine as Off-Label Medicines for the Prevention or Treatment of COVID-19. October 15, 2021. https:// bit.ly/3qfVTU0
4. MR Mehra, SS Desai, et al. Hydroxychloroquine or chloroquine with or without a macrolide for treatment of COVID-19: a multinational registry analysis. Lancet. 2020 May 22;S0140-6736(20)31180-6. doi: 10.1016/S0140- 6736(20)31180-6.
5. KY Jeon. Problems of Not-using Hydroxychloroquine(HCQ) for COVID-19 Patients. American J Epidemiol Public Health. 2020;4(3): 059-061. doi: 10.37871/ajeph.id31.

6. Pfizer & Moderna Thawed. Dr. Jane Ruby | Moving Organisms In Vials - December 17, 2021(brandnewtube.com)
7. Declaration of the Korea Veritas Doctors for COVID-19 on December 30th, 2021, at the Korea Press Center.
8. SJ Thomas, ED Moreira Jr, et al. The six month safety and efficacy of the BNT162b2 mRNA COVID-19 vaccine study. doi: https://doi.org/10.1101/2021.07.28.21261159
9. VRBPAC Meeting. Steve Kirsch. Pfizer vaccine kills more people than it saves. VRBPAC meeting Kirsch(skirsch.com). September 17, 2021. https:// bit.ly/3K2hhUo
10. The COVID-19 Vaccination Report of the Korea Disease Control and Prevention Agency. https://bit.ly/3nhTBln
11. Fotuhi M, Mian A, Meysami S, Raji CA. Neurobiology of COVID-19. J Alzheimers Dis. 2020;76(1):3-19. doi: 10.3233/JAD-200581. PMID: 32538857; PMCID: PMC7660990.
12. United States Politics Gallery. A recommendation for Foot Immersion Washing. https://bit.ly/3fegJNg

8. 여덟 번째 논문: (IJVTPR), 코로나19 백신 접종자의 혈액 표본 내 미확인 물질

[본 논문의 저자는 전기엽(MD, ThM, PhD, ScD)입니다만, 이 내용이 이영미 선생님의 발견 내용을 주된 내용으로 하고 있고, 그 발견이 세계에서도 손 꼽을 만한 발견이고, 우리나라에서는 최초의 발견이라 할 수 있어서, 그 점을 높이사서, 제1저자로 하였습니다.]

International Journal of Vaccine Theory, Practice, and Research

IJVTPR

Foreign Materials in Blood Samples of Recipients of COVID-19 Vaccines

Young Mi Lee MD[1], Sunyoung Park MD, PhD, IBCLC[2], and Ki-Yeob Jeon MD, PhD, ScD[3]

[1] Hanna Women's Clinic Doryeong-ro 7, KumgSung Building, 2nd Fl., Jeju, Jejudo, 63098, Republic of Korea (South Korea), Tel: +82-10-3466-4063, E-mail: youngmi95@gmail.com (ORCID ID: 0000-0002-1210-4726)

[2] Hi United Pediatric Clinic, 2F, 81, Bongseon 2-ro, Nam-gu, Gwangju, 61674, Republic of Korea (South Korea), Tel: +82-62-672-7559 (+82-10-9276-3378), E-mail: godsun59@naver.com (ORCID: 0000-0002-3748-4681)

[3] Corresponding author at Hopkins Jeonil Internal Medicine Clinic, Jeonju, 54836, Republic of Korea (South Korea), Tel: +82-107-701-5621; E-mail: kjeon@hanmail.net (ORCID ID: 0000-0003-4385-0702)

ABSTRACT

The Korea Veritas Doctors (KoVeDocs) for COVID-19 previously found certain foreign materials and moving parasite-like entities in the Pfizer and Moderna mRNA COVID-19 vaccines as those vaccines were warmed to near room temperature (Jeon, 2022). Here we report on similar foreign materials found in samples of centrifuged blood from 8 COVID-19 vaccine recipients as contrasted with 2 individuals who did not receive any COVID-19 vaccine and who had none of the foreign materials in their blood plasma. The preponderance of evidence suggests that the foreign materials found in the COVID-19 vaccine recipients in the study reported here were injected into their bodies when they received one or more doses of the COVID-19 vaccines. Blood samples were prepared and observed under a stereomicroscope after being centrifuged at 2,200 rpm for 30 minutes. From the 8 COVID-19 vaccine recipients: 6 plasma samples contained a multilayered disc of unidentified composition; 3 samples contained beaded coil-like materials; 1 plasma sample contained a fibrous bundle of similar appearing beaded foreign material; and a different group of 3 samples had crystal-like formations of foreign material. The various shapes and sizes of foreign materials in the centrifuged plasmas of COVID-19 vaccinated individuals closely resembled the shapes and sizes of foreign materials previously observed directly in the vaccines themselves. These findings are the basis for our recommendation that (a) a collaborative

International Journal of Vaccine Theory, Practice, and Research 2(1), March 11, 2022 Page | 249

코로나19 백신 접종자의 혈액 표본 내 미확인 물질

이영미 산부인과 전문의

박선영 소아청소년과 전문의, 의학 박사, 국제인증수유상담가

전기엽(MD, ThM, PhD, ScD) 내과 전문의, 의학 박사, 과학 박사

교신 저자. (54836) 대한민국 전라북도 전주시 덕진구 송천동 중앙로 154, 2층, 홉킨스 전일내과의원, 전화: +82-63-251-0071; 이메일: kjeon@hanmail.net

* 본 내용은 이영미, 박선영, 전기엽 공저로 "백신 이론, 접종의 실제 및 연구 국제 학술 논문집"에 2022년 3월 11일 개재된 내용을 이다희 선생님이 번역한 것입니다. 이다희 선생님께 감사드립니다.

* 원본: https://www.ijvtpr.com/index.php/IJVTPR/article/view/37/72
https://www.ijvtpr.com/index.php/IJVTPR/issue/view/3

* rumble 방송: https://www.ijvtpr.com/index.php/IJVTPR/article/view/37/72

요약

코로나19진실규명의사회(코진의)는 이전에 상온에 가깝게 데워진 화이자와 모더나 mRNA 코로나19 백신에서 특정 이물질과 움직이는 기생충 같은 실체를 발견하였다(전, 2022). 이 논문에서는 코로나19 백신을 접종한 8명의 원심분리된 혈액 표본 속에서 발견된 이와 비슷한 이물질을 보고하며, 이것을 코로나19 백신을 접종하지 않고 혈장에 이물질이 없었던 2명과 대조하였다. 본 연구에서의 증거들은 코로나19 백신 접종자에게서 발견된 이물질이 코로나19 백신을 1회 이상 접종했을 때 체내에 주입되었다는 것을 제시한다. 혈액 표본은 2,200rpm으로 30분간 원심분리하여 준비하였고 입체 현미경으로 검경하였다. 8명의 코로나19 백신 접종자로

부터 관측된 것: 6개의 혈장 표본이 미확인된 구성의 다층 디스크를 함유; 3개의 표본이 방울방울 이어진 코일 같은 물질을 함유; 1개의 혈장 표본이 방울방울 이어진 이물질과 유사한 모양의 섬유 다발을 함유; 또 3개의 표본이 크리스털 같은 이물질 형성물을 함유하였다. 코로나19 백신 접종자의 원심분리된 혈장 내 이물질의 다양한 형태와 크기는 이전에 백신 자체에서 관측한 이물질의 형태나 크기와 밀접한 유사성을 띠었다. 이러한 연구 결과는 다음 내용들을 뒷받침한다. (a) 코로나19 백신 내용물과 코로나19 백신 접종자의 전혈 및 혈장에 대한 국제적인 공동 분석연구가 모든 실사를 통해 즉각 수행되어야 한다; (b) 전 세계적으로 코로나19 백신 접종이 즉각 중지되어야 하며, 코로나19 '백신패스 정책' 및 다른 어떤 형태의 의무적인 코로나19 백신 접종은 중단되어야 한다; 그리고 (c) 코로나19 백신 후유증을 위한 해독 프로토콜에 관한 긴급 공동 연구가 착수되어야 한다.

키워드: 코로나19 백신 접종자의 원심분리된 혈장, 코로나19 백신 내 이물질, 코로나진실규명의사회(코진의), 코로나19 백신 접종자의 해독 프로토콜

1. 서론

최근, 영국의학저널이 화이자사의 코로나19 백신 임상시험의 데이터 완전성에 관한 몇 가지 문제점을 다룬 논문을 냈다 (Thacker, 2021). 임상시험이 거짓 자료, 부적절한 환자 선정, 실험의약품의 유해성 보고 실패, 또는 자료 수집 과정에서 자격이 없는 인력을 썼기에 이 임상시험은 무효로

선언되어야 한다(Gupta, 2013). 그럼에도 불구하고, 화이자사의 사기적인 임상시험을 근거로, 미국 식품의약국(FDA)은 화이자-바이오엔텍 코로나19 백신에 대하여 여러 차례 EUA(긴급 사용 승인)을 공포했다(Associated Press, 2022). 2022년 1월 13일까지, 코로나19 백신 접종 후 1,677명의 사망자가 발생했다. 이는 국내에서만 10만명의 접종당 1.6명의 사망에 달한다(질병관리청, 2022년). 압도적인 사망자의 수치 앞에, 코로나19진실규명의사회(코진의)는 직접 접종 여성의 혈장 표본 내 코로나19 백신의 명백한 독성 이물질이 침투했을 가능성에 대한 일차적 사전 검사를 수행했다. 아무런 코로나19 백신도 접종하지 않은 대조군 환자의 혈장에서는 이러한 이물질의 침투가 없었다.

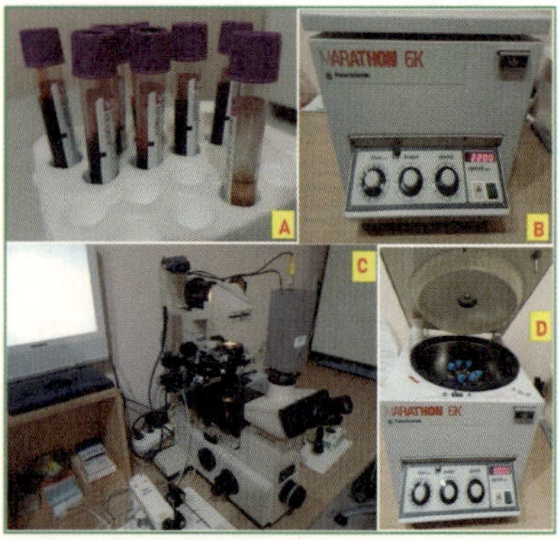

그림 1. 시료와 장비. A: 모든 혈액 표본은 무월경(월경주기의 지속적인 부재) 또는 기능성 자궁 출혈(DUB) 중 하나의 증상을 보이는 성인 여성들로부터 채취했다. 임상의들은 이 두 증상이 모두 최근 코로나19 백신에 1개 이상 노출되어 유도된 증상으로 보고 있다. 코로나19 백신을 1회 이상 접종한 8명의 여성과 미접종이지만 접종한 여성들과 인구통계 및 환경 노출이 비슷한 2명의 대조군 여성들로부터 실험용 혈액 표본을 채취하여, 총 10개의 실험용 혈액 표본을 준비하였다. B 와 D: 입체 현미경 검경을 위해 혈장 채취통을 2,200 rpm에서 30분간 원심분리했다. C: 접종자와 미접종자의 전혈 표본과 혈장 표본을 위 사진과 같은 입체 현미경 시스템으로 검사했다.

코로나19 백신 내 독성 물질의 발표와 부인

미국(CDC, 2022년)에 따르면, 화이자-바이오엔텍 코로나19 백신에서 발표한 또는 제약 회사에서 '알려준' 내용물은 아래와 같다:

1. SARS-CoV-2의 스파이크단백질을 인코딩하는 뉴클레오사이드-변형 mRNA

2. mRNA가 신체의 세포핵 안으로 들어갈 수 있도록 설계된 4가지 지질

2.1. 2[(폴리에틸렌글리콜(PEG))-2000]-N,N-디테트라데실아세트아미드

2.2. 1,2-디스테아로일-sn-글리세로-3-포스포콜린

2.3. 콜레스테롤(식물 추출)

2.4 ((4-히드록시부틸)아자네디일)비스(헥산-6,1-디일)비스(2-헥실데카노에이트)

3. 약간의 소금 및 설탕

3.1. 이염기성 인산나트륨 이수화물

3.2. 일염기성 인산칼륨

3.3. 염화칼륨(일반 식염)

3.4. 염화나트륨(기본 식염)

3.5. 자당(기본 설탕)

모더나 코로나19 백신(스파이크박스주라고도 알려짐)의 경우 CDC 웹사이트에 아래와 같은 성분들이 발표되어 있다:

1. SARS-CoV-2의 스파이크단백질을 인코딩하는 뉴클레오사이드-변형 mRNA

2. mRNA가 신체의 세포핵 안으로 들어갈 수 있도록 설계된 4가지 지질

2.1. PEG2000-DMG: 1,2-디미리스토일-랙-글리세롤, 메톡시폴리에틸렌글리콜

2.2. 1,2-디스테아로일-sn-글리세로-3-포스포콜린

2.3. BotaniCol®(비동물성 콜레스테롤)

2.4. SM-102: 헵타데칸-9-일 8-(2-하이드록시에틸)(6-옥소-6-(운데실옥시) 헥실) 아미노) 옥타노에이트

3. 소금, 설탕, 산 안정제 및 산

 3.1. 초산나트륨

 3.2. 자당(기본 설탕)

 3.3. 트롬메타민

 3.4. 트로메타민염산염

 3.5. 아세트산(가정용 백식초의 주 성분)

마지막으로, 존슨앤존슨의 얀센 코로나19 백신과 아스트라제네카 코로나19 백신의 경우, 전자는 약해진 인간(일반 감기)의 아데노바이러스 벡터를 사용하는 반면 후자는 침팬지 아데노바이러스를 벡터로 사용한다(Zuber, 2021). SARS-CoV-2의 스파이크단백질을 전달하기 위해 화이자와 모더나의 mRNA 성분을 자가복제가 불가능한(약해진) 아데노바이러스로 대체하는 경우를 제외하면, 그 밖의 방법으로 사용할 수 있는 추가 성분으로 2-히드록시프로필-β-시클로덱스트린(HBCD)이 있다(CDC, 2022). CDC는 존슨앤존슨의 얀센 코로나19 백신 성분을 아래와 같이 열거한다:

1. SARS-CoV-2 스파이크(S) 단백질의 안정화된 변이체를 인코딩하는 복제 불능 재조합Ad26 벡터
2. 설탕, 소금, 산 및 산 안정제
 2.1. 폴리소르베이트-80
 2.2. 2-히드록시프로필-β-시클로덱스트린
 2.3. 구연산삼나트륨 이수화물
 2.4. 염화나트륨(기본 식염)
 2.5. 구연산 일수화물(레몬 주스와 밀접한 관련이 있음)

2.6. 에탄올(알코올의 일종)

CDC(2022)에서 인용한 모든 설명에는 '나노구조' 혹은 '금속'이 존재한다는 것을 명백히 부인하는 내용이 포함되어 있다 (그림 2 참조: 해당 문장 이미지의 스크린 샷). 그러나 인정받은 성분 가운데도 그 다수에 독성이 있다는 사실은 이전에 이 저널을 포함한 다른 저널에서도 신중한 연구 발표를 통해 입증되었다. 가령, Sangaletti와 그 연구진의 발표에 따르면 다음과 같다:

> …모든 DCRT 주사제는[코로나바이러스 감염자를 면역시키는 것으로 추정되는 '질병 성분 복제 치료법'] 바이러스 단백질 생산을 항원(일반적으로 스파이크단백질)으로 유도하기 위해 리보솜 단계에서 RNA 변역을 조작하면서 인간 단백질의 생합성을 목표로 한다 — 백신 포장지 인쇄물 참조(EMA, 2020, 2021a, 2021b; 세계보건기구, 2021). 더불어, PEG 및 폴리소르베이트 (Garson 외, 2012; Wang 외, 2010)와 같은 새로운 면역보조제는 알레르기 유발 가능성이 있으며, 일반적으로 부형제로 언급되고 mRNA DCRT 주사제 뿐만 아니라 DNA 벡터 치료에도 사용된다. 나아가, 화이자와 모더나DCRT 주사제의 mRNA 성분을 캡슐화하는 지질 나노 입자는 접합 보조제를 포함하거나 그 자체가 보조제로서 작용할 수 있으며(Chung 외, 2020; D) — 이 모든 것은 의원성 손상 [즉, '부작용']의 가능성을 높인다(Cabanillas 외, 2021; D. Kim 외, 2021; Zhang & Xia, 2021; Coors 외, 2005; de Vrieze, 2022; Jackson 외, 2020; M.-A. Kim 외, 2021; Kostoff 외, 2021). 가령, Pujol 외(2021)는 보조제를 통하여 유도된, 즉 'mRNA 기반의 SARS-CoV-2 백신 접종에 의해 유도된' 급성염증(ASIA)으로 진단한 세 가지 갑상선염 사례를 보고했다(논문 초록 참조). (Sangaletti 외, 2020)

- **No metals** like iron, nickel, cobalt, titanium, rare earth alloys, or any manufactured products like microelectronics, electrodes, carbon nanotubes or other nanostructures, or nanowire semiconductors.

그림 2. EUA 코로나19 백신, 특히 화이자, 모더나, 아스트라제네카 백신의 주요 성분이 **박스에 명시된 성분을 포함하지 않는다며** 부인하는 CDC 웹사이트 발췌문(스크린 샷). https://www.cdc.gov/coronavirus/2019-ncov/vaccines/different-vaccines.html

해석: 철, 니켈, 코발트, 티타늄, 히토류 합금과 같은 금속, 또는 초소형 전자제품, 전극, 탄소 나노튜브, 나노구조물, 나노와이어 반도체과 같은 제조품은 존재하지 않음.

그러나 최근, 부인된 내용물(그림2에 제시된 미국 CDC 진술 참조) 중 일부가 코로나19 백신에 실제로 포함되어 있다는 보고가 나오고 있다(Broudy & Kyrie, 2021; Wilson, 2021). La Quinta Columna은 코로나19 백신에 든 독성이 있는 산화 그라핀(GO) 나노 입자를 보고했다(Campra, 2021). Robert O. Young 의학 박사는 코로나19 백신에 독성 나노금속 입자, 산화 그라핀 구조, 및 기생충의 증거가 있다는 편람 가능한 증거물을 보고했다(Young, 2021). 나아가, 코진의에서도 미확인 이물질을 발견했으며, 백신이 상온으로 가열됨에 따라, 화이자와 모더나의 mRNA 코로나19 백신 속에서 움직이며 살아있는 미생물과 기생충(또는 벌레 형상의 미확인 생명체) 검출이 가능했다(Jeon, 2022). 2021년 12월 30일과 2022년 1월 13일, 코진의에서 전국 기자 회견을 두 번 가진 후, 접종한 많은 내국인들이 코로나19 백신 내용물에 대한 후속적이고 일차적인 검사 실시를 위해 자원하여 자신의 체액 표본을 코진의에 제출하였다. 그들이 찾아낸 코로나19 백신의 내용물은 코로나19 백신을 접종한 개인의 혈액 속에서 또는 족욕을 통해 몸에서 추출된 물질에서 발견되었다 (Jeon, 2022)[1].

1 본 연구에서는, 발견한 이물질 속의 특정한 나노 구조물, 나노 입자, 또는 정확한 금속을 식별하는 데 필요한 장비를 사용하지 못했다. 그러나 거시적인 관점에서 우리는 면밀하고 유의미한 검사를 하였다. 본 연구에서 발견한 이물질들은 앞서 Jeon(2022)과 다른 연구자들(Campra, 2021; Young, 2021)이 식별한 일부 물질들과 상당히 흡사하기 때문이다. 또한 우리는 코로나19 백신 접종자로부터 채취한 말초 혈액 표본 중 그 일부에서 독성 작용이 쉽게 감지되는 것을 관찰했다. 나아가, 우리의 연구 결과는 인터넷에 다양한 형식으로 게재된 여러 재현 연구들을 통해 확증되어 왔다. 그림8의 검경 결과를 보면, 동료 전문가들이 검토한 연구 논문들은 아닐지라도, 다른 여러 논문에서 제시된 증거들을 고려하면 신뢰할 만하다. 이러한 검경 결과는 본 연구에서 미접종 여성에게는 발견되지 않았지만 코로나19

실험 방법 및 표본

실험용 혈액 표본은 2022년 1월 9일부터 2022년 1월 12일 사이 8명의 코로나19 백신 접종자와 2명의 대조군으로부터 채취되었다. 본 연구에 사용된 8개의 혈액 표본은 코로나19 백신 접종 후 발병된 무월경(정상적인 월경의 부재) 또는 기능성 자궁 출혈(DUB) 중 하나의 증상을 보이는 환자들로부터 채취한 혈액으로부터 선별되었다. 따라서 이러한 증상들은 1회 혹은 그 이상의 코로나19 접종으로 인해 유도된 것으로 보인다: 5명은 화이자 백신을 맞았고; 이 중 4명은 화이자 백신을 2회; 1명은 화이자 백신을 3회 접종했다; 1명은 모더나 백신을 2회 맞았고; 2명은 아스트라제네카 백신 2회와 모더나 백신 1회 접종했다. 이 여성들 중 누구도 기능 장애 증상을 일으킬만한 별다른 의료 질환은 없었다. 대조군 혈액 표본은 2명의 미접종 여성들로부터 채취되었다. 두 여성은 비슷한 연령대이며, 환경적으로 접종자에게 노출되어 있다. 2명의 대조군 여성 중 한 명은 정기적인 임신 선별 검사를 위해 의원을 방문했고, 남편이 접종한 코로나19 백신으로부터 자신이 해로운 영향을 받고 있는 것은 아닌지를 알고자 했다. 또 다른 대조군 여성은 체외수정 센터에서 근무하는 직장 동료로 연구 참여를 자원했다. 표1에 각 환자에 관한 인구통계적 자료와 실험 결과가 제시되어 있다.

본 연구에서, 접종자 8명이 한 종류의 코로나19 백신을 최소 1회 접종한 뒤로 채혈까지 경과한 기간은 14일에서 4개월까지에 이른다. 혈액 표본은 상온에서 최소 2시간 동안 항응고제인 에틸렌디아민 테트라아세트산(EDTA)이 코팅된 전혈구(CBC) 채취통에 넣어 보관했다. 그런 다음, 혈액 표

백신 접종 여성에게는 발견된 이물질들이 1회 이상의 코로나19 백신 접종을 통하여 주입되었음을 강력히 제시한다. 요약하자면, 이것이 본 보고서에 참여한 코진의들의 임상적인 판단과 결론이다.

본을 2200 rpm으로 30분간 원심분리하여 현미경 검경을 위해 혈장으로 준비했다. 각 환자의 전혈 표본과 혈장 표본을 검사했다.

혈장 표본은 원심분리 과정 직후 입체 현미경 시스템 아래 (그림1에 묘사) 검사했다. 검사한 뒤, 혹시 모를 후속 추가 검사를 위해 즉시 4℃ 냉장고에 넣어 보관하였다. 모든 실험 절차와 과정이 무균 상태에서 수행되었으며, 2007년부터 국내에서 운영 중인 '체외수정(IVF)센터'에 등록된 실험실 프로토콜과 정부 명세사항을 완벽히 준수했다. 본 실험이 행해진 체외수정 센터는 출범 이래 지금까지 정부의 엄격한 모니터링으로 관리되고 있는 기관이다.

표1. 10명의 여성 환자에 대한 인구 통계 및 실험 결과*

환자	나이	접종 (횟수)	2021년 접종한 달	이물질의 형태			말초 혈액	D-이합체 (mg/L)
				디스크	체인	다른 형태		
1	25	화 (2)	9월/10월	디스크		섬유	Neu	1.65
2	50	화 (2)	8월/9월	디스크		위성	정상	- 없음
3	57	화 (2)	8월/10월		체인	크리스털	정상	- 없음
4	71	아 (2) 모 (1)	6월/ 8월/12월	디스크		섬유, 크리스털	정상	<0.27
5	15	화 (2)	10월/11월			크리스털	Eos	<0.27
6	49	모 (2)	9월/10월	디스크	체인	실타래	NNA	0.59
7	47	화 (3)	8월/ 9월/12월	디스크			NeuTG	<0.27
8	66	아 (2) 모 (1)	6월/ 8월/12월	디스크	체인		정상	0.41
9	60	없음	없음	없음	없음	없음	정상	0.74
10	44	없음	없음	없음	없음	없음	정상	0.54

*코로나19 백신 및 기타에 관련 약어: 아스트라제네카 = 아; 화이자 = 화; 모더나 = 모; 정구성 정색소성 빈혈 = NNA; 말초혈액 = PB; - 없음 = NA; 호중구증가증 = NEU; 독성과립을 동반한 중성구증가증 = NeuTG; 호산구증다증 = Eos; 혈소판증가증 = Thromb

생체 현미경 검사

이영미 전문의는 10명의 — 8명은 접종자이고 2명은 미접종자이다 — 전혈과 혈장 표본을 입체 현미경으로 검사하였다(그림1). 이영미 전문의는 산부인과 전문의이자 생식 내분비 학자이다. 그녀는 녹화된 영상 이미지를 코진의 팀과 공유하고 온라인으로 논의하였다. 이 팀의 구성원은 주신영, 진단의학 전문의; 이왕재, 면역학 전문의; 김선희, 내과학 전문의; 문성중, 이비인후과 전문의; 정혜진, 응급의학 전문의; 박선영, 소아과 전문의; 그리고 전기엽(MD, ThM, PhD, ScD), 내과학 전문의(성인질병 진단 및 치료)이다.

연구 결과

생체 현미경 아래 x100배율로 확대된 그림3은 2개월 반 전 화이자 코로나19 백신 2차 접종을 받은 사람(환자1)의 전혈 표본의 사진이다. 이 표본은 극단적인 적혈구(RBCs)의 연전 현상을 보인다. 더불어 양쪽 끝에 물고기 머리 같은 게 달린 꼬인 뱀 형태의 리본 같은 이상한 이물질이 들어 있다. 저 이물질의 경우, 본래 사람의 혈액에 속한 물질이 아니며, 적혈구의 기형 정도가 심각하다[2].

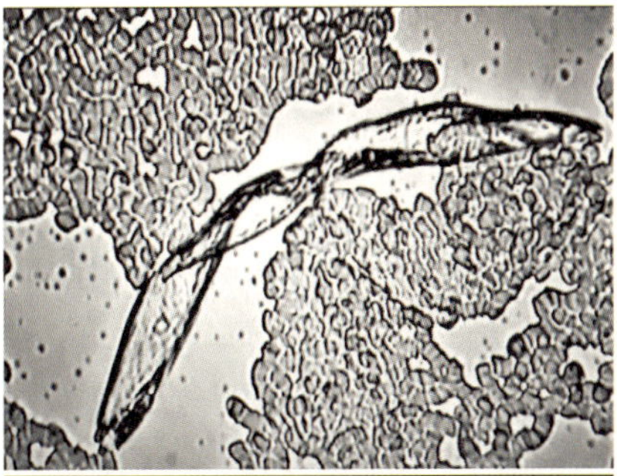

그림 3. 화이자 코로나19 백신 2차 접종자의 전혈 표본 내 이물질 x100 배율 현미경 사진 — 가장 최근에 받은 접종은 혈액 채취 2.5개월 전이다.

그림4는 x400 배율로, 여러 패널 A-E는 코로나 19 백신을

2 그림 8에 리본 모양의 유사한 구조의 이물질이 보인다. 그림 8에 보이는 것은 코로나19 백신 접종자의 혈액 표본이며, 동료 전문가들의 검토는 없었지만 신뢰할 만한 출처로부터 공급되었다.

투여 받은 8명 중 6명으로부터 채취하여 원심분리된 혈장 내 다양한 형태의 이물질들을 보여준다. 하나씩 살펴보면, 2번 환자의 A 패널은 4개월 전 화이자 코로나19 백신을 접종한 사람의 혈장에서 발견된 세 개의 눈에

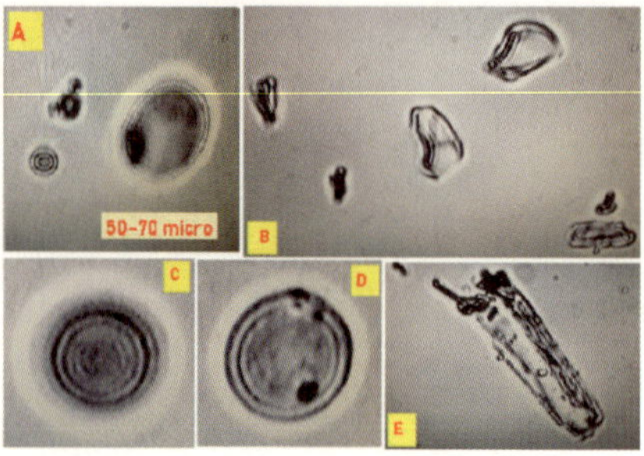

그림 4. x400 배율로 본 이물질들. 6명의 화이자 코로나19 백신을 접종한 개인으로부터 채취한 혈장 표본 내 다양한 형태로 존재한다.

띠는 이질적인 구조를 보여준다 — 맨 왼쪽은 7-10㎛ 다층 디스크이고; 위쪽 중앙은 10-20㎛ 몸체에 뚜렷한 위성 같은 부착물이 있다; 오른쪽 중앙은 50-70㎛ 다층 타원형 디스크이다; 3번 환자의 B 패널은 다양한 크기와 형태의 금속성 이물질들을 포함하고 있다; 7번 환자의 C 패널은 얇게 썬 양파 층 같은 디스크 모양의 이질적인 물체를 보여준다, 거의 완벽한 동심원 모양인데 밀도가 확연히 다르고 중심에서 방사상으로 퍼져 나간다; 1번 환자의 D 패널은 정상적인 혈장에 속하지 않는 또 다른 다층 디스크 모양의 물체를 포함하고 있는데, 이 디스크 위에 혹은 안에는 여러 개의 어두운 점들이 있다; 1번 환자의 E 패널은 화이자 백신을 접종한 사람의 혈장 내 U자 형태의 느슨한 이물질 다발 (그림 3에서 보이는 리본 모양의 이물질과 유사하다. 그림 3은 그림 4에서 사용된 배율의 1/4 수준이다)을 보여준다.

다음으로 그림 5를 언급하고자 한다. 그림 5에 보이는 x 400배율로 바라본 모더나 코로나19 백신 접종자 혈장 표본 내 이물질에 대한 기술은 다음과 같다. 6번 환자의 그림 5의 A 패널에 구슬 체인 모양의 이물질이 U자 형태로 있는데, 구슬의 양 끝이 서로 잘 붙어 있지 않고 느슨하게 떨어져 있다. 이러한 형태는 3명의 혈장 표본에서 공통적으로 관측되었다;

4번 환자의 B 패널은 — 그림 4의 A, C, D 패널에서 볼 수 있듯이 — 양파 조각 같은 형태의 다층 디스크가 있는데, 일부 층은 다른 층보다 더 어둡고 두껍다; 4번 환자의 C 패널에 다양한 크기와 모양의 구슬 혹은 크리스털 같은 이물질 복합체가 있다; 6번 환자의 D 패널에 실타래 같은 휘감긴 섬유질 다발이 있고, 더 많은 작고 검은 이질적인 구슬들로 둘러싸여 있다; 4번 환자의 E' 패널은 가는 줄이 그어진 옥수수 껍데기 모양의 물질을 담고있다; 8번 환자의 F 패널은 지름이 약 100㎛이고 중심이 작고 어둡게 우묵 들어갔다. 큰 디스크의 가장자리 근처 왼쪽 하단에 더 작고 검은 것이 같은 층에서 궤도처럼 떨어진다; 8번 환자의 G 패널은 H 패널에서 본 구슬 체인 다발 같은 이물질과 유사하지만, H 패널의 구슬들이 서로 더 촘촘하다; 6번 환자의 H 패널은 물고기 알 뭉치 또는 다른 이질적인 구성물에서 관찰한 것들보다 더 작은 구슬처럼 보인다; 4번 환자의 I 패널은 크리스털 같은 물질로 보인다.

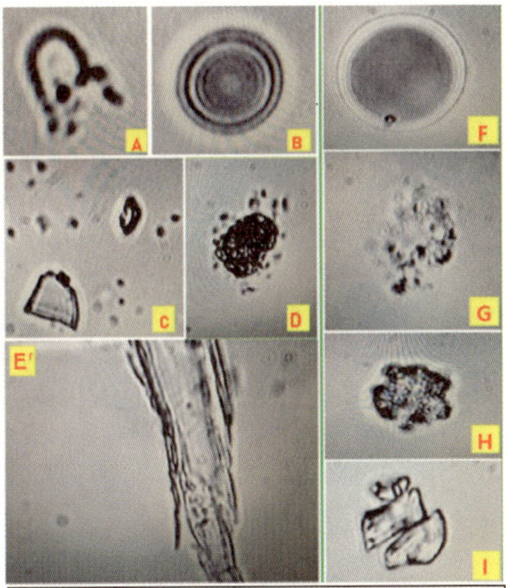

그림 5. 모더나 코로나19 백신을 접종한 개인의 혈장에서 다양한 형태의 이물질이 x400 배율에서 발견되었다.

주목할 만한 점은, 얇게 썬 양파와 같이 다양한 동심원이나 타원형으로 나타난 다층 디스크 형태는 그림 5의 모더나 백신 접종자의 혈장에서 채취된 B 패널과 F 패널에서도 나타날 뿐만 아니라, 화이자 백신 접종자의 혈장에서 채취된 그림4의 A, C, D 패널에서도 보인다는 것이다. 또한 이러한 mRNA 백신을 접종한 사람의 혈장에는 그림 5의 C 와 I 패널 그리고 그림 4의 B 패널(백신 접종자 8명 중 3명)에서처럼 다양한 크리스털 형태를 포함하고 있었다. 모더나 코로나19 백신을 접종한 3명 중 한 명(그림 5 D 패널)에서도 많은 이질적인 구슬 같은 것이 둘러싼 실타래 같이 뒤엉킨 다발이 발견됐다. 같은 사람에게서 또 다른 촘촘한 구슬 체인 다발 같은 또는 물고기 알 뭉치 같은 물질이 발견됐다(그림 5 H 패널). 다소 다르게 생긴 덜 촘촘해 보이는 휘감긴 구슬 같은 뭉치가 또 다른 모더나 백신 접종자에게서 발견됐다(그림 5 G 패널). 일부 다른

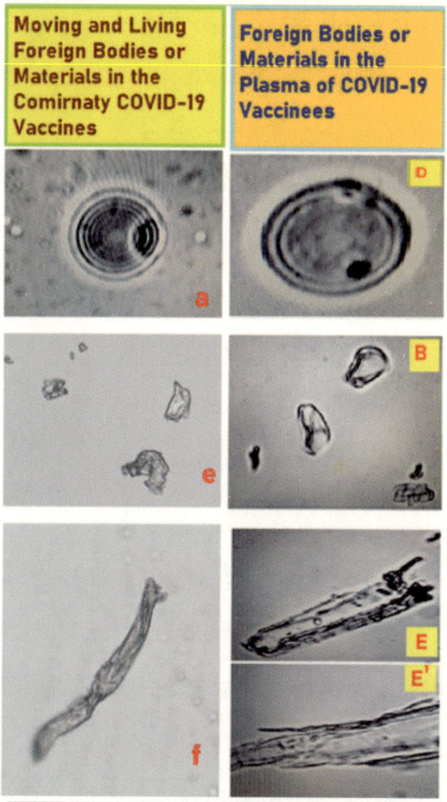

그림 6. x400 배율로 본 이물체 비교. 왼쪽은 코로나19 백신 내 물질이고, 오른쪽은 코로나19 백신 접종자의 혈장 내 물질이다.
해석: (왼쪽)코미나티 코로나19 백신 내 움직이고 살아있는 이물체 또는 물질 (오른쪽)코로나19 백신 접종자의 혈장 내 이물체 또는 물질

이상한 형태의 이물질 또는 섬유 다발로는 그림 4 E 패널과 그림 5 E' 패널에서 보이는 것들을 포함한다. 나아가, 코로나19 백신 접종자의 혈장에서 발견된 일부 이질적인 물체는 이전에 화이자 코미나티와 모더나 코로나19 mRNA 백신 내에서 Jeon(2022)이 발견한 움직이는 생물체, 혹은 최소한 생기 있는 살아있는 개체와 흡사하다.

그림 6에서는 왼쪽 패널 a, e, f와 오른쪽 패널 D, B, E, E'을 비교할 수 있

다. 화이자 코미나티 백신 자체에 대한 Jeon(2022)의 연구 자료인 그림 1-a의 a 패널이 보여주는 물체가 코미나티 백신 접종자의 혈장에서 발견된 그림 4의 D 패널에서 보이는 것과 유사한 것을 포함하고 있다는 사실을 독자는 관찰할 수 있다; Jeon(2022)의 연구 자료 그림 1-e에서 보이는 몇몇 코미나티 백신 내 금속 같은 물체가 그림 4의 B 패널에서 보여주는 코미나티 백신 접종자의 혈장 내 이물질과 유사하다; Jeon(2022년)의 연구 자료 그림 1-f의 f 패널은 코미나티 백신에서 발견한 기생충 같은 개체를 보여준다. 이 개체는 현재 진행 중인 코미나티 백신 접종자의 혈장 연구에서 그림 4의 E 패널 그리고 모더나 백신 접종자의 혈장 자료인 그림 5의 E'패널과 밀접하게 닮았다.

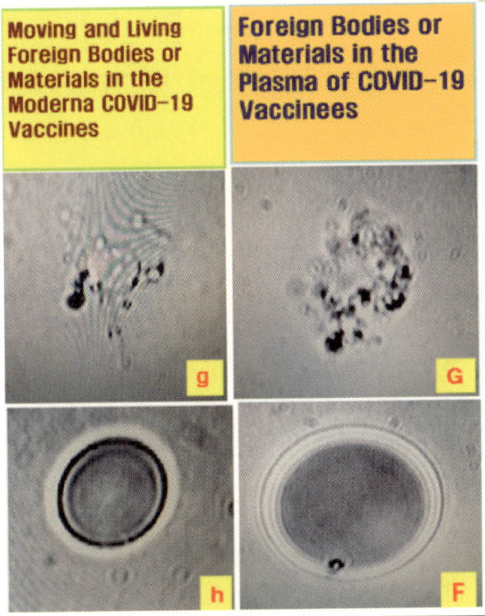

그림 7. x400 배율 확대한 모더나 백신 내 이물질과 1회분 이상의 모더나 mRNA 코로나19 백신을 접종한 환자의 혈장 내 이물질의 비교.
해석: (왼쪽)모더나 코로나19 백신 내 움직이고 살아있는 이물체 또는 이물질 (오른쪽)코로나19 백신 접종자의 혈장 내 이물체 또는 이물질

다음으로, 그림 7은 현재 연구에서 모더나 mRNA 코로나19 백신 접종자의 원심분리된 혈장 내에서 발견된 이물질과 이전에(2022년 1월 13일 한국 기자 회견) 발견되었던 백신 자체 내 이물질을 비교한 것이다. 그림 7의 왼쪽 g 패널에 보이는 백신 자체 내 이물질은 그림5의 오른쪽 G 패널에 보이는 이물질과 유사하다. G 패널의 이물질은 본 연구에서 모더나 백신 접

종자의 혈장으로부터 검출했다. 이와 같이, 그림 7의 h 패널은 모더나 백신 자체에서 발견된 층을 이룬 디스크 형태의 이물질을 보여주며, 이는 모더나 백신 접종자의 원심분리된 혈장에서 발견된 그림 7의 F 패널에서 보이는 디스크와 현저히 유사하다.

고찰

영양학 과학 & 철학 박사이자 자연의학 전문의인 Robert O. Young은 코로나19 백신 접종자의 적혈구(RBCs)가 한데 모여 겹겹이 쌓이도록 배열되는 '룰로(Rouleaux)' 구조라고 불리는 연전 현상을 보인다고 보고했다(Young, 2021). 우리는 본 연구에서 코로나19 백신 접종자 가운데 몇 명에게서 이러한 적혈구 연전 현상을 발견했지만, 이는 전형적이지는 않았으며, 코로나19 백신을 미접종한 대조군의 혈액 표본도 연전 현상의 특징을 일부 보였다[3].

공을 돌리고 싶은 점은, Young과 그 연구진은 여러 종류의 현미경뿐만 아니라 자외선 흡광 및 형광 스펙트라 다중모드 검출 분광광도계를 실험에 사용하였고, 이로 인해 그들은 화이자-바이오엔텍 코로나 mRNA 백신과 모더나 mRNA-1273 백신의 특이한 성분을 식별해낼 수 있었다[4]. 그들은 화이자 코로나19 백신으로부터 다수의 입자, 나노 입자, 나노 구조를 발견하였다. 그들이 분리해낸 입자 중에 놀라울 것도 없이 유기탄소, 산소, 질소가 포함되어 있다고 보고했으며, 위 그림2에서 인용한 미국 CDC에서 부인하는 것과 달리, 그들은 비스무트, 티타늄, 바나듐, 철, 구

---

3 Young의 연구진들은 또한 존슨과존슨의 얀센 백신 내 스테인리스강으로 인하여 야기되는 유전적 변형에 기인한 적혈구 세포막의 생물학적 반응과 퇴화와 관련된 "코로나 작용" 또는 "스파이크 단백질 작용"이라고 불리는 것을 발견했다. 그러나 우리에게는 얀센 백신 접종자의 혈액 표본이 없었으므로 확인할 수 없었다.

4 더불어, 그들은 옥스포드 아스트라제네카 백신과 존슨앤존슨 얀센 코로나19 백신도 연구했다.

리, 실리콘, 알루미늄의 나노 입자를 찾아냈다. 그들은 인간 세포가 SARS-CoV-2 스파이크단백질을 생성하도록 만드는 잘 알려진 mRNA 성분과 더불어 화이자 백신에 환원 산화 그라핀(rGO), 수산화 그라핀(GH), 트리파노소마 크루지 기생충이 포함되어 있다고 공식 보고하였다. 요컨대, 이 모든 성분들은 Young(2021)이 '코로나19 백신 유도 후천성 면역 결핍 증후군' 또는 '주사 면역 결핍 증후군(IIDS)'라고 부르는 증후의 유력한 원인일 것으로 보인다; Jason(2022), Jiang & Mei(2021)의 보고서에서도 이러한 내용을 확인할 수 있다.

Cohn 외(2022)는 SARS-CoV-2에 기인한 '델타 변종 급증' 이후에도 지속적으로 코로나19 백신이 감염과 사망 가능성으로부터 사람들을 실제적으로 보호한다고 홍보했다. 다른 예상되는 변종들의 추가적인 급증을 막기 위해 이들은 코로나19 백신 접종과 부스터샷 캠페인을 권한다. 그러나, Cohn 외 연구진의 보고서 표 1에 코로나19 백신으로 인하여 연구에 참여한 모든 퇴역 군인들에게서 지속적이고 가속화하는 면역 기능의 악화가 드러난다.

나아가, 전 세계 데이터에 따르면 코로나19 백신 접종이 반드시 혈청학적 HIV 검사의 양성으로 이어지지는 않지만, 1회 이상 코로나19 백신을 접종한 많은 사람들이 면역 세포의 손실로 인한 다양한 전염병에 대한 감염도의 증가, 암 발생률의 현저한 증가를 경험할 것이라고 관련 지어 우리는 예상할 수 있다 (Exposé, 2022). 또한 여러 군사 자료에 따르면 코로나19 백신 접종 이후, 다양한 질병이 현저히 증가했다. 심장마비 269% 증가; 암 300% 증가; 심낭염 175% 증가; 폐색전증 467% 증가; 길랑-바레 증후군 250% 증가; 생리불순 476% 증가; 다발성 경화증 487% 증가; 흉통 보고 1,529% 증가; 관찰되는 호흡 곤란 905% 증가; 신경학적 문제 1,052% 증가

— 모든 결과는 코로나19 백신 접종이 수행되기 전에 얻은 기초 자료와 비교한 값이다(Salazar, 2022).

Murphy & Longo(2022)는 뉴잉글랜드 의학 저널에서 SARS-CoV-2 감염이나 코로나19 백신 접종으로부터 발생하는 항이디오타입 항체('Ab2')가 심근염, 신경학적 이상 반응, 또는 특정한 형태의 스파이크단백질만 인식하도록 하는 면역 체계의 영구적인 감도 감소를 야기할 수 있다고 제시했다. 그로 인해 영향을 받은 면역 시스템은 '면역 침식' 또는 '백신 후천 면역 결핍 증후군(VAIDS)'으로 이어지는 비효율적인 항체 생산을 하게 된다. America's Frontline Doctors(2021)은 (Francis, 1960)와 (Humphries & Bystrianyk, 2013)의 용어를 차용하여 이를 '원죄항원설'이라고 불렀다. Francis (1960)의 원죄항원설의 개념은 주어진 감염을 물리치기 위해 생성된 첫 번째 항원이

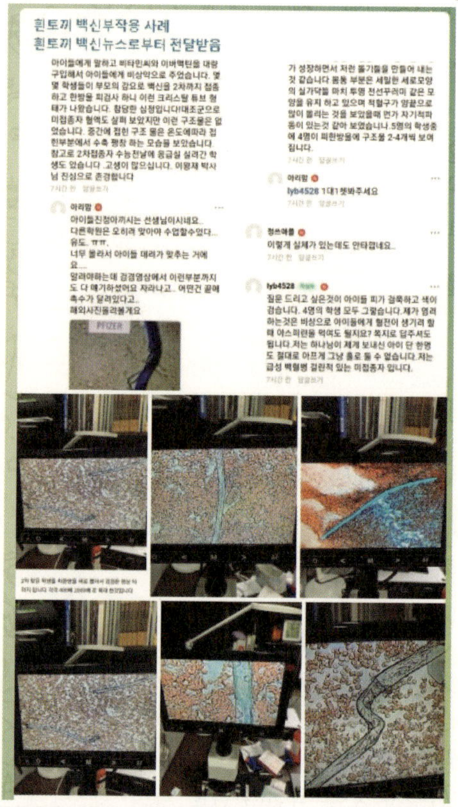

그림 8. 한국 블로거들은 (**lyb4528**, **Arimomi**) 자체적으로 진행한 연구 결과를 블로그에 게시했다. 그들의 게시물은 코진의 팀이 2021년 12월 30일과 2022년 1월 13일 한국기자회견에서 발표한 내용 중 상당 부분을 재현하거나 입증한다. 그림 속 줄글 요약: "이곳은 방과 후 교육 기관이다. 학생들 중 몇 명은 의무적으로 코로나19 백신 접종을 받았고 그들의 혈액 한 방울에서 튜브 같은 구조가 보였다. 미접종 학생들의 혈액 속에는 이런 것들이 없었다. 튜브 같은 구조물의 구부러진 부분은 환경의 온도 변화에 따라 수축과 팽창을 반복했다."

나중에 나타날 수 있는 동일한 병인의 하나 또는 여러 개의 변종을 다루기 위해 호출되는 경향이 있다는 것이다. 문제는 뒤이은 변종 병인이 원래 병인보다 첫 번째 항원의 영향을 덜 받게 되어 결국 더 심각한 질병이나 심지어 사망에 이를 수 있다는 것이다. 또한 코로나19 백신은 TLR4와 TLR7/8 리간드(ligand)에 대한 선천면역 반응을 감소시킨다(Föhse 외, 2021)

코로나19 백신 내 그래핀 계열 나노물질(GFN)은 활성산소종(ROSs)을 생성할 수 있으며, 활성산소종은 남성 또는 여성의 생식 기관을 손상시키거나 미토콘드리아 세포자살(해체)을 유발하고, 미토콘드리아에 해를 입히거나, 심지어는 괴사(소기관이나 세포의 부패와 사망)를 일으킨다. Ou 외 (2016)의 보고서에 따르면, 그래핀 계열 나노물질은 유전 독성이 있어 DNA 손상, 염증, 심지어는 자가포식(면역 세포가 세포들을 집어삼키고 소화함으로 인한 세포 구성 요소의 자가 분해)을 일으킨다. 또한 코로나19 백신의 SARS-CoV-2 스파이크 단백질은 손상 부위에 BRCA1와 53BP1가 모여드는 것을 상당히 억제함으로써 DNA 복구를 방해하여 적응 면역력을 지체시키고 암을 증가시키는 것으로 알려져 있다(Jiang & Mei, 2021). 또한 Aldén 외(2022)가 보고한 바에 따르면, 간 세포주(Huh7 세포)의 LINE-1(long interspersed nuclear element-1)의 유전자 발현에 변화를 일으키는 화이자-바이오엔텍 코로나19 mRNA의 생체외 역전사는 사람이 백신에 노출되고 난 뒤 최소 여섯 시간 안에 자가면역 손상 및 백신 후천 면역 결핍 증후군(VAIDS)을 유발하는 장기간 스파이크 단백질 합성을 일으킬 수 있다.

코진의 자체 연구로는, 위 그림 1-5에서 자세히 설명한 바와 같이, 화이자 및 모더나 코로나19 백신 접종자의 혈장 표본에서 다양한 크기와 형태의 이물질과 금속 같은 입자들을 발견했다. 그림6과 그림7에서는 화이자(코미나티) 접종자와 모더나 코로나19 mRNA 백신 접종자 각각의 혈장에서 발견된 이물질과 Jeon (2022)의 이전 연구에서 발견된 백신 자체 내 이물질의 유사성을 제시했다. 실험실 장비의 한계로 인해 본 연구에서는 이물질들의 구체적인 성분을 식별할 수 없었지만(각주 1 참조), 우리가 주목한 사실은 코로나19 백신 내 이물질들과 관측 대상의 형태는 Robert O. Young과 그의 연구진에 의해 더 효과적인 장비와 실험 절차를 통해 분석되었으며, 그들이 발표한 성분들 중 히스티딘, 자당, PEG(폴리에틸렌 글리콜), 에틸렌 알코올을 화이자, 모더나, 그리고 아스트라제네카 백신 모두에서 확인하였다는 점이다. 또한 모더나 백신으로부터 CDC가 백신 제조에 사용하지 않았다고 주장한 환원형 산화 그라핀(rGO), 수산화 그라핀(GH)을 포함하는 구성물질들을 찾아냈다. 그들이 100㎛로 관측한 이런 물질의 지름은 그림 5의 F 패널에 우리가 찍은 물질의 지름과 동일하다. 또한 그림5의 B 패널에서 이보다 조금 더 작지만 상당히 유사한 구조를 가진 것을 볼 수 있다. 이런 이물질 외에도, 다양한 크리스털 형태의 금속판 같은 이질적인 구조들을 발견했는데, 그림 4의 B 패널과 그림 6의 B 패널은 화이자 코로나19 백신 접종자의 혈장 표본에서 발견된 것이고, 그림 5의 C와 I 패널은 모더나 코로나19 백신 접종자의 혈장 표본에서 발견된 것이다. 이러한 금속 같은 물질은 더 효과적인 현미경과 검사 프로토콜을 통해 이전에 발견되었던 물질들과 밀접하게 닮았다.

마드리드에 위치한 알메리아 대학교 화학과학과의 정교수인 Pablo Campra는 산화 그라핀(GO)의 나노 구조와 다른 물질들의 발견을 발표했고, Robert O. Young(2021)과 다른 박사들(Wilson, 2021)이 이후에 이를 입증했다. Campra는 주사전자현미경(SEM)과 투과전자현미경(TEM)을 사용하여 화이자 코미나티 백신에서 그래핀 나노 입자와 나노 시트를 발견했다. 후속 연구에서, Robert O. Young과 그의 연구진은 코로나19 백신에서 환원형 산화 그라핀, 수산화 그라핀, 트리파노소마 크루지 기생충을 발견했다. 코진의는 본 연구에서 코로나19 백신 접종자의 혈장 내 원형 및 타원형의 디스크 같은 판과 다양한 크기의 금속 같은 판을 찾아냈다. 전세계적으로 불안하고 제3차 세계 대전의 위협이 도사리는 이런 때와 지금과 같은 상황에서, 코로나19 백신 안에 들어있는 환원형 산화 그라핀, 수산화 그라핀, 기생충의 존재를 확증하고 그것들이 본 연구에서 기록한 코로나19 백신 접종자의 혈장 내 이물질들과 어떠한 연관성을 갖는지 식별하기 위하여 국제적인 협력이 시급히 요구되는 바이다.

대한민국에서는 의료진뿐만 아니라 의료 분야 외의 사람들도 1회 이상 코로나19 백신을 접종한 사람의 혈액 표본 내 이물질을 찾아 자발적으로 보고하고 있다. 2022년 1월 13일 한국프레스센터에서 코진의가 공개 발표를 한 이후, 자발적인 실험을 진행한 이들 중 일부는 자신이 발견한 것을 그림 8에 보이는 단체 블로그에 게시하였다.

앞서 언급한 것들에 추가로, 코진의는 미국 특허 번호 US2012/0265001 A1가 복합 자기 나노 입자 약물 전달 시스템이라는 것을 확인했으며, 이는 자성 나노 입자를 사용하여 시간 제어 방식으로 인체의 표적 부위에 치료용 의약품 성분을 전달하는 것을 의미한다(Asmatulu 외, 2012). 그림 4의 A, C, D 패널과 그림 5의 B와 F 패널에서 보이는 다층 디스크 같은 이물질들이 이러한 복합 자기 나노 입자 약물 전달 시스템의 대표적인 예일 수 있다. 여하튼, 다양한 크기의 금속판 모양의 입자는 체내 혈장에 있어서 이질적인 물질이며 코로나19 백신 접종자의 부작용과 분명한 관련성이 있다. 흥미로운 사실은 Pablo Campra, Robert O. Young, 외 여러 연구진(Föhse 외, 2021; Jiang & Mei, 2021; Jeon, 2022)에 의해 코로나19 백신 내 존재하는 것으로 밝혀진 유해 물질에 대한 해독 방법이 몇몇 인터넷 사이트에서 추천되어지고 있다는 것이다. 일반적인 해독 방법은 코로나19 백신 접종자에게 발견되어 세상에 드러났지만 아직 식별되지 않은 이물질에 대하여 적용될 수 있다: 이 중 효과적이라 여겨지는 것으로 비타민 C(Davidson & Winey, 2021), 비타민 D3, N-아세틸시스테인, 글루타티온, 수라민, 솔잎차, 시키메이트, 아스피린, 멜라토닌, 아연, 케르세틴, 구연산 마그네슘, 충분한 수분 섭취가 있으며, 복용 금지 약물이 아니라면 추천한다(Campra, 2021). 그러나, 이미 많은 코로나19 백신 접종자들이 체내에 주입된 독성 이물질로 인해 후유증을 겪고 있기 때문에 해독 방법에 관한 심화 연구가 시급히 요구된다. 본 연구에 참여한 모든 코로나19 백신 접종 환자들은 기능부전성 자궁출혈 또는 무월경(불규칙한 생리 패턴)증상을 보였다. 기능부전성 자궁출혈은 접종한 여성들에게서 보이는 가장 흔한 부작용 중에 하나로 알려져 있는데, 국내에서만 2021년 2월 10일까지 이미 3,378건이 발생했으며, 이는 코로나19 백신 접종이 도입되기 시작한 2021년 2월부터 보고된 심혈관 사건보다 훨씬 높은 (156% 더 높은) 발생률이다. 적어도, 여기서 합리적으로 가정할 수 있는 사실은 화이자 또는 모더나 코로나19 백신 1차 이상 접종자의 혈장 표본에서 발견된 이물질로 인하여 다양한 부작용들이 촉발되었을 가능성이 있다는 것이다. 또한 본 연구의 한 사례에서 (표 1의 8번 환자) 보이는 이상 증상이 아스트라제네카 백신의 구성물과 연관 있을 가능성도 있다.

본 연구는 세계 최초 중의 하나이지만, 기초적인 연구 발표이다. 앞서 이 연구가 갖는 몇 가지 한계를 미리 인정하였다(각주1 참조). 비록 백신 접종자들의 혈장 표본으로부터 이물질들을 검출하였지만 이를 나노 입자와 나노 구조물 수준에서 심화 분석하거나 식별할 수 없었다. 또한 관측한 금속 같은 입자들이 특정한 이질적인 금속 또는 구성소라고 단정 지을 수 없었다. 따라서, 나노 과학, 인조 트랜스벌레 혼종 나노 공학[5], 그 외 다른 도구와 접근법을 최대로 동원하여 하루빨리 심화 연구가 수행되어야 할 것이다. 본 연구의 주요 목적은 코로나19 백신 접종자의 혈액에 이물질이 존재한다는 것을 보고하는 데 있다. 유의할 점은 밝혀지지 않은 이물질들이 코로나19 백신 접종자의 혈액에서만 발견되었고, 대조군인 미접종자의 혈액에는 존재하지 않았다는 것이다. 아무리 강조해도 지나치지 않은 사실은 이전 보고서에서도 드러났듯이 이미 유사한 형태의 이물질들이 코로나19 백신 자체에서 발견되었다는 사실이다(Campra, 2021; Wilson, 2021; Young, 2021; Jeon, 2022)[6]. 따라서 우리가 떠올릴 수 있는 가장 타당한 설명은 코로나19 백신에 함유되어 있는 이물질이 코로나19 백신 접종을 통해 접종자의 혈액에 유입된다는 것이다. 이는 백신 내 이물질과 코로나19 백신

---

5 1/1,000[천분의 일]을 milli, 1/1,000,000[일백만분의 일]을 micro, 1,000,000,000[십억분의 일]을 nano, 1,000,000,000,000 [일조분의 일]을 pico라고 표현한다. 가령 1 meter [미터]는 1,000 millimeter[1천 밀리미터]이고, 1,000,000 micrometer[1백만 마이크로미터]이며, 1,000,000,000 nanometer[십억 나노 미터], 1,000,000,000,000 picometer[일조 피코 미터]이다. 코로나 백신 속에서 100 나노미터 정도되는 크기로, 자연벌레에 산화 그라핀과 금속 성분으로 된 인공적인 부분이 합쳐져 만들어진 트랜스 벌레들이 발견되었다. 이들은 CT, MRI, 초음파로 검사해도 확인이 되지 않고, 일반 현미경으로도 잘 보이지 않으며, 전자현미경을 통해서만 확인할 수 있다. 백신을 접종한 후에 통증과 합병증이 나타나, 병원으로 찾아가 CT, MRI, 초음파 검사해도 기계가 구별할 수 있는 한계치를 만 배[10,000배] 정도 벗어나는 작은 크기이므로 전혀 발견되지 않아서, 코로나 백신 합병증의 증세가 심해도 정상이라고 판독될 수밖에 없다.

6 코로나19 백신을 검사하는 의료 전문가들로 골병증 전문의 Carrie Madej와 산부인과 전문의 Christiane Northrup이 있다. Critically Thinking (2021) 에서 그들의 주장을 확인할 수 있다. Madej는 Stew Peters (2021) 에게 모더나와 아스트라제네카 코로나19 백신의 x600 배율 확대 사진에서 보이는 것들을 공유하고 함께 논의한다. Madej는 백신 내 자가조립체가 산화 그라핀을 비롯하여 재빠른 생체의용 컴퓨팅 [인간의 세포나 DNA와 백신 속의 성분들이 상호 결합하고 연결되어 정보를 주고받는 인간과 컴퓨터가 일체가 되는 인체공학적 상황]에 유용한 것으로 알려진 다른 구성물들로 만들어지는 것으로 여겨진다고 말한다. 움직이는 '기생충 또는 벌레같은' 것으로는 많은 연구가 이루어진 히드라 불가리스 후생동물 같은 것이 있다. 게이츠는 그의 잘 알려진 2010 TED 강연 (4분 20초부터)에서 백신과 '생식 보건 서비스'가 인구 증가율을 0으로 감소시키는 것에 도움을 줄 것이라고 말한다. 더 최근에, 게이츠는 암호화폐 사용에 대한 전산화된 글로벌 모니터링을 통해 모든 살아 있는 사람들이 '물건을 사고파는 것 등을 포함한 인간의 행위 하나하나'를 감시하겠다는 계획을 밝히고 이들 모두에게 코로나 백신을 강제함으로써 달성할 생각이라고 말한 바 있다. 이러한 바이오 컴퓨팅(또는 생체의용 컴퓨팅) 계획은 세계 지적 재산권 기구에 제출한 마이크로소프트 특허 출원 번호 060606에 명확히 설명되어 있다(Oller 2021의 학술지에도 이 내용이 실려 있다). Madej는 코로나19 백신 내에서 현미경으로 발견된 거미 또는 지렁이 같은 형태로 스스로 판단하고 행동할 줄 아는 자가조립체가 전 세계에 백신을 강제로 접종한 후에 이루어 낼 암호화폐 모니터링 시스템 계획과 관련이 있다고 믿는다. 점점 쌓여가는 증거들은 코로나19 백신 내 이물질이 숙주에게 독성을 주고 있다는 사실을 시사한다. 이 점을 고려하여 해독 치료 프로토콜에 관한 Northrup 의학박사의 발언 이외에 Vladimir Zelenkov 의학박사 (2022), Ariyana Love 자연의학박사 (2021)의 자료를 참조하라.

접종자의 혈장 표본에서 발견된 이물질 간의 유사성을 통해서도 예측 가능한 과학적이고 믿을 수 있는 사실이다(그림 6과 그림 7).

대규모의 코로나19 백신 접종을 책임지고 있는 당국들은 지금까지 전 세계 사람들을 억누르고 심지어는 강제적으로 코로나19 백신이 '안전하고 효과적'인 것으로 받아들이도록 만들었다. 백신의 독성 성분과 단기적 후유증 그리고 장기적 후유증의 가능성을 연구자들이나 개발자들도 제대로 알거나 예측하지 못했고 또 일반 대중들에게 그러한 사실을 제대로 언급하지 않았다. 따라서 코로나19 백신 접종자의 혈장에서 발견된 이물질을 식별하기 위한 국제적인 협력이 시급히 요구된다. 본 연구의 실험 참가자는 실험군 코로나19 백신 접종자 8명과 대조군 코로나19 백신 미접종자 2명으로 인원수에 있어 분명한 한계가 있다. 모든 참가자가 체외 수정 센터의 성인 여성 환자로 제한된 점 역시 본 연구의 한계이다. 비록 본 연구가 세계 최초로 코로나19 백신 접종자의 원심 분리된 혈장을 분석한 보고서라는 점에서는 의의가 있지만, 재차 강조하고 싶은 점은 본 연구가 기초적인 실험 결과인 것과 아직 본 연구에서 밝혀내지 못한 이물질들의 독특한 성질을 그래핀 나노 구조 단계에서 밝혀내고, 알루미늄, 바나듐 등과 같이 어떤 특정한 원자 원소로 구성되어 있는지 밝히기 위해서는 재현 연구와 심화 연구가 요구된다는 것이다. 본 저널 2021년 12월 논문에서 Broudy와 Kryie가 백신과 나노 물질의 심화 연구를 촉구하였듯이, 코진의에서도 생물학적 나노 과학, 특히 그래핀 나노 구조를 전문적으로 연구하는 국제사회의 연구자들과 의사들이 이 보고서를 읽고 코로나19 백신의 난제를 깊이 통찰하려는 우리의 노력에 동참하여 주기를 권고하는 바이다. 한국의 식품의약품안전처(2021년 3월 5일)를 비롯한 세계 각지에서 코로나19 백신 품목허가를 하기에 앞서 나노 단위에 이르는 현미경 검사를 전혀 시행하지 않았다는 사실에 실무에 임하고 있는 의료 임상의이자 연구자로서 놀라움을 금치 못한다.

어떤 형태로든지 백신의 긴급 사용 승인을 내린 국가들 중에(미국에서 행해진 것과 같이), 도처의 모든 사람들에게 무엇이 들었는지도 모르는 백신을 몸에 주입하도록 강력히 권고하기에 앞서, 어느 나라에서도 코로나19 백신 성분에 대하여 독자적인 현미경 검사를 규정하지도 않았고 시행하지도 않았다. 오히려, 당국들은 백신 제조사와 주최사의 기득권에서 제공한 보고서에 담긴 정보에 의존한 것으로 보인다. 제조사와 주최사가 자국 내 코로나19 백신 사용을 승인되도록 당국들과 협력할 때, 그들은 수조 달러의 수익이 자신들에게 보장되도록 물밑 계약 등을 한 것으로 여겨진다 (Children's Health Defense Team, 2021). 식품의약품안전처의 공식 보도자료(2021년 3월 5일)에 따르면 이런 일이 대한민국에서도 일어난 것으로 보인다. 현재 국내에서 사용되고 있는 코로나19 백신에 대한 우리의 현미경 검사 요청을 당국에서 거부한 가운데, 2021년 12월 30일과 2022년 1월 13일 기자회견에서 코로나19 백신 속 이물질에 관한 검경 결과를 발표한 이후로, 국내 교육 기관의 일부 전문가들이 우리의 검경 결과를 확증하는 자신들의 연구 결과들을 블로그 등에 발표하고 공개적으로 게시하였다. 사례의 일부 그림 8에 제시되어 있다.

코로나19 백신 속에 이물질이 들어 있다는 사실은 명백하며, 우리가 성인 여성들에게서 관찰한 무월경, 기능부전성 자궁 출혈, 또는 두 증상 모두를 보이는 유해성의 원인은 바로 연구 결과에 드러난 이질적인 성분으로 구성된 실체라는 점을 시사한다. 본 연구에서는 코로나19 백신 접종자의 혈액 표본으로부터 백신 내에 든 것과 동일한 형상들을 가진 이물질을 발견했다. 우리는 이물질의 존재를 의심할 이유가 없으며, 이러한 이물질이 서로 그리고 인체의 면역 방어와 상호작용하며 백신 접종에 기인한 유해 사례를 발생시킨다는 사실에도 의심의 여지가 없다. 질병관리청의 보고에 따르면(2022년 3월 3일 현재로), 이러한 유해 사례로 국내 사망자 1,943명(12-18세 5명), 영국 사망자 2,022명, 독일 사망자 2,255명을 들 수 있다.

결론

코로나19 접종자의 원심분리된 혈장 표본은 다양한 형태와 크기의 이물질들을 드러냈다. 이 이물질들은 그들이 1회분 또는 그 이상의 코로나19 백신을 접종했을 때 피접종자의 체내에 유입되었을 가능성이 높다. 더 구체적으로, 우리는 다른 연구자들이 우리의 연구에 대한 재현 연구 및 심화연구를 수행할 것을 제안하는 바이다. 가능한한 최고로 정밀한 나노 단위의 효과적인 장비를 활용할 것과, Pablo Campra와 Robert O. Young의 발표와 함께 그들이 언급한 다른 연구자들의 연구 결과를 잇는 더욱 정교한 실험 절차를 기획할 것을 권한다. 코로나19 백신 접종자의 혈장 표본 내 미확인 이물질이 대부분 독성이라는 사실이 명백하다는 점과 이러한 코로나19 백신 접종이 관찰 가능한 부작용으로 이어진다는 사실을 감안할 때, 우리는 또한 동시대 각처에 있는 과학자들과 임상 의들이 이미 수백만의 코로나19 백신 피접종자들의 몸에 주입된 해로운 물질이 무엇이든지간에 이를 해독하기 위해 효과적인 프로토콜을 식별하고, 검사하고, 알맞게 사용할 것을 촉구한다. 지금까지 알려진 사실들과 합리적으로 의심받는 사실들에 비추어볼 때, 우리는 또한 사전 동의의 중요성과 특히 의사들은 환자들에게 해를 입혀서는 안 된다는 오래 지속되어온 히포크라테스 선서의 중요성을 재차 상기시키고자 한다.

코로나 백신이 일반인들도 모르고 일반 의사들도 모르는 최첨단 생체

공학물을 사용하는 무세포 생물합성학과 바이오 파운드리 기법을 사용하고 있는 것으로 추정되기에, 코로나19 백신을 수용할지 거부할지에 관한 개인의 자주적 결정 권리는 존중받아 마땅하다: 당국이 강제하지 않는다고 말하면서도, 실제의 상황에서 여태 행해왔던 '백신패스 정책'이나 이에 상당하는 강제적인 코로나19 백신 접종 또는 의무적인 PCR 검사와 같은 것을 지속하거나 요구해서는 안 된다고 우리는 믿는다. 단언컨데, 백신의 내용물이 나노 단위로 철저히 조사되고, 현재 각국에서 보고되어지듯이 거대한 수의 부작용과 사망을 야기하지 않는다는 사실이 합리적인 의심의 여지 없이 증명되기 전까지는 모든 코로나19 백신 접종이 중단되어져야 할 것이다.

(어렵고 긴 글 번역해 주신, 이다희 님께 감사드립니다.)

참고 문헌

Aldén, M., Olofsson Falla, F., Yang, D., Barghouth, M., Luan, C., Rasmussen, M., & De Marinis, Y. (2022). Intracellular reverse transcription of Pfizer BioNTech COVID-19 mRNA vaccine BNT162b2 in vitro in human liver cell line. Current Issues in Molecular Biology, 44(3), 1115–1126. https://www.mdpi.com/1467-3045/44/3/73/htm?s=09

America's Frontline Doctors. (2021, May 27). Vaccine Information. America's Frontline Doctors. https://americasfrontlinedoctors5.

com/covid19/vaccines/
Asmatulu, R., Misak, H., Yang, S., & Wooley, P. (2012). Composite magnetic nanoparticle drug delivery system (United States Patent No. US20120265001A1). https://patents.google.com/patent/US20120265001A1/en
Associated Press. (2022, January 3). Pfizer and BioNTech Receive U.S. FDA Emergency Use Authorization of COVID-19 Vaccine Booster for Individuals 12 Years of Age and Older. AP NEWS. https://apnews.com/press-release/business-wire/coronavirus-pandemic-health-business-pfizer-inc-europe-f7fb3af8243743349f5b3e34c34f5702
Cabanillas, B., Akdis, C. A., & Novak, N. (2021). Allergic reactions to the first COVID-19 vaccine: A potential role of polyethylene glycol? Allergy, 76(6), 1617–1618. https://doi.org/10.1111/all.14711
Campra, P. (2021, June 28). Graphene oxide detection in aqueous suspension: Observational study in optical and electron microscopy. https://www.docdroid.net/rNgtxyh/microscopia-de-vial-corminaty-dr-campra-firma-e-1-fusionado-pdf
CDC. (2022, January 21). Different COVID-19 Vaccines. Centers for Disease Control and Prevention. https://www.cdc.gov/coronavirus/2019-ncov/vaccines/different-vaccines.html
Central Disease Control Headquarters. (2022, February 10). 코로나19 백신 및 예방접종 [COVID-19 Vaccines and Immunizations]. 코로나19 백신 및 예방접종. http://ncv.kdca.go.kr
Children's Health Defense Team. (2021). Planned Surveillance and

Control by Global Technocrats: A Big-Picture Look at the Current Pandemic Beneficiaries. International Journal of Vaccine Theory, Practice, and Research, 1(2), 143–171. https://ijvtpr.com/index.php/IJVTPR/article/view/7

Chung, Y. H., Beiss, V., Fiering, S. N., & Steinmetz, N. F. (2020). COVID-19 vaccine frontrunners and their nanotechnology design. ACS Nano, 14(10), 12522–12537. https://doi.org/10.1021/acsnano.0c07197

Cohn, B. A., Cirillo, P. M., Murphy, C. C., Krigbaum, N. Y., & Wallace, A. W. (2022). SARS-CoV-2 vaccine protection and deaths among US veterans during 2021. Science (New York, N.Y.), 375(6578), 331–336. https://doi.org/10.1126/science.abm0620

Coors, E. A., Seybold, H., Merk, H. F., & Mahler, V. (2005). Polysorbate 80 in medical products and nonimmunologic anaphylactoid reactions. Annals of Allergy, Asthma & Immunology, 95(6), 593–599. https://doi.org/10.1016/S1081-1206(10)61024-1

Critically Thinking. (2021, September 30). Critically Thinking with Dr. T and Dr. P Episode 64—Spec Guests Dr. M and Dr. N Sept 30 2021. https://rumble.com/vn7gur-critically-thinking-with-dr.-t-and-dr.-p-episode-64-spec-guests-dr.-m-and-d.html

Daily News Break. (2021, September 10). Graphene Oxide Detox Protocols for the Vaxxed & Unvaxxed. Australian National Review. https://www.australiannationalreview.com/resources/graphene-oxide-detox-protocols-for-the-vaxxed-unvaxxed/

Davidson, R. M., & Winey, T. R. (2021). Vitamin C Mitigating and Rescuing from Synergistic Toxicity: Sodium Fluoride, Silicofluorides, Aluminum Salts, Electromagnetic Pollution, and SARS-CoV-2. International Journal of Vaccine Theory, Practice, and Research, 1(2), 243–282. https://ijvtpr.com/index.php/IJVTPR/article/view/12

de Vrieze, J. (2021). Pfizer's vaccine raises allergy concerns: Science, 371(6524), 10–11. https://doi.org/DOI: 10.1126/science.371.6524.10

EMA. (2020, December 21). Comirnaty [Text]. European Medicines Agency. https://www.ema.europa.eu/en/medicines/human/EPAR/comirnaty

EMA. (2021a, January 4). Spikevax (previously COVID-19 Vaccine Moderna) [Text]. European Medicines Agency. https://www.ema.europa.eu/en/medicines/human/EPAR/spikevax

EMA. (2021b, March 5). COVID-19 Vaccine Janssen [Text]. European Medicines Agency. https://www.ema.europa.eu/en/medicines/human/EPAR/covid-19-vaccine-janssen

Expose, T. (2022, January 22). Worldwide Data suggests Fully Vaccinated Americans, Australians, Brits, Canadians, & Germans are developing Acquired Immunodeficiency Syndrome. The Expose. https://dailyexpose.uk/2022/01/22/vaccinated-usa-aussie-canada-brits-germans-developing-ade/

Föhse, F. K., Geckin, B., Overheul, G. J., van de Maat, J., Kilic, G., Bulut, O., Dijkstra, H., Lemmers, H., Sarlea, S. A., Reijnders, M.,

Hoogerwerf, J., ten Oever, J., Simonetti, E., van de Veerdonk, F. L., Joosten, L. A. B., Haagmans, B. L., van Crevel, R., Li, Y., van Rij, R. P., ... Netea, M. G. (2021). The BNT162b2 mRNA Vaccine Against SARS-CoV-2 Reprograms Both Adaptive and Innate Immune Responses (SSRN Scholarly Paper ID 3839624). Social Science Research Network. https://doi.org/10.2139/ssrn.3839624

Francis, T. (1960). On the Doctrine of Original Antigenic Sin. Proceedings of the American Philosophical Society, 104(6), 572–578. https://www.jstor.org/stable/985534

Gasrson, N., Vaughn, D. W., & Didierlaurent, A. M. (2012). Development and evaluation of AS03, an Adjuvant System containing α-tocopherol and squalene in an oil-in-water emulsion. Expert Review of Vaccines, 11(3), 349–366. https://doi.org/10.1586/erv.11.192

Gupta, A. (2013). Fraud and misconduct in clinical research: A concern. Perspectives in Clinical Research, 4(2), 144–147. https://doi.org/10.4103/2229-3485.111800

Health Wellness Daily. (2021, July 12). Spike Protein and Graphene Oxide Detoxification. https://healthwellnessdaily.org/spike-protein-and-graphene-oxide-detoxification-protocol/

Holistic Health Online. (2021, August 29). How To Detox Graphene Oxide. https://www.holistichealthonline.info/how-to-detox-graphene-oxide/

Humphries, S., & Bystrianyk, R. (2013, November 1). Original Antigenic

Sin Committed by Vaccination. Vaccine Choice Canada. https://vaccinechoicecanada.com/disease-trends/original-antigenic-sin-committed-by-vaccination/

Jackson, L. A., Anderson, E. J., Rouphael, N. G., Roberts, P. C., Makhene, M., Coler, R. N., McCullough, M. P., Chappell, J. D., Denison, M. R., Stevens, L. J., Pruijssers, A. J., McDermott, A., Flach, B., Doria-Rose, N. A., Corbett, K. S., Morabito, K. M., O'Dell, S., Schmidt, S. D., Swanson, P. A., ... Beigel, J. H. (2020). An mRNA Vaccine against SARS-CoV-2—Preliminary Report. New England Journal of Medicine, 383(20), 1920–1931. https://doi.org/10.1056/NEJMoa2022483

Jason, R. (2022, February 4). Doctors are testifying that COVID-19 vaccines are giving people cancer and AIDS. Gospel News Network. https://gospelnewsnetwork.org/2022/02/04/doctors-are-testifying-that-covid-19-vaccines-are-giving-people-cancer-and-aids/

Jeon, K.-Y. (2022). Moving and living micro-organisms in the COVID-19 vaccines—Prevention, early treatment cocktails for COVID-19 and detoxification methods to reduce sequels of COVID-19 vaccines. American Journal of Epidemiology and Public Health, 6(1), 001–006. https://www.scireslit.com/PublicHealth/AJEPH-ID50.pdf

Jiang, H., & Mei, Y.-F. (2021). SARS–CoV–2 spike impairs DNA damage repair and inhibits V (D) J recombination in vitro. Viruses, 13(10), 2056. https://doi.org/10.3390/v13102056

Kim, D., Wu, Y., Shim, G., & Oh, Y.-K. (2021). Lipid nanoparticle-mediated lymphatic delivery of immunostimulatory nucleic acids. Pharmaceutics, 13(4), 490. https://doi.org/10.3390/pharmaceutics13040490

Kim, M.-A., Lee, Y. W., Kim, S. R., Kim, J.-H., Min, T. ki, Park, H.-S., Shin, M., Ye, Y.-M., Lee, S., Lee, J., Choi, J.-H., Jang, G. C., & Chang, Y.-S. (2021). COVID-19 Vaccine-associated Anaphylaxis and Allergic Reactions: Consensus Statements of the KAAACI Urticaria/Angioedema/Anaphylaxis Working Group. Allergy, Asthma & Immunology Research, 13(4), 526–544. https://doi.org/10.4168/aair.2021.13.4.526

Korea Disease Control and Prevention. (2022, March 3). 코로나19 백신 및 예방접종 [COVID-19 Vaccination Korea Disease Control and Prevention Agency] 45th Week (Jan 13, 2022) and 52nd Week (March 3, 2022): Analysis of Adverse Reactions to COVID-19 Vaccinations. 코로나19 백신 및 예방접종. http://ncv.kdca.go.kr

Kostoff, R. N., Calina, D., Kanduc, D., Briggs, M. B., Vlachoyiannopoulos, P., Svistunov, A. A., & Tsatsakis, A. (2021). Why are we vaccinating children against COVID-19? Toxicology Reports, 8, 1665–1684. https://doi.org/10.1016/j.toxrep.2021.08.010

Love, A. (2021, August 27). Detox Protocols For The Vaxxed and Unvaxxed. Liberty International Blog. https://libertyinternational.wordpress.com/2021/08/27/detox-protocols-for-the-vaxxed-and-unvaxxed/

Ministry of Food and Drug Safety. (2021, March 5). MFDS Grants Marketing Authorization for Pfizer Korea COVID-19 Vaccine.

https://www.mfds.go.kr/eng/brd/m_64/view.do?seq=59

Murphy, W. J., & Longo, D. L. (2022). A Possible Role for Anti-idiotype Antibodies in SARS-CoV-2 Infection and Vaccination. The New England Journal of Medicine, 386(4), 394–396. https://doi.org/10.1056/NEJMcibr2113694

Oller, J. W. (2021). Buying and Selling with the "Mark of the Beast." International Journal of Vaccine Theory, Practice, and Research, 1(2), 318–364. https://ijvtpr.com/index.php/IJVTPR/article/view/20

Ou, L., Song, B., Liang, H., Liu, J., Feng, X., Deng, B., Sun, T., & Shao, L. (2016). Toxicity of graphene-family nanoparticles: A general review of the origins and mechanisms. Particle and Fibre Toxicology, 13(1), 57. https://doi.org/10.1186/s12989-016-0168-y

Pujol, A., Gomez, L.-A., Gallegos, C., Nicolau, J., Sanchis, P., Gonzalez-Freire, M., Lopez-Gonzalez, A. A., Dotres, K., & Masmiquel, L. (2021). Thyroid as a target of adjuvant autoimmunity/inflammatory syndrome due to mRNA-based SARS-CoV2 vaccination: From Graves' disease to silent thyroiditis. Journal of Endocrinological Investigation. https://doi.org/10.1007/s40618-021-01707-0

Salazar, A. (2022, February 1). Leaked Documents from DoD Database Show US Military Illness Skyrocketing from COVID Jab. https://newsrescue.com/leaked-documents-from-dod-database-show-us-military-illness-skyrocketing-from-covid-jab-viral-video/, https://newsrescue.com/leaked-documents-from-dod-database-show-us-military-illness-skyrocketing-from-covid-jab-viral-video/

Sangaletti, P., Doe, J., Gatti, A., Arvay, C., Giuliani, L., & Lettner, H. (2022). SARS-CoV-2 and the vaccination hype. International Journal of Vaccine Theory, Practice, and Research, 2(1), 173–207. https://ijvtpr.com/index.php/IJVTPR/article/view/34

Stew Peters.tv. (2021, September 29). Dr. Carrie Madej: First U.S. Lab Examines "Vaccine" Vials, HORRIFIC Findings Revealed. https://rumble.com/vn482j-dr.-carrie-madej-first-u.s.-lab-examines-vaccine-vials-horrific-findings-re.html

Thacker, P. D. (2021). Covid-19: Researcher blows the whistle on data integrity issues in Pfizer's vaccine trial. BMJ, 375, n2635. https://doi.org/10.1136/bmj.n2635

Wang, J., Lu, L., Song, H., Yang, Y., & Ma, Y. (2010). Effect of polyethylene glycol as adjuvant on hepatitis B virus DNA vaccine in vitro. Wei Sheng Wu Xue Bao = Acta Microbiologica Sinica, 50(7), 949–954. https://europepmc.org/article/med/20815244

Wilson, R. (2021, August 30). American Scientists Confirm Toxic Graphene Oxide, and More, in Covid Injections. Rights and Freedoms. https://rightsfreedoms.wordpress.com/2021/09/02/american-scientists-confirm-toxic-graphene-oxide-and-more-in-covid-injections/

World Health Organization. (2021). WHO Package Leaflet—Covid-19 Vaccine AstraZeneca Solution for Injection: COVID-19 Vaccine (ChAdOx1-S [recombinant]). https://extranet.who.int/pqweb/sites/default/files/documents/WHO_PL_azd1222.pdf

Young, R. O. (2021, February 5). Scanning & Transmission Electron

Microscopy Reveals Graphene Oxide in CoV-19 Vaccines. Dr. Robert Young. https://www.drrobertyoung.com/post/transmission-electron-microscopy-reveals-graphene-oxide-in-cov-19-vaccines

Zelenkov, V. (2022). Treatment Protocol – Dr. Vladimir Zelenko MD. https://vladimirzelenkomd.com/treatment-protocol/

Zhang, H., & Xia, X. (2021). RNA cancer vaccines: Developing mRNA nanovaccine with self-adjuvant property for cancer immunotherapy. Human Vaccines & Immunotherapeutics, 17(9), 2995–2998. https://doi.org/10.1080/21645515.2021.1921524

Zuber, M. C. (2021, April 13). How J&J and AstraZeneca differ from the mRNA vaccines from Pfizer and Moderna—BNN Bloomberg. BNN. https://www.bnnbloomberg.ca/how-j-j-and-astrazeneca-differ-from-the-mrna-vaccines-from-pfizer-and-moderna-1.1589765

법률적 고지 사항

본 웹사이트와 IJVTPR의 정보는 사람의 상태 또는 의료 절차에 관한 진단, 권장 치료, 예방, 치료에 어떤 식으로든 참조 목적으로 작성된 것이 아닙니다. 참조될 수 있는 그 어떤 병적 상태, 절차, 프로토콜에 영향을 받는 사람의 부모, 보호자, 간병인, 임상의, 친족일 수 있는 정보이용자와 독자는 구체적인 적용에 있어서 스스로 판단하시기 바랍니다. 웹사이트 및/또는 저널에 관련되어 어느 정도이든 기여한 저자, 편집자, 개인은 웹사이트 또는 IJVTPR에서 찾은 그 어떤 맥락의 정보, 결론, 연구 결과, 의견, 오류, 그 어떤 진술의 사용 또는 적용으로 인해 발생할 수 있는 그 어떤 피해, 재정적 손실, 신체적 상해 또는 기타 불이익에 관하여 그 어떤 개인 또는 단체에 대한 모든 의무 또는 책임을 거부합니다. 제시된 자료는 내용 검토에 관심을 가질 수 있는 모든 이용자에게 무료로 제공되지만, 그 중 일부분을 어떻게 적용할지에 관한 결정 여부는 독자/이용자의 단독 책임입니다. 본 자료가 인용되거나 재인쇄될 경우, 이용자는 출처/저자의 공로를 인정하고 크리에이티브 커먼즈 라이선스 4.0 NC ND에 의거한 비상업적, 변경 금지, 요구 사항을 준수해야 합니다.

9. 한국 코로나19 진실규명의사회 의료진과 오스트리아 코로나19 윤리위원회 의료진 사이에 인터넷 미팅을 통해 갖었던, 2022년 4월 24일 코로나19 백신 및 환자 진료 경험에 대한 발표회 보고서 - 뉴스타운 (newstown.co.kr)

https://www.newstown.co.kr/news/articleView.html?idxno=532975
• 승인 2022.04.25 14:08

생체 외 산화 그라핀의 상태

산화 그라핀(GO)은 세포 독성 및 유전 독성 효과로 잘 알려져 있으며, 이는 명백히 인간-기계의 상호 작용, 트랜스휴머니즘, 그리고 신세계 질서의 폭정 아래 모든 사람을 노예 상태로 이어지는 관문 역할을 한다. 우리 신체 내 산화 그라핀의 악영향을 이해하고 평가하고 해독하기 위해서는 생체 외 및 생체 내 산화 그라핀 상태를 파악하는 것이 바람직하다. 페트리 접시 위에서 한국 코로나19 관련 환자의 50개가 넘는 혈액 표본을 연구 관찰한 산화 그라핀에 관한 자연사(自然史)는 아래와 같다.

1) 코로나19 백신 접종 여부와 관계없이 검사를 받은 모든 한국인의 혈액

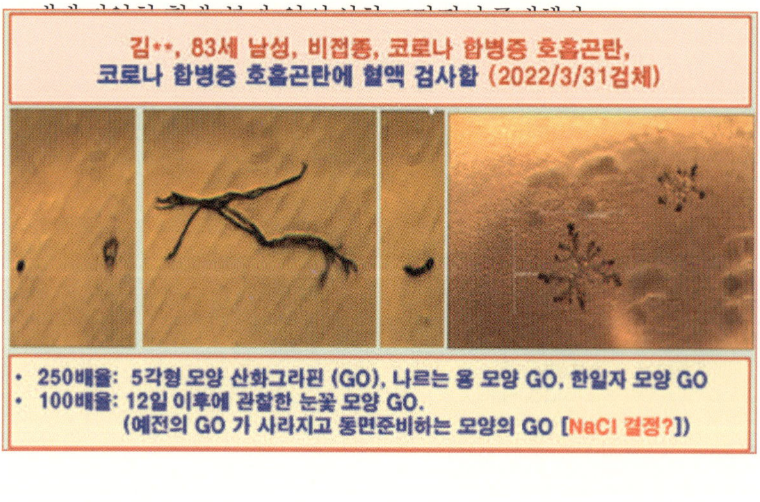

김, 51세 남성, 3차접종,**
허리 통증으로 혈액 검사함 (2022/4/2검체)

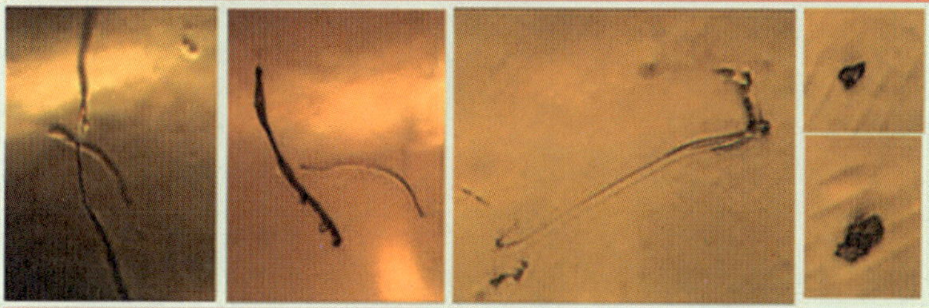

100배율에서 보이는 다양한 그라핀 물체들과 250 배율에서 보이는 날아가는 자전거 모양, 나비 모양,샌들 모양의 그라핀/금속 물체들

2) 최근에 채취한 혈액에서는 사람들의 몸 상태에 따라 다양한 형태, 부피, 양의 산화 그라핀이 분리된 형태로 존재했다. 미접종자보다 접종자, 젊은 사람보다 나이가 많은 사람이 더 높은 이물질 점수(표 1의 이물질 점수)의 경향을 보인다.

이것은 코로나 백신을 접종한 사람들이 비접종자들보다 혈액 내에 좀 더 다양하고 부피도 크고 수적으로도 많은 산화 그라핀을 가질 가능성이 있음을 의미한다.

황, 61세 여성, 모더나 2회 접종, 심장이 벌렁거리고 답답, 대학병원에서 공황장애 치료 중. 해독 안함. (2022.4.5.검체)**

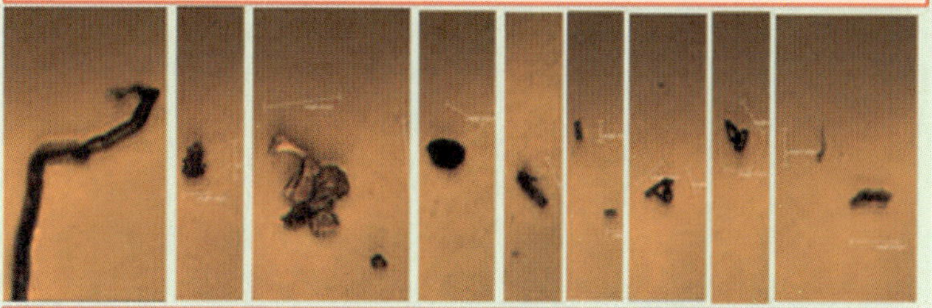

250배율에서 1) 갈고리형 GO; 2)188 x 148 micro frog-like GO/metallic mass; 3) 560 x 440 micro GO/metallic mass (MS); 4) 235micro MS; 5) 253 micro MS; 6)102micro, 72 micro rectangular MS; 7) 186 x 139 micro MS; 8) 199 x150 micro MS; 9) 266 x 190 micro MS/GO

황, 61세 여성, 모더나 2회 접종, 심장이 벌렁거리고 답답, 대학병원에서 공황장애 치료 중. 해독 안함. (2022.4.5.검체)**

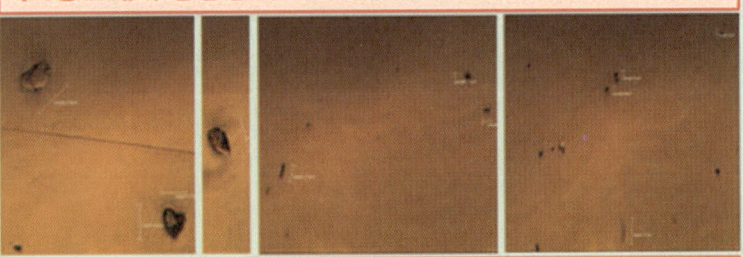

250배율에서 1) 279, 236 x 177 micro MS; 2) 231 micro MS; 3) 70, 119, 65 micro MS; 4) 32, 55, 59, 171 micro MS

황, 61세 여성, 모더나 2회 접종, 심장이 벌렁거리고 답답, 대학병원에서 공황장애 치료 중. 해독 안함. (2022.4.5.검체)**

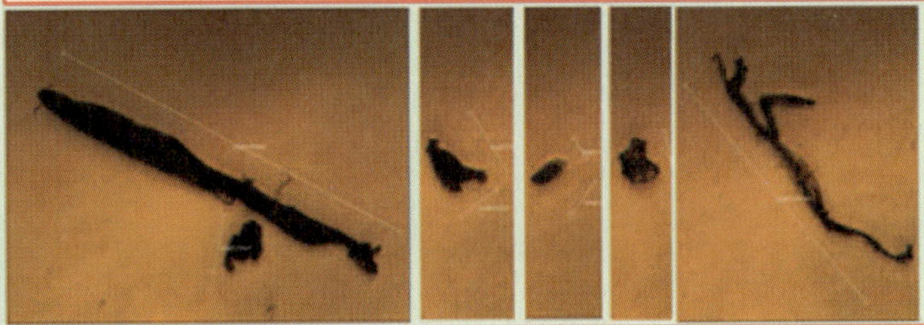

250배율에서 1) 2,059 x 308 micro MS/ GO; 2) 364 x 251 micro MS/GO; 3) 218 x 122 micro MS/GO; 4)252 micro MS; 5) 1,497 micro mantis-like MS/GO;

황, 61세 여성, 모더나 2회 접종, 심장이 벌렁거리고 답답, 대학병원에서 공황장애 치료 중. 해독 안함. (2022.4.5.검체)**

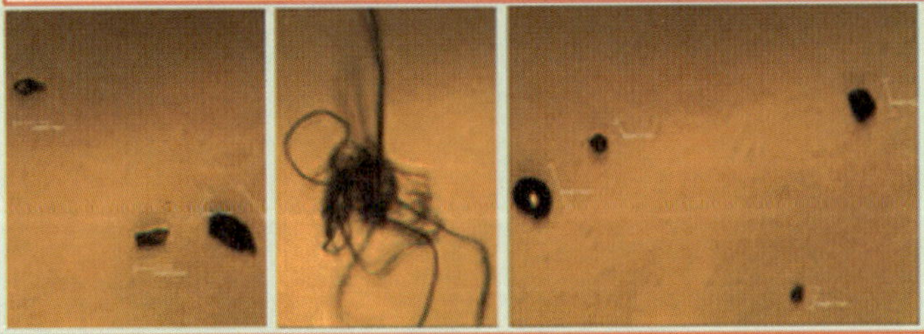

250배율에서 1) 325, 181x175, 166 micro MS; 2) a skein-like GO; 3) 245, 111, 184, 110 micro MS;

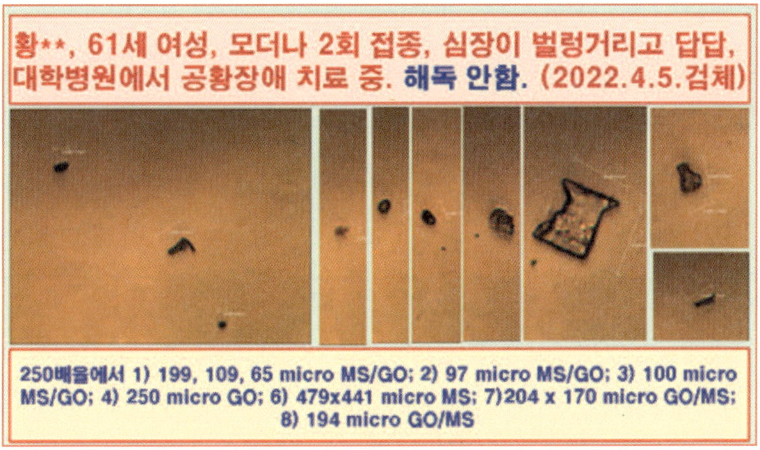

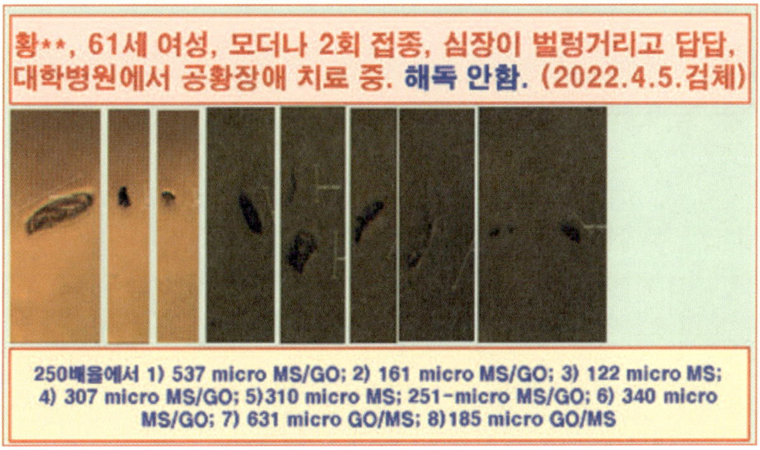

3) 혈액 내의 높은 이물질 점수를 가질 경우에, 뇌경색 증과 같은 순환기 질환이 좀 더 발생할 수 있을까?

저는 그럴 수 있다고 생각한다. 또한 위의 61세 황** 여성처럼 공황장애 같은 정신과 질환이나 뇌혈전증이 생길 수 있는 가능성이 높을 수 있겠다고 생각한다. 생각해 보시라! 위의 공황장애를 가지고 있는 61세 황** 여인의 경우, 2cc 정도의 적은 혈액 속에서 50개가 넘는 여러 크기와 모양의 산화 그라핀과 금속 조각 같은 것이 존재했는데, 그러한 것들이 뇌 속을 혈관을 흐르며 매 순간 순간 뇌 세포에 영향을 미치지 않았을 것이라고 생각하기는 힘들다. 또한 아래 사진에 나오는, 74세 남성인 곽** 님의 경우에도, 너무도 많은 산화 그라핀, 금속 조각 등이 발견되었다. 이분의 경우에는 코로나 백신을 접종하기 5년 전에 이미 뇌경색이 발생한 과거력이 있는데, 여기 사진에 보이는 2-3 밀리(mm) 이상 길이의 산화 그라핀과 금속 조각 같이 많은 양은 아니었을 지라도, 당시의 뇌혈류 흐름에 많은 방해 요인이 되어 피흐름을 막아서 뇌경색증이 발생했을 가능성도 배제할 수 없다.

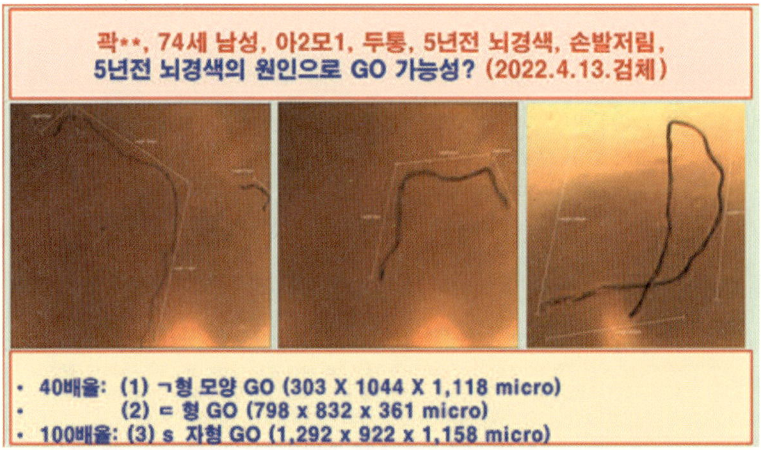
곽**, 74세 남성, 아2모1, 두통, 5년전 뇌경색, 손발저림,
5년전 뇌경색의 원인으로 GO 가능성? (2022.4.13.검체)
• 40배율: (1) ㄱ형 모양 GO (303 X 1044 X 1,118 micro)
• (2) ㄷ 형 GO (798 x 832 x 361 micro)
• 100배율: (3) s 자형 GO (1,292 x 922 x 1,158 micro)

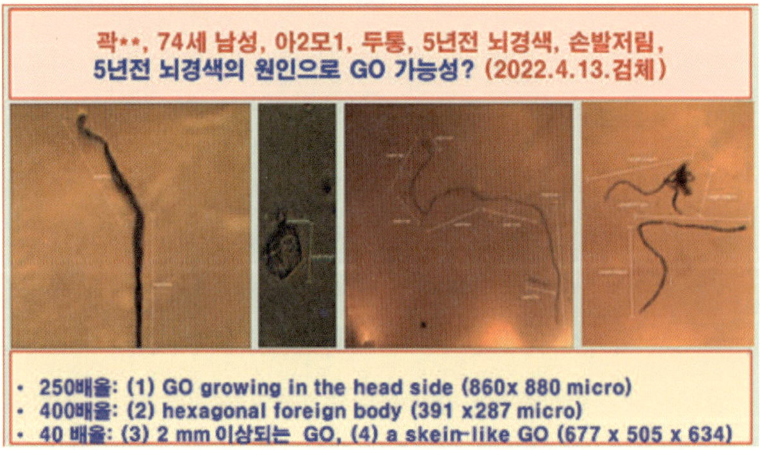
곽**, 74세 남성, 아2모1, 두통, 5년전 뇌경색, 손발저림,
5년전 뇌경색의 원인으로 GO 가능성? (2022.4.13.검체)
• 250배율: (1) GO growing in the head side (860x 880 micro)
• 400배율: (2) hexagonal foreign body (391 x287 micro)
• 40 배율: (3) 2 mm 이상되는 GO, (4) a skein-like GO (677 x 505 x 634)

곽**, 74세 남성, 아2모1, 두통, 5년전 뇌경색, 손발저림,
5년전 뇌경색의 원인으로 GO 가능성? (2022.4.13.검체)

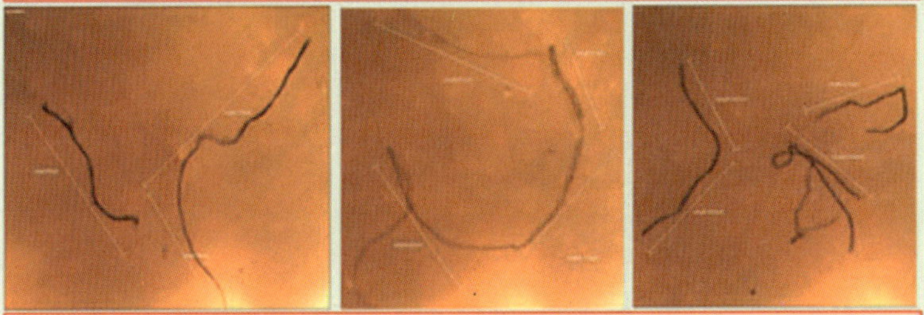

- 40 배율: (1) Growing GOs (984 x 1,336 x 745 micro)
- (2) tortuous GOs (825 x 1,134 x 514 x 973 micro) > 3 mm
- (3) many, long GOs (547 x 654 x 525 x 583 micro)

곽**, 74세 남성, 아2모1, 두통, 5년 전 뇌경색, 손발저림,
5년 전 뇌경색의 원인으로 GO 가능성? (2022.4.13.검체)

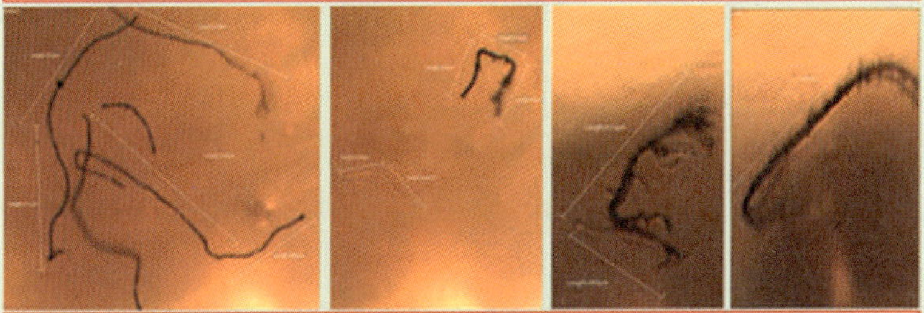

- 40 배율: (1) multiple GOs (782 x 771 x 969 x 1,094 x 585 micro)
- (2) a growing GO and a translucent GO (326 x 272 x 355 ; 255 x 303)
- 100 배율: (3) a growing GO (547 x 654 x 525 x 583 micro)
- (4) a growing GO (2,039 micro)

곽**, 74세 남성, 아2모1, 두통, 5년 전 뇌경색, 손발저림,
5년 전 뇌경색의 원인으로 GO 가능성? (2022.4.13.검체)

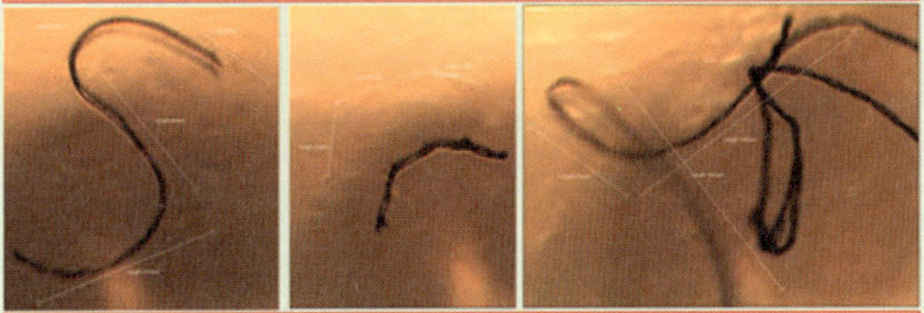

- 100 배율: (1) a S shaped GO (883 x 1,053 x 298 x 698 micro)
- (2) a growing GO (388 x 575 x 278 micro)
- (3) a knot-like GO (1,640 x 658 x 1,462 micro)

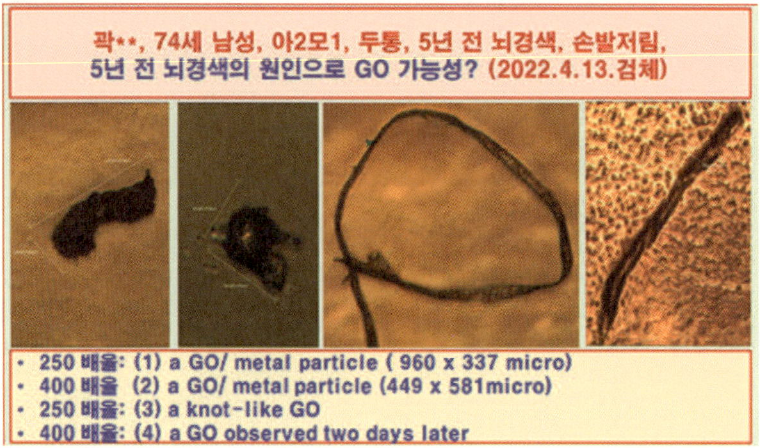

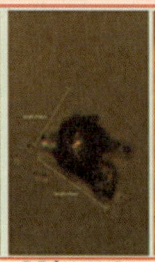

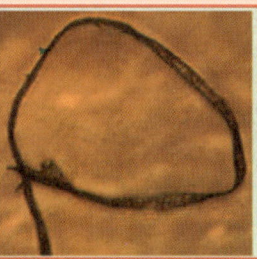

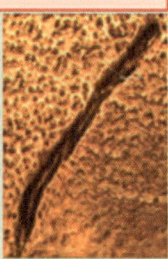

4) 냉장 보관하면, 그것이 존재하는 환경에 맞추어 산화 그라핀의 형태가 변했다.

4-1) 페트리 접시의 모든 산화 그라핀은 생존하고 자라는 활동을 하고 있는 것으로 보였다.

4-2) 코로나 백신 (코백신)을 접종받은 분들에게 채취한 혈액에서 발견되는 개별 산화 그라핀들의 경우, 산화 그라핀 양끝에서뿐만 아니라 몸통 중부에서도 산화 그라핀 섬유들이 자라나고 있었다, 즉 많은 성장선들을 가지고 있었다.

김**, 58세 여성, 1번Pfizer, 몸에 진동, 다리가 무기력,
사전 해독 없음. 백신 해독을 2022년 4월 1일 시작 (2022.4.1. 검체)

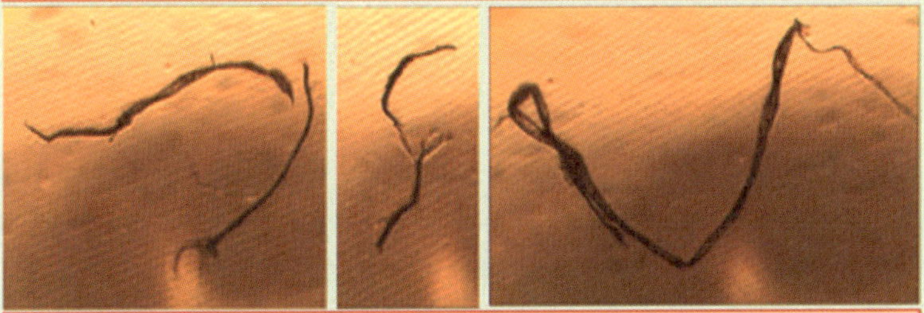

- 100 배율: (1) 옆구리와 머리쪽, 다리쪽에서 성장선을 내고 있는 GO
- (2) 몸체와 머리쪽, 다리쪽에서 성장선을 내고 있는 GO
- (3) 백신 해독을 하고 있지 않은 혈액 내의 GO 는 많은 성장선을 가지고 있다.

김**, 58세 여성, 1번Pfizer, 몸에 진동, 다리가 무기력,
사전 해독 없음. 백신 해독을 2022년 4월 1일 시작 (2022.4.1. 검체)

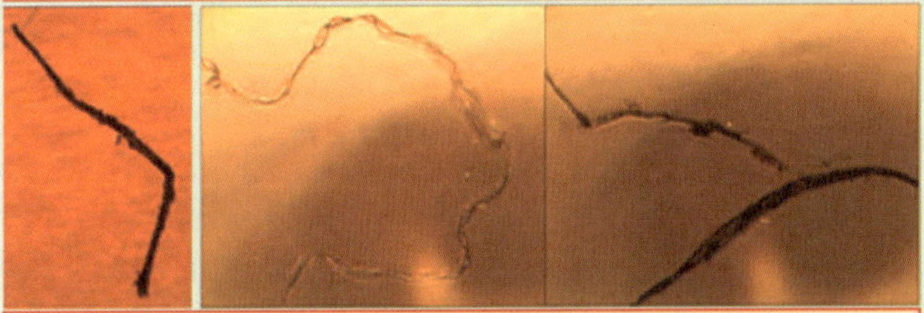

- 100 배율: (1) 활동적으로 몸 전체에서 성장선을 내고 있는 GO
- (2) 몸체가 풀어지면서 또 머리쪽에서 성장선을 내고 있는 GO
- (3) 백신 해독을 하고 있지 않은 혈액 내의 GO 는 많은 성장선을 가지고 있다.

김**, 58세 여성, 1번Pfizer, 몸에 진동, 다리가 무기력,
사전 해독 없음. 백신 해독을 2022년 4월 1일 시작 (2022.4.1. 검체)

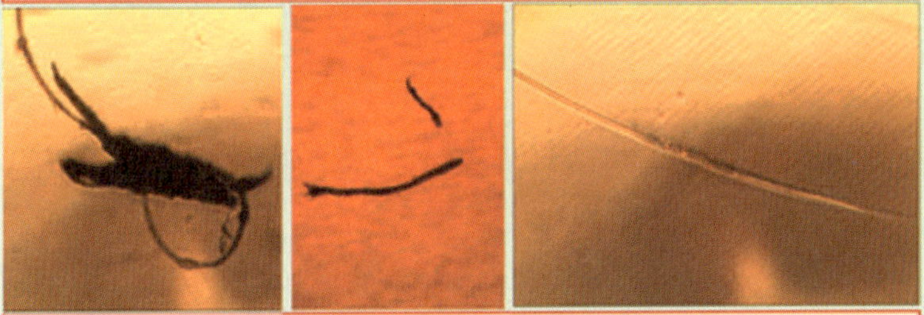

- 100 배율: (1) 옆구리와 머리쪽, 다리쪽에서 성장선을 내고 있는 GO
- (2) 몸체와 머리쪽, 다리쪽에서 성장선을 내고 있는 GO
- (3) 몸체의 중간 부위에서 동글동글한 작은 성장선을 내고 있는 GO

4-3) 코백신을 접종하지 않은 사람들의 혈액에서 분리된 산화 그라핀들에게서 증폭되거나 자라나는 그라핀 섬유들의 수효와 양은 코백신 접종자 혈액에서 발견한 산화 그라핀의 증가 또는 성장들에 비해 상대적으로 적었다. 즉, 성장선들을 거의 만들지 않고 있었다.

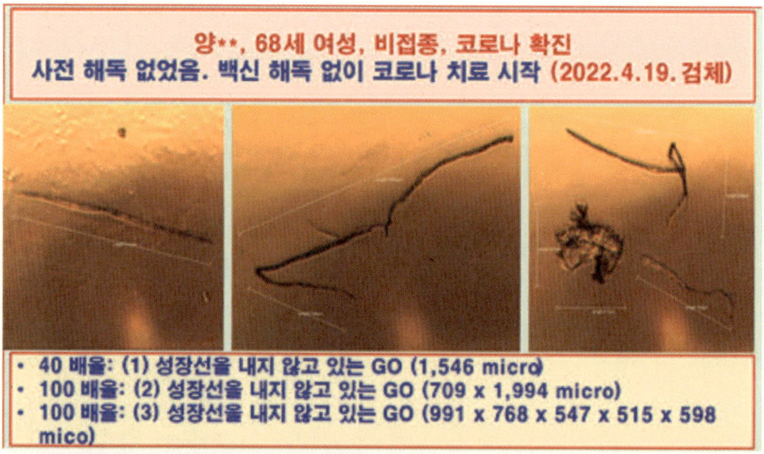
양**, 68세 여성, 비접종, 코로나 확진
사전 해독 없었음. 백신 해독 없이 코로나 치료 시작 (2022.4.19. 검체)
• 40 배율: (1) 성장선을 내지 않고 있는 GO (1,546 micro)
• 100 배율: (2) 성장선을 내지 않고 있는 GO (709 x 1,994 micro)
• 100 배율: (3) 성장선을 내지 않고 있는 GO (991 x 768 x 547 x 515 x 598 mico)

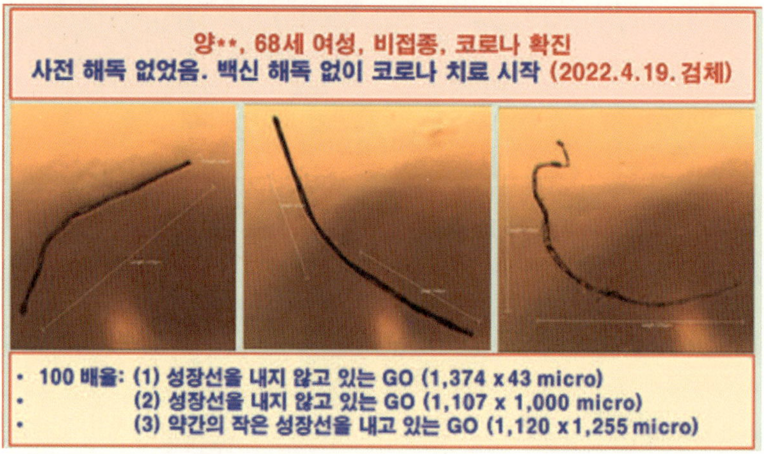
양**, 68세 여성, 비접종, 코로나 확진
사전 해독 없었음. 백신 해독 없이 코로나 치료 시작 (2022.4.19. 검체)
• 100 배율: (1) 성장선을 내지 않고 있는 GO (1,374 x 43 micro)
• (2) 성장선을 내지 않고 있는 GO (1,107 x 1,000 micro)
• (3) 약간의 작은 성장선을 내고 있는 GO (1,120 x 1,255 micro)

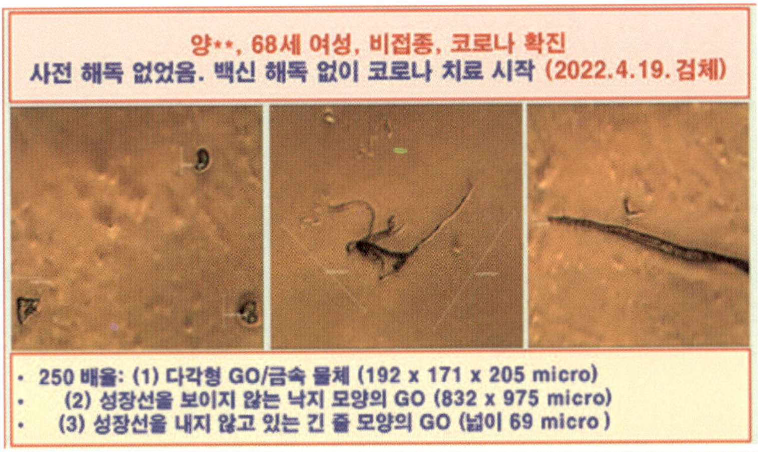
양**, 68세 여성, 비접종, 코로나 확진
사전 해독 없었음. 백신 해독 없이 코로나 치료 시작 (2022.4.19. 검체)
• 250 배율: (1) 다각형 GO/금속 물체 (192 x 171 x 205 micro)
• (2) 성장선을 보이지 않는 낙지 모양의 GO (832 x 975 micro)
• (3) 성장선을 내지 않고 있는 긴 줄 모양의 GO (넓이 69 micro)

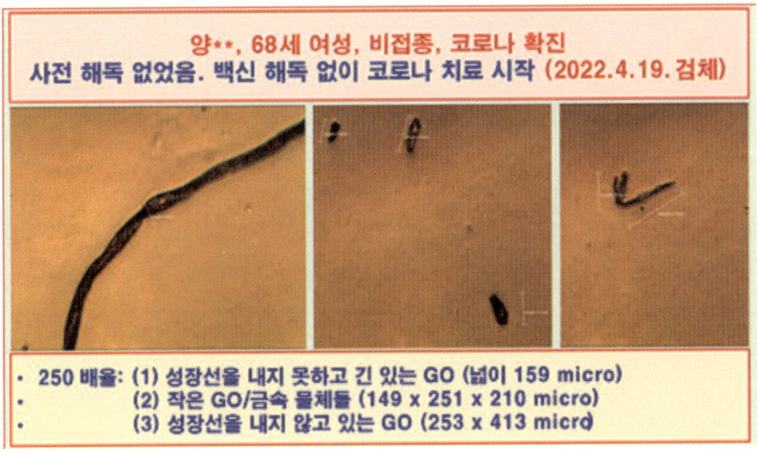
양**, 68세 여성, 비접종, 코로나 확진
사전 해독 없었음. 백신 해독 없이 코로나 치료 시작 (2022.4.19. 검체)
• 250 배율: (1) 성장선을 내지 못하고 긴 있는 GO (넓이 159 micro)
• (2) 작은 GO/금속 물체들 (149 x 251 x 210 micro)
• (3) 성장선을 내지 않고 있는 GO (253 x 413 micro)

4-4) 어떤 종류의 산화 그라핀은 적혈구를 둘러싸고 주변 산화 그라핀과 이어지기 위해 뾰족한 형태로 뻗었는데, 이는 마치 산화 그라핀이 적혈구를 파괴하고 적혈구의 철분을 흡수하여 그 부피와 양을 증가시키는 것처럼 보였다.

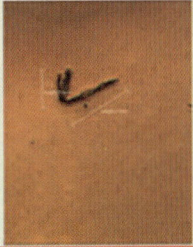

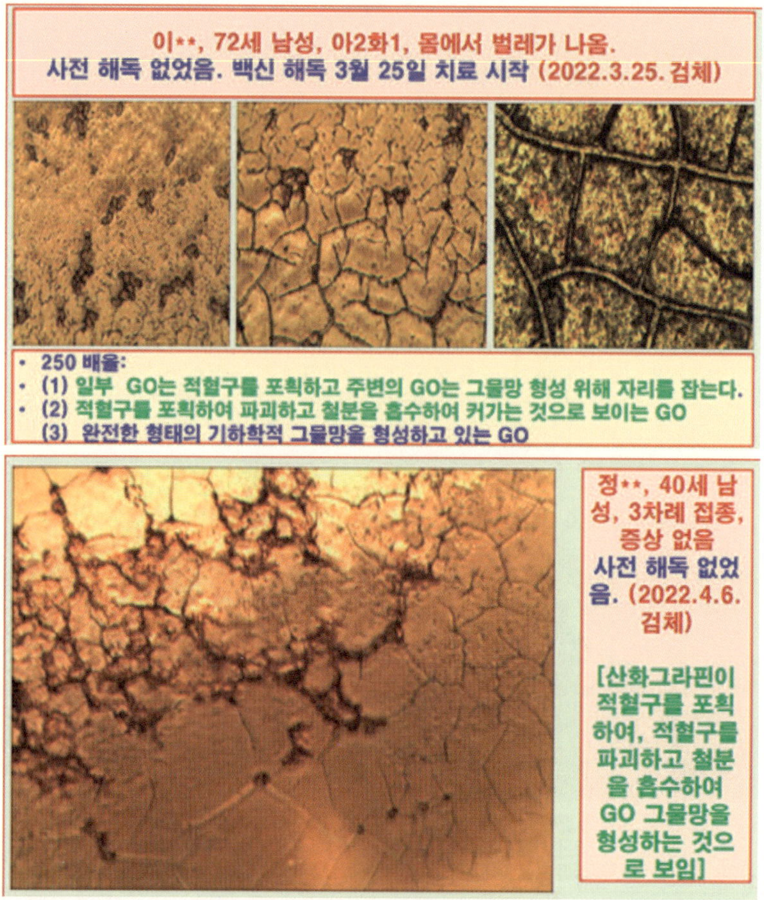
이**, 72세 남성, 아2화1, 몸에서 벌레가 나옴.
사전 해독 없었음. 백신 해독 3월 25일 치료 시작 (2022.3.25. 검체)
• 250 배율:
• (1) 일부 GO는 적혈구를 포획하고 주변의 GO는 그물망 형성 위해 자리를 잡는다.
• (2) 적혈구를 포획하여 파괴하고 철분을 흡수하여 커가는 것으로 보이는 GO
(3) 완전한 형태의 기하학적 그물망을 형성하고 있는 GO
정**, 40세 남성, 3차례 접종, 증상 없음
사전 해독 없었음. (2022.4.6. 검체)
[산화그라핀이 적혈구를 포획하여, 적혈구를 파괴하고 철분을 흡수하여 GO 그물망을 형성하는 것으로 보임]

[여기 사진에 나오는 산화 그라핀(또는 하이드로겔 또는 폴리아크릴아마이드 하이드겔, Polyacrylamide Hydrogel 그물망)들이 어떻게 형성되는가를 로버트 영 박사는 비디오로 기록하였습니다. rumble을 찾아 보시면 도움이 될 것 같습니다. (코진의 신윤상 원장님이 소개한 내용: 지저분하게 엉킨 실타래가 깔끔하게 정리되는 7초짜리 메쉬 형성 과정 영상입니다. 로버트 영도 꾸준하네요. https://rumble.com/v2ydiky-the-polymerization-of-acrylic-nitrile-and-carbongraphene-nano-dots-into-a-n.html]

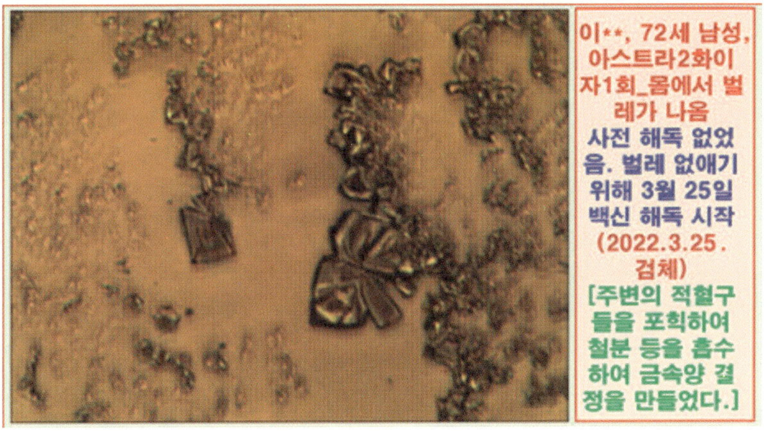

4-5) 이러한 방식으로, 산화 그라핀의 부피와 양은 시간 경과에 따라 증가했으나, 그만큼 적혈구의 양은 감소했다.

4-6) 일단 산화 그라핀이 서로 연결되고 나면, 서로 병합하여 부피를 늘리기 위해 형체를 변형시키거나 거미줄 같은 그물망을 만들었다. 이어, 주변 적혈구의 에너지를 흡수한다.

마지막으로, 거미줄 같은 그물망을 만든 주변 산화 그라핀을 모두 흡수하여 최종적으로 거대한 밤 열매의 가시 같은 물질 혹은 굵고 긴 산화 그라핀 섬유 등을 만든다.

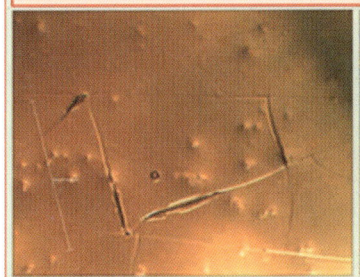

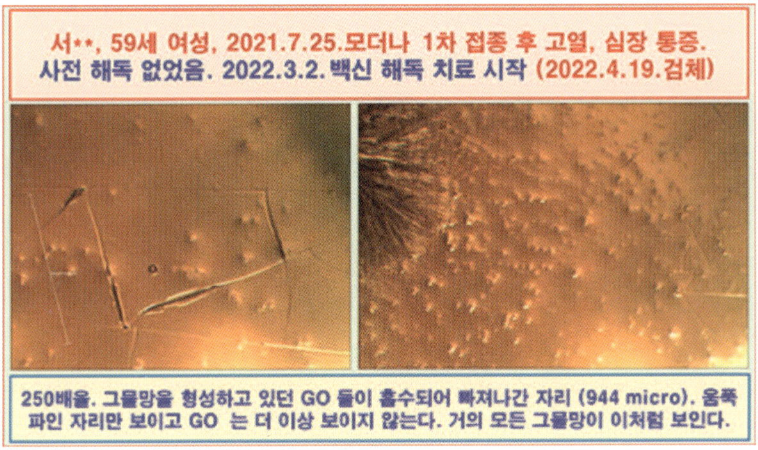

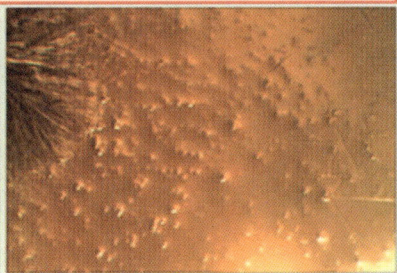

서**, 59세 여성, 2021.7.25.모더나 1차 접종 후 고열, 심장 통증.
사전 해독 없었음. 2022.3.2.백신 해독 치료 시작 (2022.4.19.검체)

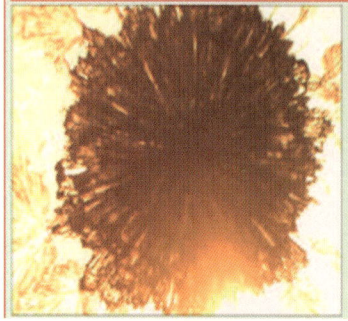

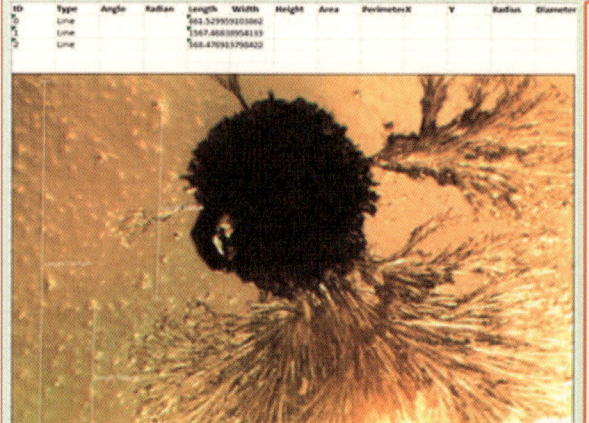

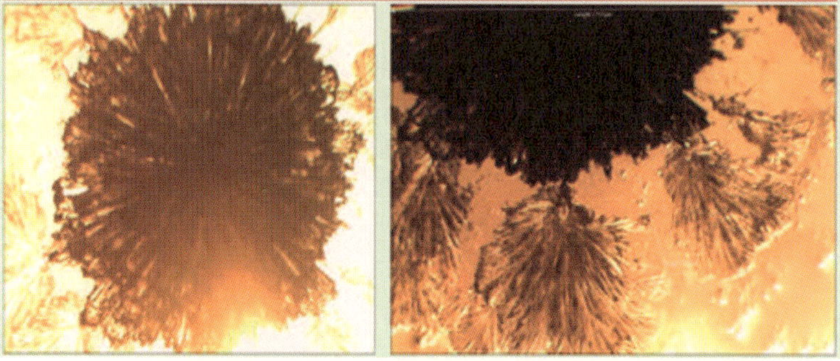

ID	Type	Angle	Radian	Length	Width	Height	Area	PerimeterX	Y	Radius	Diameter
0	Line			861.529959103862							
1	Line			1567.46838954133							
2	Line			568.476933798422							

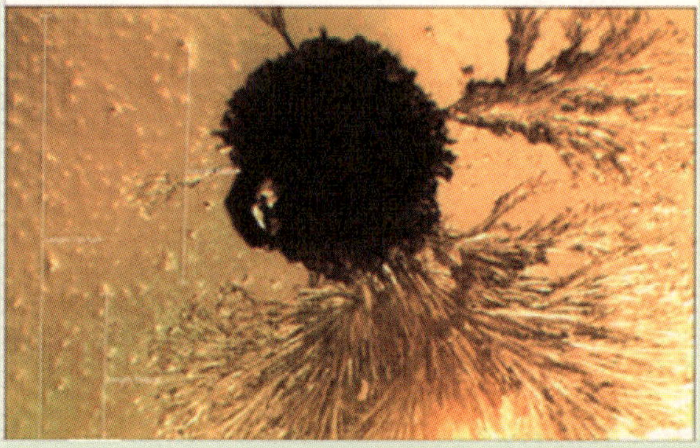

서**, 59세 여성, 2021.7.25. 모더나 1차 접종 후 고열, 심장 통증. 2022.3.2.백신 해독 치료 시작 (2022.4.19.검체)

[그물망을 형성하고 있던 GO들이 이 밤송이 모양의 큰 조직으로 흡수되었음.]

GO는 하나의 큰 조직체를 이루려고 함: 방해받지 않는 GO는 서로가 뭉쳐서 하나의 커다란 조직체를 이루는 것으로 보인다. 최종 형성된 조직체는 상황에 따라서 다양하게 나타나는 것으로 보인다.

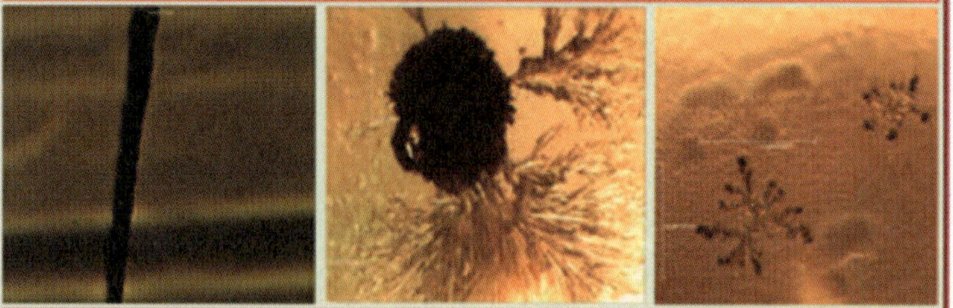

최종 형성체로서의 GO의 다양한 모습:

1) 굵고 긴 밧줄 모양, 2) 밤송이 모양,[3)눈꽃 모양 (GO아닌 NaCl결정체?)]

5) 위 관찰과 연구는 자라나는 산화 그라핀에 대한 아무런 억제 요인이 없는 페트리 접시에서 수행되었다.

6) 그러나 살아있는 사람의 혈액 내에서는, 호중구나 폐에서의 골수세포형 과산화효소(myeloperoxidase) 활동으로 인해 추가적인 산화 그라핀이 신체 외부로부터 유입되지 않는 이상 산화 그라핀의 부피와 양은 감소한다.

7) 그러나 산화 그라핀은 켐트레일, 식수, 식품뿐만 아니라 나아가 우리가 매일 복용하는 고혈압, 당뇨병, 고지혈증, 혈액 순환의 조절을 위한 약물 및 영양 보충제를 통해서도 우리 신체에 공급될 수 있다.

신체 내 산화 그라핀에 관한 분석

8) 대개의 코진의 병원에서는 신체 내 산화 그라핀(하이드로겔) 분석을 하고 있습니다. 본원에서도 소정의 토콜에 따라 환자 혈액 내 산화 그라핀의 형태, 부피, 양을 검사합니다.

코로나19와 코로나19 백신에 대한 예방, 치료 및 해독을 위한 권장 방법

9) 본 의원에서는, 아래와 같은 표준 치료법을 바탕으로 다양한 약물을 사용하여 코로나19 백신의 부작용 및 만성 기침, 흉부 압박, 호흡곤란 등의 코로나19 후유증을 해독한다. (표 2)

코로나19 진실규명의사회에서는 무슨 일을 하고 있는가?

10) 인간으로서 우리는 켐트레일, 식수, 식품, 약물 및 매일 취하는 여러 방법을 통해 우리 신체에 산화 그라핀을 부어온 행악자들로부터 스스로 보호하기 위해 의지를 단결해야 한다.

인간으로서 우리는 백신 여권, 강제 봉쇄, 강제 안면 마스크 착용, 비과학적인 PCR 검사, 코로나로 인한 사망과 코로나19 백신으로 인한 후유증에 관한 왜곡된 의료 데이터를 통해 코로나19 백신을 강요한 행악자들로부터 스스로 보호하기 위해 단결되고 확실한 행동을 취해야만 한다.

11) 코로나19진실규명의사회(코진의)는 코진의 뿐만 아니라 미국, 스페인, 독일, 뉴질랜드 등의 여러 나라에서 전자현미경, 위상차 현미경, 입체 현미경, 생체 현미경 등으로 검경하여 관측한 코로나19 백신 접종자의 혈액과 코로나19 백신 내용물에 들어있는 모든 이물질에 관한 사실이 공론화되어야 함을 강력히 주장한다.

또한 코진의는 추가 백신 접종과 5-11세 어린들에 대한 코로나 백신 접종을 중단해야 하고, 한국인들에게 해를 입히는 모든 종류의 코로나19 백신, 특히 화이자 백신과 모더나 백신을 한국 내에서는 사용 금지할 것을 외치고 주장한다.

12) 코진의와 3861명의 한국인이 보건복지부, 식품의약품안전처, 질병관리청, 국립과학수사연구원 고위 관계자들을 상대로 4차 부스터샷의 즉각적인 중단 및 화이자 코로나19 백신과 모더나 코로나19 백신에 대한 자국 내 긴급 사용 승인 취소 소송을 제기하였다. 서울행정법원의 심문기일은 오는 28일로 지정되었다.

[나중에 소송은 각하 되었습니다.]

[2020-2022 코로나19 예방 및 치료 프로토콜]

※ 표 2. 코로나19 예방, 치료 및 코로나19 백신 해독을 위한 권장 프로토콜.

표를 활용하기 전에 의사와 상의하시오.

치료제	코로나19 예방, 치료 및 질병 후유증으로부터 회복하기 위한 일일 복용량			코로나19 백신 해독을 위한 일일 복용량	
	예방 (2~5회/주)	치료 (5~10일간 매일)	회복 (10~20일간 매일)	초기 10일	4개월 지속
비타민 C (속 쓰리면 감량)	매일 6 g	매일 12-20 g	매일 6 g	매일 12-20 g	매일6 g
비타민 D (혈액 농도 측정 요)	5,000 IU	10,000 IU	5,000 IU	10,000 IU	5,000 IU
아연 (구토, 어지럼 주의)	30~50 ㎎	50~100 ㎎	30~50 ㎎	50~100 ㎎	30~50 ㎎
글루타티온	1 정	하루 2 정	1 정	2 정	1 정
아세틸시스테인	600 ㎎	1,200 ㎎	600~1,200 ㎎	1,200 ㎎	600~1,200 ㎎
솔잎차 (가루, 티백, 엑기스는 1:1 로 사용)	1 숟갈/컵, 하루 한 번	1 숟갈/컵, 하루 2~3번	1숟갈/컵 하루 2번	1 숟갈/컵, 하루 2~3번	1숟갈/컵, 하루 1~2번
하이드록시클로로퀸 (HCQ)	200~800㎎ /주(week)	매일 400㎎ 7~10일간	매일 200 ㎎ 20~30일간	매일 400㎎ 7~10일간	매일 200 ㎎ 4개월간
아지스로마이신/독시사이클린	×	하루 2 정 5-8 일간	독시사이클린 매일 200 ㎎ 0~4일간	×	×
아스피린/에녹사파린 (과민 반응, 출혈 주의)	1 정	1 정	1 정	1 정	1 정
은행추출물 혹은 시그마트	×	2 정	1 정	2 정	2 정
페노피브레이트	1 정	1 정	1 정	1 정	1 정
멜라토닌 (어지럼, 구토하면 중단)	2 ㎎ 이틀에 한 번	2 ㎎ 매일 저녁	2 ㎎ 이틀에 한 번	2 ㎎ 이틀에 한 번	2 ㎎ 이틀에 한 번
이버멕틴 (Ivermectin)	0.3 ㎎/㎏ 매주 1회	0.4~06 ㎎/㎏ 매일, 또는 나을 때 까지	하루 0.4~0.6 ㎎/㎏ 을 3~10일간	0.4~0.6 ㎎/㎏ 매일	0.3 ㎎/㎏ 매주 1회
덱사메타손 (당뇨 때는 제외 또는 신중 사용)/ 부데소니드 흡입기 (필요시)	×	호흡곤란 일 때, 덱사메타손 매일 4-8 ㎎ (부데소니드 흡입기를 쓰는) 마지막 2일간	덱사메타손 이틀에 한 번 6~24 ㎎ 첫 8일간 4~12 ㎎ 둘째번 8일간 0.5~3 ㎎ 셋째번 4일간	덱사메타손 이틀에 한 번 4-8 ㎎ (부데소니드 사용여부와 상관 없이)	덱사메타손 이틀에 한 번 1-2 ㎎ (당뇨 때는 제외) (부데소니드 사용여부와 상관 없이)
족욕 (한 번에 2시간 정도, 40도 온도)	매주	매일	이틀에 한 번	이틀에 한 번	매일 혹은 이틀에 한 번
MMS2 소독물 (차아염소산칼슘)	1) **농도 5%의 저장 용액 만들기**: 500cc(또는 ml) 물에 순도 68~70%의 건조된 **차 아염소산칼슘 (Calcium Hypochlorite)** 12g을 첨가한다. 2) **소독물**: 500cc(또는 ml) 물에 농도 5% 저장 용액을 처음에는 1방울을 첨가하여 드시기 시작하여 차츰차츰 증가하여 한 번에 4방울을 넣는 방법으로, 농도를 점차 증가시켜서 드시면 된다. 3) 매일 500 cc에서 1,500cc(또는 ml)의 소독물을 섭취한다. 심한 메스꺼움이나 구토가 발생하면 섭취를 중단한다. 비타민 C, 글루타치온 등의 환원제와는 4시간 간격을 두고 드시도록 한다. ● **소독물**에서 염소 냄새가 날 수도 있지만, 몸 상태가 개선되는 것을 느낄 수 있다.				
구충제	● 코로나19 백신 또는 코로나 질병 후유증에 대한 해독: 이버멕틴 0.3~0.4 ㎎/㎏ 매주 4개월간 복용한다. 알벤다졸과 젤콤의 복용 주기와는 별도로 복용하되, 날짜가 겹치는 경우에는 3일간의 약 복용 간격을 둔다. ● 알벤다졸과 젤콤의 30일 주기 3~4회: 알벤다졸을 하루 두 번 식사와 함께 400㎎ 미만으로 경구(입)로 복용한다. 14일간 구충제를 복용하지 않는 기간을 가진다. 그다음, 젤콤을 1정 복용한다. 다시 14일간 구충제를 복용하지 않는 기간을 가진다.				

10. 아홉 번째 논문: (AJTCR), 산화 그라핀에 대한 차아염소산 칼슘 (MMS2)의 해독 효과

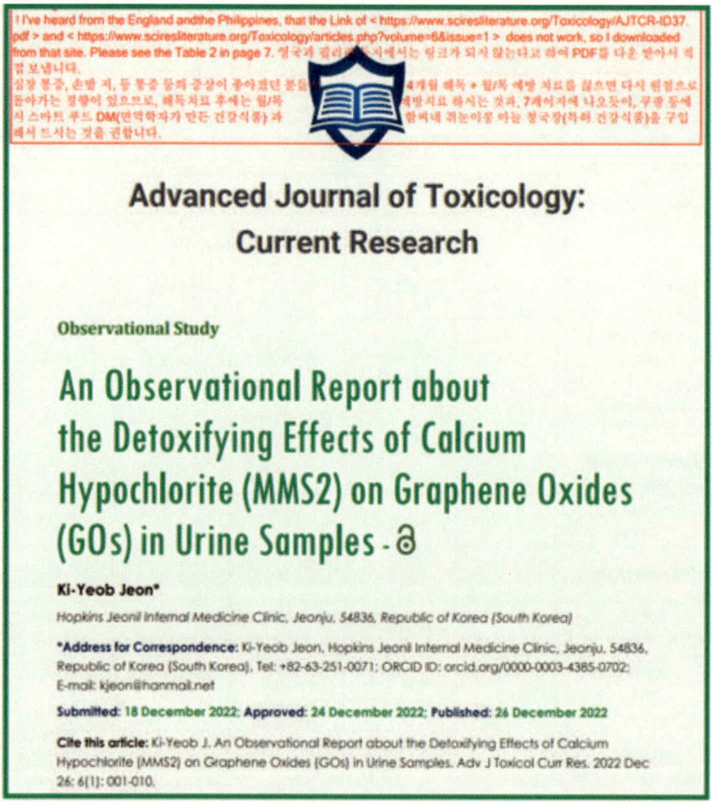

! I've heard from the England andthe Philippines, that the Link of < https://www.sciresliterature.org/Toxicology/AJTCR-ID37.pdf > and < https://www.sciresliterature.org/Toxicology/articles.php?volume=6&issue=1 > does not work, so I downloaded from that site. Please see the Table 2 in page 7. 영국과 필리핀 지에서는 링크가 되지 않는다고 하여 PDF를 다운 받아서 직접 보냅니다.
심장 통증, 손발 저림, 등 통증 등의 증상이 좋아졌던 분들 4개월 해독 + 월/목 예방 치료를 끊으면 다시 원점으로 돌아가는 경향이 있으므로, 해독치료 후에는 월/목 예방치료 하시는 것과, 7페이지에 나오듯이, 쿠팡 등에서 스마트 푸드 DM(면역학자가 만든 건강식품) 과 함께 쥐눈이콩 까는 청국장(특허 건강식품)을 구입해서 드시는 것을 권합니다.

Advanced Journal of Toxicology: Current Research

Observational Study

An Observational Report about the Detoxifying Effects of Calcium Hypochlorite (MMS2) on Graphene Oxides (GOs) in Urine Samples

Ki-Yeob Jeon*

Hopkins Jeonil Internal Medicine Clinic, Jeonju, 54836, Republic of Korea (South Korea)

*Address for Correspondence: Ki-Yeob Jeon, Hopkins Jeonil Internal Medicine Clinic, Jeonju, 54836, Republic of Korea (South Korea), Tel: +82-63-251-0071; ORCID ID: orcid.org/0000-0003-4385-0702; E-mail: kjeon@hanmail.net

Submitted: 18 December 2022; Approved: 24 December 2022; Published: 26 December 2022

Cite this article: Ki-Yeob J. An Observational Report about the Detoxifying Effects of Calcium Hypochlorite (MMS2) on Graphene Oxides (GOs) in Urine Samples. Adv J Toxicol Curr Res. 2022 Dec 26; 6(1): 001-010.

실험 관찰을 통해 밝힌 사람 소변 속의 산화 그라핀 제거에 유용한 MMS2 기능에 대해서 보고한, [An observational Report about the detoxifying effects of Calcium Hypochlorite(MMS2) on graphene oxides (GOs) in human urine] AJTCR 에 실린 홉킨스 전일내과 전기엽(MD, ThM, PhD, ScD)의 논문을 https://www.sciresliterature.org/Toxicology/AJTCR-ID37.pdf, https://www.sciresliterature.org/Toxicology/articles.php?volume=6&issue=1, 강원도 원주에서 영어 번역 공인 인증 일을 하고

계시는 이주연 님이 무료로 번역 봉사해 주셨고 코로나진실규명 자유시민의 연합 모임 (코진자) 회원 이동재 각자도생님이 교정하여 주셨습니다.

소변 샘플의 산화 그라핀(GOs)에 대한 차아염소산칼슘(MMS2)의 해독 효과에 대한 관찰 보고서

요약

MMS2(Master Mineral Solution 2 또는 Calcium Hypochlorite)와 금나노 입자(Gold Nanoparticle, 이하 GNP) + 카모스타트메실산염(Camostat Mesylate(호이판, Foipan))의 해독 효과를 평가하기 위해 관찰 연구를 수행하였습니다.

이 연구에서는 사람의 DNA 유전자를 바꾸는 COVID-19 백신 접종 여부와 관계없이, 사람들의 소변에서 발견되는 그래핀 산화물(GOs, 산화 그라핀)의 해독을 위해 MMS2가 유력한 것으로 나타났습니다. MMS2의 해독 원리는 차아염소산(HOCl)의 산화 활성과 관련이 있습니다.

사람의 혈액에 있는 호중구(myeloperoxidase)와 호산구(eosinophil peroxidase) 등에 과산화효소(peroxidases)가 있기 때문에 혈액 내 산화 그라핀(이하 GO)는 수명이 3-4개월 정도 밖에 안 갈 수 있습니다. 이것이 악한 자들이 코로나 백신 접종을 3개월 만에 하도록 하고, 우리가 마시는 우유, 머리 감는 샴푸, 먹고 있는 고혈압약, 위장약, 소고기, 닭고기, 돼지고기, 생선 등에 산화 그라핀을 넣고 있는 이유인 것 같습니다.

지난 2년 동안 COVID-19 백신 부작용 증상으로 고생하는 분들에게 증상 완화 치료를 해왔고, 수천 명의 해독 경험을 바탕으로 COVID-19 백신으로 우리 몸에 들어온 독소 제거 프로토콜에 대하여 제안합니다.

서론

금나노 입자와 MMS2는 혈액 속의 GO를 파괴하는 효과가 있으며, 때로는 일부 농촌 지역에서는 비공식적으로 GO의 해독에 활용되기도 한다고 알려져 왔습니다. 차아염소산칼슘[Ca(ClO)2]은 MMS2라고도 하며, 물에 용해되어 강력한 산화제인 차아염소산(HOCl)을 형성합니다. 차아염소산(HOCL)은 차아염소산염(OCL-)+ 수소이온(H+)으로 용해되며, 이는 체내 활성산소의 가장 중요한 전구물질입니다. (예: H2 O2 + Cl- + H+ → HOCl + H2O). 차아염소산은 포유류의 환원 과산화효소(heme peroxidases) 중 하나인 골수세포형과산화효소(myeloperoxidase)에 의해 생성되는 것과 동일한 물질입니다.

차아염소산은 인간의 면역계에서 주요한 역할을 하며 인간 세포에서 병원성 박테리아, 바이러스 및 독성 물질을 파괴합니다[1]. 골수세포형과산화효소는 단일층 탄소 나노튜브(SWCNT)와 GO를 분해하는 것으로도 알려져 있습니다. 이들의 분해 생성물은 인체에 무해한 플라보노이드 및 폴리페놀과 같은 물질입니다[2].

출애굽기 32장 20절에 보면 금송아지 우상을 불살라 금 가루처럼 만들어 물 위에 뿌려 이스라엘 백성들이 마시게 했습니다. 현재 금 나노 입자(Gold Nano Particle, 이하 GNP)는 암 연구 분야에서 검출, 조기 진단 및 암 치료를 위해 연구되고 있습니다[3]. 또한 GO와 GNP는 비(非)티올화(non-thiolated) 된 DNA 흡착, 바이오센서 개발 및 나노 입자 기능화에 사용될 수 있도록 많은 유사한 특성을 공유하고 있다는 보고가 있습니다[4].

카모스타트메실산염(Camostat Mesylate)은 세린 프로테아제 억제제로 항염증, 항생 물질, 항바이러스 효과가 있습니다. 또한 TNF-α, IL-6, IL-1b 및 TGF-β를 억제합니다. 카모스타트 메실레이트(호이판)은

TMPRSS2(Transmembrane protease serine 2)의 바이러스 유입 매개체를 억제하여 바이러스가 숙주 세포로 유입되는 것을 방지하여, 인플루엔자 및 COVID-19 바이러스가 인간 세포로 유입되는 것을 억제합니다[5]. 그래서 카모스타트메실산염이 COVID-19 질병 중증도를 감소시킬 수 있다는 보고가 있습니다. [6].

본 관찰 연구는 MMS2와 GNP + Camostat Mesylate(이하: 호이판)의 해독 효과 차이를 평가하고 동일한 면역성 및 특성을 가진 사람들 사이에서 MMS2 또는 GNP + 호이판의 해독 효과가 변화될 수 있는지 알아보기 위해 수행하였습니다.

방법 및 재료

9명의 소변 샘플 즉, 9개 샘플(COVID-19 백신 비접종군 2명, 접종군 7명)를 을 채취하여 2,500rpm에서 30분 동안 원심분리했습니다. 두 명의 연구원이 소변 샘플을 검토했습니다. 그들 두 연구원들은 임상 시험 참여자의 COVID-19 백신 접종 또는 PCR 테스트 상태에 대해 모르는 상태를 유지했고, 두 사람의 공통된 의견을 공식 보고서에 기록하였습니다.

소변 샘플은 채취 당일 및 채취 후 5일째에 관찰하였습니다. 한 사람의 동일한 소변이 각 그룹에 속하도록 하고, 소변 샘플을 무작위로 두 그룹으로 나누었습니다. 한 그룹은 500cc 생수 + 5% MMS2를 20 방울 용액으로 2주 동안 일주일에 세 번씩 소변에 주입하였습니다. 다른 그룹은 생수 250cc + 구매한 GNP 용액 250cc +호이판 5정을 용액으로 만들어, 2주 동안 주 3회씩 20 방울씩 소변에 주입하였습니다. 생수는 국내산 일반적인 생수 500cc 였습니다. GNP 용액은 미국에서 MediGOLD True Colloidal Gold Dietary Supplement(99.99+% Pure Gold)(888-700-0369)로부터 구입했습니다.

결과

9명의 소변 샘플 즉, 9개 샘플(COVID-19 백신 비접종군 2명, 접종군 7명)을 채취하여 2,500rpm에서 30분 동안 원심분리했습니다. 두 명의 연구원이 소변 샘플을 검토했습니다. 그들 두 연구원들은 임상 시험 참여자의 COVID-19 백신 접종 또는 PCR 테스트 상태에 대해 모르는 상태를 유지했고, 두 사람의 공통된 의견을 공식 보고서에 기록하였습니다. 소변 샘플은 채취 당일 및 채취 후 5일째에 관찰하였습니다. 한 사람의 동일한 소변이 각 그룹에 속하도록 하고, 소변 샘플을 무작위로 두 그룹으로 나누었습니다. 한 그룹은 500cc 생수 + 5% MMS2를 20 방울 용액으로 2주 동안 일주일에 세 번씩 소변에 주입하였습니다. 다른 그룹은 생수 250cc + 구매한 GNP 용액 250cc +호이판 5정을 용액으로 만들어, 2주 동안 주 3회씩 20방울씩 소변에 주입하였습니다. 생수는 국내산 일반적인 생수 500cc 였습니다. GNP 용액은 미국에서 MediGOLD True Colloidal Gold Dietary Supplement(99.99+% Pure Gold)(888-700-0369)로부터 구입했습니다.

첫 번째 사례

첫 번째 소변 사례는 55세, 48kg, 여성으로 COVID-19 화이자 백신 1회 접종 및 PCR 검사를 3번 받았습니다. 환자가 본원에 내원하였을 때, 가슴 통증, 두통, 어지러움, 시력 상실, 피로감 등으로 휴직 상태였고 본 연구를 위해 소변을 수집하며 약 4개월 동안 해독 프로토콜로 치료를 받았고, 해독 치료 후 상태가 많이 호전되었습니다[7]. 첫 번째 사례의 소변은 수집 직후 관찰한 결과, 70마이크로미터 크기의 여러 개의 정사각형 GO와 90마이크로미터 크기의 불규칙한 모양의GO가 보였고(왼쪽: x 250배), 실온에서 5일 동안 배양한 후 관찰한 결과, 정사각형 GO와 불규칙한 모양의 GO

의 긴 흔적이 보였습니다(오른쪽: x 250배).

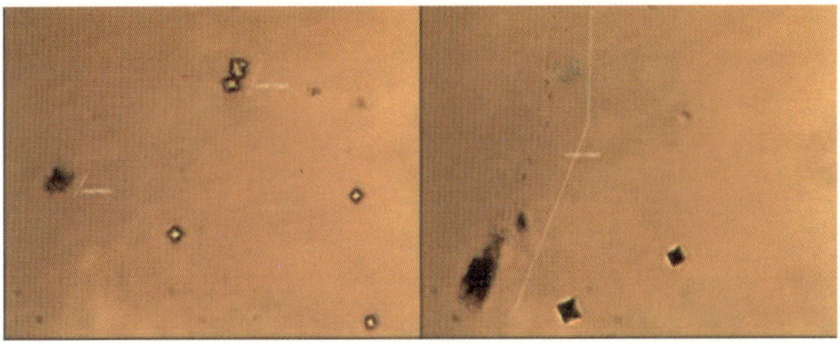

소변을 2개로 나누어 주 3회씩 2주 동안 MMS2 또는 GNP + 호이판으로 개별적으로 치료하였습니다.

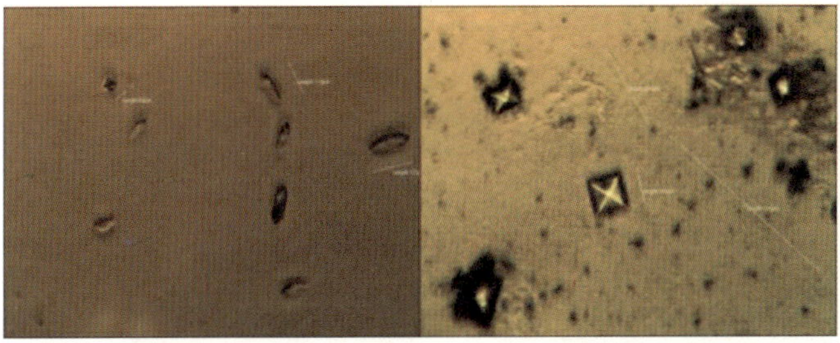

[MMS2 치료 후 120 마이크로미터 길이의 여러 개의 타원형 GO가 보였고(왼쪽 사진: x 250배) GNP + 호이판 치료는 110 마이크로미터의 정사각형 GO와 404 마이크로미터 및 740 마이크로미터 길이의 부분적으로 분해되면서 전이된 GO 구조가 보였습니다(오른쪽 사진: x 250배). 사진 속 검은 구름은 호이판 입자로 보입니다.]

두 번째 사례

두 번째 소변 사례는 50세 남성에게서 채취한 것으로, COVID-19 백신 3회 접종 및 PCR 검사를 2번 받았습니다. 두 번째 경우의 소변은 총 2회 관찰하였습니다(왼쪽 사진: 소변 받고 나서 바로 관찰; 오른쪽 사진: 5일 후). 소변을 바로 관찰한 결과, 몇 개의 알 수 없는 작은 입자가 있기는 하지만 상대적으로 깨끗한 배경이 보였고(왼쪽 사진: x 250배), 5일 후에 관찰한 소변에서는 많은 작은 입자와 440 마이크로미터 길이의 분해된 GO의 큰 섬을 이룬 모양으로 보였습니다(오른쪽 사진: x 250배).

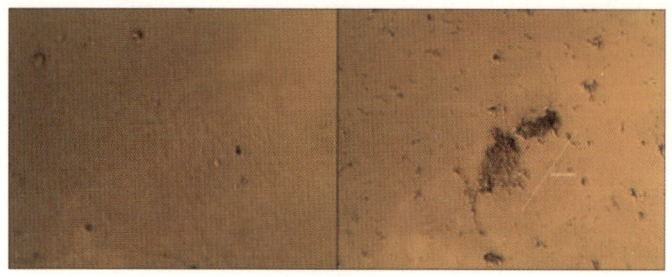

소변을 2개로 나누어 2주 동안 MMS2 또는 GNP + 호이판을 사용하여 1주일에 3회 개별적으로 치료하였습니다.

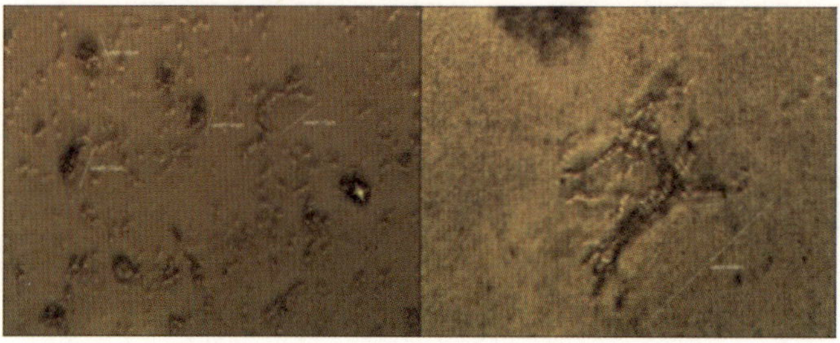

[MMS2 치료 후에는 110 마이크로미터와 120 마이크로미터의 부분적으로 분해된 많은 GO 군집이 보였고(왼쪽 사진: x 250배), GNP + 호이판 치료는 부분적으로 분해되어 전이된 650 마이크로미터의 GO가 보였습니다 (오른쪽 사진: x 250배).]

세 번째 사례

세 번째 소변 사례는 COVID-19 백신 비접종 및 PCR 검사를 하지 않은 60세 여성에서 채취했습니다. 세 번째 사례의 소변은 치료 전 2회 관찰하였습니다(왼쪽: 소변 채취 직후, 오른쪽: 채취 후 5일). 소변을 채취한 후 바로 관찰한 결과 깨끗한 배경으로 GO는 보이지 않았고 (왼쪽 사진: x 250배), 5일 후에 관찰한 소변 역시 깨끗한 배경이고 GO도 보이지 않았습니다 (오른쪽 사진: x

250배).

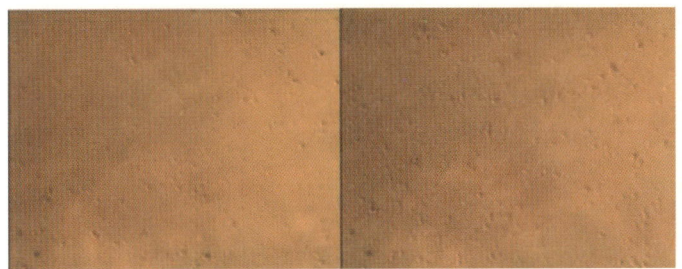

소변은 2개로 나누어 MMS2 또는 GNP + 호이판을 사용하여 2주 동안 1주일에 3회 개별적으로 치료하였습니다.

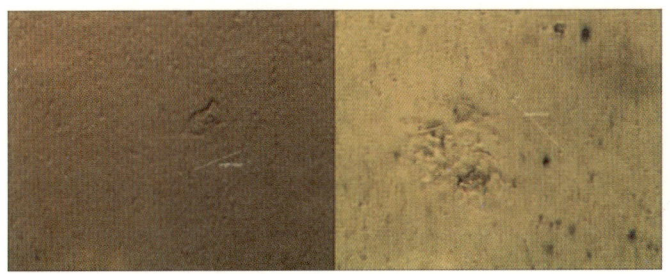

[MMS2 치료는 243 마이크로미터 크기의 정상 세포 이물질만 보이는 거의 깨끗한 배경을 보였고 (왼쪽 사진: x 250배), GNP와 호이판에 대한 치료는 535 마이크로미터의 GO의 분해되어 전이된 구조를 보였습니다 (오른쪽 사진: x250배). 사진의 검은 구름은 호이판 입자인 것으로 생각됩니다.]

네 번째 사례

소변 관찰 연구의 네 번째 사례는 63세 여성 COVID-19 백신 2회 접종 및 PCR 검사 2번 받은 경우였습니다. 이 여성은 외래진료시 직업이 조리사여서 어깨 통증 외에 별다른 증상이 나타내지 않았습니다. 네 번째 사례의 소변 역시 치료 전, 두 번 관찰하였습니다 (왼쪽: 소변 채취 직후, 오른쪽: 채취 후 5일 후). 두 사례 모두 GO입자(x 250)가 없는 비교적 깨끗한 배경을 보였습니다.

소변은 2개로 나뉘어 주 3회 MMS2 또는 GNP + 호이판을 사용하여 2주 동안 개별적으로 치료했습니다.

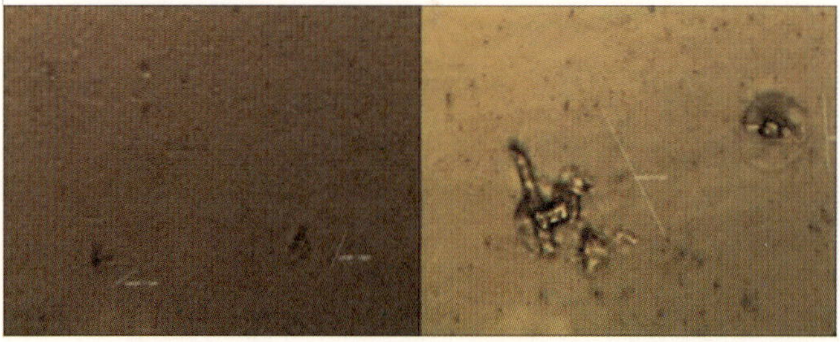

[MMS2 치료는 138 마이크로미터 및 117 마이크로미터의 두 개의 분해된 GO 외에는 거의 깨끗한 배경을 보였고 (왼쪽 사진: x 250배), GNP와 호이판 치료는 510 마이크로미터, 300 마이크로미터의 분해된 GO의 잔류물에서 견고하게 전이된 구조가 보였습니다 (오른쪽 사진: x 250배). 사진의 검은 구름은 호이판 입자처럼 보입니다.]

다섯 번째 사례

다섯 번째 소변 사례는 57세의 한 여성 COVID-19 백신 4번 접종 및 PCR 검사 4회 실시한 경우입니다. 이 여성은 내원 당시 간헐적인 근육 떨림, 근육통, 심한 두통, 시력 저하, 현기증, 무기력, 호흡곤란을 동반한 왼쪽 가슴 통증을 호소하였습니다. 다섯 번째 사례의 소변은 치료 전 두차례 관찰(왼쪽: 소변 채취 직후, 오른쪽: 채취 후 5일)하였고, 소변 채취 직후 검사한 결과, 830 마이크로미터 크기로 분해된 GO입자가 상대적으로 선명한 배경에서 보였고 (왼쪽 사진: x 250배), 5일 경과 후에는, 90 마이크로미터 크기와 650 마이크로미터 크기의 분해된 GO의 두 잔류물이 나타났습니다 (오른쪽 사진: x 250배).

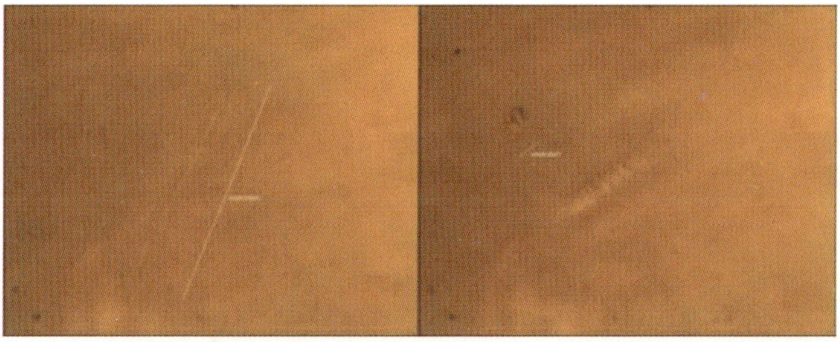

소변은 2개로 나누어 2주 동안 MMS2 또는 GNP+ 호이판을 사용하여 1주일에 3회 개별적으로 치료하였습니다.

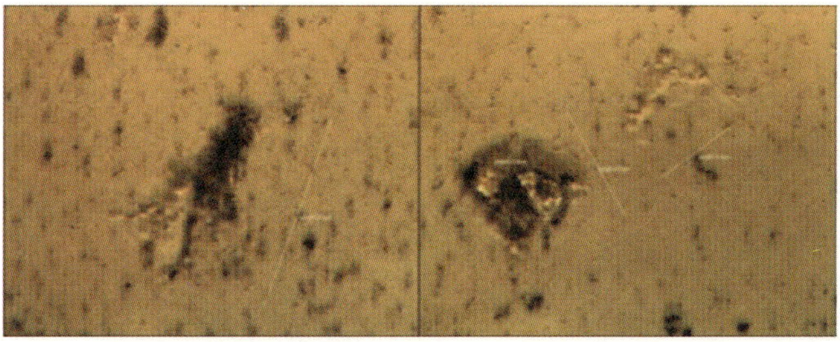

[MMS2 치료에서 701 마이크로미터의 분해된 GO가 보였고 (왼쪽 사진: x 250배), GNP와 호이판에 치료는 425 마이크로미터, 314 마이크로미터의 분해된 GO 및 208 마이크로미터 크기의 전이된 GO 형성이 보였습니다 (오른쪽 사진: x 250배). 사진의 검은 구름은 호이판 입자처럼 보입니다.]

여섯 번째 사례

여섯 번째 소변 사례는 67세의 여성에게서 수집하였으며, COVID-19 백신 3회 접종 및 PCR 검사를 3회 받았습니다. 환자는 심한 두통, 현기증, 그리고 전반적인 쇠약을 겪었습니다. 여섯 번째 사례의 소변 역시 치료 전 2회 관찰(왼쪽: 소변 채취 직후, 오른쪽: 5일 후) 하였고, 소변 채취 직후에는 104 마이크로미터 크기 및 180 마이크로미터 크기의 부분적으로 분해된 GO입자가 보였고(왼쪽 사진: x 250배), 5일 후에 관찰할 때에는 115 마이크로미터 크기 및 90 마이크로미터 크기의 부분적으로 분해된 GO입자가 보였습니다(오른쪽 사진: x 250배).

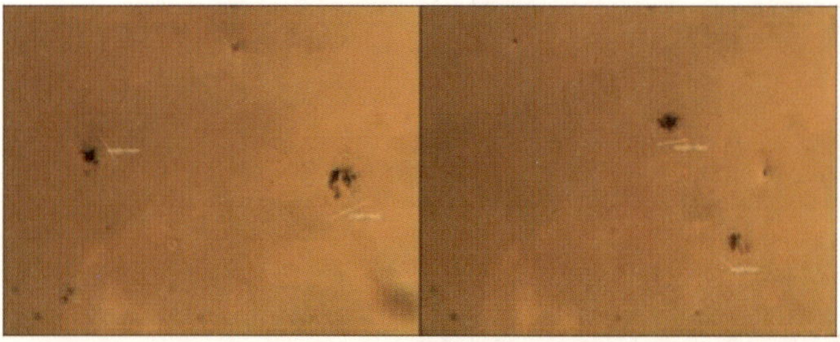

소변은 2개로 나누어 2주 동안 MMS2 또는 GNP +호이판을 사용하여 1주일에 3회 개별적으로 치료하였습니다.

[MMS2 치료는 172 마이크로미터의 GO의 분해된 작은 잔류물과 함께 거의 깨끗한 배경을 보였고(왼쪽 사진: x 250배), GNP+ 호이판 치료는 비교적 깨끗한 배경에서 393 마이크로미터의 부분적으로 분해되어 전이된 GO가 보였습니다 (오른쪽 사진: x 250배). 사진의 검은 구름은 호이판 입자인 것으로 생각됩니다.]

일곱 번째 사례

일곱 번째 소변 사례는 56세의 한 여성에게서 수집하였으며, COVID-19 백신 3회 접종 및 PCR 검사를 3회 받았습니다. 환자는 목 통증, 소화 불량, 어두운 얼굴색, 시력 저하, 두통, 체중 감량, 이전의 활기찬 일상 생활의 상실과 같은 증상을 보였습니다. 일곱 번째 사례의 소변 역시 치료 전 2회 관찰하였습니다(왼쪽 사진: 채취 직후, 오른쪽 사진: 채취 후 5일). 채취 후 바로 관찰한 소변에서는, 부분적으로 분해 또는 변성되는 과정 중인 1,000 마이크로미터 이상의 긴 GO 입자가 보였고(왼쪽 사진: x 250배), 소변을 5일 후 관찰한 결과, 모래섬과 같이 부분적으로 분해된 1,000 마이크로미터 이상 크기의 GO 잔해물과 여러 개의 정상 세포 파편이 보였습니다(오른쪽 사진: x 250배).

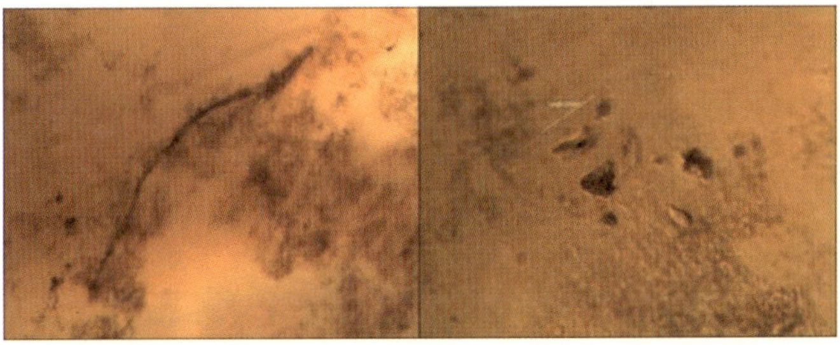

소변은 2개로 나누어 2주 동안 MMS2 또는 GNP + 호이판을 사용하여 1주일에 3회 개별적으로 치료하였습니다.

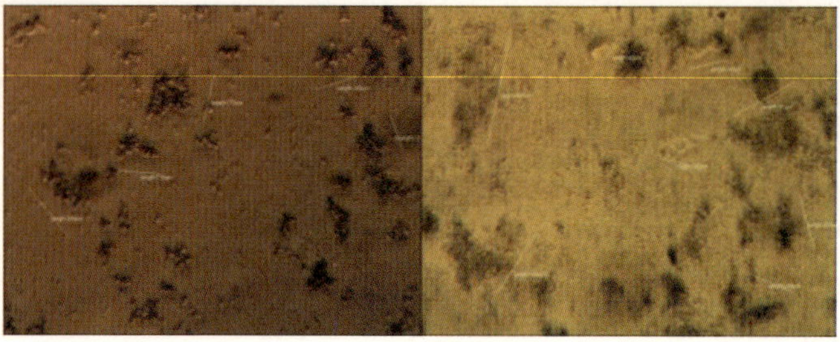

[이 환자는 MMS2에 민감하여 복용할 수는 없었고 단지 실험만 하였습니다. 배양 접시 연구에서 MMS2 처리는 127 마이크로미터, 128 마이크로미터, 165 마이크로미터, 177 마이크로미터, 239 마이크로미터의 부분적으로 분해된 GO의 모래 군집과 같은 많은 잔류물이 보였습니다(왼쪽: x 250). GNP+Foipan 치료는 상대적으로 깨끗한 배경과 함께 102 마이크로미터, 103 마이크로미터, 146 마이크로미터의 부분적으로 분해된 GO가 보였습니다 (오른쪽 사진: x 250배). 사진의 검은 구름은 호이판 입자 또는 곰팡이 번식처럼 보입니다.]

여덟 번째 사례

여덟 번째 소변 사례는 COVID-19 백신 3회 접종 및 PCR 검사를 2회 실시한 48세 여성입니다. 이 여성은 연구 그룹 중 가장 젊었고, 생리가 불규칙한 증세가 있었습니다. 여덟 번째 사례의 소변 역시 치료 전 두 번 관찰하였습니다(왼쪽: 채취 직후, 오른쪽: 채취 5일 후). 채취 직후에는 정상 세포 잔해만 발견하였으며(왼쪽: x 250), 5일째의 관찰에서는 GO가 없는 깨끗한 배경을 보였습니다(오른쪽 사진: x 250 배).

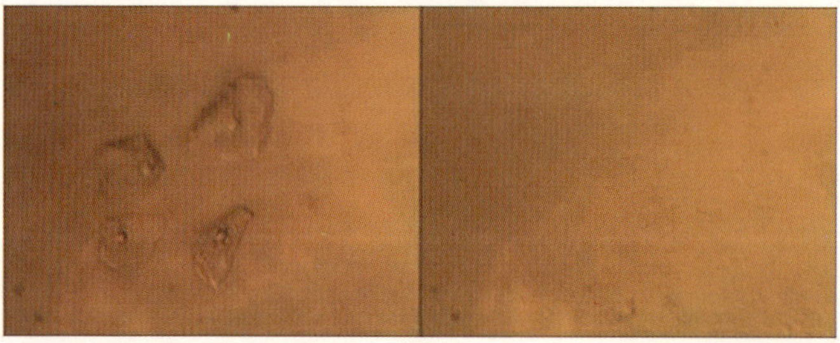

소변은 2개로 나누어 2주 동안 MMS2 또는 GNP + 호이판을 사용하여 1

주일에 3회 개별적으로 치료하였습니다.

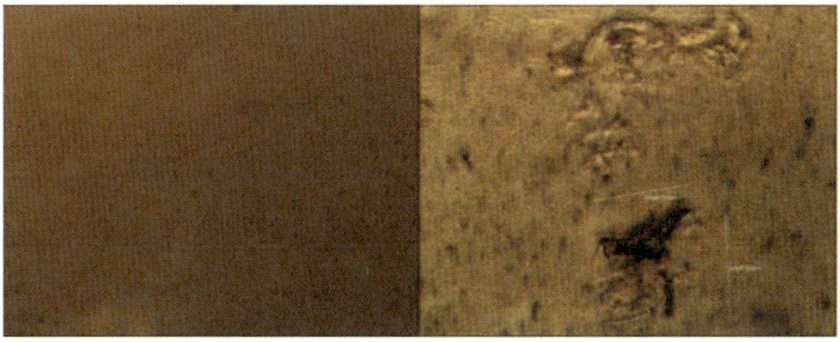

[MMS2 치료는 뚜렷한 GO 잔류물 없이 깨끗한 배경을 보였고 (왼쪽 사진: x 250배), GNP+ 호이판 치료에서는 737 마이크로미터의 부분적으로 분해된 GO와 전이된 기이한 형태의 372 x 390 마이크로미터의 GO가 보였습니다 (오른쪽 사진: x 250 배). 사진의 검은 구름은 호이판 입자로 생각됩니다.]

아홉 번째 사례

아홉 번째 소변 사례는 COVID-19 백신 비접종 및 PCR 검사를 받지 않은 66세의 남성으로부터 수집하였습니다. 이 남성에게는 명백한 증상이 없었습니다. 아홉 번째 소변 사례 역시 치료 전에 두 번 관찰하였습니다 (왼쪽 사진: 채취 직후, 오른쪽 사진: 채취 후 5일) : 두 가지 모두 명백한 GO 없이 상대적으로 깨끗한 배경을 보였습니다(x 250 배율). 오른쪽 사진의 배경의 어두운 그림자는 소변 자체가 아니라 배양 접시 자체에 붙어 있는 GO을 나타냅니다.

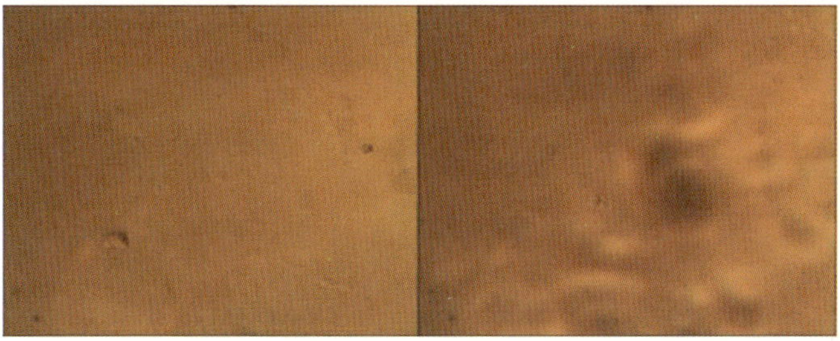

소변은 2개로 MMS2 또는 GNP+ 호이판을 사용하여 2주 동안 1주일에 3회 개별적으로 치료하였습니다.

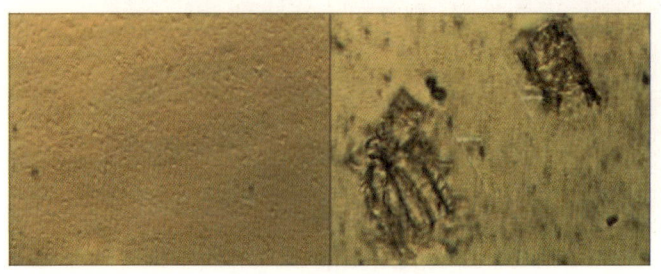

[MMS2 치료는 뚜렷한 GO 잔류물 없이 깨끗한 배경을 유지하였고(왼쪽 사진: x 250배), GNP와 호이판치료는 부분적으로 분해된 GO와 전이된 기이한 형태의 642 마이크로미터, 387 마이크로미터 GO가 보였습니다(오른쪽: x 250). 사진의 검은 구름은 호이판 입자처럼 보입니다.]

토론 1) 소변 검체의 관찰 결과에 대한 논의

4개의 소변 샘플은 채취 당일, 채취 후 5일, MMS2를 2주간 치료한 후 관찰일 등 세 가지 개별 관찰 결과에서 GO 잔류물 없이 깨끗한 배경을 보였습니다. 비접종자 2명(사례 3, 9)은 모두 뚜렷한 배경을 보여주었고, 이는 자연스러운 결과일 것입니다. 네 번째 사례자는 2021년 8월 이전에 COVID-19 백신 2회 접종, 2021년 9월 이전에 PCR 검사를 2회 실시한 63세의 여성입니다. 여덟 번째 사례자는 48세 여성으로, 본 연구에 가장 젊은 참여자였고, 2022년 3월 COVID-19 백신 3회 접종 및 2021년 10월에 두 번째 PCR 검사를 받은 여성입니다. COVID-19 백신 접종자 7명(28.5%) 중 2명(28.5%)과 비접종 2명(100%) 등 4명은 COVID-19 백신 후유증이 있는 사람에게서 볼 수 있는 소변의 GO나 다른 뚜렷한 증상이 나타나지 않았습니다. 이것은 COVID-19 백신의 약 30% 에서는 소량의 GO및 기타 실험적 성분이 거의 포함되지 않았거나 약한 효능이 있을 수 있음을 시사할 수 있습니다(표 1).

표 1: 소변 관찰 연구 결과 요약

사례자	백신 접종 & PCR 횟수	증상	검체 체취일	체취 후 5일 뒤 상태	MMS2 치료 상태 사이즈 ㎛	GNP+호이판 상태 사이즈 ㎛
1	1 and 3	가슴 통증, 두통	Square GOs	Irregular GOs	Many oval GOs, 120 ㎛	Many GOs, 740 ㎛
2	3 and 2	없음	Clear	Melted GOs	Melted GOs, 120 ㎛	Melted GOs, 650 ㎛
3	0 and 0	없음	Clear	Clear	Clear	Melted GOs, 535 ㎛
4	2 and 2	없음	Clear	Clear	Clear	Melted & Secondary GOs, 510 ㎛, 300 ㎛
5	5 and 4	가슴 통증, 두통	Clear	Clear	Melted GOs, 701 ㎛	Melted & Secondary GOs, 425 ㎛, 208 ㎛
6	3 and 3	두통, 어지럼증	Melted GOs, 180 ㎛	Melted GOs, 115 ㎛	Clear	Melted & Secondary GOs, 393 ㎛
7	3 and 3	인후통, 어두운 안색	Long GO, > 1,000 ㎛	Melted GOs, > 1,000 ㎛	Melted GOs, 239 ㎛	Melted GOs, 146 ㎛
8	3 and 2	없음	Clear	Clear	Clear	Melted GOs, 737 ㎛
9	0 and 0	없음	Clear	Clear	Clear	Melted & Secondary GOs, 642 ㎛

MMS2와 GNP+Foipan의 GO제거를 비교했을 때, MMS2의 제거 효과는 GNP+Foipan보다 우월해 보였습니다. 골수세포형과산화효소(Myeloperoxidase, MPO)와 호산구과산화효소(Eosinophil Peroxidase,EPO)는 과산화수소(H2O2)가 있는 경우 GO를 분해시키는 것으로 알려져 있습니다[8]. 인간 혈액은 호중구(MPO)와 호산구(EPO)에 과산화효소를 함유하고 있기

때문에 혈액 속의 GO는 수명이 제한적일 수 있습니다. 즉, COVID-19 백신의 후유증에서 회복될 수 있다는 것을 의미합니다. MMS2는 차아염소산염의 산화제 효과를 통해 혈중 GO를 박멸하기 위한 페록시다아제와 동일한 효과를 가질 수 있으며, MMS2 섭취의 1-2시간 후 비타민C 2g을 복용합니다. 비타민 C는 차아염소산염의 산화제 효과를 중화하는데 권장됩니다.

라만(Raman)및 X선 광분광학 연구(X-ray photo spectroscopy study)는 GO 표면에서 GNP가 핵형성, 성장, 안정화를 만들고 수체 분산(water dispersions)에서 GO와 혼합물(hybrids)을 만드는 것을 확인하였습니다[9]. 이 연구는 GNP + GO 혼합화가 의심될 수 있는 1, 4, 5, 9번째 사례에서 GNP + Foipan을 추가한 후 전이된 GO생성을 관찰하였는데, 과연 이들에서도 GO에 GNP의 혼합물 형성이 되었는지는 추가 조사 및 연구가 필요할 수 있습니다.

토론 2) MMS2를 만드는 방법: 저장 용액과 사용 용액을 만드는 데는 여러 단계가 있습니다.

1,000명 이상의 해독 경험을 통해 해독 프로토콜이 만들어졌고, 프로토콜로 치료받은 거의 모든 사람들이 COVID-19 백신 후유증에서 회복되거나 증상이 개선되었습니다. 어떤 사람들은 몇 달간의 해독 치료 후에 그들의 12-digit MAC 주소가 없어졌다고 알리기도 했습니다(표 2).

1) 차아염소산칼슘 분말을 구입합니다. 1kg 미만(주의: 차아염소산칼슘은 차아염소산나트륨과 다릅니다. 이 용도로 차아염소산나트륨을 구입하지 마십시오.)
2) 차아염소산칼슘 12g을 측정합니다. 다른 칼슘은 직사광선을 피하고 서

늘한 온도에 보관하십시오.

3) 측정된 12g의 차아염소산칼슘을 500cc 주사용 증류수 또는 멸균된 증류수 병에 붓습니다. 병을 “5% 저장 MMS2”로 표시합니다. 이 저장액을 마셔서는 안 됩니다.

4) 50cc 진한 색상의 스포이드병을 준비합니다.

5) “5% 저장 MMS2”에서 MMS2 저장 용액을 나누어 50cc 짙은 갈색 스포이드병에 50cc를 붓습니다. “5% 저장 MMS2” 병과 50cc 짙은 갈색 스포이드병을 모두 직사광선을 피하고 서늘한 장소에 보관합니다.

6) 깨끗한 생수 300cc를 준비하고, 50cc 짙은 갈색 스포이드병에서 스포이드로 300cc 물에 1방울을 떨어뜨립니다.

7) 300cc의 생수를 30분 또는 1시간 안에 마십니다. 물을 마시는 데 어려움이 없으면 좋지만, 혀나 인후 통증, 메스꺼움, 심한 두통 등의 증상이 있으면 MMS2에 대한 알레르기 반응이 있는 것이기에 MMS2 용액을 마시지 않는 것이 좋습니다.

8) 생수 300cc에 MMS2를 한 방울씩 떨어뜨리는 것이 편안하다고 느껴진다면 하루 8방울까지 2, 3일 간격으로 천천히 방울 수를 늘립니다. 그런 다음 매일 300cc의 생수에 MMS2를 8방울 떨어뜨린 것을 지속적으로 마십니다. 격월로 혈액과 소변 검사를 확인합니다. 지금까지 몇 달 동안 MMS2를 투약 한 사람들의 혈액 및 소변 검사에서 이상 증상은 없었습니다.

9) COVID-19 백신을 접종한 경우 MMS2를 하루 3-4방울 정도 마시면 흉통 및 두통이 느껴질 수 있습니다. 그러면 MMS2 방울 수를 하루 2방울 정도로 줄이고, 3주 동안 줄인 상태로 유지하다가, 적응이 되면 천천히 방울 수를 증가시켜서 하루에 6-8방울 까지로 늘립니다. MMS2를 사용

할 때 불쾌감을 느끼는 경우에는, MMS2에 과민 반응이 있는 것으로 판단하고 MMS 보다는 기타 해독 방법을 찾아야 할 수 있습니다.

토론 3) 코로나19 질환 치료 및 해독 치료에 사용되는 약재들에 대한 소개

Risch HA[10]는 고위험 COVID-19 환자의 치료에 하이드록시클로로퀸(HCQ) + 아지트로마이신(AZM)을 조기에 사용하는 것이 효과적이라는 "명확한 증명"은 아니라 할지라도 치료 가능성에 대한 증거를 제시하였습니다. Derwand R, 외[11]는 COVID-19 환자에게 아연 보충제가 HCQ의 임상 치료 효과를 향상시켰고 Grant WB, et al. [12]에서는 비타민D가 COVID-19 감염과 사망 위험을 낮출 수 있다는 증거를 보여주었습니다

이러한 데이터를 바탕으로 HCQ, 비타민C, 비타민D, 아지트로마이신으로 구성된 COVID-19 치료용 칵테일을 제시하였습니다[13]. 그리고 비타민C, 비타민D 및 아연(zinc)을 사용한 COVID-19 예방 칵테일을 권장하였습니다[14]. 한국의 코로나진실규명의사회(이하 코진의)는 COVID-19 백신에서 활발히 움직이고 있는 미생물, GO 유사체 또는 벌레 유사체를 발견하고, COVID-19 백신 접종 후 44건의 돌파감염을 관찰하여, 종합 표 [7]에 COVID-19 예방/치료/재활/해독 칵테일을 권장하였습니다. 한편, 많은 과학 연구에서 COVID-19 백신은 허혈성 뇌졸중, 급성 심근경색, 정맥혈전색전증, 폐색전증, 안면마비, 경련/발작, 출혈성 뇌졸중, 혈전성 혈소판 감소성 자반병 및 혈전증 증후군을 포함하여 mRNA COVID-19 백신의 심각한 부작용이 나타났습니다[15]. 이러한 COVID-19 백신의 후유증을 해독 및 재활하기 위해 다양한 출처를 통해서 많은 가능성 있는 방법을 모색하였습니다.

COVID-19 백신 후유증은 다양하지만 대표적인 것을 미의사회 논문

JAMA는 심근허혈증(심근염, 협심증, 심근경색증 등), 뇌경색증(중풍), 폐동맥 색전증, 정맥 혈전증, 안면마비, 뇌출혈, 경련 및 간질 모양의 발작, 혈소판 감소 자반증 및 혈전증 등을 소개하고 있다[15]. 이들 외에도, 사람들이 흔히 알고 있는 피부 가려움증 및 피부병, 정신을 순간적으로 잃어버리는 증상, 기억력이 갑자기 감소되고 감정이나 판단력이 없어지는 현상, 교회에 열심인 사람들이 새벽기도를 못 갈 정도로 피곤하고 성경책을 읽는 속도가 엄청 늦어지고, 성경을 읽어도 무슨 뜻인지 알 수 없게 되는 경우들이 있고, 눈 앞이나 뇌 속에서나 피부 속에서 기생충이나 이상한 물체가 지나가는 것을 느끼고 칼로 베는 듯한 순간적인 통증이 오는 것, 5G가 많이 있는 지역이나 특정 지역에서 뇌 속에서 삐 소리가 들리면서 뇌에 통증이 오는 것, 이명이 순간적으로 들리거나 정신을 순간적으로 잃게 되거나 쓰러지는 증상, 가슴의 통증과 답답함, 손발이 저리고 통증이 오는 증상, 뇌 속을 알 수 없는 것이 꽉 죄이고 있는 현상, 음악 소리를 듣거나 하면 몸의 일정 부분이 부르르 떨리거나 경련이 일어나는 현상 등이 있습니다. 다음에 소개하는 내용은 전체를 다 포함하는 것이 아니고 일부일 뿐으로 여기에 소개에 되지 않은 더 좋은 방법들이 있을 수 있습니다. 그동안 인도하시고 은혜주신 하나님(야후아)님과 주 예수 그리스도(야후슈아 하마시아)님, 또 성령님의 인도를 따라서 더 좋은 방법들을 알아보도록 하겠습니다.

3-1) 아지트로마이신

여러 연구에 따르면 아지트로마이신은 항바이러스 작용과 면역조절 작용이 있는 것으로 나타났습니다. 아지트로마이신은 SARS-CoV-2 또는 SARS-COV-2의 스파이크 단백질과 인체 세포의 결합을 억제할 수 있습니다. 또한 SARS-CoV-2 바이러스의 진입 수용체이자 인간 세포로 들어오게 하는 매개체인 CD147 수용체 상호작용을 억제할 수 있습니다. 또한 사스- COV-2의 스파이크 단백질의 막융합, 세포 내로 침입 및 리소솜 분할을 저해할 수 있습니다. IL-1 β, IL-6, IL-8, IL- 12, INF-γ 및 TNF-α 의 전염증성 사이토카인과 케모카인을 감소시킬 수 있습니다. 이 약물은 섬유화 촉진 유전자 자극을 억제하고 점액 과다분비를 감소시키며 점액섬모 청소율을 개선할 수 있습니다[16]. 스파이크 단백질은 과응고 및 섬유소분해에 내성이 있는 마이크로 혈전을 유발하는 것으로 알려져 있습니다[17]. 이런 의미에서 아지트로마이신은 SARS- COV-2기의 급성 감염 기간 뿐만 아니라 해독 기간에도 건강에 도움이 될 수 있습니다.

3-2) 에피-갈로카테킨-3갤레이트(EGCG)

코로나19 mRNA 실험적 주사는 우리 몸에서 SARS- COV-2 스파이크 단백질을 지속적으로 만듭니다. 그리고 자가 생산된 스파이크 단백질은 아밀로이드성 합성 스파이크 펩타이드를 가지고 있어 사이토카인 폭풍, 심장 손상 및 심장 근육 염증, 신장 손상, 혈액 응고 장애, 혈전-염증, 감정적 질환 및 정신 건강 장애와 같은 신경퇴행성 질환 등을 유발할 수 있습니다[18]. 아밀로이드는 긴 섬유를 만들 수 있는 일종의 잘못 접힌 단백질입니다. Polyphenol Epi-gallocatechine-3-gallate(EGCG)는 아밀로이드에 의한 섬유질 형성을 억제하고 아밀로이드에 의한 섬유질, 고무질 및 단단한 응고 형성을 감소시킵니다[19]. 영국의 Addenbrooke's Hospital과 University of Cambridge에서 시행한 영국 전체의 코로나 실험 조사를 통해. 아스피린, 클로피도그렐 및 아픽사반을 이용한 전통적인 삼중 항응고 요법이 실험용 코로나19 백신 속의 스파이크 단백질로 만든 비정상적인 섬유망을 용해하는 데 효과가 없음을 입증했습니다[20]. EGCG는 녹차,

사과, 블랙베리, 블루베리, 강황 가루, 견과류, 복숭아, 아보카도, 자두, 양파, 라즈베리, 숙성된 마늘에 풍부하게 있습니다[21].

3-3) 명상

일반 명상가는 스트레스 반응과 면역 기능 조절, 스파이크 단백질로 만들어지는 아밀로이드 Aβ 혈전 형성 감소, 바이러스 게놈 활동 감소, 인간 수명을 결정하는 텔로미어를 보호하는 텔로머라제 활동 증가 등을 합니다[22]. 아마도 (1) 베타-아밀로이드 생성에 관여하는 BACE(beta-site amyloid-precursor protein [APP, 아밀로이드 전구 단백질]-cleaving enzyme, 끊어주는 효소)의 활성을 저해하여 베타-아밀로이드 생성을 저해하고, (2) 기억력과 사고력 관련 신경전달물질인 아세틸콜린(acetylcholine)을 분해하는 분해 효소들인 아세틸콜린 분해효소(acetylcholinesterase, AChE)와 부티릴콜린 분해효소(bytyrylcholinesterase, BChE) 기능을 떨어뜨려서 아세틸콜린 농도를 유지하여 기억력과 사고력을 유지시키고, (3) 미세소관(microtble)과 결합하여 뇌세포의 형태 및 구조를 유지시키는 타우(tau) 단백질이 과인산화로 인해 미세소관에서 분리되는 것을 막아주는 역할을 명상(meditation)이 할 것으로 생각합니다.

3-4) 간헐적 단식

SARS-COV-2 바이러스의 스파이크 단백질은 자가소화포(autophagosome)와 리소좀(lysosome)의 융합에 대한 자가 포식(autophagy) 과정의 말단 과정을 차단하여 몸의 에너지를 재순환을 방해하고, 자가포식 시스템의 다른 과정(예: 내분비계 내분절체 형성, 자가소화포 형성, 리소좀 및 세포외 배출(exocytosis)이 없는 자가소화포 형성)은 바이러스의 생존과 번식에 이용합니다. 이렇게 의도적으로 금식하는 것은, 자가소화포와 리소좀이 융합하는 것을 방해하는 스파이크 단백질의 행동을 방해하고, 면역성을 높이고, 스트레스 저항력을 높이고, ULK1/2의 mTOR(라파마이신의 세포막 표적) 탈인산화에 의한 자가포식을 활성화하고, 노화 과정을 늦추고 수명을 늘립니다. 자가포식은 바이러스성 핵산을 Toll-like Receptor 7(TLR7)에 전달함으로써 선천성 면역을 유도합니다. 이는 IFN(Type 1 Interferon)의 생산을 자극하여 면역세포를 유도하여 감염과 바이러스를 없애 줍니다. 공복 부산물인 β-하이드록시부티레이트(BHB)는 NLRP3 인플레이마솜의 과활성화를 차단하고 염증 과정을 억제합니다. 간헐적 단식은 비만, 천식 및 류마티스 관절염과 같은 자가면역 질환에 대한 건강한 혜택을 부여해줍니다[23].

3-5) 하이드록시클로로퀸(HCQ)

HCQ는 말라리아 치료, 류마토이드, 루푸스 같은 자가 면역 질환 치료에 쓰인다. 그러한 기능들에 더하여, 코로나19 스파이크 단백질이 세포로의 내부 산성화(endosomal acidification)를 제한하여 세포에 스파이크 단백질/SARS-COV-2 바이러스가 유입되는 것을 차단하여 바이러스 복제/스파이크 단백질 복제를 차단합니다. HCQ는 금속펩티다제 ACE2의 말단 당화를 제한하여 스파이크 단백질과 ACE2 수용체 사이의 결합을 차단합니다[24]. 이러한 의미에서 HCQ는 코로나19 감염의 급성 단계 뿐만아니라 장기 코로나 및 해독 기간 동안의 치료와 코로나19 질병 예방에도 유용합니다.

3-6) 저용량 날트렉손(LDN)

무작위 연구가 아닌 코호트 연구에서 LDN은 일일 활동 수준, 에너지 수준, 통증 수준 및 정신 집중도의 수준인 코로나19로부터의 회복을 개선했습니다. LDN은 웰빙 감각을 개선하고 임상/신체적 증상을 감소시켰습니다[25].

3-7) 비만 세포 안정제(알러리스, 싱귤다운, 싱귤라)

과거에는 바이러스 침범에 대한 선천성 및 적응성 면역 기전이 비만 세포의 잠재적인 역할을 막지 못했으며 단핵구, 대식세포, T 및 B 세포만 고려하여 COVID-19와 관련된 미세혈관 폐 혈전색전증을 설명하려 했습니다. 그러나 로버트 말론 박사와 그의 동료들은 COVID-19의 비정상적인 증상에 대해 비만 세포 사이토카인에 대한 히스타민 방출, TNF-α 배출 및 비만 세포 기능이상을 포함하는 새로운 기전을 제안하였습니다. 후각 상실, 노화, 미각 상실, 두드러기, 변화된 꿈의 의식 상태, 그리고 체중 감소는 히스타민 방출과 관련이 있으며 COVID-19 환자에서 흔히 보고되며, COVID-19 사망자 중 50% 이상이 폐 미세혈전증을 앓고 있습니다. 비만세포 탈과립증후군은 이러한 증상의 대부분을 공유합니다[26]. COVID-19 질병의 조건 및 COVID-19 백신의 증상/후유증(흉부 당김, 운동 중 호흡 곤란, 두통 및 간헐적 이명, 피로감, 브레인 포그, 시력 저하, 현기증, 근육통 및 떨림, 심장 두근거림, 체중 감소, 발진 및 두드러기, 복통 및 복부팽만 등)을 고려해 볼 때에 비만 세포 과립 증후군과 유사하며, 코로나19 실험용 백신 접종 후 증상의 잠재적 치료법으로 비만 세포 안정제를 고려할 수 있습니다. 세 가지 유형의 비만 세포 안정제는 다음과 같습니다. H1 항히스타민(예: 알레그라, 알러리스, 클라리틴, 케토티펜), H2 항히스타민(예: 파모티딘, 시메티딘, 라니티딘), 류코트리엔 억제제(예: 몬테루카스트, 싱귤레어, 싱귤라, 싱귤다운) 및 비만 세포 안정제(예: 케토티펜, 아스피린, 크로에핀, 아스피리틴). 등 입니다.

3-8) 싸이모신-알파1(Thymosin-α1, 휴닥신)

이것은 흉선으로부터 추출되며 28개의 아미노산 펩타이드를 가지고 있습니다. B형 간염 치료의 경우 52주 동안 격주로 1.6mg의 피하 주사를 투여하는 것이 좋습니다. 싸이모신-알파1는 내약성이 우수하고 안전하며 5-7일 동안 1.6-16mg(바이알 1개 - 10개)의 여러 용량으로 사용할 수 있습니다. 국소 자극, 발적, 발열, 피로, 근육통, 메스꺼움 및 구토 등의 부작용이 있을 수 있습니다. 장기 이식 수혜자는 싸이모신-알파1 사용을 권장하지 않습니다[27]. 싸이모신-알파1은 활성화된 면역세포의 수효를 증가시킵니다. 또한 Th1(helper T cells), TLR(Toll-like receptor), NK-κB(nuclear factor kappa B), T 세포, 수지상 세포에 대한 항원 제시, 바이러스 제거율 증가. 염증 발생 전 사이토카인 폭풍을 방지하고 염증을 조절합니다[28].

3-9) Fenofibrate(페노파이브레이트, 로오딜슈프라)

페노피브레이트는 SARS-COV-2 바이러스 감염을 최대 70%까지 감소시키고, 바이러스 스파이크 단백질을 불안정하게 하고 ACE II 수용체를 이합하여 세포로 바이러스 진입을 감소시키고, 염증 사이토카인의 분비를 억제하여 염증 반응 유도와 기도의 염증을 감소시키는 것으로 알려져 있습니다. 또한 황화물 수치를 증가시켜 사스- COV-2 침공으로부터 우리 몸을 보호할 수 있습니다[29]. 페노피브레이트는 비싸지 않고 안전성이 우수하지만 근육통 및 과민반응을 유발할 수 있으며, 이미 간 또는 신장 문제가 있는 환자에게 사용할 경우에 주의가 필요할 수 있습니다.

3-10) 멜라토닌

멜라토닌은 코로나19 사망률을 87%(95% CI: 0.076 - 0.223) 및 코로나19 감

염을 28% 또는 흑인에서 52% 예방할 수 있습니다. K63 폴리비퀴티틴 사슬의 미토콘드리아 항바이러스 신호 단백질을 상향조절하고 DNA 손상 복구, 제1형 인터페론에 의해 유발되는 항바이러스 작용 촉진을 위한 SIRT 1(silent information regulator), 바이러스 감염을 예방하기 위한 카텔리시딘(cathelicidine) 등의 디펜신(defensins)을 촉진합니다. 잠자리에 들 때 하루 24시간 리듬을 유지하기 위해 멜라토닌을 복용하지만 4회 분량으로 하루 36-72mg을 복용하면 입원 기간, 사망률 및 인공호흡률이 감소하는 것으로 입증되었습니다[30].

3-11) 아스피린

항혈전치료제에는 세 가지 종류가 있습니다. 첫째, 헤파린 유도체(에녹사파린과 같은 저분자량 헤파린), 비타민K 길항제(와파린 등) 및 인자 XA 억제제(리바록사반, 아픽사반, 에독사반 등)를 포함하는 항응고제, 둘째, COX 억제제(아스피린 등), PDE 억제제(실로스타졸, 디피리다몰 등), ADP 수용체 길항제(클로피도그렐, 프라수그렐 등), GPiib- IIIA 수용체 길항제(예: abciximab)를 포함하는 항혈소판제, 셋째, 재조합 tPA(예: 알터플라제, 데스모테플라제) 및 기타(예: 스트렙토키나제, 우로키나제, 나토키나제)를 포함하는 혈전용해제 등을 말합니다. COVID-19 환자 및 백신 후유증이 있는 사람은 일반적으로 D-dimer, FDP(피브린 분해 산물)수치 상승 및 보라색 피부 타박상과 함께 혈전 유발 상태와 관련이 있습니다. COVID-19로 입원한 퇴역 군인 4,297명을 대상으로 한 관찰 코호트 연구에서 COVID-19 환자가 예방적 항응고제의 혜택을 받을 수 있는 것으로 나타났습니다[31]. 저용량 아스피린의 복용과 COVID-19 입원 환자의 생존율, 양질의 건강 상태와 관련이 있었습니다[32]. 또한 저용량 아스피린은 뇌 성상세포의 유해한 염증, 산화 스트레스를 감소시키고 뇌 기능을 보호합니다[33]. COVID-19 백신 접종 후유증의 해독 치료제에 대한 이 모든 세 가지 종류의 항혈전제로 구성된 약물의 사용은 권장되지 않으며, 대신에 로컬 푸드 보충을 권장합니다.

3-12) 이버멕틴

FDA(미국 식품 의약청), NIH(미국 국립 보건 연구원)는 COVID-19 치료에 이버멕틴을 권장하지 않고 방해하지만 실재에 있어서 이버멕틴은 잠재적인 이점이 많이 있습니다. 이버멕틴은 숙주 세포질에 있는 단백질을 핵공을 통해 핵으로 운반하는 단백질(importin) α/β-1 핵 운반 단백질을 억제하여 SARS-COV-2 바이러스의 세포내 운반 과정을 억제합니다. SARS-COV-2 스파이크 단백질과 결합하며 인간 세포막에 대한 바이러스 착상을 억제합니다. 그것은 몇 가지 잠재적인 항염증성 특성을 가지고 있으므로 SARS- COV-2 바이러스로 인한 염증 반응을 억제합니다. 이버멕틴은 숙주 세포에서 RNA 의존성 RNA 폴리머라제(RdRp, RNA dependent RNA polymerase)와 결합하여 SARS-COV-2 바이러스의 복제를 억제하는 것으로 알려져 있습니다[34].

또한 에스트로겐 수용체, 프로게스테론 수용체, 인간 표피 성장인자 수용체(Human epidermal growth factor receptor 2, HER2) 모두가 없는 공격적인 3중 음성 유방암에도 효과가 있는 것으로 알려져 있고, 여러 암의 전이 예방에도 이버멕틴이 사용되고 있다.

토론 4) 2023년판 코로나19 예방, 치료, 재활 및 코로나 백신 해독표

※ 2023년 코로나19 예방, 치료 및 코로나19 백신 해독을 위한 권장 프로토콜. (홉킨스 전일내과, 전기엽MD, ThM, PhD, ScD)

• 표를 활용하기 전에 의사와 상의하시오. https://www.sciresliterature.org/Toxicology/AJTCR-ID37.pdf ☎063-251-0071, 010-4660-5621

권장 치료제 이름	코로나19 예방, 치료 및 질병 후유증으로부터 회복하기 위한 일일 복용량			코로나19 백신 해독을 위한 일일 복용량	
	예방 (2-5회/주)	치료 (5-10일간)	회복(10-20일간 매일)	초기 10일	4-6 개월 지속
비타민 C (속 쓰리면 감량)	매일 6 g	매일 12-20 g	매일 6 g	매일 12-20 g	매일6 g
비타민 D (혈액 농도 측정 요)	5,000 IU	10,000 IU	5,000 IU	10,000 IU	5,000 IU
아연 (구토, 어지럼 주의)	30-50 mg	50-100 mg	30-50 mg	50-100 mg	30-50 mg
글루타티온	1 정	하루 2 정	1 정	2 정	1 정
NAC, 아세틸시스테인	600 mg	1,200 mg	600-1,200 mg	1,200 mg	600-1,200 mg
솔잎차 (가루, 티백, 엑기스는 1:1 로 사용)	1 숟갈/컵, 하루 한 번	1 숟갈/컵, 하루 2-3번	1숟갈/컵. 하루 2번	1 숟갈/컵, 하루 2-3번	1숟갈/컵. 하루 1-2번
하이드록시클로로퀸(HCQ)	200-800mg /주(week)	매일, 2 회 2 00mg*2	매일 200 mg 20-30일간	매일 400mg 7-10일간	매일 200 mg 4개월간
아지스로마이신/독시사이클린	×	하루 2 정 5-8 일간	독시사이클린 매일 200 mg 0-4일간	3일간 복용	매달 3일간 복용
아스피린/에녹사파린/ 엘(L)-카르니틴 (과민반응, 출혈, 심장 떨림 주의)	0.25-1 정	0.25-1 정	0.25-1 정	0.25-1 정	0.25-1 정
은행추출물 혹은 시그마트	×	2 정	1 정	2 정	2 정
페노피브레이트	1 정	1 정	1 정	1 정	1 정
싸이모신-α1, 휴닥신	x	BID/QD/QOD	QD/QOD, 주 2회	매일 또는 QOD	1 amp, 주 1회
저용량 날트렉손 (어지럼 중단)	0.25 mg/매일	0.25 mg/매일	0.25 mg/매일	0.25 mg/매일	0.25 mg/매일

멜라토닌 (어지럼, 구토하면 중단)	2 mg 이틀에 한 번	2 mg 매일 저녁	2 mg- 6 mg 분복 이틀에 한 번	2 mg-6 mg 분복 이틀에 한 번	2 mg-6mg 분복 이틀에 한 번
이버멕틴 Ivermectin), 격월로 혈액/소변 검사	0.2 mg/kg 또는 12 mg 주 1회,	0.4-0.6 mg/kg for 7-10 days	12 mg daily for 7-10 days (for 60- 70 Kg)	12 mg daily for 7-10 days (for 60-70 Kg)	12 mg weekly for 4 months 주 1회, 12mg, 4-6 개월
덱사메타손 (필요한 경우) 부데소니드 흡입기, 싱귤다운, (몬테루카스트), 케토티펜, 항히스타민제 (필요시)	공통 사항: • 싱귤다운, (몬테루카스트), 케토티펜, 항히스타민제	호흡곤란 일 때,덱사메타손 매일 4-8 mg	덱사메타손 이틀에 한 번 6-24 mg	덱사메타손 이틀에 한 번 4-8 mg	덱사메타손 이틀에 한 번 1-2 mg (당뇨 때는 제외)
족욕 (한 번에 1-2시간, 소금 3컵+ 식초 1컵 40도),	매주	매일	이틀에 한 번	이틀에 한 번	주 3-4 회
어씽 (earthing), 몸 마사지, 반신욕	코코넛 오일 몸 맛사지, 베이킹 소다 + MMS2 를 목욕물에 푼 후에 반신욕을 10분- 30분 정도.				
MMS2 소독물 (차아염소산칼슘; 먹는물 소독 또는 수영장물 소독약)	1) 농도 5%의 저장 용액 만들기: 500cc(또는 ml) 물에 순도 68-70%의 건조된 차아염소산칼슘 (Calcium Hypochlorite, 또는 클로르칼키) 12g을 첨가한다. *락스는 위험 물질이므로 마시면 안됩니다. 2) 소독물: 500cc(또는 ml) 물에 농도 5% 저장 용액을 처음에는 1방울을 첨가하여 드시기 시작하여 차츰차츰 증가하여 한 번에 4방울을 넣는 방법으로, 농도를 점차 증가시켜서 드시면 된다. • 혀나 입 안이 아프고 구역질 등의 과민 반응이 있는 경우에는 복용을 중지한다.				
14 시간 금식 및 명상 (GMO 없는 함씨네 쥐눈이 콩 마늘 청국장 환, 3숟가락)	• 오후 5시에 저녁 식사를 마치고 다음 날 아침 7시까지 금식한다 (물은 마신다.) 14시간 금식 • 14시간 중 2시간을 명상과 기도 찬양에 사용한다. 1시간큰 소리로 경 읽기, 30분은 찬양하기, 30분은 기도. • 녹차잎 우려서 하루 2-3잔, 솔잎(민들레, 개똥쑥, 아르테미시) 가루/엑시스 2잔, 스마트 푸드 DM 하루 2봉, • 함씨네 쥐눈이콩 마늘 청국장 환 (특허 식품), (헤모힘, 활전기고),				
구충제	• 코로나19 백신 또는 코로나 질병 후유증에 대한 해독: 이버멕틴 0.2mg/kg을 주1-2회 복용한다. 알벤다졸과 젤콤, 니콜사마이드의 복용 주기와는 별도로 복용하되, 날짜가 겹치는 경우에는 3일간의 약 복용 간격을 둔다. (https://www.cancertreatmentsresearch.com/ivermectin-in-oncology/)				

공지: 본 내용은 코로나 치료나 예방 목적, 또는 해독 치료를 위한 것이 아닌 가상적인 예시이며, 이것의 사용은 사용자의 전적인 책임입니다.

[참고: 코로나19 질환 치료에 사용되는 약들에 대한 평가 by FLCCC, COVID Hospital Treatment Protocol, Table 1]

Table 1. Pharmacological Therapy for COVID-19 by Stage of Illness: What has worked and what has failed*

	Pre-exposure/ Post-Exposure/Incubation	Symptomatic Phase	Pulmonary/ inflammatory phase
Anti-androgen Rx 스피로놀락톤 100mg BID, 두타스테리드 2mg 후 1mg	Benefit	BENEFIT	BENEFIT
Ivermectin	BENEFIT	BENEFIT	BENEFIT
Corticosteroids	n/a	Trend to harm	BENEFIT
LMWH 에녹사파린 (20mg/d, SD or BID, iv) 아픽사반 (25mg 1T, BID)	n/a	n/a	BENEFIT
Monoclonal Abs	BENEFIT	BENEFIT (early)	HARM
Hydroxychloroquine	Benefit**	Benefit**	? Trend to harm
Remdesivir 렘데시비르	n/a	? Benefit	HARM
Lopivinar-Ritonavir 칼레트라 *nirmatrelvir 팍스로비드	n/a	No benefit	No benefit
Interferon α/β	Inhaled ? Benefit	No benefit	Harm
Tocilizumab	n/a	n/a	Unclear Benefit
Convalescent Serum	n/a	No benefit	Trend to harm
Colchicine	n/a	Unclear benefit	No Benefit

* 몰누피라비르 (머크사) **기타 권장약: 멜라토닌 (취침 시), Fluoxetine (프로작, 루복신,효소관 응집/사망/기계호흡 감소), 아연, NAC, 타치온, Vit D,C 솔잎차, 가글링-요오드 50-100배 희석

* Based on randomized controlled trials (see supporting information below)

11. 열 번째 논문: (IJBRES 1660), 인체 혈장내 산화 그라핀(GOs)에 대한 차아염소산칼슘(MMS2)의 해독 효과에 관한 관찰 보고서

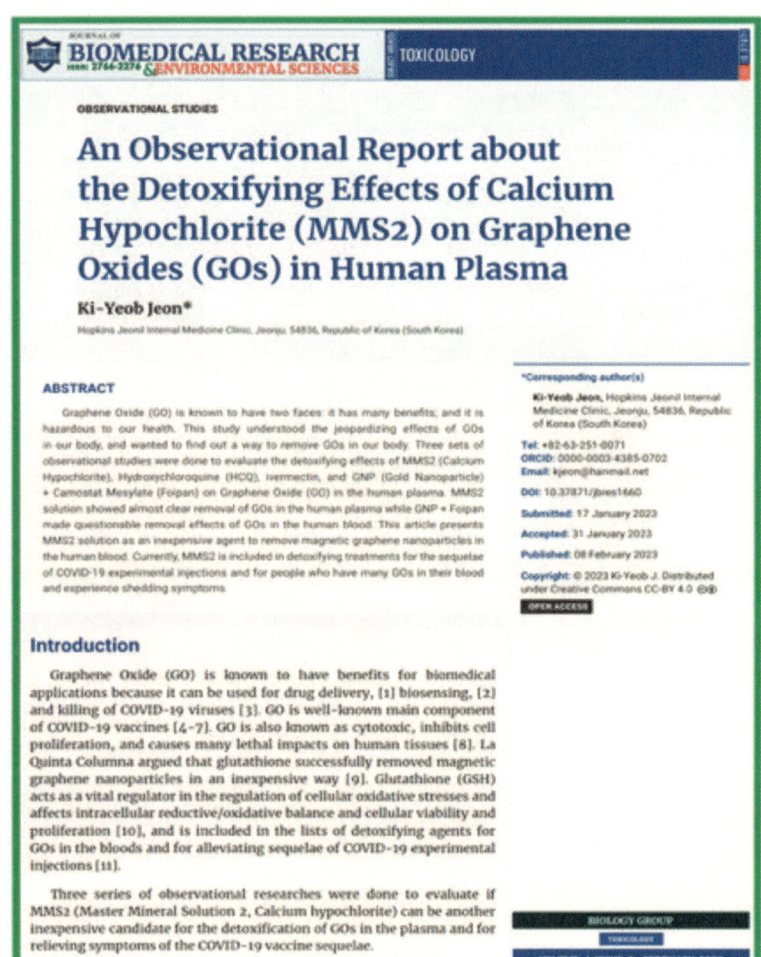

JOURNAL OF BIOMEDICAL RESEARCH & ENVIRONMENTAL SCIENCES
ISSN: 2766-2276
TOXICOLOGY

OBSERVATIONAL STUDIES

An Observational Report about the Detoxifying Effects of Calcium Hypochlorite (MMS2) on Graphene Oxides (GOs) in Human Plasma

Ki-Yeob Jeon*

Hopkins Jeonil Internal Medicine Clinic, Jeonju, 54836, Republic of Korea (South Korea)

ABSTRACT

Graphene Oxide (GO) is known to have two faces: it has many benefits; and it is hazardous to our health. This study understood the jeopardizing effects of GOs in our body, and wanted to find out a way to remove GOs in our body. Three sets of observational studies were done to evaluate the detoxifying effects of MMS2 (Calcium Hypochlorite), Hydroxychloroquine (HCQ), ivermectin, and GNP (Gold Nanoparticle) + Camostat Mesylate (Foipan) on Graphene Oxide (GO) in the human plasma. MMS2 solution showed almost clear removal of GOs in the human plasma while GNP + Foipan made questionable removal effects of GOs in the human blood. This article presents MMS2 solution as an inexpensive agent to remove magnetic graphene nanoparticles in the human blood. Currently, MMS2 is included in detoxifying treatments for the sequelae of COVID-19 experimental injections and for people who have many GOs in their blood and experience shedding symptoms.

*Corresponding author(s)

Ki-Yeob Jeon, Hopkins Jeonil Internal Medicine Clinic, Jeonju, 54836, Republic of Korea (South Korea)

Tel: +82-63-251-0071
ORCID: 0000-0003-4385-0702
Email: kjeon@hanmail.net

DOI: 10.37871/jbres1660

Submitted: 17 January 2023

Accepted: 31 January 2023

Published: 08 February 2023

Introduction

Graphene Oxide (GO) is known to have benefits for biomedical applications because it can be used for drug delivery, [1] biosensing, [2] and killing of COVID-19 viruses [3]. GO is well-known main component of COVID-19 vaccines [4-7]. GO is also known as cytotoxic, inhibits cell proliferation, and causes many lethal impacts on human tissues [8]. La Quinta Columna argued that glutathione successfully removed magnetic graphene nanoparticles in an inexpensive way [9]. Glutathione (GSH) acts as a vital regulator in the regulation of cellular oxidative stresses and affects intracellular reductive/oxidative balance and cellular viability and proliferation [10], and is included in the lists of detoxifying agents for GOs in the bloods and for alleviating sequelae of COVID-19 experimental injections [11].

Three series of observational researches were done to evaluate if MMS2 (Master Mineral Solution 2, Calcium hypochlorite) can be another inexpensive candidate for the detoxification of GOs in the plasma and for relieving symptoms of the COVID-19 vaccine sequelae.

BIOLOGY GROUP
TOXICOLOGY
VOLUME: 4 ISSUE: 2 - FEBRUARY, 2023

인체 혈장내 산화 그라핀(GOs)에 대한 차아염소산칼슘(MMS2)의 해독 효과에 관한 관찰 보고서

요약

산화 그라핀(GO)은 양면성을 가지고 있는 것으로 알려져 있습니다. 그것은 많은 잇점도 있지만 우리의 건강에 위험한 면도 있습니다. 본 연구는 인체에서 GO의 위험한 영향을 이해하고, GO를 제거하는 방법을 찾고자 하였습니다. MMS2(차아염소산칼슘), 하이드록시클로로퀸(HCQ), 이버멕틴 및 GNP(금 나노 입자) + 카모스타트 메실산염(호이판, Foipan)이 인간 혈장의 GO에 미치는 해독 효과를 평가하기 위해 세 가지 관찰 연구 집단을 수행하였습니다. MMS2 용액은 인간 혈장에서 거의 완벽한 산화 그라핀(GO) 제거를 보여주었습니다. MMS2 용액은 인간 혈장에서 GO를 거의 확실하게 제거한 반면 GNP + 호이판은 인체 혈액에서 GO의 제거 효과에 MMS2보다는 효력이 덜 하였습니다. 본 연구 논문은 인간 혈액에서 자성이 있는 그래핀 나노 입자를 제거하기 위한 저렴한 방법으로 MMS2 용액을 제시합니다. MMS2는 COVID-19 실험적 백신의 후유증 및 혈액에 GO가 많고 쉐딩 증상을 경험하는 사람들을 위한 2023년 판 해독 치료제에 포함되어 있습니다.

서론

GO는 약물 전달, [1] 바이오센싱, [2] 및 COVID-19 바이러스의 사멸[3]에 사용될 수 있기 때문에 생물 의학 응용 분야에 이점이 있는 것으로 알려져 있습니다. GO는 COVID-19 백신의 잘 알려진 주요 구성 요소입니다[4-7]. GO는 세포 독성으로도 알려져 있으며 세포 증식을 억제하고 인체 조직에 많은 치명적인 영향을 미칩니다[8]. 라 퀸타 컬럼나(La Quinta Columna)는 글루타티온이 저렴한 방법으로 자성 그래핀 나노 입자를 성공적으로 제거했다고 주장했습니다[9]. 글루타티온(GSH)은 세포 산화 스트레스 조절에 중요한 조절인자로 작용하고 세포 내 환원/산화 균형과 세포 생존 및 증식에 영향을 미치며 [10] 혈액 내 GO에 대한 해독제 목록과 COVID-19 실험적 백신 [11]의 후유증 완화에 포함됩니다. MMS2(Master Mineral Solution 2, Calcium hypochlorite)가 혈장 내 GO의 해독 및 COVID-19 백신 후유증의 증상 완화를 위한 또 다른 저렴한 가능성이 될 수 있는지 평가하기 위해 세 가지 일련의 관찰 연구를 수행했습니다.

방법 및 재료

방법

이를 위해 세 가지 일련의 관찰 연구가 수행되었습니다.

첫째, 생체 내 연구에서 두 사람이 최소 한 달 동안 MMS2를 복용하고 치료 전후의 혈중 GO 수치를 비교하였습니다. 시험관 연구에서 이 두 사람의 혈액을 배양 접시에서 한 달 동안 MMS2로 처리하고 MMS2 처리 전후에 GO수치를 두 번 측정하였습니다.

둘째, 42개의 혈액 샘플로 구성된 6개 그룹, COVID-19 실험 백신 비접종자 12개 혈액 샘플 및 접종자 혈액 샘플 30개를 준비하고 각 그룹은 서로 다른 약물 세트로 4주 동안 치료를 받았습니다. 본 실험에 사용된 모든 약재는이미 COVID-19 실험용 백신의 해독제로 알려져 있었습니다.

셋째, 1인당 2개의 혈액 샘플과 7명으로부터 14개의 혈액 샘플을 준비하였습니다. 그들은 MMS2 또는 GNP + 호이판으로 2주 동안 치료를 받았고 치료 전후에 두 번 관찰되었습니다.

치료 솔루션의 재료는 이전 논문[11]에 기재된 대로 구입하였습니다. 제주 삼다수 브랜드의 생수 500cc를 구입하였습니다. 그것은 칼슘 2.5-4.0 mg/L, 칼륨 1.5-3.4 mg/L, 나트륨 4.0-7.2 mg/L, 마그네슘 1.7-3.5 mg/L의 미네랄을 함유하고 불소를 함유하지 않았습니다. 250cc 병의 GNP는 “Medigold”(michael@nutraneering.com)라는 상표명을 가지고 있으며 미국에서 구입하였습니다. 차아염소산칼슘, HCQ(200mg/정), 이버멕틴(12mg/정), 호이판(100mg 카모스타트 메실산염/정)은 국내에서 구입하였습니다. 5% 저장용액의 MMS2는 생수 500cc에 차아염소산칼슘 12g을 섞어서 만들었습니다. MMS2 치료 용액은 생수 500cc에 5% MMS2 저장액 20방울을 섞어서 만들었습니다.

첫 번째 관찰 연구

본 연구는 MMS1이 COVID-19 백신 접종의 해독이나 부작용이나 후유증 완화에 효과가 있다고 알려졌기 때문에 사람의 혈액에서 MMS2가 GO에 미치는 영향을 미리 보기 위해 진행되었습니다. 두 사람이 4주 동안 MMS2를 복용하고 전후의 혈액에서 GO의 수를 비교하였습니다. 한 사람은 COVID-19 백신을 두 번 접종하였고 PCR을 세 번 수행했으며 다른 한 사람은 백신 접종도 PCR도 하지 않았습니다. 이들의 혈액은 MMS2를 복용하기 전 채혈하여 2,500 RPM에서 30분 동안 원심분리한 후 윗부분을 채취하여 한 달 동안 MMS2를 주 3회 처리하고 MMS2 치료 1개월 전후의 그래핀 수를 관찰하였습니다. 생체 내 연구를 위해, 두 사람의 혈액은 MMS2 치료 1개월 후에 다시 검사하였습니다.

두 번째 관찰 연구

이번 관찰 연구는 COVID-19 백신 접종 후유증에 대해 알려진 해독제 중 효과적인 약제를 확인하고 COVID-19 백신을 접종한 사람의 혈액에서 GO를 해독하거나 제거하는 능력을 비교 평가하기 위해 실시되었습니다. COVID-19 백신을 접종하지 않은 12명과 접종한 30명을 포함한 총 42개의 혈액 샘플을 무작위로 6개 그룹으로 나누고 각 그룹에는 2개의 접종자 혈액 샘플과 5개의 비접종자 혈액 샘플이 있었습니다. 각 그룹은 치료 일정에 따라 4주간 치료를 받았습니다.

각 그룹의 치료는 다음과 같이 수행되었습니다: 배양 접시에 있는 혈액 샘플의 첫 번째 그룹은 500cc 생수 + 20 방울의 5% MMS2로 구성된 MMS2 치료 용액의 침지액으로 일주일에 세 번 처리되었습니다. MMS2 + 호이판의 두 번째 그룹은 500cc 생수 + 5% MMS2 20방울 + 호이판 5정의 침지액으로 일주일에 세 번 처리되었습니다. HCQ 치료의 세 번째 그룹은 500cc 생수 + HCQ 5정의 침지액으로 일주일에 세 번 치료받았습니다. 이버멕틴 치료의 네 번째 그룹은 500cc 생수 + 이버멕틴 5정의 침지액으로 일주일에 세 번 처리되었습니다. HCQ + 이버멕틴 치료의 다섯 번째 그룹은 500cc 생수 + HCQ 5정 + 이버멕틴 5정 + 호이판 5정의 침지액으로 일주일에 3번 처리되었습니다. 여섯 번째 그룹은 주 3회 250cc 생수 + 구입한 GNP 용액 250cc + 호이판 5정을 침지액으로 처리하였습니다.

세 번째 관찰 연구

이번 연구는 MMS2와 GNP + 호이판의 해독 효과를 비교하여 평가하고 MMS2와 GNP + 호이판의 해독효과가 서로 다른 면역성과 특성을 가진 사람들 사이에서 변화될 수 있는지 알아보기 위해 수행되었습니다. 6명의 혈액 샘플 12개(COVID-19 백신 비접종 2명 및 접종자 4명)를 무작위로 각 사람의 동일한 혈액이 다른 그룹에 있도록 하여, 두 그룹으로 나누었습니다. 한 그룹은 500cc 생수 + 5% MMS2 20방울의 침지액으로 2주 동안 일주일에 세 번 치료를 받았으며 다른 그룹은 생수 250cc + 구매한 GNP 용액 250cc + 포이판 5정을 침지액으로 2주 동안 주 3회씩 치료받았습니다.

결과

첫 번째 관찰 연구

첫 번째 관찰 연구의 첫 번째 사례는 55세, 48kg, 여성으로 화이자 백신 1회 접종, 3회의 PCR 테스트를 받았습니다. COVID-19 백신 접종 이전에 환자는 건강하였고 정기적인 건강 검진을 받았는데 모두 정상이었고 나이보다 어려 보였습니다. 2021년 8월 10일 오전 10시 40분에 1차 화이자 백신 접종을 하고 다음날 아침 가슴답답함, 호흡곤란, 심계항진, 어지러움을 느껴 응급실에 내원했으나 질병 소견은 없었습니다. 환자는 코로나19 실험 백신 중증 후유증이 있는 사람으로 공식적으로 등재되었습니다. 그런 다음 대학병원 응급실을 포함하여 여러 응급실을 내원하였지만 일시적인 완화만 있었습니다. 증상만 악화될 뿐이어서 6개월간 공직을 휴직하고 치료를 받았습니다. COVID-19 백신으로 인한 후유증을 해독하기 위해 하동의 유명한 병원 등을 전전하였습니다. 2022년 2월 24일부터

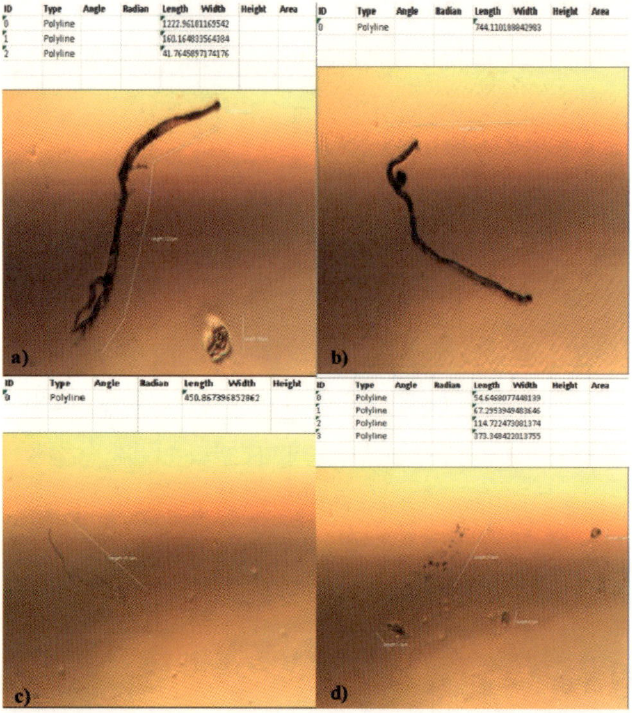

그림 1a: 가지가 있는 부분적으로 녹은 1,222㎛ 길이의 GO. 1b: 하나의 매듭이 있는 부분적으로 녹은 744㎛ 길이의 GO. 1c: 얇은 450㎛ 길이의 GO. 1d: 점선 입자가 30개가 넘는 다중 114-, 67-, 54㎛ 크기의 GO 입자.

내과에 본원에 내원하여 입원하였고, COVID-19 백신 해독법으로 치료를 받았고 서서히 증상이 호전되었습니다[6]. 환자는 MMS2를 하루 한 방울부터 복용하기 시작했고 2022년 6월 6일부터 천천히 하루 6방울로 늘렸습니다. 2주 동안 MMS2를 복용한 후 브레인 포그와 흉부 압박감이 약간 완화되었다고 보고하였습니다(6에서 3으로, 여기서 10이 가장 심각). 환자는 그날 혈액 검사를 받았고 혈장 소견은 30㎛(마이크로미터) 미만 길이의 GO는 251개, 길이 30-70㎛ 사이의 GO는: 140개; 70㎛보다 큰 길이의 GO: 52개; 금색 GO는: 112개의 많은 GO가 관찰되었습니다. MMS2 치료 전 환자의 전형적인 GO 사진이 (그림 1a 부터 그림 1d까지)에 표시되어 있습니다.

하루 6방울 MMS2 섭취 한달 후, 첫번 째 환자는 2022년 7월 9일에 혈액을 확인하였습니다. 한 달 동안 MMS2를 복용한 후에도 혈중요소질소량(BUN)이 16(정상<20)에서 21(비정상>20)로 변경된 것을 제외하고는 환자의 혈청화학검사상의 명백한 이상은 없었습니다(표 1).

Female, 55-y-o

Blood Chemistry, U/A, TFT: July 8th. June 4th. May 13th. April 25th

처방명	참고치	단위	2022-07-08	2022-06-04	2022-05-13	2022-04-25
D-dimer-(일반면역검사)(정량) / WB(ED	≤ 0.50	mg/L FEU	0.30	0.32	0.44	0.31
[illegible] / Serum	Deficiency <	ng/mL	50.2			57.5
일반혈액검사(CBC)-(혈구세포-장비측정)	3.9 - 9.8	×10^3/μL	5.5	4.4	4.8	3.6(▼)
일반혈액검사(CBC)-(혈구세포-장비측정)	3.9 - 6	×10^6/μL	4.10	4.17	3.96	4.13
일반혈액검사(CBC)-(혈구세포-장비측정)	12 - 16	g/dL	12.3	12.5	11.9(▼)	12.2
일반혈액검사(CBC)-(혈구세포-장비측정)	36 - 49	%	37.4	37.2	34.9(▼)	35.9(▼)
일반혈액검사(CBC)-(혈구세포-장비측정)	150 - 450	×10^3/μL	356	227	237	302
백혈구백분율(혈액)-(혈구세포-장비측정)			Seg. Neutrophil	Seg. Neutrophil	Seg. Neutrophil	Seg. Neutrophil
Segment neutrophil	40 - 75	%	43.9	30.5(▼)	25.1(▼)	31.2(▼)
Lymphocyte	20 - 45	%	44.4	53.4(▲)	56.2(▲)	51.0(▲)
Monocyte	0 - 10	%	8.7	8.8	6.5	8.4
Eosinophil	0 - 6	%	2.5	6.5(▲)	10.2(▲)	8.6(▲)
Basophil	0 - 2	%	0.5	0.7	1.0	0.8
당검사[화학반응-장비측정](공복) / Se	70 - 99	mg/dL	92	100(▲)	86	92
총단백정량[화학반응-장비측정] / Serum	6.5 - 8.5	g/dL	6.7	6.9	6.7	7.1
알부민[화학반응-장비측정] / Serum	3.2 - 5.5	g/dL	4.4	4.1	4.0	4.4
전해질[화학반응-장비측정], 총칼슘 / S	8.6 - 10.2	mg/dL	9.3	9.0	9.4	9.3
전해질[화학반응-장비측정], 인 / Serum	2.5 - 5	mg/dL	4.7	4.4	4.7	5.1(▲)
총빌리루빈정량[화학반응-장비측정] /	<1.40	mg/dL	0.3	0.3	0.3	0.2
AST (SGOT) [화학반응-장비측정] / Serum	≤ 40	IU/L	18	66(▲)	20	108(▲)
ALT (SGPT) [화학반응-장비측정] / Serum	≤ 41	IU/L	13	19	12	30
알칼리포스파타제[화학반응-장비측정]	35 - 129	IU/L	17(▼)	11(▼)	16(▼)	<10(▼)
γ-GTP [화학반응-장비측정] / Serum	6 - 42	IU/L	14	9	7	<3(▼)
콜레스테롤-총콜레스테롤정량[화학반응	Desirable <	mg/dL	168	161	135	154
지질[화학반응-장비측정]-트리글리세라이드	Normal: < 150	mg/dL	74	137	77	109
콜레스테롤-HDL 콜레스테롤[화학반응-장	Low HDL-Chol	mg/dL	58	53	51	51
콜레스테롤-LDL 콜레스테롤[화학반응-장		mg/dL	95	81	69	81
요소질소(BUN정량)[화학반응-장비측정]	6 - 20	mg/dL	21(▲)	16	15	10
크레아티닌[화학반응-장비측정] / Serum	0.5 - 1.2	mg/dL	1.00	0.8	0.6	0.7
요산[화학반응-장비측정] / Serum	2.6 - 6	mg/dL	3.9	2.9	2.6	2.1(▼)
갑상선호르몬 등[정밀면역검사]_트리요	80 - 200	ng/dL	97	103	109	123
갑상선호르몬 등[정밀면역검사]_유리써	0.93 - 1.7	ng/dL	1.20	1.54	1.35	1.33
갑상선자극호르몬[정밀면역검사]_갑상	0.27 - 4.2	uIU/mL	0.90	1.71	4.88(▲)	2.89
RA factor-(일반면역검사)-(정성) / Se	Negative					
CRP-정성-C 반응성단백-(일반)(정성) /	Negative					

• There were no demonstrable changes in the laboratory test results between before and after the MMS2 treatments.

[표 1: 한 달 동안 MMS2를 복용한 후에도 혈중요소질소량(BUN)이 16(정상 < 20)에서 21(비정상 > 20)로 변경된 것을 제외하고는 환자의 혈청화학검사상의 명백한 이상은 없었습니다.]

환자의 혈장 배양 접시에서 GO 수치의 73-85% 감소가 있었습니다: 30㎛ 길이 미만의 GO 수치: 225개(10% 감소); 30-70㎛ 길이의 GO: 40개(71% 감소); 길이가 70㎛ 보다 긴 GO: 24개(54% 감소); 및 금색 GO: 11개(90% 감소)(그림 2a 에서 그림 2d 까지).

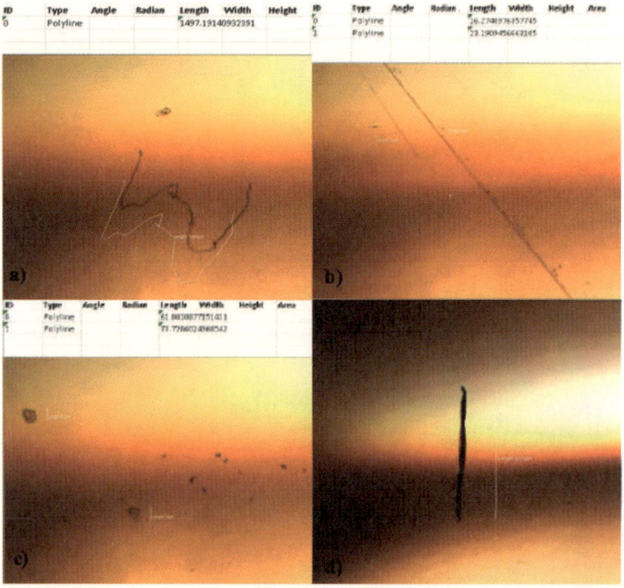

그림 2a: w자형 1,497㎛ 길이의 GO. 2b: 점선 입자가 30개가 넘는 선형 16-, 23㎛ 크기의 GO. 2c: 61-, 73㎛ 길이의 GO 및 작은 입자가 몰려있어 마치 점선의 섬 같은 형태로 분포. 2d: 선형 557㎛ 크기 GO.

첫 번째 관찰 연구의 두 번째 사례는 66세, 63kg, 남성으로 COVID-19 백신을 맞지 않았고 PCR 테스트도 수행하지 않았습니다. 건강하고 고혈압과 고지혈증을 앓았지만 나이보다 어려 보였습니다. 명백한 이상 증상이 없었습니다. MMS2를 하루 한 방울부터 복용하기 시작했고 2022년 6월 5일부터 하루 8방울로 천천히 늘렸습니다.

환자는 MMS2 치료 하루 전에 혈액 검사를 받았고 혈장 소견의 배양 접시는 많은 GO를 보여주었습니다:

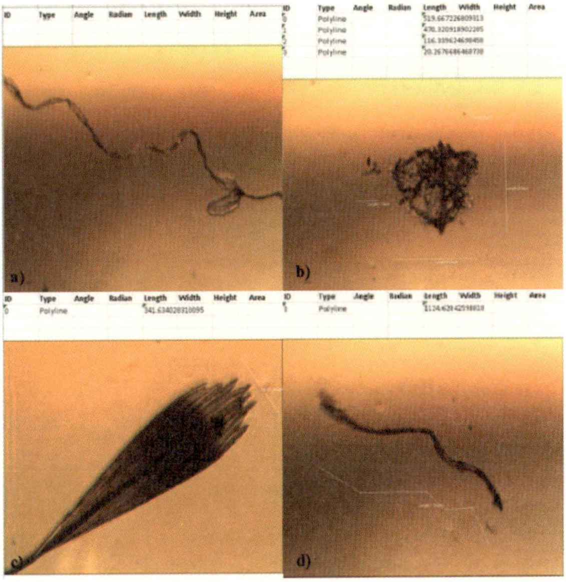

그림 3: 30㎛ 미만의 GO 길이: 295개, 30-70㎛ 사이의 Go 길이: 368개: 70㎛ 보다 큰 GO 길이: 203개: 금색 GO: 221개. MMS2 치료 전 그의 전형적인 GO 사진이 표시되어 있습니다(그림 3a에서 3d까지)

2번 째 환자는 하루 8방울의 MMS2 섭취 한 달 후, 그는 2022년 7월 9일에 혈액을 확인했습니다. (표 2)

[표 2. MMS2를 1개월 동안 하루 8방울씩 복용한 후에도 표 2와 같이 환자의 혈청화학검사 및 말초혈액 검사에서 단핵구 비율이 11.9%(비정상 > 10)에서 9.4%(정상), 감마GTP가 75(비정상 > 70)에서 72(비정상 > 70), 포도당 92(정상)에서 113(비정상 > 99), 및 BUN 18(정상)에서 21(비정상 > 20)으로 변경된 것을 제외하고는 명백한 이상이 없었습니다.]

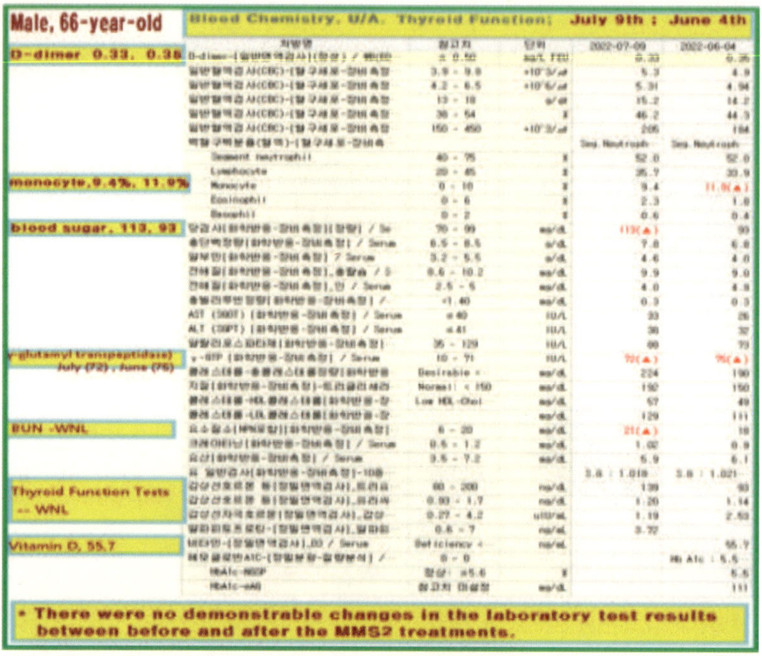

Male, 66-year-old

Blood Chemistry, U/A, Thyroid Function; July 9th ; June 4th

처방명	참고치	단위	2022-07-09	2022-06-04
D-dimer-[일반면역검사](정량) / 빠른	≤ 0.50	㎍/L FEU	0.33	0.35
일반혈액검사(CBC)-[혈구세포-장비측정]	3.9 - 9.9	×10^3/㎕	5.3	4.9
일반혈액검사(CBC)-[혈구세포-장비측정]	4.2 - 6.5	×10^6/㎕	5.31	4.94
일반혈액검사(CBC)-[혈구세포-장비측정]	13 - 18	g/dl	15.2	14.2
일반혈액검사(CBC)-[혈구세포-장비측정]	36 - 54	%	46.2	44.3
일반혈액검사(CBC)-[혈구세포-장비측정]	150 - 450	×10^3/㎕	205	184
백혈구백분율(혈액)-[혈구세포-장비측			Seg. Neutroph	Seg. Neutroph
Segment neutrophil	40 - 75	%	52.0	52.0
Lymphocyte	20 - 45	%	35.7	33.9
Monocyte	0 - 10	%	9.4	11.9(▲)
Eosinophil	0 - 6	%	2.3	1.8
Basophil	0 - 2	%	0.6	0.4
당검사[화학반응-장비측정][정량] / Se	70 - 99	mg/dL	113(▲)	93
총단백정량[화학반응-장비측정] / Serum	6.5 - 8.5	g/dL	7.8	6.8
알부민[화학반응-장비측정] / Serum	3.2 - 5.5	g/dL	4.6	4.0
전해질[화학반응-장비측정].총칼슘 / S	8.6 - 10.2	mg/dL	9.9	9.0
전해질[화학반응-장비측정].인 / Serum	2.5 - 5	mg/dL	4.0	4.8
총빌리루빈정량[화학반응-장비측정] /	<1.40	mg/dL	0.3	0.3
AST (SGOT) [화학반응-장비측정] / Serum	≤40	IU/L	33	26
ALT (SGPT) [화학반응-장비측정] / Serum	≤41	IU/L	38	32
알칼리포스파타제[화학반응-장비측정]	35 - 129	IU/L	88	73
γ-GTP [화학반응-장비측정] / Serum	10 - 71	IU/L	72(▲)	76(▲)
콜레스테롤-총콜레스테롤정량[화학반응	Desirable <	mg/dL	224	190
지질[화학반응-장비측정]-트리글리세라	Normal: < 150	mg/dL	192	150
콜레스테롤-HDL콜레스테롤[화학반응-장	Low HDL-Chol	mg/dL	57	49
콜레스테롤-LDL콜레스테롤[화학반응-장		mg/dL	129	111
요소질소[NPN정량][화학반응-장비측정]	6 - 20	mg/dL	21(▲)	18
크레아티닌[화학반응-장비측정] / Serum	0.5 - 1.2	mg/dL	1.02	0.9
요산[화학반응-장비측정] / Serum	3.5 - 7.2	mg/dL	5.9	6.1
뇨 일반검사[화학반응-장비측정]-10종			S.G : 1.018	S.G : 1.021
갑상선호르몬 등[정밀면역검사].트리요	80 - 200	ng/dL	139	93
갑상선호르몬 등[정밀면역검사].유리싸	0.93 - 1.7	ng/dL	1.20	1.14
갑상선자극호르몬[정밀면역검사].갑상	0.27 - 4.2	uIU/mL	1.19	2.53
알파피토프로틴-[정밀면역검사].알파피	0.6 - 7	ng/mL	3.72	
비타민-[정밀면역검사].D3 / Serum	Deficiency <	ng/mL		55.7
헤모글로빈A1C-[정밀분광-말광분석] /	0 - 0			Hb A1c : 5.5
HbA1c-NGSP	정상: ≤5.6	%		5.5
HbA1c-eAG	참고치 미설정	mg/dL		111

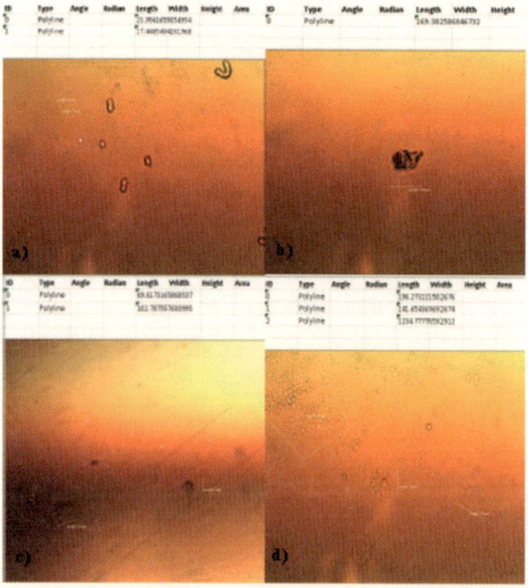

그림 4: 30㎛ 길이 미만의 GO: 301개(102% 증가); 30-70㎛ 길이의 GO: 55개(85% 감소); 길이가 70㎛보다 긴 GO: 36개(83% 감소); 및 금색 GO: 60개(63% 감소)(그림 4a에서 4d까지)

환자의 혈장 배양 접시에서 GO 수치의 73-85% 감소가 있었습니다:

두 번째 관찰 연구

첫 번째, MMS2 치료의 그룹: COVID-19 백신을 비접종자 2명, 접종자 5명의 혈장 샘플 7개 모두 MMS2 치료 후 비슷한 패턴을 보였습니다.

MMS2 치료의 첫 번째 그룹의 첫 번째 사례는 거의 제거된 GO를 보였고 일부 GO의 변연 형태만 남아 있었습니다(모두 x 250배율)(그림 5a-5c).

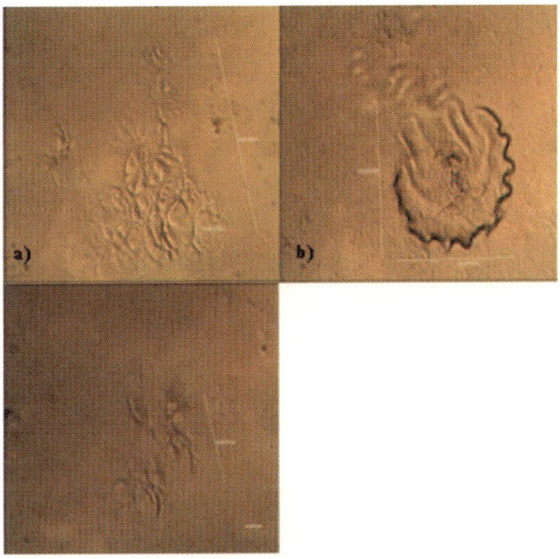

그림 5a: 860㎛로 추정되는 GO의 흔적만 관찰됩니다. 5b: GO로 추정되는 흔적과 635 x 637㎛ GO의 외곽에 일부 윤곽 잔류물이 보입니다. 5c: 401㎛로 추정되는 GO의 흔적만 보입니다.

MMS2 치료의 첫 번째 그룹의 두번째 사례는 GO가 거의 제거되었고 리본 모양의 GO의 일부만 남아 있었습니다. 왼쪽 상단 사진은 x 100 배율이고 오른쪽 상단 사진은 왼쪽 상단 사진의 x 250 배율입니다. 왼쪽 아래 사진은 MMS2로 치료된 혈장의 또 다른 영역으로 사라진 GO의 흔적만 보여줍니다(그림 6a-6c).

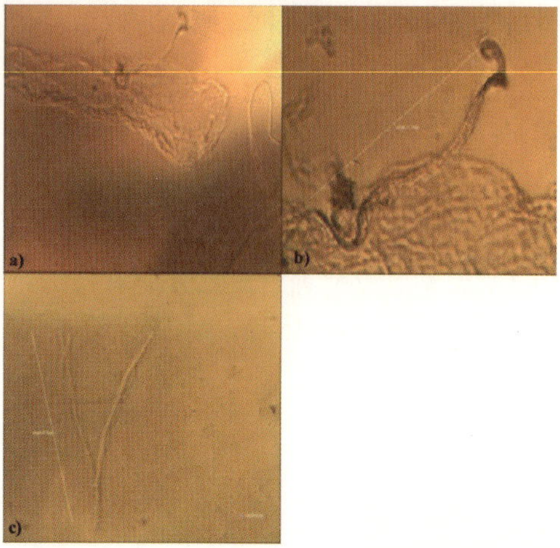

그림 6a: 거의 제거된 GO와 리본 모양의 GO 일부만 남았습니다(x 100배). 6b: GO의 거의 제거된 부분 및 1,170㎛의 리본 모양 GO의 일부만이 분해되지 않고 남아 있었습니다. 이것은 왼쪽 위 그림의 중간 부분을 x 250배로 관찰한 것입니다. 6c MMS2로 치료된 혈장의 또 다른 영역은 870㎛(x 250배)의 사라진 GO 흔적만을 보여주었습니다.

MMS2 치료의 첫 번째 그룹의 세 번째 사례는 GO의 모래 군집과 같은 잔류물(x 250배)을 보여주었습니다(그림 7a,b).

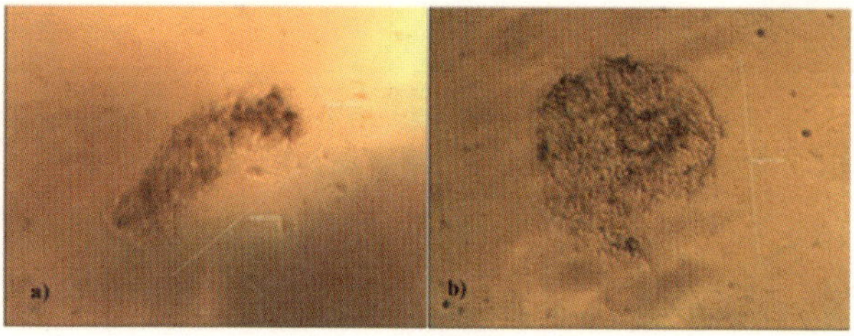

그림 7a: 732 x 192㎛(x 250배)의 분해된 GO의 모래섬 같은 잔해. 7b: 731㎛(x 250배) GO의 둥근 모래섬 같은 잔해

MMS2 치료의 첫 번째 그룹의 네 번째 사례는 거의 제거된 GO와 일부 잔류물(x 250)만을 보여주었습니다(그림 8a,b).

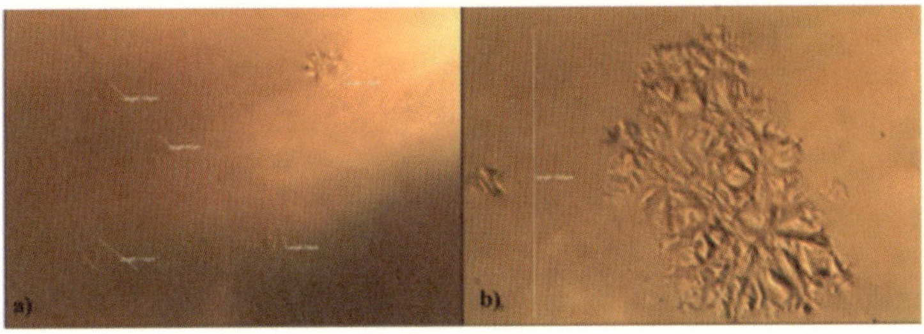

그림 8a: 174, 125, 100 및 87㎛ 크기(x 250)의 흔적만 있는 거의 제거된 GO. 8b: 1,065㎛(x 250)의 GO의 큰 섬과 같이 군집된 잔해

MMS2 치료의 첫 번째 그룹의 다섯 번째 사례는 거의 제거된 GO와 GO의 일부 창자모양의 유사 잔류물만 보여주었습니다(왼쪽: x 100배, 오른쪽: x 250배) (그림 9a,b).

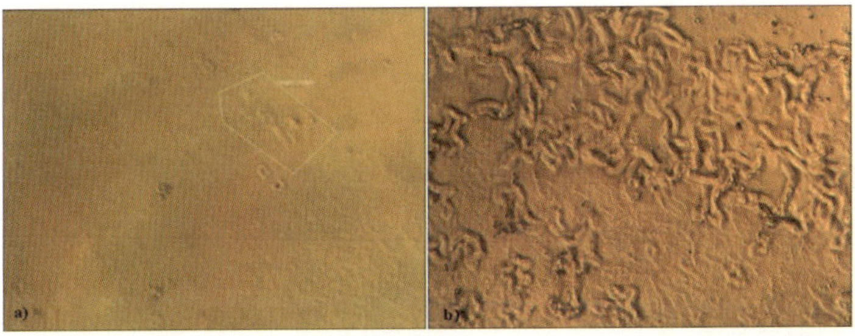

그림 9a: 군집의 크기가 1,183(x 250배)인 GO가 거의 제거된. 9a: 1,065㎛(x 250배) GO의 큰 섬과 같은 잔해

MMS2 처리의 첫 번째 그룹의 여섯 번째 사례는 작고 둥근 모양의 GO와 분해되지 않은 GO의 린치핀 같은 잔류물(x 250)을 보여주었습니다(그림 10a,b).

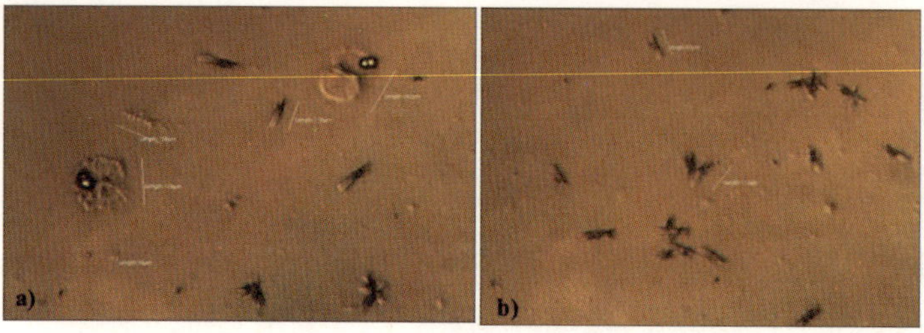

그림 10a: 3개의 작은 원형의 전이된 GO 및 분해되지 않은 GO의 린치핀과 같은 여러 잔해(x 250배). 10b: 113 및 97㎛ 크기(x 250배)의 분해되지 않은 GO의 다양한 린치핀 같은 잔해

두 번째, MMS2 + 호이판 치료 그룹: COVID-19 백신 비접종 2명과 접종한 5명의 혈장 샘플 7개 모두 MMS2 + 호이판 치료 후 유사한 패턴을 보였습니다.

두 번째 그룹의 첫 번째 사례는 분산된 섬과 같은 부분적으로 분해되지 않은 GO를 보여주었습니다(왼쪽: x 100배, 오른쪽: x 250배) (그림 11a,b).

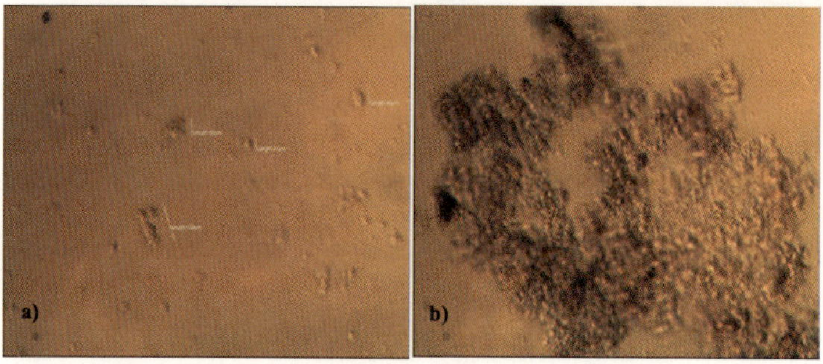

그림 11a: 다양한 크기의 130, 63, 45, 41㎛(x 100배)의 분해된 GO의 산개된 섬과 같은 흔적. 11b: 큰 섬 모양의 부분적으로 분해된 GO(x 250배)

MMS2 + 호이판 치료의 두 번째 그룹의 두 번째 사례는 분해된 GO의 분산된 섬 모양 및 긴 막대 모양의 흔적을 보여주었습니다. 사진 속 검은 구름은 호이판 입자로 보입니다(왼쪽: x 100배, 오른쪽: x 250배) (그림 12a,b).

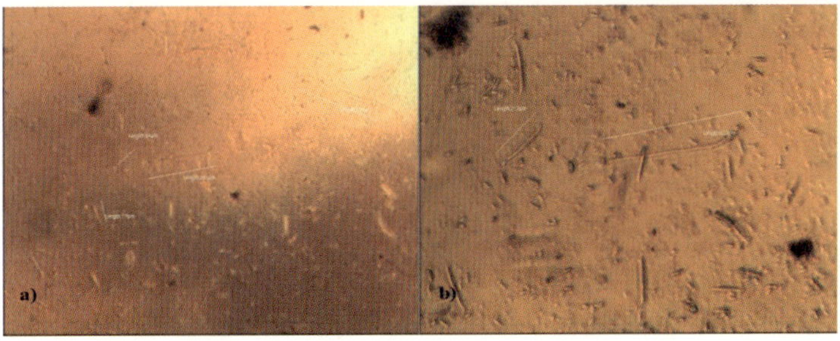

그림 12a: 미확인 물질 또는 GO의 산개된 섬 모양의 반점 및 분해된 GO의 긴 막대 모양의 흔적(x 100배). 12b: 12a의 확대(x 250배)

MMS2 + 호이판 치료의 두 번째 그룹의 세 번째 사례는 분산된 섬 모양 및 산맥 모양의 부분적으로 분해된 GO를 보여주었습니다. 사진 속 검은 구름은 호이판 입자로 보입니다(왼쪽: x 100배, 오른쪽: x 250배)(그림 13a,b).

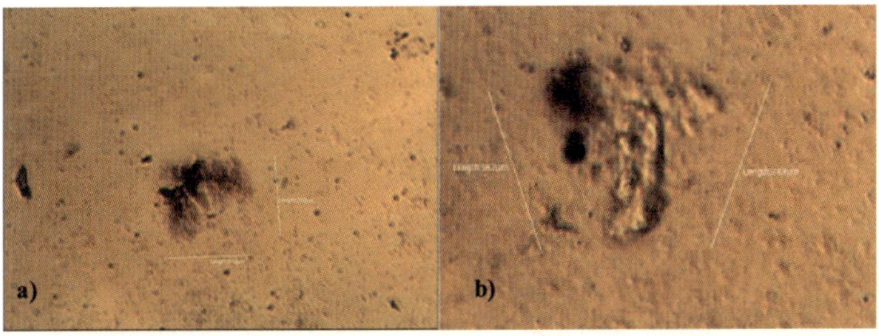

그림 13a: 미확인 물질 또는 GO(x 100배)의 산개된 섬과 같은 반점. 13b: 미확인 물질 또는 GO의 산개된 섬과 같은 반점과 의문스러운 전이된 형태 또는 부분적으로 분해된 GO가 있는 큰 섬 모양으로 분해된 GO

MMS2 + 호이판 치료의 두 번째 그룹의 네 번째 사례는 제거된 GO(x 250배)의 회오리 모양의 흔적을 보여주었습니다(그림 14a,b).

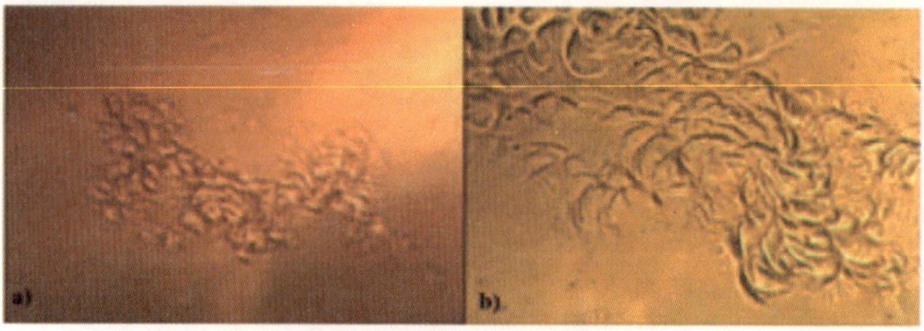

그림 14a: 완전히 분해된 GO의 흔적(x 100배) 14b: 좌동(x 250배)

세 번째, HCQ 치료 그룹: COVID-19 백신 비접종자 2명과 접종자 5명의 혈장 샘플 7개 모두 HCQ 치료 후 유사한 양상을 보였습니다.

세 번째 그룹의 첫 번째 사례는 GO 입자가 부분적으로 분해된(x 250배) 도끼 모양 또는 손가락 뼈 모양의 전이된 GO 구조를 보여주었습니다. 그림의 검은 구름은 호이판 입자로 보입니다(그림 15a,b).

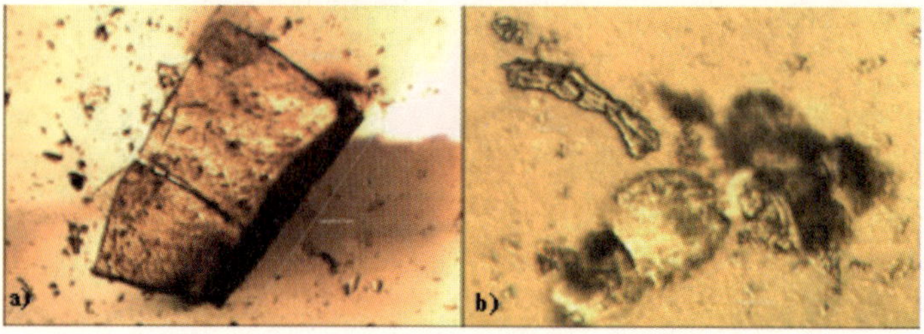

그림 15a: GO 입자가 부분적으로 분해된 도끼 모양의 2차 GO 구조(x 100배) 15b: 부분적으로 분해된 GO 입자(x 250배)를 갖는 손가락 뼈와 같이 전이된 GO 구조

세 번째 그룹의 두번째 사례는 부분적으로 분해된 GO 입자(왼쪽: x 100배; 오른쪽: x 250배)와 함께 분해된 GO 그룹 및 도끼 모양으로 전이된 GO 구조를 보여주었습니다(그림 16a,b).

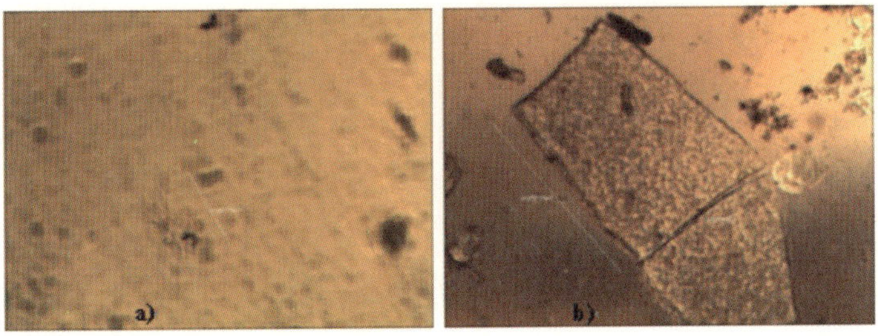

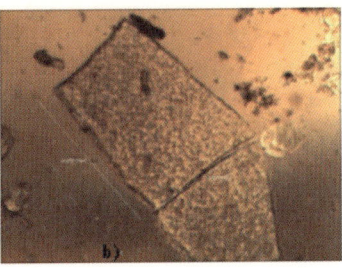

그림 16a: 길이 279㎛(x 100배)의 분해된 GO 그룹. 16b: 부분적으로 분해된 GO 입자를 갖는 도끼 모양으로 전이된 GO 구조(x 250배)

세 번째 그룹의 세번째 사례는 작게 전이된 GO 입자(x 250배)가 있는 뼈 조각과 같이 전이된 GO 구조를 보여주었습니다(그림 17a,b).

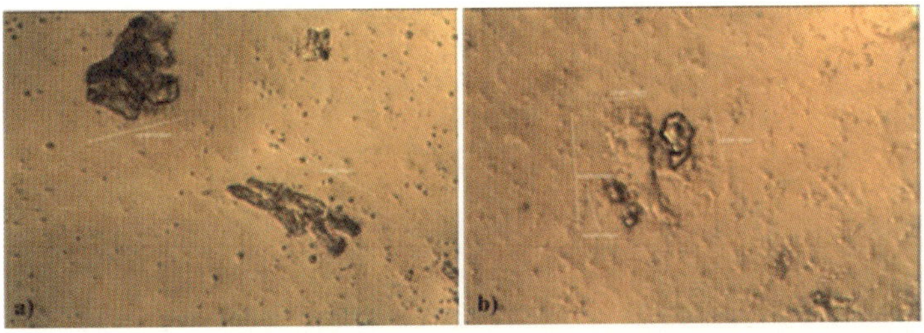

그림 17a: 339㎛ 및 443㎛ 뼈 입자와 같이 전이된 GO 구조 및 부분적으로 분해된 GO 입자(x 100배). 17b: 36㎛의 분해된 GO 구조, 작게 전이된 GO 입자(x 250배)가 있는 197㎛의 전이된 GO 구조

세 번째 그룹의 네 번째 사례는 부분적으로 분해되어 전이된 GO 입자(x250배)와 함께 도끼 모양 및 직사각형 뼈 모양의 전이된 GO 구조를 보여주었습니다(그림 18a,b).

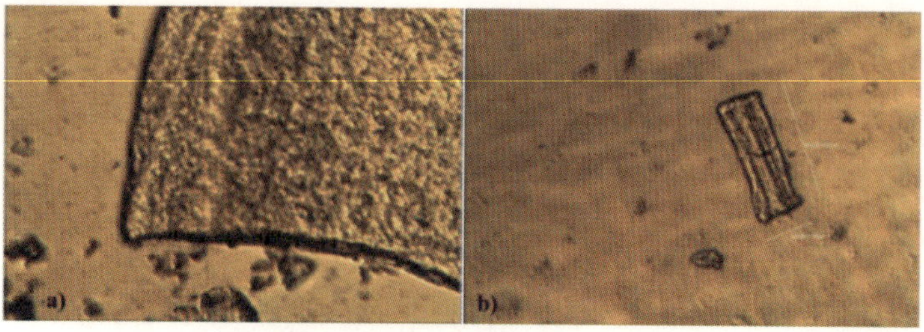

그림 18a: 작게 전이된 GO 입자가 부분적으로 분해된 도끼 모양으로 전이된 GO 구조(x 250배). 18b: 부분적으로 분해된 작은 전이된 GO 입자(x 250배)를 갖는 436㎛ x 136㎛의 전이된 GO 구조

네 번째, 이버멕틴 치료 그룹: COVID-19 백신 비접종자 2명과 접종자 5명의 혈장 샘플 7개 모두 이버멕틴 치료 후 유사한 패턴을 보였습니다.

네 번째 그룹의 첫 번째 사례는 대부분 분해된 GOs(x 100배)가 조약돌처럼 펼쳐져 있는 것으로 나타났습니다. 사진의 검은 구름은 호이판 입자로 보입니다(그림 19a,b).

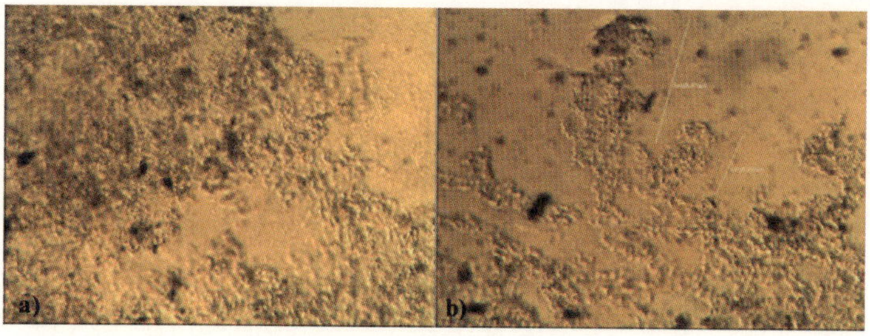

그림 19a: 흩어져있는 거의 분해된 조약돌 모양의 GO(x 250배). 19b: 좌동(x 100배)

네 번째 그룹의 두 번째 사례는 조약돌과 같은 전이된 GO 구조가 퍼져 있음을 보여주었습니다(왼쪽: x 250배; 오른쪽: x 100배). 사진의 검은 구름은 호이판 입자로 보입니다(그림 20a,b).

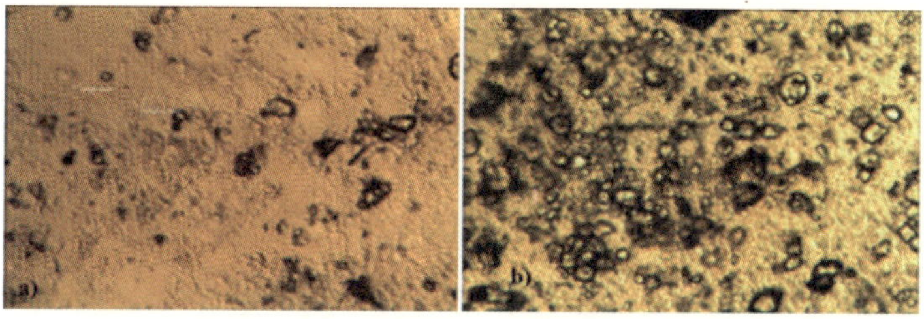

그림 20a: 부분적으로 분해된(x 100배) 흩어져있는 둥근 조약돌 모양으로 전이된 GO. 20b: 좌동(x 250배)

네 번째 그룹의 세 번째 사례는 일부 다른 대부분 분해된 GO와 함께 흩어져 있는 자갈 모양으로 전이된 GO 구조를 보여주었습니다(왼쪽: x 250배; 오른쪽: x 100배)(그림 21a,b).

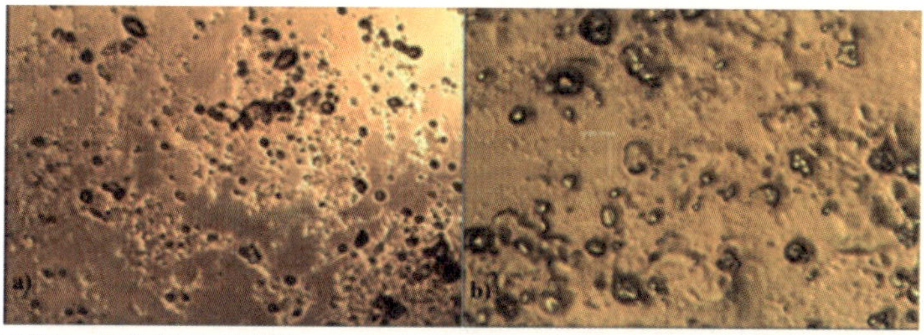

그림 21a: 부분적으로 분해된(x 100배) 둥근 조약돌 모양으로 전이된 GO가 흩어져 있습니다. 21b: 좌동(x 250배)

이버멕틴 치료의 네 번째 그룹의 네 번째 사례는 일부 다른 대부분 분해된 GO(왼쪽: x 250배; 오른쪽: x 100배)와 함께 흩어져 있는 자갈 모양의 전이된 GO 구조를 보여주었습니다(그림 22a,b).

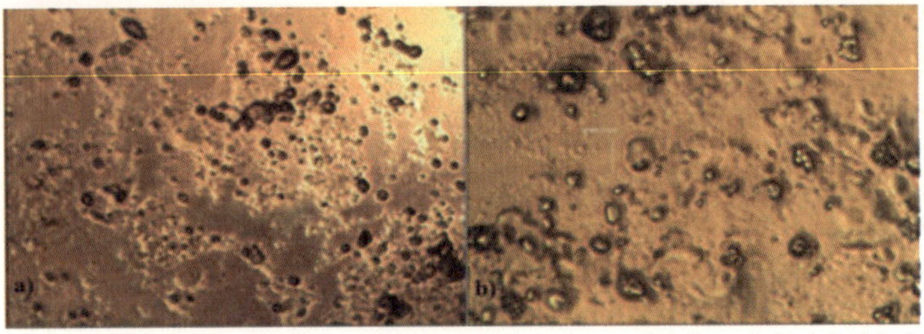

그림 22a: 부분적으로 분해된(x 100배) 둥근 조약돌 모양으로 전이된 GO가 흩어져 있습니다. 22b: 좌동(x 250배)

다섯 번째, HCQ+ 이버멕틴 + 호이판 치료 그룹: COVID-19 백신 비접종자 2명과 접종자 5명의 혈장 샘플 7개 모두 HCQ+ 이버멕틴 + 호이판 치료 후 유사한 패턴을 보였습니다.

다섯 번째 그룹의 첫 번째 사례는 부분적으로 세포 속 소기관, 액포로 GO를 분해하는 거미줄 같이 전이된 GO 구조를 보여주었습니다(왼쪽: x250배, 오른쪽: x400배). 그림속 검은 구름은 호이판 입자로 보입니다(그림 23a,b).

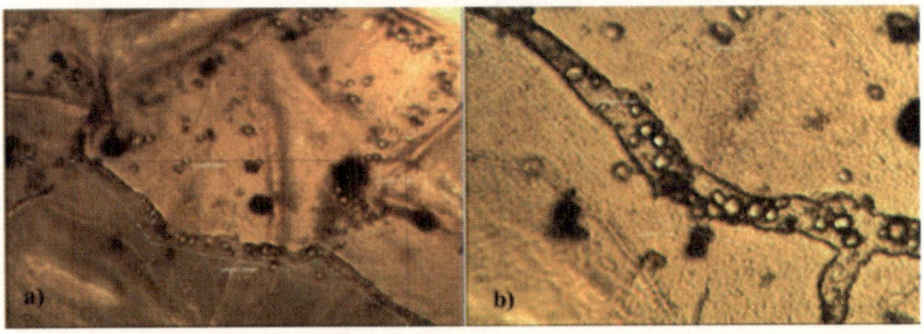

그림 23a: 액포(x 250배)가 있는 거미줄처럼 부분적으로 분해되어 전이된 GO구조. 23b: 좌동(x 400배)

다섯 번째 그룹의 두 번째 사례는 부분적으로 분해된 뼈 입자와 같이 전이된 GO(왼쪽: x 100배, 오른쪽: x 250배)가 있는 조약돌 모양의 전이된 GO 구조를 보여주었습니다. 그림속 검은 구름은 호이판 입자로 보입니다(그림 24a,b).

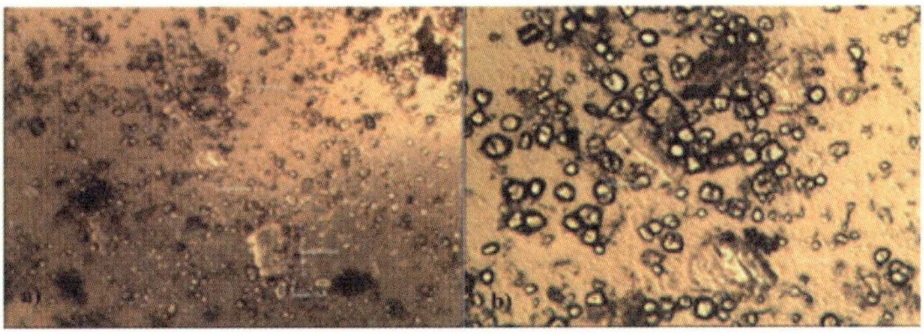

그림 24a: 165㎛, 97㎛, 63㎛ 및 57㎛(x 100배)의 전이된 GO보다 큰 부분적으로 분해된 금 입자와 같은 둥근 자갈 모양으로 분해된 GO가 흩어져 있습니다. 24b: 251㎛, 228㎛, 200㎛(x 250배)의 전이된 GO보다 큰 부분적으로 분해된 금 입자와 같은 둥근 자갈 모양으로 분해된 GO가 흩어져 있습니다.

다섯 번째 그룹의 세 번째 사례는 부분적으로 분해된 금 입자와 같은 GO(x 250배)와 함께 자갈과 같이 전이된 GO 구조를 보여주었습니다. 그림 속 검은 구름은 호이판 입자로 보입니다(그림 25a,b).

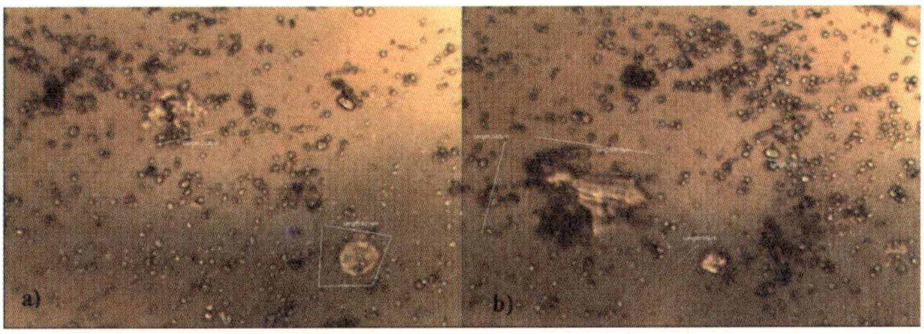

그림 25a: 235㎛의 부분적으로 분해된 금 입자와 같은 불규칙한 형태의 전이된 GO와 204㎛ 직경(x 250배)의 부분적으로 분해된 금 입자와 같은 둥근모양으로 전이된 GO가 있는 원형 조약돌 모양으로 전이된 GO가 흩어져 있습니다. 25b: 417㎛ x 340㎛, 95㎛, 48㎛(x 250배)의 부분적으로 분해된 금 입자와 같이 더 크게 전이된 원형 자갈 모양의 GO가 흩어져 있습니다.

여섯 번째, 금나노 입자(Gold Nanoparticle: GNP) + 호이판 치료 그룹: COVID-19 백신 비접종 2명과 접종자 5명의 혈장 샘플 7개 모두 GNP + 호이판 치료 후 유사한 패턴을 보였습니다.

여섯 번째 그룹의 첫 번째 사례는 부분적으로 분해된 직사각형으로 전이된 GO 구조(x 250배)와 조밀한 자갈밭과 같이 분해된 GO 또는 미확인 구조(x 250배)의 비교적 명확한 배경을 보여주었습니다. 그림 속 검은 구름은 호이판 입자로 보입니다(그림 26a,b).

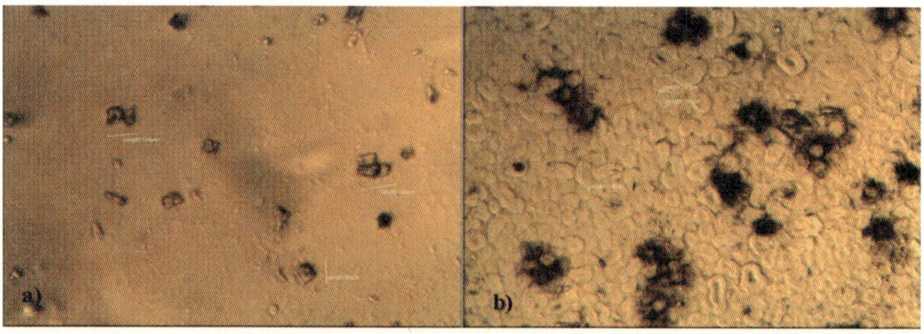

그림 26a: 부분적으로 분해된 직사각형으로 전이된 GO 구조(x 250배). 26b: 조밀한 자갈밭 같이 분해된 GO 또는 미확인 구조가 있는 비교적 선명한 배경(x 250배)

여섯 번째 그룹의 두 번째 사례는 사례는 분해된 GO의 흔적(x250배)의 상대적으로 명확한 배경과 함께 부분적으로 분해된 막대기 모양으로 전이된 GO 구조를 보여주었습니다. 그림 속 검은 구름은 호이판 입자로 보입니다(그림 27a,b).

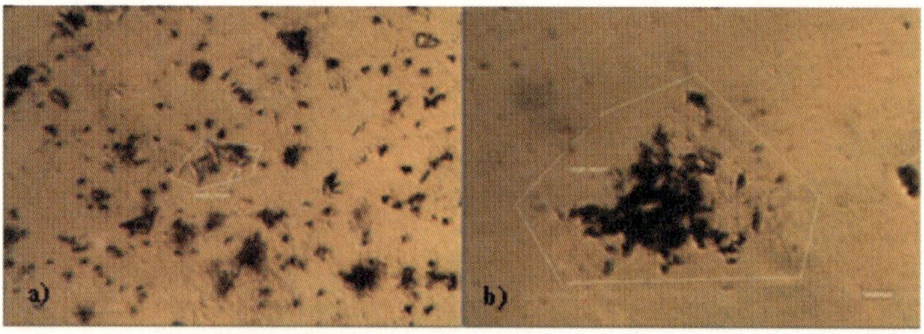

그림 27a: 부분적으로 분해된 막대 모양의 전이된 GO 구조(x 250배). 27b: 거의 분해된 GO 또는 미확인 구조가 있는 비교적 선명한 배경(x 250배)

여섯 번째 그룹의 세 번째 사례는 분해된 GO의 흔적(x 250)의 상대적으로 명확한 배경과 함께 부분적으로 분해된 직사각형으로 전이된 GO의 위성과 같은 구조를 보였습니다. 사진 속 검은 구름은 호이판 입자로 보이며 갈색 고리가 있는 원형의 검정 디스크와 같은 구조는 곰팡이 오염으로 보입니다(그림 28a,b).

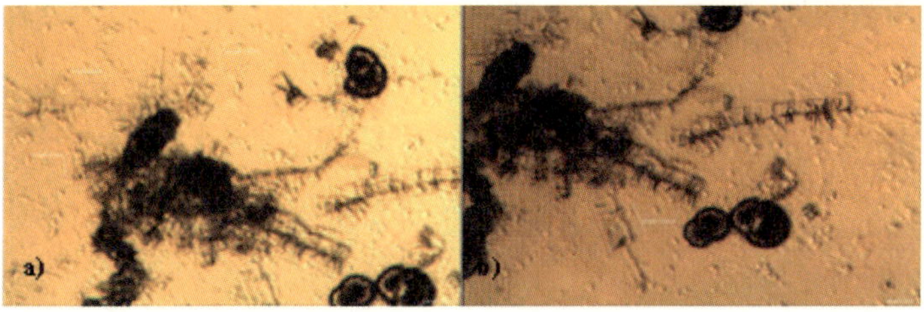

그림 28a: 상대적으로 선명한 배경(x 250배)에 직사각형 모양으로 분해되어 전이된 GO 구조가 있는 위성과 같은 모양. 28b: 직사각형 모양(x 250배)의 분해되어 전이된 GO 구조를 갖는 비교적 투명한 배경

여섯 번째 그룹의 네 번째 사례는 분해된 GO의 상대적으로 명확한 배경과 함께 대부분 분해된 모래와 같이 전이된 GO 구조를 보여주었습니다. (왼쪽: x 250). 모래와 같이 분해된 GO(오른쪽: x 250배)의 배경에서 타원형으로 분해된 GO(235 x 250㎛)가 보였습니다. 그림 속 검은 구름은 호이판 입자로 보입니다(그림 29a,b).

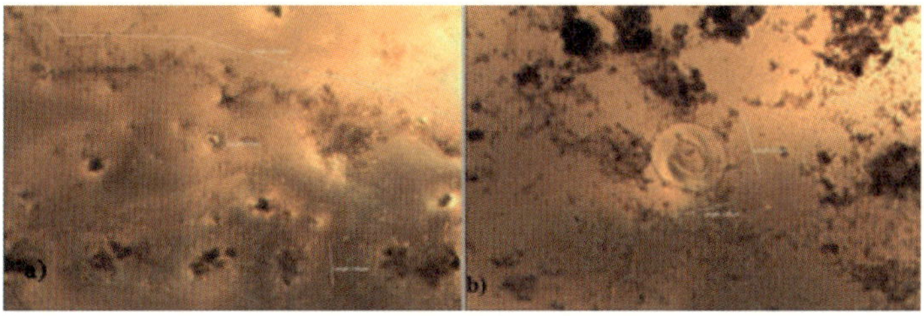

그림 29a: 상대적으로 선명한 배경(x 250배)에서 길다란 흔적(길이 1,518㎛)과 꽃 모양으로 펼쳐져(63㎛ 및 168㎛) 대부분 분해된 모래와 같이 전이된 GO 구조. 29b: 타원형으로 분해된 GO(235 x 250㎛)의 배경에서 보였습니다.

여섯 번째 그룹의 다섯 번째 사례는 분해된 GO(x 250배) 흔적이 상대적으로 명확한 배경에서 많은 작은 거품 모양의 점(x 100배)및 부분적으로 분해된 직사각형으로 전이된 GO구조로 대부분 분해된 타원형의 GO를 보였습니다. 사진 속 검은 구름은 호이판 입자로 보입니다(그림 30a,b).

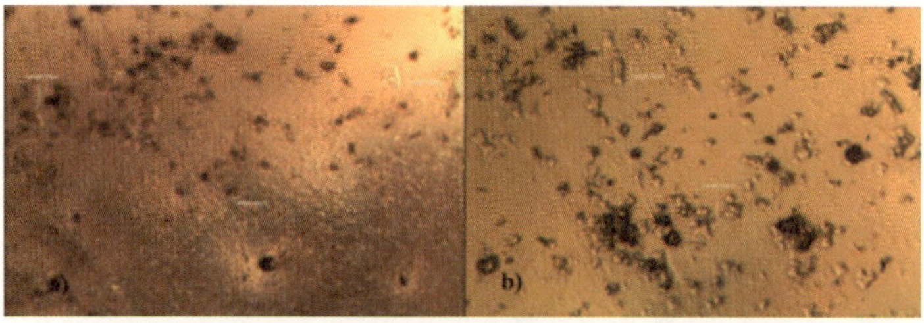

그림 30a: 작은 기포 같은 물질의(x 100배) 상대적으로 선명한 배경에 89㎛, 88㎛, 40㎛의 대부분 분해된 타원형 GO. 30b: 분해된 GO(x 250배) 흔적의 상대적으로 선명한 배경에 부분적으로 분해된 직사각형 모양으로 전이된 GO 구조

여섯 번째 그룹의 여섯 번째 사례는 분해된 GO 흔적의 상대적으로 명확한 배경에서 전이된 GO 구조가 거의 분해된 큰 형태를 보여주었습니다(좌: 1,300 x 650㎛ x 100배, 우: 810㎛ x 100배). 사진 속 검은 구름은 호이판 입자로 보입니다(그림 31a,b).

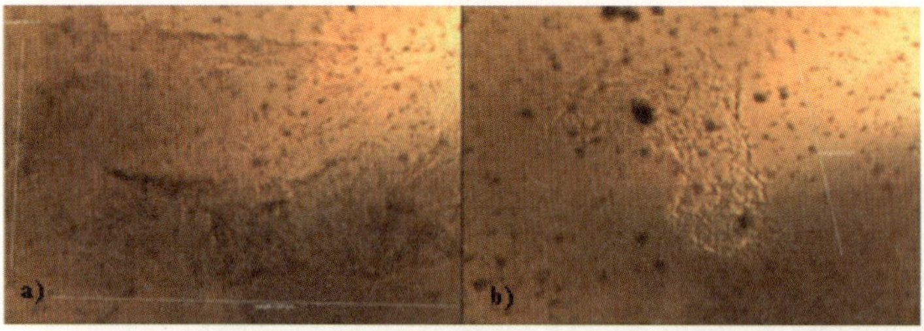

그림 31a: 분해된 GO 또는 미확인 물질(x 100배)의 비교적 명확한 배경에 전이된 GO 구조의 거의 분해된 큰 크기의(1,397 x 847 마이크로미터) 넓적한 모양의 잔해. 31b: 거의 분해된 큰 크기의(810㎛) GO 또는 미확인 물질(x 250)

여섯 번째 그룹의 일곱 번째 사례는 상대적으로 명확한 배경(x 100배)에 대해 GO의 모래 섬과 같은 잔해를 보여주었습니다. 상대적으로 선명한 배경(x 100배)에 대해 부분적으로 분해된 GO 잔해의 4개의 선형 흔적이 있었고, 사진 속 검은 구름은 호이판 입자로 보입니다(그림 32a,b).

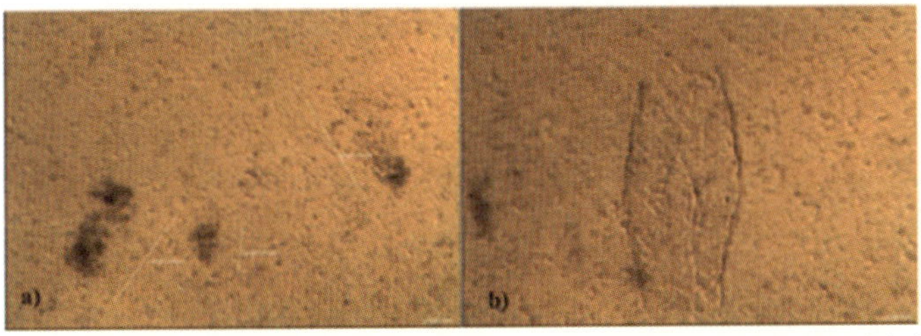

그림 32a: 상대적으로 선명한 배경(x 100배)에서 GO의 모래 섬과 같은 잔해. 32b: 미확인 점박이 물질(x 100배)이 있는 상대적으로 선명한 배경에서 거의 분해된 바지와 같은 모양의 GO

세 번째 관찰 연구

혈장을 2군으로 나누고 2주간 1군은 MMS2 다른 1군은 GNP+호이판으로 1주에 3회 개별적으로 치료하였습니다.

세 번째 관찰 연구의 첫 번째 사례는 COVID-19 백신(또는 생화학무기) 및 PCR 검사를 받지 않은 66세 남성의 혈장으로 수행되었습니다. 첫 번째 사례의 혈장은 치료 전에 관찰되었습니다(그림 33a,b). 그리고 치료 후 2주 후에 관찰하였습니다(그림 34a,b).

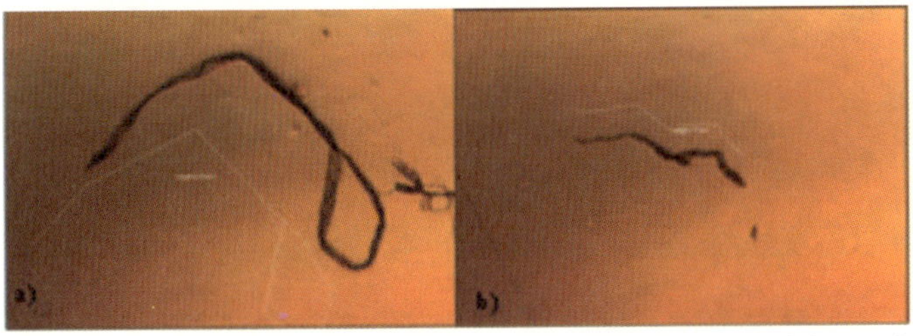

그림 33a: 치료 전 66세 남성의 혈장에서 2,268㎛의 긴 리본 모양의 GO와 그 옆에 작은 GO가 발견되었습니다(x 100배). 33b: 상대적으로 선명한 배경(x 100배)에서 757㎛의 날아다니는 갈매기 모양의 GO

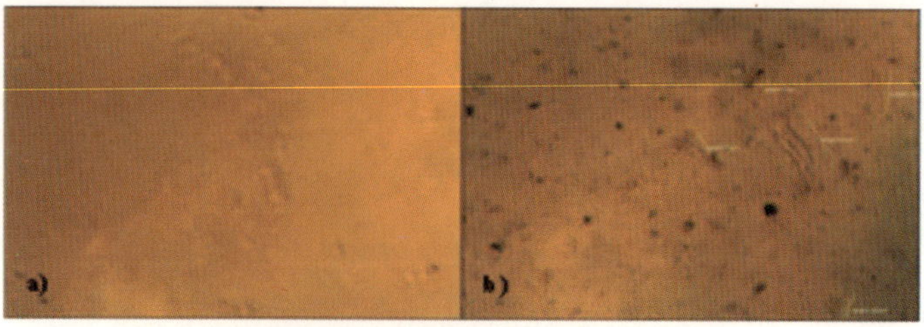

그림 34a: MMS2 치료는 분해된 GO(x 250배)의 거의 명확한 배경을 보여주었습니다. 34b: GNP + 호이판 치료는 241㎛, 167㎛, 102㎛, 81㎛ 및 79㎛(x 250배) GO의 몇몇 분해되어 전이된 구조를 보여주었습니다. 사진 속 검은 구름은 호이판 입자로 보입니다.

세 번째 관찰 연구의 두 번째 사례는 COVID-19 백신(또는 생화학무기) 비접종 및 PCR 검사를 받지 않은 54세 여성의 혈장으로 수행되었습니다. 두 번째 사례의 혈장은 치료 전에 관찰되었습니다(그림 35a,b). 혈장을 2개로 나누고 2주 동안 MMS2 또는 GNP + 호이판으로 1주에 3회 개별적으로 치료하였습니다(그림 36a,b).

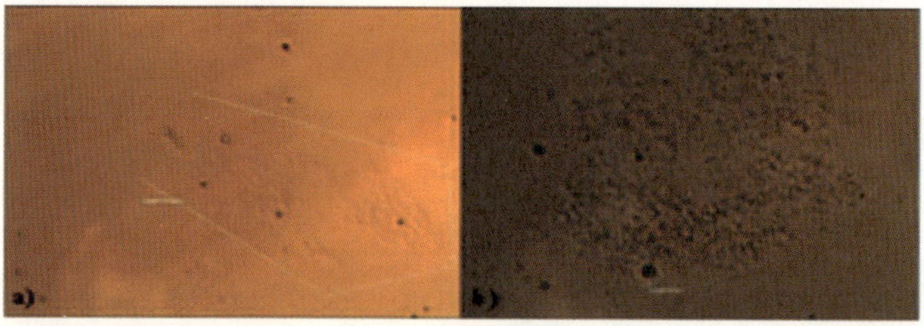

그림 35a: 치료 전 54세 여성의 혈장에서 약 850㎛의 긴 섬 모양의 GO가 발견되었습니다(x 250배). 35b: 상대적으로 선명한 배경(x 400배)에서 모래 섬처럼 분해된 GO

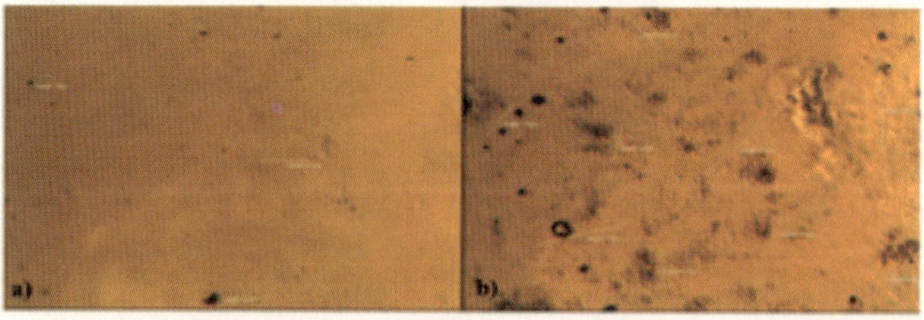

그림 36a: MMS2 치료는 101㎛ 및 30㎛(x 250배)의 분해된 GO로 거의 선명한 배경을 보여주었습니다. 36b: GNP + 호이판 치료는 375㎛ 길이의 분해된 GO, 및 178㎛, 147㎛, 144㎛ 및 127㎛(x 250배)의 분해된 GO의 많은 그룹에 전이된 구조를 보여주었습니다.

세 번째 관찰 연구의 세 번째 사례는 52세 여성의 혈장에서 이루어졌으며, COVID-19 백신을 2번 접종하였고(또는 생화학 무기)여러번 PCR 검사를 받았습니다. 환자는 본원에 방문했을 때 심계항진, 호흡곤란, 전반적인 쇠약, 식욕 부진이 있었습니다. 두 번째 사례의 혈장은 치료 전에 관찰되었습니다(그림 37a,b). 혈장을 2개로 나누고 MMS2 또는 GNP + 호이판으로 2주 동안 1주에 3회 개별적으로 치료하였습니다(그림 38a,b).

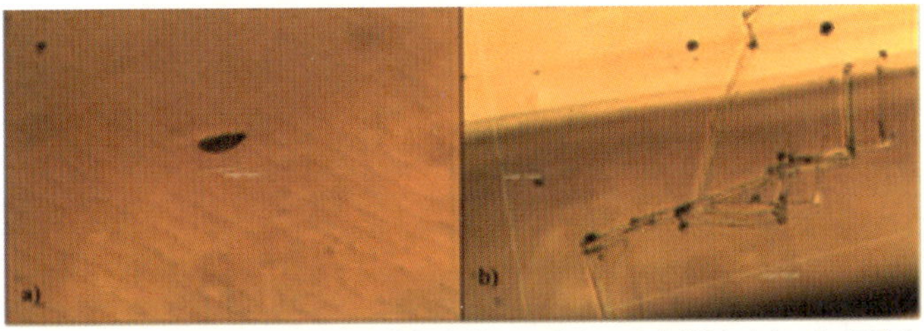

그림 37a: 180㎛ 크기의 GO 입자가 투명한 배경(x 250배)으로 표시되었습니다. 37b: 공항의 유도로 모양의 길이 1,130 x 1,001㎛(x 250배)의 전이된 GO가 발견되었습니다

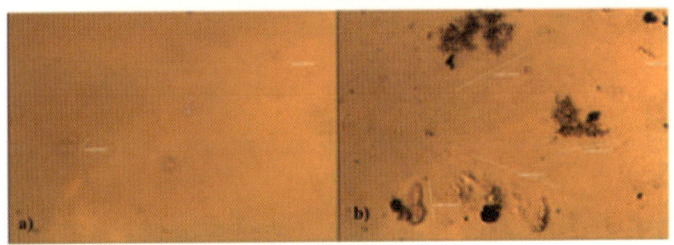

그림 38a: MMS2 치료는 거의 선명한 배경(x 250배)에서 95㎛ 및 62㎛의 분해된 GO를 보여주었습니다. 38b: GNP + 호이판 치료는 437㎛, 203㎛의 GO 및 393㎛, 91㎛(x 250배)의 여러 그룹에서 분해된 GO의 전이된 구조를 보여주었습니다. 사진 속 검은 구름은 호이판 입자로 보입니다.

세 번째 관찰 연구의 네 번째 사례는 58세 여성의 혈장에서 이루어졌으며, COVID-19 백신 2번 접종(또는 생화학 무기)및 PCR 검사를 두 번 받았습니다. 환자는 COVID-19 백신 접종전에 쇼그렌 증후군을 앓았습니다. 본원에 방문했을 때 안구 건조증, 가벼운 구강 건조 증상 및 전반적인 쇠약이 있었습니다. 네 번째 사례의 혈장은 치료 전에 관찰되었습니다(그림 39a,b). 혈장을 2개로 나누고 MMS2 또는 GNP + 호이판으로 2주 동안 1주에 3회 개별적으로 치료하였습니다(그림 40a,b).

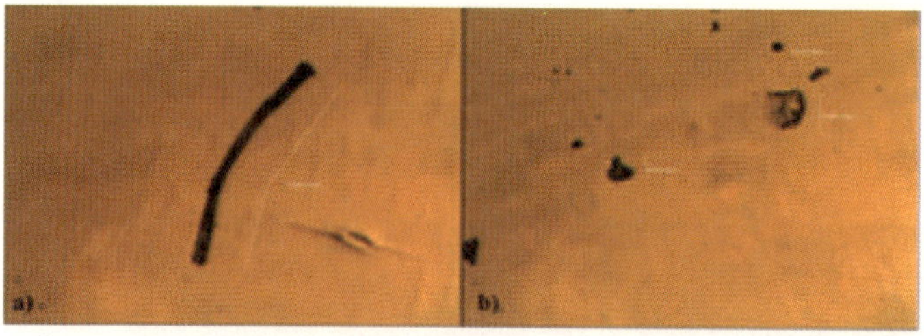

그림 39a: 760㎛ 크기의 두꺼운 GO 입자가 혈장의 투명한 배경(x 250배)에서 관찰되었습니다. 39b: 58세 여성의 혈장(x 250배)에서 148㎛, 90㎛ 및 30㎛의 여러 GO가 관찰되었습니다.

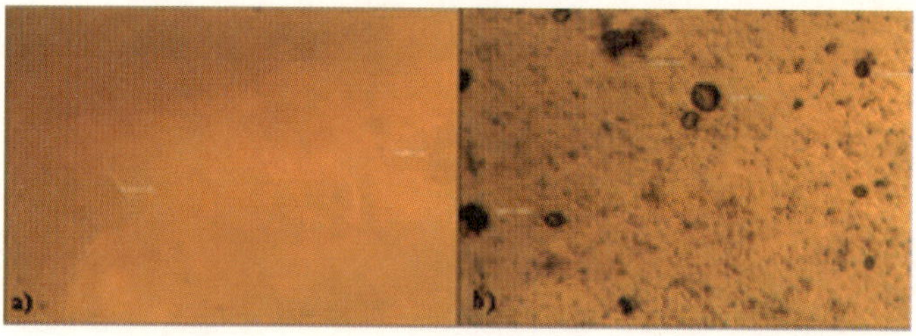

그림 40a: MMS2 치료는 거의 선명한 배경(x 250배)에서 분해된 GO를 부여주었습니다. 40b: GNP + 호이판 치료는 104㎛ 및 103㎛의 GO의 원형으로 전이된 구조 및 220㎛(x 250배)의 분해된 GO의 섬 모양의 그룹을 나타내었습니다. 사진 속 먹구름은 호이판 입자로 보입니다.

세 번째 관찰 연구의 다섯 번째 사례는 79세 여성의 혈장에서 이루어졌으며, COVID-19 백신 2회 접종(또는 생화학무기)및 여러 번 PCR 검사를 받았습니다. 환자는 본원에 내원했을 때 간헐적인 근육 떨림과 호흡곤란을 동반한 왼쪽 가슴 통증이 있었습니다. 다섯 번째 사례의 혈장은 혈장을 2개로 나누고 MMS2 또는 GNP + 호이판으로 2주 동안 1주에 3회 개별적으로 치료하였습니다(그림 41a,b).

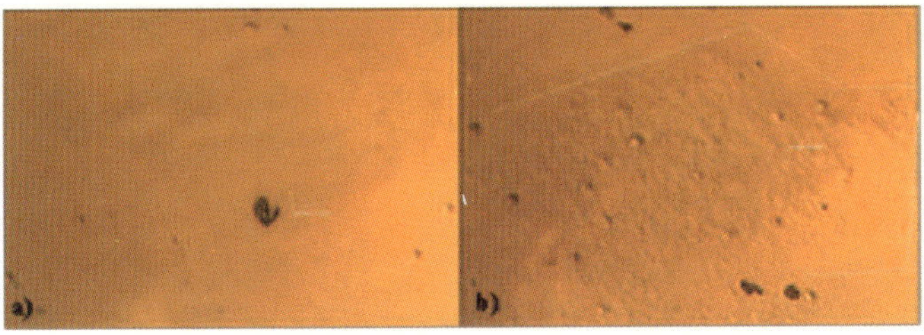

그림 41a: 117㎛ 크기의 GO 입자가 혈장의 비교적 선명한 배경에서 관찰되었습니다(x 250배). 41b: 79세 여성(x 250배)의 혈장에서 모래밭처럼 분해된 GO에 대해 다양한 크기의 몇몇 작은 GO가 관찰되었습니다.

세 번째 관찰 연구의 여섯 번째 사례는 25세 여성의 혈장에서 이루어졌으며, COVID-19 백신 2회 접종 및 여러 번 PCR 검사를 받았습니다. 환자는 생리불순으로 인한 지속적인 출혈이 있었습니다. 6번째 사례의 혈장은 치료 전에 관찰되었습니다(그림 43a,b). 혈장은 2개로 분리되었고 MMS2 또는 GNP + 호이판으로 2주 동안 매주 3회 개별적으로 처료하였습니다(그림 44a,b).

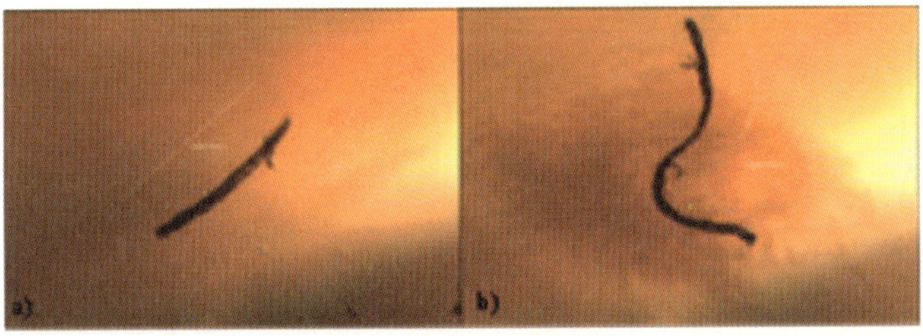

그림 43a: 가지가 돌출되어 있는 634㎛ 크기의 두꺼운 GO 입자가 투명한 배경(x 250배)에 관찰되었습니다. 43b: a의 S자 곡선이 있는 가지가 3개 돌출된 1,006㎛ 크기의 두꺼운 GO가 관찰되었습니다(x 250배)

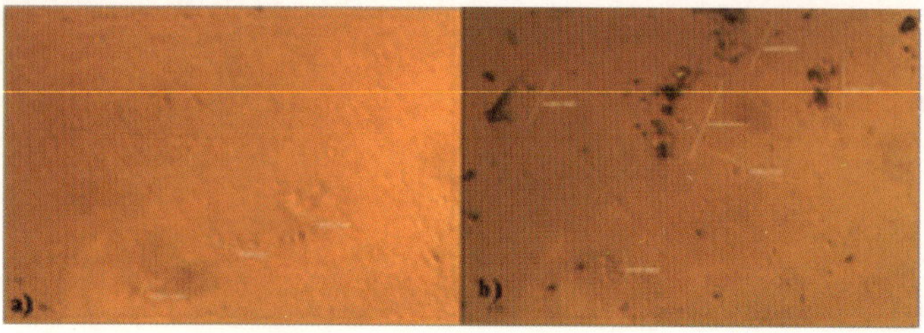

그림 44a: MMS2 치료는 상대적으로 선명한 배경(x 250)에서 226㎛, 224㎛, 144㎛의 분해된 GO 잔해의 세 개의 작은 그룹이 관찰되었습니다. 44b: GNP + 호이판 치료는 상대적으로 선명한 배경(x 250)에서 325㎛, 237㎛, 226㎛, 212㎛, 131㎛, 96㎛의 GO의 분해된 반점의 6개 그룹이 관찰되었습니다. 사진 속 검은 구름 사진은 호이판 입자로 보입니다.

결론

본 논문의 관찰 연구는 MMS2가 혈장에서 GO의 해독을 위한 탁월한 해독제이며 MMS2가 COVID-19 백신 부작용의 증상을 완화하기 위한 가능한 해결책 중 하나가 될 수 있음을 보여주었습니다. 일례로, 63세 여성은 숟가락이 팔에 붙었을 때 충격을 받았고, 희석된 MMS2를 하루 8방울씩 2주 동안 복용한 후 더 이상 숟가락이 팔에 붙지않자 기뻐했습니다. 그러나 여기서 우리는 MMS1과 MMS2를 구별하기 위해 주의를 기울일 필요가 있습니다. MMS1은 이러한 용도로 사용할 수 있지만 MMS1은 매우 위험할 수 있고 취급하기 어렵기 때문에 MMS1보다 MMS2를 권장합니다.

MMS or MMS1 (Master Mineral Solution 1, 아염소산 나트륨: Sodium Chlorite)

아염소산 나트륨(NaClO2)은 Master Mineral Solution 1(MMS1), Miracle Mineral Supplement, Chlorine Dioxide Protocol, Water Purification Solution이라고도 불립니다. 이들은 동일한 물질인 아염소산 나트륨(NaClO2)의 다른 이름으로, 잠재적으로 위험한 물질로 숙련되고 주의 깊은

보관 및 취급이 필요하며 고체 또는 용액으로 공급됩니다[12]. 일반적으로 80% 농도의 하얀 조각의 소금으로 준비됩니다. 이것은 의류, 장갑, 기름, 그리스, 심지어 톱밥과 폐물 솜뭉치와 같은 유기 물질과 접촉하면 격렬한 반응을 일으키고 폭발할 수 있습니다. 고체 아염소산 나트륨은 열, 마찰 또는 강한 충격에 의해 폭발할 수 있으므로 물에 용해하여 액체 형태의 아염소산 나트륨으로 취급해야 합니다.

Jim Humble은 3:1 비율(즉, DMSO 6방울과 MMS 2방울)로 MMS(실제로는 MMS1)에 디메틸설폭사이드(DMSO)를 첨가하여 프로토콜 1000 플러스를 도입했으며 이것이 인체의 항상성을 촉진하기 위한 신경 및 조직의 치유[13]를 위한 항진균제로서 강력하다고 말했습니다. 이것은 한국에서 당뇨성 족부궤양, 살을 파먹는 세균성 질환, 광견병과 파상풍, 자가면역 갑상선 질환, 백신 접종 후 갑상선 발작, 알츠하이머 치매, 심장 마비에 도움이 되기 위한 프로토콜이 있으며, 짐 험블의 프로토콜은 특히 COVID-19 백신 부작용을 해독하기 위한 민간 요법 중 하나로 사용되었습니다. 그리고 많은 인터넷 블로그 사이트에서 MMS 해독 용액의 제조 방법을 소개하고 있습니다[14]. 그러나 COVID-19 백신의 해독이나, 백신의 주성분인 GO에 대한 MMS1 관련 내용은 없었습니다. 게다가, 많은 사람들은 해독 약제로 MMS1을 복용하는 것을 기피하였습니다. 왜냐하면 미국식품의약국(FDA)에서 아염소산나트륨이 자폐증, 암, HIV/AIDS, 여드름, 알레르기, 관절염, 기관지염, 칸디다증의 원인체(candida albicans), 심혈관 질환, 만성 피로, 만성 통증, COVID-19, 방광염, 우울증, 독감[15]의 치료를 위해 음용하는 것을 승인하지 않았기 때문입니다. 따라서 MMS2 용액은 혈장 내 GO의 해독 및 COVID-19 관련 증상의 박멸에 대해 테스트 되었습니다.

MMS2 (Master Mineral Solution 2, 차아염소산 칼슘, Calcium hypochlorite)

차아염소산 칼슘(MMS2, 음용수 소독액)은 아염소산 나트륨(MMS1, Miracle Mineral Solution, Miracle Mineral Supplement, Chloride Dioxide Protocol, Water Purification Solution)과 구별되어야 합니다. MMS1(아염소산나트륨, NaClO2)과 달리 MMS2(차아염소산 칼슘) 또는 Ca(ClO)2는 미 육군 건강 증진 및 예방의학 센터에서 권장되었습니다. 동 센터는 2003년 군에서 음용수 소독을 위한 차아염소산 칼슘 사용기준을 발표했고, 2010년 5월 1일 미군에서 전시 음용수 공급의 위생 관리 감독의 책자에 재발간 되었습니다. 미육군 센터에서는 차아염소산 칼슘 원액을 만드는 방법을 추천하였습니다[16]. 차아염소산 칼슘은 물에 용해되어 강력한 산화제인 차아염소산(HOCl), HOCl* 차아염소산염, OCl- + H+를 형성합니다. 골수세포형과산화효소(myeloperoxidase)는 인체가 감염, 부상에 노출되었을 때 호중구, 호산구, 단핵 식세포, B림프구에 의해 생성되며 혈류에 공급되어 차아염소산 칼슘에 의해 만들어진 것과 같은 강력한 산화제인 차아염소산(hypochlorous acid)을 생성합니다[17, 18]. 한편, 차아염소산(HOCl)은 강력한 산화제의 2차 분자(radical)를 형성할 수 있기 때문에 세포 독성 작용이 있어 암, 죽상동맥경화증, 폐기종, 관절염, 천식, 노화, 고혈압, 간경화, 알레르기, 백내장, 망막병증, 황반질환[19]과 같은 다양한 질병을 야기할 수 있습니다. 그래서 본원에서는 MMS2를 음용하고 1시간 30분 후에 비타민C 2g을 경구 섭취하는 것을 권장합니다.

혈장에서 GO를 해독하는 다른 방법

일단의 사람들은 COVID-19 백신, 독감 백신, 켐트레일(chem trails), 비행기에 의한 켐트레일 분사 후 빗물, PEG(polyethylene glycol)의 지질 화합물에 GO의 증거가 있다고 주장하였습니다. 일부 식염수 주사제나 수성 의료용 주사제에는 주입된 사람의 몸, 환자의 팔에 금속 물질, 이마, 얼굴, 복부에 숟가락이 달라붙도록 변형시키는 GO가 있는지 의문이 제기되었습니다(본원의 환자 중 한 명이 경험한 것입니다.) [20].

NAC(N-아세틸 시스테인)는 rGO(환원된 GO) 표면에 부착되어 GO가 매개하는 글루타티온의 산화를 방지하고 GO를 해독합니다[21].

Tony Patallesco는 합성 생물학으로 만들어진 나노 물질을 인체에서 제거하기 위해 전선으로 감싼 양동이를 만들었습니다, 인체가 DNA가 변경될 수 있고 혈전이 생성되며 인체에서 많은 필수 미네랄을 빼앗길 수 있는 나노 물질로 가득 차있다고 생각했기 때문입니다[22]. 그는 외부 나노 물질을 제거하기 위해 족욕(벤토나이트 점토 또는 엡솜 소금을 넣은 물)을 권장하였습니다. 이러한 해독 족욕은 국내에 널리 알려져 있으며, 족욕에서 눈에 보이는 이물질이 많이 추출되었다는 보고가 있습니다. 해독 족욕을 통해 알주머니가 있는 기생충 같은 생명체, 머리카락 같은 GO와 알주머니를 가진 모겔론스, 합성 이물질이 많이 발견되었습니다. 그리고 해독 방법을 표 [6]에서 추천하여[11] 개정하였습니다.

후반부 논문에서는 로컬 푸드 보조제를 권장하였습니다. 스마트푸드 DM, 함씨네 쥐눈이콩, 마늘, 된장, EGCG(녹차, 사과, 블루베리, 쥐엄나무 열매 분말(carob flour), 블랙베리, 견과류, 복숭아, 아보카도, 양파, 라즈베리, 자두에 함유된 에피갈로카테킨 갈레이트), 키토산, 강황(카레에 함유), 레스베라트롤(크랜베리, 블루베리, 포도, 땅콩, 와인).

자연 요법 및 동종 요법 단체는 인체에서 GO 및 독성 물질을 제거하고 자연 면역을 증가시키는 다양한 자연 식품, 보충제 및 방법의 목록을 제공하였습니다, 그들의 예는 다음과 같습니다. 이산화규소(Silica D homeopathic), 구연산 칼륨(Potassium), 크릴 오일, 벤토나이트 점토 목욕 또는 족욕, 엡솜 솔트 족욕, 콜로이드 실버(Colloidal Silver), 클로렐라, 스피루리나, 마늘, 표고버섯, 티트리 오일, 오레가노 오일, 고수(Cilantro Lime), 생강, 달맞이꽃 종자유[22].

(번역하여 주신, 코진자 각자도생 이동재 님께 감사드립니다.)

참고 문헌

1. Özkan SA, Dedeoğlu A, Karadaş Bakirhan N, Özkan Y. Nanocarriers Used Most in Drug Delivery and Drug Release: Nanohydrogel, Chitosan, Graphene, and Solid Lipid. Turk J Pharm Sci. 2019 Dec;16(4):481-492. doi: 10.4274/tjps.galenos.2019.48751. Epub 2019 Nov 11. PMID: 32454753; PMCID: PMC7227887.
2. Pumera M. Graphene in biosensing. Mater Today. Materials Today. 2011;14(7):308-315. doi: 10.1016/S1369- 7021(11)70160-2.
3. KIM, Han-Sik. Physiological saline containing graphene dispersion and corona virus vaccine using the same. KIPRIS(Korea Intellectual Property Rights Information Service). Application No.(Date) : 1020200054820 (2020.05.08)IPC: A61K 33/44 A61K 9/00 A61P 25/28 A61P 25/16 Applicant : KIM, Han-Sik. http://engpat.kipris.or.kr/engpat/biblioa.do?method=biblioFrame
4. La Quinta Columna [The Fifth Column]. The Fifth Column Veri-

fies 99% Graphene Oxide Plus RNA Material in Vaccines. https://stateofthenation.co/?p=72411, https://www.laquintacolumna. net/

5. Robert O. Young. Scanning & Transmission Electron Microscopy Reveals Graphene Oxide in CoV-19 Vaccines. August 20, 2021. https://expose-news.com/wp-content/uploads/2021/08/ Robert-Young-GrapheneOxideVaccinePaperUpdated.pdf
6. Jeon KY. Moving and living micro-organisms in the COVID-19 vaccines-prevention, early treatment cocktails for COVID-19 and detoxifi cation methods to reduce sequels of COVID-19 vaccines. American J Epidemiol Public Health. 2022 January 12;6(1):1-6. doi: 10.37871/ajeph.id50.
7. Lee YM, Park S, Jeon KY. Foreign materials in blood samples of recipients of COVID-19 vaccines. International Journal of Vaccine Theory, Practice, and Research. 2022;2(1):249. doi: 10.56098/ijvtpr.v2i1.37.
8. Wu J, Yang R, Zhang L, Fan Z, Liu S. Cytotoxicity effect of graphene oxide on human MDA-MB-231 cells. Toxicol Mech Methods. 2015;25(4):312-9. doi: 10.3109/ 15376516.2015.1031415. Epub 2015 May 21. PMID: 25996036.
9. Covid Truths. How to Remove Graphene Oxide From Your Body - Covid Truths, 2022; https://dailyexpose.uk/2022/02/16/how- to-remove-graphene-from-the-body/
10. Ma B, Guo S, Nishina Y, Bianco A. Reaction between Graphene Oxide and Intracellular Glutathione Affects Cell Viability and

Proliferation. ACS Appl Mater Interfaces. 2021 Jan 27;13(3):3528-3535. doi: 10.1021/acsami.0c17523. Epub 2021 Jan 11. PMID: 33428377.

11. Jeon KY. An observational report about the detoxifying effects of calcium hypochlorite (MMS2) on Graphene Oxides (GOs) in urine samples. Adv J Toxicol Curr Res. 2022 Dec 26;6(1):001- 010.
12. Gray N.F. Chlorine Dioxide in Microbiology of Waterborne Diseases (Second Edition), 2014. https://www.sciencedirect. com/book/9780124158467/microbiology-of-waterborne- diseases
13. JIMHUMBLE'S PROTOCOL 1000 PLUS – MMS1 PROTOCOL WITH DMSO. Dec 28, 2021. https://alivenhealthy.com/2021/12/28/ jim-humbles-protocol-1000-plus-mms1-protocol-with-dmso/
14. Cloo [Korean]. MMS Therapy. https://abcmedical.co.kr/29
15. FDA NEWS RELEASE. FDA warns consumers about the dangerous and potentially life-threatening side effects of Miracle Mineral Solution. August 12, 2019. https://www.fda.gov/news-events/press-announcements/fda-warns-consumers-about-dangerous-and-potentially-life-threatening-side-effects-miracle-mineral
16. Headquarters, Departments of the Army, Navy, and Air Force: Sanitary Control and Surveillance of Field Water Supplies. May 1, 2010. https://dmna.ny.gov/foodservice/docs/references/tbmed577.pdf

17. Panasenko OM, Gorudko IV, Sokolov AV. Hypochlorous acid as a precursor of free radicals in living systems. Biochemistry (Mosc). 2013 Dec;78(13):1466-89. doi: 10.1134/S0006297913130075. PMID: 24490735.
18. Block MS, Rowan BG. Hyphchlorous acid: A review. J Oral Maxillofac Surg. 2020; 78: 1461-1466. doi: 10.1016/j. joms. 2020.06.029.
19. Florence TM. The role of free radicals in disease. The Ida Mann Lecture. Presented at the 24th Scientific Congress of the Royal Australian College of Ophthalmologists. Director, Centre for Enuironniental and Health Science Pty Ltd, Sydne v, NSW. 1992.
20. The Everyday Concerned Citizen. 2021. https://everydayconcerned.net/2021/08/02/evidence-of-nano- graphene-oxide-go-poisoning-body-brain-in-covid-flu-vaccines- chem-trails-rainwater-saline-plus-pfizer-whistleblower-karen- kingston-confirms-go-in-pegylated-lipid-nano-in/
21. Palmieri V , Dalchiele EA , Perini G , Motta A , De Spirito M , Zanoni R , Marrani AG , Papi M . Biocompatible N-acetyl cysteine reduces graphene oxide and persists at the surface as a green radical scavenger. Chem Commun (Camb). 2019 Apr 4;55(29):4186- 4189. doi: 10.1039/c9cc00429g. PMID: 30892320.
22. The Everyday Concerned Citizen. 2016. https://everydayconcerned.net/2016/04/03/how-to-detoxget-rid-of-the-nanotechnology-from-chem-trails-in-your-body/#Detox

12. 열한 번째 논문: (IJBRES-1663), COVID-19백신 샘플(견본, 見本), 혈액 샘플, 소변 샘플, 족욕 샘플, 좌욕 샘플, 및 피부 추출물 샘플 분석 프레젠테이션(공개 발표).

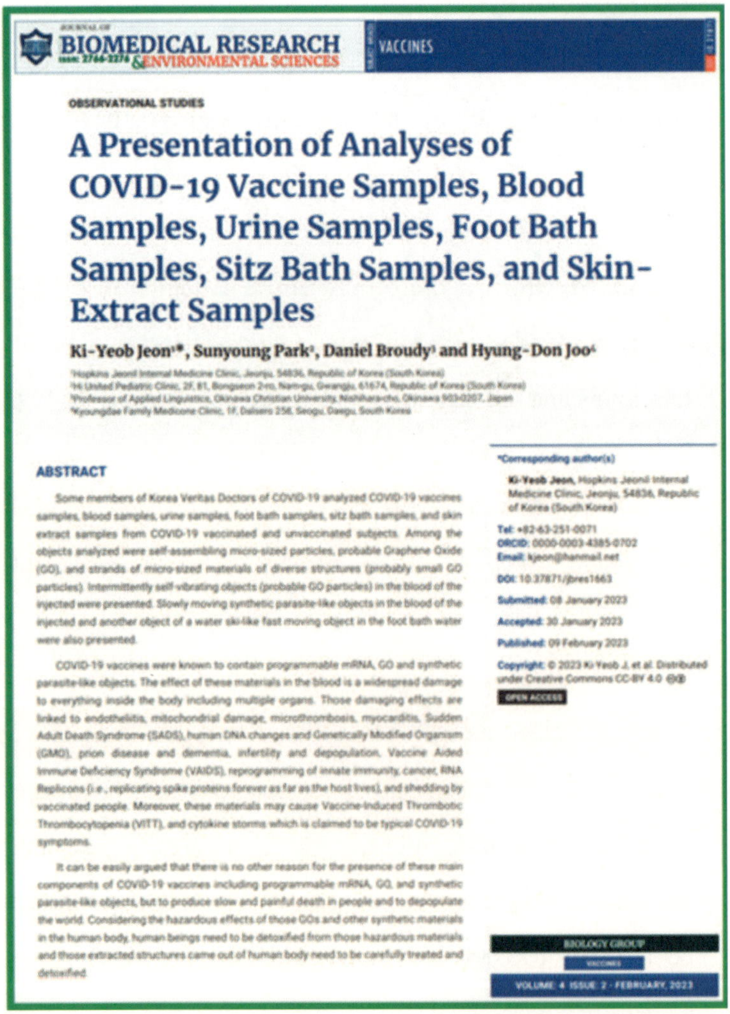

JOURNAL OF BIOMEDICAL RESEARCH & ENVIRONMENTAL SCIENCES

VACCINES

OBSERVATIONAL STUDIES

A Presentation of Analyses of COVID-19 Vaccine Samples, Blood Samples, Urine Samples, Foot Bath Samples, Sitz Bath Samples, and Skin-Extract Samples

Ki-Yeob Jeon[1]*, Sunyoung Park[2], Daniel Broudy[3] and Hyung-Don Joo[4]

[1]Hopkins Jeonil Internal Medicine Clinic, Jeonju, 54836, Republic of Korea (South Korea)
[2]Hi United Pediatric Clinic, 2F, 81, Bongseon 2-ro, Nam-gu, Gwangju, 61674, Republic of Korea (South Korea)
[3]Professor of Applied Linguistics, Okinawa Christian University, Nishihara-cho, Okinawa 903-0207, Japan
[4]Kyoungdae Family Medicone Clinic, 1F, Dalseo-ro 258, Seogu, Daegu, South Korea

ABSTRACT

Some members of Korea Veritas Doctors of COVID-19 analyzed COVID-19 vaccines samples, blood samples, urine samples, foot bath samples, sitz bath samples, and skin extract samples from COVID-19 vaccinated and unvaccinated subjects. Among the objects analyzed were self-assembling micro-sized particles, probable Graphene Oxide (GO), and strands of micro-sized materials of diverse structures (probably small GO particles). Intermittently self-vibrating objects (probable GO particles) in the blood of the injected were presented. Slowly moving synthetic parasite-like objects in the blood of the injected and another object of a water ski-like fast moving object in the foot bath water were also presented.

COVID-19 vaccines were known to contain programmable mRNA, GO and synthetic parasite-like objects. The effect of these materials in the blood is a widespread damage to everything inside the body including multiple organs. Those damaging effects are linked to endothelitis, mitochondrial damage, microthrombosis, myocarditis, Sudden Adult Death Syndrome (SADS), human DNA changes and Genetically Modified Organism (GMO), prion disease and dementia, infertility and depopulation, Vaccine Aided Immune Deficiency Syndrome (VAIDS), reprogramming of innate immunity, cancer, RNA Replicons (i.e., replicating spike proteins forever as far as the host lives), and shedding by vaccinated people. Moreover, these materials may cause Vaccine-Induced Thrombotic Thrombocytopenia (VITT), and cytokine storms which is claimed to be typical COVID-19 symptoms.

It can be easily argued that there is no other reason for the presence of these main components of COVID-19 vaccines including programmable mRNA, GO, and synthetic parasite-like objects, but to produce slow and painful death in people and to depopulate the world. Considering the hazardous effects of those GOs and other synthetic materials in the human body, human beings need to be detoxified from those hazardous materials and those extracted structures came out of human body need to be carefully treated and detoxified.

*Corresponding author(s)

Ki-Yeob Jeon, Hopkins Jeonil Internal Medicine Clinic, Jeonju, 54836, Republic of Korea (South Korea)

Tel: +82-63-251-0071
ORCID: 0000-0003-4385-0702
Email: kjeon@hanmail.net

DOI: 10.37871/jbres1663

Submitted: 08 January 2023

Accepted: 30 January 2023

Published: 09 February 2023

Copyright: © 2023 Ki-Yeob J, et al. Distributed under Creative Commons CC-BY 4.0

OPEN ACCESS

BIOLOGY GROUP

VACCINES

VOLUME: 4 ISSUE: 2 - FEBRUARY, 2023

생물의학 연구 저널.

주제 영역 : 백신

국제표준일련번호(issn) : 2766-2276 & 환경과학

디지털 식별자: 10.37871/jbres1663
제출일: 08 January 2023
통과일: 30 January 2023
출판일: 09 February 2023

COVID-19백신 샘플(견본, 見本), 혈액 샘플, 소변 샘플, 족욕 샘플, 좌욕 샘플, 및 피부 추출물 샘플 분석 프레젠테이션(공개 발표).

전기엽(MD, ThM, PhD, ScD)1*, 박선영2, 다니엘 브루디3 , 수형돈4
1. 홉킨스 전일내과의원, 전주, 54836, 대한민국
2. 하이소아청소년과의원, 광주 남구 2로 81, 2층, 61674, 대한민국
3. 응용언어학부 교수, 오키나와 기독교 대학, 니시하라-초, 오키나와 903-0207, 일본
4. 경대가정의학과의원, 1F, 대구 서구 달서로 258, 대한민국

논문 요약

한국 코로나진실규명의사회의 멤버 일부 의료진들은 COVID-19 백신 샘플, 코로나 백신 접종자와 미접종자의 혈액 샘플, 소변 샘플, 족욕 샘플, 좌욕 샘플, 그리고 피부 추출물 샘플들을 분석했습니다. 분석된 물체 중에는 자가조립하는 마이크로크기의 입자, 그래핀 옥사이드(산화 그라핀) 추정 물질, 및 다양한 구조의 마이크로 크기의 물질 섬유들(작은 산화 그라핀 입자들로 추정)이 있었습니다. 접종자들의 혈액에서 간헐적으로 자가진동하는 물질(산화 그라핀 입자들로 추정)들이 존재하였습니다. 접종자들의 혈액에서 느리게 움직이는 합성 기생충 같은 물체와 족욕수에서 수상스키 같이

빠르게 움직이는 또 다른 물체도 존재했습니다.

COVID-19 백신은 프로그래밍 가능한 mRNA, 산화 그라핀, 합성 기생충 같은 물체를 포함하는 것으로 알려져 있습니다. 혈액 내 이러한 물질의 영향은 여러 장기를 포함하여 신체 내부의 모든 것에 광범위한 손상을 줍니다. 그러한 손상을 초래하는 것은 혈관내피염, 미토콘드리아 손상, 미세혈전증, 심근염, 성인 돌연사 증후군(SADS), 인간 DNA 변화 및 유전자 변형 유기체(GMO), 프리온 질병 및 치매, 불임 및 인구 감소, 백신 접종 관련 후천성 면역 결핍증(VAIDS), 선천적 면역의 재프로그래밍, 암, RNA 레플리콘(즉, 숙주가 살아있는 한 영원히 스파이크 단백질을 복제하는 것) 및 백신 접종자들에 의한 쉐딩과 관련이 있습니다. 또한 이러한 물질은 COVID-19의 전형적인 증상으로 주장되는 백신유발 혈전성 혈소판 감소증(VITT) 및 사이토카인 폭풍을 유발할 수 있습니다.

COVID-19 백신에 프로그래밍 가능한 mRNA, 산화 그라핀, 및 합성 기생충 유사개체가 포함된 이런 주요 구성요소가 존재하는 것은 사람들을 원격 조정하고 사람들에게 천천히 고통스러운 죽음을 일으키고 세계 인구를 감소시키는 것 외에는 다른 이유가 없다고 어렵지 않게 주장할 수 있습니다. 그러한 산화 그라핀 및 기타 합성 물질이 인체에 미치는 유해성을 고려하면 인체는 그런 유해 물질로부터 해독되어야 하며 인체에서 추출된 구조물들은 신중하게 처리 및 제독(除毒)시켜야 합니다.

서론

강제 COVID-19 백신은 사기이며 인류에 대한 범죄입니다.

인간의 강력한 선천적 면역을 감안할 때 공식 프로그램으로 COVID-19 백신을 강제 및 강압적으로 접종을 하는 것은 명백히 터무니없고 전 세계적 규모의 사기 및 인구의 많은 수료를 제거하는 범죄와 동급으로 해석될 수 있습니다. 세계적으로 강제적인 백신 접종을 하는 것만이 펜데믹을 종식시키는 유일한 방법은 아닙니다. 오히려 그러한 프로그램은 COVID-19의 사망률과 질병률 증가에 불을 지피는 연료를 추가할 뿐입니다: 38페이지에 달하는 화이자 보고서에 따르면 화이자는 BNT162b2 mRNA COVID-19 백신이 FDA 승인을 신청했을 때 이미 거의 150,000건의 유해작용과 1,291건의 부작용들이 있었다는 것을 알고 있었습니다. [1] VAERS 데이터는 2021년 9월 미국에서 COVID-19 백신으로 인해 150,000명 이상의 초과 사망이 발생했으며 화이자 백신이 단 한 명을 구했을 때 두 사람을 죽였다는 것을 보여주었습니다[2]. 이스라엘은 7일 동안 평균 2명만 사망하던 2021년 7월 30일, 3차 부스터 프로그램을 시작하였고 그 후 그림 1[3]에서 볼 수 있듯이 사망률이 급격히 증가했습니다. 한국은 그림 2에서 보듯이 2022년 3월과 4월 두 번에 연이은 46.3% 초과 사망이 있었습니다. (3월 인구 1000명당 10.2명 사망; 4월 인구 1000명당 8.7명 사망)[4] 화이자의 COVID-19 mRNA백신을 구매한 모든 국가들에서 화이자는 "제품을 개발하고 제조하려는 화이자의 노력은 상당한 위험과 불확실성에 노출되어 있다"고 인정했으며 화이자는 실제로 "부작용에 대한 모든 민사적 책임에서 면제"되었습니다[5].

COVID-19 백신 내의 산화 그라핀 존재에 대한 보고서

화이자가 FDA에 EUA(응급 사용허가 신청서)를 제출했을 때 회사는 이미 실험적인 COVID-19 백신이 거의 158,000건의 유해 작용을 보였고 1,291건의 부작용 목록이 있다는 것을 알고 있었습니다. 또한 향후 75년 동안 데이터를 비밀로 유지하기를 원했지만 미국 지방 판사 Mark T. Pittman은 요청을 거부했습니다[1]. Pittman 판사는 의료 실험을 관리하고 허용하기 위한 Nuremberg Code 1947 국제법에 의하여, 사람들은 실험적인 소위 COVID-19 "백신이라 불리는 것"의 특정 성분에 대한 정보를 알 권리가 있다고 주장했습니다. "국가와 정부 기관이 제약 회사를 보호하고 보상 책임을 면제해주는 것보다 먼저 실험약을 투여 받는 사람의 인권과 복지를 존중하고 보호해야 한다는 것은 당연하다."[6]

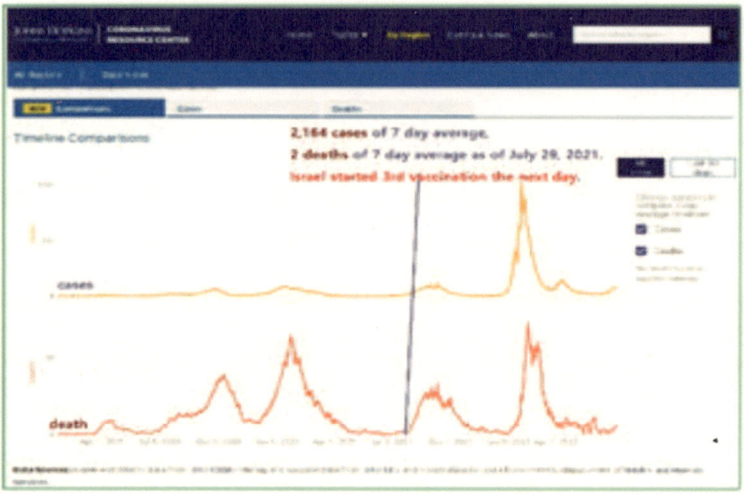
Timeline Comparisons
2,164 cases of 7 day average.
2 deaths of 7 day average as of July 29, 2021.
Israel started 3rd vaccination the next day.
cases
death

그림 1: JHU CSSE(미국 존스홉킨스 대학교 과학 및 공학 체계 중심 시설)의 감염 및 사망 데이터: 2021년 7월 29일 데이터는 이스라엘의 COVID-19 data에서 2021년 7월 중순까지의 7일간 평균 질병이 2,164건이었고 7일간 평균 사망은 2건을 나타냈지만, 이스라엘이 COVID-19 백신 부스터 3차 접종을 시작한 2021년 7월 30일부터 질병 발생률(cases)과 코로나 질환으로 인한 사망률(death)이 극적으로 증가한 것을 볼 수 있습니다.

2021년, La Quinta Columna의 Pablo Campra 박사는 백신 내용물에 대한 연구 보고서에서 화이자 코로나 백신인 COMIRNATY COVID-19 백신의 수성 현탁액에서 그래핀 옥사이드, 산화 그라핀(GO), 또는 환원형 산화 그라핀(rGO)이라고 생각되는 것이 관찰됐다고 처음 발표했습니다.

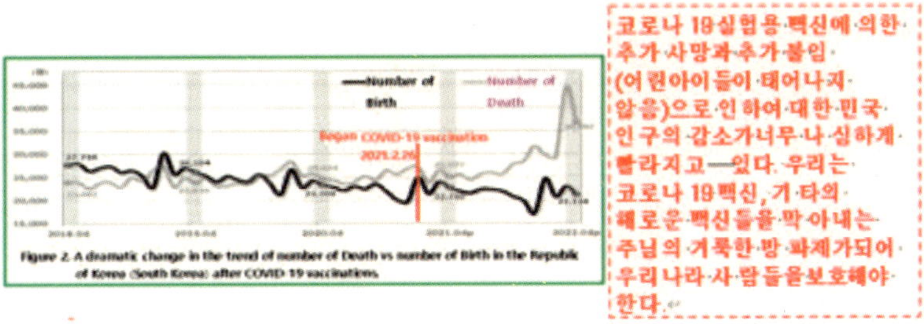

그림 2: 극적인 변화 - JHU CSSE의 COVID-19 확진 사례 및 COVID-19 사망률(사망 데이터): 대한민국은 2019년 말부터 사망자 수효가 출생 수효보다 많아지기 시작하여 인구수가 줄기 시작하였고, 특히 코로나 백신을 시작한 2021. 2. 26 이후로는 사망자 수효가 증가되기 시작하여 급격하게 인구수가 줄었다.

그 후 연구 그룹은 COVID-19 백신에서 그래핀 검출을 설명하는 과학 보고서를 관심 있는 방문자들이 쉽게 다운로드 할 수 있도록 웹사이트를 개설했습니다[8]. 약 두 달 후, 생화학자, 미생물학자, 영양학자인 Robert Young 박사와 다른 미국 과학자들은 COVID-19 백신에 산화 그라핀뿐만 아니라 다른 물질들이 있다는 것과 산화 그라핀은 지구의 모든 생명체에 세포 독성적, 자기 독성적 및 유전 독성적이라는 것을 확인했습니다[9]. Young 박사[10]는 "화이자, 모더나, 아스트라제네카, 얀센 코로나 백신들은 "백신"이 아니라 유전적으로 변형된 mRNA의 핵산에 부착된 다양한 나노 요소의 복잡한 산화 그라핀, 나노 미립자 집합체라고 주장했습니다. 또한 산화 그라핀이 COVID-19 인구 학살[11]의 매개체라고 주장했으며 연구원들은 산화 그라핀이 6GHz 와 18GHz 사이의 "5G 파장 대역의 전자기파" 를 흡수하여 양전하 가질 때 "접촉하는 모든 것을 파괴" 할 수 있는 생물학적 무기라는 주장에 합당한 근거가 있습니다[12].

최근 한국 코로나진실규명의사회는 COVID-19 백신, COVID-19 백신 접종자의 혈액샘플, 해독 족욕 프로토콜로 해독 치료받은 접종자의 족욕수 안에서 살아 움직이는 반합성 미생물에 대해 설명하는 논문을 발표했습니다[13, 14]. Burkhardt A 등은[15] COVID-19 백신 접종 후 발생한 사망 10건 중 7건이 COVID-19 백신 접종과 강한 직접적인 인과 관계를 보였다는 부검 결과를 발표했습니다. 산화 그라핀은 지금 사용 중인 네 가지 COVID-19 백신 모두에 존재하는 것으로 나타났으며, 지금까지 공개되지 않은 이 성분은 희귀 자가면역 질환의 핵심 원인 중 하나일 수 있으며 심지어 COVID-19 실험 접종 후 사망에 이르게 할 수도 있습니다. 의료 전문가들은 "'사람을 해하는 것 외'에 백신에 산화 그라핀이 들어갈 이유가 없다"고 주장했습니다: 산화 그라핀은 말그대로 몸의 모든 것을 파괴시키고 미트콘드리아 폭발, 폐의 급성 염증 유발, 심장 조직과 뇌 조직의 염증성 폭풍과 같은 유해한 일들을 합니다[16].

Young 박사[10]는 이른바 화이자 백신에 50 미크론 길이의 트리파노소마 기생충이 있다고 보고했습니다. 커리 마데(Madej C) 의사[17]는 백신 바이알에서 히드라(Hydra vulgaris)를 발견했다고 보고했습니다. COVID-19 바이러스 모형, 히드라 모형 및 많은 사망자들과 고통받는 사람들의 모형이 1992년 바르셀로나 하계 올림픽게임 개막식에서 소개되었으며 그것은 "코로나바이러스 예측 프로그래밍"[18]을 소개하는 사탄의 의식이자 상징 조형물들이었습니다.

한국 코로나진실규명의사회의 멤버 일부 의료진들은 COVID-19 백신 접종자와 미접종자의 COVID-19 백신 샘플, 혈액 샘플, 소변 샘플, 족욕 샘플, 좌욕 샘플, 그리고 피부 추출물 샘플들을 분석해 그 안에서 산화 그라핀과 합성 기생충(반합성 생물)을 확인했습니다.

본 연구 결과의 제한점

1-2nm 해상도의 전자현미경은 피브리노겐(46x3x6nm), 혈청 알부민

(7.5x6.5x4.0nm), 헤모글로빈(6x5x5nm) [19]과 같은 생체 단백질 분자를 볼 수 있게 해줍니다. COVID-19 mRNA 백신은 우리 몸의 다양한 세포에서 스파이크 단백질을 만듭니다. 스파이크 단백질에는 곤봉 모양, 배 모양, 또는 꽃잎 모양 단백질의 3개의 복제본이 있으며 각 스파이크 단백질에는 S1 및 S2 영역이 있습니다. S1 영역에는 코어가 있는 N-말단 도메인(NTD)과 안지오텐신 전환 효소 2(ACE2) 수용체와 상호 작용하는 수용체 결합 모티프(RBM)가 있습니다. S2 영역은 막 융합 펩티드(FP)를 가진 C-말단 도메인(CTD)을 가지고 있습니다.

광학 현미경은 DNA 또는 mRNA에서 만들어진 돌기 단백질 분석에 불충분하며, COVID-19 백신, 인간의 혈액, 소변, 족욕수, 좌욕수, 피부 추출물 안의 이물질을 나노미터 수준은 볼 수 없지만, 마이크로미터(1밀리미터의 1천분의 1) 수준으로는 볼 수 있습니다.

재료 및 방법

실험 COVID-19 (이른바) 백신은 COVID-19 주사를 원하거나 받아야 하는 사람들에게 주사 후 남은 것들을 수집했습니다. 혈액 샘플, 소변 샘플, 족욕 샘플, 좌욕 샘플, 피부 추출물 샘플들은 환자의 서면 또는 구두 동의 후에 채취되었습니다.

혈액 샘플은 3000rpm에서 30분 동안 원심분리하고 혈장을 채취하여 연구하였습니다. 소변 샘플은 3000rpm에서 10분동안 원심분리하고 침전물을 커버 글래스에 채취했습니다. 실험을 위해 소변의 성분들이 스스로 정리되는 시간을 가질 수 있도록 채취일로부터 3일 또는 4일 후에 관찰하였습니다.

족욕 시료와 좌욕 시료는 족욕수 또는 좌욕수에서 일반적으로 5배 또는 7.5배 배율로 관찰된 이물질을 식별한 후 채취하였으며, 피부 추출물은 환자가 직접 채취하였고 연구에 참여한 의사들이 환자가 피부 추출물 채취 당시 피부 상태와 이물질에 대한 사진을 검토했으며, 의사의 인증을 받은 피부 추출물 샘플만이 연구의 재료로 채택되었습니다.

본 논문에 실린 움직이는 사진은 환자와 의사의 협력으로 만들어졌습니다.

COVID-19 백신 프레젠테이션

화이자 COVID-19 백신(사진 3a-c). 모더나 COVID-19 백신(사진 4a-c)

노바 COVID-19 백신(사진 5a-d).

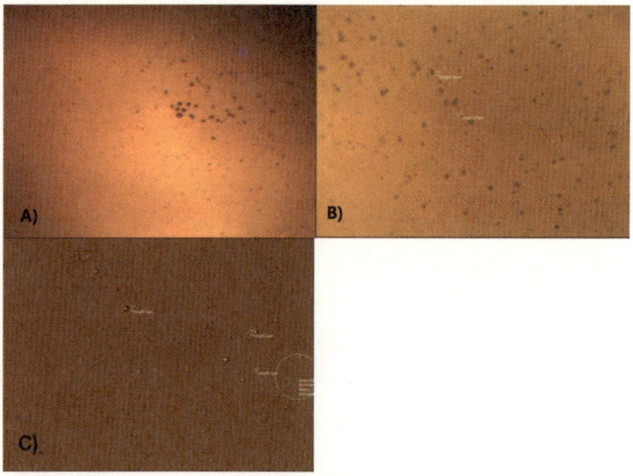

그림 3 a: 중앙이 옅은 색으로 된 움직이는 여러 개의 작은 디스크와 미확인 된 작은 여러 개의 점 모양 물체 (x40) 3b: 중앙이 옅은 색으로 된 36 마이크로미터 및 29마이크로미터의 여러 개의 작은 디스크형 물체(x100). 3c: 움직이는 작고 다양한 크기의 디스크 모양 그리고 거품 모양의 물체들. 열쇠 모양의 마이크로칩 같은 물질이 왼쪽 상단 모서리에 보인다. 산 마루 모양의 마이크로칩 같은 물질이 오른쪽 하단 모서리에 보인다(x600).

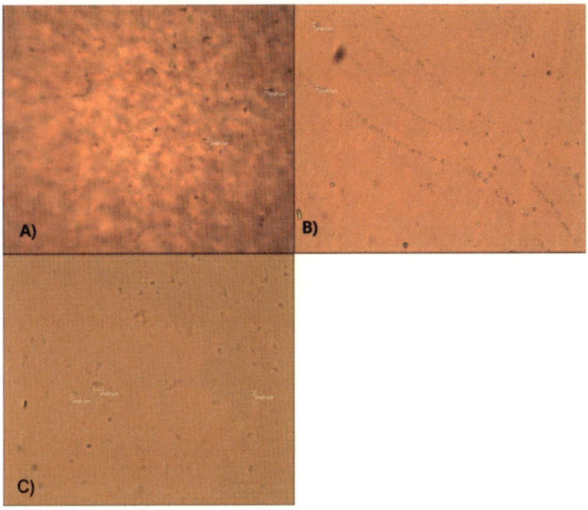

그림 4 a: 모더나 COVID-19 백신 시료(base)에는 벌레 같은 GO 같은 물질이 퍼져 있다. 백신 시료(x60)에는 2마이크로미터 미만의 다양한 작은 점 모양의 물질이 많이 있다. 4b: 다수의 작은 기포형 재료가 선형 패턴으로 배열되었다. 여러 개의 원반 모양의 물체가 오른쪽 모서리와 낮은 중앙 부분에 보인다. 왼쪽 하단 모서리에 막대 모양의 물체가 보인다(x150). 4c: 다양한 모양, 일부는 직사각형이고 일부는 원형이며, 백신 시료의 전체 영역에서 움직이는 물체가 보인다(x600).

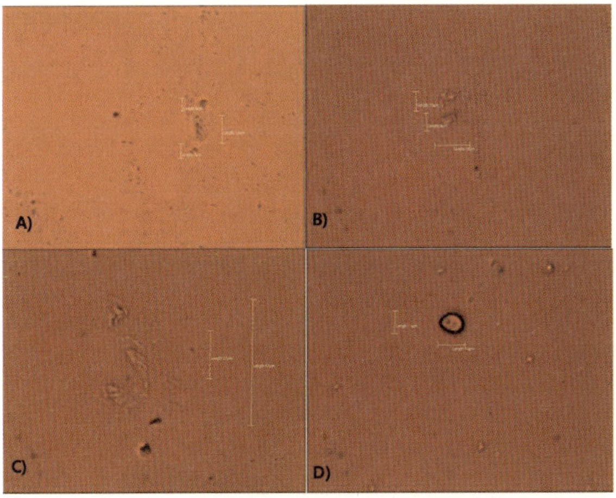

Figure 5 a: 산비탈 모양의 마이크로칩 모양의 물질(6마이크로미터, 7마이크로미터, 13마이크로미터) 5b: 같은 모양의 물질 (8마이크로미터, 9마이크로미터 및 18마이크로미터) 5c: 같은 모양의 물질 (23마이크로미터 및 61마이크로미터) 5d: 중앙 상부에 알 주머니 같은 물질이 (11 마이크로미터 x 13 마이크로미터) 노바 백신 시료 (x600)의 중앙 부분에 보여졌다.

인체 혈액 프레젠테이션

백신 두 번 접종, 28세 남성, 불면증, 두통, 현기증 (사진 6a,b).

백신 두 번 접종한 66세 여성, 허벅지 림프질병증, 허벅지 통증, 하퇴 저림 증상(사진 7a-d).

비접종 PCR 두번 수행 51세 여성은 피로, 얼굴 두드러기, 피부 소양증 및 안구 건조증이 있었습니다(그림 8a-d).

백신 한 번 접종, PCR 10회 이상의 55세 남성은 두통, 어지러움, 경미한 간헐적 이명이 있었습니다(그림 9a-d).

백신 세 번 접종 74세 남성은 손과 발이 마비되었습니다 (그림 10a-d).

백신 두 번 접종 42세 남성은 12kg 이상의 체중 감소와 전신 쇠약이 있었습니다(그림 11a,b).

백신 세 번 접종 및 PCR 3회 수행 47세 여성은 입증할 수 있는 증상이 없었습니다(그림 12a,b).

비접종 PCR 1회 수행 64세 여성은 두통, 기억 상실 및 전신 쇠약이 있었으며(그림 13a),

백신을 접종하지 않았고, 1건의 PCR 검사에서 두통, 기억 상실 및 전신 쇠약이 있는 64세 여성이 혈액 검사를 하였습니다(그림 13b). 백신 두 번 접종 25세 여성은 심한 두통으로 여러 차례 응급실을 내원하였습니다(그림 14a-c).

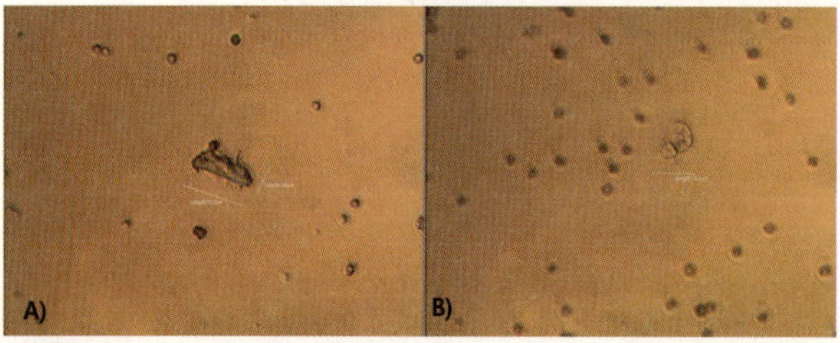

그림 6 a: 혈장 시료(x 250)의 중앙 상부(231 마이크로미터 x 99 마이크로미터)에 벌레 같은 물질이 보인다. 6b: 혈장 시료x 250)의 중앙 우측 부분(161 마이크로미터)에 알 주머니 같은 물질이 보인다.

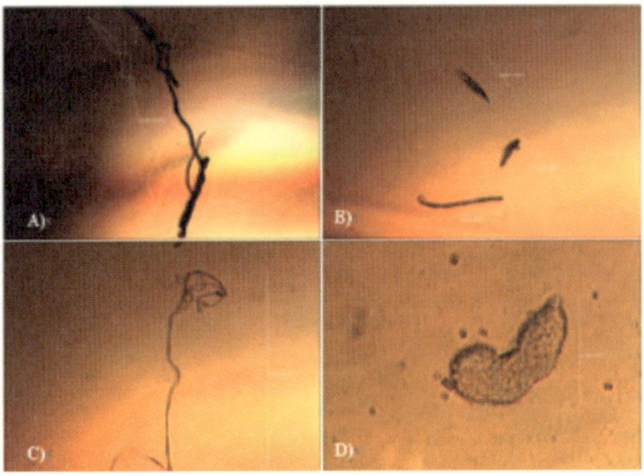

그림 7a: 혈장 시료(x40)의 중심에 있는 꼬인 전선 모양의 재료 또는 GO(2,549마이크로미터 및 371마이크로미터), 7b: 혈장 시료(x40)의 중심에 있는 다양한 크기 및 모양의 재료 또는 GO(162마이크로미터, 218마이크로미터 및 425마이크로미터), 7c: 혈장시료(x100)의 중심에 있는 꼬인 와이어 모양의 재료 또는 GO(1,021마이크로미터), 7d: 혈장 시료(x250)의 중심에 있는 커다란 알주머니 같은 물질(567 마이크로미터)

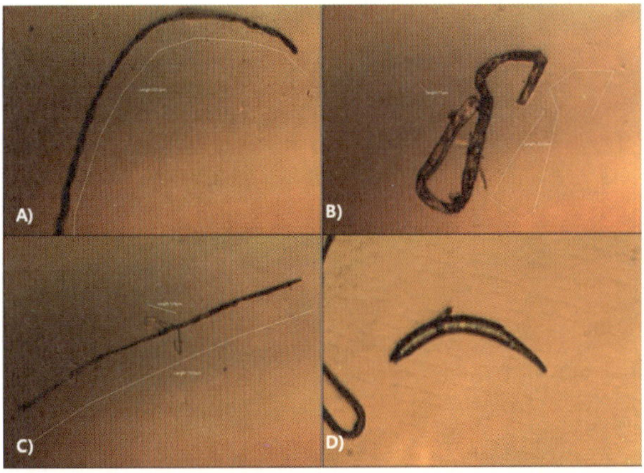

그림 8 a: 혈장 시료(x100)의 중앙 왼쪽에 있는 길다란 여러 겹의 GO(2.052마이크로미터). 8b: 혈장 시료(x100)의 중앙 왼쪽에 꼬인 뱀 모양의 GO(길이 2.045마이크로미터, 폭 70마이크로미터). 8c: 혈장 시료(x100)의 중앙 왼쪽에 있는 길다란 GO(149 마이크로미터 길이의 가지를 가진 1.552 마이크로미터 길이). 8d: 혈장 시료(x250)의 중앙 왼쪽에 있는 미꾸라지 모양의 GO.

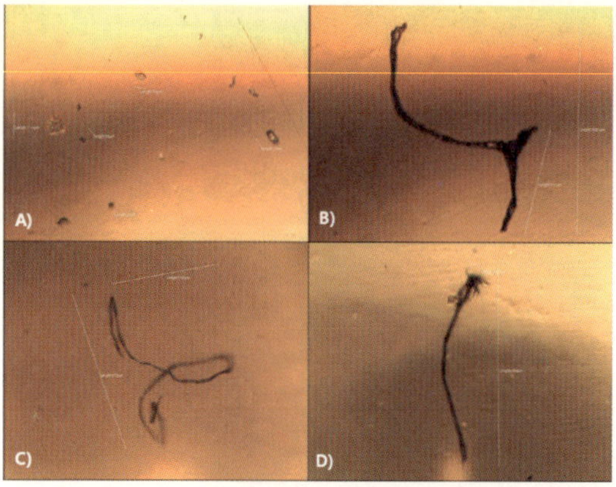

[그림 9 a: 다양한 크기(19마이크로미터, 55마이크로미터, 59마이크로미터, 69마이크로미터, 114마이크로미터) 및 마이크로칩 같은 모양의 GO 혹은 이물질은 혈장 시료(x250) 위에 도포되었다. 9b: 혈장 시료의 학 모양 GO(x 100). 9c: 혈장 시료(x 40)의 매듭 모양 GO(552 마이크로미터 및 812 마이크로미터 길이) 9d: 혈장 시료(x100)의 해파리 모양 GO(길이 983마이크로미터 및 헤드 154마이크로미터).]

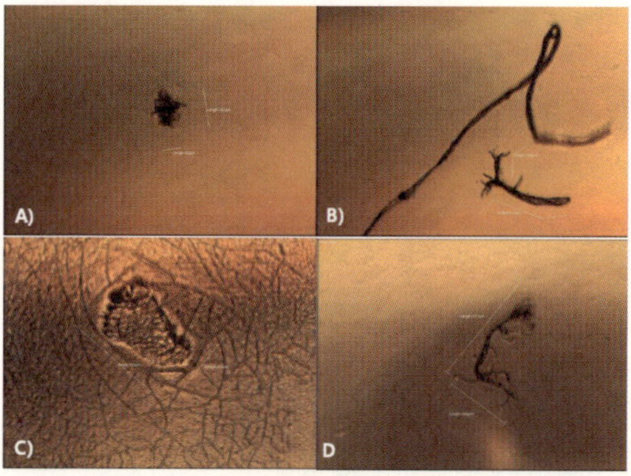

[그림 10 a: 혈장 시료(x100)의 실타래 모양 GO(폭 92마이크로미터, 길이 201마이크로미터). 10b: 혈장 시료의 L자형 GO(194마이크로미터 및 536마이크로미터 길이)(x 100). 10c: 혈장 시료 (x 100)에 거미줄 같은 GO와 발자국 모양의 GO(길이 555마이크로미터 및 폭 334마이크로미터). 10d: GO가 많이 달라붙은 L자형 GO(길이 812마이크로미터, 폭 459마이크로미터).]

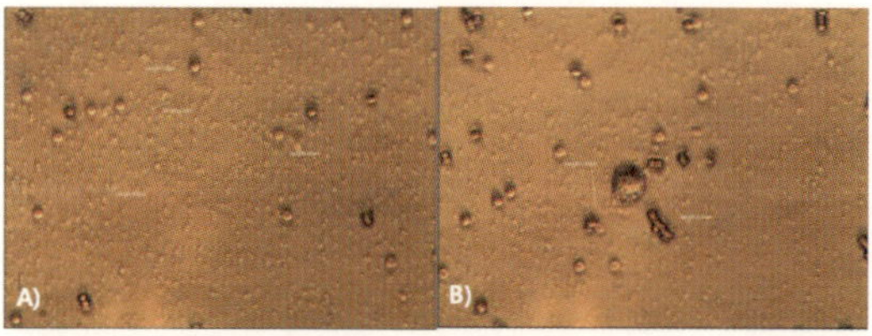

[그림 11 a: 혈장 시료(x250)의 얼룩덜룩한 배경에 있는 많은 미확인(염증?) 세포. 11b: 라운드 장착 GO 축적. 많은 미확인(염증성?) 세포와 혈장 시료의 얼룩덜룩한 배경(x250)에 있는 룰리오 형태(rouleau-formed) 적혈구(RBC) 응집체 또는 파괴된 산화 그라핀의 집합체로 동그란 모양으로 탑재된 GO 축적.]

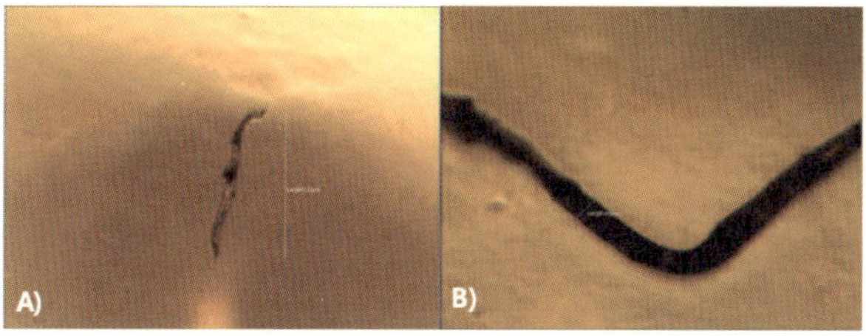

[그림 12 a: 비교적 선명한 혈장 시료(x100)에 있는 해마 모양의 GO(길이 531마이크로미터). 12b: 길고 두꺼운 GO(폭 96마이크로미터)]

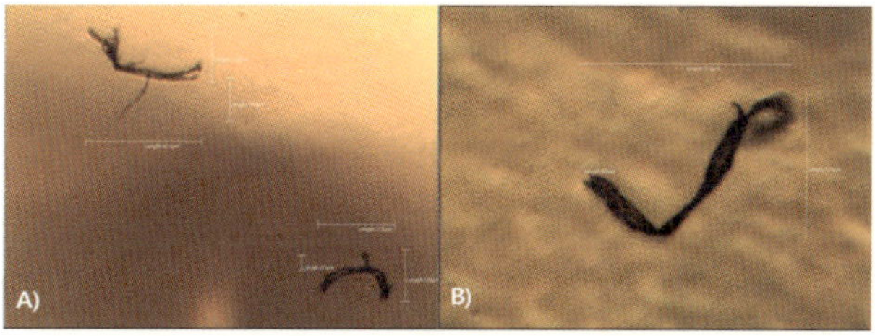

[그림 13 a: 상대적으로 선명한 혈장 시료(x100)에 있는 2개의 중간 크기 GO(길이 421마이크로미터 및 길이 275마이크로미터). 13b: 상대적으로 선명한 혈장 시료(x100)에 있는 두꺼운 리본 모양의 GO(길이 772마이크로미터, 길이 537마이크로미터, 두께 80마이크로미터).]

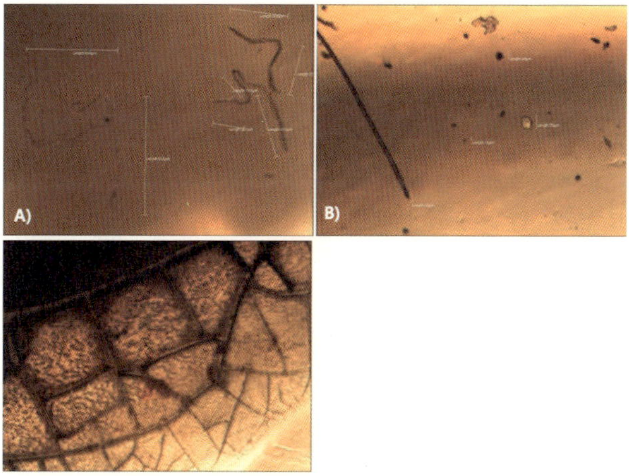

[그림 14 a: 상대적으로 투명한 혈장 시료(x 40)에 있는 3개의 긴 리본 모양 GO(836마이크로미터, 644마이크로미터, 408마이크로미터, 354마이크로미터, 221마이크로미터, 453마이크로미터 및 190마이크로미터 길이) 14b: 상대적으로 투명한 혈장 시료(x 100)에 있는 다양한 크기 및 모양의 많은 GO(18마이크로미터, 22마이크로미터, 46마이크로미터 및 76마이크로미터 길이). 14c: 상대적으로 투명한 혈장 시료(x 100)에 있는 거미줄 모양의 GO.]

* [여기 사진에 나오는 산화 그라핀 (또는 하이드로겔 또는 폴리아크릴아마이드 하이드겔, Polyacrylamide Hydrogel 그물망)들이 어떻게 형성되는가를 로버트 영 박사는 비디오로 기록하였습니다. 코진의 신윤상 원장님이 소개한 내용: https://rumble.com/v2ydiky-the-polymerization-of-acrylic-nitrile-and-carbongraphene-nano-dots-into-a-n.html]

소변 프레젠테이션

COVID-19 백신 접종, PCR 검사 및 입증 가능한 증상이 없는 53세 여성(그림 15).

COVID-19 백신을 두 번 접종한 65세 여성은 잔뇨감과 배뇨시 불편함과 통증을 호소했습니다(그림 16a,b).

배뇨통 및 불편감이 있는 5세 남아. 부모는 COVID-19 백신 접종 또는 PCR 검사를 받지 않았습니다(그림 17a,b).

모더나 백신을 세 번 접종한 52세 남성은 심각한 탈진, 무기력, 근육통을 호소했습니다(그림 18a,b).

화이자 백신을 세 번 접종한 59세 남성은 야뇨증, 빈뇨 및 배뇨 지연을 호소했습니다(그림 19a,b).

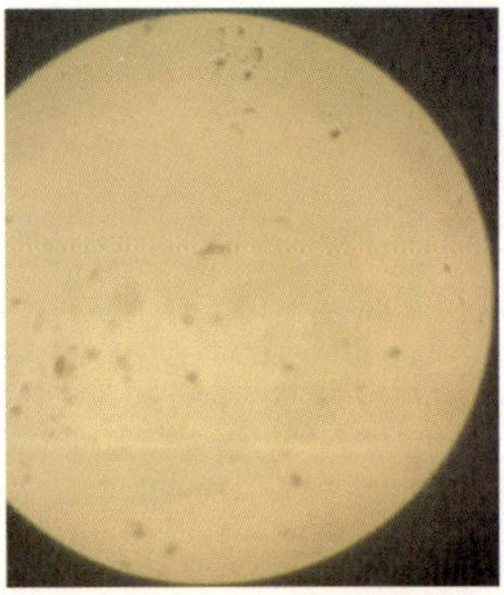

[그림 15 입증 가능한 인공물이 발견되지 않음(x 400).]

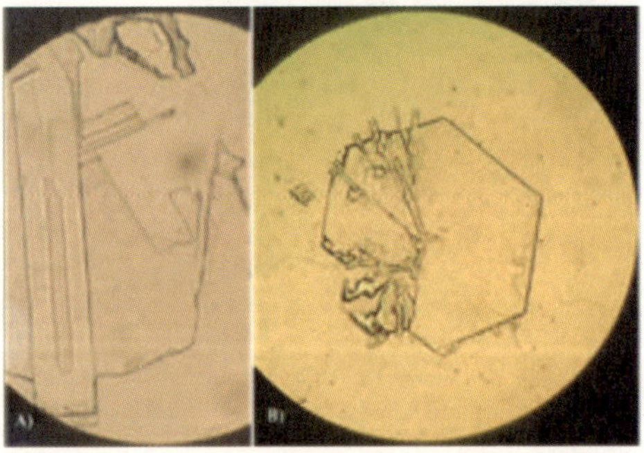

[그림 16a: 일종의 인공물이 관찰되었음. 무엇인지 알 수 없음(x 400). 16b: 좌동(x 400).]

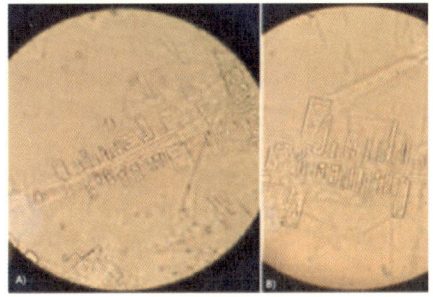

[그림 17a: 일종의 인공물이 관찰되었음. 무엇인지 알 수 없음(x 400). 17b: 좌동(x 400).]

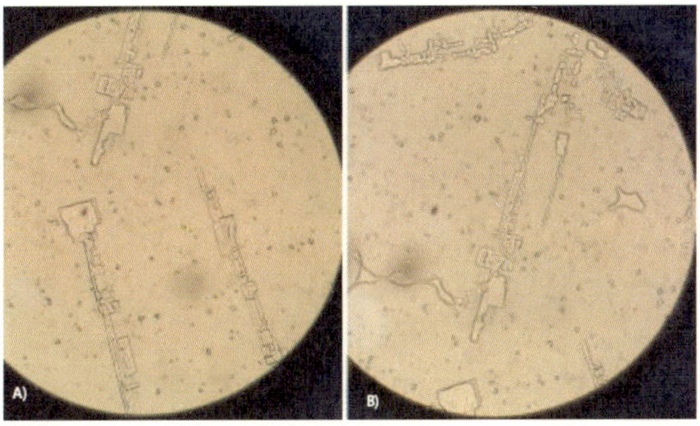

[그림 18a: 일종의 인공물이 관찰되었음. 무엇인지 알 수 없음(x 400). 18b: 좌동(x 400).]

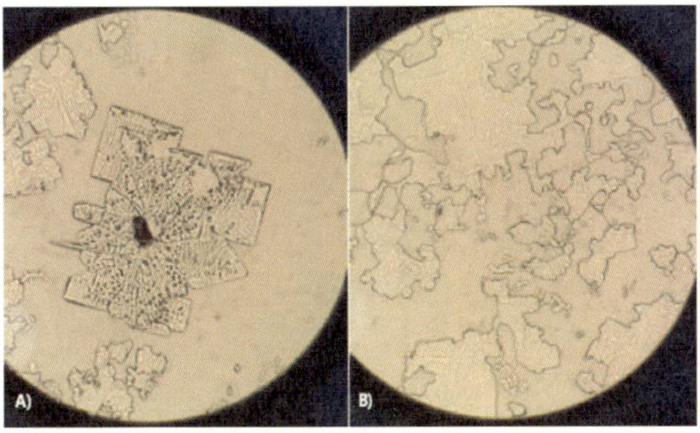

[그림 19a: 일종의 인공물이 관찰되었음. 무엇인지 알 수 없음(x 400). 19b: 좌동(x 400).]

피부 프레젠테이션

COVID-19 백신 두 번 접종한 53세 여성의 피부 추출물은 소양증, 피부 발진, 전반적인 쇠약 및 피로를 나타내었다(그림 20a-h).

다층 황금색 GO 섬유와 일반적인 어두운 색 GO 섬유가 보인다.

3회 백신 접종을 받은 45세 남성은 피부에 콕콕 찌르는 듯한 통증과 가려움증이 있었다(그림 21a-d).

두통 및 브레인 포그 증상이 있는 두 번 백신 접종한 24세 남성은 허벅지 및 음낭의 피부를 포함하는 여러 부위에서 볼 수 있는 실타래 같은 희끄무레한 피부 추출물을 나타내었다(그림 22a-c).

12kg의 체중 감소, 눈의 불편함 및 건조함, 피로 증상이 있는 두 번 백신 접종한 58세 여성은 혹과 같은 작은 돌출 피부 병변으로부터 희끄무레한 기생충-유사 물질을 나타내었다(그림 23a-c).

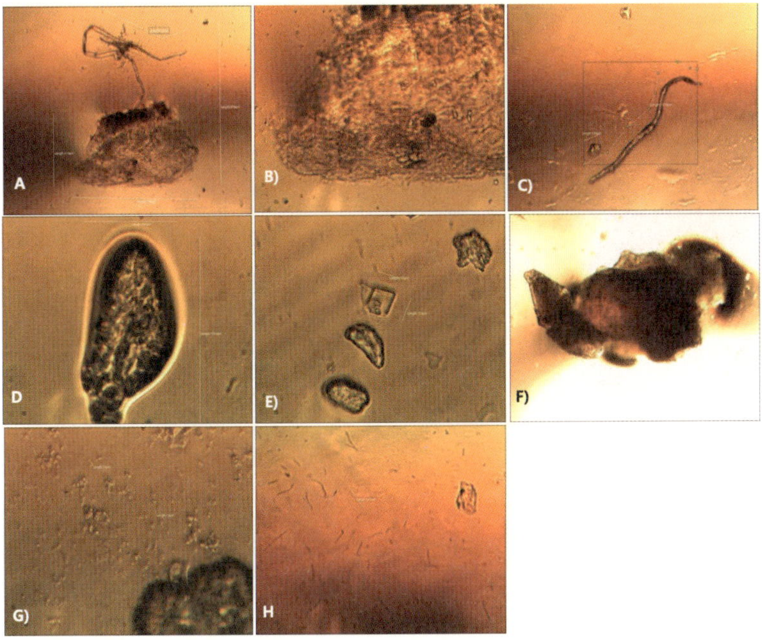

[그림 20 a: GO와 같은 줄기(>길이 906마이크로미터 이상)가 모겔론스와 같은 몸체(높이 410마이크로미터, 너비 798마이크로미터)(x 100)의 바닥에서 자라났다. 20b: 그림 20a의 모겔론스 본체의 왼쪽 하단 부분을 확대(x 250). 20c: COVID-19백신 비접종자의 피부(x100)에서 나온 벌레 같은 GO(길이 1010마이크로미터). GO는 켐트레일, 육류, 약물, 우유 및 일부 주사 접종을 통해 인체에 침투할 수 있다. 20d: 피부에서 나온 알 주머니 모양의 GO 구조(x 400). 20e: 피부에서 발견된 3개의 GO 유사 구조 및 마이크로 칩 유사 구조(153 마이크로미터 x 143 마이크로미터)(x 400). 20f: 환자의 피부에서 나온 기괴한 모양의 물질은 활동성이 없었으며 육안으로 보았을 때 파란색 물질이었다(x 40). 20g: 배율 400배에서 그림 20f의 좌측 상부 팁 부분이 관찰함. 피부에서 추출한 희미한 물질은 GO처럼 보였고 그 옆에는 많은 분해된 입자(19 마이크로미터 및 22 마이크로미터 길이)가 있었다(x 40). 20h: 250배 배율에서 미세 기생충과 같이 빠르게 움직이는 물체(길이 약 145마이크로미터)가 다수 관찰됨(x 250).

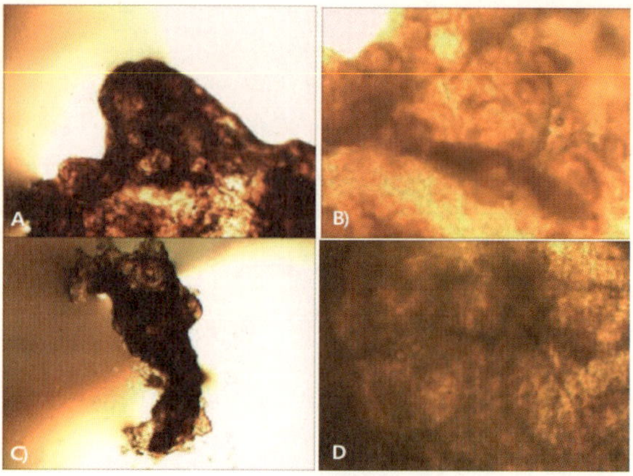

[그림21 a: 40배 확대(x40)에서 육안으로 의심스러운 모겔론스 유사 물질이 관찰됨. 육안으로 볼 때 두꺼운 회색 부분은 GO 섬유의 두꺼운 여러겹(x 40)으로 관찰되었으며, 육안으로 희끄무레한 부분은 빛이 쉽게 투과되는 단층 또는 몇 겹의 GO로 관찰됨(x 40). 21b: 그림 78의 육안으로 의심스러운 모겔론스 유사 물질이 100배 확대(x 100)로 관찰됨. 육안으로 볼 때 두꺼운 회색 부분은 GO 섬유가 두껍게 다층화된 부분으로 관찰되었고, 육안으로 흰색 부분은 빛이 쉽게 투과되는(x 100) 단층 또는 몇 겹의 GO로 관찰됨. 21c: 40배 확대(x40)에서 육안으로 의심스러운 기생충 유사 물질이 관찰됨. 두꺼운 다층 물질이 Y자형 중앙부를 형성하고 기생충 유사 물질(x 40)의 가장자리에 얇은 층이 있음. 21d: 그림 21c의 의심스러운 기생충 유사 물질의 중앙 부분이 250배 확대로 관찰됨. 신체 장기와 같은 구조는 중앙 왼쪽 부분에 6-7개의 둥근 형태를 제외하고는 관찰되지 않음(x 250).]

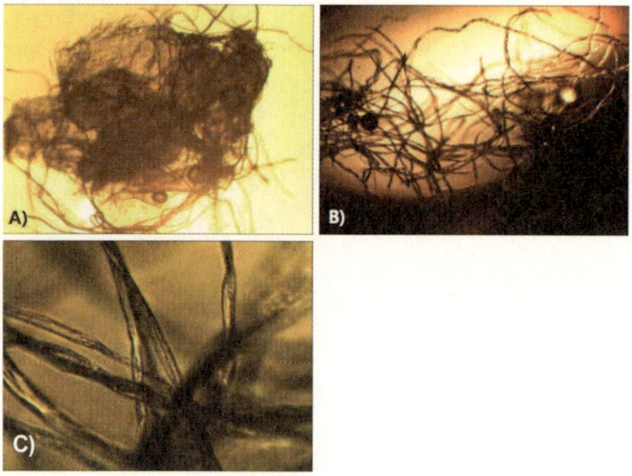

[그림 22 a: 40배 확대(40배)에서 육안으로 희끄무레한 실타래 같은 물질이 관찰되었다. GO 섬유는 실타래와 같은 구조를 형성하고 자체적으로 재생성된 GO의 핵종일 수 있는 6개의 둥근 디스크가 모겔론스의 몸체(x 40) 가장자리에서 보였다. 22b: 좌동. GO 섬유는 실타래와 같은 구조를 형성하고 자체적으로 재생성된 GO의 핵종일 수 있는 4개의 둥근 디스크가 GO 섬유(x 40) 옆에 3시, 9시 방향에서 보였다. 22c: 그림 22b의 중앙부가 250배(x 250)로 관찰되었다. 저배율 관찰(x 40)에서 실타래와 같은 구조를 형성한 GO 가능성이 있는 섬유질은 고배율 관찰(x 250)에서 볼 때 일반적인 GO 섬유질로 보였다.]

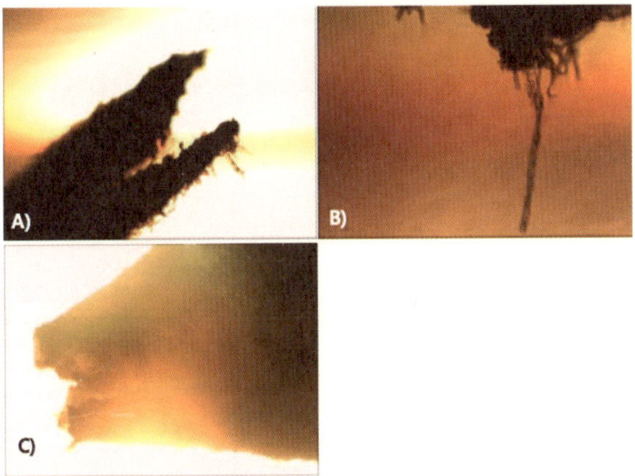

[그림 23 a: 피부 추출물 40배 확대(x40)에서 기생충 유사 물질의 머리 부분이 관찰되었다. 무는 이빨 모양의 구조를 가진 악어 모양의 두 개의 큰 턱 모양 구조가 보였다(x 40). 23b: 100배 확대(x40)에서 피부에서 추출된 기생충 유사 물질로 추정되는 촉수 부분이 관찰됨. 피부에서 추출된 기생충 유사 물질(x100)의 신체 부위일 가능성이 있는 부분에서 리본 모양의 GO 섬유를 단독으로 추출. 23c: 100배 확대(x 100)에서 피부에서 추출된 기생충 유사 물질의 꼬리 부분이 관찰됨. 추출된 기생충 유사 물질(x 100)의 끝 부분에 틈새와 같은 개구부(길이 44마이크로미터)가 보였다.]

좌욕 프레젠테이션

두통과 피부 발진이 있는 백신 2회 접종 51세 여성의 좌욕 추출물(그림 24a,b).

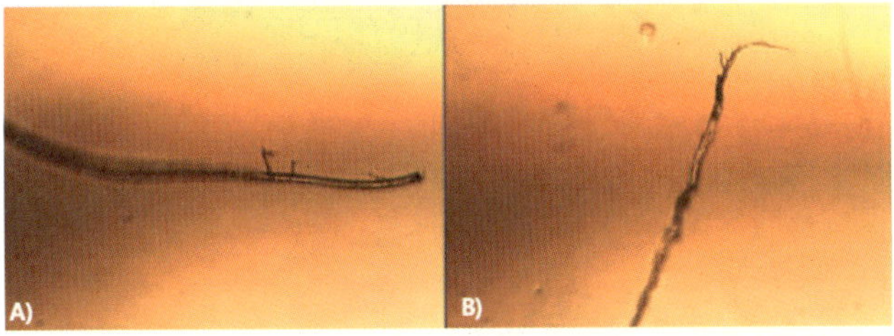

[그림 24 a: 100배 확대(×100)에서 관찰된 거머리 같은 물질. 51세 여성의 좌욕으로 적출한 거머리 모양의 벌레(×100)의 머리 부분에 촉수 모양 또는 고정핀 모양의 다리가 보였다. 24b: 100배(×100)에서 벌레 모양의 길다란 GO가 관찰됨. 51세 여성의 좌욕으로 배출된 벌레와 같은 GO의 머리 부분에서는 촉수 모양 또는 고정 핀 모양의 돌출된 두개의 다리와 벌레 모양의 몸체가 인체 조직에 고정 핀 역할을 할 수 있는 갈고리 모양의 매우 날카로운 부분이 보였다.]

족욕 프레젠테이션

COVID-19백신 비접종 65세 여성의 족욕 추출물. 환자는 재활 클리닉에서 수액을 주입한 후 발생한 가려움증, 두통 및 시력 장애의 증상을 호소하였다(그림 25a,b).

COVID-19백신 2회 접종 52세 여성의 족욕 추출물. 환자는 두통, 현기증, 흉통의 증상을 호소하였다(그림 26a,b).

COVID-19백신 1회 접종 56세 여성의 족욕 추출물. 환자는 두통, 어지러움, 흉통의 심한 증상을 보였고 많은 대학병원 응급실을 여러 번 내원하였었다(그림 27a,b).

COVID-19백신 비접종이지만 COVID-19확진 판정을 받은 72세 남성의 족욕 추출물. 그는 과거에 기침 증상이 있었지만 현재는 전신적인 쇠약만 있다(그림 28a,b).

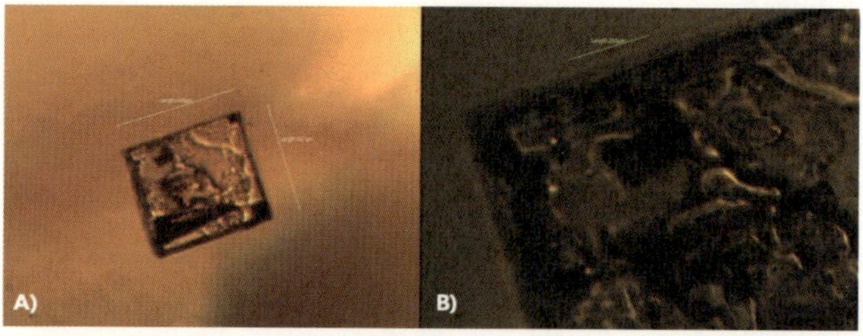

[그림 25 a: 이상하게도 족욕을 통해 직사각형 모양의 컴퓨터 칩 같은 물질이 추출되거나 족욕물에서 관찰되었다(x 100). 25b: 좌측 사진 (그림 25a)에서 직사각형 모양의 컴퓨터 칩형 물질의 좌측 상부(x 400). 이 사각형 물질은 자연물이 아니라 인공물일 수 있을 것 같으며, 그것이 어디에서 왔는지 모른다.]

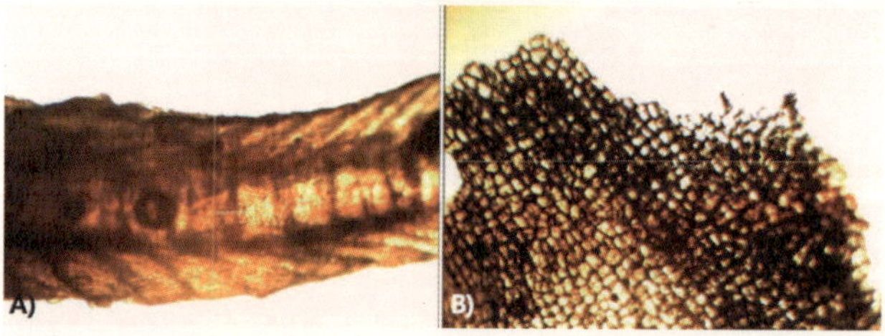

[그림26 a: 3mm 길이의 벌레 같은 물체가 저배율(x 40)에서 관찰되었다. 벌레 같은 물체의 몸체 부분은 곤충의 키틴질 같은 딱딱한 표면으로 보였다. 26b: 저배율(x 40)에서 2mm 길이의 벌집형 GO 구조가 관찰되었다. 이 구조는 혈관에 머무를 경우 응고 형성을 유발할 수 있다.]

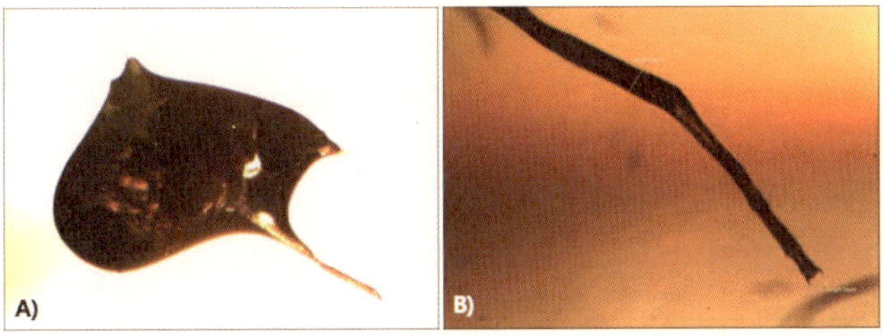

[그림27 a: 가오리 모양의 GO 기반의 구조가 저배율(x 40)에서 관찰되었다. 꼬리와 내부 본체는 GO로 만들어진 것 같다. 27b: 그림 27a의 가오리형 GO 기반 구조의 확대된(x 100) 꼬리 부분. 꼬리에는 58마이크로미터 떨어져 있는 두 개의 갈고리가 있었고 꼬리의 몸통 부분의 너비는 91마이크로미터였다.]

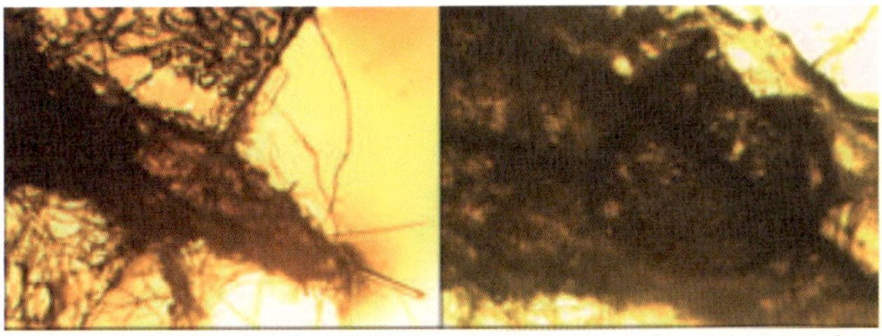

[그림28 a: 족욕을 통해 추출한 모겔론스의 꼬리 부분이 보임. 꼬리는 꼬리 끝 부분에 속이 빈 관 모양의 구조를 가졌다(x 40). 28b: 족욕을 통해 추출한 모겔론스의 본체 부분은 알주머니와 같은 구조를 가지고 있으며 그 안에 많은 둥근 몸체가 있다. 일부 둥근 몸체는 이미 알주머니에서 빠져나왔고 본체 가장자리에서 볼 수 있었다. 모겔론스는 GO로 만들어진 것으로 추정된다(x100).]

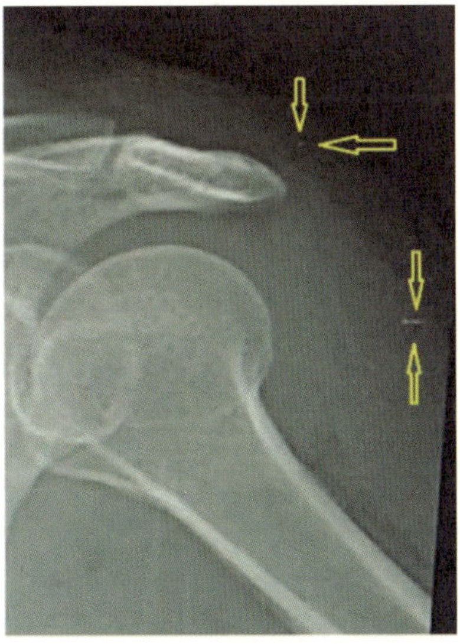

[그림29 화이자 COVID-19 백신을 두 번 접종한 55세 여성의 왼쪽 어깨의 단순 X-레이에서 왼팔에 화살표로 표시된 백신을 접종한 곳에 2개의 이물질이 보였다.]

동영상 프레젠테이션

화이자 COVID-19 백신을 2회 접종한 55세 여성은 접종 후 얼마 지나지 않아 가까운 거리에서 본인의 몸이 녹음된 음악의 재생에 따라 주기적으로 무의식적으로 소리의 진동을 인지하게 되었습니다. 환자가 보고한 이 현상은 친구들에 의해 확인되었습니다. 환자의 어깨에 대한 후속 X-레이 이미지에서 주사를 맞은 왼쪽 팔에 두 개의 인공 핀 모양 구조가 나타났습니다(그림 29). 환자의 혈장에 있는 물체를 조사하는 동안, 산화 그라핀으로 구성되었을 가능성이 있는 구조는 현미경 관찰 중에 스스로 뒤집히는 것처럼 보였으며 이는 초상자기성을 암시합니다(동영상 1, 첫 번째 동영상의 18-19초 참조). 환자의 혈장의 2시 방향과 9시 방향에 있는 두 개의 이물질 구조는 현미경 관찰 중에 진동과 유사한 명백하고 매우 심각하며 간헐적인 움직임을 보여주었습니다(동영상 2). 환자의 혈장을 현미경으로 관찰하는 동안 움직이는 기생충 같은 물체도 발견되었습니다(동영상 3). 또한 해독 족욕 중에 환자가 담궜던 족욕물 추출에서는 매우 빠르게 움직이는 물체와 기타 움직이는 구조물이 나타났습니다(동영상 4).

*** 초상자기성**

초상자성(superparamagnetism) 혹은 초상자기성은 강자성(ferromagnetic) 물질에서 나타나는 자기적 성질의 한 형태이다. 크기가 충분히 작은 나노 입자(nano particle)에서 자화(magnetization)는 온도에 영향을 받아 무작위로 배열 방향을 바꿀 수 있다. 자기 모멘트의 배열이 바뀌어 젖혀짐(flips)에 걸리는 시간을 네엘 이완 시간(Néel relaxation time)이라고 한다. 외부 자기장이 없는 경우, 나노 입자의 자화를 측정하는 데 걸리는 시간이 네일 이완 시간보다 훨씬 길면 나노 입자의 자화가 0인 것으로 나

타나며, 이때 나노 입자를 초상자성 상태라고 한다. 이 상태에서 외부 자기장을 가하면 상자성체(paramagnet)와 유사하게 나노 입자를 자화시킬 수 있으며 이때 입자의 자화율(magnetic susceptibility)은 상자성체의 자화율보다 훨씬 크게 나타난다.

(초상자성을 번역자가 처음 들어봐서, 이해를 돕기 위해 추가한 것입니다.)

고찰

어린이를 위한 EUAs (긴급 사용 승인)

2021년 10월, 미국 식품의약국(FDA)은 143명의 사망과 6000건의 입원[21] 문제를 해결하기 위해 5-11세 어린이에게 사용할 COVID-19 백신(BNT162b2)에 대해 화이자에 긴급 사용 승인(EUA)을 부여했습니다. COVID-19 mRNA 백신과 관련된 심근염, 심낭염 및 전례 없는 이상반응에 대한 많은 위험들이 있지만, 미국 식품의약국(FDA)의 백신 자문 패널은 만장일치로 모더나의 COVID-19 백신을 6-17세 연령층에게 긴급 사용 승인(EUA) [22] 하도록 추천하였습니다. 모더나는 또한 2가 백신인 mRNA-1273.214, 50mcg 용량이 오미크론 변종[23]에 대한 우수한 항체 반응을 나타냈다는 소식도 발표했습니다. 백신 · 생물의약품자문위원회(VRBPAC)는 6개월-5세 아동용 3회분 화이자 COVID-19 백신과 6개월-6세 아동용 2회분 모더나 COVID-19 백신을 권장하도록 만장일치로 투표했으며, 사용 가능한 증거가 COVID-10 백신의 이점이 비사용의 위험보다 크다는 것을 보여주었다고 주장했습니다 (그러나 이러한 주장은 2023년 5월 현재로 거짓된 주장이

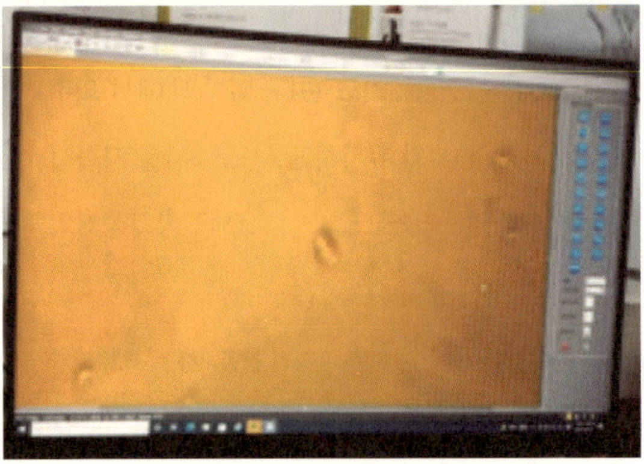

[동영상 1 현미경 관찰 중에 스스로 뒤집힌 산화 그라핀으로 추정되는 혈장 내 이물질(동영상 클립의 18-19초 참조).]

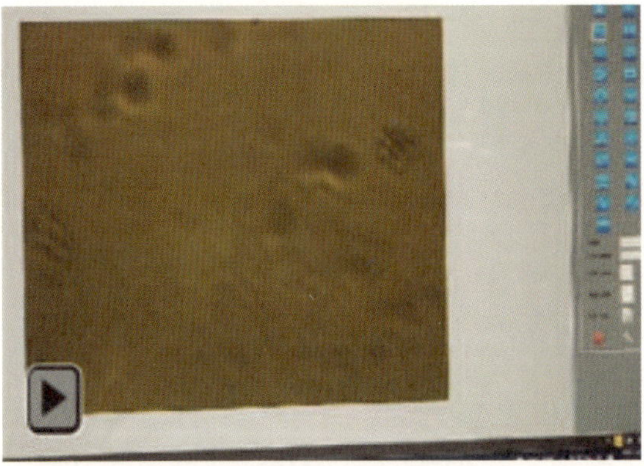

[동영상 2 혈장속 3시, 9시 방향에 위치한 두 개의 이물질은 현미경 관찰중 매우 심각하고 간헐적인 진동의 움직임을 보였다.]

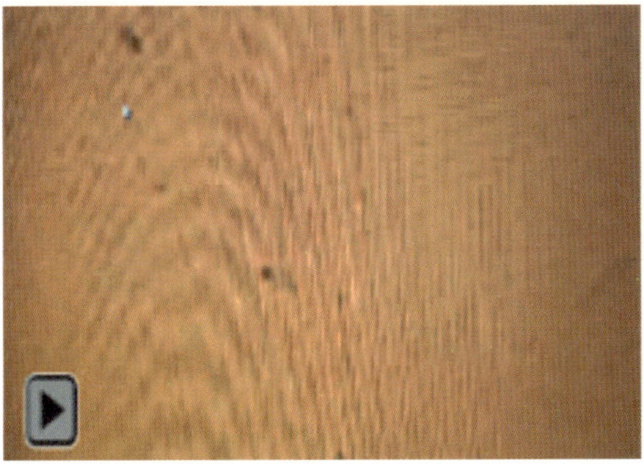

[동영상 3 환자의 혈장을 현미경으로 관찰하는 동안 움직이는 기생충 같은 물체가 발견되었다.]

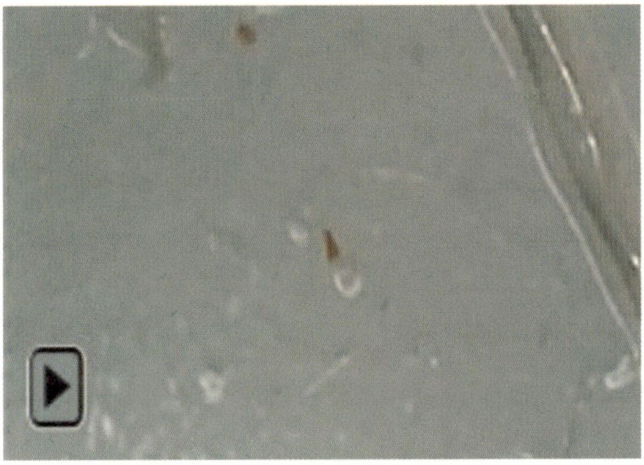

[동영상 4 매우 빠르게 움직이는 물체 및 기타 움직이는 물체는 족욕물에서 해독 족욕 절차를 통해 추출되었습니다. 스틱의 두께는 직경 2mm였고, 녹화한 사진은 5배 확대하였다.]

었음이 판명되었습니다)[24]. BMJ는 화이자-바이오엔텍 COVID-19 백신의 3차 시험에서 많은 실험 규칙 위반이 있었고 FDA는 그러한 비리들을 알고 있었지만, FDA는 화이자 백신에 대한 EUA를 허용했다고 보고했습니다:[25] 백신 그룹과 위약 그룹 양쪽 다 2회 투여 후 7일, 14일이 지나 BNT162b2 백신 그룹에서 311 (1.4%)의 사망자가 있던 것과 대비하여 위약 그룹 ($p < 0.00001$)에서 60 (0.3%)이였지만, 이들은 FDA가 EUA를 만들 때 무시되었습니다[26]. 또한 백신을 투여 받은 그룹에서는 투약 7일과 14일에 311명 (1.4%)이 실험 도중에 중도 포기를 하였고, 가짜 백신을 투여 받은 그룹에서는 단지 60명 (0.3%)의 탈락(중도 포기)가 있어서 두 군 사이의 탈락률에 의미 있게 차이가 있는데도 ($p < 0.00001$) FDA에서는 이러한 사실을 무시하고 응급사용허가권(EUA)를 발급하였습니다[26].

COVID-19 백신은 어린이에게 필요하지 않습니다.

COVID-19 대유행 기간 동안 노인의 사망률이 가장 높고, 청소년은 사망률이 훨씬 낮으며, 어린이의 사망률이 모든 연령대에서 가장 낮다는 것은 잘 알려져 있습니다. 질병통제예방센터(CDC)는 자체 보고서에서 COVID-19에 걸린 동반질환이 없는 0-19세 연령층의 생존율이 99.997%, 20-49세 연령층의 생존율이 99.98%임을 확인했습니다[27]. State Data는 2022년 6월 9일에 모든 어린이의 COVID-19 누적 입원율은 0.1%-1.5%이고 누적 사망률은 0.00-0.02%라고 보고했습니다[28]. 미국 소아과학회에 따르면 COVID-19, 인플루엔자, 호흡기세포융합바이러스에 감염된 소아의 입원 건수, 입원율, 입원환자 사망률은 비슷했습니다[29]. 생존율에 대한 보고된 증거를 고려할 때, "주사가능한 물질"[30]이 득보다 실이 더 많기 때문에 [31] 어린이들에게 필요한 걸로 간주해서는 안 되고, COVID-19

백신을 강제하지 않는 것을 의료전문가들이 고려하는 것이 논리적으로 이치에 맞습니다. 간단히 말해서, 어린이/젊은 사람들에 대한 COVID-19 백신 접종은 인플루엔자 예방 접종 서비스와 같은 권장 기준으로 엄격히 제한되어야 합니다.

오랜 연구에 따르면 어린이는 선천적 면역이 훨씬 강하고 따라서 어린이는 다른 연령대보다 COVID-19 감염에 덜 취약합니다: 어린이는 KLRC1(NKG2A)+ 세포 독성 T 세포와 CD8+ T세포 집단이 현저하게 많아서 외부 바이러스 감지를 잘 할 수 있을 뿐만 아니라, 어린이의 상기도 상피 세포, 대식세포 및 수지상 세포는 MDA5(IF1H1) 및 RIG-I(DDX58)과 같이 관련 패턴 인식 수용체의 기저 발현이 더 높았기에 선천 면역력이 높았습니다[32]. 실제로 어린이들은 더 강한 수준의 선천 면역을 가지고 있고, 베타 코로나바이러스 면역 감소 그리고 T 세포 활성화 감소에 대한 빠른 적응 조정 때문에 성인보다 더 가벼운 COVID-19 발병기전을 보였습니다[33]. 또한 어린이는 건강한 성인 피험자에 비해 비강을 가로지르는 내피세포와 기관지 기도에 안지오텐신 전환효소 2(ACEs)와 막관통 세린 프로테아제2(TMPRSS2)의 유전자 발현이 현저히 낮으며, 이는 성인보다 어린이의 COVID-19 심각성이 적은 원인이 될 수 있습니다[34]. 또한 대식세포의 청소 수용체 (Macrophage Scavenger Receptor 1) 유전자(MSR1)와 아연에 결합하여 인터페론의 발현을 조절하는 단백질인 ZWP1 유전자는 감염된 어린이들에게 강력한 선천적 면역력을 가질 수 있게 하고 COVID-19로부터 보호하도록 고도로 활성화되는 것으로 알려져 있습니다. 어린이는 또한 상대적으로 많은 수의 호중구, 1형 및 2형 새포독성 T세포, 킬러 T세포에 의해 발현되는 CD8 수용체를 가지고 있습니다[35].

COVID-19 백신은 COVID-19의 해결책이 아닌 문제점입니다

COVID-19 감염 그리고 MIS-C(어린이의 다중 시스템 염증 증후군)를 합친 것과 비슷한 입원 일수를 보였고 오히려 코로나 질환보다 입원률이 더 높은 인플루엔자의 예방접종은 미국 정부와 다른 정부들이 국민들에게 강요하거나 백신이 좋다고 거짓 선전하지 않았다는 것은 주목할 만합니다(4202일 vs 4384일, p=.65;어린이 100만 명당 17.0 명 vs 어린이 100만 명당 10.8명)[36]. COVID-19 백신 접종이 국제적으로나 한국에서 많은 사망자와 심각한 이상반응을 유발했음에도 불구하고 전반적인 백신패스를 추진하는 공중 보건 정책을 통해 COVID-19 백신 접종은 강제적으로 의무화되었습니다. 질병관리청(KDCA)의 보고서에 따르면 2022년 6월 19일 현재 COVID-19 누적 사망자는 24,441명, 확진자는 18,276,552명(사망률 0.13%) 입니다[37]. 그러나 관리청은 또한 2021년 7월 12일 현재 사망자 2,044명과 확인된 COVID-19 확진자 169,146명(확진 사망률:0.008%) 중 동반질환이 없는 COVID-19 사망자는 14명만 목격되었다는 것도 확인했습니다[38]. 사실, 코로나 백신 접종이 없었거나 미미하였던 2021년 8월 31일까지 대한민국에서의 19세 미만의 인구와 임산부의 COVID-19 사망자는 전혀 없었습니다. 그러나 백신 접종 67주 (2022년 6월 16일) 일자를 시작으로 COVID-19 백신 관련 사망자는 2,229명(20세 미만의 그룹의 경우는 10명, 또는 20세 미만 인구 10만 명당 0.1명 사망)이였고 54주 (2022년 3월 18일)에는 1,991명(20세 미만의 그룹의 경우 7명, 또는 20세 미만 인구 10만명당 0.1명 사망)을 보여, 코로나 백신 접종 이후로는 20세 미만도 사망이 눈에 띄었고 이는 COVID-19 백신 관련 사망자가 한달에 79.3명이 되었습니다(19세 미만의 그룹의 경우 한달에 1명 꼴로 사망하였습니다)[37].

백신 부작용 보고 시스템 (VAERS)에 따르면 미국에서 2021년 1월 7일부터 2021년 12월 31일까지 COVID-19 백신 관련 사망자는 9,778명으로 나타났습니다(한 달에 814.8명의 COVID-19 백신 관련 사망자, 이는 미국 인구의 약 1/6을 가진 대한민국보다 COVID-19 백신 관련 사망률의 1.7배를 의미합니다)(VAERS. 2021년). VAERS는 인구가 한국의 6배인 미국에서 COVID-19 실험적 주사 52주차 기준으로 715,857건의 이상반응을 보였습니다. 그러나 대한민국의 KDCA의 데이터는 67주 기준으로 452,850건의 이상반응을 나타내었고, 이것을 6배 인구를 가진 미국으로 환산하면 2,717,100건의 이상반응을 의미합니다. 그러나 미국의 백신 이상반응 보고서는 이것의 26%에 지나지 않는데, 이것은 아마도 CDC가 너무 많은 수의 이상반응 때문에 VAERS의 데이터의 74% 이상을 임의로 통제하고 최소화했다는 것을 의미할 수 있습니다. 그럼에도 불구하고 VAERS는 2020년 12월부터 2021년 12월 31일까지 COVID-19 백신의 이상반응 건수가 1990년부터 2021년 12월 31일까지 지난 30년간 다른 모든 백신을 합한 것보다 1.2배(1,017,001건 대 866,447건)로 나타났으며, 전자 대 후자의 사망자 수는 2.3배(21,382명 대 9,447명)였다고 요약했습니다 [26].

"28주간째의 공중 보건 영국 'COVID-19 백신 감시 보고서'를 증거로 COVID-19의 양성 진단을 받은 15,055명의 사망자에게 COVID-19 백신이 추적중인 다른 어떤 것들보다도 더 치명적이라는 것을 보여주었다고 Oller JW는 보고했습니다[39]. 성인 돌연사 증후군(SADS), 백신 획득 후천성 면역 결핍증(VAIDS) [40], 혈액 응고 손상, 자발성으로 멈추지 않는 출혈, 모든 종류의 이상한 암, 전체 동맥을 채우는 대규모 혈전, 심정지, C형 간염 등의 잠복 바이러스 활성화, 거대세포바이러스(CMV), 수두-대상포진(Herpes zoster), 헤르페스 바이러스[41], 항체 의존 감염증강(ADE), 크로이츠펠트-야콥병으로 알려진 프리온 질환(CJD, 광우병) 들의 최근 참사들은 COVID-19 주사와 관련이 있습니다.

2022년 7월 4일 현재 45,069,758명의 국민(2022년 1월 기준 총 인구 51,632,473명의 87%) 이 1차 접종을 받은 한국이 한반도의 남쪽에 자리하고 있고, 2022년 7월 4일 현재 0명의 국민(2022년 1월 기준 총 인구 25,925,717명의 0%)이 COVID-19 백신 접종을 받은 북한 (조선민주주의인민공화국)이 한반도의 북쪽에 자리하고 있습니다[43, 44]. 코로나의 접종율과 사망률에 관하여, 남과 북은 아주 상이한 결과를 보이고 있습니다: 남쪽인 대한민국(남한)은 18,930명의 COVID-19 사망자(COVID-19백신 접종이 없었던 2020년에 비해 40배 증가)와 2022년 6월 30일 기준으로 17,733,616건의 확진자(COVID-19백신을 사용할 수 없었던 2020년에 비해 574배 증가)를 보고했으며; 한반도 북쪽에 위치한 조선인민민주주의공화국(북한)은 2022년 7월 5일 기준으로 73명의 사망자(인구 표준화 후 남한의 0.76%)와 2022년 7월 5일 기준으로 4,757,620명의 확진자(인구 표준화 후 남한의 53.4%)를 보고했습니다[45]. 한반도에 남과 북에 위치한 같은 민족의 두 나라는 COVID-19 백신 접종률에 의하여 COVID-19 사망자와 확진자에서 아주 첨예한 차이점을 보여주었습니다: 남한은 COVID-19 백신 접종률이 87% 이상으로, COVID-19 백신 접종을 하지 않았던 때에 비해 COVID-19 사망자가 40배 증가하고 COVID-19 감염은 574배 증가했습니다; 북한은 COVID-19 백신 접종 사례가 없으나, 남한과 같은 인구 수효로 표준화 하면, 87% 이상의 COVID-19 백신 접종을 받은 남한 데이터의 0.76%의 COIVD-19 사망자 그리고 53.4%의 COVID-19 발생이 있었을 뿐입니다.

COVID-19 백신은 SARS-CoV-2 스파이크 당단백질(S) 항원의 발현을 허용하거나 제공합니다.

화이자-바이오엔텍과 모더나와 같은 뉴클레오시드 변형 메신저 리보

핵산(modRNA) 백신과 아스트라제네카와 얀센/존슨 앤 존슨의 바이러스 벡터 백신은 우리 몸 세포를 통해 SARS-CoV-2 스파이크 단백질을 만들기 위해 SARS-CoV-2 항원 유전자를 우리 몸 안으로 전달하고, Novavax의 단백질 서브유닛 백신은 SARS-CoV-2 스파이크 단백질을 만들기 위해 SARS-CoV2 S 단백질을 우리 몸에 전달합니다[46]. 8명의 건강한 성인에게 화이자-바이오엔텍 COIVD-19 백신을 두 번 주사한 실험에서, 한 전 접종 후에는 SARS-COV-2 스파이크(돌기) 단백질이 순환 엑소좀에서 14일째까지 검출됐지만 두 번째 접종 후에는 스파이크 단백질이 평균 크기가 200nm 이하인 순환 엑소좀에서 4개월차까지 검출되었고 스파이크 단백질을 포함하는 엑소좀의 수가 최대 12배까지 증가했습니다[47]. 브리검 여성 병원의 의료 종사자 13명을 대상으로 한 혈청학적 연구에서, 13명의 참가자 중 3명의 경우에서 첫 번째 주사 후 15일 동안 스파이크 단백질이 검출되었고, 한 사람에게서는 29일째[48]까지 스파이크 단백질 항원이 검출되었습니다.

이 스파이크 단백질은 SARS-CoV-2로 부터 우리를 보호하는 항체를 제조하기 위해 주사 부위에 남아 있게 된다고 주장되었지만, Byram Bridle 박사는 "우리는 큰 실수를 저질렀다[49]"고 인정했습니다. 왜냐하면 그는 COVID-19 백신이 심장질환, 혈전, 이상한 암, DNA 변화, 낙태 및 불임, 백신관련 후천성 면역 결핍증(VAIDS), 백신 유도 혈전성 혈소판 감소증(VITT), 뇌 손상과 같은 크로이츠펠트야콥(CJD)을 포함한 여러 장기 장애를 일으킬 수 있는 독소를 의도치 않게 전달했다고 인정했습니다[49].

다양한 유형의 세포에서 발현되는 스파이크 단백질은 우리 몸에 많은 문제를 일으키고 스파이크 단백질의 수가 많을수록 다음과 같은 문제를 더 많이 일으킵니다.

여러 장기에 대한 손상

스파이크 단백질은 많은 종류의 수용체와 결합하는 특징을 가지고 있습니다(예를 들어, 신장의 1형 촉매 수용체, L-SIGN [간/림프절-특정 세포 내 접착 분자-3 비인테그린 포착] 수용체, 폐의 DC-SIGN [수지상세포-특정 세포 간 접착 분자-3 비인테그린 포착] 수용체) 그리고 산화 정도가 다른 여러 기관에 영향을 주어 세포의 조기 사망(특히 폐,간,신장,소장,심장) 및 암을 유발합니다[50, 51].

내피염과 미토콘도리아 손상

SARS- CoV-2 스파이크 단백질은 내피 세포(EC) 기능을 손상시키고 안정적인 ACE2(ACE2-D), pAMPK(인산-AMP-활성 단백질 인산화효소) 및 pACE2(인산-ACE2)를 감소시킴으로써 EC염증(내피염)을 유도하는 반면 불안정한 ACE2(ACE2-L), MDM2 및 해당 작용을 증가시킵니다. 따라서 스파이크 단백질은 사이토카인 방출 증후군(CRS, 사이토카인 폭풍), 응고항진, 혈전성 미세혈관병증, 활성산소(ROS) 과잉 생산 및 과염증(내피염)을 촉진하여 관형 ATP 합성 구조에서 조각난 구조로 만드는 미토콘드리아의 구조적 변화, 미숙 세포 기능장애, 세포자멸사의 원인이 됩니다. 따라서 스파이크 단백질은 바이러스 감염성을 감소시키는 이점을 주기보다는 혈관 내피에 더 많은 손상을 입힙니다[51, 52].

미세혈전증

금속함유 단백 분해 효소 ADMTS13과 폰 빌레브란트 인자(VWF) 상대 비율이 감소하면(즉, ADAMTS13/VWF 비율이 0.18-0.35로 감소하면), 대체 보완 경로가 활성화되고 C3a 및 C5a는 NETs(조직 인자가 풍부한 호중구 세포 외 트랩)을 생성하여 섬유소응고덩어리와 혈소판의 혼합 면역혈전증(mixed immunothrombosis)을 유발하여 극심한 COVID-19 가 발생하고, 그 뒤 COVID-19 환자는 사이토카인 폭풍을 경험하게 됩니다[53]. COVID-19 환자의 약 20%는 D-이합체 및 혈전증 관련 염증 바이오마커가 증가했으며, 중환자실 환자의 83%와 모든 COVID-19환자의 75%가 미세혈전증(microthrombosis)을 앓고 있는 것으로 알려져 있으며, 이는 SARS-CoV-2 스파이크 단백질에 의한 세포성 TMEM16F(아녹타민 6) 염화물 채널의 활성화 및 스크램블레이스(scramblase, 이중 세포막에 존재하여 인산지질의 위치 전환에 필요한 단백질)가 원인이 되거나 관련되어 있습니다. 니클로사미드 (Niclosamide)와 클로파지민(Clofazimine)은 이 활동을 억제하는데 가장 효과적인 물질로 확인되었습니다[54].

심근염, 성인돌연사증후군(SADS)

우리는 SARS-CoV-1에서 그랬던 것처럼 SARS-Cov-2 바이러스에 대한 장기 면역을 누릴 수 없습니다. 그럼에도 불구하고, 큰 제약 회사와 다양한 정부 기관은 시민들이 줄을 서서 실험적인 COVID-19 실험용 주사를 받아들이도록 계속 강요하고 있습니다. 코로나 실험용 주사(소위 백신)에 의한 전혀 새로운 손상을 정상인 것처럼 만들기 위해 이들 제약 회사와 정부는 백신(실험용 주사) 부작용에 대한 새로운 이름을 만들었습니다: 한 예로 성인돌연사증후군(SADS)은 여러 번의 실험적인 COVID-19 주사에 의해 발생하며 심근염과 관련이 있습니다. SARS-CoV-2 스파이크 단백질은 박테리아 초항원과 매우 유사한 모티프를 포함하고 있으며 콕사키바이러스 B는 과염증을 유발하는 초항원성 특성을 가지고 있기 때문에 아무런 증상이 없기도 하지만, 울혈성 심부전, 부정맥, 심지어 사망에까지 이르는 염증성 심근염을 유발할 수 있습니다[55]. MicroRNA(mRNA)-155 (the miR-155) 는 SARS-CoV2 감염에 의해 자연적으로 만들어지며 miR- 155 또한 실험적인 COVID-19 주사 후에 스파이크 단백질에 의해 엑소좀에서도 형성되며 이 miR-155는 SARS-CoV2 감염 또는 추가 접종 후 심근염과 관련이 있습니다[56].

DNA 변화 및 트랜스휴먼 형성: 마르커스 알덴은 화이자 바이오엔텍 162b2 의 스파이크 단백질의 SARS-CoV2 RNA가 mRNA 주입 후 불과 6시간 이내에 인간 DNA 게놈으로 역전사되는 것으로 관찰되었으며 실험적인 COVID-19 주사의 mRNA가 유전 독성 부작용을 보였다고 보고했습니다[57]. 자연적인 인간에서 합성 트랜스휴먼으로의 전환은 이러한 프로그램 가능한 mRNA COVID-19 주사에 의해 시작될 수 있습니다. 왜냐하면 프로그래밍 가능한 mRNA를 인간 DNA로 역전사하는 이러한 형태는 이미 인간 COVID-19 백신 접종자에서 융합되어 분리 될 수 없기 때문입니다[58-60]. 인간 DNA에 영구적으로 통합된 외인성 레트로바이러스와 숙주 세포핵의 게놈(genome, 전체 DNA 유전 정보)에 통합된 플라스미드 DNA는 자손의 게놈으로 유전됩니다. 이러한 발견은 이후 새로 획득한 인간 유전자를 발현하기 위한 많은 유전 공학 실험을 가능하게 했습니다[61]. 우루과이의 고등법원은 COVID-19 백신의 내용물과 안전성에 대한 18가지 질문에 대한 답변을 받은 후 13 미만 어린이에 대한 COVID-19 백신 접종을 중단시켰는데, 이는 COVID-19 주사에 많은 문제가 있었을 것임을 시사합니다[62]. 의사들은 현재 COVID-19 백신이 COVID-19 주사를 맞은 사람들에게 암과 에이즈가 유발될 수 있다고 증언하고 있습니다[63].

모더나 특허(WO2021181100A1,면역 반응을 유도하기 위한 조성물 및 방법; WO2021159040A2: SARS- CoV-2 mRNA 도메인 백신), 화이자 특허(WO2021213945A1: 코로나 바이러스 백신) 및 얀센 특허(WO2021155323A1: 코로나 바이러스-SARS-CoV-2

감염 예방 및 치료 백신의 조성물과 방법들)는 양자점들(Quantum Dots)과 마이크로 입자들(Microbeads)은 원자 규모의 탄소기반 나노미터 장치로 10-50개 원자 두께를 가지고 있으며 그래핀으로 만들어져 있음을 보여줍니다. 양자점은 생물 발광 마커 유전자에 루시페라제의 3가지 색상을 사용합니다. CRISPR-Cas-9 기술은 양자점에 사용되어, 인간 게놈으로 키메라 DNA 변화를 일으켜 키메라 단백질을 만들 수 있는데, 특히 이들 키메라들은 추적 및 프로그래밍이 가능하기 때문에 인간 DNA 바코드를 만드는데 사용될 수 있습니다[64].

특정 부위의 유전자를 제거하고 그 부위에 새로운 조작된 서열을 삽입할 수 있는 CRISPR-Cas-9 기술을 사용하여 만들어진, N501Y 돌연변이는 스파이크(돌기) 단백질의 수용체 결합 도메인(RBD)의 위치 501에서 아스파라긴(N)을 티로신(Y)으로 대체함으로써 만들어진 것이며, 이 돌연변이는 빠른 암 성장을 유발할 수 있게 하고 종의 장벽이 쉽게 뚫려질 수 있게 만듭니다. 예를 들면, 이러한 돌연변이 유전자를 가지고 있는 사람들은 다른 영장류 집단(예, 원숭이)의 질병이 인간의 세포에 비교적 쉽게 침투할 수 있습니다. 원숭이 두창(Monkey Pox, M폭스) 감염에 취약할 수 있는 코로나 백신 접종자들(예를 들면, 코로나 백신을 수 차례 접종하여서 백신으로 인한 면역결핍증이 생길 수 있는 사람들)은 이러한 종류의 양자점 기술을 사용하면 N501Y 유전자의 유무를 피부 색깔을 변화를 통해 알아 볼 수 있습니다. 스파이크 페리틴 나노 입자(SpFN) 특허 및 "WO2021178971A1: SARS-CoV-2 및 기타 코로나 바이러스 백신" 특허를 보유한 미 육군은 SpFN에 곤충 DNA 형태로 루시퍼라제가 들어 있고 또한 인간면역결핍증을 일으키는 HIV-1.65 유전자가 들어있다고 밝히고 있습니다. 항문 성교를 하는 남성 동성애자들은 코로나 백신을 접종하지 않았어도 이미 면역력이 약해져 있는 상태이기 때문에 강한 항문 성교를 통해서 M 폭스[원숭이 두창, 원두(猿痘)] 바이러스 감염이 비교적 쉽게 되어서 원두가 발생할 수 있습니다. 코로나 백신 속의 스파이크 페리틴 나노 입자(SpFN)를 여러 차례 접종한 사람들 역시, 항문 성교를 통해 면역력이 약화되지 않았어도 , 코로나 백신 속의 유전자 가위 기술[CRISPR-Cas-9 기술]에 의해서 이미 자신들의 유전자 일부가 키메라 DNA로 바뀌어져 있고, 또 여기에 들어 있는 HIV 바이러스 유전자에 의해 면역력이 약해져 있기 때문에, M폭스(원두 바이러스)에 접촉하면 비교적 쉽게 원두에 걸리게 됩니다 [예를 들어, 코로나 백신 접종하여 면역력이 저하된 사람이 M폭스 환자 피가 들어있는 주사 바늘에 찔리는 경우]. 이렇게 원두(M폭스)에 쉽게 걸릴 수 있도록 자신들 인간 유전자에 N501Y 유전자 돌연변이가 생겨 면역력이 약해진 사람들은 특수 형광 자외선을 쬐면 양자점 루시퍼라제에 의해 피부가 발광하게 되므로 쉽게 찾고 또 알아낼 수 있습니다.

새로운 유형의 프리온 질환 및 치매

SARS-CoV-2 스파이크 단백질은 세포소포체의 기능을 교란시키고, 비-접힘 단백질 반응(UPR)을 활성화하여서, 바이러스 복제를 현저하게 유도하는 것으로 알려져 있습니다[66]. 바이러스 감염[67]을 조절하는 SARS-CoV-2 스파이크 단백질의 S1 영역의 RBD(수용체 결합 도메인)에서 프리온 유사 도메인(PrD)이 발견되었습니다. 실험적인 COVID-19 주사의 스파이크 단백질과 세포소포체에서 과도하게 생성된 스파이크 단백질은 앵커리스 프리온 단백질(PrP)을 발현하는 프리온 유사 도메인을 가지고 있습니다. 프리온 단백질은 아밀로이드 뇌혈관병증 및 혈관주위 호중구의 미세구조 변화를 포함한 병원성 과정을 보여주며, 이는 인간의 가족성 프리온 질병뿐만 아니라 비프리온 인간 신경변성 질환인 알츠하이머병과 유사합니다[68]. 수용체 basigin(BSG/CD147)과 수용체 DPP4(Dipeptidyl Peptidase 4)는 성상세포에서 발견되었는데, 이들은 SARS-CoV-2 감염과 스파이크 단백질 감염을 매개한 후, 신경 세포의 염증 그리고 기능 장애를 일으켜서 결과적으로 신경 세포 사멸 및 손실을 야기했습니다[69].

불임 및 인구 감소

SARS-CoV-2 바이러스 입자와 스파이크 단백질이 COVID-19 감염 환자의 정액, 질액 및 모유에서 발견되었습니다[70]. 투과전자현미경(TEM)은 SARS-COV-2 바이러스의 RNA 스파이크(돌기) 및 뉴클레오캡시드 단백질이 SARS-CoV2에 감염된 여성의 과립막(Granulosa Cells) 및 난구 세포(Cumulus Cells)를 포함한 여성 여포 세포 내부에 존재한다는 것을 보여주었고, 이는 스파이크 단백질이 여성 생식력에 잠재적으로 유해한 영향을 미칠 수 있음을 시사했습니다[71]. 스파이크 단백질에는 인간 태반 형성의 기본 단백질인 신시틴 상동 단백질이 포함되어 있으며, COVID-19 백신은 신시틴-I에 대한 면역 반응을 유발할 수 있기에 태아에게 세포독성 및 자가면역 부작용, 자연유산 및 불임을 유발할 수 있습니다[72]. ACE2 수용체는 태아 조직에서 높게 발현되고 있어서, COVID-19 주사의 SARS-CoV-2 스파이크 단백질이 태아에게 전달되는 것을 강화하고 지카 및 H1N1 독감 바이러스에서 볼 수 있듯이 태아 발병률과 사망률을 높일 수 있습니다[73]. ACE2의 고환 발현에 대한 전사체 염기서열 분석 연구(transcriptome sequencing studies)는 인간 정자, 고환 배아세포, 세르톨리(Sertoli) 및 라이디히(Leydig) 세포가 ACE2 수용체를 가지고 있음을 보여주었고, SARS-CoV-2 바이러스 및 스파이크 단백질이 고환 조직, 정액 지표 및 남성 생식력에 영향을 미쳤음을 시사했습니다[74]. 이스라엘 연구자들은 COVID-19 백신이 접종 후 150일 동안 정자 운동성 횟수 22.1%, 정자 농도 19.4%를 감소시킨 것을 보여주었습니다[75].

VAIDS (백신 접종 후 얻어진 후천성 면역 결핍증) 및 인간 DNA 변화

우한 기원의 SARS-CoV-2(2019년 신종 코로나바이러스)의 스파이크 당단백질(S)에는 HIV-1 gp120 또는 HIV-1 Gag의 것과 유사한 4개의 독특한 삽입물이 있는 것으로 알려져 있으며, 3D 모델은 이러한 삽입물이 수렴되어 수용체 결합 도메인(RBD)을 구성한다는 것을 보여주었습니다[76]. COVID-19 주사의 mRNA에 의해 제조된 스파이크 단백질은 우한 기원 SARS-CoV-2 [77]의 스파이크 단백질과 동일합니다. 스파이크 단백질 항원은 COVID-19 백신 접종 후 최대 8주 동안 림프절의 배중심(Germinal Centers)에 남아 있는 것으로 보고되었습니다[78]. 스파이크 단백질은 면역 체계 기능을 방해하고 백혈구, T 및 B 세포, 면역 체계의 주요 구성 요소를 하향 조절하지만 영구적이지 않아서 우리 몸은 정상 상태로 되돌아갈 수 있습니다. 이는 인간의 선천적인 면역 체계를 영구적인 기능장애 상태로 유지하려면 계속적인 COVID-19 부스터샷이 필요하다는 것을 의미합니다. SARS-CoV-2-mRNA 백신(BNT162)의 약동학 연구에 따르면 백신 접종 2시간, 48시간 후에도 투여 용량의 0.001%가 뇌하수체에서 발견되는 것으로 나타났습니다[79]. SARS-CoV-2 바이러스 또는 COVID-19 백신의 스파이크 단백질은 혈뇌장벽, 세포핵을 관통하고 DNA 복제에 영향을 미쳤습니다[80].

선천면역, T-세포 및 킬러 세포의 재프로그래밍

BNT162b2 mRNA 백신은 후천 및 선천 면역 반응 모두를 재프로그래밍하는 것으로 알려져 있습니다[81]. 선천성 면역은 인간 면역 체계의 첫 번째 방어선이며 COVID-19 질병에 대한 다양한 스펙트럼의 이질적 결과에 기여하는 SARS-Cov-2 퇴치에서 중심적인 역할을 합니다[82]. 상피장벽, 포식 세포(즉, 호중구, 단핵구 및 대식 세포), 수지상 세포(dendritic cells), 비만 세포, NK세포, 기타 종류 림프구(감마-, 델타-T 세포, NK-T세포, B-1 세포), 변연부 B 세포, 림프종 여포, 보체계, 다양한 사이토카인(즉, 종양 괴사 인자, 인터루킨-1, 케모카인, 인터루킨-12, 인터페론-감마, 1형 인터페론, 인터루킨-10)을 포함하는 대부분의 면역 방어 체계는 선천 면역계에 속하며, 세포 면역, T세포, B세포계만이 후천 면역계에 속합니다[82,83]. 점막 표면층의 분비 기관 IgA는 SArS-CoV-2 를 방어하는 데 IgM 또는 IgG 항체보다 더 중요한 역할을 합니다: 분비 IgA(Secretory IgA)은 장, 호흡기 및 비뇨생식기 점막 상피를 보호하고 항상성을 조절하며 병원균이 전신 부위로 들어가는 것을 방지하고, 공생균과 숙주 사이에 필요한 공생 관계를 엄격하게 제어합니다[84]. 선천면역의 항바이러스 방어는 인터페론-감마를 분비하는 1형 인터페론(인터페론-알파 및 인터페론-베타)과 NK세포로 구성됩니다. 스파이크 단백질과 2개의 마이크로RNA인 miR-148 및 miR-590은 SARS-CoV-2 감염 중 또는 실험적 COVID-19 주사 후 엑소좀에서 배설되며 이 엑소좀은 모든 면역 세포에서 1형 인터페론 반응을 방해합니다. 대부분 실험적인 COVID-19 주사 14일 후 B-세포 와 T-세포 의 후천면역 반응을 유발하는 스파이크 단백질, miR-148 및 miR-590이 포함된 엑소좀을 생산합니다[85]. 스파이크 단백질의 RBD를 암호화하는 1-메틸-슈도유리딘 통합에 의한 뉴클레오사이드 변형 mRNA는 선천면역 면역력을 약화시키고 mRNA 번역 수를 증가시키며 강건한 인터페론-I(IFN-I) 반응을 막고 선천적 면역 체계의 기능을 감소시키기 위해 NF-kB 경로 반응을 방해합니다[56, 85]. 자연 감염에서는 CD8+ 세포 독성 T 세포가 증가하여 감염된 세포를 제거하지만 COVID-19 실험 주사 백신은 이러한 CD8+ 세포 독성 T 세포가 생성되지 않는데 아마 1형 인터페론 반응이 감소했기 때문일 것입니다[56, 85]. 1형 인터페론 반응의 이러한 손상은 차례로 세포 면역, T 세포 반응 및 킬러세포를 파괴합니다[56, 85]. 이러한 맥락에서 실험적인 COVID-19 백신 주사는 선천적 면역과 후천적 면역을 모두 약화시키고 유럽 연합(EU)은 마침내 COVID-19 실험적인 백신 주사가 인간의 면역 체계를 파괴하고 사람들을 모든 종류의 질병 등에 더 취약하게 만들었고 다양한 종류의 질병으로 사망할 가능성이 더 높다는 것을 인정했습니다[86]. 16,000명이 넘는 의사와 과학자들은 COVID-19 백신이 자연 및 교차 반응성 선천성 면역 항체(즉, SARS-CoV-2, 인플루엔자, 기타 코로나 바이러스를 동시에 인식하는 항체)를 억제하고 주입된 mRNA가 사람 몸에서 독성 스파이크 단백질을 생성하고 면역, 생식(즉, 난소 및 고환), 심혈관(즉, 심장, 혈관), 호흡기(즉, 폐), 혈액(즉, 골수) 및 신경계(즉, 뇌 및 말초)에 영구적인 손상을 일으킨다고 선언했습니다[87].

스파이크 단백질 관련 10개 특허와 "RNA 복제"의 특허

SARS-CoV-2 바이러스는 60-140nm 크기로, RNA 입자로 된 바이러스이고, 스파이크 단백질(S), 막(M), 외피(E) 및 뉴클레오캡시드 단백질(N)과 같은 4가지 주요 구조 단백질을 가지고 있습니다. SARS-CoV-2 바이러스의 스파이크 단백질은 수용체 결합 도메인(RBD, Receptor Biding Domain)이 위치한 S1이라는 N-말단 부분과 S2라고 불리는 C-말단 부분을 가지고 있으며, 스파이크 단백질은 알파(B.1.1.7), 베타(B.1.351), 감마(P1, Brazil), 델타

(B.1.617.2) 및 오미크론(B.1.1.529) 등의 스파이크 돌연변이(Candido, 2022)를 포함하여 눈에 띄는 변이들을 많이 가지고 있습니다. 우한 신종 코로나바이러스 (2019-nCoV) 의 완전한 게놈은 GenBank에서 얻어서 사용할 수 있으며, 우한 바이러스와 변이 바이러스 사이의 게놈사이의 관계가 소개되어 있습니다[88]. Birger Sorensen은 SARS-CoV-2가 "실험실 조작"을 통해 만들어졌고 기능 획득을 위한 여섯 개의 삽입지문을 가지고 있다고 결론 내렸습니다[89]. HADDOCK 2.2 소프트웨어를 사용한 생물정보학적 분석은 스파이크 단백질의 S2 서브유닛이 종양 억제 단백질 P53 및 BRCA-1/2와 상호 작용한다는 것을 발견했습니다[90]. P53와 BRCA-1/2의 종양 억제 단백질의 억제는 암을 증가시킬 것입니다. 한국은 2021년 2월 26일 COVID-19 백신 접종을 시작하였는데, 한국 건강보험심사 평가원이 집계한 자료에 따르면 2022년 전체 암 발생 건수 3,144,051건은 2016-2021년 평균 암 발생 건수 1,391,006건보다 2.26배 높았습니다[91].

뱀독은 10개의 COVID-19 특허에서 "독"과 "단백질 분해(효소)"로 등재되어 있습니다. 뱀독 특허[92]에는 6개의 PLA2가 있습니다. 또한 SARS-CoV-2 바이러스와 COVID-19 실험용 백신 주사의 스파이크 단백질 S1 부분에 코브라 독소 유사 유전자 서열이 존재합니다. 그리고 이 S1 서브유닛은 니코틴성 아세틸콜린 수용체 및 ACE2 수용체와 상호 작용을 합니다[93]. 뱀독은 인간의 세포막을 파괴하여 나노 입자가 인간의 세포에 들어가 세포질뿐만 아니라 핵에도 인간 게놈을 코딩하여 나노 입자의 세포주를 지속적으로 생산할 수 있게 합니다. 이것이 얀센 백신이 숙주(즉, 실험용 코로나 백신 주사를 맞은 사람)가 살아 있는 한 단백질을 복제할 수 있는 'RNA 복제 (RNA Replicons)'라는 특허를 가지고 있는 이유입니다. 이러한 방식으로 COVID-19 실험용 백신의 mRNA는 cDNA로 역전사되어 인간 게놈에 통합되고 백신 접종자의 자손에게 전달됩니다. 뱀독은 마비, 호흡부전, 염증, 사이토카인 폭풍, 장기간의 복통, 급성심근경색, 자궁내막염, 자가면역질환, 장기부전, 세포사를 유발합니다. 뱀 전체의 몸이 없이도, 뱀 독샘의 조직만을 배양함으로써 뱀 독의 대량 연구 생산이 가능합니다[92]. Carlo Brogna는 SARS-CoV-2 감염 환자의 혈장, 소변 및 대변 샘플에서 독성 동물독과 구별할 수 없는 독소 유사 펩타이드를 보고했지만, 대조군에 있는 사람들의 샘플에서는 전혀 발견되지 않았습니다. 감염된 사람들의 몸에서 발견되는 독사의 독과 같은 독성 펩타이드는 각 사람의 이온채널, 니코틴성 아세틸콜린 수용체의 세포 기능을 변화시킬 수 있으며 최면, 무감각, 근력 약화, 길랑-바레 증후군의 전형적인 마비와 같은 많은 증상을 유발할 수 있습니다[94]. 그는 [또한 코로나 실험용 백신 속에 들어있는] SARS-CoV-2 RNA 게놈이 대표적인 동물독의 신경독 펩타이드와 동일한 올리고펩타이드를 생성하는 많은 영역을 가지고 있으며, 독소 전사율이 높아서 신경독이 많이 생성되면 높은 사망률과 관련이 있다고 보고했습니다[94].

SARS-COV-2에 의한 감염 사례 및 백신 접종자들에 의한 쉐딩

오미크론 (BA.1) RNA 검출은 감염 2-5일 후에 가능하고 가장 높았으며, 증상 발현 후 10일까지 지속됩니다; 오미크론 바이러스는 또한 증상 발작 6-9일 후에 검출되었고 증상 해소 후 0-2일 동안 지속되었습니다[95]. 영국의 전향적이고 장기적인 코호트 연구에서, 접종자들의 돌파감염 사례는 접종을 하지 않은 경우와 비슷한 정도로 최대 바이러스 수치를 가지고 있으며 가정 환경에서 백신을 접종완료한 사람과 접촉한 사람에게도 매우 효율적으로 감염을 전파할 수 있는 것으로 알려졌습니다[96].

COVID-19 실험용/인구감축용 백신 접종자로부터 적어도 세 가지 유형의 쉐딩이 있을 수 있습니다. 쉐딩은 메리엄 웹스터 사전에 의하면 "특히 병리학적 과정의 일부로서 일상적이고 점차적으로 방출하는것; 발산 또는 배출하는것; 삶의 정상적인 과정의 일부로서 빼내다, 벗겨내다 또는 손실하는 것"을 의미합니다. COVID-19 백신을 접종한 사람이 발산하는 첫 번째 두드러진 구성 요소는 스파이크 단백질일 것입니다. SARS- CoV-2 는 땀샘에 많이 위치할 수 있으며 COVID-19 환자 또는 COVID-19 백신 접종자의 스파이크 단백질은 땀에서 에어로졸화되어 근처 사람들에게 발산 될 수 있으며, 이는 가까운 사람들에게 스파이크 단백질의 2차 전염 또는 쉐딩이 혈액, 땀과 눈물의 분비에 의해 이루어질 수 있음을 의미합니다. SARS-CoV-2 의 스파이크 단백질은 렌티바이러스(Lentivirus)로 추정되며, HIV 유형 1-3, AIDS, MERS 및 SARS의 키메라입니다[97]. 스파이크 단백질은 SARS-CoV-2 바이러스에게 감염된 인간 세포를 표적화, 부착 및 침투할 수 있는 능력을 제공하며, 스파이크 단백질은 SARS-CoV-2의 다양한 변종을 결정하고 SARS-CoV-2가 인간 세포에 해를 끼치듯이 스파이크 단백질 그 자체가 인간 세포에 해를 끼칩니다; 스파이크 단백질은 SARS-CoV-2의 기본 요소이자 실체입니다[51, 98]. 스파이크 단백질은 기능 획득 연구의 산물일 수 있으며 VAIDS(백신관련 후천성 면역질환) [99], 알츠하이머 신경 퇴행성 질환[72, 73, 100], 불임, 인간 DNA 변화[31] 및 다양한 암 발병[101]을 유발할 수 있습니다. COVID-19 백신을 접종한 사람에게서 발산되는 두 번째 두드러진 구성 요소는 산화 그라핀이고 세 번째는 인공적으로 만들어진 합성 또는 반합성 기생충/생물입니다.

백신 유발 면역 혈전성 혈소판 감소증 (VITT)

스파이크 단백질은 혈소판 인자 4(PF4)에 결합하는 수용체 결합 도메인(RBD)을 특징으로 하며 IgG 복합체를 만들어 백신 유발 면역 혈전성 혈소판 감소증(VITT)을 유발합니다[85, 102]. 스파이크 단백질은 엑소좀에 봉입되어 마이크로RNA와 G-4중나선구조와 함께 체내에서 순환되어 심근염, 면역 혈소판감소증, 신경퇴행성 질환, 대상포진의 재활성화, 구안와사, 간질환, 각종 종양 형성(암 발생)을 유발하고, 인터페론 매개 경로[85]를 우회하거나 면역 체계를 재프로그래밍함으로써[81] 후천면역력을 손상시킵니다[81].

인체의 생체 신호 시스템 교란

화이자 BNT162b2 및 모더나 mRNA-1273의 실험적 COIVD-19 백신주사/[생물학 살인 무기]는 하나님이 만들어 주신 자연적인 내인성 mRNA 유리딘 대신 N1-메틸슈도유리딘(m1Ψ) 합성 mRNA(xRNA또는 합성 mXNA)를 사용합니다[103]. 오픈리딩프레임(ORFs)에서 정상적인 번역을 안내하는 "코작 서열(Kozak sequence)"이 제대로 작동하지 않고 xRNA에서 단백질/펩티드 서열로의 번역이 중단됩니다. 또한 우리 몸에 실험적 코로나 백신 주사 [인구 감축용 생물학 살인 무기] 주입한 후에 mXNA는 스파이크 단백질을 만들 때 결함 조각을 제공하여 신경 장애, 젊은 청소년층에게도 예상치 못한 매우 공격적인 암, 기괴하고 긴 부자연스러운 혈전 형성, 혈소판 감소증, 심근염, 심장 돌연사 또는 성인 돌연사를 유발하여 우리 몸을 손상시킬 수 있습니다.

COVID-19 백신은 인간에게 막대한 양의 산화 그라핀을 제공합니다

산화 그라핀은 안전하지 않은 나노 입자이며 인기 있는 [얼마 전까지도 강제로 사용했으나 지금은 강제하고 있지 않은] 안면 마스크에 대개 존재하고, 이는 안면 마스크를 착용하는 것이 우리의 건강에 해로운 이유 중 하나이며 마스크를 전혀 착용하지 않으면 COVID-19 질병을 경험할 확률이 낮은 것과 분명한 연관성이 있는 이유입니다[104]. 이 물질은 PCR 면봉에서도 폴리(에틸렌 옥사이드) 그래핀 나노리본 형태로 발견됩니다. 인기 있는 손 소독제와 켐트레일(공중에서 살포)에서도 발견됩니다. 백신을 접종한 사람과 접종하지 않은 사람 모두의 혈액을 포함하는 300개 이상의 혈액 샘플에서 산화 그라핀의 존재가 보이지 않는 샘플은 하나도 없었습니다. 우리는 고혈압, 당뇨병, 소화, 제산제, PPI(양성자 펌프 억제제, 소화성 궤양 치료제) 및 비타민을 위한 거의 모든 의료용 정제에 산화 그라핀이 포함되어 있다는 것을 연구하여 찾아냈습니다. 우리는 또한 의료용 정맥 주사액에 [예를 들어, 치과용 마취주사, 또는 백신 주사용 주사 등] 산화 그라핀의 존재에 의문을 제기합니다. 또한 산화 그라핀은 우리가 소비하는 고기, 매일 마시는 물, 샤넬 No.5와 같은 화장품, 켐트레일로 오염된 토양과 농작물을 통해 우리 몸에 들어옵니다. 일부 의사들은 그래핀 파생 제품들을 사용한 후 찌르는 듯한 피부 통증, 따끔거리거나 쏘는 듯한 통증이 있었던 환자를 돌본 경험이 있습니다. 화이자 백신의 99% 이상의 성분이 전적으로 세포 독성, 자기 독성 및 유전자 독성이 있는 산화 그라핀이라는 주장이 제기되었습니다[8]. 산화 그라핀 응집체는 자성이 강해 병적 혈액 응고, 산소 결핍, 고탄산혈증, 저산소증, 세포 질식 및 적혈구 세포막이 퇴화된 엑소좀의 내인성 생성으로 인한 "코로나 독성 효과(the Corona Effect)"를 유발할 수 있습니다[10]. 또한 심근에 이식될 수 있어 심근염을 일으키기도 하고 심낭에서 심낭염을 일으킬 수 있으며 방사선을 흡수하면 방사선 신호를 증폭하고 방출하여 심장 부정맥을 일으키고 기절, 실신, 정신쇠약 심지어 사망에 이르기까지 합니다[105]. 90회 이상의 과학 연구에 따르면 산화 그라핀은 프로그래밍 가능한 세포사(programmable cellular death), 혈액 응고, 혈소판 응집, 혈소판 수 감소, 사이토카인 폭풍, 미각 및 후각 상실, 혈전증, 폐렴(독감과 유사한 증상), 또는 사망을 포함하는 COVID-19와 동일한 임상 특징을 나타냅니다. 글루타치온 차단, 해독 차단, 면역 체계 파괴, 특히 사람들을 주사 부위에서 자력을 띠게 만들고 입안에 금속 맛을 만들어 냅니다[106].

DARPA는 "T자형 미세 유동체 바이오칩"으로 기재된 특허(US7427497B2: 마이크로스케일 장치의 체외 신진대사 공학)를 보유하고 있으며, COVID-19 실험 주사에는 이러한 종류의 나노 바이오센서가 있어 혈당수치, 심장박동, 체온, 뇌파와 같은 신체의 중요한 기능을 모니터링 할 수 있습니다[107]. 산화 그라핀은 우리 몸안에서 나노 바이오센서로 작용하기 때문에 우리 몸에서 신경 조절기로 작동할 수 있으며 5G 기술로 무선 및 원격으로 자극될 수 있습니다. 그래핀은 초전도체이며 중추신경계, 척수 및 뇌에 침투할 수 있습니다. 산화 그라핀은 특정 방식으로 자가 조립할 수 있으며 알 수 없는 메커니즘으로 12자리 코드의 미디어 액세스 컨트롤(MAC) 주소를 생성합니다[108, 109]. 이 효력은 글로벌 식별, 모니터링 그리고 심지어 인터넷 연결을 위한 마커 기능을 할 수 있습니다. 트랜스휴머니즘과 인터넷 연결을 위한 필수 요소가 될 수 있습니다[110, 111]. WO2020060606A1 특허는 COVID-19 팬데믹이 대두되던 2019년 6월 20일 마이크로소프트 기술 면허 담당(Microsoft Technology Licensing)에 의해 출원되었으며, 인체와 인공지능 간의 인터넷 연결을 활용하여 인체 활동을 통해 암호화폐를 만드는 기술입니다. 특허에서 12자리 코드의 MAC 주소는 아주 특정한 사람을 식별하고 모니터링하고 교육하고 통제하는 데 필수적일 것입니다.

COVID-19 백신에는 [인간의 DNA 를 바꿀 수 있는] 합성기생충 알, 합성 히드라 불가리스 그리고 트리파노소마 기생충이 있습니다.

비디오 4는 합성 기생충의 지능적인 움직임을 보여줍니다. 합성기생충은 처음에는 죽은 듯이 비활성 상태를 유지하다가 2mm 두께의 탐침에 닿았을 때 매우 신속하게 반응하여 삼각형 모양에서 유선형으로 모양을 변경했습니다. 합성 기생충들은 화염을 가해도 쉽게 타지 않았습니다. 커리 마데 의사(Madej C) [17]는 2021년 9월 29일에 히드라 불가리스 같은 기생충에 대한 논의를 소개했으며 약 10일 후 Franc Zalewski는 화이자 COVID-19 백신 주사병(바이알, vial)에서 이를 확인했고, 그는 화합물에 알루미늄, 탄소, 브롬이 포함되어 있음을 공개했으며, 그것이 인공 및 유전자 변형 합성생물학의 제품이라고 결론지었습니다. 냉동 보관된 COVID-19 바이알에 있는 히드라 알은 흑연이나 체온 정도의 온도에 노출되었을 때 부화되었습니다[112]. DNA 혼성화는 1980년 자가 조립 나노구조를 만든 Nadrian C. Seeman에 의해 시작되었습니다. 히드라 불가리스 형질전환 기술(transgenesis technology)은 DNA 잡종화(DNA hybridization) 기술로 개발되었으며 한 가지 종에서 다른 종으로 유전자를 전달하여 새로운 복제 종을 만드는 것이 가능했습니다. 히드라 불가리스와 합성기생충은 mRNA, SPIONS(Super Paramagnetic Iron Oxide Nanoparticles, 초보조자성 산화철 나노 입자), DNA 코팅 지질 나노 입자로 구성된 "운영 체제"의 일부로, 인간 면역 체계를 우회하여 인간 DNA를 프로그래밍하고 인간 세포가 렌티바이러스인 mRNA 단백질의 합성 유전자 서열을 무한대로 재생산하게 만들도록 설계되었습니다. COVID-19 백신의 합성 및 형질주입된 기생충은 인간의 DNA 결합 및 유전자 시퀀싱을 위한 형질주입 벡터로 사용됩니다. 새로 설계된 인간 DNA는 COVID-19 백신 특허권자의 의지에 따라 특정 DNA에서 켜지거나 특정 DNA에서 꺼질 수 있으며, 그 과정을 "전환조절(transregulation)"이라고 합니다. ADDGene이라는 유전자 회사는 인간의 빠른 복제, 유전자 녹아웃(침묵), 유전자 시퀀싱(코딩) 및 모니터링(추적)에 사용되는 CRISPR 기생충을 판매하고 있습니다. UC Davis 와 Rice 대학의 휴먼 브레인 프로젝트는 신경 경로와 인간의 행동을 제어하기 위해 히드라 불가리스와 인간의 신경계를 조종할 수 있습니다[112].

COVID-19 백신의 효과를 평가하는 세 가지 단계: 단기, 중기, 장기 효과

단기적 효과: 대부분의 COVID-19 백신의 안전성 및 효능 임상 시험에서 허점이 있는 기간입니다; COVID-19 백신 접종후 7일 이내[113]. 명부 등록된 임의의 사람이 COVID-19 증상이 있는 경우 그 사람은 안정성 및 효능 시험에서 제외됩니다. 예를 들어, 5742명(COVID-19 또는 위약 주사자의 13%; 그림 1에서 43,44-37.706 = 5,742명)은 COVID-19 백신 또는 위약 주사 후 제외되었습니다. 또한 COVID-19 백신 임상시험에 많은 부정이 있었고, 미국 식품의약국(FEA)[25]이 이러한 부정을 알고도 긴급 사용 승인(EUA)을 허위로 허가한 것도 주목할 만합니다. 백신 접종 후 "7일 이내"가 중요한 이유는 1차 COVID-19 백신 접종 후 이 기간 동안 많은 사람이 사망했기 때문입니다. SARS-CoV-2 스파이크 단백질이 14일 동안 순환하는 엑소좀에서 검출되었고 다른 사람에게 전염력이 있기 때문에 다른 사람에게 해롭고 2차 주사 후에는 4달 동안 스파이크 단백질이 순환하는 엑소좀에서 검출되었고 전염력이 있었습니다[47]. 혈청학적 검사에서 13명 중 3명에

서 첫 주사 후 15일에 스파이크 단백질이 검출되었고, 1명은 29일째에 스파이크 단백질이 검출 되었음을 보여주었습니다[48]. 이러한 스파이크 단백질은 주사 부위에 남아있지 않고 순환하여 체내 표적에 도달하며 이러한 종류의 표적 전달은 US2010/0216804A1, 섹션 0074[114]로 2010년 8월 26일에 특허를 받았습니다. 스파이크 단백질, 산화 그라핀, 합성생물/기생충 등의 독성 효과는 위에 기재되어 있으며 마스크 착용 여부와 관계없이 쉐딩을 통해 주변인들에게 전염됩니다. 때때로 COVID-19는 이 허점의 기간에 있는 백신 접종자들로부터뿐만 아니라 면역력이 약하고 자신의 자체적으로 만들어지는 스파이크 단백질을 감당할 수 없는 백신 접종자와 접촉한 사람들에게 전염 될 수 있고, 심지어 COVID-19 백신을 완전히 접종한 사람들도 전염을 받을 수 있으며, CDC는 이들을 "백신 접종 돌파감염자들[115]"로 식별합니다. 이런 의미에서 접종자는 이러한 병원체들을 전파하며 스파이크 단백질, 산화 그라핀 및 합성 기생충과 같은 독성 병원체들의 슈퍼 전파자가 될 것입니다. 또한 백신 접종 활동가들은 COVID-19 주사와 주사 후 7일, 14일 이내 사망 사이의 연관성을 부인하는 것을 선호하고 이들 사이의 모든 연관성을 "헐리우드 LA 뉴스"라고 부릅니다: "토론토 지역의 4명의 캐나다 의사가 지난주에 사망했습니다[COVID-19 백신 4차 접종 후 1주일 이내에]. 의사 중 3명은 캐나다 온타리오 주의 미시사가와 서부 토론토에 서비스를 제공하는 동일한 병원 체제인 트릴리움 헬스 출신입니다[116]."

중기적 효과

BNT162b2 화이자 백신의 2회 용량 요법이 16세 이상의 사람들에게 COVID-19에 대해 95% 상대 위험 감소율(RRR)을 갖는 95% 보호율이 있음에도 불구하고, 절대 위험 감소율(ARR)은 0.72%에 불과했고, 치료에 필요한 수(NNT)는 138.1명에게 주사해야 한 사람만 살릴 수 있었습니다[117]. COVID-19 백신 효과 보고서의 중기적 효과가 RRR을 사용하여 과장되었을 뿐만 아니라, 2차 접종 이후 7일, 14일 모두 탈락자를 무시하는 등 중기적 효과에 대한 데이터 수집에 부정이 있었습니다[25].

장기적 효과

FDA 백신 자문 위원회(VRBPAC)는 COVID 백신이 도움이 된 사람의 2배 이상을 죽였다는 것을 통계가 증명했다고 말했습니다[2]. 2021년 1월 7일부터 2021년 12월 31일 까지 COVID-19 백신에 대한 백신 부작용 보고 시스템(VAERS)에서 미국은 9,778명의 사망자(월 814.8명의 COVID-19 백신 관련 사망자)를 나타냈습니다. 대한민국에서 코로나 실험용 백신 주사 6개월이 지난 2021년 8월 31일까지 19세 미만 인구 및 임산부의 COVID-19 사망자가 없었지만, 코로나 실험용 백신 주사 67주 동안 COVID-19 백신 관련 전체 사망자는 2,229명(19세 미만의 경우 10명 사망 또는 100 000번의 코로나 실험용 백신 접종에 0.1명 사망) 이었습니다[44]. VAERS는 2020년 12월부터 2021년 12월 31일까지의 코로나 실험용 백신 주사 1년 동안의 COVID-19 백신의 이상반응 건수가 1990년부터 2021년 12월 31일까지 지난 30년간 다른 모든 백신을 합친 것보다 1.2배 더 높았으며(1,017,001건 vs 866,477건), 전자의 사망자수는 후자보다 2.3배 더 높았다고(21,382명 vs 9,447명) 요약했습니다[26]. 백신을 접종한 비율이 높을수록 더 많은 COVID-19 환자가 나타나고 더 많이 사망했습니다: 뉴질랜드에서는 아무도 COVID-19 백신을 접종하지 않았던 2020년에 25명의 COVID-19 사망자가 발생했고, 85.7%의 인구가 완전 접종을 했던 2022년에는 1,646명의 COVID-19 사망자가 발생했습니다[118].

그리고 2022년 7월 4일까지 한국인의 87%가 COVID-19 백신 접종을 받은 반면, 북한은 0%였고 북한은 COVID-19 사망자 수가 남한의 0.76% 이고 COVID-19 환자의 수는 남한의 53.4%입니다[45]. 최근 독일 COVID-19 실험용 백신 분석 작업 그룹은 모든 COVID-19 주사에 독성 물질이 있고, 모든 백신 접종자에게서 혈액의 형태학적 변화가 뚜렷하게 보였으며, 지질 나노 입자 외피의 안정성이 백신 부작용의 심각성을 결정한다는 것을 발견했습니다[119].

장기적인 관찰이 필요합니다

WHO는 30일간 5가지 유형의 AEFI(백신 접종 후의 이상 사례)를 주장했지만, [코로나 실험용 백신 부작용] 검토 문헌은 COVID-19 실험적 접종으로 가능한 유해 작용의 요인으로 세 가지 요소를 제공했습니다[116]. mRNA가 생산한 스파이크 단백질, LNP(지질 나노 입자) 성분, 스파이크 단백질 기반 mRNA, 이 세 가지 요소는 2개월 보다 더 긴 지속 기간 동안 부작용을 일으키는 것으로 알려져 있으며, COVID-19 실험 주사(또는 생물 무기)의 실제 부작용을 파악하는 데 수 개월 이상의 장기간 관찰 기간이 필요합니다[42, 120].

결론

VAERS 데이터에 따르면 COVID-19 실험용 백신 주사에 대한 이상 반응의 수는 지난 30년 동안 다른 모든 백신을 합친 것보다 1.2배, COVID-19 백신의 사망자 수는 2.3배 더 많았습니다[26]. 전 세계 각국 정부로부터 수집된 데이터는 누적된 국가별 COVID-19 백신 접종률에 따라 COVID-19 사망률(deaths)과 질병률(cases)에서 현저한 차이를 보였습니다:

뉴질랜드는 2020년 COVID-19 사망자가 25명, 2021년 26명, 2022년 1646명(2022년 7월 29일까지만)으로, 완전 접종 인구 비율은 2020년 0명, 2022년 85.57%(2022년 7월 29일까지)였습니다[3]. 한국은 87% 이상의 COVID-19 백신 접종률이 87%를 넘어섰지만, COVID-19 실험용 백신을 접종하지 않은 날들의 데이터에 비해 COVID-19 사망자는 40배, COVID-19 발생은 574배 증가했습니다; 북한은 COVID-19 접종 사례가 없으며 COVID-19 백신 접종률이 87% 이상인 남한의 COVID-19 사망자의 0.76%, 그리고 53.4%의 COIVD-19 발생률을 보였습니다. 그 결과, COVID-19 백신, 혈액, 소변, 족욕수, 좌욕수, 피부 추출물 등에서 다양한 크기와 형태의 산화 그라핀, 합성 기생충, 심지어 칩 같은 인공물까지 발견됐습니다. 백신을 접종한 사람의 혈장에 있는 자가 진동 물체와 합성 기생충 같은 물체, 그리고 COVID-19 백신 후유증을 겪는 환자의 생물학적 위험과 고통이 소개되고 논의되었습니다.

프로그래밍 가능한 스파이크 단백질, 세포 독성, 자기 독성, 유전 독성 물질로 잘 알려진 산화 그라핀, 그리고 인간 유전자 변형과 노예와 같은 트랜스휴머니즘을 유발할 수 있는 합성 기생충 [또는 반합성 생물] 등의 독성 효과를 고려할 때 COVID-19 실험용 백신 프로그램은 즉시 중단되어야 합니다. COVID-19 백신패스, 안면 마스크에 대한 전 세계적 계획과 트랜스휴머니즘 계획은 무익하고 자기 파괴적이므로 즉시 중단되어야 합니다. 그리고 인간의 존엄성, 인간의 자기결정권, 인권, 지속 가능한 인간 개발 등을 재건하기 위해 새로운 뉘른베르크 재판이 즉시 열려야 합니다.

(저희 병원에 치료받으러 오셨다가 흔쾌히 번역 의뢰에 응해 주신 이승기 님과 수정 검토해 주신 코진자 각자도생 이동재 님께 감사드립니다.)

참고문헌

1. 리오 타임스 기자단. 화이자 COVID 백신에는 1,291개의 부작용이 있다고 공식 문서가 밝혔습니다. 2022년 3월 7일. https:// www.riotimesonline.com/brazil-news/modern-day-censorship/pfizer-covid-vaccine-has-1291-side-effects-reveals-official-documents/
2. VRBPAC 회의. 화이자 백신은 살리는 사람보다 죽이는 사람이 더 많습니다. 2021년 9월 17일. https://www.skirsch.com/covid/VRBPAC.pdf
3. JHU CSSE COVID-19 데이터. 2021년 9월 14일. https://coronavirus.jhu.edu/region/israel
4. 연합뉴스. 2022년 4월의 죽음은 46.3% 과잉이었다. 2022년 6월 22일. https://news.v.daum.net/v/20220622120042892
5. 버닝 플랫폼. 유출된 문서는 화이자의 국제 백신 계약의 "충격적인" 조건을 드러냅니다. 2021년 8월 8일. https://www.theburningplatform.com/2021/08/08/leaked-document-reveals-shocking-terms-of-pfizers-international-vaccine-agreements/
6. Moreno JD, Schmidt U, Joffe S. 70년 후의 뉘른베르크 코드 JAMA. 2017년 9월 5일;318(9):795-796. doi: 10.1001/ jama.2017.10265. PMID: 28817743.
7. Pablo Campra Madrid. 수성 현탁액에서 산화 그라핀 검출. https://archive.org/details/graphene-oxide-detection-in-aqueous-suspension-dr.-pablo-campra-madrid-6-28-2021
8. La Quinta Columna [5번째 열]. 5번째 열은 백신에서 99% 산

화 그라핀과 RNA 물질을 검증합니다. https:// stateofthenation.co/?p=72411 , https://www.laquintacolumna.net/
9. Wilson R. 미국 과학자들은 COVID 주사에서 독성 산화 그라핀 등을 확인합니다. 2021년 8월 30일. https://expose- news.com/2021/08/30/american-scientists-confirm-toxic-graphene-oxide-and-more-in-covid-injections/
10. Young RO. 스캐닝 및 투과 전자 현미경으로 CoV-19 백신의 산화 그라핀이 밝혀졌습니다. 2021년 8월 20일. https://expose-news.com/wp-content/uploads/2021/08/Robert-Young-Graphene OxideVaccinePaperUpdated.pdf
11. Love A. COVID-19 소멸 벡터 산화 그라핀. 2021년 7월 28일. https://ambassadorlove.blog/2021/07/28/graphene-oxide-the-vector-for-covid-19-democide/
13. Paardekooper C. 산화 그라핀 및 COVID 백신. 2022년 2월 24일. https://www.riotimesonline.com/wp-content/uploads/2022/02/graphene-oxide-is-toxic-to-human-blood.pdf
14. 전기엽. COVID-19 백신의 움직이고 살아있는 미생물 - 예방, COVID-19에 대한 조기 치료 혼합수 및 COVID-19 백신의 후유증을 줄이기 위한 해독 방법. American J Epidemiol 공중보건. 2022. doi: 10.37871/ajeph. id50.
15. 이영미, 박선영, 전기엽. COVID-19 백신 접종자의 혈액 샘플에서 이물질. 국제 백신 이론 실습 및 연구 저널. 2022;2(1). doi: 10.56098/ijvtpr.v2i1.37.
16. Burkhardt A, Lang W. 병리학자의 COVID-19 주사 이후 사망

자에 대한 충격적인 발견. 2021년 9월 21일. https://alethonews.com/2021/09/27/pathologists-shocking-finding-from-deaths-after-covid-19-jabs/

17. Arsenio T. 스페인 연구에 따르면 화이자 백신에는 높은 수준의 독성 산화 그라핀이 포함되어 있습니다. 2021년 7월 14일 수요일. Narual News. https://www.naturalnews.com/2021-07-14-spanish-study-pfizer-vaccine-toxic-graphene-oxide.html
18. Madej C. 와 스튜 피터스. 2021년 9월 29일. https://www.imdb.com/title/tt16172456/
19. Bartoll J. 바르셀로나 1992 올림픽 개막식 - 코로나 바이러스 예측 프로그래밍을 통한 사탄 의식. 2021년 12월 16일. https://bartoll.se/2021/12/ olympic-ceremony-1992- coronavirus-programming/

3장

대한의협_전주시 의사회_ 의료법 위반
회부 움직임_2020년 11월 27일_
보험 회사들의 소송

3장

대한의협_전주시 의사회_ 의료법 위반 회부 움직임_ 2020년 11월 27일_보험 회사들의 소송

2020년 11월 27일, 대한의협과 전주시 의사회에서 홉킨스 전일내과를 의료법 위반으로 의사윤리위원회에 회부하려고 했던 사건에 대한 개요:

1. 전주시 의사회에서 온 공문 (같은 내용으로 의협과 전라북도 의사회에서 전화가 왔습니다.)

전주시의사회

(우)54931 전주시 덕진구 백제대로 566, 전북은행본점 16층 1602호 / ☎(063)284-1816, FAX:(063)715-4023

문서번호 전주시의 제63호
시행일자 2020. 11. 27.
수 신 홉킨스전일내과의원
참 조
제 목 불법 원격진료에 따른 중단 권고 안내

1. 귀 원의 무궁한 발전을 기원합니다.

2. 현재 코로나19의 유행으로 원격 진료(의사가 전화로 처방을 하는 행위)에 대해 허용을 하고 있으나 최근 대법원 판결에 따르면 의사가 전문의약품 처방을 전화로 할 경우 사전에 대면진료 등을 통해 환자의 상태를 잘 알고 있어야 합니다.
그러나 홉킨스전일내과의원(전주시 덕진구 송천중앙로 154)의 경우 처방전 관련 사항(의료법 제17조1항1호), 의료광고 관련 사항(의료법 56조항 2항 1호, 2호)을 위배하고 있는 것으로 파악이 됩니다.
이에 전주시의사회에서는 상기 내용을 근거로 홉킨스전일내과의원(전주시 덕진구 송천중앙로 154)의 불법진료 중단을 권고하는 바이며, 관련 의료법은 첨부하오니 참고하시기 바랍니다.

- 아 래 -

【대면진료 관련 의료법 참조】

제17조의2(처방전) ① 의료업에 종사하고 직접 진찰한 의사, 치과의사 또는 한의사가 아니면 처방전[의사나 치과의사가 「전자서명법」에 따른 전자서명이 기재된 전자문서 형태로 작성한 처방전(이하 "전자처방전"이라 한다)을 포함한다. 이하 같다]을 작성하여 환자에게 교부하거나 발송(전자처방전에 한정한다. 이하 이 조에서 같다)하지 못하며, 의사, 치과의사 또는 한의사에게 직접 진찰을 받은 환자가 아니면 누구든지 그 의사, 치과의사 또는 한의사가 작성한 처방전을 수령하지 못한다.

제5장 의료광고

제56조(의료광고의 금지 등) ①의료기관 개설자, 의료기관의 장 또는 의료인(이하 "의료인등"이라 한다)이 아닌 자는 의료에 관한 광고(의료인등이 신문·잡지·음성·음향·영상·인터넷·인쇄물·간판, 그 밖의 방법에 의하여 의료행위, 의료기관 및 의료인 등에 대한 정보를 소비자에게 나타내거나 알리는 행위를 말한다. 이하 "의료광고"라 한다)를 하지 못한다. <개정 2018. 3. 27.>

②의료인등은 다음 각 호의 어느 하나에 해당하는 의료광고를 하지 못한다. <개정 2009. 1. 30., 2016. 5. 29., 2018. 3. 27.>

1. 제53조에 따른 평가를 받지 아니한 신의료기술에 관한 광고
2. 환자에 관한 치료경험담 등 소비자로 하여금 치료 효과를 오인하게 할 우려가 있는 내용의 광고

끝.

2. 전주시 의사회에서 온 공문 (같은 내용으로 의협과 전라북도 의사회에서 전화 왔습니다)에 대한 홉킨스 전일내과의 답변서.

HOPKINS 홉킨스 전일내과 의원
덕진구 송천중앙로 154(국민은행 2층. 스카이빌딩 2층) ☎ 251-0071

시행일자: 2020. 12. 1.
참　조: 전주시의 제63호, 불법 원격진료에 따른 중단 권고 안내
제　목: 권고에 감사드립니다. 그러나 이는 정부의 코로나 시행 공문에 따른 것입니다.

1. 전주시 의사회와 수고하시는 의사 회장님, 여러 임원님의 안녕과 축복을 기원합니다.
2. 제가 <의료법 제17조 2항(처방전)의 [직접 진찰을 받은 환자가 아니면 처방전을 수령하지 못한다, 및 제5장 의료 광고 3항, 1. 평가받지 아니한 신의료 기술, 2. 치료 효과를 오인하게 하는 내용의 광고>를 위배하고 있는 것으로 파악되고 있음에도 불구하고, 의료법에 반하는 불법 진료 중단을 <권고>하여 주신 것에 감사드립니다.
3. 의료법을 어기고 있다고 인지하여 많은 징계/징벌 수위가 있음에도 불구하고 <시정 권고>만을 공지하여 주신 것은 의사 회장님과 여러 임원님들의 따뜻한 배려와 사랑으로 생각하고 크게 감사를 올립니다.
4. 신이 아닌 인간으로 잘못이 없다고 감히 말씀드릴 수는 없으나, 전주시 의사회에서 지적해 주신 2가지 사항을 제가 어기지 않고 있다고 생각하기에 다음과 같이 해명 내용을 보내 드리오니 검토해 주시기를 앙망합니다,

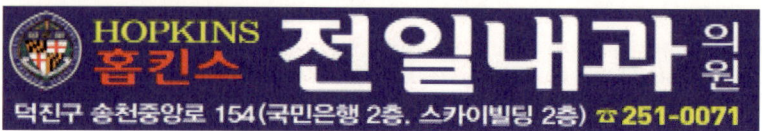

– 해명 내용 –

해명 1. [대면진료 관련 의료법 17조 2항]을 코로나 사태로 인하여 잠정 유예하고 초진 환자라 할지라도, 대면 진료 없이 전화 진료를 할 수 있도록 허가하고 장려한 보사부에서 보내온 공문 내용 (https://www.kha.or.kr/impart/notice/view 참조) (본 공문의 추진근거로 의료법 제59조제1항 및 감염병 예방법 제4조, 보건의료기본법 제39조, 제40조, 제44조를 제시)이 있고, 또한 히포크라테스의 선서와 생명 존중의 양심의 법이 우선하므로, 정부의 공문을 따르는 것이 타당합니다.

전화상담·처방 한시적 허용방안

○ **의사의 판단**에 따라 **안전성 확보가 가능한 경우 환자**가 의료기관을 직접 방문하지 않고도 **전화 상담 및 처방**을 받을 수 있도록 **한시적으로 허용**(2.24일부터) https://www.kha.or.kr/impart/notice/view

<전화 상담 · 처방 한시적 허용 방안>

◇ **(취지) 국민이 의료기관을 이용하면서 감염되는 것을 방지하기 위해 의료기관 이용의 한시적 특례 인정**

◇ **(시행시기)** 2.24일부터 별도 종료시까지 (코로나19 전파 양상을 보아가며 결정 예정)

◇ **(내용)** 의사의 **의료적 판단에 따라 안전성이 확보된다고 판단되는 경**우에는 **전화 상담 및 처방 실시**

◇ **(대상) 전화 상담 · 처방에 참여**하고자 하는 **의료기관**

해명 2. 의료법 관련 광고에 관해서 다음의 유튜브 내용을 가지고 말씀하시는 것으로 생각됩니다.

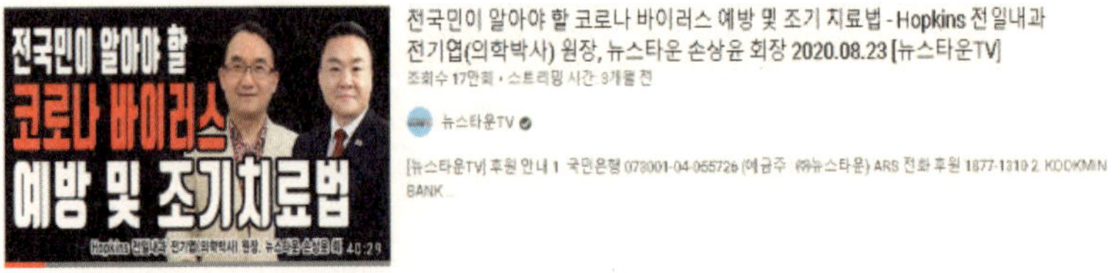

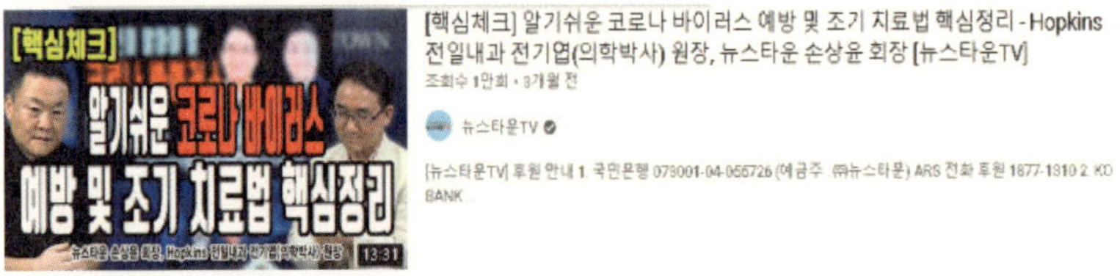

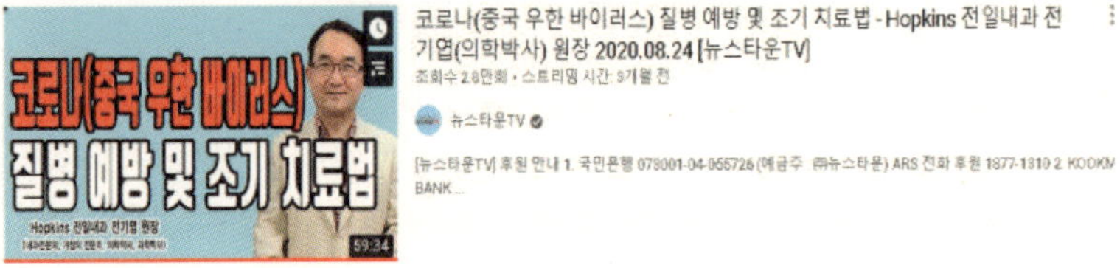

해명 3. 2020년 8월 15일 서울 광화문 집회에 참여한 많은 교인들에 대해서, WHO 및 질본의 과학적 권고와는 상관없이, 문재인 정부와 경찰이 정치적인 겁박과 공권력을 행사하여 코로나 강제 검사를 시행하였고 코로나 발병이 마치 8.15 광화문 집회에 참여한 사람들의 잘못인양 모든 매스매디아에서 거짓 선정 선동을 하였습니다. 저는 나약하고 죄 많은 사람이라 하나님을 의지하고 주님을 믿으며 살고 있으니 같은 그리스도인으로서 이러한 잘못을 보고 가만히 있기보다는 고통받는 동료 교인들, 목회자들을 돕고자 하여 위의 유튜브 방송을 2020년 8월 23일(주일) 2시간 동안 촬영하였고 이것이 편집되어 당일 및 다음 날 3개의 유튜브 방송으로 방영되었습니다. 저는 전주에서도 의원 간판 외에는 제 의원 광고를 하지

않는데, 서울에 가서 특정 유튜브 청취자를 대상으로 제 의원 광고를 할 하등의 이유가 없으며, 제 판단에는 광고 TV가 아닌데 이것을 전주시 의사회에서는 광고라고 평가하는 것에 대해서는 다른 의견 (not 틀린)을 가지고 있습니다. 저에게 전화 처방받은 분들은 8.15 광복절 집회에 참가했거나 확진자나 그분들의 접촉자, 서울 사랑의 교회 장로나 그 가족인 100명 내외로, 거의 목회자 분들이거나 사모, 교회 장로와 집사, 권사 분들이었고 평신도나 다른 종교를 믿는 사람들은 몇 사람에 지나지 않습니다.

해명 4. 제가 전화 처방했거나, 유튜브에서 방영한 내용은 <전혀> 신의료 기술이 아니며, <이미 치료 효과가 과학적으로 입증되고 병원에서 치료하고 있는 내용으로> 치료 효과가 <있는 것처럼 오인하게 만드는> 내용이 아닙니다. 여기에 그 증빙 자료로 제가 가지고 있는 몇 개의 공개된 내용을 소개하고자 합니다. 그러나 이 내용들은 <하이드록시클로로퀸(이하 HCQ)의 코로나(COVID-19) 치료 효과가 과학적으로 입증되어 진료하고 있는 내용> 중의 극히 일부에 지나지 않습니다.

4-1. 2020년 7월 11일, 라한(구, 르윈)호텔에서 있었던 <2020년 전북내과 의사회 학술대회>의 제4강 <COVID-19 임상 양상과 치료 그리고 예방> 때의 Q&A 시간에 말씀드렸던 내용은 전북 의사 회원분들께는 생소한 내용이었을 수도 있으나, 코로나 치료에 HCQ를 사용한다는 것은 전혀 신의료 기술이 아니고, 코로나 치료제로 사용하고 있던 HCQ에 대한 내용이 어느 날부터 갑자기 미 백악관의 코로나 전담 대책위원회의 회견 내용에서 빠지고 있어서 코로나 치료에서 HCQ 사용하지 않게 되는 손해에 대해서 발표하고 HCQ를 계속해서 코로나 치료에 사용하도록 권고하는 내용입니다.

We recognize that recently the Coronavirus Task Force and Vice President Michael Pence do not talk about Hydroxychloroquine in press briefings. I think this dramatic change occurred after the Dr. Boulware's report [1]. But the report can't be an absolute reference to recommend against the use of Hydroxychloroquine for COVID-19 patients and there was a withdrawal of the report that denounced the Hydroxychloroquine use for the COVID-19 treatment [2]. Recently there is a report recommending the use of Hydroxychloroquine + Azithromycin for COVID-19 patients [3].

REFERENCES

Google search: AJEPH ID-31

1. Boulware DR, Pullen MF, Bangdiwala AS, Pastick KA, Lofgren SM, Okafor EC, et al. A Randomized Trial of Hydroxychloroquine as Postexposure Prophylaxis for COVID-19. 2020. DOI: 10.1056/NEJMoa2016638
2. **Hydroxychloroquine or chloroquine with or without a macrolide for treatment of COVID-19: a multinational registry analysis**

Mandeep R Mehra, Sapan S Desai, Frank Ruschitzka, Amit N Patel

TRACTED

Summary

Background Hydroxychloroquine or chloroquine, often in combination with a second-generation m[illegible]lide, are b[illegible] widely used for treatment of COVID-19, despite no conclusive evidence of their benefit. Althoug[illegible]erally [illegible]fe whe[illegible] used for approved indications such as autoimmune disease or malaria, the safety and bene[illegible] of th[illegible] treatment regimens are poorly evaluated in COVID-19.

Methods We did a multinational registry analysis of the use of hydroxychloroquine[illegible]oquine wit[illegible]thout a macrolide for treatment of COVID-19. The registry comprised data from 671 hosp[illegible] in [illegible]ntinents. We included patients hospitalised between Dec 20, 2019, and April 14, 2020, with a positive laboratory [illegible] for SARS-CoV-2. Patients who received one of the treatments of interest within 48 h of diagn[illegible] included in [illegible] four treatment groups (chloroquine alone, chloroquine with a macrolide, hydroxychlor[illegible]ne alone, or hydroxychloroquine with a macrolide), and patients who received none of these treatments formed [illegible] control gr[illegible]. Patients for whom one of the treatments of interest was initiated more than 48 h after diagnosis o[illegible]le they we[illegible]on mechanical ventilation, as well as patients who received remdesivir, were excluded. The main outc[illegible] of int[illegible] were in-hospital mortality and the occurrence of de-novo ventricular arrhythmias ([illegible]tained or [illegible]ed ventricular tachycardia or ventricular fibrillation).

Findings 96 032 patients (mean age 53·8 years, 46·[illegible] women[illegible] [illegible]OVID-19 were hospitalised during the study period and met the inclusion criteria. Of the[illegible] patie[illegible] were in the treatment groups (1868 received chloroquine, 3783 received chloroquine with [illegible]macr[illegible]e, 3016 [illegible]eived hydroxychloroquine, and 6221 received hydroxychloroquine with a macrolide) and [illegible] pati[illegible] in t[illegible]e control group. 10 698 (11·1%) patients died in hospital. After controlling for multiple [illegible]fou[illegible] [illegible]sex, race or ethnicity, body-mass index, underlying cardiovascular disease and its risk fac[illegible] diabetes[illegible]erlying lung disease, smoking, immunosuppressed condition, and baseline disease severity), w[illegible]mpared wi[illegible]ortality in the control group (9·3%), hydroxychloroquine (18·0%; hazard ratio 1·335, 95%[illegible]457), hydr[illegible]chloroquine with a macrolide (23·8%; 1·447, 1·368–1·531), chloroquine (16·4%; 1·365, [illegible]18–1·531)[illegible]hloroquine with a macrolide (22·2%; 1·368, 1·273–1·469) were each independently associated [illegible] an increased [illegible]f in-hospital mortality. Compared with the control group (0·3%),

4-2. 2020년 4월 22일에는 <조선비즈>에 HCQ가 치료뿐만 아니라 예방적인 효과가 있을 수 있다는 논문이 발표/소개되었습니다.

"클로로퀸, 국내 첫 임상연구서 전원 음성"...예방효과 있을까

조선비즈 전효진 기자

https://biz.chosun.com/site/data/html_dir/2020/04/22/2020042200623.html

입력 2020.04.22. 08:45

신종 코로나바이러스 감염증(코로나19) 치료제로 가능성을 주목받고 있는 하이드록시클로로퀸의 코로나19 감염 예방 효과를 알아보기 위한 임상시험이 국내에서 처음으로 이뤄졌다. 임상연구에 최종적으로 참여한 사람들 전원은 음성 판정을 받았다.

4-3. 2020년 6월 영문판 대한의학협회지(J Korean Med Sci 2020 Jun 35(24):e231)에 HCQ 복용 중인 류마티스 환자에게서 코로나(COVID-19)가 발생하여 HCQ +AZM(아지쓰로마이신)을 사용하여 치료하였다는 증례 보고를 하였습니다. 논문 게재가 6월에 이루어졌으니, 우리나라에서도 코로나(COVID-19) 치료에 2020년 초기부터는 HCQ를 일상적으로 사용하고 있었음을 알 수 있습니다. 즉, 코로나(COVID-19) 치료에 HCQ를 사용하는 것은 사이비 치료가 아니고, <치료 효과를 오인하게 하는> 사이비 치료도 아니며, 서울대병원과 보라매병원 등에서—물론 다른 병원 등에서도—치료에 사용하고 있는 과학적으로 치료 효과가 입증된 치료로 <사이비 치료나 신의료 기술>이 아닙니다.

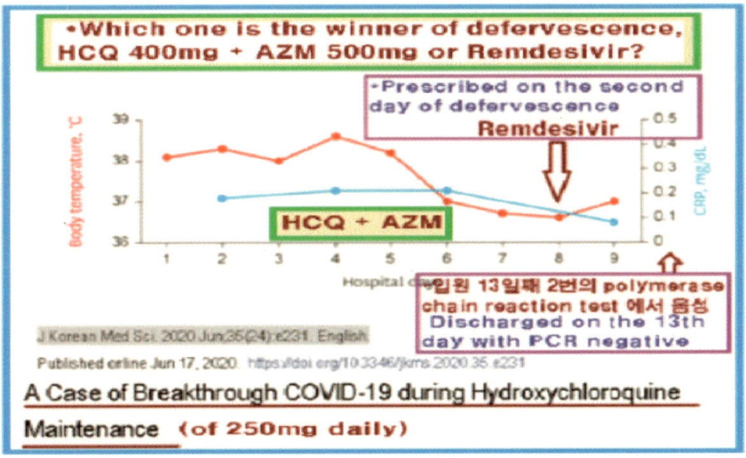

4-4. 외국의 문헌들까지를 찾아보면, 거의 대부분의 전라북도 의사회원이나 전주시 의사 회원 분들이 생각하듯이, 제가 유튜브를 통해 2020년 8월 23일 방영한 내용인 코로나 (COVID-19) 치료에 HCQ를 사용하는 것이 <전혀 신의료 기술>이 아니며, 치료 효과가 없는데 마치 있는 것처럼 <치료 효과를 오인하게 하는> 사이비 치료가 아님을 증명하고 있

습니다.

4-4-1: 121개의 COVID-19 환자 치료에 사용한 HCQ의 연구 결과의 메타 분석의 결과 COVID-19 치료에 HCQ 는 사망률, 입원률 등을 의미있게 63% 낮추는 것으로 결론지었다.

HCQ is effective for COVID-19 when used early: analysis of 121 studies

Covid Analysis, October 20, 2020 (Version 4, October 24, 2020)

https://hcqmeta.com/

- HCQ is effective for COVID-19. The probability that an ineffective treatment generated results as positive as the 121 studies to date is estimated to be 1 in 27 million (p = 0.000000037).
- Early treatment is most successful, with 100% of studies reporting a positive effect and an estimated reduction of 63% in the effect measured (death, hospitalization, etc.) using a random effects meta-analysis, RR 0.37 [0.29-0.48].
- 100% of Randomized Controlled Trials (RCTs) for early, PrEP, or PEP treatment report positive effects, the probability of this happening for an ineffective treatment is 0.002.
- There is evidence of bias towards publishing negative results. Significantly more retrospective studies report negative results compared to prospective studies, p = 0.04.
- Significantly more studies in North America report negative results compared to the rest of the world, p = 0.003.

4-4-2: 2020년 5월에는 코로나 (CVOD-19) 질병의 전 과정에 대해 그동안 논문들을 검토하여 코로나 질병의 진행 과정 및 치료 방법 등을 종합적으로 요약하는 논문도 나와 있습니다.

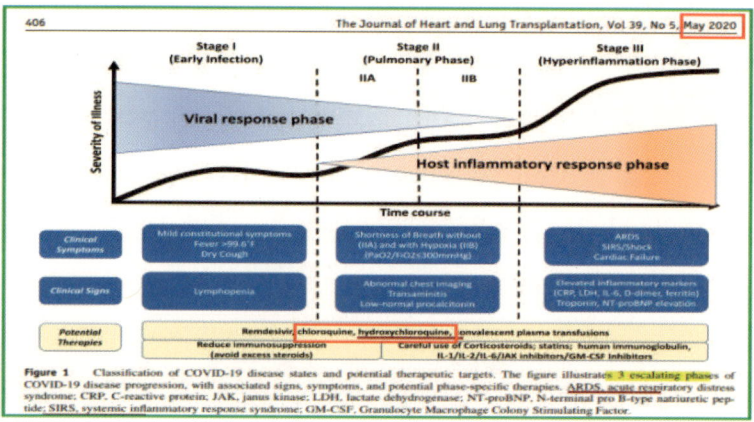

406 The Journal of Heart and Lung Transplantation, Vol 39, No 5, May 2020

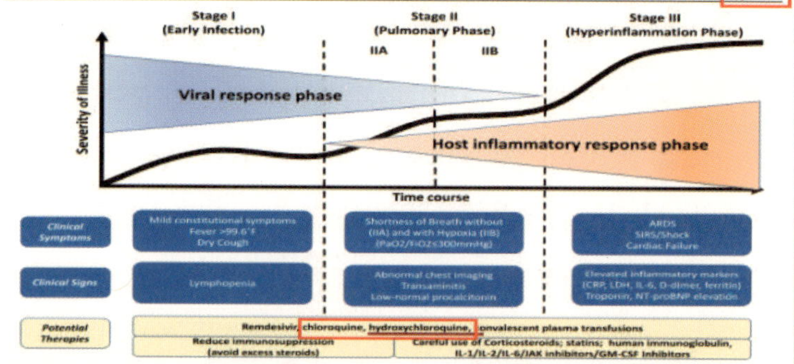

Figure 1 Classification of COVID-19 disease states and potential therapeutic targets. The figure illustrates 3 escalating phases of COVID-19 disease progression, with associated signs, symptoms, and potential phase-specific therapies. ARDS, acute respiratory distress syndrome; CRP, C-reactive protein; JAK, janus kinase; LDH, lactate dehydrogenase; NT-proBNP, N-terminal pro B-type natriuretic peptide; SIRS, systemic inflammatory response syndrome; GM-CSF, Granulocyte Macrophage Colony Stimulating Factor.

4-4-3. 더구나 다음 표에 보이는 바와 같이 2019년 12월경부터 이미 코로나 (COVID-19)을 HCQ + AZM(아지쓰로마이신) 등으로 치료하는 것에 대해서 의료보험 청구 코드가 설정되어 있고 보험금 지급을 하고 있으니, 전라북도 의사회 대부분의 회원들이나 전주시 의사회 회원들께서 우려하고 계시듯이, 제가 어떤 <1. 평가받지 아니한 신의료 기술, 2. 치료 효과를 오인하게 하는 내용>으로 치료하고 (전주시 의사회에서 주장하고 있듯이) 있거나 광고하고 있는 것이 아닙니다.

상병코드	상병명
B342	상세불명 부위의 코로나바이러스감염
B972	다른 장에서 분류된 질환의 원인으로서의 코로나바이러스
U071	바이러스가 확인된 코로나바이러스 질환 2019 [바이러...
U071	코로나-19 NOS
U072	바이러스가 확인되지 않은 코로나바이러스 질환 2019 ...

5. 결어 이상의 해명으로 제가 전라북도 의사회나 전주시 의사회와 여러 회원들께서 우려하고 있듯이, 의료법 제17조 2항(처방전)을 위반하고 있거나, <1. 평가받지 아니한 신의료 기술, 2. 치료 효과를 오인하게 하는 내용>으로 치료하고 있거나 광고하고 있는 것>이 아님을 확인시켜 드렸습니다. 저의 해명을 통하여 특히 전주시 의사회와 의사 회원들이 가지고 있던 우려 사항들을 해소하시고 코로나 상황 속에서 제가 발표한 논문들(AJEPH ID-31, ID-34, ID-39)도 참고해 보시면, 아마도 The Great Barrington Declaration(https://gbdeclaration.org/)에 같이 참여하여야 하겠다는 생각도 드실 것입니다.

독재 정치의 한 방편으로 사용되고 있는 현 코로나 상황을 과학적으로 타개해 나가는데 의사 회원들 모두가 또 각자가 개별적으로 힘을 합하여 나갈 수 있기를 희망합니다. 전주시 회원 또 전라북도 회원의 많은 분들이 건강하시고 축복되시고 멋지고 보람 있는 생활을 하시기를 기원합니다. 감사합니다.

〈홉킨스 전일내과 의원장 전기엽 올림〉

3. 보험 회사들의 소송

2018년 9월, 삼성화재보험, 케이비 KB 손해 보험, 디비 DB 손해 보험, 흥국 화재 손해 보험, 현대 해상 화재 손해 보험에서, 서울지방법원 및 전주 지방법원에 홉킨스 전일내과를 〈부당 이득금 반환 청구 소송〉으로 민사 소송을 당했던 사건:

개인정보유출주의 제출자:법무법인 소명, 제출일시:2018.09.17 15:35, 출력자:박복환, 다운로드일시:2022.09.16 17:13

소　　장

원　　고　　삼성화재해상보험 주식회사
서울 서초구 서초대로74길 14 (서초동, 삼성물산(주))
대표이사 최영무
원고 소송대리인
법무법인 소명
서울 서초구 서초중앙로 118 (서초동, 카이스시스템빌딩)
담당변호사: 권정두, 김민정, 전재중
(전화: 02-593-0525　팩스: 02-593-0526
이메일: master@somyoung.com)

피　　고　　전기엽
전주시 덕진구 송천중앙로 154, 홉킨스전일내과(송천동1가, 국민은행)

부당이득금

청 구 취 지

1. 피고는 원고에게 6,269,900원 및 이 사건 소장 부본 송달일 다음날부터 다 갚는 날까지 연 15%의 비율에 의한 금원을 지급하라.
2. 소송비용은 피고가 부담한다.
3. 제1항은 가집행 할 수 있다.

라는 판결을 구합니다.

청 구 원 인

1. 보험계약의 체결

원고는 별지에 각 기재된 피보험자들과 "실손의료비담보" 가 포함된 보험계약을 체결하였고, 이에 따라 원고는 동 피보험자들이 병원진료를 받고 지불한 의료비를 실손의료비 보험금으로 보상합니다.

2. 원고의 보험금의 지급

별지 목록 기재 피보험자들은 피고 전기엽이 운영하는 홉킨스 전일내과에서 "비침습적 무통증신호요법"을 시술받고 "비급여" 진료비로 지급한 후 원고에게 해당 비용을 실손의료비 보험금으로 청구하여 원고로부터 보험금을 지급받았습니다.

3. 피보험자들의 피고에 대한 부당이득반환청구권

가. 소위 '임의비급여' 진료행위의 위법성

'요양급여'란 건강보험에 포함된 행위비, 약제비, 치료재료비 등을 말하는 것으로 국민건강보험법에 근거하여 비급여대상으로 정한 것을 제외한 일체의 것을 의미하고, 국민건강보험법에 근거하여 요양급여의 대상에서 제외되어 환자가 전액 부담하여야 하는 것으로 정하여진 것을 **'비급여'**라고 합니다.[1] (단일 의료행위에

[1] **국민건강보험법 제41조(요양급여)** ① 가입자와 피부양자의 질병, 부상, 출산 등에 대하여 다음 각 호

- 1 -

* 첨부 - 서울중앙지방법원 2017. 3. 30. 선고 2016나81057판결 (심리불속행 상고기각)

입 증 방 법

갑 제1호증	보건복지부 공고 제2013-114호 해당 부분
갑 제2호증	보건복지부 고시 제2014-77호 해당 부분
갑 제3호증	비침습적 무충종 신호요법 관련 민원 회신

첨 부 서 류

위임장	1부
담당변호사지정서	1부

2018. 9.

위 원고 소송대리인

법무법인 소 명

담당변호사 전 재 중

담당변호사 권 정 두

- 10 -

개인정보유출주의 제출자:법무법인 샘, 제출일시:2019.09.02 11:06, 출력자:박복환, 다운로드일시:2022.09.16 17:13

2018가소1876181 부당이득금 서울중앙지방법원 민사 제7단독(소액) 변론기일 추정신청서 1 / 1

변론기일 추정신청서

사 건 2018가소2731928 부당이득금

원 고 삼성화재해상보험 주식회사

피 고 전기영

현재 이 사건에 대하여 19. 9. 5. 11:30 변론기일이 예정되어 있으나, **이 사건과 동일한 내용의 소송이 전국 법원에서** 보험사와 피고 병원을 달리하여 **집단적으로 진행되고 있으므로**(귀원 2018가합588527(원고 케이비손해보험), 귀원 2018가단5183999(2018머624660, 원고 디비손해보험), 2018가단5177147(삼성화재해상보험) 등), **위 고액 합의부 사건 내지 중액 단독 사건의 재판 종결 이후로 기일을 추정하여 주시기 바랍니다(실제로 다른 페인스크램블러 관련 소액사건 재판부에서도 기일추정 결정을 하고 있습니다).**

2019년 9월 2일 (월)

위 피고의 소송대리인

법무법인 샘

담당변호사 박 복 환

서울중앙지방법원 민사 제7단독(소액) 귀중

사실조회서에 대한 답변

□ **사건번호**

○ 서울중앙지방법원 사실조회서 2018가소 2731928

□ **회신내용**

○ 건강보험심사평가원(이하, 심사평가원)은 「국민건강보험법」(이하 "건강보험법" 이라 함) 제47조 및 동 법 시행규칙 제20조제1항에 따라 요양기관의 요양급여비용에 대한 심사청구를 받으면 그 **'요양급여비용 심사청구 내용이 건강보험법 제41조제3항 및 제4항에 따른 요양급여의 기준 및 법 제45조제4항에 따라 보건복지부장관이 고시한 요양급여비용의 명세에 적합한지 여부'** 를 심사하고 있음

○ 또한, **건강보험법 제48조제1항**에서는 **가입자나 피부양자는 본인일부부담금 외에 자신이 부담한 비용**이 제41조제4항에 따라 **요양급여 대상에서 제외되는 비용인지 여부에 대하여 심사평가원에 확인을 요청할 수 있다고 규정**하고 있음

- 상기 법령에 근거하여 심사평가원은 **가입자나 피부양자가 요양급여 대상 여부의 확인 신청** 시 **제출한 '진료비 계산서·영수증(국민건강보험 요양급여의 기준에 관한 규칙 별지 제6호 내지 별지 제12호)'** 을 토대로 요양기관에서 **진료기록부, 영상자료 등 필요한 자료**를 제출받아, 국민건강보험법령 및 급여기준 등에 의거 요양급여대상에 해당하는지 여부를 확인하여 그 결과를 통보하는 업무를 수행하고 있음

- 1 -

○ 따라서, 요양(의료)급여 대상여부 확인 요청은 가입자 및 피부양자가 자신이 부담한 비용에 대하여 심사평가원에 확인을 요청토록 하는 제도이므로 귀 법원에서 사실조회 신청한 개별 진료기록부 검토 사안은 감정에 준하는 사안으로 심사평가원의 업무권한 외의 내용이기 때문에 답변 불가함

○ 또한, 원고 측에서 주장한 민법 제404조 제1항에 따른 원고의 대위행사는 수진자의 부당이득반환 청구에 대한 대위행사라는 주장으로 보이므로 국민건강보험법 제48조에 따른 요양(의료)급여대상여부 확인에 대한 대위행사로 판단되지 않음

대법원 항고를 할 시점에서 원고측이 소취하를 하거나 <기각> 판결을 받아서, 위의 <케이비 KB 손해 보험>, < 디비 DB 손해 보험>, <삼성 화재 보험>, <흥국 화재 손해 보험>, <현대 해상 화재 손해 보험> 등의 원고가 패하였고, <홉킨스 전일내과>인 피고가 승리하였다.

소송 기간(期間)인 2018년부터 2022년에 이르는 기간 동안 각 손해 보험 회사들이 집요하게 환자들을 찾아가서 만나고 <소송 위협> 등을 하면서, 원고인 자신들이 승리하고자 하였다.

그러나 하나님께서 계속해서 하나님의 전신갑주를 입혀 주셔서, 이 세상의 "정사들과 권능들과 이 세상 어둠의 치리자들과 높은 처소들에 있는

소취하서

사 건	2018가소2731928 부당이득금	[담당재판부:민사7단독(소액)]
원 고	삼성화재해상보험 주식회사	
피 고	전기엽	

이 사건에 관하여 원고는 소를 전부 취하합니다.

2022.09.01

원고 삼성화재해상보험 주식회사

서울중앙지방법원 귀중

◇ 유의사항 ◇

1. 소취하 효과가 발생하면 민사소송 등 인지법 제14조에 따라 소장에 붙인 인지액의 1/2에 해당하는 금액(인지액의 2분의 1에 해당하는 금액이 10만원 미만이면 인지액에서 10만원을 빼고 남은 금액)의 환급을 청구할 수 있습니다. 다만, 이미 제출한 소송 등 인지의 납부서에 환급계좌를 기재한 경우에는 환급청구가 있는 것으로 봅니다.
2. 연락처란에는 언제든지 연락 가능한 전화번호나 휴대전화번호를 기재하고, 그 밖에 팩스번호, 이메일 주소 등이 있으면 함께 기재하기 바랍니다.

영적 사악함"(엡 6:11-13)을 물리칠 수 있었다.

그러나 그 소송 4년의 기간 동안 환자들이 〈홉킨스 전일내과〉를 기피하게 만들었고, 저의 진료를 위축시켜서, 수 천만원을 주고 구입한 〈페인 스크램블러〉라는 기계를 지금은 거의 놀리고 있는 형편이다.

〈케이비 손해 보험〉, 〈디비 손해 보험〉, 〈삼성 화재 보험〉 〈홍국 화재 손해 보험〉 〈현대 해상 화재 손해 보험〉 등에서 민사 소송을 당하

소취하 동의서

사　건　2018가소2731928 부당이득금
원　고　삼성화재해상보험 주식회사
피　고　전기엽

위 사건에 관하여 피고의 소송대리인은 원고의 소취하에 대하여 동의합니다.

2022년 9월 6일 (화)
위 피고의 소송대리인
법무법인 샘
담당변호사 박 복 관

서울중앙지방법원 민사 제7단독(소액) 귀중

는 황망(慌忙)한 시기에도, 코로나19에 대한 연구를 계속하도록 하나님께서 격려해 주셔서, 코로나19에 관련된 논문을 발표하고 이것을 법원에 보조 증거 자료로 제출하기도 하였다. 다음은 법원에 제출한 보조 증거 자료이다.

American Journal of Epidemiology and Public Health (미국 역학 및 보건학회지)

2020년 7월호에 게재된 피고 전기엽의 논문 요약:
논문 제목: "하이드록시 클로로퀸"을 코로나 환자 치료에 사용하지 않는 문제들. (Problems of Not-using Hydroxych loroquine for COVID-19 patients)

요약

1. 최근 미국 코로나 대책 위원회의 발표들에서 "하이드록시 클로로퀸" 약의 효용성에 대한 발언이 없어졌는데, 이는 New England Journal of Medicine(NEJM, 뉴 잉글랜드 의학 저널)에 실린 블웨어 의사의 논문에 의한 영향이 크다.
2. 미네소타 대학의 블웨어 교수의 논문은 "방법론"이 잘못되어 있어서 신빙성이 없다.
   1) 연구 대상을 1,242명으로 설정했으나 정작 821명만 연구에 참여하여, 통계학적으로 알파-에러(alpha-error)와 베타-에러(beta-error)가 너무 커져서 연구 결과를 신빙할 수 없다.
   2) 연구 결과에 821명을 기준으로 발표하였으나, 정작 95명은 전체의 연구 기간의 추적 검사에 응하지 않았고 환자 설정 조건에 맞지 않는 환자들도 포함되어 있었기에, 연구 결과는 821명이 아닌 725명에 한정하여 발표했어야 했다. 그러나 이렇게 하면 알파-에러와 베타-에러가 더더욱 커져서 연구는 이루어 질 수가 없다.
   3) 코로나 진단을 명확한 유전자 증폭(PCR) 검사에 의한 경우는 단지 20명(19%)에 지나지 않고, 나머지 87명(81%)는 임상적 증상만으로 진단한 것이어서, 유전자 증폭 검사에 의한 확진된 환자들만을 연구 대상으

로 하고 있는 최신의 연구 발표들과는 다른 기준을 사용하고 있어서, 본 연구는 받아들이기가 힘들다.

4) 제 연구와는 별도로, NEJM 6월호 닥터 마이론 코헨이 블웨어 교수의 "코로나 질병에 대한 하이드록시 클로로퀸의 예방 효과가 없다"는 논문에 대해 "본 논문은 검사실의 확진 검사가 부족하여 신빙성이 없고, 질병 특이성을 확증할 수 없다. This trial has many limitations, acknowledged by the investigators. The trial methods did not allow consistent proof of exposure to SARS-CoV-2 or consistent laboratory confirmation that the symptom complex that was reported represented a SARS-CoV-2 infection. Indeed, the specificity of participant-reported Covid-19 symptoms is low,6 so it is hard to be certain how many participants in the trial actually had Covid-19."라고 발표했습니다.

(아래는 마이론 코헨 교수의 편집자글 일부입니다.)

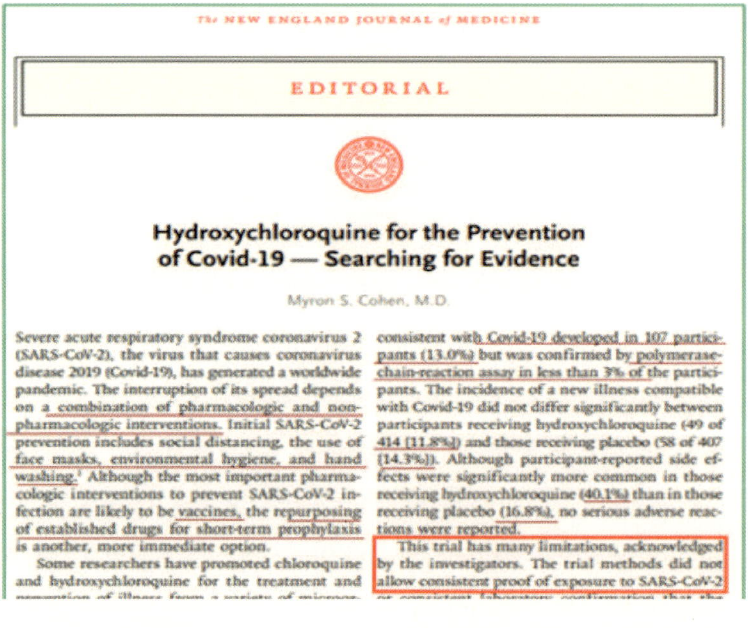

The NEW ENGLAND JOURNAL of MEDICINE

EDITORIAL

Hydroxychloroquine for the Prevention of Covid-19 — Searching for Evidence

Myron S. Cohen, M.D.

Severe acute respiratory syndrome coronavirus 2 (SARS-CoV-2), the virus that causes coronavirus disease 2019 (Covid-19), has generated a worldwide pandemic. The interruption of its spread depends on a combination of pharmacologic and nonpharmacologic interventions. Initial SARS-CoV-2 prevention includes social distancing, the use of face masks, environmental hygiene, and hand washing.[1] Although the most important pharmacologic interventions to prevent SARS-CoV-2 infection are likely to be vaccines, the repurposing of established drugs for short-term prophylaxis is another, more immediate option.

Some researchers have promoted chloroquine and hydroxychloroquine for the treatment and

consistent with Covid-19 developed in 107 participants (13.0%) but was confirmed by polymerase-chain-reaction assay in less than 3% of the participants. The incidence of a new illness compatible with Covid-19 did not differ significantly between participants receiving hydroxychloroquine (49 of 414 [11.8%]) and those receiving placebo (58 of 407 [14.3%]). Although participant-reported side effects were significantly more common in those receiving hydroxychloroquine (40.1%) than in those receiving placebo (16.8%), no serious adverse reactions were reported.

This trial has many limitations, acknowledged by the investigators. The trial methods did not allow consistent proof of exposure to SARS-CoV-2

대한민국과 터키는 코로나 환자에게 "하이드록시 클로로퀸"을 포함하는 치료를 하고 있고 이들 국가의 코로나 질병 사망률은 각각 2.24%와 2.62%인데, "하이드록시 클로로퀸" 사용을 오히려 막고 있는 (recommended against use of Hydroxychloroquine) 미국의 사망률은 5.19%로서, "하이드록시 클로로퀸"을 치료 약제에 포함시키느냐 시키지 않느냐에 따라 코로나 질병 사망률이 2.57-2.95% 차이가 나고 있다.

또한 Vit C, Vit D, Zn(아연) 등이 코로나 바이러스의 세포 내 유입과 세포내 재생산을 방지하는 기능 등으로 코로나 치료 및 예방에 있는 것으로 알려져 있다. 따라서 Vit C, Vit D, 아연, 하이드록시 클로로퀸, 및 아지쓰로마이신 등을 코로나 환자의 치료에 도입하는 것을 권고한다.

본 논문은 동료들의 심사(Peer Review)에서 다음과 같은 평가를 받았습니다.

Review Comments: Very valuable work and would benefit people all over the world.

(매우 가치가 있고, 세계적으로 많은 사람들에게 도움이 될 것입니다.)

4장

전주시보건소 민원-23824
_코로나진실규명의사회의
대외 활동

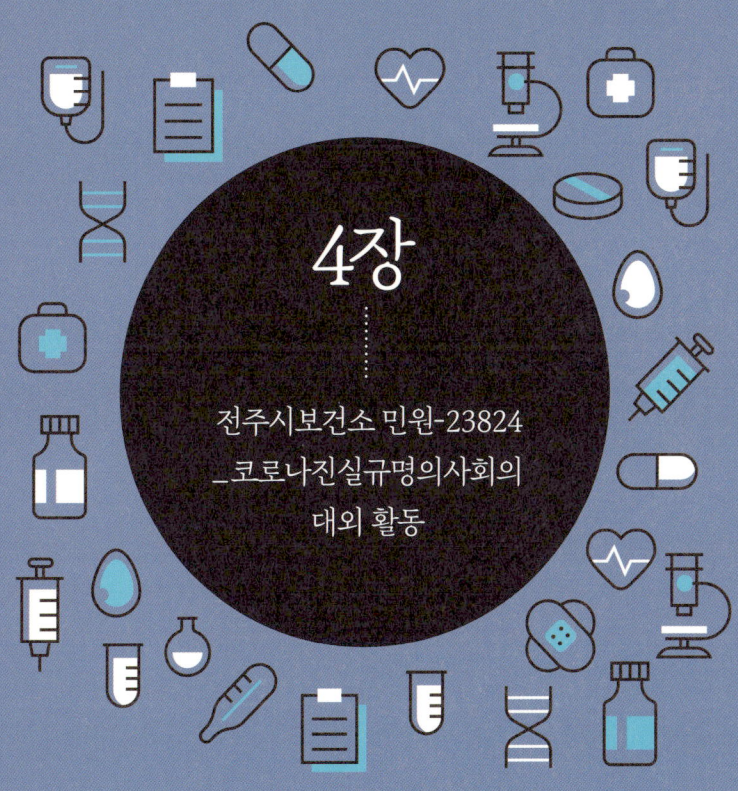

4장

전주시보건소 민원-23824_코로나진실규명의사회의 대외 활동

엄마 말을 듣지 않는 한 젊은 민원인의 민원에 의하여, 전주시 보건소에서 홉킨스 전일내과를 3차례 방문 조사하여, 의료법 위반으로 고발하려 한 사건에 대한 개요:

병원이 의료법을 위반하면 병원 문을 닫아야 하는 행정 처분뿐만 아니라 담당 의사는 형무소에도 가게 될 수 있는 상황이 일어날 수 있습니다. 제가 이러한 개인적인 불명예와 불이익을 받지 않도록 이 세상 속에서 막아 주시고(이미 하늘에서는 저를 보호하는 천사가 하나님 앞에서 저를 보호하고 변호하고 있었겠지만), 저에게서 매일 약 10명-30명의 코로나19 질병 치료와 코로나19 백신 해독 치료를 받으시는 환자분들(매일 10명 * 30일* 12개월* 3년 = 10,800 명 예상)까지도 보호해 주신 주님의 자녀들을 일일이 호명하고 찾아뵙고 감사드릴 수는 없어도, 적어도 그분들이 남겨주신 전주시 보건소 홈피의 열린 광장에 실린 그 분들의 글 제목과 성(姓, family name, 아빠의 성만을 자녀들이 갖게 되는 것을 여성분들 중 어떤 분들은 갱년기가 되면 갑자기 깨닫게 되는 경우들이 있고, 내가 저 '원수-남편' 때문에 인생을 망쳤다고 생각하시는 분들이 계신데, 실망하지 마시라, 姓 이라는 말이 여자—엄마에게서 태어났다—는 것을 의미하고 있습니다.)이라도 이 책에 실어서 감사함을 표하는 것이 저의 도리라고 생각됩니다.

1. 개요

발신: 홉킨스 전일내과의원

수신: 민원 접수 (2021.12.27.) 보건행정과 23824.

제목: 민원 접수에 따른 답변 자료 제출

민원 내용:

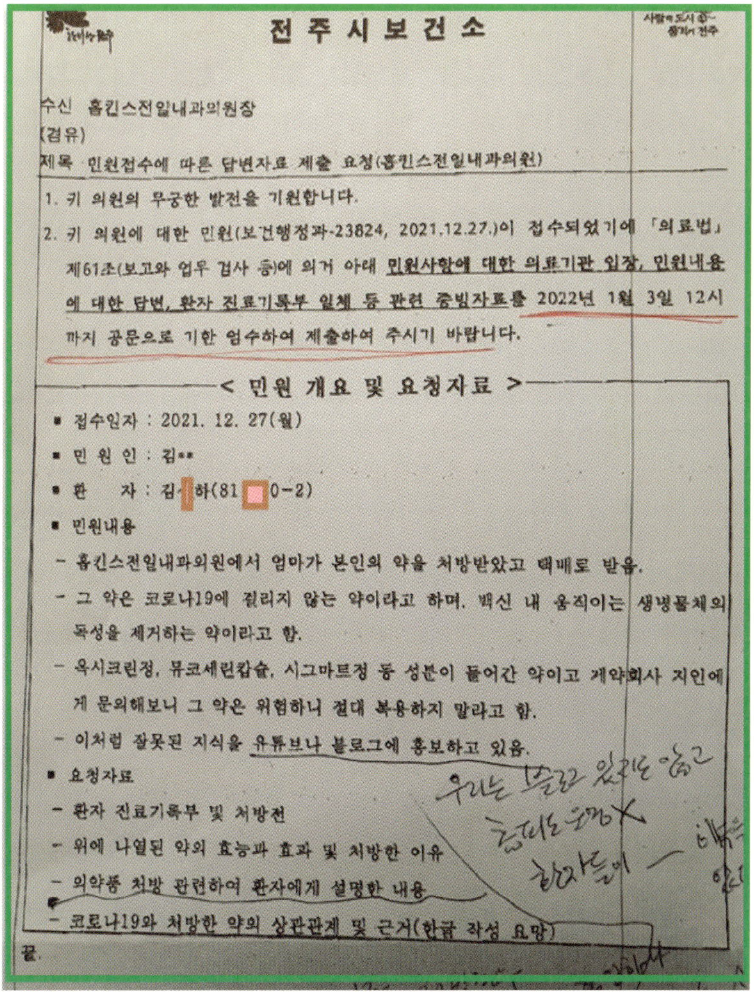

전 주 시 보 건 소

수신 홉킨스전일내과의원장
(경유)
제목 민원접수에 따른 답변자료 제출 요청(홉킨스전일내과의원)

1. 귀 의원의 무궁한 발전을 기원합니다.
2. 귀 의원에 대한 민원(보건행정과-23824, 2021.12.27.)이 접수되었기에 「의료법」 제61조(보고와 업무 검사 등)에 의거 아래 민원사항에 대한 의료기관 입장, 민원내용에 대한 답변, 환자 진료기록부 일체 등 관련 증빙자료를 2022년 1월 3일 12시까지 공문으로 기한 엄수하여 제출하여 주시기 바랍니다.

< 민원 개요 및 요청자료 >

- 접수일자 : 2021. 12. 27(월)
- 민 원 인 : 김**
- 환 자 : 김[redacted]하(81[redacted]0-2)
- 민원내용
  - 홉킨스전일내과의원에서 엄마가 본인의 약을 처방받았고 택배로 받음.
  - 그 약은 코로나19에 걸리지 않는 약이라고 하며, 백신 내 움직이는 생명물체의 독성을 제거하는 약이라고 함.
  - 옥시크린정, 뮤코세린캅슐, 시그마트정 등 성분이 들어간 약이고 제약회사 지인에게 문의해보니 그 약은 위험하니 절대 복용하지 말라고 함.
  - 이처럼 잘못된 지식을 유튜브나 블로그에 홍보하고 있음.
- 요청자료
  - 환자 진료기록부 및 처방전
  - 위에 나열된 약의 효능과 효과 및 처방한 이유
  - 의약품 처방 관련하여 환자에게 설명한 내용
  - 코로나19와 처방한 약의 상관관계 및 근거(한글 작성 요망)

끝.

2. 홉킨스 전일내과의 답변서

1) 환자 진료기록부 및 처방전

2) 위에 나열된 약의 효능과 효과 및 처방한 이유:

혹시크로닌은 하이드록시크로린(HCQ)이며, 정부나 질병청에서 주장하고 있는 것과는 달리 코로나 치료 및 코로나 예방에 효과가 있다고 과학적으로 입증된 약입니다. 또한 HCQ는 임신부나 수유부에도 투약할 수 있는 안전한 약으로 이미 알려져 있습니다. <제약 회사 지인에게 문의해보니 그 약은 위험하니 절대 목용하지 말라고 함>이라는 말은 전혀 사실 무근한 말로, 이러한 주장은 오히려 저에 대한 명예 훼손을 제가 주장할 수 있는 것입니다.

우리나라 전략위원회에서 2020년 6월 25일에 HCQ + AZM을 사용하면 2.93배의 사망을 일으킨다는 주장을 하여 잘못을 범했습니다. 이 주장은 철회된 Lancet 논문을 인용한 것으로, 란셋 논문이 철회된 뒤에도, 국가전략위원회는 그들의 잘못을 수정하지도 않았고 사과를 하지도 않았습니다. 그래서 현재 우리나라가 코로나 조기 치료에 HCQ + AZM 치료를 하지 않아서 현재 71% 의 환자를 더 사망하게 만들고 있는 악한 일을 행하고 있습니다.

참고로 많은 사람들 특히 미국 네브라스카 주 사법장관은 2020년 HCZ와 Ivermectin을 코로나 환자의 치료와 예방에 사용할 수 있다는 것을 허용하는 그의 공문에서, 철회된 Lacet 논문을, "연구 비리의 놀라운 표본", "기념비적인 사기 행각"이라고 호칭하고 있습니다. 또한 아래의 삽화는 현재의 화이저 제약 회사를 FDA, CDC, 각국 정부가 우상 받들 듯이 섬기고 있음을 해학적으로 그리고 있습니다.

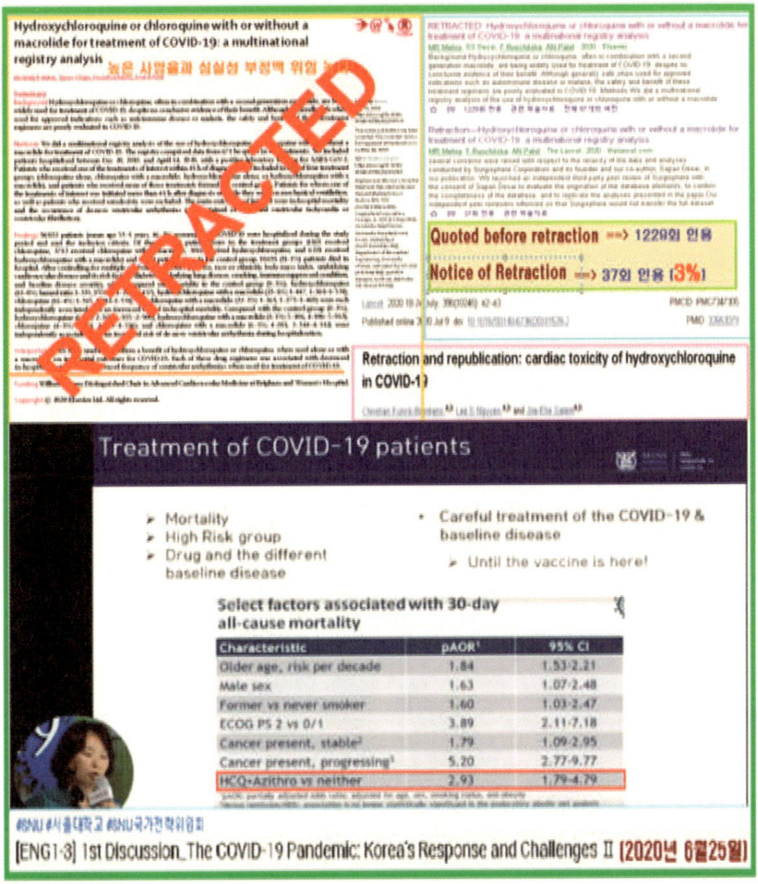

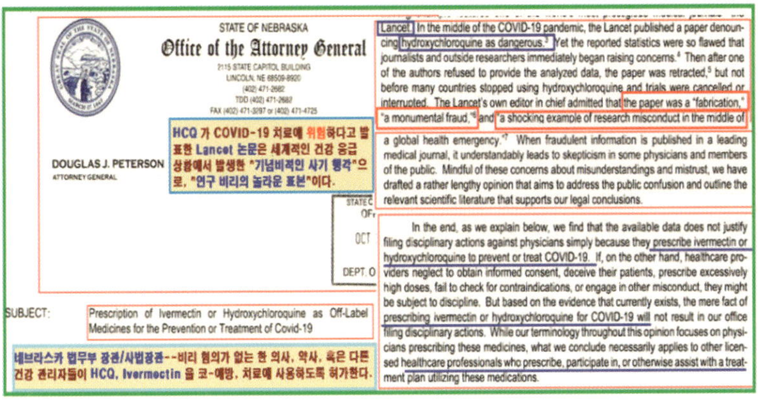
STATE OF NEBRASKA

Office of the Attorney General

2115 STATE CAPITOL BUILDING
LINCOLN, NE 68509-8920
(402) 471-2682
TDD (402) 471-2682
FAX (402) 471-3297 or (402) 471-4725

DOUGLAS J. PETERSON
ATTORNEY GENERAL

HCQ 가 COVID-19 치료에 위험하다고 발표한 Lancet 논문은 세계적인 건강 응급 상황에서 발생한 "기념비적인 사기 행각"으로, "연구 비리의 놀라운 표본"이다.

SUBJECT: Prescription of Ivermectin or Hydroxychloroquine as Off-Label Medicines for the Prevention or Treatment of Covid-19

네브라스카 법무부 장관/사법장관--비리 혐의가 없는 한 의사, 약사, 혹은 다른 건강 관리자들이 HCQ, Ivermectin 을 코-예방, 치료에 사용하도록 허가한다.

Lancet. In the middle of the COVID-19 pandemic, the Lancet published a paper denouncing hydroxychloroquine as dangerous.[3] Yet the reported statistics were so flawed that journalists and outside researchers immediately began raising concerns.[4] Then after one of the authors refused to provide the analyzed data, the paper was retracted,[5] but not before many countries stopped using hydroxychloroquine and trials were cancelled or interrupted. The Lancet's own editor in chief admitted that the paper was a "fabrication," "a monumental fraud,"[6] and "a shocking example of research misconduct in the middle of a global health emergency."[7] When fraudulent information is published in a leading medical journal, it understandably leads to skepticism in some physicians and members of the public. Mindful of these concerns about misunderstandings and mistrust, we have drafted a rather lengthy opinion that aims to address the public confusion and outline the relevant scientific literature that supports our legal conclusions.

In the end, as we explain below, we find that the available data does not justify filing disciplinary actions against physicians simply because they prescribe ivermectin or hydroxychloroquine to prevent or treat COVID-19. If, on the other hand, healthcare providers neglect to obtain informed consent, deceive their patients, prescribe excessively high doses, fail to check for contraindications, or engage in other misconduct, they might be subject to discipline. But based on the evidence that currently exists, the mere fact of prescribing ivermectin or hydroxychloroquine for COVID-19 will not result in our office filing disciplinary actions. While our terminology throughout this opinion focuses on physicians prescribing these medicines, what we conclude necessarily applies to other licensed healthcare professionals who prescribe, participate in, or otherwise assist with a treatment plan utilizing these medications.

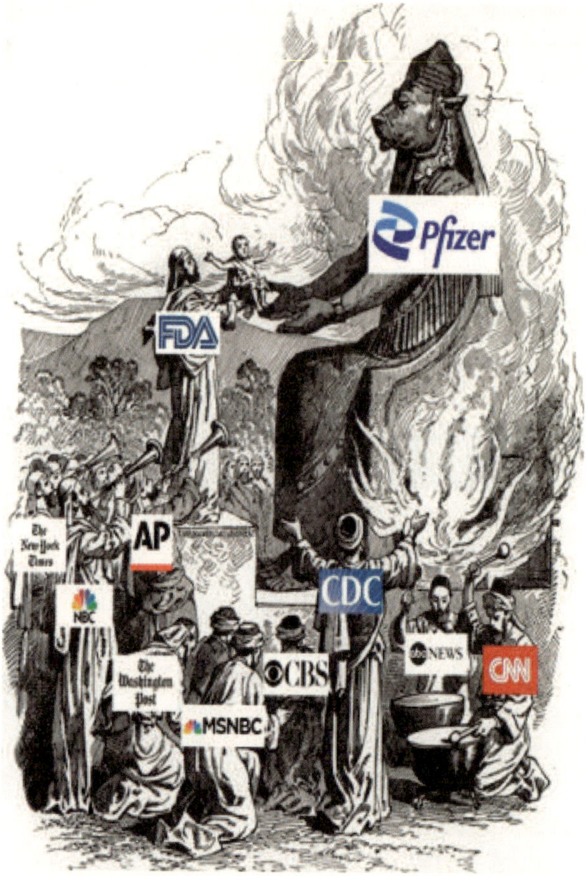

여기에 사용된 약들에 대한 효능은 다음과 같습니다. 일반적인 사람들이 알고 있는 첫 번째 효능 말고 다른 효능들이 있고, 그러한 효능을 가지고 사용하고 있는데, 사람들은 자신들이 알고 있는 얄팍한 지식을 가지고 세계의 최일선을 달리면서 많은 환자들을 치료하고 있는 사람들의 발목을 잡고 있습니다.

멜라토닌? 미국 클리블랜드 클리닉 러너 연구소는 2만6779명의 코로나19 환자 의료 기록을 바탕으로 검사한 결과 코로나19 사망률을 높이는 것은 '호흡곤란증후군'과 '패혈증'이었다. 연구 결과, 멜라토닌 사용은 코로나19 양성 반응 가능성을 30% 감소시키는 것으로 나타났다. 멜라토닌이 호흡기 증상 완화에 도움을 주는 이유는 '면역 작용' 작용 때문이다. 면역 작용 외에도 멜라토닌은 강력한 항염증·항산화 작용으로 급성폐손상, 급성호흡곤란증후군 등의 완화에 효과가 있는 것으로 알려졌다. 패혈증에도 임상적 효과가 있다는 연구가 영국 왕립 약사회 저널에 실리기도 했다. 면역 증강 및 코로나 바이러스 침입과 증식 억제, 산화 그라핀 파괴를 돕는 면역 증강 작용.

하이드록시 클로로퀸/ 퀘르세틴? 면역 증강 및 코로나 바이러스 침입과 증식 억제, 아연 기능을 돕는다.

아연? 면역 증강 및 코로나 바이러스 침입과 증식 억제

아스피린? 기계 호흡 (위험율HR 0.56), 사망 (HR 0.53)

피노파이브레이트 (Fenofibrate)? 코-염증 70% 감소

NAC는 글루타치온 생산의 필수 전구체인 시스테인을 제공, 글루타치온 양을 강화, 독성 대사산물에 결합, 자유라디컬 제거, 산소 전달을 증가시키고 미토콘드리아 ATP 생성을 증가시켜 미세혈관 긴장도 변화, 다른 중요 장기로 혈류 및 산소 전달을 증가시킨다. (Erhod et al, N Acetylcysteine)

비타민 디? 면역 증강 및 코로나 바이러스 침입과 증식 억제

NAC? 혈전 예방, 글루타치온 생성, 돌기 단백질과 산화 그라핀을 파괴.

글루타치온? 돌기 단백질과 산화 그라핀을 파괴. 독성 물질 제거, 백옥 주사.

솔잎차 (suramin)? 돌기 단백질과 산화 그라핀을 파괴. 돌기 단백질의 농도를 log 2 에서 log 3 으로 줄임 (1/100 에서 1/1000 으로 줄임)

이버멕틴? 코로나 돌기 단백질이 세포 이입과 세포내 증식을 억제, 트리파노소마 cruzi 기생충을 45% 에서 제거.

** 여러 싸이트중 쿠팡이 지금 까지는 제일 좋더라구요, 여러 제품이 한꺼번에 나오니까요!

하이드록시클로로퀸(HCQ)의 효용성을 밝힌 수많은 논문들에 대해 메타 분석을 하여, 하이드록시클로로퀸이나 이버멕틴이 코로나 치료와 예방에 효과가 있다는 것을 밝히고 있는 내용입니다.

HCQ FOR COVID-19

280 TRIALS, 4,563 SCIENTISTS, 398,415 PATIENTS

64% IMPROVEMENT IN 31 EARLY TREATMENT TRIALS RR 0.36 [0.28-0.46]

75% IMPROVEMENT IN 13 EARLY TREATMENT MORTALITY RESULTS RR 0.25 [0.16-0.40]

46% IMPROVEMENT IN 8 EARLY TREATMENT RCT RESULTS RR 0.54 [0.35-0.84]

21% IMPROVEMENT IN 190 LATE TREATMENT TRIALS RR 0.79 [0.74-0.84]

23% IMPROVEMENT IN 44 RANDOMIZED CONTROLLED TRIALS RR 0.77 [0.65-0.93]

SUMMARY OF RESULTS REPORTED IN HCQ STUDIES FOR COVID-19. 08/28/21. HCQMETA.COM

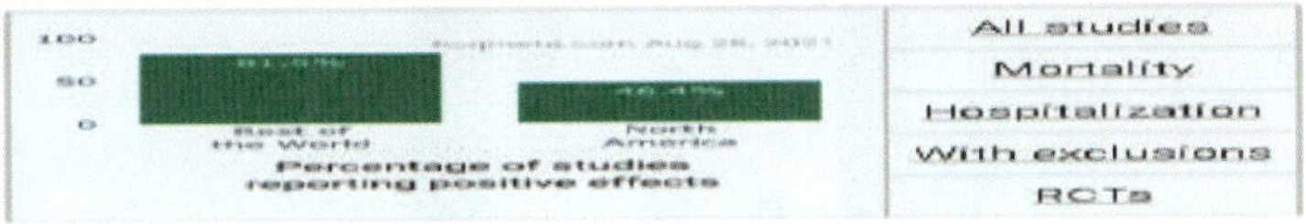

- The probability that an ineffective treatment generated results as positive as the 280 studies is estimated to be 1 in 500 trillion.
- 83% of Randomized Controlled Trials (RCTs) for early, PrEP, or PEP treatment report positive effects, the probability of this happening for an ineffective treatment is 0.0038.
- There is evidence of bias towards publishing negative results. 76% of prospective studies report positive effects, compared to 72% of retrospective studies. Studies from North America are 2.9 times more likely to report negative results than studies from the rest of the world combined, $p = 0.0000000177$.

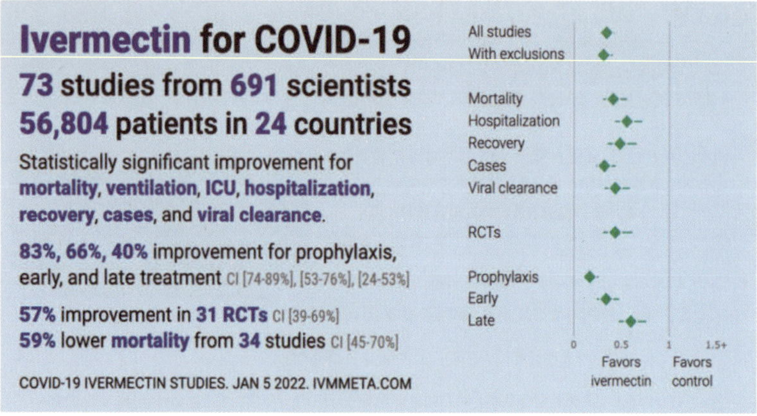

3) 의약품 처방 관련하여 환자에게 설명한 내용:

4) 코로나19와 처방한 약의 상관관계 및 근거 (한글 작성 요망):

하이드록시클로로퀸(HCQ)의 효용성dl 높기 때문에, 코로나 백신은 꺼져가는 불씨에 기름을 붓는 격으로 코로나 질환의 발생율과 사망을 높이고 있다고 설명하고 있습니다.

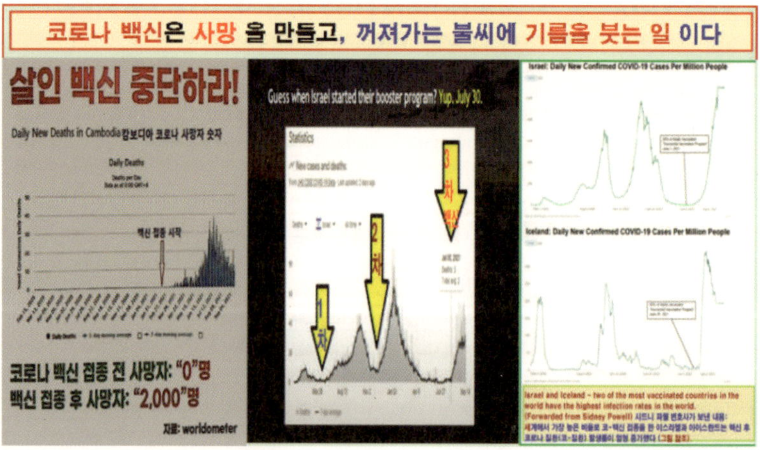

또한 지난 10년간의 모든 백신의 사망자 수효와 이상반응자 수효를 합한 것 보다도, 일년도 채 안되는 코로나 백신에 의한 사망자 수효와 이상반응자 수효가 더 많다는 것을 말해 주고 있습니다.

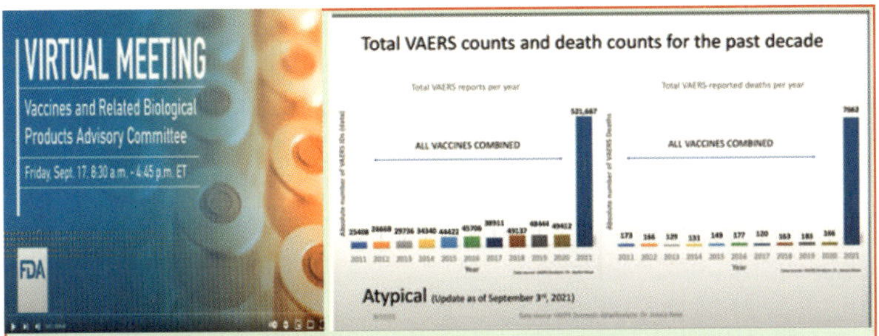

지난 10년 간의 모든 백신 vs 코로나 백신의 부작용 및 사망 수효 비교 그래프: (2021년 9월 3일까지의 통계)
코로나 백신이 지난 10년간의 모든 백신의 합병증과 사망자를 합한 수효보다 더 많은 부작용과 백신에 의한 사망자를 만들었다.

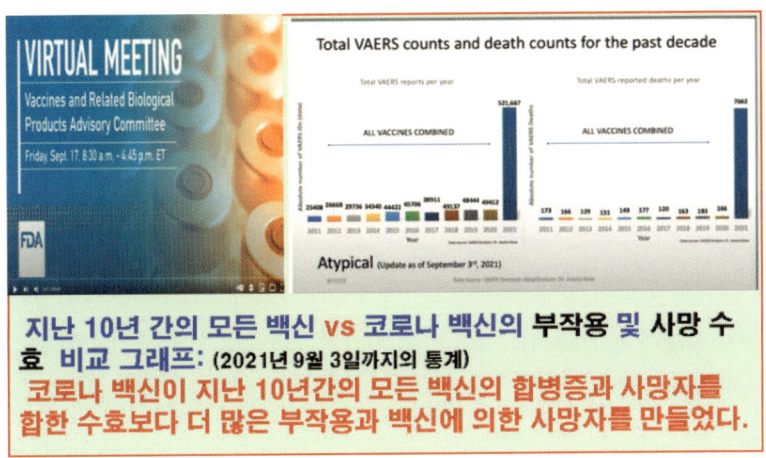

코로나 백신과는 반대로, 코로나 환자 치료와 예방에 힘을 쏟고 있는 모든 나라들, 예를 들어, 일본의 도꾜도(인국 1350만명), 인도네시아(인구 2억명), 인도의 우타 프레데시 주(인구 2억 3천만)들은 하루에 일본 5000명, 인도네시아 5만명, 인도 우타 프라디쉬 주 하루 4만명 발병하던 코로나 환자들과 그에 따른 사망자들이 코로나 치료 및 예방 Kit를 전 국민, 도민에게 투약한 이후로 급작스럽게 코로나 환자 발생과 환자 사망이 준 것을 볼 수 있습니다. 따라서 우리는 코로나 백신에 집중하지 말고, 코로나 환자 치료와 예방에 힘을 쏟아야 한다고 말하고 있습니다.

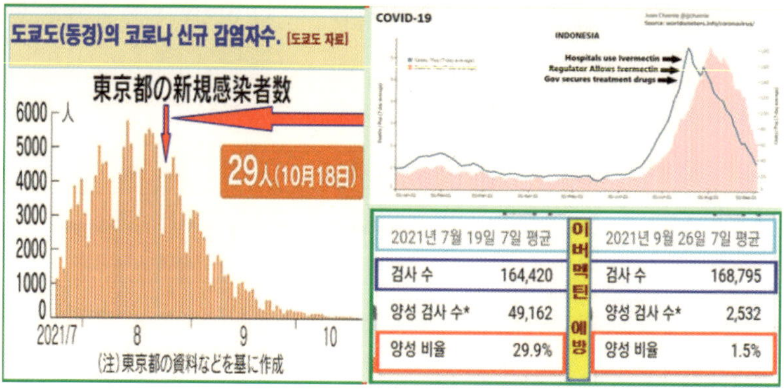

그리고 인도의 우타 프라데쉬 주에서 코로나 Kit를 나누어 주고 엄청난 코로나 예방 효과와 치료 효과를 본 것처럼, 환자들에게도 이러한 코로나 예방 kit(cocktail)로 처방을 하고 있고, 코로나 예방이나 치료를 위해서 코로나 백신 대신에 코로나 예방 및 치료 cocktail을 사용하면 코로나 예방 뿐만 아니라 치료를 할 수 있어서, "위드 코로나"가 아니라, 코로나를 이기고 "코로나를 넘어서" 일상생활로 복귀할 수 있다고 설명하고 있습니다. 아래의 인도 우타 프라데쉬 주에서 나누어주고 코로나 예방 및 치료의 현저한 효과를 본 코로나 예방 및 치료 Kit 와 본원에서 처방하고 있는 코로나 예방약 및 치료약을 비교해 보실 수 있습니다.

또한 본원에서는 인도의 우타 프라데쉬 주의 코로나 예방 및 치료 Kit 뿐만 아니라, 이미 2020년부터 코로나 예방과 치료에 큰 효과를 본 Dr. Zelenco Protocol 도 참조하여, 우리나라 코로나 환자들의 예방과 치료에 사용하고 있습니다.

좌측은 Dr. Zelenco 코로나 예방 및 치료 Protocol 이고, 우측의 녹색 바탕은 본원에서 시행하고 있는 코로나 예방 및 치료 방법에 사용하는 약들입니다.

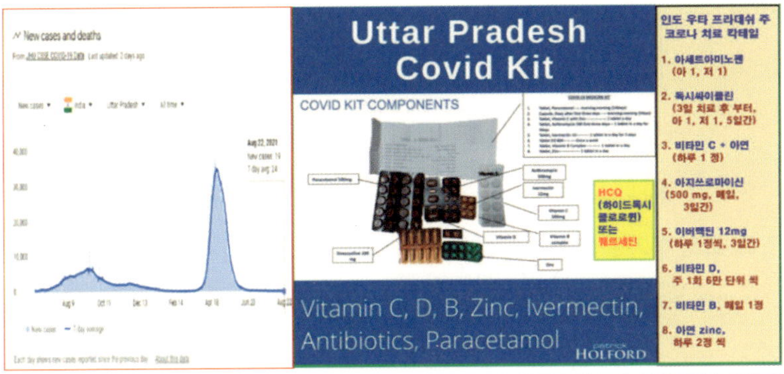

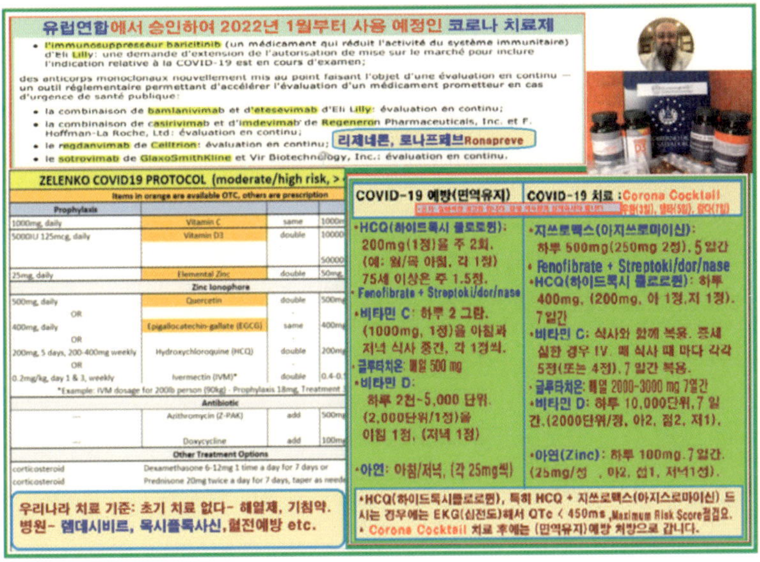

또한 본원은 예전에 블로그를 만든 적은 있으나 거의 버려진 상태로 남아 있고, 개인이나 병원의 블로그를 사용하고 있지도 않으며, 홍보를 위한 저 개인이나 병원 자체의 어떤 유튜브도 가지고 있지 않습니다.

돼지가 앞에 놓인 진주를 알아보지 못할 수 있다고 말 할 수 있지만, 사람으로서 마땅히 알 수 있음에도 불구하고, <이런 잘못된 지식>이라고 표현한 것은 내과 전문의, 가정의 전문의, 전남 대학교 의학 박사 및 미국과 세계 제1의 보건대학원에서 의료 정책학 석사와 과학 박사를 취득한 저의 명예를 심히 손상하고 있음을 밝혀 드립니다.

5) 2022년 1월 7일에 보건소에서 [2) 위에 나열된 약의 효능과 효과 및 처방한 이유:] 에 대한 설명이 부족하다는 전화 대답이 와서 2022년 1월 7일에 다시 추가로 대답을 더 해 드립니다.

김**희 환자분은 코로나 백신 접종 후에 부작용을 겪고 있어서, 코로나 백신 부작용 해독제 처방을 원하였던 바, 코로나 백신 해독제를 처방해 드렸는데, 그 근거들은 다음과 같습니다.

5-1) 코로나 백신은 FDA에서 EUA(응급 사용 허가)**를 받은 것 자체가 잘못된 것이었습니다.**

영국의 BMJ 저널을 통하여, 화이자 백신이 실험 단계에서 많은 문제가 있었으나, 이를 속였고 data를 조작하여 FDA에서 EUA 사용 허가를 받았다는 것이 이미 공표되었습니다. 따라서 코로나 백신은 백신이 아니라 우리 몸에 해로운 것이라는 것이 이미 알려진 사실입니다. 따라서 코로나 백신 후에 부작용을 겪고 있는 사람에게 해독제를 투약하여 고통을 경감시켜 주는 것이 의사의 본분이기에 본원에서는 코로나 백신 부작용으로 고생하고 있는 환자분에게 코로나 백신 해독제를 처방한 것입니다.

5-2) BMJ 저널의 발표와는 별개로, 코로나 백신의 성분을 조사한 기관에서 코로나 백신 속에는 약 1% 정도의 mRNA와 약 99% 정도의 그라핀 및 기타 해로운 유전자, 기생충-비슷한 인공 생물(트리파노소마 기생충, 히드라 불가리스, 마르부르크 바이러스)**들이 들어 있음을 밝힌 바 있습니다.**

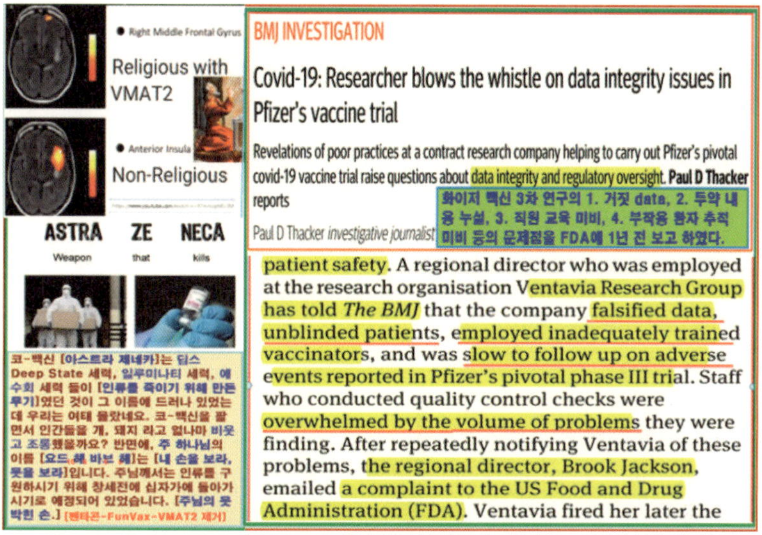

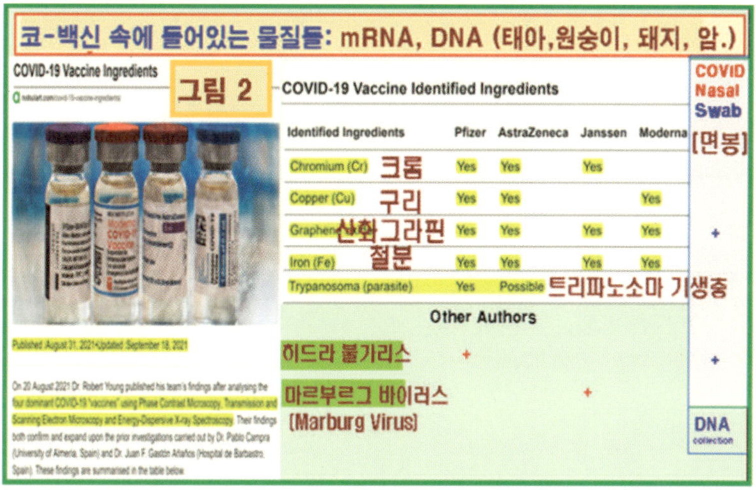

백신의 이러한 모든 성분들에 대해서 다 해독할 수는 없지만, 우선 코로나 백신의 주된 성분인 그라핀을 제거하는 약을 본원에서는 해독제로 사용하고 있으며, 이는 본원에서 고안한 것이 아니고, 이미 해외에서 그라핀을 제거하는 유용한 방법들을 소개하였고, 여기에서 장점들을 모으고 우리가 활용 가능한 성분들을 뽑아서 코로나 백신 해독제로서 처방하여

치료하고 있는 것입니다.

우선 외국의 코로나 백신내의 주된 성분인 그라핀을 제거하는 방법을 소개하고 나중에 본원에서 사용하고 있는 방법을 올려드리도록 하겠습니다.

How to remove Graphene Oxide from your body after the Covid jab

by Val | Aug 12, 2021 | Blog

Watch Dr. Ricardo Delgado Martin as he informs us how to get rid of magnetic graphene oxide from the body after the covid "vaccine."

Recommended supplements can be purchased below

Dr. Ricardo Delgado Martin graduated in Statistics from the University of Seville. Master of specialization in Biostatistics. Postgraduate in Health Biology: Clinical Microbiology, Epidemiology and Applied Clinical Immunology from the Miguel de Cervantes European University. University Expert in Clinical Genetics from the Antonio de Nebrija University. Certificate of Scientific Contribution from the University of Seville and the SIPIE Master's Degree in Child Psychology. Master in Banking and Finance from the Higher Institute of Banking Techniques and Practices. Master in Personal Training

SCIENTIFIC STUDIES

Graphene toxicity as a double-edged sword of exploitable risks and opportunities: a critical analysis of the latest trends and developments Nanotoxicity of Graphene and Graphene Oxide Assessment of the toxic potential of graphene family nanomaterials Potential adverse effects of nanoparticles on the reproductive system

Graphene Oxide Detox Protocols for the Vaxxed & Unvaxxed

https://www.australiannationalreview.com/resources/graphene-oxide-detox-protocols-for-the-vaxxed-unvaxxed/

Graphene Oxide Detox Protocols for the Vaxxed & Unvaxxed

By Daily News Break

There are many people now experiencing jabbers remorse and want to know what they can do to detoxify Graphene Oxide Nanoparticles and the gain-of-function spike protein they were injected with. Meanwhile, the unvaxxed are experiencing Adverse Events and magnetism due to transmission.

This article contains all the known safe and effective detox protocols that both the vaxxed and the unvaxxed can use to help your body remove these deadly poisons.

DR. ZELENKO'S PROTOCOL

Dr. Vladimir (Zev) Zelenko is a Board Certified Family Physician. He was the first in America (March 2020) to innovate a successful treatment for covid-19.

> A Nobel Prize nominee, Dr. Zelenko was censored and de-platformed across big tech for sharing his life-saving formula and for affirming that Covid-19 is a "bioweapon for mass Genocide".

Dr. Zelenko's Protocol contains Ivermectin, Hydroxychloroquine (HCQ), Zinc, Vitamin D3, and Quercetin. See Dr. Zelenko's Protocol. Read more about Dr. Zelenko's Protocol and watch his latest very important interview.

America's Frontline Doctors are helping people obtain Ivermectin.

Hospitals can purchase Ivermectin for critical care.

1) Scientific studies:

Over 100 studies proving that Vitamin D3 is essential for treating Covid-19 can be viewed.
A Slovakia research team discovered under microscopy that Ivermectin halts the crystalline growth of Graphene Oxide Hydrogels inside your body.

2) VITAMIN C

his study demonstrates that Ascorbic Acid (Vitamin C) is very effective at reducing Graphene Oxide Toxicity from the body. And this study shows that high dose Vitamin C is also an effective treatment for Covid-19, even for the critically ill. Finally, intravenous Vitamin C can be successfully used to treat patients with Covid-19.

Important note:

If you take more than 10,000 international units of Vitamin D3 per day, you must stop consuming all dairy and Vitamin C supplements in order to avoid calcium clots.

3) N-ACETYLCLSTEINE (NAC)

The research of La Quinta Columna led by Ricardo Delgado, successfully tested an inexpensive way to remove magnetic Graphene Oxide Nanoparticles from the human body after they were injected with a Covid jab using N-acetyl-cysteine (NAC) and Zinc.

"These two antioxidants are essential to degrade Graphene Oxide," says Delgardo. NAC causes your body to secrete glutathione endogenously and glutathione can reduce Graphene Oxide Toxicity down to zero. In this article and video, you will see Delgado describe what to do.

Scientific studies:

A study published in PubMed reveals that biocompatible NAC reduces Graphene Oxide. In an animal study where enhanced spike protein was used to cause lung damage to animals by binding to the ACE2 receptors, the animals were remedied using NAC.

Instructions:

4) La Quinta Columna recommends taking NAC 600-750mg, first thing in the morning on an empty stomach. Also take 2x tablets of Zinc, 25mg

each.

5) Secondary: Astaxanthin 5mg, Querectin, milk thistle, Vitamin D3.

6) DR. RIMA'S PROTOCOL

7) Dr. Rima Laibow recommends taking 900mg of NAC per day. Some people are even taking 1400mg. Since NAC is an amino acid, it's safe to consume it in a non-pharmaceutical, natural form. If using a synthetic pharmaceutical NAC, please consult a physician on dosage.

8) In addition to NAC, Dr. Rima also uses the following protocol.
While NAC is effective at enabling your cells to produce glutathione, it has some limitations. For example, it's more effective when injected vs ingested orally. Also, its effectiveness starts decreasing after about 3 months so a long-term solution must be used.

9) ASEA REDOX SIGNALING MOLECULES
It has been demonstrated that Graphene Oxide Toxicity causes intracellular oxidative stress, leading to cytotoxicity and the inhibition of cell proliferation. Glutathione is one of the main body antioxidants that eradicates free radicals and poisons from your body. Glutathione is a cell-signaling molecule created by our cells and used by our bodies at the speed of light. Glutathione is vital in the regulation of oxidative

stress levels to maintain normal cellular function. However, its concentration decreases with age, and people are already deficient in glutathione.

ASEA Redox signaling molecules is called the 'Water of Life' because it reactivates gene signalling pathways which get shut off by Graphene Oxide Toxicity. ASEA Redox enables your cells to increase the endogenous glutathione production by a whopping 500-800%, thus detoxifying Graphene Oxide Nanoparticles and spike protein, optimally.

According to scientific research, ASEA Redox signaling molecules increase the capacity of cells to detox by 4 fold and may increase mitochondria production by 30% after a fortnight. This meta anti-oxidant has the potency of an antidote and because it's native to the body, the benefits of consuming ASEA will increase with continued use. These anti-aging cell signaling molecules are also good for teeth and gums.

ASEA was originally discovered and developed by a Biotech firm. An atomic medical physicist specialized in nanotechnology and a Nobel Prize winner figured out how to stabilize the molecules for human consumption. There are years of research and a plethora of doctors behind ASEA. While the pharmaceutical industry attempted to suppress this medical breakthrough, ASEA's founders had an integral mission to make their product widely available for public use.

10) ASEA has the power to potentially save the lives of the vaxxed and will detox transmission in the unvaxxed. It's potentially the strongest single treatment that's mentioned in this article.

11) Scientific research:

12) This initial gene study showed ASEA Redox affected important signaling pathway genes.

13) SURAMIN

14) It's worth mentioning that whistleblower Dr. Judy Mikovitz went on record stating that Suramin is the 'antidote' to the Covid-19 bioweapons. Suramin is a pharmaceutical drug that is derived from pine needles. Dr. Mikovitz states that a small amount of Suramin injected into the body is sufficient. Consult a doctor before using.

15) PINE NEEDLE TEA

16) Pine needles, Spruce, Cedar and Fir (conifers), contain Shikimate (Shikimic Acid), and a slew of other meta nutrients which boost immunity,

hydrate, and contribute to the detoxification of Graphene Oxide Nanoparticles at a cellular level.

17) Conifer needle teas inhibit adverse reactions from graphene oxide and Covid-19 spike protein transmission and protect against components of the coagulation cascade; possibly protecting against blood clots. Pine tea also inhibits the inappropriate replication and modification of RNA and DNA.

18) Conifer needle oil and needle tea rejuvenates cells and act as a natural stress reliever, pain killer, and antibiotic. It treats every kind of pain, stress, trauma, and PTSD because it works directly on the nerves, bypassing your nervous system. It's one of the few meta nutrients which erases cellular memory of trauma. Essentially, everyone should be drinking pine needle tea or taking pine oil.

19) SHIKIMATE

20) Shikimate has been used in traditional Chinese medicine to halt plagues, and pandemics. Shikimate halts respiratory infections and viral replication. It can be found in high doses in pine needle tea. It's also found in a large quantity in Star Anise, Fennel, and dandelion root, leaf and flower.

21) World renown Scientist Mike Adams the Health Ranger and founder of Natural News, explains how you can easily extract Shikimate from these herbs using an espresso machine..Like other experts, the Health Ranger expresses his belief that the vaxxed may still be able to save themselves.

22) DAVID WOLF'S PROTOCOL

23) It's very important to consume as many foods, herbs, spices, and natural medicines as you can which contain Shikimate. David Avocado Wolf is a world-renown health guru. Please follow David Avocado Wolf's Protocol and learn how to order the world's finest natural products in "Summary of the Spike Protein Protocol".

24) Important note:

25) Please only consume natural forms of C60 offered by David Avocado Wolf. C60 in its pharmaceutical form must be avoided due to overtly toxic properties. Similarly, iodine found in bleached table salt is a poison and must be avoided. Your body simply will not assimilate it.

26) Natural forms of iodine can be assimilated and absorbed by your body, like the iodine found in vegetables and herbs.

27) HYDRATION

28) Hydration is key to your health, to detoxification, and to using these protocols: all of them. If your body is dehydrated it cannot properly absorb the nutrition particles from what you consume and that nutrition will be flushed out and lost.

29) Right now, 97% of the world's population is dehydrated and 76% is chronically dehydrated. This is due to the majority of our drinking water is acidic based and the molecules are simply too big to be absorbed by our cells.

30) Dehydration hinders cell communication. Drinking 8 glasses of water per day will not hydrate you unless it contains electrolytes.

31) It's extremely important to keep your body's PH level in balance. You want to be always in an alkaline state. An Acidic body is a breeding ground for disease. Electrolytes will not only keep you hydrated but will also balance PH.

본 원에서는 다음과 같은 표 (Table 1)를 만들어서 이 표에 기준하여 환자의 상황에 따라서 약을 조금씩 바꾸기는 해도 아래의 표가 처방의 기본이 되고 있습니다.

Table 1. Recommended Protocols for Doctors: Corona Prevention Cocktail, Corona Treatment Cocktail, Rehabilitation Cocktail after COVID-19 Treatment, and Methods for the Detoxification of COVID-19 Vaccines.

Treatment Items 치료 항목	Daily Dosage for COVID-19 코로나 예방, 치료, 회복약			COVID Vaccine Detoxification 코로나 백신 해독	
	Prevention 예방	Treatment 치료	Rehabilitation 회복	Beginning for 10 days 해독시작	Continuation for 4 months 해독 유지
Vit C 비타민 씨	6 g	12-20 g	6 g	Daily 12-20 g	Daily 6 g
Vit D 비타민 디	5,000 IU	10,000 IU	5,000 IU	Daily 10,000 IU	Daily 5,000 IU
Zinc 아연	50 mg	100 mg	50 mg	Daily 100 mg	Daily 50 mg
Glutathione 글루타치온	500 mg	1500 mg	500 mg	Daily 1500 mg	Daily 1,000 mg
NAC 낙 시스타인	600 mg	1,800 mg	1,200 mg	Daily 1,800 mg	Daily 1,200 mg
Pine Needle Tea 솔잎차	1 spoon/cup	3 spoons/cups	2 spoons/cups	Daily 3 spoons	Daily 2 spoons/cups
HCQ하이드록시클로로퀸	400-800mg In a week	400 mg a day for 10 days	200 mg a day for 30 days	Daily 400 mg for 10 days	Daily 200 mg for 4 months
AZM 아지쓰로마이신/ 독시싸 /Doxycycline	X	2 Tabs for 5 days	Doxycycline 200 mg per day for 4 days	X	X
Aspirin아스피린	X	1 Tab	1 Tab	1 Tab	1 Tab
Ginkgo Biloba 징코민 or Sigmart시그마트	X	2 Tab	1 Tab	2 Tab	2 Tab
Fenofibrate	1 Tab QOD	1 T	1 Tab QOD	1 Tab	1 Tab
Melatonin	2 mg QOD	2 mg	2 mg QOD	2mg QOD	2mg QOD
Ivermectin 이버메틴	12 mg per 2 weeks	12 mg QD for 5 days	12 mg per 1 month, 2 times	12 mg QD for three days	12 mg after 2 months
Dexamethasone 덱사메싸손 호르몬제 (p.r.n.)	X	Dexa 4-8mg in 3, 4, 5,6 ,7 days of Tx	Dexa 1-2 mg QOD for 5 times with tapering	Dexa 4-8mg in even number days of Detox	Dexa 1-2 mg QOD for 5 times with tapering
Foot Bathing 족욕	Every week	QD	QOD	QD or 2 times a day for 1 month	QOD for another 3 months

Table 2. In a small nursing home with a capacity of 72-persons which was located in the Kyunggi Province, South Korea, there broke out 44 breakthrough COVID-19 patients from December 3rd, 2021 and with HCQ + AZM treatment, the outbreak ceased by December 25th, 2021.

Age Group	Vaccination Status	Results of PCR Tests 결과		Expired
		Negative	Positive with symptoms	
20-29	2nd Vaccination	1		
39-39	3rd Vaccination	1		
40-49	1st Vaccination		1	
50-59	Unvaccinated		1	
	2nd Vaccination	3	2	
	3rd Vaccination	4		
60-69	Unvaccinated		1	
	2nd Vaccination	1	7	1 Expired (A 68-year-old man with Alzheimer's Disease was almost recovered but, in the 11th mid-night there was a convulsion attack and died.)
	3rd Vaccination	10	2	
70-79	1st Vaccination		2	
	2nd Vaccination	1	9	
	3rd Vaccination	3		
80-89	2nd Vaccination		15	*1 Fasting Death (An 87-year old woman denied her food intake for 4 days from 8th day and died on the 12th day.)
	3rd Vaccination		1	
90-99	2nd Vaccination		7	
TOTAL	72	24 (Over 60-y-o, 15 persons) * 2nd Vaccination: 6/44 (13%) * 3rd Vaccination: 18/21 (85.7%)	48 (Over 60-y-o, 44 persons) * 2nd Vaccination: 40/46 (86.9%) * 3rd Vaccination: 3/21 (14.3%)	1 (*One was excluded as not being a COVID death) (Mortality of over 60-y-o by the HCQ + AZM: 2.27%) (National Mean of Mortality of over 60-y-o as of Dec 26, 2021: 3.38%)

그리고 위와 같은 처방에 의지하여, 표 2 (Table 2)에 보인 것처럼, 2021년 12월 3일부터 12월 25일 사이에 72명이 함께 생활하고 있는 경기도의 한 요양원에서 44명의 코로나 환자들이 집단 발병하였을 때, 아래의 표와 같은 처방으로 44명 중 단 1명 (실은 사망자 한 명도 10일까지 거의 다 호전이 되었는데, 11째 밤 중에 자다가 갑자기 경기를 하고 사망했는데, 이는 코로나 질환으로 인한 사망이라기보다는 오히려 5G 의 전기자기장에 의한 사망으로 보입니다.) 사망하여, 60세 이상 기저 질환이 있는 분들의 사망률이 2.27% 였는데, 이것은 기저 질환 유무에 상관없이 또 렘데시비르 같은 4,000만 원을 넘는 약으로 치료한 사람들을 포함하는 우리나라 표준 치료에 의한 60대 이상의 사망률이 3.38% 인 것에 비하여 30% 정도 사망률이 감소한 것입니다.

이것으로 본원에서 코로나 환자를 치료하고 예방하고 또 코로나 백신의 해독약을 투약하고 있는 것이 우리나라의 기본 방향보다 더 우월한 것임을 알 수 있습니다.

끝.

2022.1.7. 홉킨스 전일내과 전기엽 올림

추신: 본원은 블로그를 예전에 만들어 놓았으나 방치하고 손을 대지 않은지가 1년이 넘습니다. 따라서 유투브나 블로그에 홍보한 적이 없습니다. 단지 저를 필요로 하는 여러 다양한 유튜브에서 백신 부작용에 대한 입장표명을 유튜브에 방송하고 이러한 내용들이 유튜브에 올라가 있었다가 유튜브의 검열에 의해 거의 삭제된 상태일 뿐입니다.

시민들이 자기들 스스로 어떤 내용들—우리가 알지도 못하는 내용들—을 유튜브에나 카톡방 등에 올리는 바, 이러한 내용은 우리도 알지 못하여, 도리어 우리도 전화를 받고 황당할 때도 있습니다.

본원에서 행하지 않은 일에 대하여 본원이 설명할 수 있는 방법은 없습니다. 그러나 누구의 강요도 아닌 환자 스스로 분명히 상담 후에 처방을 받고서도 자신의 얄팍한 지식의 오류를 가지고 비과학적인 내용을 주장하면서, 민원을 제기한다는 사실이 유감스럽습니다.

3. 3차에 걸친 실사 조사와 전국에서의 민원 제출

위처럼 전주시 보건소에 답장을 보냈으나, 그러한 답장에는 전혀 아랑곳없이 전주시 보건소에서 본원에 3차에 걸쳐 실사(병원을 방문하여 환자들 있는 상황에서 병원과 원장을 상대로 죄가 있을 수 있다는 가정하에, 현장 조사를 시행하는 것)를 나왔고, 2022년 1월 18일 전주시 보건소에서 저희 홉킨스 전일내과를 방문하여 <조사명령서>를 내놓고, <민원 사실 확인과 의료법 위반 관련 사항 등을 조사하고 저에게 의료법 위반에 관한 확인(진술)서를 요구> 한 바, 저는 그러한 민원은 있을 수 있겠으나, 의료법을 위반한 사실이 없다고 확인서를 써 주었습니다.

마침 그때, 저희 홉킨스 전일내과에서 치료받기 위해 방문한 한 blogger <풀잎 이슬>이 있었고 그 블로거가 대기실에서 핸폰 카메라로 전일내과 실사차 방문한 전주시 보건소 직원들 3명의 뒷모습을 찍고 이것을 blog에 올리고 하여, 이것이 전국에 알려지게 되었고 그 내용에 분개한 500여 명의 주님의 일군들이 전주시 보건소에 전화를 하고 전주시 보건소 홈피의 열린광장에 글을 올렸습니다. 전주시 보건소에 전일내과 괴롭히지 말라고 전화가 한 두 개가 왔을 때에는 5221글과 5223글에서 보이듯이, (전일내과에서 돈 받아 먹고 전화하고 있느냐?는 선입견으로) 전주시 보건소 담당 직원이 빈정거리는 말투로 전화를 받았으나, 그 후로 며칠간 400통이 넘는 전화가 계속해서 전국에서 전주시 보건소로 전화가 오고, 전주시 보건소 홈피의 열린 광장에 83개가 되는 민원글이 올라오면서, 급기야는 저희 병원에 전화하여 보건소 행정을 못할 지경이니 멈추게 하여 달라는 전화까지 오게 되었습니다. 일어나서 빛을 발하신 주님의 자녀님들께 감사드립니다!

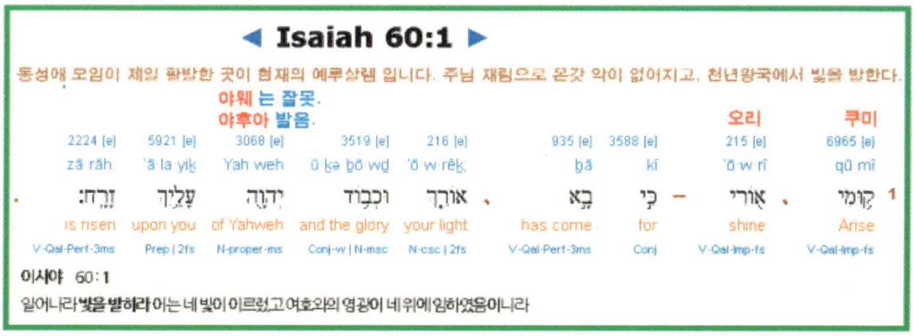

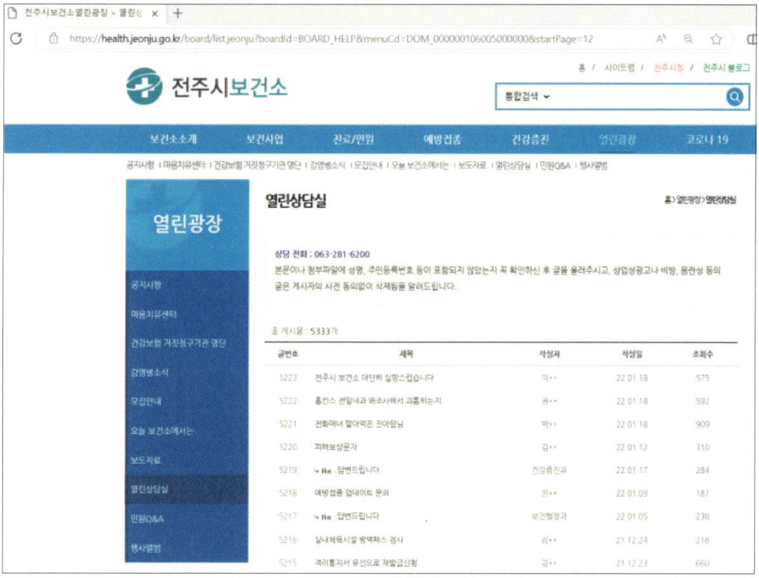

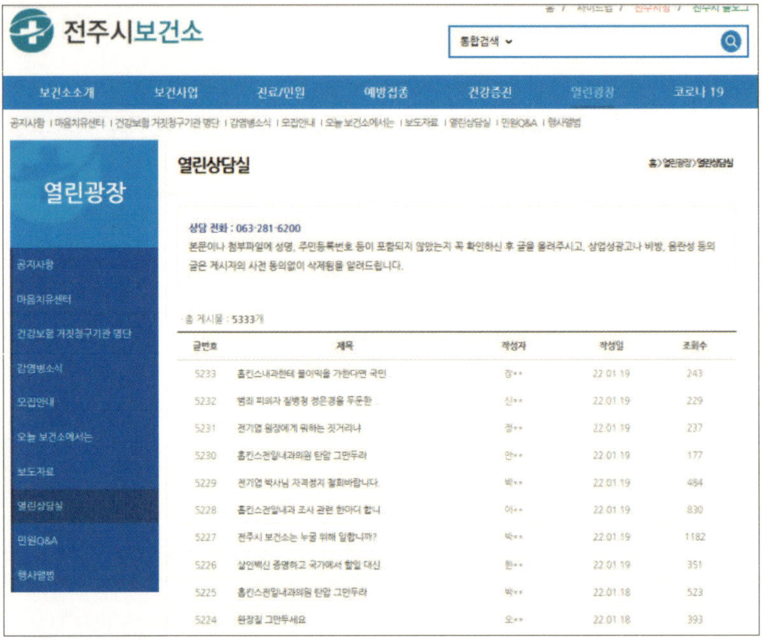

전주시보건소

통합검색

보건소소개 보건사업 진료/민원 예방접종 건강증진 열린광장 코로나 19

공지사항 | 마음치유센터 | 건강보험 거짓청구기관 명단 | 감염병소식 | 모집안내 | 오늘 보건소에서는 | 보도자료 | 열린상담실 | 민원Q&A | 행사앨범

열린광장

공지사항
마음치유센터
건강보험 거짓청구기관 명단
감염병소식
모집안내
오늘 보건소에서는
보도자료
열린상담실
민원Q&A
행사앨범

열린상담실

홈 > 열린광장 > 열린상담실

상담 전화 : 063-281-6200
본문이나 첨부파일에 성명, 주민등록번호 등이 포함되지 않았는지 꼭 확인하신 후 글을 올려주시고, 상업성광고나 비방, 음란성 등의 글은 게시자의 사전 동의없이 삭제됨을 알려드립니다.

· 총 게시물 : 5333개

글번호	제목	작성자	작성일	조회수
5233	홉킨스내과한테 물이먹을 가한다면 국민	장**	22.01.19	243
5232	범죄 피의자 질병청 정은경을 두둔한	신**	22.01.19	229
5231	전기엽 원장에게 뭐하는 짓거리냐	정**	22.01.19	237
5230	홉킨스전일내과의원 탄압 그만두라	안**	22.01.19	177
5229	전기엽 박사님 자격정지 철회바랍니다.	박**	22.01.19	484
5228	홉킨스전일내과 조사 관련 한마디 합니	이**	22.01.19	830
5227	전주시 보건소는 누굴 위해 일합니까?	박**	22.01.19	1182
5226	살인백신 홍보하고 국가에서 할일 대신	한**	22.01.19	351
5225	홉킨스전일내과의원 탄압 그만두라	박**	22.01.18	523
5224	완장질 그만두세요	오**	22.01.18	393

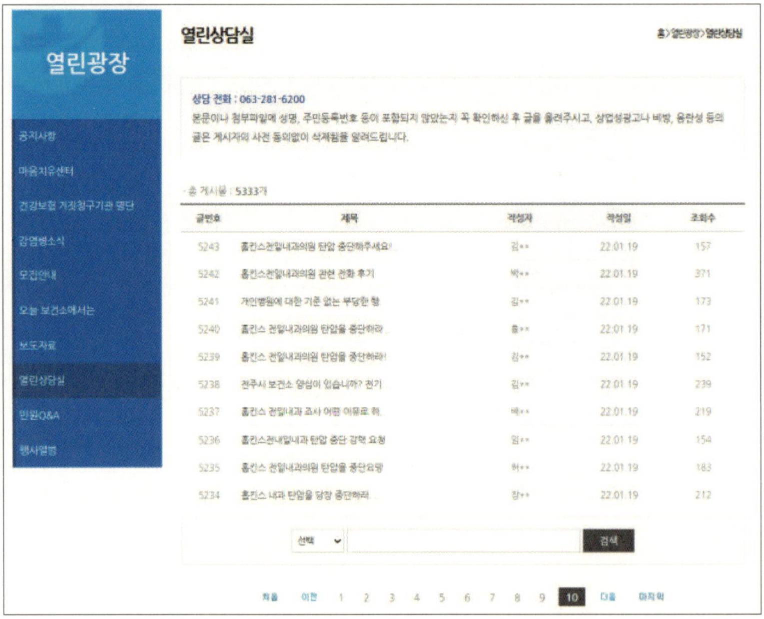

열린광장

공지사항
마음치유센터
건강보험 거짓청구기관 명단
감염병소식
모집안내
오늘 보건소에서는
보도자료
열린상담실
민원Q&A
행사앨범

열린상담실

홈 > 열린광장 > 열린상담실

상담 전화 : 063-281-6200
본문이나 첨부파일에 성명, 주민등록번호 등이 포함되지 않았는지 꼭 확인하신 후 글을 올려주시고, 상업성광고나 비방, 음란성 등의 글은 게시자의 사전 동의없이 삭제됨을 알려드립니다.

· 총 게시물 : 5333개

글번호	제목	작성자	작성일	조회수
5243	홉킨스전일내과의원 탄압 중단해주세요!	김**	22.01.19	157
5242	홉킨스전일내과의원 관련 전화 후기	박**	22.01.19	371
5241	개인병원에 대한 기준 없는 부당한 행	김**	22.01.19	173
5240	홉킨스 전일내과의원 탄압을 중단하라	홍**	22.01.19	171
5239	홉킨스 전일내과의원 탄압을 중단하라!	김**	22.01.19	152
5238	전주시 보건소 양심이 있습니까? 전기	김**	22.01.19	239
5237	홉킨스 전일내과 조사 어떤 이유로 허	배**	22.01.19	219
5236	홉킨스전내일내과 탄압 중단 강력 요청	임**	22.01.19	154
5235	홉킨스 전일내과의원 탄압을 중단요망	허**	22.01.19	183
5234	홉킨스 내과 탄압을 당장 중단하라	장**	22.01.19	212

선택 검색

처음 이전 1 2 3 4 5 6 7 8 9 10 다음 마지막

공지사항 | 마음치유센터 | 건강보험 거짓청구기관 명단 | 감염병소식 | 모집안내 | 오늘 보건소에서는 | 보도자료 | 열린상담실 | 민원Q&A | 행사앨범

열린광장

공지사항
마음치유센터
건강보험 거짓청구기관 명단
감염병소식
모집안내
오늘 보건소에서는
보도자료
열린상담실
민원Q&A
행사앨범

열린상담실

홈 > 열린광장 > 열린상담실

상담 전화 : 063-281-6200

본문이나 첨부파일에 성명, 주민등록번호 등이 포함되지 않았는지 꼭 확인하신 후 글을 올려주시고, 상업성광고나 비방, 음란성 등의 글은 게시자의 사전 동의없이 삭제됨을 알려드립니다.

총 게시물 : 5333개

글번호	제목	작성자	작성일	조회수
5253	전기엽 홉킨스 전일내과 그냥 놔두세요	김**	22.01.19	181
5252	보건소면 보건서 다운 일을해라	심**	22.01.19	205
5251	전주 보건소장 김신선이 전기엽원장을	서**	22.01.19	797
5250	홉킨스 내과 탄압을 중지하라	소**	22.01.19	161
5249	전기엽선생님 탄압 중단하라!!!!!	강**	22.01.19	274
5248	홉킨스 내과 탄압 중단하라!!	강**	22.01.19	148
5247	국민건강을 위협하는 전주보건소 의료인	권**	22.01.19	223
5246	홉킨스 내과 탄압을 당장 중지하라	문**	22.01.19	157
5245	홉킨스 전일내과 탄압중지 요청합니다.	김**	22.01.19	211
5244	전일내과 전기엽 원장님에 대한 탄압	정**	22.01.19	221

선택 | 검색

처음 이전 1 2 3 4 5 6 7 8 **9** 10 다음 마지막

---

https://health.jeonju.go.kr/board/view.jeonju?boardId=BOARD_HELP&menuCd=DOM_000000106005000000&startPage=3&dataSid...

감염병소식
모집안내
오늘 보건소에서는
보도자료
열린상담실
민원Q&A
행사앨범

작성자 전** 작성일 2022/01/21/ 조회수 2205

바쁘신 데도 불구하고 이곳 전주시 보건소 열린 상담실을 찾아 주신 국민 여러분께 감사 인사를 올립니다.
주 하나님께서 일하시고 계시고 대한민국을 눈동자처럼 돌보고 계신 것을 이곳 열린 상담실에 실린 국민 여러분의 지혜있고 의로운 글들을 보고 다시 한 번 깨닫게 되었습니다.

2022년 1월 18일 전주시 보건소에서 저희 홉킨스 전일내과를 방문하여 조사명령서 를 내놓고, 민원 사실 확인과 의료법 위반 관련 사항 등을 조사하고 저에게 의료법 위반에 관한 확인(진술)서를 요구한 바, 저는
다음의 확인(진술)서 내용처럼 제출하였고, 또한 최신 논문인 Moving and Living Micro-Organisms in the COVID-19 Vaccines - Prevention, Early Treatment Cocktails for COVID-19 and Detoxification Methods to Reduce sequels of COVID-19 Vaccines 도 제출하였습니다. 본 논문의 한글판 번역은 [코로나19 백신 내 움직이고 살아있는 미생물 : 코로나19의 예방, 조기 치료 칵테일, 코로나19 백신 후유증 감소를 위한 해독 방법 - 뉴스타운 (newstown.co.kr)]에도 실려 있습니다.

본 확인서 전에 전주시 보건소에서 조사를 나오고 또 우편으로 질문서를 보냈을 때, 하이드록시클로린 등을 사용하여 코로나 질환의 예방과 치료, 그리고 칵테일 치료를 통한 코로나 백신 부작용 치료 등을 할 수 있다는 것에 대한 증거 내용 등을 이미 제출한 바 있고, 또 제가 국제학술지를 통해 세계에 발행하였던 논문 내용(A Scientific and Easy-to-Understand Guideline for the Prevention and Early Treatment of COVID-19)도 제출한 바 있습니다.

제가 코로나 질환의 예방 및 치료, 그리고 코로나 백신 후유증 환자들의 해독법 등은 위와 같이 이미 국제 학술지에 등재되어 있는 과학적이고 합리적이며, 정부가 4000만원이 넘는 렘데시비르와 수 백만원이 넘는 렉키로나 주사 등으로 치료한 환자들보다(60세 이상 사망율 3.5%), 10만원 내외의 치료비를 사용하면서도 더 좋은 치료 효과가(60세 이상 사망율 2.5%) 입증된 방법입니다. 이것을 전주시보건소에서는 학문적으로 인정되지 않는 불법의료행위라고 주장하고 있는 것입니다. 전주시보건소에서 저에게 부당한 행정적 징계를 하여 제가 행정소송을 통하거나 법원의 판단을 구하여도 전주시보건소는 저에게 패소할 것이 뻔합니다. 또한 전주시보건소의 상위 기관인 질병청이나 보건복지부는 1월 19일자로 법원에 [형법 123조, 직권 남용죄, 형법 137조 공무집행방해죄]로 고발조치 되었습니다.

질병청과 보건복지부는 국민들에게 실험용 코로나 백신을 강요하여 2022년 1월 20일 질병청 발표로 1723명이 코로나 백신 후 사망하였고, 433,914명이 부작용으로 고생하고 있습니다. 이에 대해서 질병청과 보건복지부는 마당한 해결책을 내 놓아야 하고, 어머니의 만류에도 불구하고 민원을 제기한 단 1명 민원인의 불평불만을 이용하여 자신들의 눈의 가시를 제거하려는 생각을 가지고, 남의 눈에 있는 티끌을 강압적으로 조사했던 바로 그 방법으로 자신들의 눈에 들어 있는 들보를 바라보고, 자신들의 잘못에 대해서 담당 공무원들은 국민 앞에 그 내용을 밝혀야 할 것입니다. 또한 전주시 보건소는 "제약회사 직원 말을 들으니 하이드록시 클로로퀸과 같은 약은 위험하니 사용해서는 안된다고 하더라"라고 주장하며 민원을 제기한 단 1명의 민원인의 생각을 그처럼 귀하게 생각하여 전주시 보건소 직원 각 3명씩 3 차례 본원을 직접 방문 조사하고 공문 발송을 한 것처럼, 2022년 1월 18일부터 21일까지 열린상담실에 5224부터 5306까지 글을 올린 83명의 대한민국 국민들과 전주시보건소 담당직원들에게 400 건 이상의 통화를 한 대한민국의 국민들에게도, 그러한 열정과 성의를 가지고 진솔하게 조사하여 전주시 보건소의 입장을 밝혀 주시기를 바랍니다.

우리나라 좋은 나라, 대한민국과 그 국민을 사랑으로 통치하시는 우리들의 주님을 찬양합니다.

2022.1.21. 오후 9시 50분. 홉킨스 전일내과 원장 전기엽 올림.

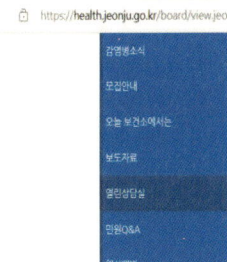

4. 민원인 개인 블로그 및 기타 (그냥저냥, 탐구, 글연습하는 30대 블로거, 코리안파인 입시학원, KHTV, 일사각오, 너만몰라 TV)

전주시 홈페이지에 제가 받는 불이익에 대해서 각자의 개인 블로그를 통해서 계몽하고 계신 분들도 계셨습니다. 많은 blog들이 있지만 우연히 접하게 된 개인 blog들로, 제가 힘들고 위험했을 때 저를 보호해 주셔서 감사하다는 의미로 이 책에 소개해 올립니다.

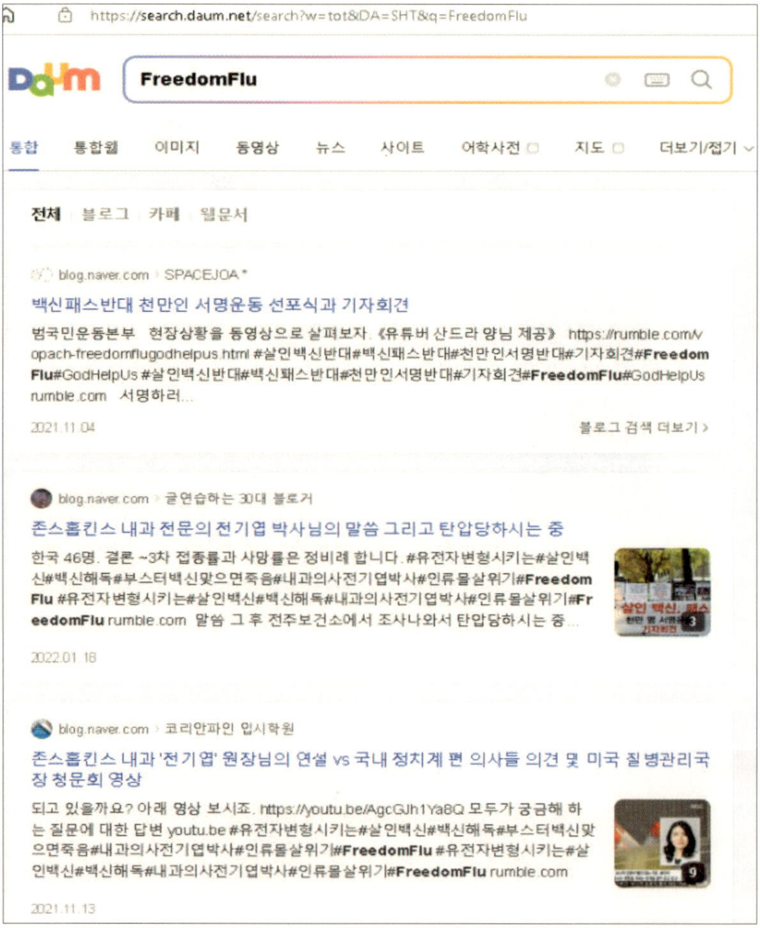
https://search.daum.net/search?w=tot&DA=SHT&q=FreedomFlu
Daum
FreedomFlu
통합 통합웹 이미지 동영상 뉴스 사이트 어학사전 지도 더보기/접기
전체 블로그 카페 웹문서
blog.naver.com › SPACEJOA
백신패스반대 천만인 서명운동 선포식과 기자회견
범국민운동본부 현장상황을 동영상으로 살펴보자. 《유튜버 산드라 양님 제공》 https://rumble.com/v opach-freedomflugodhelpus.html #살인백신반대#백신패스반대#천만인서명반대#기자회견#FreedomFlu#GodHelpUs#살인백신반대#백신패스반대#천만인서명반대#기자회견#FreedomFlu#GodHelpUs rumble.com 서명하러...
2021.11.04
블로그 검색 더보기 ›
blog.naver.com › 글연습하는 30대 블로거
존스홉킨스 내과 전문의 전기엽 박사님의 말씀 그리고 탄압당하시는 중
한국 46명. 결론 ~3차 접종률과 사망률은 정비례 합니다. #유전자변형시키는#살인백신#백신해독#부스터백신맞으면죽음#내과의사전기엽박사#인류몰살위기#FreedomFlu #유전자변형시키는#살인백신#백신해독#내과의사전기엽박사#인류몰살위기#FreedomFlu rumble.com 말씀 그 후 전주보건소에서 조사나와서 탄압당하시는 중...
2022.01.18
blog.naver.com › 코리안파인 입시학원
존스홉킨스 내과 '전기엽' 원장님의 연설 vs 국내 정치계 편 의사들 의견 및 미국 질병관리국장 청문회 영상
되고 있을까요? 아래 영상 보시죠. https://youtu.be/AgcGJh1Ya8Q 모두가 궁금해 하는 질문에 대한 답변 youtu.be #유전자변형시키는#살인백신#백신해독#부스터백신맞으면죽음#내과의사전기엽박사#인류몰살위기#FreedomFlu #유전자변형시키는#살인백신#백신해독#내과의사전기엽박사#인류몰살위기#FreedomFlu rumble.com
2021.11.13

https://m.blog.naver.com/mondakjn/222625582008
전기엽 원장님은 여러분들을 위해 애를 쓰시다 탄압당하셨습니다 > 항의 : 네이버 블로그 (naver.com)

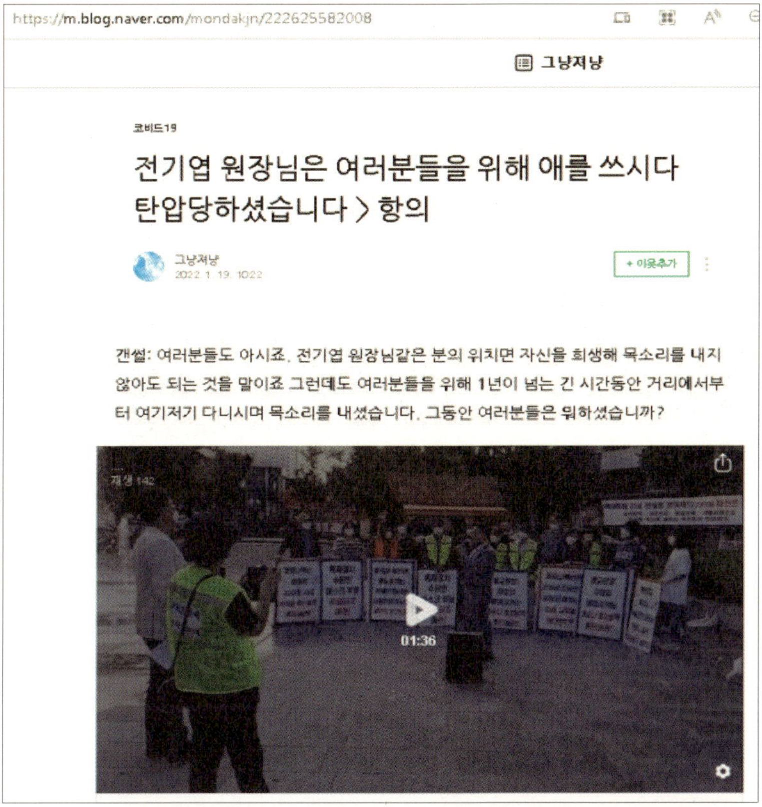
https://m.blog.naver.com/mondakjn/222625582008

그냥저냥

코비드19

전기엽 원장님은 여러분들을 위해 애를 쓰시다 탄압당하셨습니다 > 항의

그냥저냥
2022. 1. 19. 10:22

+ 이웃추가

갠썰: 여러분들도 아시죠. 전기엽 원장님같은 분의 위치면 자신을 희생해 목소리를 내지 않아도 되는 것을 말이죠 그런데도 여러분들을 위해 1년이 넘는 긴 시간동안 거리에서부터 여기저기 다니시며 목소리를 내셨습니다. 그동안 여러분들은 뭐하셨습니까?

재생 142
01:36

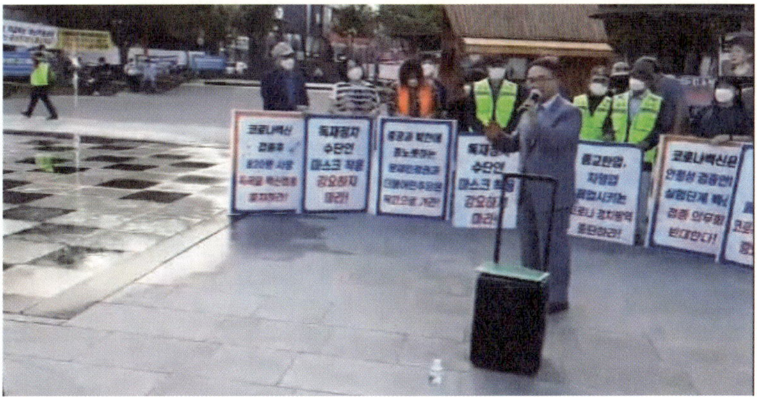

백신 패스반대 천만인 서명운동 선포식과 기자 회견 : 네이버 블로그 (naver.com)
https://blog.naver.com/nimaparis/222558874373

백신패스반대 천만인 서명운동 선포식과 기자회견

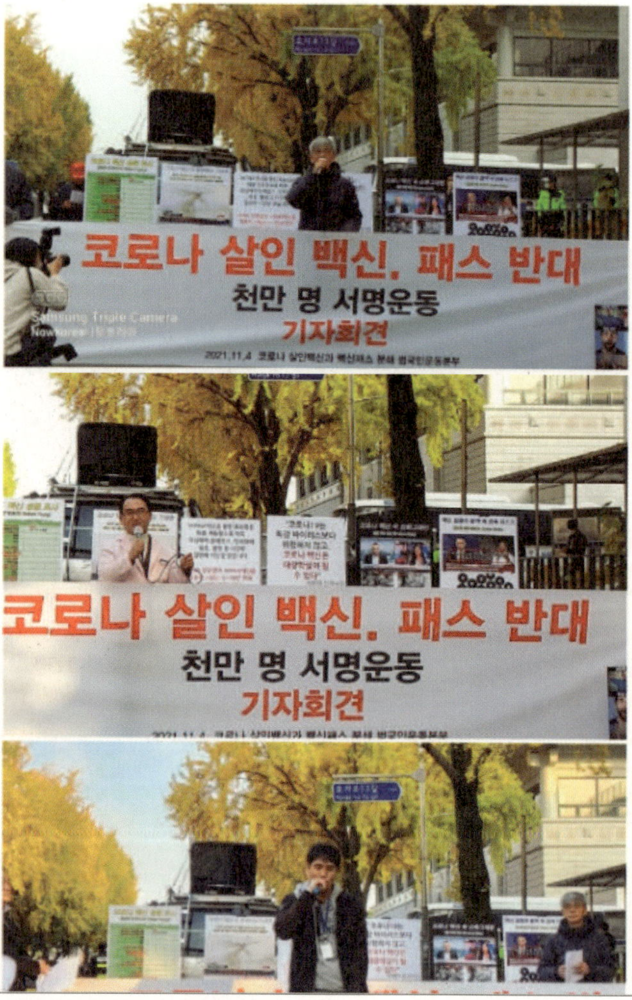

전기엽 원장님은 찐이야 지켜드리자 제발. 백신 부작용 피해자 가족이야> 다들 항의 : 네이버 블로그 (naver.com)
https://m.blog.naver.com/mondakjn/222625618624

글연습하는 30대 블로거 : 네이버 블로그 (naver.com)
https://blog.naver.com/yeyoung1376

코비드19

전기엽 원장님은 찐이야 지켜드리자 제발. 백신 부작용 피해자 가족이야 > 다들 항의

그냥저냥
2022. 1. 19. 11:03

+ 이웃추가

갠썰: 이 분은 아주 오래전부터 1년이 넘도록 백신의 위험, 백신 해독 방법을 알리려 무척 애를 쓰셨습니다. 그런데 여러분 중 이 분을 잘 모르시는 건 유튜브, 네이버 등등이 이 분 영상을 다 삭제해서 그렇습니다

https://gall.dcinside.com/mgallery/board/view/?id=uspolitics&no=382777

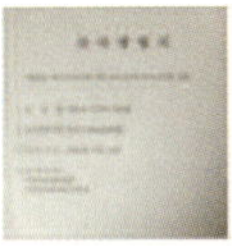

코진의 전원장님 지켜드리자 제발. 백신 부작…
남편이 백신 맞고 싶지 않아했는데, 가족의 생계를 위해
gall.dcinside.com

(위 링크 내용 펌)
남편이 백신 맞고 싶지 않아했는데, 가족의 생계를 위해 어쩔 수 없이 맞았어. 나 역시 차라리 일을 그만둘 때 그만두더라도 맞지 말라고 뜯어말렸지만 2차까지 맞았고, 심장이 커지는 증상으로, 엑스레이에도 나올 정도로 부작용이 심했거든. 이상반응 신고도 했어.

갑자기 걷다가 쓰러져서 응급실도 실려갔는데,
백신 성분이 밝혀지지 않은 상황에서 치료약이 어딨겠어…

너무 걱정되서 밤새 울고 그랬다.

애초에 성분이 밝혀지지 않는 백신을 강제하는 국가가 잘못인건데,
이에 대해서 연구하고, 치료해주는 의사 선생님을 조사한다는 게 말이 되나 싶어…

존스홉킨스 내과 전문의 전기엽 박사님의 말씀.. : 네이버 블로그(naver.com)
https://blog.naver.com/yeyoung1376/222625291467

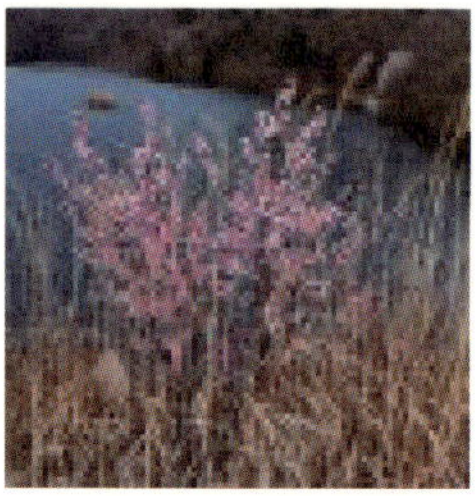

존스홉킨스 내과 전문의 전기엽 박사님의 말씀

그리고 탄압당하시는 중

탐구 · 2022. 1. 18. 22:55
※ 백신 맞은 사람들도 절망할 필요는 없다.

이미 많은 치료제가 나와 있다.

치료 효과가 나타나고 있다.

하지만… 백신 접종하면 유전자DNA가 5년-10년 동안 변형된다.

장년들은 서서히 변형되지만, 젊은 사람들은 그 변형이 빠르다.

해외 백신 접종 산모가 동물처럼 꼬리가 있는 기형아들을 출산하고 있다. 백신에는 원숭이, 침팬지, 돼지 등의 동물 DNA가 포함되어 있기 때문이다. 백신을 접종한 산모들에 의해 꼬리가 있는 기형아들이 출생하고 있는 원인이 그것이다.

사람이 동물화 되는 트랜스휴먼(변형된 사람)이 되는 것이다.

어른들은 그렇다 치더라도, 어린 아이들과 산모들은 절대 백신을 맞으면 안 된다.

백신을 접종할 때 몸에 12자리 아이디가 생기고 컴퓨터와 연결된다.

AI컴퓨터에 의해 그 사람이 책을 읽고 있는지, 운동을 하고 있는지 등등 이미 그 사람의 상태가 다 기록되고 있다. 뇌파를 통해 분석할 수 있기 때문이다.

인체에 형성되는 12자리 아이디는 핸드폰과 마찬가지의 원리이다.

배터리 역할을 하는 것이 백신에 포함된 산화 그라핀이다.

핸드폰의 배터리를 제거하면 핸드폰의 기능을 발휘하지 못하듯이, 배터리 역할을 하는 산화 그라핀을 제거하는 치료를 하면 된다.

산화 그라핀을 제거하면 베터리를 뺀 스마트폰처럼 되기 때문이다.

12자리 아이디를 없앨 수는 없지만 산화 그라핀을 빼낼 수는 있는 것이다. 자동차의 휘발유를 빼내고, 핸드폰의 배터리를 빼내듯이 산화 그라핀을 제거하면 되는 것이다.

이미 백신을 접종한 사람들은 더 이상 백신을 맞지 말고, 산화 그라핀을 제거하는 치료를 진행하는 것이 최선이다.

김영란 변호사님께서 밝혀주신 것처럼, 1차 2차 백신의 농도는 0, 5, 10, 20, 30의 5가지가 있고, 0짜리도 상당히 많이 있다.

지금까지 약 1200여 명이 돌아가셨다.(2021년 11월 기준 지금은 1700여 명 이상)

부스터 백신을 맞으면 농도가 250, 300까지 간다.

10배보다 훨씬 더 농도가 많은 것이 부스터 백신이다.

지금까지보다 훨씬 더 많은 사람들이 돌아가시게 된다.

인체의 선천 면역력이 1차 접종시에 15%, 2차 접종시에 35%가 떨어진다.

백신 접종 1, 2개월 후에 암이 발병되고 암이 엄청나게 커지는 경우들이 많다.

백신과의 직접적인 연관성을 알 수는 없지만, 백신 접종시 1차에 15%, 2차에 35% 면역력이 떨어지는 것은 맞기에 암발병율이 높아지는 것은 맞다.

감염병의 사망률 순위에서 코로나의 사망률은 17번째에 해당된다.
백신 접종으로 다른 감염병에 대하여 취약하게 되기에
이번 겨울에 많은 분들이 돌아가실 것으로 예상된다.

백신 맞으신 분들은 가까운 병원에 가서서 혹은 인터넷에서 구입할 수 있으므로, NAC, 글루타치온, 솔잎차를 드시기 바란다.

면역력이 100%까지 올라가지는 않지만, 쉽게 접하는 폐렴이나 독감 장염 등을 이겨낼 수 있다.

이미 백신을 맞으신 분들은 3차 부스터 백신을 맞지 말아야 한다.

여러 가지 해독제가 있으니 절망할 필요는 없다.

NAC, 글루타치온, 솔입차를 구입해서 먹으면 면역력이 상승한다.

백신 접종하신 분들은 꼭 먹기 바란다.

이번 문재인 정부 오래가지 못한다. 3개월 정도만 버텨라.

영국 엘리자베스 여왕도 이미 죽었다는 것을 우리 모두가 알고 있다.

다만 죽은 날을 어느 날에 발표할 것인가를 기다리고 있는 상태이다.

엘리자베스 여왕이 죽었다는 것이 알려지면,

문재인 정부도 곧 바뀌게 될 것이다.

자포자기하고 정부가 하자는 대로 하면 절대로 안 된다.

이 정부는 2-3개월 밖에 못간다.

하지만 백신을 맞은 우리 몸은 앞으로 30년 40년 50년을 계속 써먹어야 한다.

해독제 먹으면서 2-3개월만 참고 버텨라.

백신 맞고 평생 버틸 수 없다.

이 정부는 ◇월까지도 못간다.

이 정부가 원하는 대로 하지 말고 하나님이 주신 아름다운 DNA를 지켜라. 백신 맞으면 우리의 DNA가 파괴된다.

우리들이 할 일은 백신 안 맞으면 된다.

해독제도 내년이면 나온다고 한다.

임상 실험상 숯에다 전선감아서 마그네슘 펄스로도 빼낼 수 있다.

-존스홉킨스 내과 전문의 전기엽 박사님

https://rumble.com/vopkkj-freedomflu.html

3차 접종률 - 일본 0.8% : 대만 3.6% : 한국 42.7%

지난주 일평균 코로나 사망자 수 - 일본 2명: 대만 0명 : 한국 46명.

결론 3차 접종률과 사망률은 정비례합니다.

[출처] 존스홉킨스 내과 전문의 전기엽 박사님의 말씀 그리고 탄압당하시는 중 | 작성자 탐구

2022년 7월 9일에 있었던 AIDS, 원숭이 두창 확산하는 동성애 서울광장 집회 결사 반대 기자 회견을 하고 있는 코로나진실규명의사회(코진의) 모임.

2022년에 오세훈 시장이 서울광장 동성애 사용 승인을 했고, 2023년에도 하려고 했지만, 윤석열 정부가 이것을 막았습니다. 그래서 을지로에서 동성애 시위를 하게 되었지요. 아래의 코진의 성명서는 대전의 오순영 원장이 작성한 것입니다.

[KHTV생방송] 오세훈 서울시장은 원숭이 두창 질병 확산시키는 동성애퀴어축제 서울광장 사용승인 즉각 철회하라!

https://www.khtv.org/sub_live_list.php?n=1176&t=1&m=6&lm=n&page=1

2022년에 오세훈 시장이 서울광장 동성애 사용 승인을 했고, 2023년에도 하려고 했지만, 윤석열 정부가 이것을 막았습니다. 그래서 을지로에서 동성애 시위를 하게 되었지요.

코진의, "동성애퀴어 집회를 통해 원숭이 두창 질환이 확산될 수 있기에, 오세훈 서울시장은 책임지고 동성애퀴어 집회 즉각 취소해야."

자연 상태의 원숭이 두창 바이러스는 사람 사이의 전파가 거의 이루어 지지 않는 반면, 중국 우한에서 시작된 코로나 바이러스처럼 인공적인 조작이 가해졌다면, 사람과 사람 사이의 전파 가능해

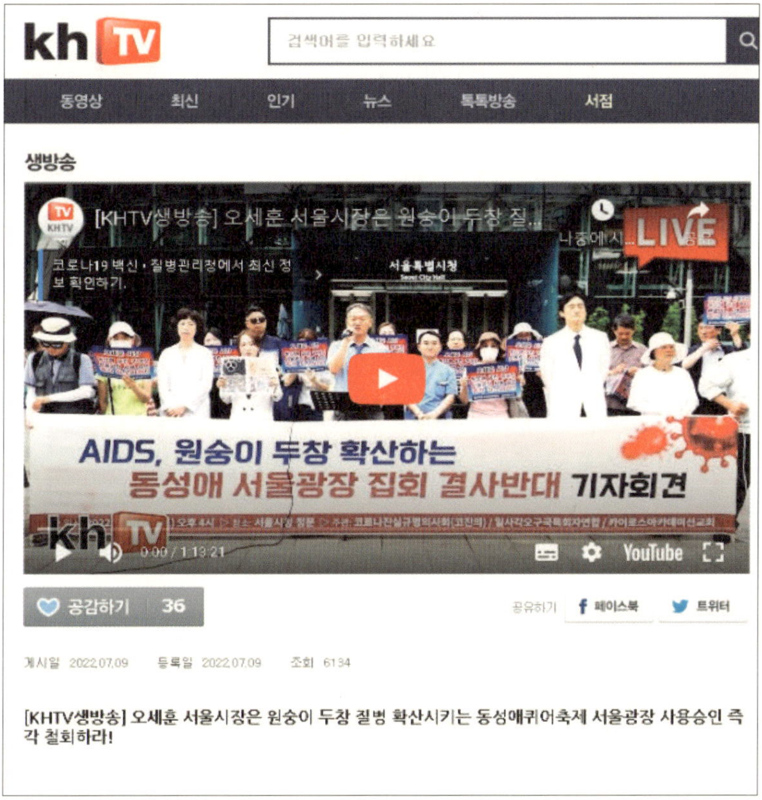
kh TV
검색어를 입력하세요
동영상
최신
인기
뉴스
톡톡방송
서점
생방송
[KHTV생방송] 오세훈 서울시장은 원숭이 두창 질...
LIVE
코로나19 백신 · 질병관리청에서 최신 정보 확인하기.
서울특별시청
AIDS, 원숭이 두창 확산하는
동성애 서울광장 집회 결사반대 기자회견
YouTube
공감하기 36
공유하기
페이스북
트위터
게시일 2022.07.09 등록일 2022.07.09 조회 6134
[KHTV생방송] 오세훈 서울시장은 원숭이 두창 질병 확산시키는 동성애퀴어축제 서울광장 사용승인 즉각 철회하라!

▲ 원숭이두창 확산 동성애퀴어축제 서울광장 사용승인 철회촉구 기자 회견 현장 모습 ⓒKHTV

9일 오후 4시, 서울시청 정문 앞에서는 코로나진실규명의사회(이하 코진의), 일사각오구국목회자연합, 카이로스아카데미선교회 주최로, "오세훈 서울시장은 원숭이 두창 질병 확산시키는 동성애퀴어축제 서울광장 사용승인 즉각 철회하라!"는 제목의 기자 회견이 열렸다.

코진의는 동성애퀴어 집회를 통해 AIDS, 원숭이 두창 질환이 전파되고 확산될 수 있고, 또 확산되었다는 것을 추정할 수 있는 자료들이 있기에, 집회를 개최하도록 한 오세훈 서울시장은 책임지고 동성애퀴어 집회를 즉각 취소하라고 촉구하였다.

코진의 공동대표인 전기엽 원장(홉킨스 전일내과)은 자연 상태의 원숭이 두창 바이러스인 경우는 사람 사이의 전파가 거의 이루어 지지 않는 반면, 중국 우한에서 시작된 코로나 바이러스처럼 인공적인 조작이 가해졌다면, 사람과 사람 사이의 원숭이 두창 바이러스의 감염이 이루어질 수 있다고 밝혔다.

또한 원숭이 두창은 코로나 백신이나 원숭이 두창 백신과 연관되어 인위적으로 또는 인공적으로 확산될 수 있기 때문에 이들 백신을 절대로 맞지 말라며, 백신을 맞지 않으면 원숭이 두창은 저절로 사라진다고 강조하였다.

한편, 전 원장은 코로나 백신 접종이 없던 동일 기간에 비해, 백신 접종 후 사망자 수효가 40배 증가되었고, 코로나 질환 발생자 수요는 574배나 증가되었다며, 이로써 코로나 백신은 코로나 질환을 해결하는 것이 아니라, 코로나 백신은 꺼져가는 불씨에 기름을 붓는 격으로 오히려 코로나 질환의 발생을 높이고 사망을 높였다고 지적하였다. 따라서 코로나 백신을 반강제적으로 접종하는 것은 절대적으로 막아야 한다고 말했다.

이에 코로나 문제를 해결하기 위해서는 코로나 백신을 사용하면 오히려 상황을 악화시킬 뿐으로, 코로나 예방약이자 치료약인 하이드록시클로로퀸, 이버멕틴, 비타민 C, D, 아연 등을 추천하였으며, 사람들의 면역력을 증가시키는 해죽순, 원일 허브 V30, 스마트푸드디엠 SFDM 등을 복용하기를 권하였다.

코진의는 정부나 관계 기관 등에 백방으로 접촉하고 있으나 의견들이 모두 철저히 무시되고 있어, 3,000여 명의 국민들과 함께 코로나 백신 접종 중단에 관한 소송을 제기해, 현재 법원에서 이를 다루고 있고, 오는 8

월 19일에 서울 행정법원에서 재판이 있을 예정이라고 한다.

이하 코진의 성명서 전문.

— 성 명 서 —

더 늦기 전에 모든 방역을 해제하라!

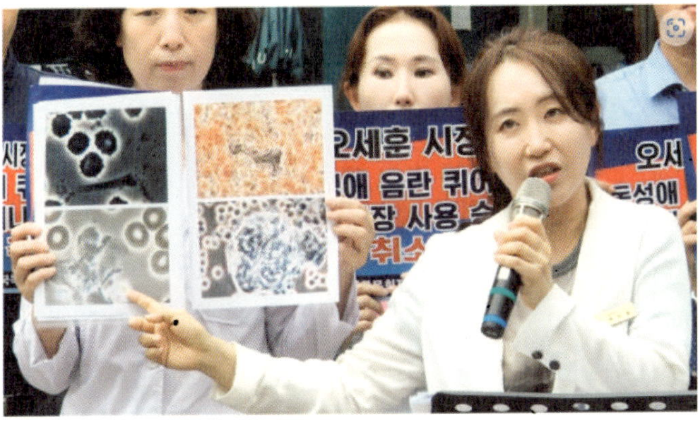

▲ 코진의에서 코로나 백신을 접종한 사람들의 혈액 상태를 설명하고 있다. ⓒ KHTV

윤석렬 대통령, 보건복지부 장관, 백경란 질병관리청장, 국민 보건과 방역에 종사하시는 각 기관의 공무원 여러분, 그리고 이 땅에 살고 계시는 국민 여러분께 고합니다.

더 늦기 전에 모든 방역을 해제해 주십시오.

우리는 최근 매우 우려스러운 통계를 접하게 되었습니다.

대한민국 통계청에서 발표한 금년 3월과 4월의 초과 사망률은 과거 3년간 동일 기간의 최대 사망자수 대비 각각 67.6%, 41.4% 증가했습니다.

금년 3월은 작년 3월에 비해 17,937명이, 금년 4월은 작년 4월에 비해 13,672명이 초과 사망했습니다. 반면, 금년 3월에 코로나로 사망한 국민은 8,420명, 금년 4월에 코로나로 사망한 국민은 6,285명이었습니다.

그렇다면 금년 3월에 9,517명이, 금년 4월에는 7,387명이 코로나 외로 사망한 것이 됩니다. 우리가 의심하고, 주목해야 할 부분은 코로나 외로 사망하신 분의 사망 원인입니다. 도대체 무슨 이유로 예년과 다르게 많은 분들이 사망하게 됐는지 파악해야만 합니다. 우리는 사망 원인의 중요한 단서를 질병관리청과 건강보험 심사평가원의 자료에서 찾을 수 있었습니다.

먼저 질병관리청의 자료입니다.

6월 23일 질병관리청 코로나 19백신 접종 후 이상반응 보고를 보면 백신 접종 68주차인 현재 2,236명이 백신 접종 후 사망하였으며, 아나필라틱 쇼크, 생명 위중, 영구 장애, 중환자실 입원 등의 중대한 이상반응은 15,000명이 발생했습니다.

백신 접종 시작한 지 68주, 476일 동안 공식적인 보고 라인을 통해 신고 된 사망 건수가 2,236명이기 때문에 하루 평균 4.7명이 사망한 것입니다. 코로나 발생 2년 6개월 동안 누적 코로나 사망자가 24,593명인데, 백신 사망자는 접종 개시 후 1년 5개월 만에 2,236명에 달합니다. 짧은 기간에 백신 사망자가 누적 코로나 사망자의 1/10에 해당할 정도로 많이 발생했으며 중대 부작용 환자가 15,000명이 달하니 백신은 제2의 코로나입니다. 하루 4.7명이 백신 접종 후 사망하고 있음에도 중단되기는커녕 3차, 4차 접종을 강행하여 3차 접종으로 421명, 4차 접종으로 41명이 사망하였습니다.

더욱 우리를 분노하게 만드는 것은 10대 백신 사망자가 10명, 그리고 20대 사망자가 40명이 발생 한 것입니다. 이 어리고 무고한 청춘의 죽음은 누가 책임 질 것입니까?

다음은 건강보험 심사평가원이 국민의 힘 최춘식 의원실에 제출한 자료입니다. 이 자료는 금년 1월에서 4월까지의 암, 백혈병, 뇌경색, 뇌출혈, 심낭염 발생률에 관한 통계입니다. 먼저 암 발생률을 보면, 2019년에는 146만 건, 2021년에는 153만 건이었습니다. 금년 1월부터 4월까지 104만 건이 발생했습니다. 금년 4개월 동안 발생한 암 발생 건수가 예년의 70%에 해당합니다. 이를 년으로 환산하면 금년 암 발생 예측 건수는 300만 건이 됩니다. 백혈병은 2019년에 2만4천 건, 20년에 2만5천 건 발생했는데 금년 1월에서 4월까지 1만9천 건이 발생했습니다. 4개월간 백혈병이 예년의 80%에 육박하게 발생하였는데 이를 연으로 환산하면 예년의 2.5배인 6만 건 됩니다. 이렇게 갑자기 암이 폭증한 것은 결코 자연적인 일일 수 없습니다. 모든 암은 유전자의 변이에 의해 발생합니다.

대규모로 유전자를 변이 시킬만한 것은 방사능 유출밖에 없는데, 그런 일은 우리나라에서 벌어지지 않았으므로 우리가 추정할 수 있는 원인은 단 한 가지 유전자 백신 접종밖에 없습니다.

다음은 뇌경색입니다.

2019년 50만3천 건, 2020년 49만9천 건, 2021년 50만8천 건 이었는데 금년 1월에서 4월까지 37만5천 건 발생하였습니다. 금년 1월에서 4월까지 뇌경색 발생 건수가 예년의 76%에 해당합니다. 올해 100만 명의 뇌경색 환자가 발생할 것으로 예측됩니다.

다음은 뇌출혈입니다.

2019년 9만9천 건, 20년 10만 건이 발생했습니다. 금년 1월에서 4월 까지 6만 9천 건이 발생했습니다. 금년 1월에서 4월까지 뇌경색 발생 건수가 평년의 70%에 해당하며 올해 21만 건의 뇌출혈 환자가 발생할 것으로 예측 됩니다.

다음은 심낭염입니다.

심낭염은 매우 심각합니다. 2016년부터 백신 접종 전까지 매해 약 2천 7백 건이 발생했습니다. 21년 2월 백신 접종 후부터 급증하여 21년에 두 배인 4,334건이 발생하였고, 금년 1월에서 4월까지 2,909건이 발생했습니다. 올해 사상 처음으로 만 명 이상의 심낭염 환자가 나올 것으로 예측됩니다.

이렇게 뇌·순환계 질병의 전반적 급증을 초래할 정도로 우리 국민에게 가해진 외부적 요인이 무엇인지 생각해보면 코로나 백신과 3년 동안 마스크 착용밖에 없다는 결론을 내릴 수밖에 없습니다. 유전자 조각이 들어 있는 코로나 백신은 인간 세포내에서 스파이크 단백질을 만들어 냅니다. 스파이크 단백질은 세포외로 빠져나와 혈액에 섞여 온 몸으로 퍼지고, 세포의 변성, 파괴, 유전자의 변이, 그리고 조직과 혈관에 염증을 일으킵니다.

부직포 마스크 제조 과정에서 디메틸포름아미드(Dimenthylformamide, DMF)과 디메틸포름아미드(Dimenthylformamide, DMF)이 첨가됩니다. 이 물질은 간독성과 발암을 일으킬 수 있기 때문에 이것을 사용해서 만든 마스크는 시장에서 퇴출되어야 합니다.

또한 마스크의 원재료는 폴리프로필렌으로 자연 분해되지 않기 때문에 소각 처리해야 해야 하는데 소각 시 1급 발암물질인 다이옥신이 배출됩니다. 마스크는 전염병 발생 시 단기간 쓰는 방역 물건입니다. 장기간 사용 시 오히려 전염원이 될 수 있습니다. WHO와 질병관리청의 지침에도 마스크의 자가 오염 가능성 때문에 마스크 겉면을 손으로 만지지 말라는 규정을 두고 있으나 이것은 실제 아무도 지킬 수 없는 규정입니다.

따라서 마스크는 바이러스의 차단 효과는 물론 없으며, 환경 오염과 각종 암이 발생할 수 있으며 바이러스를 막는 것이 아니라 반대로 전파할 수 있습니다.

윤석렬 대통령, 백경란 질병청장 그리고 관계 당국 여러분!

지금 우리 국민이 병들고 죽어 가고 있습니다. 병들고 죽어 가는 국민 중에 우리의 미래이며 사랑스러운 아이들과 청년들도 있습니다.

20대 미만의 코로나 사망자가 극히 적다는 점에서 그들의 백신에 의한 사망은 통탄할 일입니다.

또한 우리 국민이 사회의 요구, 매스컴, 공권력에 너무나 길들여지고 있습니다. 미국, 영국, 프랑스 등의 서방 선진국에서는 마스크를 쓰지 않고 있는데 이 무더위에 마스크를 쓰는 것은 길들여졌기 때문입니다.

지난 6월 15일 질병관리청은 국민 코로나 항체 검사 양성률이 94.6% 에 달한다고 하였습니다. 그리고 감염재생산수가 0.79로 한 사람이 채 한 사람도 감염시키지 못한다고 발표 하였습니다. 이 말은 사실상 코로나가 풍토병화 된 상태라는 말입니다.

더 이상의 방역도, 마스크도, 백신도 필요 없는 상태라는 말입니다.

우리 국민은 방역에 의해 이미 너무 많이 죽고 병들었습니다. 너무 많이 길들여졌습니다.

더 많이 병들고, 더 많이 죽고, 더 많이 길들여지기 전에 모든 방역을 해제해야 합니다.

2022년 7월 9일

코로나진실규명의사회

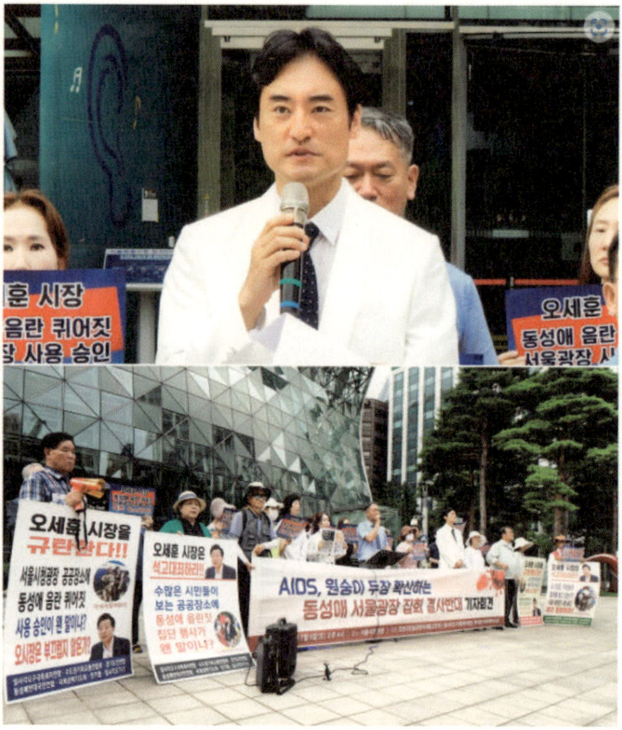
훈 시장
음란 퀴어짓
장 사용 승인
오세훈
동성애 음란
서울광장 시
오세훈 시장을
규탄한다!!
서울시청광장 공공장소에
동성애 음란 퀴어짓
사용 승인이 웬 말이냐?
오시장은 부끄럽지 않은가
오세훈 시장은
석고대죄하라!!
수많은 시민들이
보는 공공장소에
동성애 음란짓
집단 행사가
웬 말이냐?
AIDS, 원숭이 두창 확산하는
동성애 서울광장 집회 결사반대 기자회견

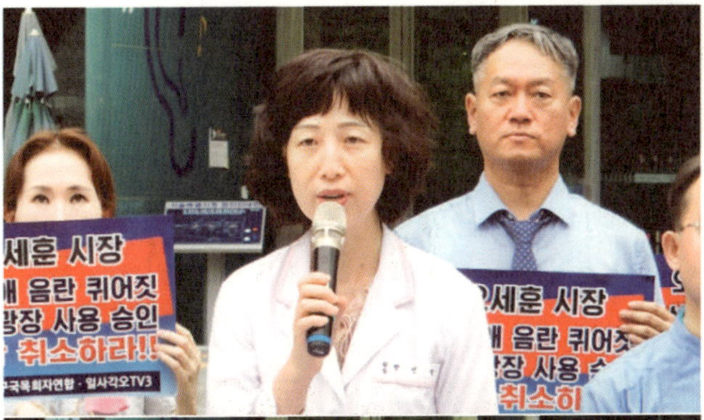
세훈 시장
애 음란 퀴어짓
광장 사용 승인
취소하라!!
구국목회자연합 · 일사각오TV3
오세훈 시장

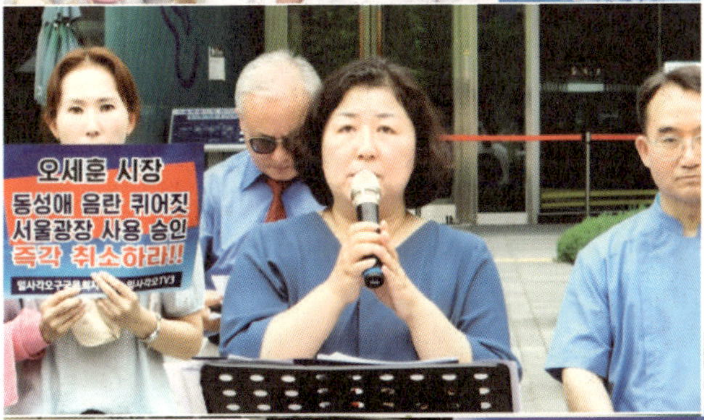
오세훈 시장
동성애 음란 퀴어짓
서울광장 사용 승인
즉각 취소하라!!

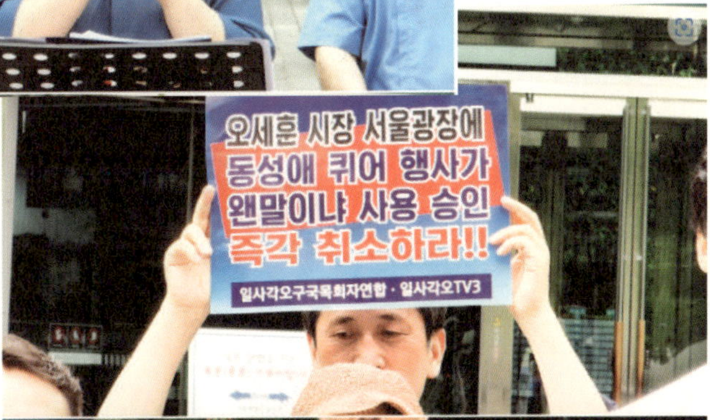
오세훈 시장 서울광장에
동성애 퀴어 행사가
왠말이냐 사용 승인
즉각 취소하라!!
일사각오구국목회자연합 · 일사각오TV3

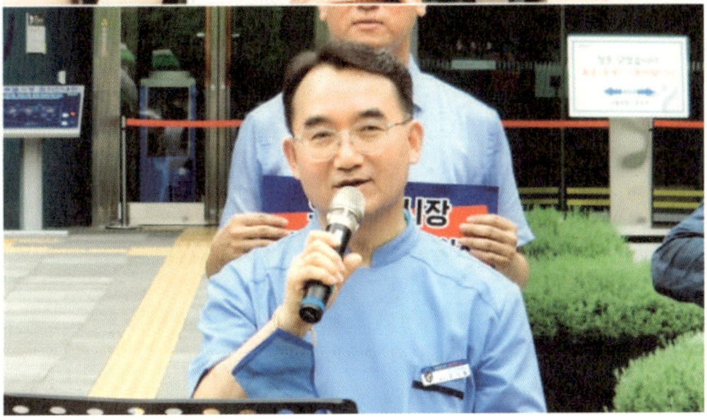

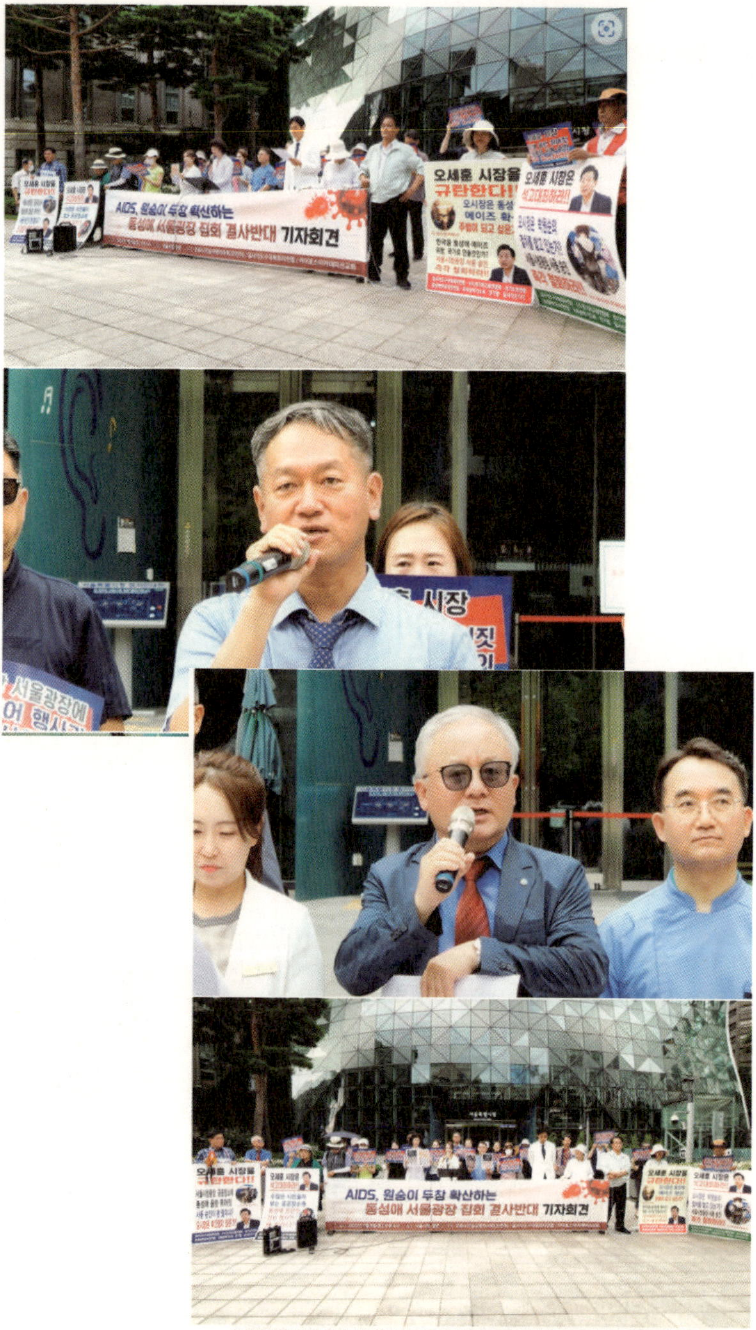
AIDS, 원숭이 두창 확산하는
동성애 서울광장 집회 결사반대 기자회견
오세훈 시장을
규탄한다!!
오세훈 시장은
석고대죄하라!!

▲ 원숭이두창 확산 동성애퀴어축제 서울광장 사용승인 철회촉구 기자회견 현장모습 © KHTV

※ KHTV의 모든 사진들은 저작권법의 보호를 받습니다. 복사해 가실 때는 반드시 출처를 밝혀주시기 바랍니다.

중요정보,국민들이 꼭들어야 할 내용입니다!..2022년 5월 14일 - YouTube (너만 몰라 TV)
https://www.youtube.com/watch?v=BhBLnS5fxAA

1) 문재인 전 대통령 낙향하는 기차 속에 탄 모든 사람들은 모두 마스크 쓰지 않았다.
2) WHO가 각국의 정부를 통제하고 조정하는 One World Government 하나의 통일된 세계 정부의 역할을 하려고 시도하고 있으니, 기도로써 막아주세요. 2022년에 세계경제포럼의 슈밥이 그렇게 악한 노력을 하더니, 2023년 7월부터는, 드디어 WHO 가 각국 정부를 통제하에 거의 두고 있습니다.
3) 우리 자신과 부모 형제 및 우리 자녀들의 자유를 위하여 우리는 일어서야 합니다, 빛을 발해야 합니다!

악한 자들은 "디지털 보건증"을 만들었고, 우리의 자유를 억압하는 회의가 2023년 9월 23일에 열립니다. 악한 자들의 행동을 막아서는 주님의 방파제로서 우리는 기도와 실생활로 저항해야 합니다.

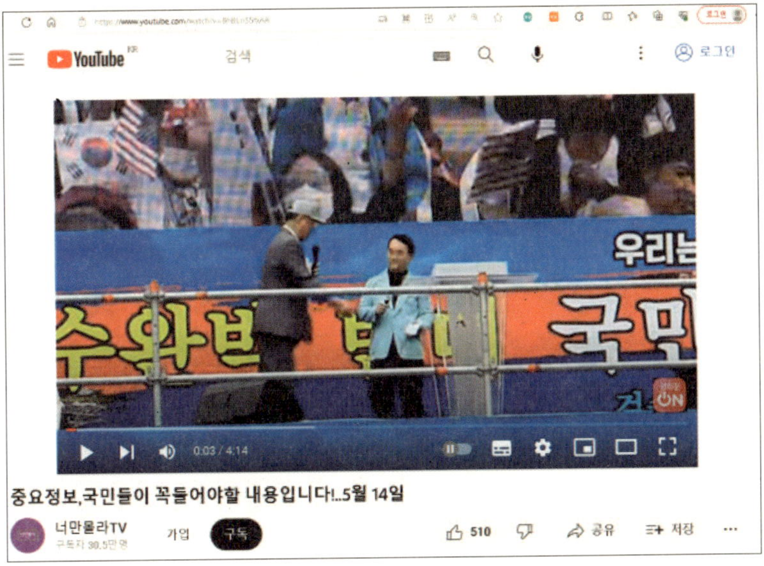

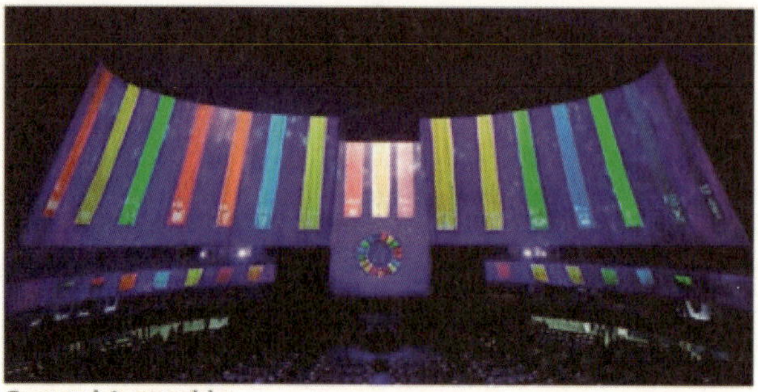
General Assembly

유럽연합 집행 위원회(EC) 에서는 그동안 사용되오던... "코로나 디지털 인증서" 를 만료시켰으며.. 이것을 이어받아 세계보건기구(WHO) 에서 시행되는 "디지털 보건증" 과 함께, 6월 30일 이후에 많은 중요한 일들이 일어나기 시작할 것입니다!

UN 은 2030년까지 그들의 2030 어젠다를 완료시키길 원하기 때문에... 전 세계가 2030 의제를 달성하기 위해 7년 간의 글로벌 협약을 원하고 있습니다...

그것을 위해 제78차 유엔총회 (UNGA 78) 가 2023년 9월 5일(화)에 개막합니다. 고위급 엘리트들이 참석하는 "고위급 종합토론회" 의 첫날은 2023년 9월 19일(화)에 열립니다.

https://naver.me/FeCFgQFk

• 데살로니가후서 2장 6절-7절: 또 그가 자기 때에 드러나도록 무엇이 저지하고 있는지 지금 너희가 아느니라. 이는 불법의 신비가 이미 일하고 있으나, 다만 지금 막고 있는 이가 막되 길에서 옮겨질 때까지 막을 것이기 때문이라.

• 2023/9/5 일에 개막되는 유엔 총회와 2023/9/19 "고위급 종합 토론회"에서 "디지털 보건증"과 같은 협약을 One World Government (신세계질서) 세력이 맺으려 합니다. 지상에 있는 교회들과 성령님을 우리 마음속에 모시고 있는 우리들이 악한 마귀들의 계획을 만 천하에 드러내어 사람들이 깨어나도록 계몽하고, 악한 마귀와 그들의 행사를 막아내는 방파제가 되어야 합니다.

5장

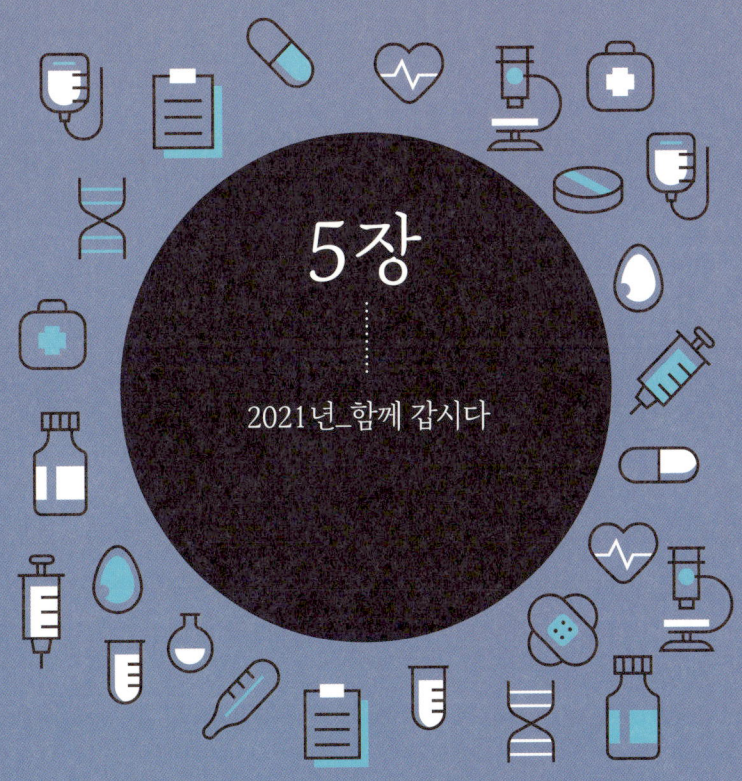

2021년_함께 갑시다

1. 2021년 11월에 발간한 "함께 갑시다"의 차례(次例/ 목차, 目次)

서 문 341

1부 코로나 19 343

1. 코로나 19에 대하여 343
2. 코로나 19와 일루미나티 카드 343
3. 계획된 코로나 19와 코로나 백신 347
4. 코로나 19 바이러스는 누가 만들었나? 347
5. 우리나라 코로나 19 방역 실태 349
6. With CORONA(코로나와 함께 살기)는 위험한 생각 352
7. 코로나 바이러스와 변이종(Novel variants), 코로나 칵테일로 코로나를 넘자 356

2부 코로나 19 백신 357

1. 백신보다 자연 면역 357
2. 백신 접종한 사람의 말초 혈액 소견 359
3. 자연 면역과 코로나 백신 면역의 효과 비교 359
4. 백신의 위험성 362
5. 코로나 19 백신과 그라핀 옥사이드(Graphene Oxide)[지금의 Hygrogel] 369
6. 코로나 백신과 유전자 변형 372
7. 조작된 뉴스 그리고 가려진 뉴스 372
8. 백신이 젊은 청년들에게 미치는 영향 373
9. 코로나 PCR 검사 376
10. 진정한 확진자와 백신 접종자의 높은 사망률 377
11. 미국 최일선 의사들(현장 진료의사들)의 주장 378
12. 중간 결론 378
13. 하이드록시클로로퀸(HCQ Hydroxychloroquine) 379
14. 코로나 예방과 치료 381
15. 노인의 부스터 샷에 관하여 384

맺는 말 385

(부록 -코로나 백신 해독법 소개 386)

2021년 11월 "함께 갑시다"의 서문(序文)

환난 날에 나를 부르라 내가 너를 건지리니 네가 나를 영화롭게 하리로다 (시 50:15)

이 슬라이드를 준비하고 제작하며 이 글을 쓰는 사람은 전기엽이고 전주에 소재한 홉킨스 전일내과의 원장입니다. 저는 이 모든 일을 감당하도록 축복해 주시고 인도하신 분은 하늘에 계신 우리의 아버지 하나님이심을 믿습니다. 저는 주님을 사랑하고 그분만을 의지합니다. 아마 많은 분들도 그러실 것입니다. 그분의 은혜와 사랑으로 기독출판사에서 이 내용이 2021년 11월 출판되어 여러분의 유익을 위하여 이 책이 전해지게 된 것입니다.

코로나를 넘어 함께 갑시다(Over the COVID, We Go Together)라는 주제를 통하여, 여러분에게 코로나 질환을 이겨내고, 우리 모두가 같이 나아갈 수 있도록 인도하시는 주님을 찬양하고 감사를 드립니다. 요한1서 4장 1절-11절을 보면, 하나님께서는 서로 사랑하라고 하십니다. 우리를 사랑하는 자들이라고 부르시고, 먼저 지혜롭고 현명하여 악인의 꾀에 넘어가지 않기를 원하십니다.

주 예수 그리스도를 우리의 구세주요, 살아계신 하나님의 아들이심을 믿고 의지하여, 이 세상의 여러 어려움을 잘 이겨내라고 하십니다. 코로나 질병이나 코로나 백신은 그러한 어려움 중의 하나입니다.

예수님께서 마귀의 유혹과 시험을 이기시고 승리하셨듯이 우리도 승리할 것입니다.

주님께서 이 세상에 대하여 못 박혀 돌아가셨듯이, 우리도 세상에 대하여 죽어야 합니다. 코로나 백신을 맞지 않는다고 멸시 받아도 무시하시고, 직장에서 쫓아낼 때까지 백신을 맞지 말고 굳건히 버티고 서 있어야 합니다. 백신 맞지 않았다고 벌금이 나오면 벌금내고 월급이 깍이면 깍인대로 그 월급으로 코로나 백신 맞지 말고 버티면 됩니다.

주님께서 사망을 이기고 부활하셔서 하나님 우편에 앉아계시듯이, 백신으로 고통 받는 우리가 승리할 날이 오고 호산나를 찬양할 것입니다. 주님을 믿고 신뢰하며 주님께서 주시는 지혜와 명철을 의지합니다.

요즘은 정말로 미혹(迷惑)이 많은 시기입니다. 영국 사람들은 BBC is a liar (BBC 방송은 거짓말쟁이)라고 말하면서 보리스 옐친 총리의 정치적 코로나 폐쇄 정책 (lock down, 거리두기 정책)을 비웃기와 연일 가두시위를 하여, 지금 영국은 폐쇄 정책을 하지 않았습니다. 이러한 영국에서는 코로나 백신 접종한 사람들 사이에서는 코로나 돌파 감염이 40% 이상 증가하였으나, 비접종자는 오히려 22%가 줄었습니다. 백신 대신 우리는 하나님께 기도하고 주님께서 주시는 은혜와 지혜를 기도해야 합니다.

이 책에 나오는 내용이나 유튜브를 통해서 나오는 내용들에 대해서 혹시 질문이나 하시고 싶은 내용이 있으실 때는, 홉킨스 전일내과나 이 메일(kiyeob.jeon@gmail.com)로 연락해 주시면 성의껏 응답해 올리겠습니다. 우리 주님의 평강을 기원드립니다.

학생학부모 인권보호연대 자문의원, 홉킨스 전일내과

원장 전기엽 내과/가정의 전문의, MD, PhD, ScD

2. 1부_ 코로나 19

1. 코로나 19에 대하여

다음 페이지 사진에서 보면, 독일 CDC data에서, 독감 사망률 0.16%에도 못 미치는 0.15%의 사망률을 코로나 질환이 보여줍니다. 질병의 순위로 보아도 코로나 질환은 감염병 중에서 겨우 17위의 사망자 수를 보이는 그리 대단치 않은 질병입니다. 2021년 8월 현재 코로나 바이러스로 인한 확진자는 세계적으로 약 2억 명, 사망자는 약 4백만 명입니다.

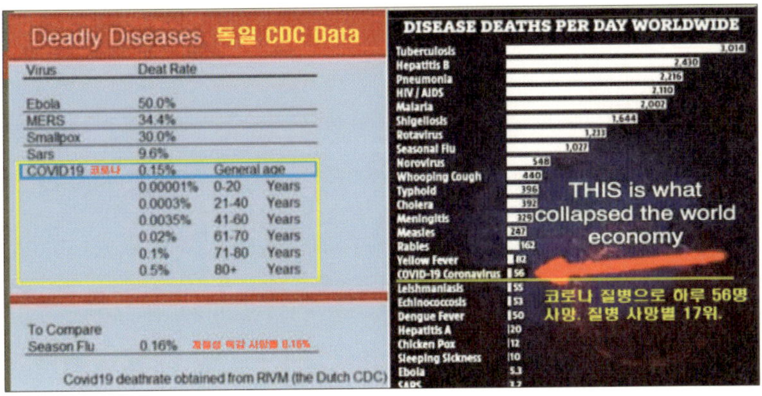

2. 코로나 19와 일루미나티 카드

2013년 5월 19일 동아일보는 19일에 방송된 MBC "신비한 TV 서프라이즈"에서 지난 2001년에 발생한 9.11 테러를 정확히 예언했다는 1995년에 제작된 (일루미나티) 예언 카드의 진실을 파헤쳤다고 보도했습니다. (https://www.donga.com/news/Entertainment/article/all/20130519/55249476/1)

이러한 일루미나티 카드는 1998년 빌 클린턴과 백악관 인턴 사원 모니카 르윈스티의 스캔들, 2010년 4월 20일 멕시코만 기름 유출, 2011년 3월 11일 태평양 해역 도호쿠 지방 진도 9.0 지진으로 인한 해일로 후쿠시마 제1원자력 발전소의 원자로 1-4호기에서 발생한 원전사고를 정확히 예측하였는데, 이러한 것들은 모두 다 일루미나티들이 계획하고 그 악한 계획을 실천한 것에 지나지 않으며 미래의 일을 예언한 것이 아닙니다. 일루미나티들은 아마도 성경에 나오는 말씀들에 경쟁하려고 한 것으로 보입니다.

이사야 41:22 너희는 앞으로 일어날 일을 예언하여 그것이 언제 일어날 것인지 우리가 알 수 있도록 하며 또 과거에 있었던 일도 설명해 보아라. (현대인의 성경)

전지전능하신 하나님을 시기하고 이기려고 또 하나님의 자리에 앉으려고 하는 자가 마귀입니다. 마귀들은 미래의 일을 예견하지 못하니까, 자기들이 먼 미래까지의 계획을 세워놓고 그것을 하나씩 하나씩 만들어 나갑니다. 그래서 사람들에게 마치 마귀 그들이 미래를 예측할 수 있는 능력이 있는 것처럼 보이게 만듭니다. 그리고 그들이 계획하는 미래는 한결같이 dystopia(반이상향)적인 암울한 미래입니다. 우리는 아름답고 선하고 밝은 미래를 만드시는 진리 되신 주심을 찬양합니다.

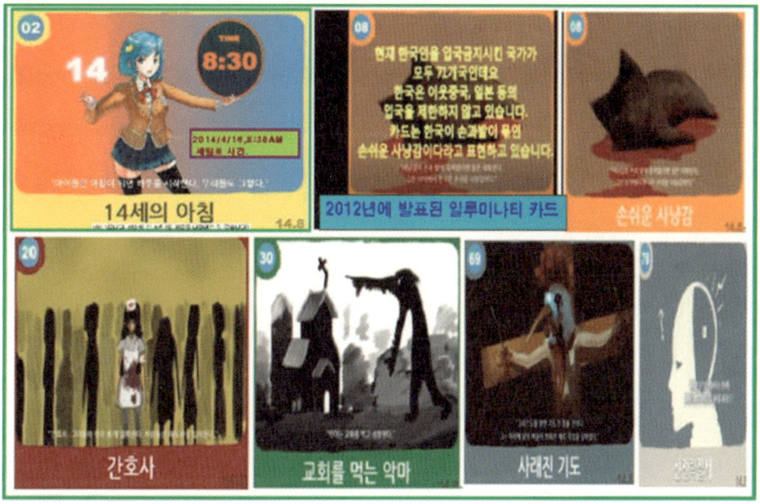
14
8:30
14세의 아침
현재 한국인을 입국금지시킨 국가가
한국은 이웃중국, 일본 등의
입국을 제한하지 않고 있습니다.
손쉬운 사냥감이다라고 표현하고 있습니다.
2012년에 발표된 일루미나티 카드
손쉬운 사냥감
간호사
교회를 먹는 악마
사래진 기도

(앞 그림) 2012년에 나온 한국에 관한 일루미나티 카드에서 일루미나티 세력들이 대한민국에서 벌일 그들의 계획을 미리 밝히고 있습니다. 2014년 4월 15일 오전 8시 30분에 세월호가 침몰하도록 계획한 것을 [14세의 아침]이라는 카드에 계획해 놓았고, 중국 우환발 코로나 바이러스를 보균할 것이 우려되어 중국인들의 입국을 금지시켜 달라는 의사협회의 청원과 권고를 7차례나 계속해서 묵살하면서 중국발 코로나 환자들을 계속 입국시켜서 대한민국을 코로나 확산국으로 만들었습니다.

우환 폐렴으로 인해 만신창이가 될 것을 계획한 그림이 [간호사 그녀들의 옷이 붉게 얼룩진다. 사람들은 파도처럼 밀려온다]입니다. 그러나 우리나라 의사들과 간호사들, 그리고 국민들의 협력과 공조로 일루미나티들이 계획한 정도까지의 코로나 바이러스의 확산은 이루어 지지 않았고, 심지어 중국인들이 침을 뱉어서 엘리베이터 버튼에 바르고 계단의 난간 손잡이에 바르고, 마트 바나나, 식품 앞에서 마스크 벗고 기침까지 해 댔지만, 우리는 그러한 상황을 극복하였습니다. PCR을 40회나 돌리면서 찾아낸 누적 양성율이 2021년 8월 29일 현재 겨우 1.9% 정도로, 13,015,927건 검사에 확진자는 248,568명이고 2,279명 사망을 기록하고 있습니다.

전철이나 백화점, 놀이공원, 버스, 등에 대해서는 아무 제재도 가하지 않으면서 소상공인들인 일반 식당, 가게, 유흥 음식점 등을 단속하고, 절이나 가톨릭 모임은 제한을 크게 하지 않으면서 교회의 모임은 집중단속하고 행정 명령을 내리고 교회 폐쇄 조치를 취하고 있습니다. 이는 [교회를 먹는 악마]라는 일루미나티 그림에 맞는 행태로 이 정부가 일루미나티 계획을 추종하고 있음을 나타냅니다.

[사래진 기도]는 한글 맞춤법도 틀려 있는데, 이는 4.15 부정 선거에서 보이는 선거 부정표에도 맞춤법에 어긋나는 표들이 많이 있고, 크기와 모양이 서로 다른 도장이 부정 선거지에 나타나고, 100mm 100gram 규격 투표지가 아닌 104mm 150gram 투표지가 많이 나타나는 것과 마찬가지로 외국 세력이 대한민국에 개입하고 있는 상황을 여실히 보여주고 있습니다. 또한 2012년의 대한민국에 관한 일루미나티 카드 사진의 아래 쪽 맨 우측 사진을 보면, 사람의 두뇌에서 전자파가 나와서 외부와 송수신을 하는 것을 나타내고 있습니다. 이는 코로나 백신을 통하여 인체 내에 들어간 물체들이 뇌 속에 까지 침범하고 뇌 속에 자리를 잡아서, 인간의 뇌 속에 침입한 코로나 백신 속의 외부 물체를 매개로 인간의 두뇌와 외부 AI 컴퓨터와 정보를 주고받는 것을 일루미나티들이 기획하고 있었다는 것을 미리 보여 주고 있습니다.

3. 계획된 코로나 19와 코로나 백신

2009년 2월 25일 아침, 세계보건기구(WHO), 우생학(優生學) 회의 연설. (키신저)

"Once the herd accepts mandatory forcible vaccination, it's game over! They will accept anything - forcible blood or organ donation - for the 'greater good'. We can genetically modify children and sterilise them - for the 'greater good. Control sheep minds and you control the herd. Vaccine makers stand to make billions, and many of you in this

가축들이 강제적인 예방주사를 일단 받아 들이면, 우리의 시합은 이미 이긴 것입니다. 그후로 그들은 우리가 요구하는 그 어떤 것--강제적인 수혈, 장기 이식 등--도 공공(公共)의 이익을 위한다는 구실로 받아들이게 될 것입니다.
우리는 공공 의 목적을 위해서 어린아이들을 개조시키고 불임을 만들 수 있습니다. 여기에 계시는 여러분은 양 죄 때들의 마음을 조정하고 가축들을 control (제어)할 수 있습니다. 또한 백신(예방주사)는 여러분들에게 수 십억 달라의 이익을 가져다 줄 것이

➔ WHO 에서 우생학을 주장하는 세력들은 (이들은 CABAL, One World Government 세력, Illuminati 세력, Deep State 세력, New World Order 세력) Great New Set 를 하려고 하고 있습니다.
➔ 이미 2009년에 코로나 질병이 전 세계적으로 발생할 것을 계획, 이에 따른 백신을 개발하여, 백신을 만든 구세주요,세상의 공공선(公共善)을 위하고 있다는 명예를 차지하는 한 편으로 백신에 투자하여 엄청 돈을 벌고,
➔ 백신으로 젊은이들의 고환과 난소를 망가지게 하여 임신을 하지 못하게 만들고, 임신 중인 아이들의 유산을 일으키고, 백신 맞는 사람들의 생명을 단축시켜서 점차적으로 인구 감소를 일으킨다. Electro-nanoparticle 과 전자기장으로 뇌를 AI 로 조정.

4. 코로나 19 바이러스는 누가 만들었나?

HIV 바이러스를 발견하여 노벨의학/생리학상을 수상한 몽타니에 박사님은 코로나 바이러스가 "중국 우한 연구소"에서 인공적으로 만들어진 것이지, 자연적으로 존재한 것이 아니라고 주장하였고 여기에는 HIV 유전자 성분이 4곳에 삽입되어 있다고 밝혔습니다. 또한 중국 공산당들이 이러한 코로나 바이러스 근원에 대한 것을 감추고 이러한 사실을 드러내지 못하도록 "중국 정부의 명령"이 있을 것이라고 주장하였습니다. 그리고 그는 "이 새로운 괴물 창조에 대한 책임은 모두에게 있다"고 주장하였습니다.

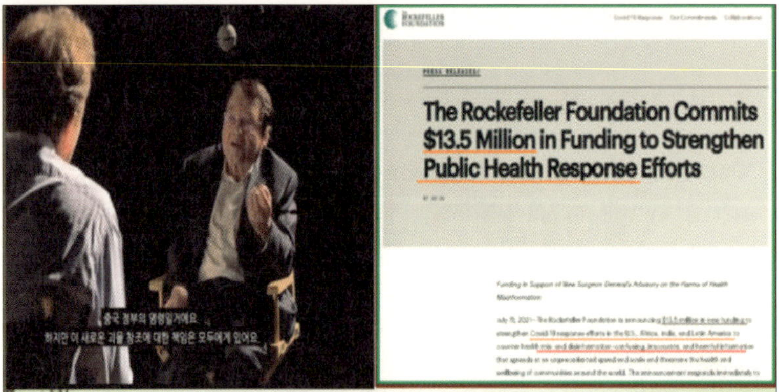
The Rockefeller Foundation Commits $13.5 Million in Funding to Strengthen Public Health Response Efforts

코로나 19 (SARS-CoV-2) 바이러스 출처 함구에 대한 노벨상 수상자 몽타니에 박사의 주장

럭 몽타니에 교수님은 HIV(인체 면역 결핍 바이러스)를 발견하여 2008년 노벨 생리/의학상을 받았습니다. 그는 코로나 바이러스가 자연적으로 나온 바이러스가 아니고 인간이 실험실에서 인위적으로 만든 바이러스 라고 주장하였습니다. 또한 그 사실을 숨기기 위해서 중국 공산당이 여러 학자들과 의사들, 신문과 방송, 잡지들을 매수하였다고 주장하였습니다. 나아가 지금 행해지고 있는 코로나 백신에 대해서 아주 부정적인 의견을 표하였습니다. 바이러스 질병이 만연하고 있는 상황에서 백신을 주사하면 바이러스의 변이형이 발생하고, 그 백신에 저항력을 가지는 변이형의 발생이 많아지게 됩니다.⇨ 현재 세계의 코로나 상황이 럭 몽타니에 교수의 주장을 증명해 주고 있습니다.

이는 일루미나티가 Deep State, CABAL, One World Government, New World Order 세력의 일부일 것입니다. 세상 사람들이 알고 있는 록펠러 재단(Rockefeller Foundation)에서는 이러한 사실들이 거짓 정보 또는 잘못된 정보(dis-information or mis-information)라고 규정하고 이러한 정보들을 없애기 위해서 12.5 백만 달러 (1,250만 달러)를 제공하였습니다. 그 외에 영향력 있는 자리에 있는 많은 정치인들, 행정가들, 과학 재단들, 과학 잡지들, 학자들, 의사들, 약사들에게도 수많은 로비 자금을 투자해서 진실이 국민들과 세계 사람들에게 전해지는 것을 막고 있는 것입니다.

5. 우리나라 코로나 19 방역 실태

코로나 확산을 막는다는 핑계로 정치 방역을 하면서 사회적 거리두기를 최고 수준인 4단계를 2021년 8월 29일 현재 5주째 시행하고 있습니다. 이는 식당과 카페는 오후 9시 이후는 포장/배달만 가능하고, 직장이 끝나고 저녁을 먹게 되는 오후 6시 이후로는 예방접종 완료자를 포함하여 4인(백신 비접종자는 2인으로 제한하여, 몸에 극히 해로운 코로나 백신을 맞도록 정부가 은근히 강제로 유도)까지만 식당과 카페를 이용하도록 하고 있습니다. 이와 대조적으로 질병청은 순수 코로나19 치명률이 0.008%에 불과하고 사망자는 14명이 불과하다고 밝히고 있습니다. (asiatime.co.kr)

우리나라의 독감으로 인한 사망자 수효는 점차 증가하는 경향을 보이고 있으며, 최근 10년간 독감으로 인한 사망자 수는 ▲2009년 154명 ▲2010년 95명 ▲2011년 71명 ▲2012년 99명 ▲2013년 42명 ▲2014년 124명 ▲2015년 238명 ▲2016년 223명 ▲2017년 262명 ▲2018년 720명 ▲2019년 252명 등입니다(백신 관련 사망 증가…최근 10년 독감 사망자는? <정책 <뉴스 <기사본문 - 청년 의사(docdocdoc.co.kr) 이는 순수 코로나 사망자 14명에 비하면 월등히 많은 숫자입니다.

기저 질환이 있으면서 사망한 코로나19 환자 수효는 2020년 1월 이래 지난 1년 8개월 동안 2,279명(2021년 8월 29일 현재)인데, 의사들이 생각하고 있는 통상적인 1년간의 독감 사망자 2,500명보다도 적은 수효입니다. 즉 코로나 질환은 독감보다도 그 질병의 순위가 아래에 있음에도 정치 방역을 하고 있는 것입니다.

전에 공산주의 체제였다가 지금은 자유 민주주의 국가를 이룩한 루마니아는 정부의 코로나 백신 강제 접종을 반대하고 전 국민의 70%가 백신 접종을 하지 않고도 코로나 질환을 잘 이겨내고 있고, 불필요한 코로나 백신을 우리나라 등에 제공한다고 하였는데, 우리나라는 그것을 감지덕지 받고 있으니 참으로 부끄럽고 국민 건강이 심히 우려스러운 일입니다.

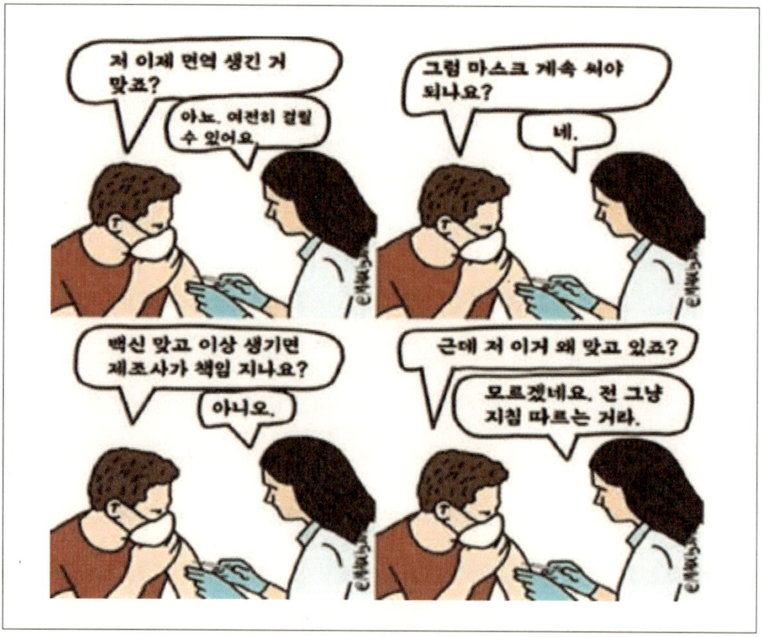
저 이제 면역 생긴 거 맞죠?
아뇨. 여전히 걸릴 수 있어요.
그럼 마스크 계속 써야 되나요?
네.
백신 맞고 이상 생기면 제조사가 책임 지나요?
아니오.
근데 저 이거 왜 맞고 있죠?
모르겠네요. 전 그냥 지침 따르는 거라.

앞의 만화 삽화는 지금 대한민국에서 벌어지고 있는 코로나 백신 접종(주사)에 대한 진실을 담고 있습니다.

1) 코로나 백신을 맞으면 예전의 우환 바이러스에 대한 강력한 항체가 생기지만 현재 유행하고 있는 델타형 바이러스에 대해서는 화이자가 42%(2021년 8월 발표), 아스트라 제네카는 67%, 존슨앤존슨(얀센 백신)과 노바 백스는 data조차 없고, 모더나는 76% 라고 알려져 있습니다. 일루미나티 세력이 뭐라고 백신의 효능을 설명하고 있든지 간에, 백신을 맞은 사람들도 코로나 바이러스에 의한 돌파 감염이 많이 발생하고 있으며, PCR 증폭 횟수를 많이 하고 있는 까닭에 (우리나라는 40회, 미국 등 35회, WHO 권고는 28회), 가짜(거짓, 위) 양성자가 많고, 발생률은 비접종자가 백신 접종자에 비해서 3배 가량 높지만, 입원하는 비율이나 사망자 비율은 2차 백신 접종자들이 비접종자들보다 특히 더 높습니다.
2) 백신을 맞은 사람들 모두는 비접종자에 비해 251배나 많은 코로나 돌기 단백질 유전자가 콧속에서(그리고 몸에서 나오는 모든 배출물을 통해) 검출되므로, 남들에게 질병을 전파하여 남들에게 피해를 주므로 정작 마스크를 써야하고 주의를 기울여야 하는 사람들은 백신 접종자들이며 비접종자들이 아니다. 정부와 신문, TV는 진실을 속이고 반대로 말하고 있습니다.

   백신 제조 회사들이나 정부는 백신이 코로나 감염증을 예방하고 중증으로의 이행을 막아서 입원이나 사망 등을 백신 비접종자에 비해 훨씬 그 수를 줄여서 백신 접종자를 안전하게 만들 수 있다고 주장하여 왔습니다. 또한 초창기 결과들은 과연 그러한 주장들을 뒷받침하는 것처럼 보였습니다.

   그러나 여러 가지 변이형 바이러스가 생성이 되고 델타바이러스, 델타 플러스 바이러스, 람다형 바이러스가 발생하게 된 것도 백신의 영향 때문인 것으로 알려져 있고, 특히 델타형 바이러스로 인한 입원률과 사망률 모두가 백신을 2회 맞은 사람들에게서 백신 비접종자에 비하여 각각 1.9배와 3배 가량 (확진자에 대한 비율로 보면 5.6배-6.7배) 더 높다고 영국 보건성 보고서 15, 16, 20의 data는 말하고 있습니다. 즉, 델타 코로나 유행의 원인을 제공한 것도 코로나 백신이고 더 많은 입원 환자와 더 많은 사망자를 만든 것도 코로나 백신입니다. 그래서 아무리 백신주의자라고 할지라도, 코로나 백신을 의지하면 안 되고 백신을 맞지 않기를 권합니다.

6. With CORONA(코로나와 함께 살기, 2021년 10월 7일, 정은경 발표)는 위험천만한 생각

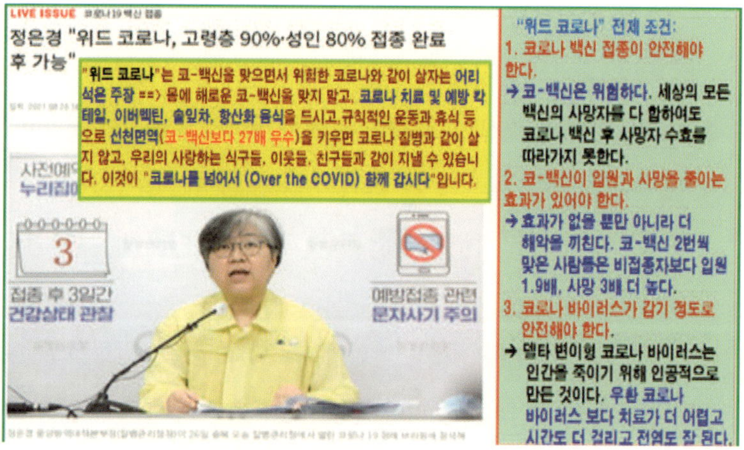
LIVE ISSUE
정은경 "위드 코로나, 고령층 90%·성인 80% 접종 완료 후 가능"
"위드 코로나"는 코-백신을 맞으면서 위험한 코로나와 같이 살자는 어리석은 주장 ==> 몸에 해로운 코-백신을 맞지 말고, 코로나 치료 및 예방 칵테일, 이버멕틴, 솔잎차, 항산화 음식을 드시고,규칙적인 운동과 휴식 등으로 선천면역(코-백신보다 27배 우수)을 키우면 코로나 질병과 같이 살지 않고, 우리의 사랑하는 식구들, 이웃들, 친구들과 같이 지낼 수 있습니다. 이것이 "코로나를 넘어서 (Over the COVID) 함께 갑시다"입니다.
3
접종 후 3일간
건강상태 관찰
예방접종 관련
문자사기 주의
"위드 코로나" 전제 조건:
1. 코로나 백신 접종이 안전해야 한다.
→ 코-백신은 위험하다. 세상의 모든 백신의 사망자를 다 합하여도 코로나 백신 후 사망자 수효를 따라가지 못한다.
2. 코-백신이 입원과 사망을 줄이는 효과가 있어야 한다.
→ 효과가 없을 뿐만 아니라 더 해악을 끼친다. 코-백신 2번씩 맞은 사람들은 비접종자보다 입원 1.9배, 사망 3배 더 높다.
3. 코로나 바이러스가 감기 정도로 안전해야 한다.
→ 델타 변이형 코로나 바이러스는 인간을 죽이기 위해 인공적으로 만든 것이다. 우한 코로나 바이러스 보다 치료가 더 어렵고 시간도 더 걸리고 전염도 잘 된다.

정부에서는 위드 코로나(With CORONA, 코로나 바이러스를 퇴치할 수 없으니, 이를 포기하고, 백신을 접종하고 예방하면서 코로나 "바이러스와 같이 살자)를 주장하고 있습니다. 그들의 주장은, 우리나라 국민의 80% 정도가 백신을 맞아서 심한 코로나 질환으로 입원하거나 사망하는 것을 예방하고, 코로나 바이러스와 같이 살자는 것입니다.

여기에는 탁상공론만 하는 사람들이 모르는 4가지가 전제 되어야 합니다.

1) 첫 번째 전제는 코로나 백신이 안전해야 한다는 것입니다. 그러나 2021. 8. 29. 일 까지 data를 모은 2021. 9. 2. 질병관리청 발표를 보면, 코로나 백신은 전혀 안전하지 않고 오히려 위험합니다.

그러나 코로나 백신으로 사망한 사람은 521 + 238 = 759명으로 코로나 백신 1백만 접종 당 18.1명 사망으로 안전하다고 평가되는 1/백만보다 18.1배 사망률이 높습니다. 즉, 코로나 백신은 안전하지 않고, 안전 기준보다 18.1배의 위험률을 보입니다. 백신으로 인한 사망 이외에도, 중대한 이상반응 7,581건(백만 접종 당 189명 중증 이상반응), 전체 이상반응 171,159건을 보여, 백만 접종 당 4,100명의 이상반응을 보여, 코로나 백신은 지난 30년 동안 이 세상에 나왔던 그 모든 백신의 사망과 부작용을 합한 것보다도 더 많은 사망과 이상반응을 보이는 극히 불안전한 것입니다.

2) 코로나 백신이 코로나 질환으로 인한 입원과 사망을 예방하는 효과가 있어야 한다는 것입니다.

그러나 전 국민이 백신을 맞고 있는 이스라엘과 아이슬란드의 경우, 다음 그림처럼 백신 접종을 한 이후로 코로나 질환의 발생이 엄청나게 상승되고 있고 코로나 입원과 사망이 증가되고 있으며, 영국 보건성의 발표를 보면, 코-백신을 2번 맞으면 입원 1.9배, 사망 3배가 상승하였습니다.

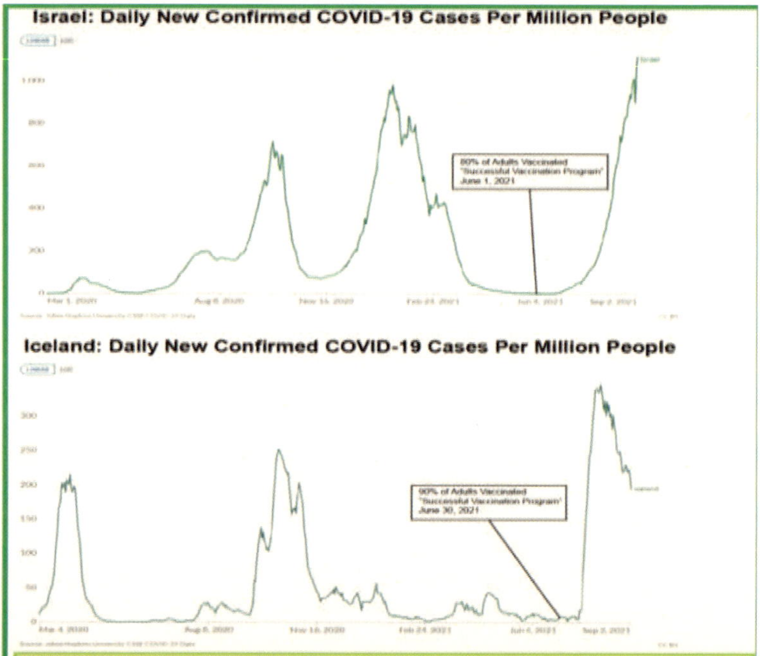

Israel and Iceland - two of the most vaccinated countries in the world have the highest infection rates in the world.
(Forwarded from Sidney Powell) 시드니 파웰 변호사가 보낸 내용:
세계에서 가장 높은 비율로 코-백신 접종을 한 이스라엘과 아이스란드는 백신 후 코로나 질환(코-질환) 발생률이 엄청 증가했다 (그림 참조).

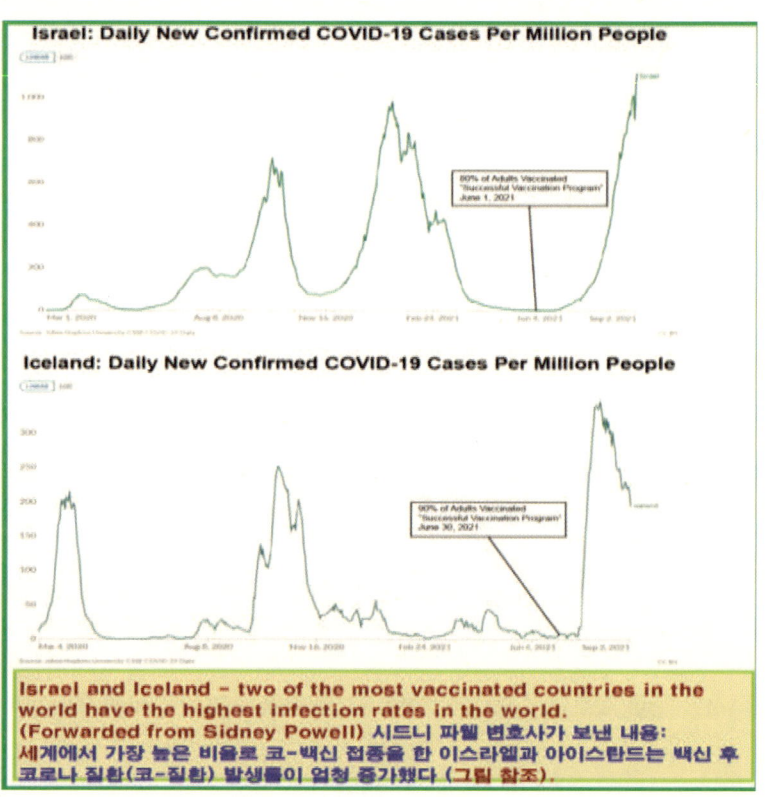

3) 코로나 질환이 감기처럼 인체의 생명을 해할 정도의 큰 위험성이 없는 질병이어야 한다는 것입니다. 그러나 델타코로나는 우환 코로나와 마찬가지로 인공적으로 만들어진 코로나인 것으로 판단되며, 이는 델타 코로나는 우환 코로나보다 더 전염성이 강할 뿐만 아니라 독성(毒性, 입원 및 사망 가능성)이 높은 것으로 보이고, 폐염 증상뿐만 아니라 심근염(心筋 炎症) 증상을 보여 가슴의 통증과 호흡곤란 및 산소 포화도가 떨어지는 것을 우환 코로나의 경우보다 더 많이 보입니다. 이러한 델타 코로나 바이러스와 같이 살면 고생하는 환자도 많고 사망하는 사람들도 많을 것입니다.

4) 코로나 백신이 코로나 질환을 예방하고 치료하는 가장 유력하고 유일한 방법이다는 것이 증명되어야 합니다.

영국 보건성에서 발행하는 코로나 백신 검토 보고서(COVID-19 vaccine surveillance report Week 29. 2021.7.22.)를 보면, 코로나 백신 1번을 맞으면 델타 바이러스에 의한 감염을 35% 예방하고 2번 맞으면 79% 예방하며, 입원의 경우를 백신 1번을 맞으면 80%, 2번 맞으면 96%를 예방한다고 하고, 백신을 맞으면 감염도 줄고 사망도 줄고 유병률도 줄어든다고 합니다. 그러나 이는 실제 상황을 나타낸 것이 아니라, "inferred and predicted(추측하고 예상한) 그래프"라는 명칭이 말해 주듯이, 그저 자신들이 꿈꾸고 바라는 상황을 그래프로 그럴 듯하게 나타낸 것에 지나지 않으며, 이는 사실과는 먼 내용을 가상적인 그래프로 사실을 속이면서 그린 그래프입니다.

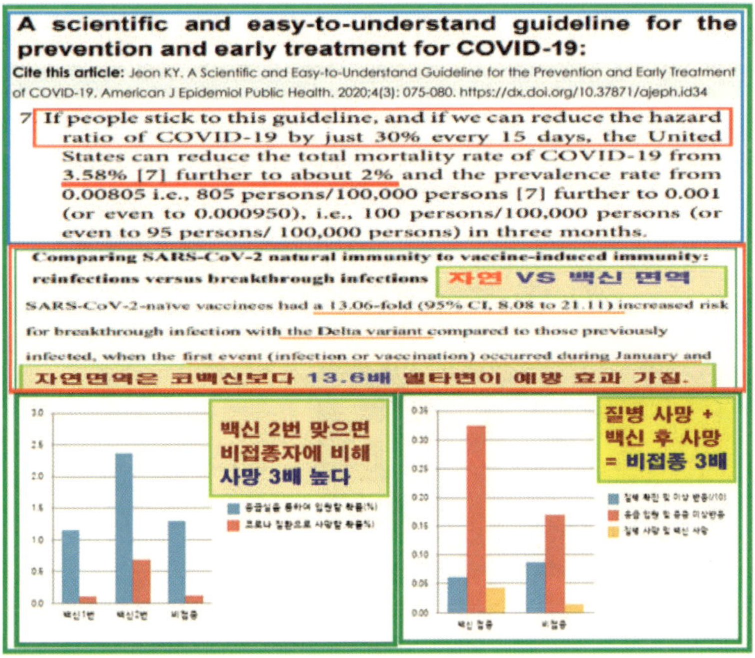

7. 코로나 바이러스와 변이종(Novel variants), 코로나 칵테일로 코로나를 넘자

"젊은이들 때문에 또는 예방주사를 맞지 않은 사람들 때문에 변이종 (delta variants 등) 이 생긴다." 라고 방송한다. ←이는 거짓 이다.

➔코로나 바이러스 변이종은 면역력이 약하면서 코로나 병이 침입한 후 치료 도중에 발생,

➔또는 면역력이 약하면서 예방주사를 맞은 분들에게서 생긴다.

➔변이종(variants)은 예방주사나 치료하고 관계가 있다.

"코로나 예방 주사를 빨리 맞아야 변이종의 발생을 막을 수 있고, 병원 입원률, 사망률을 줄일 수 있다."
예방주사가 공공선(公共善)이라고 주장(主張) 한다.

➔ 코로나 예방주사를 맞으면 변이종 등에 대한 PCR 횟수의 차이에 의한 감염율을 감소하지만, ADE 때문에 예방주사를 맞지 않은 사람들에 비하여 입원률 1.9 배, 사망률 5.6 배 가 증가한다.

➔ 코로나 질병에 걸리거나 예방주사를 맞으면, 면역력이 약한 사람들의 경우에 계속해서 spike 1 돌기 단백질이 exosome 형태로 배출될 수 있고, 돌연변이도 만들어서, 자신에게도 해롭고 남에게도 피해를 준다.

➔ 예방주사를 맞은 사람이나 맞지 않은 사람이나 다 우생학을 주장하는 악한 자들의 피해자들이다. 서로 힘을 합하여 우생학을 주장하는 CABAL, 일루미나티, deep state, 공산주의 세력을 물리쳐야 한다.

세계일보

뉴스 이슈 비즈 연예 스포츠 포토·영상

"치사율 75%, 접촉 48시간 내 혼수상태"... 코로나보다 센 '니파 바이러스' 발생

인수공통, 분비물에 노출, 리바비린-RNA유전자 오류

'니파 바이러스 사망' 12세 소년 접촉한 251명 추적 감시
印 보건당국 "1차 접촉자 8명 모두 음성... 검사 확대"

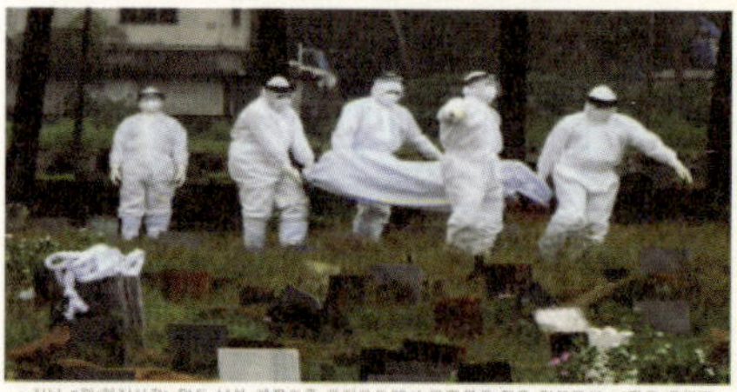

[illegible]

치사율이 최대 75%에 달하는 니파 바이러스(Nipah Virus)가 인도에서 발생해 확산을 막기 위해 인도 보건당국이 총력전을 펴고 있다.

"위드 코로나"(코-백신 맞고,코로나 질환과 같이 살자)는 위험 천만(危險 千萬)한 생각입니다.

1) "델타 바이러스" => "우환 코로나 폐염" + "심근염" 치료 2일 평균 연장.

2) 코로나를 넘어서.
* 코로나 예방/치료 칵테일
*이버멕틴 (ivermectin),
*솔잎차 (suramin),
*개똥쑥 (Artemisinin)
*식사: 12시간 공복, 하루 2끼 식사 (오전 8시, 저녁 6시)

3) 주변을 깨끗이.42%

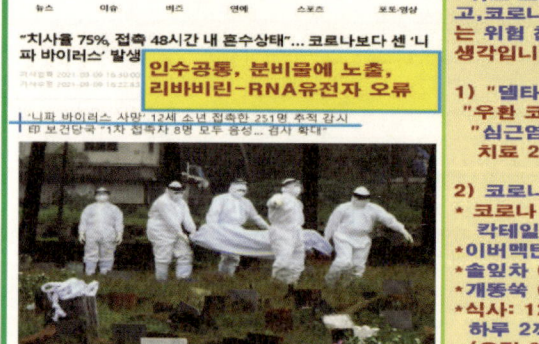

1. 백신보다 자연 면역

Comparing SARS-CoV-2 natural immunity to vaccine-induced immunity: reinfections versus breakthrough infections 자연 VS 백신 면역

SARS-CoV-2-naïve vaccinees had a 13.06-fold (95% CI, 8.08 to 21.11) increased risk for breakthrough infection with the Delta variant compared to those previously infected, when the first event (infection or vaccination) occurred during January and

자연면역은 코백신보다 13.6배 델타변이 예방 효과 가짐.

(from March 2020 to February 2021), evidence of waning natural immunity was demonstrated, though SARS-CoV-2 naïve vaccinees had a 5.96-fold (95% CI, 4.85 to 7.33) increased risk for breakthrough infection and a 7.13-fold (95% CI, 5.51 to 9.21) increased risk for symptomatic disease. SARS-CoV-2-naïve vaccinees were also at a greater risk for COVID-19-related-hospitalizations compared to those that were previously infected.

지속적으로 코-바이러스에 노출되지 않으면
자연 면역의 힘이 떨어져서 시간이 지남에 따라,
자연면역의 델타바이러스에 대한 면역력이
코-백신에 비하여,
1) 무증상 감염은 5.96배 예방 효과
2) 증상 감염은 7.13배 예방 효과
3) 코-입원에 대해서도 더 큰 예방 효과 보임.

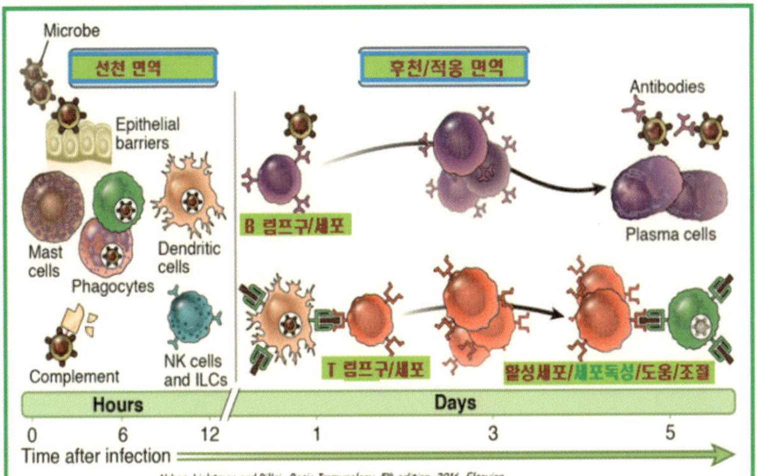

Abbas, Lichtman and Pillai. *Basic Immunology*, 5th edition, 2016, Elsevier

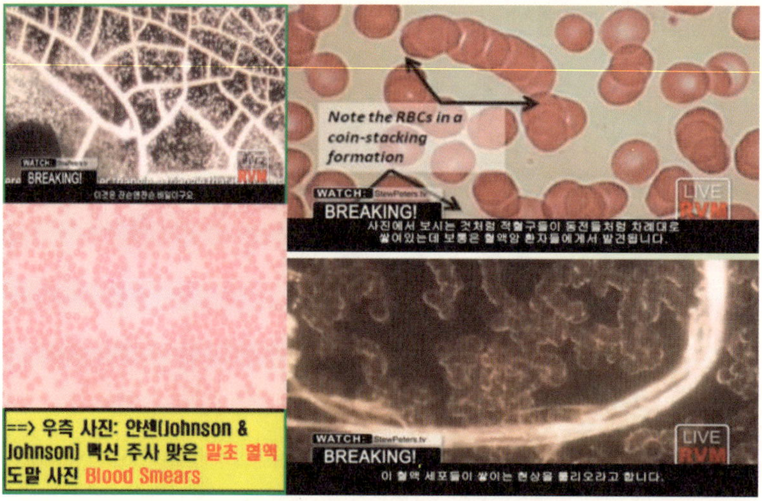

왼쪽 위: 얀센 코로나 백신을 36.5도에서 1시간 정도 놓았다가 현미경으로 백신의 내용물을 현미경으로 관찰한 사진 / 왼쪽 아래: 모형도, 혈관 속에서 둥둥 떠가는 적혈구. 수영장에서 고무 튜브를 타고 아이들이 둥둥 떠다니는 것과 비슷한 상황입니다. 제가 진료한 환자의 말초 혈액 도말 사진 / 오른 쪽 위: 모형도, 혈관 속에서 적혈구들이 서로 밀착되어 눌러 붙어있는 상태(a rouleau formation)로, 이 상태가 악화되면서 피떡(혈전, 血栓)이 생기게 되고 이것이 혈관을 막아서 뇌경색증, 심근경색증, 신경으로 가는 혈관을 막아사 신경 질환, 팔과 다리로 가는 혈관을 막아서 팔다리의 큰 손상을 초래하거나 심지어는 팔과 다리를 잘라내야 합니다. 피부 질환 등을 일으킵니다. / 오른 쪽 아래: 주사 맞은 사람들의 말초혈액 관찰 사진. 산화 그라핀 줄 주위로 적혈구가 응집된 사진

2. 백신 접종한 사람의 말초 혈액 소견

백신은 치명적이다 (금지된 비디오)백신에 의해 죽은 사람들의 뇌에 혈전이 생긴다.

유엔뉴스

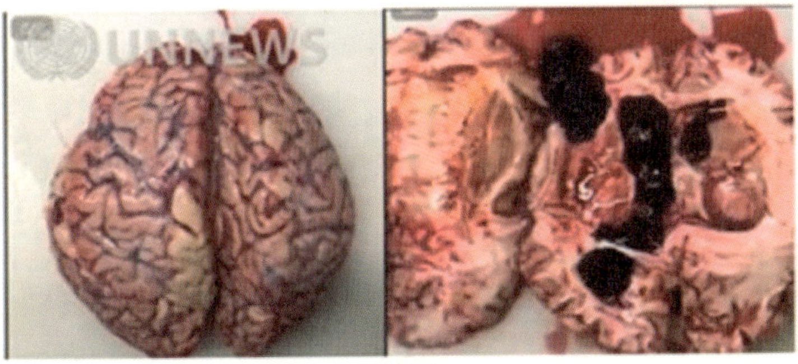

비디오 영상

VACCINE IS DEADLY - BANNED VIDEO - Thromboses in the brains of people killed by vaccine Source of the video: Autopsy of death by LCA. ("autopsia de muerte por ACV.") Youtube, Facebook, Instagram, tiktok and all major social media censor the video - SHARE!

산화 그라핀에 의하여 혈전이 생성되어 뇌경색증, 심근경색증, 말초혈관 혈전이 생겨 생명을 위협한다

3. 자연 면역과 코로나 백신 면역의 효과 비교

미국의 죠지 메이슨 대학의 한 법학 대학 교수는 자신이 코로나 확진을 받고 회복되었으므로 자연 면역이 발생하였고, 자연 면역이 이스라엘 텔아비브 대학 마커비 연구에서 밝혀진 바대로 자연 면역이 백신으로 생기는 인공 면역보다 더 우월하므로, 자신은 대학에서 강제로 요구하는 코로나 백신을 맞지 않겠다고 주장하고 이를 법원에 고소하여 법원으로부터 코로나 백신을 맞지 않아도 된다는 판결을 얻어 냈습니다.

그 논문의 제목은 [Comparing SARS-CoV-2 natural immunity to vaccine-induced immunity: reinfections versus breakthrough infections.]이고, 요지는 다음과 같습니다.

1) 감염 여부 OR: 비접종 면역자: 2회 접종자 = 1:13.06

2) 증상 있는 감염 OR: 비접종 면역자: 2회 접종자 = 1: 27.02

3) 감염 OR: 비접종 오래된 면역자: 2회면역자= 1: 5.96

4) 증강 있는 감염 OR: 오래된 면역자: 2회 면역자 = 1: 7.13

5) PCR 양성(소위 말하는 확진자) 여부 OR: 비접종면역자: 비접종 면역 + 1회 접종 = 1: 0.53 (PCR 양성에는 위양성이 많아서, PCR 양성이 정부에서 말하듯 확진자가 아님)

6) 증상 감염 여부 OR: 비접종면역자: 비접종 면역 + 1회 접종 = 통계적인 차이 없음(즉, 자연 면역 후에 1회 접종한다고 하여도, 단기적인 증상 있는 질병 발생 차이는 없으나 장기적으로 보면, 백신으로 인한 손상이 있을 것)

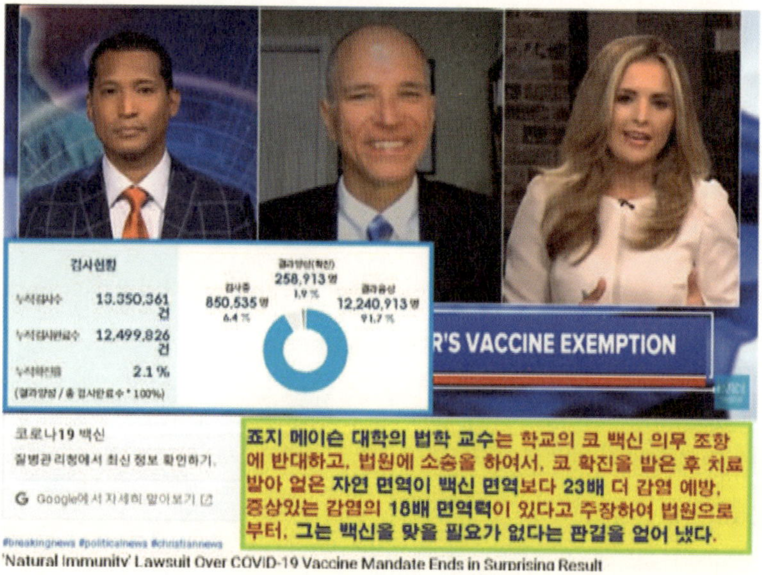

R'S VACCINE EXEMPTION
13,350,361 건
12,499,826 건
2.1 %
258,913 명
1.9 %
850,535 명
6.4 %
12,240,913 명
91.7 %
코로나19 백신
질병관리청에서 최신 정보 확인하기.
Google에서 자세히 알아보기
죠지 메이슨 대학의 법학 교수는 학교의 코 백신 의무 조항에 반대하고, 법원에 소송을 하여서, 코 확진을 받은 후 치료받아 얻은 자연 면역이 백신 면역보다 23배 더 감염 예방, 증상있는 감염의 18배 면역력이 있다고 주장하여 법원으로부터, 그는 백신을 맞을 필요가 없다는 판결을 얻어 냈다.
#breakingnews #politicalnews #christiannews
'Natural Immunity' Lawsuit Over COVID-19 Vaccine Mandate Ends in Surprising Result

백신을 1번 이상 맞은 분들에게서는 돌파 감염이 40% 이상 증가하였지만, 비접종한 사람들에서는 돌파 감염이 22% 감소하였습니다.

델타 바이러스 감염은 예전의 우환 코로나 바이러스 감염에 비하여, 251배나 많은 수효의 코로나 바이러스를 가지고 있고, PCR 검사상, 양성으로 검출되는 기간이 많이 연장되어 우환 코로나 바이러스 감염 때는 증상이 발현하고, 2주간 정도가 경과되면 음성으로 변하는 경우가 많았는데 델타 코로나 바이러스 감염 때에는 증상 발현 후 2주 정도 되면 자가진단 KT상으로는 음성이 될지라도, 3주-4주간 동안에는 PCR 로는 양성으로 나오는데 이는 죽은 코로나 바이러스가 다 청소되지 못하고 배출되고 있기 때문입니다. 또한 가래, 기침, 피가 섞인 가래, 가슴이 답답하고 통증, 호흡곤란, 심장이 빨리 뛰거나 통증이 있는 시간이 우환 코로나 폐염보다 2일 이상 더 길어졌습니다.

1. 코로나 백신을 도입 이전: 2020.1.1.-2020.12.31. 1년간 사망, 917명
   코로나 백신 도입 2021년 2월 26일: 2021.1.1.-2021.6.30   1,104명
   ==> 코로나 백신 도입 이후로 6개월간 1.2배 사망, (1년에는 2.4배 사망)

2. 코로나 백신 도입 이전: 20201.1.1.-2020.12.31, 1년간 코로나 확진 62,123명
   코로나 백신 도입 2021.1.2.6: 2021.1.1.-2021.6.30, 6개월간 확진 95,744명
   ==> 코로나 백신 도입 이후로 6개월간 1.54배 발생, (1년에는 3배 사망)

3. 코로나 청정 지역이었던 나라들이 코로나 백신 도입 이후로 많이 확진자 발생 및 사망자 발생
   [지브랄타, 아이슬랜드, 세이셸, 대만, 캄보디아, 베트남, 몽골]

4. 우리나라 전체 인구 수효 비교:
   코로나 백신 도입 전: 2020.1.1.-2020.6.30. 까지 1,009명 인구 감소
   코로나 백신 도입 후: 2021.1.1.-2021.6.30. 까지 157,454명 인구 감소,
   ==> 20년도 같은 시기에 비해 21년도 코로나 백신 도입 이후로 인구가 15.7배 감소.
   [주민등록말소 있던 2021.3. 제외하고, 2020.1-7월과 2021.1-7.비교하면 3만명 감소,4.6배 감소]

5. 코로나 백신 도입 이후로 델타 변이종 등이 발생.

코로나 백신을 맞은 분들에 대해서 저는 눈물이 납니다. 그분들이 당할 어려움과 고통을 다 알 수는 없지만 그러한 고통의 일부나마 알고 느끼기 때문입니다. 코로나 백신을 맞은 분들과 같은 가족으로서 마음 아파합

니다. 우리를 살리기 위해 그러한 고통과 어려움을 대신 짊어진 경우들도 있기에, 그러한 상황 속에서 코로나 백신을 맞으신 분들에게는 그들의 고통을 하나님의 사랑과 축복으로 덮어 주시고, 또 주님의 보혈의 피가 그 분들의 몸과 마음을 덮어주시고, 우리들의 죄를 씻어 주시기를 기도합니다. 우리는 이 분들을 사랑하고 주 앞으로 같이 가도록 기도하고 사랑해 주어야 합니다.

4. 백신의 위험성

코로나 백신을 맞은 분들은 백신 속에 들어 있는 성분들로 말미암아 자신의 세포들이 파괴되어 자신도 고통을 당하고 또 자신의 몸에서 코로나 돌기 단백질이 배출되어 남에게도 피해를 줍니다.

(32 페이지) 전자현미경으로 들여다보면, 코로나 백신 속에는 왼쪽 위의 모더나 백신에서는 산화 그라핀(GO, Graphene Oxide)이 보이고, 왼족 아래 쪽의 얀센 백신에는 금속 성분을 탄소 성분으로 된 풀을 이용하여 둥근 물체를 만드는데, 이러한 그라핀 조각들은 강한 전자기력을 가지고 있기 때문에 자석을 갖다 대면 자석에 붙게 됩니다. 다음에 있는 우측 위에는 화이자 백신 속에 들어 있는 Trypanosoma Cruzi(크루즈 파동편모충)을 전자 현미경으로 본 사진이고 그 아래는 화이자 백신 속의 산화 그라핀(GO)를 보이고 있습니다. 아스트라 제네카 백신 속에도 철-크롬-니켈로 된 stainless steel(스테인레스 강철) 녹슬지 않는 금속의 anoparticle(나노 입자)들이 보입니다.

밑의 사진은 화이자 백신 속에 들어있는 크루스 파동편모충(Trypanosoma cruzi)를 보인 사진입니다.

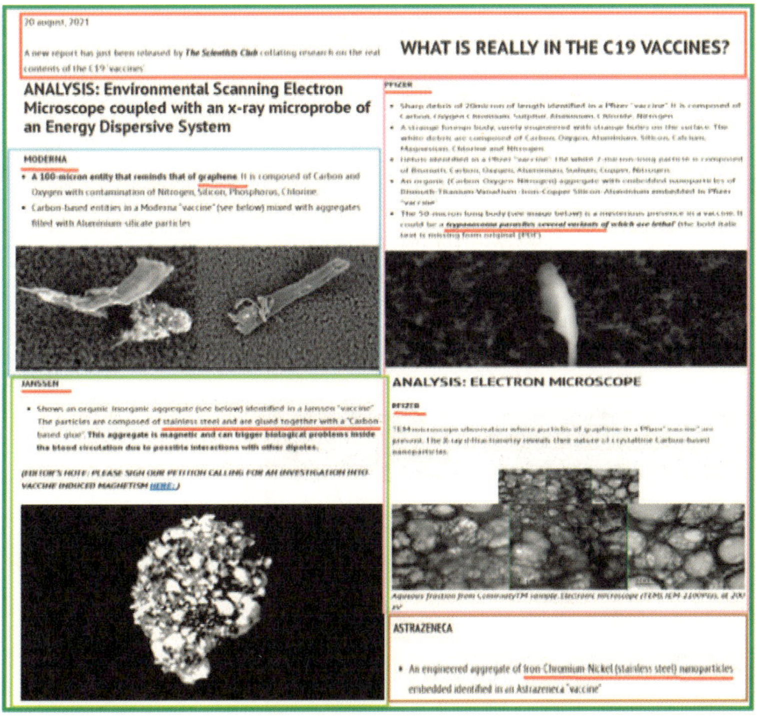

크루스파동편모충에 의한 급성 샤가스병(Acute Chagas disease)은 기생충 침입 후 1주일이 지나면 나타납니다. 피부에 발적과 부종을 보이는 딱딱한 부위(chagoma)가 만들어지며, 안검 및 안구 주위에 무통성 부종이 나타나는 징후(Romans's)가 나타나기도 합니다. 전신 권태감, 발열, 식욕부진과 안명 및 하지의 부종이 뒤따릅니다. 2세 미만은 뇌수막염이 발생하기도 합니다. 방실차단, 심실조지수축, 부정빈맥 및 부정서맥을 초래하고 우각차단이 가장 흔한 소견입니다. 벽재성 혈전(mural thrombi)이 뇌 및 다른 장기의 색전증을 일으킬 수 있습니다. 흡인성 폐염, 심장마비, 연하곤란, 식

도 역류, 거대결장으로 인한 만성 변비, 장폐색, 천공, 폐혈증 등이 발생하기도 합니다.

코로나 백신의 인간 실험 결과는 가장 빠른 것이 화이자가 만든 코르미나티 백신으로 2022년 12월 말에 보고될 예정입니다. 지금 사용하고 있는 BNT162b2 화이자 코로나 백신 등의 각종 코로나 백신들은 모두가 응급 사용 허가를 받은 제품들로 정식 허가를 받은 것이 하나도 없습니다. 최초의 정식 허가는 아직 생산되었거나 출시되지도 않은 코미르나티 백신입니다.

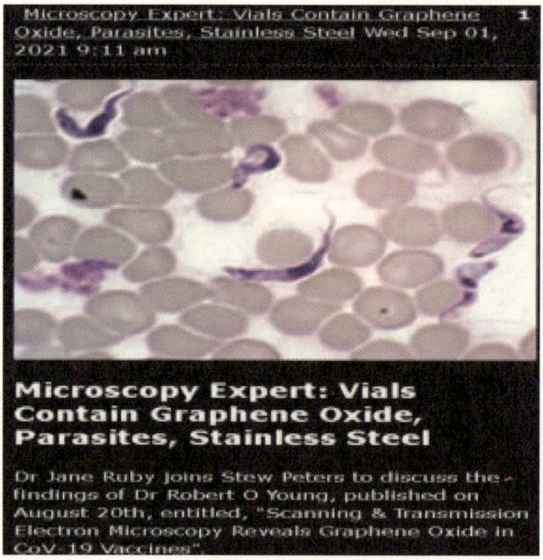

COMIRNATY
= Co-vid + Illu -mirnaty [광명회 光明會]
= 코로나 바이러스 질병 + 일루-미나티

Comirnaty 코미르나티에 대한 임상 실험은 2022년 6월 30일에 끝나고 보고서는 2022년 12월 31일 이내에 제출하기로 되어 있습니다. 2021년 8월 23일 현재로 실험중인 백신을 FDA에서는 16세 이상을 대상으로 정식 승인한 것입니다. 이는 코로나 바이러스와 함께 일루미나티(CABAL, Deep

State 그림자 정부, One World Government 세계 단일 정부, New World Order 신세계 질서 등 이라고도 불립니다)의 사악한 작품인 것을 알 수 있습니다.

현재 사용중인 BNT162b2 화이자 코로나 백신은 단지 응급 사용 허가만 받은 것입니다.

The **Novavax COVID-19 vaccine**, codenamed **NVX-CoV2373**, is produced by creating an engineered baculovirus containing a gene for a modified SARS-CoV-2 spike protein → NOx-CoV2373 도 돌기 단백질 RNA 성분을 포함하는 gene 을 가지고 있으니, 궁극적으로 세포질 cytoplasm 로 들어가서 Spike 1 protein 돌기 단백질은 cytoplasm 에서 만들고 이것이 Antibody 를 형성하겠지만, 일부는 기회가 닿으면 핵 nucleus 안으로 들어가서 인간의 DNA 와 결합할 수 있는 가능성을 가집니다. Antibody 에 의해 파괴되지 않은 돌기 단백질 성분들이 brain, ovary, testicle 등에 붙어서 이들 세포를 파괴할 수 있습니다. 이러한 점은 다른 vaccine 들과 큰 차이점이 없다고 봅니다. **치매, 불임, 유전자 변이 가능**

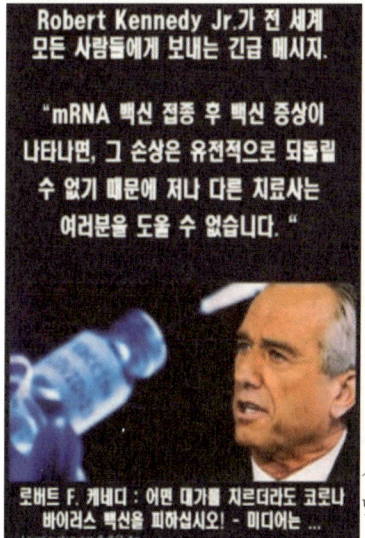

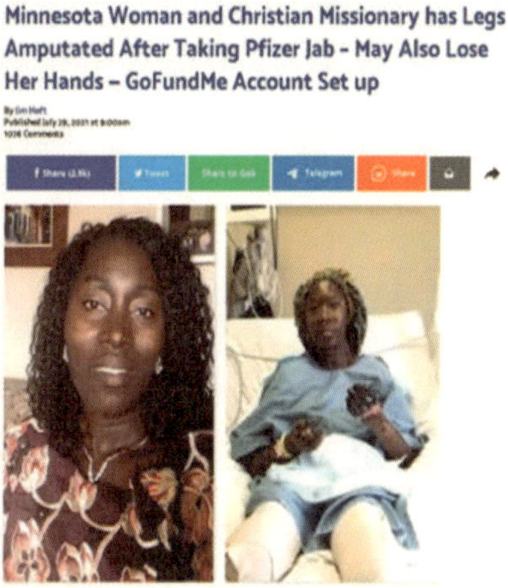

선교사인 미네소타 여성분이 화이자 백신을 맞고 팔을 자르고 손을 잃은 모습

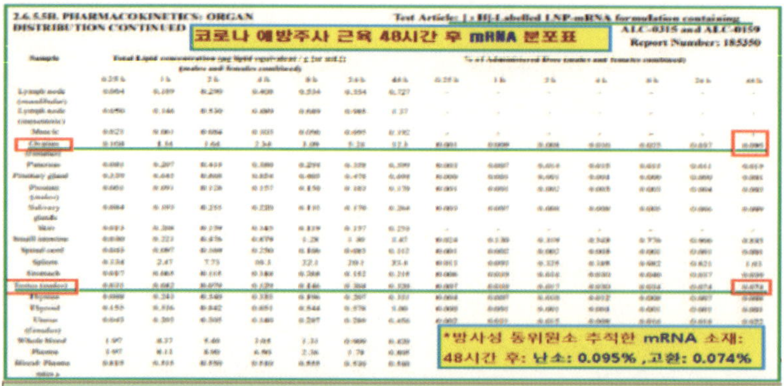

* Mike Adams. Natural News. 2021/06/02. Horrifying study reveals **mRNA vaccine nanoparticles are circulated throughout the entire body: Brain, heart, liver, ovaries, testes and more.** Horrifying study reveals mRNA vaccine nanoparticles are circulated throughout the entire body: Brain, heart, liver, ovaries, testes and more – NaturalNews.com

21년 6월 2일 Mike Adams(마이크 아담스)는 Natural New(내츄럴 뉴스)에서 mRNA 백신 나노 입자들이 뇌, 심장, 간, 난소, 고환, 골수 등 몸 전체에서 나타난다고 증명하였다.

ロット番号	対象期間 2/17~6/4	対象期間 2/17~6/18	関連が疑われる死亡者の増加数	関連が疑われる死亡者の増加率
EX3617	35	51	+16	+46%
不明	29	51	+22	+76%
EY2173	22	35	+13	+59%
EW4811	21	31	+10	+48%
EY0779	6	21	+15	+250%
EY4834	6	20	+14	+233%
EY5420	3	18	+15	+500%
ER7449	14	16	+2	+14%
ER9480	14	16	+2	+14%
FA2453	3	14	+11	+367%
FA4597	5	13	+8	+160%
ET9096	10	12	+2	+20%
ET3674	9	10	+1	+11%
ER2659	6	6	0	±0%
FA5829	2	6	+4	+200%
FA5715	1	5	+4	+400%
EY3860	0	5	+5	-
EP2163	4	4	0	±0%
EP9605	4	4	0	±0%
FA7338	1	4	+3	+300%
FA5765	0	4	+4	-
EY5422	0	3	+3	-
FC3661	0	2	+2	-
ET9480	1	1	0	±0%
EY5423	0	1	+1	-
FA4697	0	1	+1	-
SA5765	0	1	+1	-
計	196	355	+159	+81%

※2/17~6/18 (6/23発表) の降順

- **Lot 로트 번호란 특정 공장이나 특정 지역에서 어느 특정 시간에 생산된 백신을 구별하고 추적하기 위한 각 백신별 생산 고유 번호.**
- **2021년 6월 18일까지 백신 관련 공식 사망자는 356 명이었고, 7월 21일까지에는 751명이 사망.**
- **로트 번호별로 코로나 백신 관련 사망자 수효가 현저하게 다름. 개인면역성에 따른 차이.**
- **모두 일본인들을 대상으로 주사한 것이니, 이는 똑같이 코로나 백신이라는 공통된 이름은 가지고 있으나, 로트 번호에 따라 그 백신의 성분이나 성질이 다른 것임을 알 수 있습니다.**
- **따라서 임산부 대상 실험을 할 때에, 사람에게 해가 없는 특정 로트 번호를 택하여 임상 실험을 할 수가 있게 됩니다. 그러게 하면, 코로나 주사가 임산부에게도 큰 해를 끼치지 않는다는 결과를 얻어낼 수가 있습니다.**
- **코로나 백신 중에서도 인체에 해가 없는 특정한 로트 번호의 백신이 있고, 이와는 반대로 인체에 아주 해로운 로트 번호의 코로나 백신이 있다.**

백신 Lot 번호에 따라 내용물이 다르고, 농도도 다르고, 심지어 물(saline) 백신도 있다.

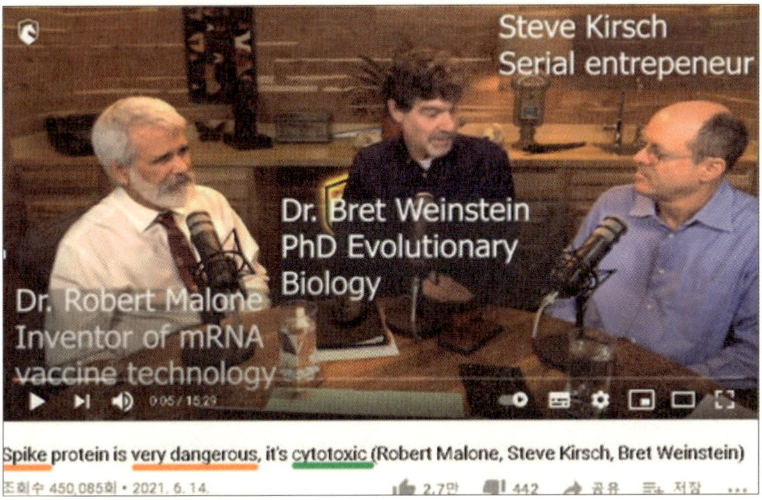

스파이크 단백질은 매우 위험한 세포 독성이다

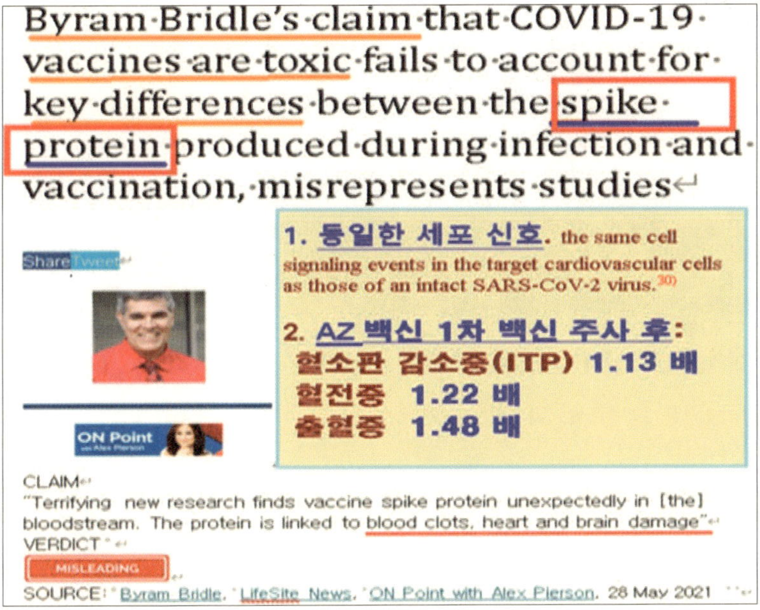
Byram·Bridle's·claim·that·COVID-19·vaccines·are·toxic·fails·to·account·for·key·differences·between·the·spike·protein·produced·during·infection·and·vaccination,·misrepresents·studies

Share Tweet

1. 동일한 세포 신호. the same cell signaling events in the target cardiovascular cells as those of an intact SARS-CoV-2 virus.[30)]

2. AZ 백신 1차 백신 주사 후:
혈소판 감소증(ITP) 1.13 배
혈전증 1.22 배
출혈증 1.48 배

ON Point

CLAIM
"Terrifying new research finds vaccine spike protein unexpectedly in [the] bloodstream. The protein is linked to blood clots, heart and brain damage"
VERDICT
MISLEADING
SOURCE: Byram Bridle, LifeSite News, ON Point with Alex Pierson, 28 May 2021

mRNA 백신에 의해 만들어지는 돌기 단백질이나 살아있는 코-바이러스 돌기 단백질 모두 동일한 세포 신호를 보낸다. 이는 두 개가 서로 동일하다는 의미이다.

연구: 백신 접종을 받은 사람들은 정상 바이러스 부하의 251배를 가지고 있어 예방접종을 받지 않은 사람들을 위협한다.

Study: People vaccinated for covid carry 251 times the normal viral load, threatening the unvaccinated

Even if the jabbed are not showing symptoms, researchers found that they carry with them extremely high viral loads that transform them into what Dr. Peter A. McCullough, M.D., Ph.D., calls "presymptomatic superspreaders."

Confirmed: Covid vaccines are spreading the "delta" variant

vaccinees, 백신 맞은 사람들

코로나 백신을 주사맞은 분들은
1) 증상이 전혀 없는 상태라 할지라도,
2) 자신의 코 속에는 251배의 코로나 돌기 단백질이 있다.
3) 자신의 몸에서 나오는 모든 분비물 [눈물, 침, 땀,...]을 통해 [episome 의 형태로서] 주위에 돌기 단백질을 내뿜는다.
4) 마스크를 써야 할 사람들은 백신을 맞은 사람들이다.
5) 자신의 면역력이 약해 질 때에는 언제나 돌파 감염이 발생한다.
6) 자신의 몸이 돌기 단백질과 AI 에 항상 노출되어 있다.
7) 주사시에 들어온 것과 외부 감염원의 산화 그라핀 에 주의

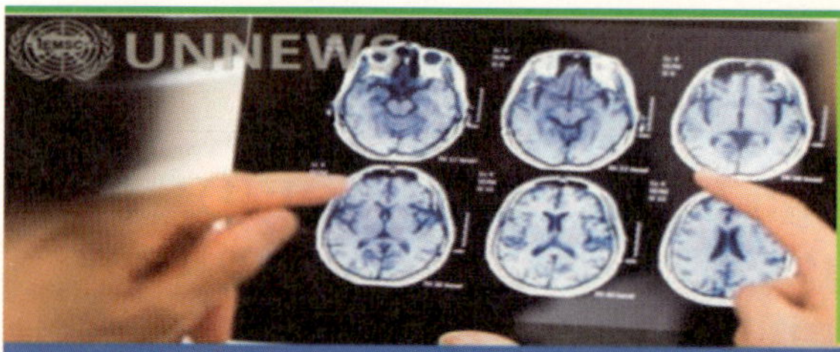

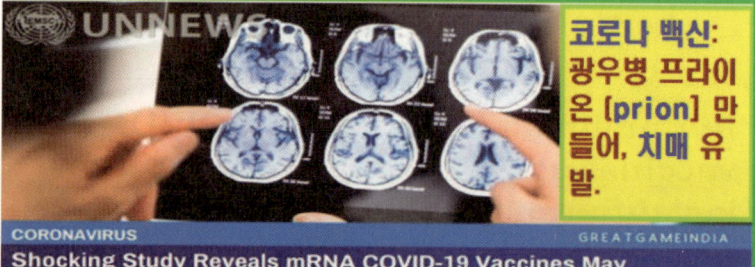

코로나 백신: 광우병 프라이온 [prion] 만들어, 치매 유발.

CORONAVIRUS

GREATGAMEINDIA

Shocking Study Reveals mRNA COVID-19 Vaccines May Progressively Degenerate Your Brain From Prion Disease

전에 화이자에서 근무했던 여자분도 prion 에 대해서 언급을 했고, 그에 대한 논문도 보았습니다. 돌기 단백질 spike 1 protein 은 약 300 개 정도의 아미노산을 가지고 있는데, 우리 몸에서 돌기 단백질이 만들어질 때 빨리 파괴가 일어나거나 부분적인 돌기 단백질이 만들어질 수 있어서, 이때 만들어지는 prion 은 단지 5-6개의 아미노산을 가지며 이것이 Creutzfeldt-Jacob Disease 광우병 처럼 뇌세포를 파괴하여 시간이 오래 지나면 운동 장애, 치매 등을 일으킵니다.

백신 접종한 사람들 중에 치매 환자가 증가할 것입니다.

5. 코로나 19 백신과 그라핀 옥사이드(Graphene Oxide)

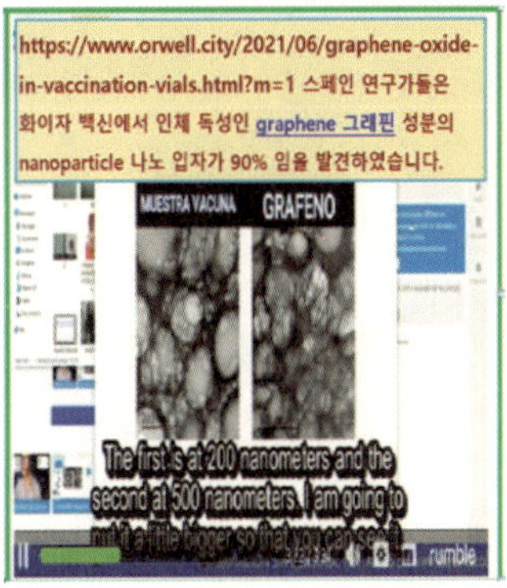

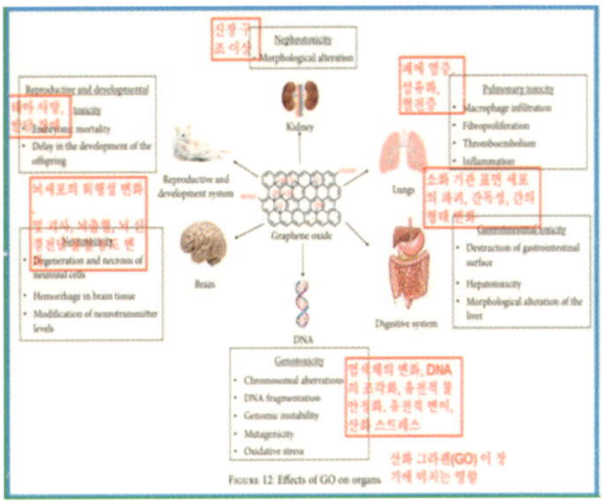

백신의 산화 그라핀은 여러 장기에 위해한 작용을 합니다

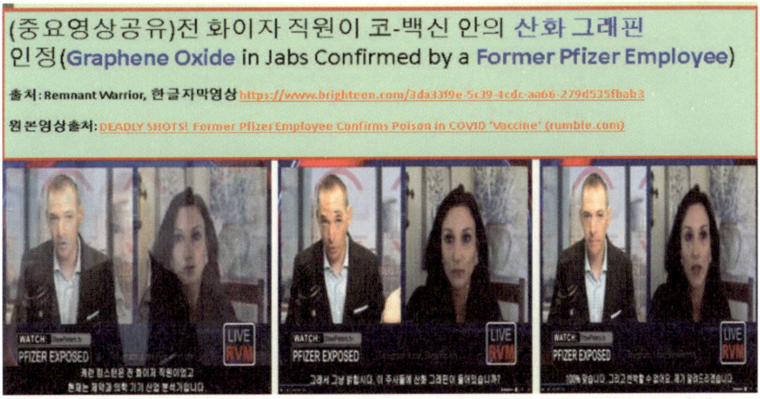
(중요영상공유)전 화이자 직원이 코-백신 안의 산화 그래핀 인정(Graphene Oxide in Jabs Confirmed by a Former Pfizer Employee)
출처: Remnant Warrior, 한글자막영상 https://www.brighteon.com/3da33f9e-5c39-4cdc-aa66-279d535fbab3
원본영상출처: DEADLY SHOTS! Former Pfizer Employee Confirms Poison in COVID 'Vaccine' (rumble.com)
PFIZER EXPOSED
LIVE RVM

전 화이자 직원은 코로나 19 백신 안에 그라핀 옥사이드(Graphene Oxide)가 있음을 폭로하였다

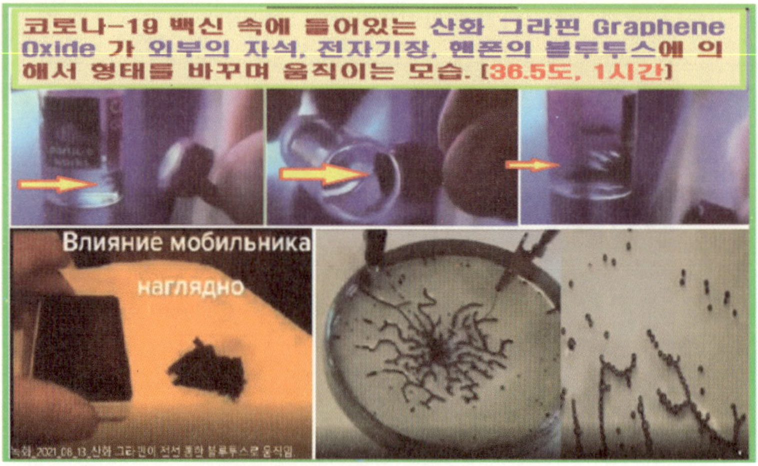

산화 그라핀이 블루투스와 전기에 반응하는 모습

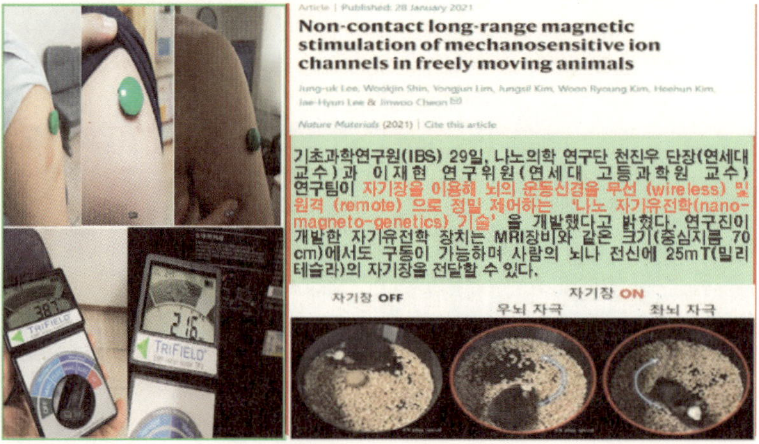

백신 속에 있는 산화 그라핀으로 백신을 맞은 부위에 자석이 붙고 자기장을 이용해 쥐의 뇌를 무선 및 원격으로 제어하는 나노 자기 유전학

뇌과학은 4차 산업혁명 시대에 인공지능(AI)·빅데이터와 결합해 인간의 삶을 변화시킬 태세다.
(https://www.mk.co.kr/opinion/columnists/view/2021/05/446107/ 매일 경제)
뉴럴링크는 인간에 앞서 원숭이 뇌에 컴퓨터 칩을 박았다. 먼저 원숭이가 비디오게임을 할 때의 뇌활동 패턴이 칩에 고스란히 입력된다. 칩에 저장된 원숭이의 뇌활동 패턴을 강제로 실행시키면 해당 정보가 전자장치를 타고 조이스틱을 움직여 게임을 수행한다.

인공지능(AI). 빅 데이터와 인간의 뇌를 연결하는 4차 산업시대

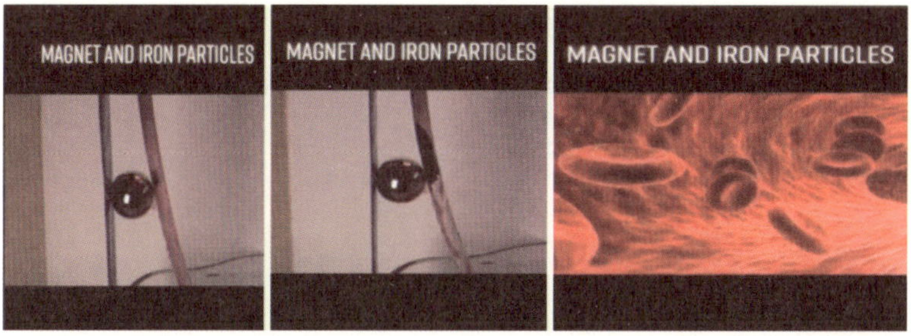

혈액의 철성분이 자석에 의해 응집하는 모습

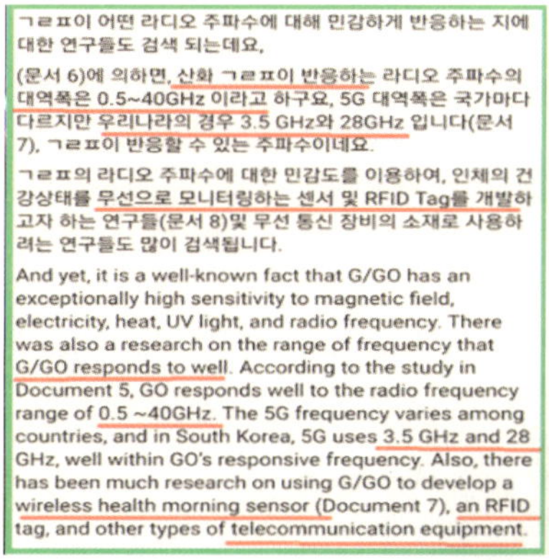

ㄱㄹㅍ이 어떤 라디오 주파수에 대해 민감하게 반응하는 지에 대한 연구들도 검색 되는데요,

(문서 6)에 의하면, 산화 ㄱㄹㅍ이 반응하는 라디오 주파수의 대역폭은 0.5~40GHz 이라고 하구요, 5G 대역폭은 국가마다 다르지만 우리나라의 경우 3.5 GHz와 28GHz 입니다(문서 7). ㄱㄹㅍ이 반응할 수 있는 주파수이네요.

ㄱㄹㅍ의 라디오 주파수에 대한 민감도를 이용하여, 인체의 건강상태를 무선으로 모니터링하는 센서 및 RFID Tag를 개발하고자 하는 연구들(문서 8)및 무선 통신 장비의 소재로 사용하려는 연구들도 많이 검색됩니다.

And yet, it is a well-known fact that G/GO has an exceptionally high sensitivity to magnetic field, electricity, heat, UV light, and radio frequency. There was also a research on the range of frequency that G/GO responds to well. According to the study in Document 5, GO responds well to the radio frequency range of 0.5 ~40GHz. The 5G frequency varies among countries, and in South Korea, 5G uses 3.5 GHz and 28 GHz, well within GO's responsive frequency. Also, there has been much research on using G/GO to develop a wireless health morning sensor (Document 7), an RFID tag, and other types of telecommunication equipment.

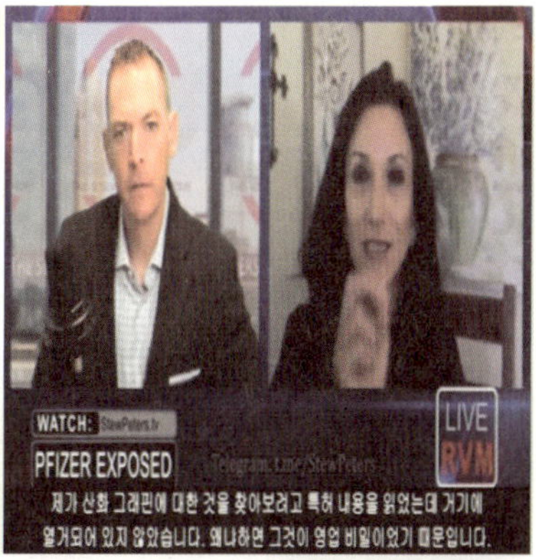

WATCH:
PFIZER EXPOSED
LIVE
RVN
제가 산화 그래핀에 대한 것을 찾아보려고 특허 내용을 읽었는데 거기에
열거되어 있지 않았습니다. 왜냐하면 그것이 영업 비밀이었기 때문입니다.

블루투스
연결 가능한 디바이스
53:5B:70:1C:3C:B2
46:3E:FB:5F:AC:BC
44:D2:9E:6B:EE:68
5A:D6:DF:6D:53:40
6D:67:0A:B3:53:49
6E:3C:F4:E2:BC:C1

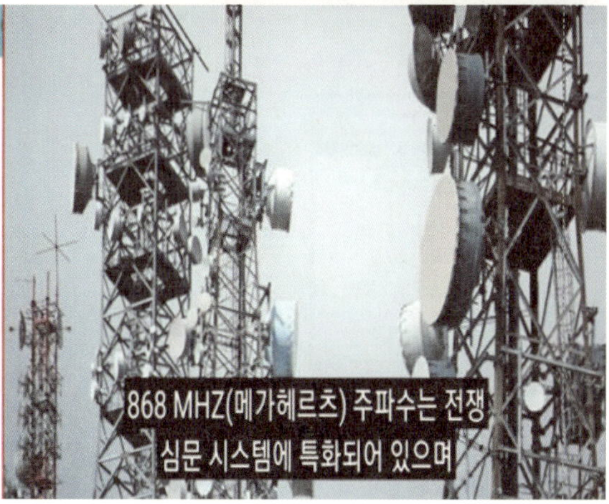

868 MHZ(메가헤르츠) 주파수는 전쟁
심문 시스템에 특화되어 있으며

블루투스 앱 켜서 확인 가능: 백신을 접종하면 알파벳이 포함된 12자리 숫자의 ID가 생긴다

6. 코로나 백신과 유전자 변형

코로나 백신은 젊은이들의 유전자의 변형을 일으킬 수 있고 후손에게 유전 될 수 있음.

유전자 분석을 했을 때, 과거에는 코로나 관련하여, 코로나 관련 바이러스에 대한 **인간이 만드는 항체의 유전자가 사람의 유전자 속에서 저절로 만들어 진 것이거나 해롭지 않은 것**임에 반하여, 코로나 예방 주사를 맞고 몸이 스트레스를 많이 받으면 코로나 **예방주사에서 만들어 지는 spike S1 단백질이 인간의 유전자 안으로 공격해서 들어올 수 있다.**

2. Permanent DNA integration of Exogenous Retrovirus Genes

Humans are colonized by a large collection of exogenous retroviruses that in many cases cause no harm to the host, and may even be symbiotic (Luganini and Gribaudo, 2020). Exogenous viruses can be converted to endogenous viruses (permanently incorporated into host DNA) in the laboratory, as demonstrated by Rudolf Jaenisch (Jaenisch, 1976), who infected preimplantation mouse embryos with the Moloney murine leukemia virus (M-MuLV). The mice generated from these infected embryos developed leukemia, and the viral DNA was integrated into their germ line and transmitted to their offspring. Besides the incorporation of viral DNA into the host genome, it was also shown as early as 1980 that DNA plasmids could be microinjected into the nuclei of mouse embryos to produce transgenic mice that breed true (Gordon et al., 1980). The plasmid DNA was incorporated into the nuclear genome of the mice through existing natural processes, thus preserving the newly acquired genetic information in the offspring's genome. This discovery has been the basis for many genetic engineering experiments on transgenic mice engineered to express newly acquired human genes since then (Bouabe and Okkenhaug, 2013).

7. 조작된 뉴스 그리고 가려진 뉴스

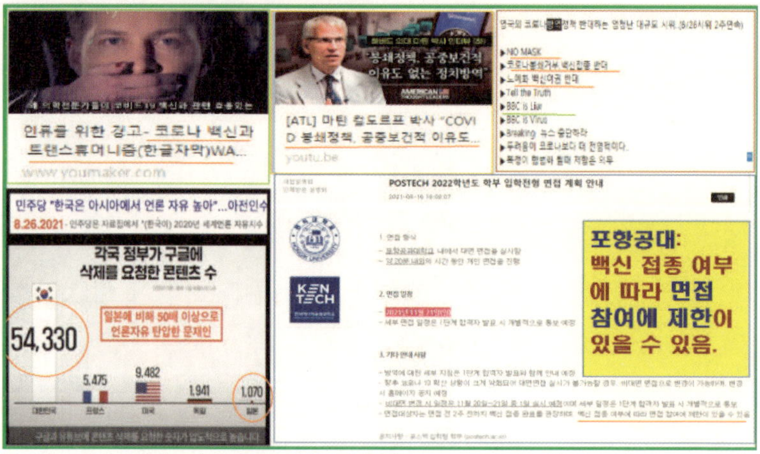

우리나라 정부는 유튜브에 54,330 건 삭제 요청, 일본은 1,070건 삭제 요청

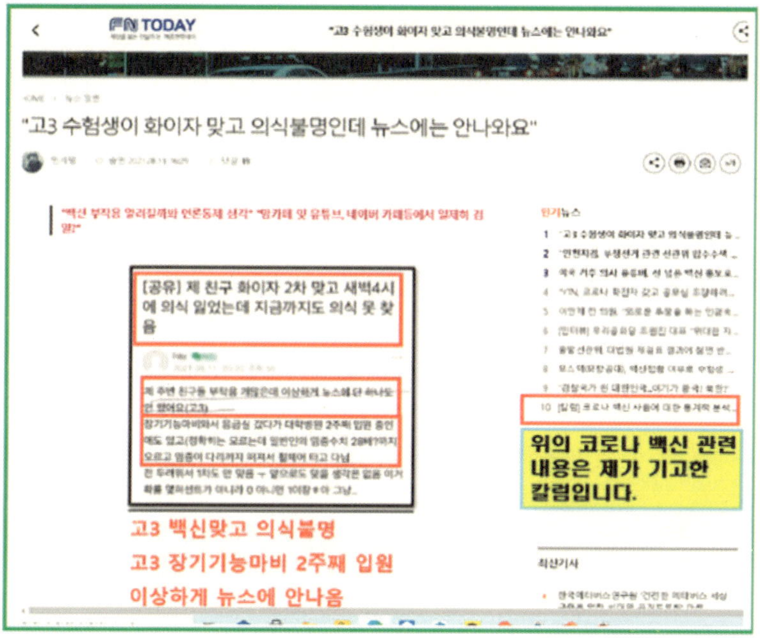

8. 백신이 젊은 청년들에게 미치는 영향

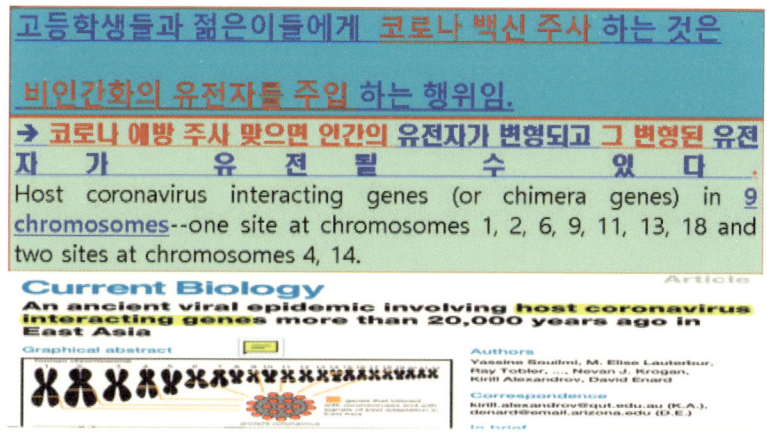

고등학생들과 젊은이들에게 코로나 백신 주사 하는 것은

비인간화의 유전자를 주입 하는 행위임.

→ 코로나 예방 주사 맞으면 인간의 유전자가 변형되고 그 변형된 유전자 가 유 전 될 수 있 다.

Host coronavirus interacting genes (or chimera genes) in 9 chromosomes--one site at chromosomes 1, 2, 6, 9, 11, 13, 18 and two sites at chromosomes 4, 14.

[임신부, 모유 수유부에 대한 코로나 백신 접종] → 아주 위험한 행위

1. 해외 주요 국가에서 코로나19 예방접종의 안정성에 문제가 없다고 주장. → **잘못된 주장**
2. WHO (세계보건기구)를 비롯해 미국, 영국 등이 접종을 권장하고 있다고 주장 → **(상통)**

백신맞고 모유 색깔이 변함

백신을 맞은 사람은 HIV(인체면역결핍바이러스)에 상응하는 주사를 맞은 것임. 이제 더이상 모유수유,혈액기증,장기기증,혈장기증,골수기증을 할 수 없음. [Swan Brooks, https://band.us/band/68079836/post/377954

6개월 째 모유수유 중 입니다. 어제 화이자 백신 접종 후 아기한테 모유주는게 걱정되어 바로 단유 돌입했습니다. 단유 중 가슴이 너무 아파 유축을 했는데 색깔이 파랗네요???나라에선 수유부도 접종해도 된다고 권고하지만 모유색보니 더 찝찝하네요. 6개월까지 딱 채우고 단유하려했지만 모유색보고 마음 단단히 먹었습니다!!

왼쪽은 7/25(일) 유축, 오른쪽은 코로나 백신 접종 후 다음날인 7/28(수) 유축한겁니다~~

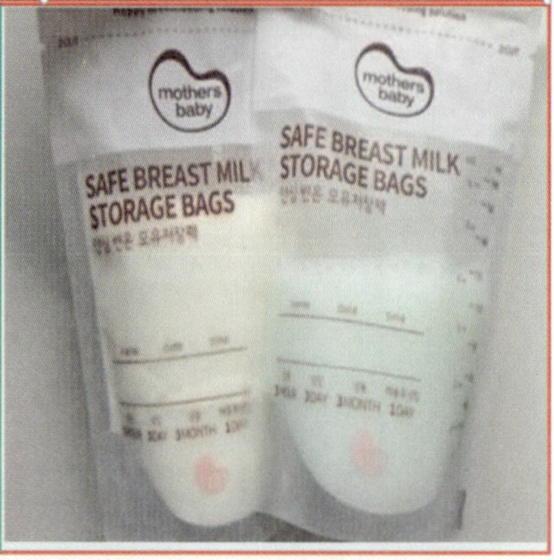

→ 미국에서는 6월 23일 현대 1,200 명이 심근염/심낭염으로 입원하였고, 미시간의 13세 남자 아이가 사망.

→ 이스라엘의 심근염/심낭염 보고가 5배 더 높아서, 16-19세는 1/3,000 dose, 20-24세는 1/6,000 dose 꼴로 심근염/심낭염을 보였고, 이것을 적용하면, 12-24세까지는 화이자 2차 예방주사가 주는 이익보다 해악이 더 크다.

→ 코로나 발생이 적은 우리나라의 경우는 특히, 중/고등/대학생 들이 코로나 예방주사 맞는 것은 일부러 젊은이들을 죽이려고 코로나 백신을 주사하는 1급 살인 행위에 해당된다. (https://childrenshealthdefense.org/defender/cdc-advisory-presentation-myocarditis-mrna-vaccines-flawed/)

→ 심낭염/심근염의 원인: iron 또는 cadmium nanoparticle 로 인한 CARPA (Complement Activation-Related Pseudo-Allergy, 보체 활성 관련 유사(類似) 과민 반응, (2014년의 Janos Szebeni 논문)

→ WHO 나 CDC 에서는 그 원인을 아직 모른다고 주장. 원인을 말해 주려면 코로나 백신 속에 들어 있는 성분을 밝혀야 함.

COVID19 코로나	0.15%	General age	
	0.00001%	0-20	Years
	0.0003%	21-40	Years
	0.0035%	41-60	Years
	0.02%	61-70	Years
	0.1%	71-80	Years
	0.5%	80+	Years

→ **20세/50세 이하에서 코로나로 인한 사망 확률은 인구 1,000만명에/100만명에 1명이다.**

[만 12-17세의 코로나 백신 접종] → 전혀 비과학적인 행위이다.

1. 식품의약품안전처 허가를 통해 안전성과 유효성이 확인된 점. → **안전성이 없다.**
2. WHO 를 비롯한 미국, 일본 등 주요 국가에서 접종 후 효과, 안정성이 확인되고 있다는 점. → **위험하다.**
3. 18세 이상의 고위험군 및 일반 성인의 1차 접종을 마무리한 후 시행 → **불필요**
4. 교육부 등의 관계 부처, 대한산부인과학회, 대한소아청소년과학회 등 관련 학회와 안전한 접종을 위한 세부 시행방안을 마련하도록 하겠다. → **국민의 목소리를 들어 주세요.**

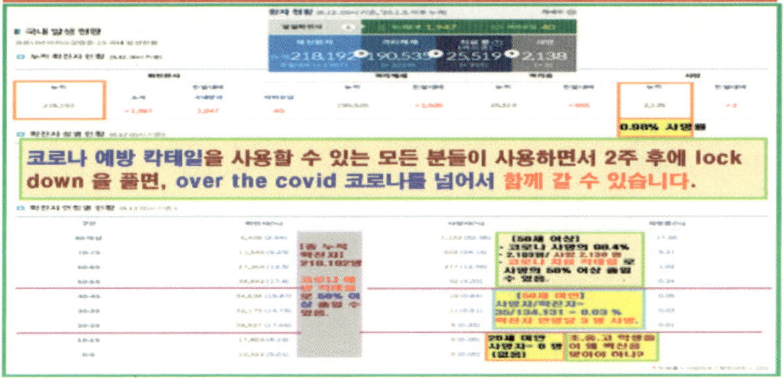
218,192
190,535
25,519
2,138
0.98% 사망률
코로나 예방 칵테일을 사용할 수 있는 모든 분들이 사용하면서 2주 후에 lock down 을 풀면, over the covid 코로나를 넘어서 함께 갈 수 있습니다.

The spike protein generated endogenously by the vaccine could also negatively impact the male testes, as the ACE2 receptor is highly expressed in Leydig cells in the testes (Verma et al., 2020). Several studies have now shown that the coronavirus spike protein is able to gain access to cells in the testes via the ACE2 receptor, and disrupt male reproduction (Navarra et al., 2020; Wang and Xu, 2020). A paper involving postmortem examination of testicles of six male COVID-19 patients found microscopic evidence of spike protein in interstitial cells in the testes of patients with damaged testicles (Achua et al., 2021).

→ ACE2 수용체가 많은 인간의 고환과 난소를 spike 1 단백질이 공격하여 고환과 난소의 기능을 떨어뜨려서 임신을 방해한다. [GMO 씨 없는 수박/포도 ==> 씨 없는 사람]

→ 자연적으로 산아 제한이 이루어 지고, 인류의 수효를 줄이게 되어, 일루미나티나 One World Government 가 꿈 꾸고 있고, Georgia Stone 에 기록되어 있는, 세계 인구를 1/10 으로 줄이는 일이 가능하게 된다.

9. 코로나 PCR 검사

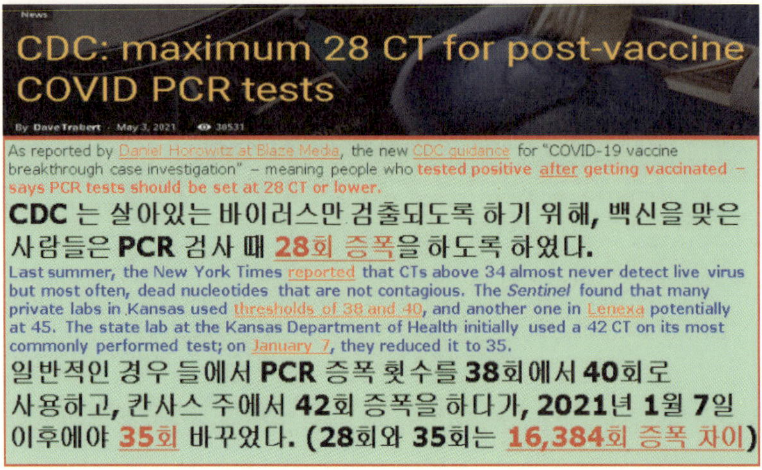

News

CDC: maximum 28 CT for post-vaccine COVID PCR tests

By Dave Trabert · May 3, 2021 · 38531

As reported by Daniel Horowitz at Blaze Media, the new CDC guidance for "COVID-19 vaccine breakthrough case investigation" – meaning people who tested positive after getting vaccinated – says PCR tests should be set at 28 CT or lower.

CDC 는 살아있는 바이러스만 검출되도록 하기 위해, 백신을 맞은 사람들은 PCR 검사 때 28회 증폭을 하도록 하였다.

Last summer, the New York Times reported that CTs above 34 almost never detect live virus but most often, dead nucleotides that are not contagious. The *Sentinel* found that many private labs in Kansas used thresholds of 38 and 40, and another one in Lenexa potentially at 45. The state lab at the Kansas Department of Health initially used a 42 CT on its most commonly performed test; on January 7, they reduced it to 35.

일반적인 경우 들에서 PCR 증폭 횟수를 38회에서 40회로 사용하고, 칸사스 주에서 42회 증폭을 하다가, 2021년 1월 7일 이후에야 35회 바꾸었다. (28회와 35회는 16,384회 증폭 차이)

PCR 검사에서 증폭 횟수를 늘릴수록 많은 위(僞)양성 확진자가 발생합니다. 세계 보건기구(WHO)는 2020년 1월 20일자로 코로나 19 진단 기준을 다음과 같이 제시하고 있다. PCR 검사상, 양성이라 하더라도 의료인들이 다음 사항을 종합하여 확진여부를 판단하도록 하고 있다.

1. 검체의 시기
2. 검체의 종류
3. 검사 방법의 특성화 한계
4. 피검자의 임상적 증상
5. 환자의 치료 및 임상경과
6. 주변 접촉자들의 감염 여부
7. 피검자가 노출된 곳의 코로나 발생 정도

면역력이 정상인 사람들의 경우, 코로나19 바이러스가 침입한다 해도

12시간 안에 몸 안에서 파괴된다. PCR 검사 결과 양성이라 할지라도 90% 이상에서 위양성일 뿐으로 실제로는 확진자가 아니다.

10. 진정한 확진자와 백신 접종자의 높은 사망률

1) 확진자가 될 확률

접종 여부에 따른 델타 변이형 감염 비율을 보면, 2,768만명의 무접종자 가운데 코로나 확진자 19,573명이 발생하여 0.071%, 백신 1회 이상 접종자에서는 9,344명이 발생하여 0.033% 를 보여, 비접종자에서 접종자에 비하여 코로나의 확진자 발생률이 2.2배 높았다.

그러나 PCR 양성자가 코로나 확진자가 아니고, PCR로 양성이 나오고, 코로나 증상을 가지는 사람들, 특히 증상이 심하여 응급실을 방문하고 입원하거나 사망하는 사람들만이 진정한 코로나 환자인 것이다. 우리나라에서 PCR로 가령 2,000명의 확진자가 나왔다고 해도, 99%는 위 양성자이고 단지 1%인 20명 정도만이 진정한 환자이다. 이렇게 환자 20명 정도가 있는 상황에서 확진자 2,000명을 외치는 것은 순전한 정치적인 목적을 가지고 국민을 괴롭히고 고통을 주는 악한 정치 방역이다.

2) 코로나 질병으로 사망할 확률

백신 1번 맞은 확진자 십만 명 당 93명,

백신 2번 맞은 확진자 십만 명 당 672명,

무접종자 10만 명 당 118명 사망하므로,

백신 1번 맞은 사람과 백신은 맞지 않은 사람은 큰 차이가 없지만, 백신을 2번 맞은 사람은 백신을 맞지 않은 사람들보다 5.7배의 사망률을 보인다. 코로나 백신이, 코로나의 심한 질병으로 이행 또는 사망으로 이행을 더 효과적으로 예방한다는 것은 사실이 아니다. 오히려 코로나 백신은 코로나 관련 사망률을 3배 높인다

11. 미국 최일선 의사들(현장 진료의사들)의 주장

Nonprofit Sues HHS to Immediately Stop Emergency Use Authorization of COVID-19 Vaccines (theepochtimes.com)

Nonprofit Sues HHS to Immediately Stop Emergency Use Authorization of COVID-19 Vaccines

(미국 Frontline 의사들이 미국 보건부 상대로 고소하였다)

1. 만 18세 이하의 학생들에게 코로나 백신의 응급 사용 허가를 중지하고 백신 주사를 중단하라. (20세 이하는 치료하지 않아도 99.998%가 회복한다. 우리나라는 한 사람도 사망하지 않았다. 반면 코로나 백신은 1,200명 이상의 심근염/심낭염 일으키고 혈전으로 인한 사망과 신경 질환-길랑 바레 증후군 등을 일으켰다. 인간 DNA 의 변형을 일으켜 trans human 변형된 인간을 만들 수 있고, 정자와 여성 난자의 이상으로 임신이 안 될 수 있다.)
2. 과거의 코로나 질환에서 회복한 사람들은 코로나 백신 주사를 중단하라. (코로나 질환을 앓고 회복된 사람은 코로나 백신을 맞는 것보다 더 완벽하고 다양한 형태의 면역력을 제공하고, 면역글로블루 A, M, G 등을 형성하고 T 세포 면역력을 갖고 있고, 코로나 백신을 주사하며 여러가지 합병증과 사망 위험이 높으므로, 위험한 코로나 백신 주사를 맞아서는 안된다.)
3. 코로나 백신의 위험성, 한계성, 코로나 백신의 부작용에 대한 정부의 책임 보상 등이 없다는 것에 대한 설명을 자세하게 듣지 못한 사람들은 코로나 백신을 주사해서는 안 된다.

12. 중간 결론

여기까지의 중간 결론: 코로나 질병은 악한 세력이 중국 공산당을 통해 인위적으로 만든 것이고, 코로나 백신 또한 악한 세력이 만든 것.

1. 코로나 바이러스는 우생학을 주장하는 악한 세력 (CABAL, 일루미.)의 사주(使嗾)에 의해 중국 공산당이 인위적으로 만들었다.
2. 이러한 사실을 숨기도록 중국 공산당이 명령하고 있다. (몽타니에)
3. 코로나 백신은 이미 2009년도부터 우생학을 주장하는 자들이 백신 투자로 돈도 벌고, 공공선(公共善)이라는 명예 얻고, 인류 불임 과 인류를 기계처럼 조정 control 하는 목적으로 만들었다.(WHO 연설문)
4. HCQ 를 생산하는 캐나다 공장 CEO 를 암살한, 백신 반대한 탄자니아/ 하이티 /부룬디 대통령 암살 한 것은 우생학을 주장하는 자들.

13. 하이드록시클로로퀸 (HCQ Hydroxychloroquine)

트럼프 대통령이 코로나 질병을 예방하고 위해 하이드록시클로로퀸(HCQ), 비타민 디(vit D), 아연(zinc) 등을 복용하고 있다는 말을 하자, 트럼프 대통령의 코로나대책 위원회의 의사 위원이었던 안쏘니 파우치와 버크 박사들은 미국 주류 신문 방송 언론들(MSM, mess media)과 함께 이를 맹비난하였고, 결국 크럼프 대통령이 코로나 질병 예방을 위해 복용하던 HCQ 등을 끊게 만들었고, 이로 인해 트럼프 대통령과 그의 부인 및 아들까지 코로나 확진이 되도록 만들었다.

그러나 코로나 질환 치료에 대해서 미국의 Frontline Doctors (최전선[最前線]의 의사들) 모임에서는 코로나 치료에 HCQ 가 도움이 되었다고 주장하고 이를 워싱턴 DC에서 발표하였다. 임마누엘 목사이자 의사, 미국 스탠포드 대학교에서 법학을 전공하고 변호사가 되었다가 다시 의대로 진학하여 변호사이자 의사인 사이몬 골드 등이 이에 앞장 섰고 많은 의사들이 동조하였다. 임마누엘 목사/의사는 "파우치 박사, 당신의 소변을 검사해서 HCQ를 먹고 있지 않다는 것을 증명해 봅시다"라고 하였다. 사이몬 골드는 HCQ를 코로나 환자에게 사용했다고 하여 병원 응급실장 직위에서 퇴출되었다. 코로나 치료 위해 HCQ 등의 바른 처방을 하는 의사들은 자신들의 불이익을 무릅써야만 한다.

HCQ를 코로나 질병의 치료에 사용하지 못하도록 생산을 방해하는 일뿐만 아니라, 미국 의사협회, 의사들, 학자들, 과학 논문 잡지 회사들에게도 로비가 많이 있었던 것으로 보인다. 그러나 코로나 환자 치료에 HCQ를 도입하여 많은 사람들의 생명을 건진 Dr. Vladimir Zelenko는 2021년 노벨 평화상 후보에 올랐다.

유명한 의학 논문 잡지인 Lancet, New England Journal of Medicine(NEJM) 등에도 코로나 치료에 HCQ 의 해로운 결과, 사망을 오히려 더 많이 일으키는 결과 등을 보이는 5편 이상의 논문들이 실렸는데, 이러한 초창기 논문들은 코로나 환자들 치료에 HCQ, Azithromycin(AZM) 등을 사용하지 못하도록 하는 결정적 역할들을 하였습니다. Lancet 의학 잡지에 실린 한 논문은 HCQ 가 코로나 치료에 해롭고 오히려 사망자 수효를 늘렸다는 보고를 하였고, 이것이 무려 1,229회 인용이 되었고, 나중에 거짓 논문으로 밝혀져서 철회되었으나 그 철회된 것에 대해서는 단지 37건만 인용이 되어, 효과가 없다는 거짓 논문 인용 수효의 단지 3% 만이 허위 논문으로 밝혀진 것을 인용하였습니다. 거짓 의학 논문들이 코로나 치료에 대한 HCQ 유용성을 방해했습니다.

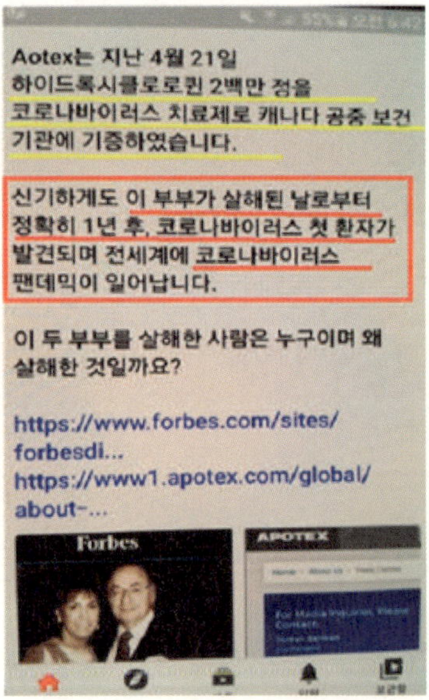

위 그림의 인물들은 캐나다에서 하이드록시클로로퀸(HCQ)를 생산하는 큰 제약 회사의 회장 부부입니다. 이들은 코로나가 전 세계적으로 확산되기 전 해에 암살되었는데, 아마도 HCQ를 생산하지 말라는 일루미나티들의 압력에 굴복하지 않고 계속 생산한 것이 화근이 되었던 것으로 보입니다.

다음에 적혀있는 대로, 398,415명의 코로나 환자들에 하이드록시클로로퀸(HCQ)를 투약하고 그 투약 효과를 많은 나라와 지역과 학자들과 의사들이 검증하였고, 그 결과를 모아서 발표한 것입니다. 이 site는 주기적으로 update되니, 관심이 있으시면 찾아보시면 됩니다.

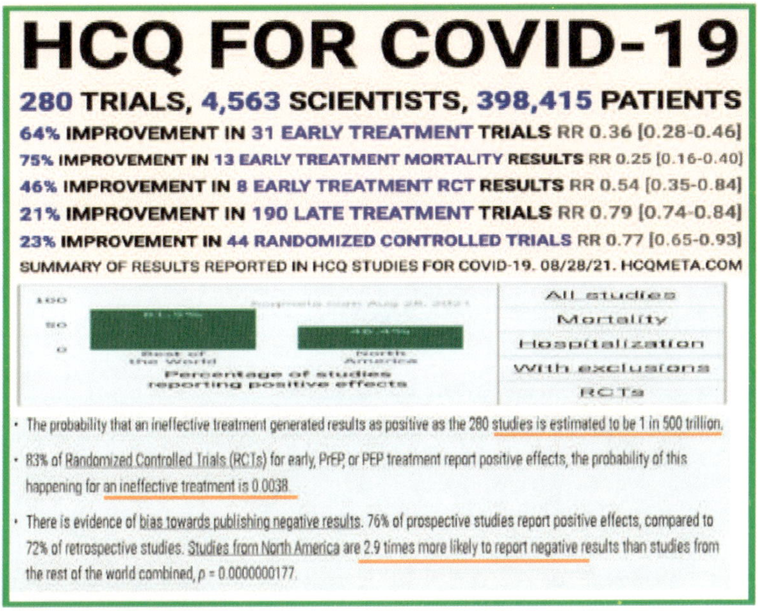

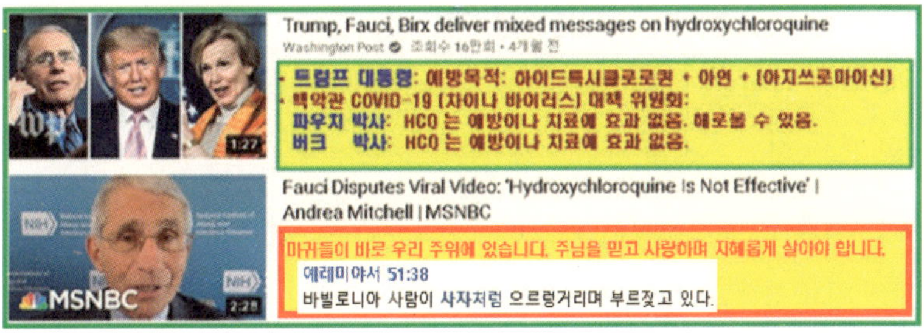

14. 코로나19 예방과 치료 (코로나 예방 칵테일 및 치료 칵테일)

반면에 코로나 치료 칵테일(혼합제)이나 예방 칵테일은 이미 입증된 효과를 가지고 있습니다. 정부에서 사용한다는 메플록사신, 렘데시비르, 리제네론, 로나 프레브 모두가 코로나 치료 칵테일이나 예방 칵테일보다 열등한 기능을 가지고 있습니다.

COVID-19 예방(면역유지)	COVID-19 치료 :Corona Cocktail 우한(3일), 델타(5일), 람다(7일)
•HCQ(하이드록시 클로로퀸): 200mg(1정)을 주 2회. (예: 월/목 아침, 각 1정) 75세 이상은 주 1.5정. • Fenofibrate + Streptoki/dor/nase •비타민 C: 하루 2 그람. (1000mg, 1정)을 아침과 저녁 식사 중간, 각 1정씩. •비타민 D: 하루 2천~5,000 단위. (2,000단위/1정)을 아침 1정, (저녁 1정) •아연: 아침/저녁, (각 25mg씩)	•지쓰로맥스(아지쓰로마이신): 하루 500mg(250mg 2정), 5일간 • Fenofibrate + Streptoki/dor/nase •HCQ(하이드록시 클로로퀸): 하루 400mg, (200mg, 아 1정,저 1정). 7일간 •비타민 C: 식사와 함께 복용. 증세 심한 경우 IV. 매 식사 때 마다 각각 5정(또는 4정), 7 일간 복용. •비타민 D: 하루 10,000단위,7 일 간.(2000단위/정, 아2, 점2, 저1). •아연(Zinc): 하루 100mg. 7일간. (25mg/정 , 아2, 점1, 저녁1정).

•HCQ(하이드록시클로로퀸), 특히 HCQ + 지쓰로맥스(아지스로마이신) 드시는 경우에는 EKG(심전도)해서 QTc < 450ms ,Maximum Risk Score점검요.
• Corona Cocktail 치료 후에는 (면역유지)예방 처방으로 갑니다.

현재 흔히 우한에서 발생한 코로나 바이러스보다 2021년 9월에는 우리나라에도 많이 발생하는 변이형 델타 코로나 바이러스에 많이 노출되어 있습니다. 정부에서는 델타형 변이 바이러스가 초기의 우환 코로나 바이러스보다 감염력이 높으나, 독성이 덜하다고 알려져 있으나, 제가 2021년 8월말과 9월에 들어서 코로나 환자들을 치료하면서 느끼는 것은, 예전의 우환 코로나 바이러스로 인한 코로나 질환은 비교적 쉽게 3일 정도의 항생제 치료 등으로 호전이 쉽게 이루어졌던 것에 반하여, 델타형은 5일 정도의 항생제 투약을 해야 상태가 좋아진다는 것입니다. 제가 보기에는 델타변이형이 우환 바이러스보다도 더 감염력이 강할 뿐만 아니라 질병의 강도(독성) 역시 강하니, 가능하시면 코로나 백신을 맞으신 분들이나 맞지 않으신 분들 모두가 코로나 예방 칵테일을 드시기를 권합니다.

코로나 백신 후, 돌기 단백질이 많이 분비될 수 있는 사람들은 솔잎차, 보리차, 코로나 예방 칵테일(비타민 C, D, 아연 등이 함유), 글루타치온 등을 복용함으로써 배출되는 돌기 단백질의 수효를 1/100에서 1/1000까지도 줄일 수 있습니다. 2020년 8월 AJEPH 에 발표된 논문을 통하여, 코로나 예방 칵테일로 코로나를 예방하여 2주 정도의 기간이 지나면 코로나 소위 확진자 수효를 30% 정도씩 줄이게 되어 코로나 예방 칵테일을 드실 수 있는 분들이 함께 복용해 나가면 한달이면 코로나 발생 환자 수효도 50% 정도 줄이고 또 코로나 사망자도 지금에 비해 50% 정도 줄일 수 있다고 생각합니다.

코로나 격리 시설 치료는 해열제를 사용하고 병원 입원시에는 람데시비르와 목시플록사신을 사용하는데 그 비용은 500-1,000만원 정도 소요됩니다.

코로나19 완치자도 '백신' 맞아야 하는 3가지 이유? 2. 최근의 변이 바이러스 등장:
최근 변이를 가진 바이러스의 경우, 더 높은 수준의 중화항체가를 필요로 한다는 점 역시 접종을 해야 하는 이유다. [재감염] 위험 시기가 조금 더 앞당겨졌을 가능성도 있다." → 코로나 치료/예방 칵테일 및 선천 면역 향상으로 이기자.

		델타 변이형 코로나 바이러스에 대한 중증 예방률	코로나 바이러스 특히 델타 바이러스에 대한 치료 효과
코로나 19 백신의 종류	화이자	88% (8월 발표, 42%)	코로나 백신은 치료에는 효과 없다. 우리나라의 코로나 19 예방접종 후 사망 신고 현황 (2021.2.26-7.24)을 보면, 18-29세 2명, 30-39세 5명, 40-49세 10명으로 코로나 백신으로 인한 50세 미만 사망은 17명으로 전체 사망 427명의 4%였다. 한편 코로나 질병으로 인한 0-19세의 치명률은 0%이고, 20대 0.01%, 30대 0.03%, 40대 0.06% 의 낮은 치명율을 보였다.
	아스트라 제네카	67%	
	존슨 앤 존슨	66.3%-76.3% mainly against alpha, and would be decreased to Delta.	
	노바백스	89.3-60% against alpha, and would be decreased to Delta.	
	모더나	76%	
코로나 치료 칵테일/ 코로나 예방 칵테일		Vit D 44% 예방 + [아연 Zinc으로 추가 예방] + HCQ 노출 후에도 36% 예방 효과	Vit D 사망률 43% 감소 + [zinc 아연 보충으로 55% 사망률 추가 감소] + [AZM + HCQ 71% 사망률 감소]
Ivermectin (이버멕틴)		86% 예방 (CI 79-91%)	38% 사망률 감소. 기계 호흡하는 사람에게는 효과 없음 질병 초기 치료 75% 사망 감소
하이드록시클로로퀸 (HCQ Hydroxychloroquine)		단독을 36% 예방 효과 고중성지방혈증 fenofibrate 실험실-78% 예방 효과	단독으로 67% 치료, AZM 과 병행치료 71% 치료. HCQ + AZM 치료 10만명 당 9명 사망
EXO-CD24		자료 없음	30명 중 29명 완치
Moxifloxacin 목시플록사신)		자료 없음	유의한 치료 효과 없음
Remdesivir (렘데시비르)		자료 없음 입원/사망-78% 감소	사망률을 줄이지는 못하나, 중환자실 입원 일수를 4일간 줄였음.
리제네론: 로나프레브(Ronapreve)-2개. 단일 클론 항체-영국.일본			

코로나19 완치자도 '백신' 맞아야 하는 3가지 이유? 3. 자연 면역보다 백신 면역이 더 강할 수 있다 → 잘못된 생각

3-1. "백신을 통해서 유도되는 면역반응과 자연 감염을 통해서 유도되는 면역반응을 생각해 본다면, 백신을 통해서 유도되는 면역반응이 더 강하게 나타날 가능성이 높다."

3-2. "각 백신의 임상 연구에서 백신 접종 후에 나타나는 면역반응을 감염 후 회복된 사람의 혈청에서 나타난 면역반응과 비교한 결과, 대부분 몇 배 이상의 항체가를 보였다는 보고가 나왔다.

3-3. "자연감염 이후 면역은 백신 접종 이후 나타나는 면역반응의 정도를 비교해 봤을 때 조금 더 [감염 위험이] 있을 가능성이 있다 "

3-4. 미국 질병 관리 센터가 7월 30일 보고한 "질병 사망 주간 보고서 (MMWR)" 에 따르면,
"코로나에서 회복된 사람이 백신 접종이 없는 경우 약 2배 정도 ~~재감염의 위험~~ PCR 양성 이 높았다 "

자연면역이 백신 면역보다 27.02 배에서 7.13배까지 강력하다. 더구나 백신접종 때의 사망, 이상반응도 많다.

1) 감염 : 2회 접종자 = 13.06 배 2) 증상 있는 감염 : :2회 접종자 = 27.02 배

3) 감염 OR: 2회면역자= 5.96 배 4) 증상 있는 감염 OR: 2회 면역자 = 7.13 배

5) 비접종면역자: 비접종 면역 + 1회 접종 = 1: 0.53 (PCR 양성으로는 위양성이 99%. 확진자가 아님.
종상/전염성 없는 PCR 양성자는 양성 반응자 라고 해야 하고, 증상이 있고 PCR 양성인 사람이 확진자인 것임.)

6) 종상 감염 여부 OR: 비접종면역자: 비접종 면역 + 1회 접종 = 통계적인 차이 없음(즉, 자연 면역 후에 1회 접종한다고 하여도, 단기적인 종상 있는 질병 발생 차이는 없습니다. 그러나 정부는, 백신으로 인한 손상 즉, 백신 접종 후 사망 801명, 중증 이상 6,894명, 기타 이상 반응 191,860명 등을 계산하지 않고 있는 것입니다.)

15. 노인의 부스터 샷에 관하여

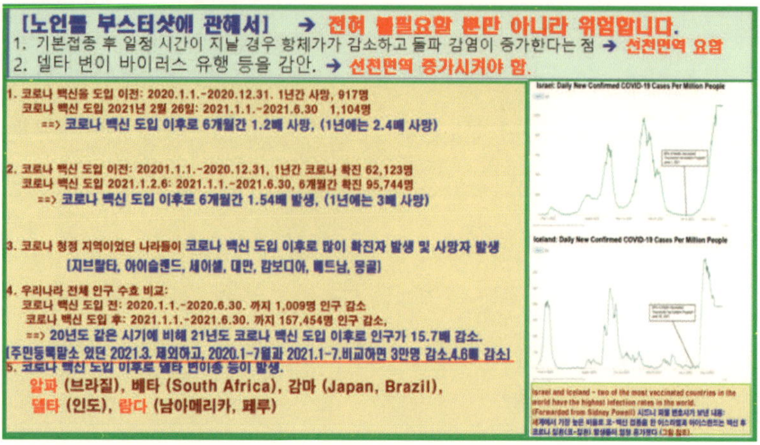
[노인들 부스터샷에 관해서] → 전혀 불필요할 뿐만 아니라 위험합니다.
1. 기본접종 후 일정 시간이 지날 경우 항체가가 감소하고 돌파 감염이 증가한다는 점 → 선천면역 요함
2. 델타 변이 바이러스 유행 등을 감안. → 선천면역 증가시켜야 함.
1. 코로나 백신을 도입 이전: 2020.1.1.-2020.12.31. 1년간 사망, 917명
코로나 백신 도입 2021년 2월 26일: 2021.1.1.-2021.6.30 1,104명
==> 코로나 백신 도입 이후로 6개월간 1.2배 사망, (1년에는 2.4배 사망)
2. 코로나 백신 도입 이전: 20201.1.1.-2020.12.31, 1년간 코로나 확진 62,123명
코로나 백신 도입 2021.1.2.6: 2021.1.1.-2021.6.30, 6개월간 확진 95,744명
==> 코로나 백신 도입 이후로 6개월간 1.54배 발생, (1년에는 3배 사망)
3. 코로나 청정 지역이었던 나라들이 코로나 백신 도입 이후로 많이 확진자 발생 및 사망자 발생
(지브랄타, 아이슬랜드, 세이셀, 대만, 캄보디아, 베트남, 몽골)
4. 우리나라 전체 인구 수효 비교:
코로나 백신 도입 전: 2020.1.1.-2020.6.30. 까지 1,009명 인구 감소
코로나 백신 도입 후: 2021.1.1.-2021.6.30. 까지 157,454명 인구 감소,
==> 20년도 같은 시기에 비해 21년도 코로나 백신 도입 이후로 인구가 15.7배 감소.
[주민등록말소 있던 2021.3. 제외하고, 2020.1-7월과 2021.1-7.비교하면 3만명 감소,4.6배 감소]
5. 코로나 백신 도입 이후로 델타 변이종 등이 발생.
알파 (브라질), 베타 (South Africa), 감마 (Japan, Brazil),
델타 (인도), 람다 (남아메리카, 페루)
Israel: Daily New Confirmed COVID-19 Cases Per Million People
Iceland: Daily New Confirmed COVID-19 Cases Per Million People
Israel and Iceland - two of the most vaccinated countries in the world have the highest infection rates in the world.
(Forwarded from Sidney Powell)

맺는 말

1. 성경의 예언과 코로나 전염병

예수님께서는 종말의 시작을 알리는 재난 가운데 하나로 전염병(팬데믹)을 말씀하셨습니다. 이는 없어도 되는 일이 아닙니다. "이 일이 있어야 하되"(눅 21:9)라고 말씀하셨습니다. 곧 있어야 할 일이 다가온 것입니다. 따라서 백신으로 결코 코로나 19를 잠재울 수 없습니다.

> 눅 21:11 곳곳에 큰 지진과 기근과 전염병이 있겠고 또 무서운 일과 하늘로부터 큰 징조들이 있으리라

2. 코로나 19 백신을 거부해야 하는 성경적인 이유

먼저는, 코로나19는 하나님께서 예고하신 재난이기 때문에 백신을 맞아서는 안 됩니다. 예수님께서 허락하신 재난으로 주님의 백성들은 그 재난을 받아서는 안 됩니다. 코로나 19도 코로나 백신도 모두 재난입니다. 코로나 와(With Corona) 백신과 함께가 아닌 예수님으로 살아야 합니다.

둘째는, 영적이 싸움 싸우고 그 대상을 알아야 합니다. 그들은 짐승 정권 세력이며 사탄을 따르는 자들입니다. 영적인 분별력을 가지고 코로나와 백신으로 그들의 영역으로 몰아가는 짐승 정권 세력과 선긋기를 해야 할 때입니다. 코로나 백신을 거부하지 못하면 짐승의 표(666)를 거부하지 못할 수도 있습니다.

3. 더 큰 것이 온다

코로나 19는 재난의 시작일 뿐이며 더 큰 것이 다가오고 있습니다. 그들은 전 인류를 옥죄어 오고 있다.

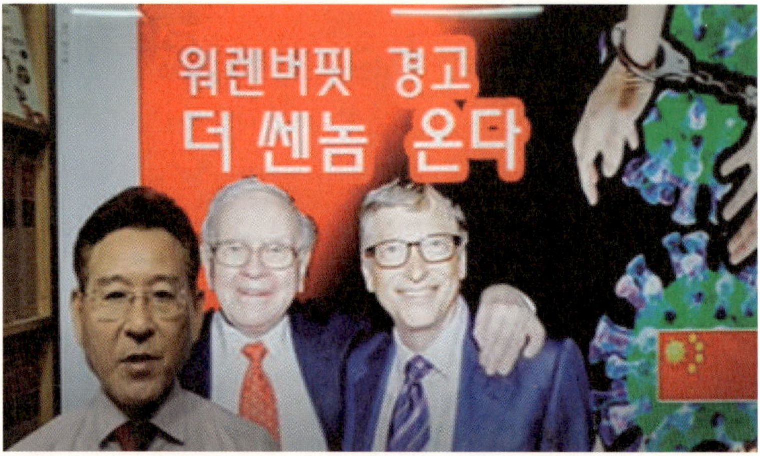

(부록: 코로나 백신으로 우리 몸에 들어오는 여러 물질 및 해독법 소개)

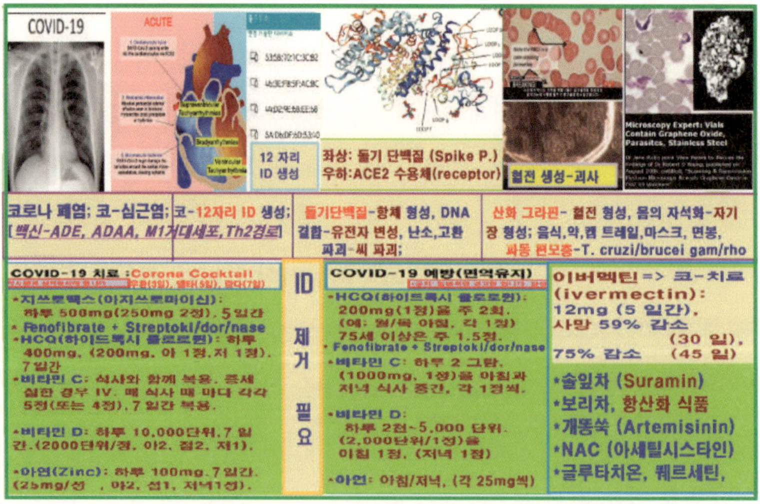

우리는 예수님과 함께 할 때 이 모든 재난을 이길 수 있습니다. 이 세상의 육체를 가진 그 어떤 사람의 말과 권고보다도, 주님과 대화하고 주님께서 주시는 은혜와 지혜를 구해야 합니다. 그 어떤 재난에도, 어려움을 이겨낼 수 있도록 기도합시다. 코로나 백신을 접종하려는 마음이 있다면, 그러한 마음을 과연 하나님이 주셨는지 진지하게 다시 한번 생각해 보실 것을 권합니다. 주님의 자녀들은 주님이 주시는 지혜와 성령의 인도함이 필요합니다.

우리 힘으로는 이겨낼 수 없으니, 주님께서 인도하시고 도와주시기를 기도해야 합니다. 백신을 맞지 않고도, 짧은 몇 년 동안의 어려움을 이겨낼 수 있도록, 우리 주님께서 인도해 주시기를 함께 간구합니다.

고후4:14 주 예수를 다시 살리신 이가 예수와 함께 우리도 다시 살리사 너희와 함께 그 앞에 서게 하실 줄을 아노라

우리는 마라나타의 신앙으로 승리할 수 있습니다. 마라나타!
아멘 주 예수여 오시옵소서! (계 22:20)

밧모섬 선교회는 교파를 초월하여 뜻을 같이하는 교회와 성도님들이 이 시대의 징조와 주님 오심이 심히 가까이 왔음을 알리고, 깨어 있어 주님 맞이하도록 섬기는 선교회입니다.

본 책자는 전도용으로 보급하는 비매품입니다.
전도용으로 사용하기 원하시는 분은 아래
메일로 연락주세요.
밧모섬 선교회 jcwteg@daum.net

6장

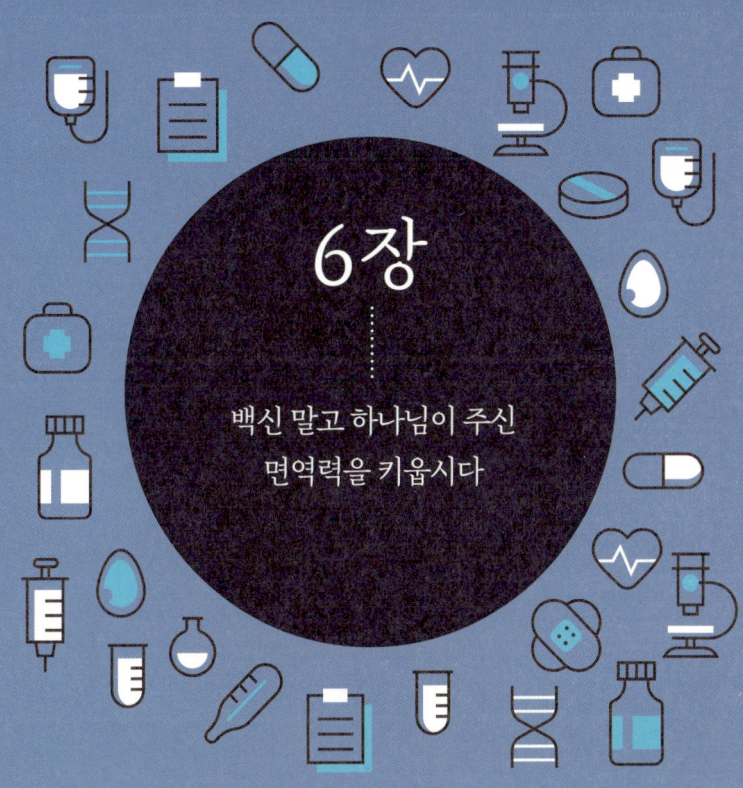

백신 말고 하나님이 주신 면역력을 키웁시다

6장

백신 말고 하나님이 주신 면역력을 키웁시다

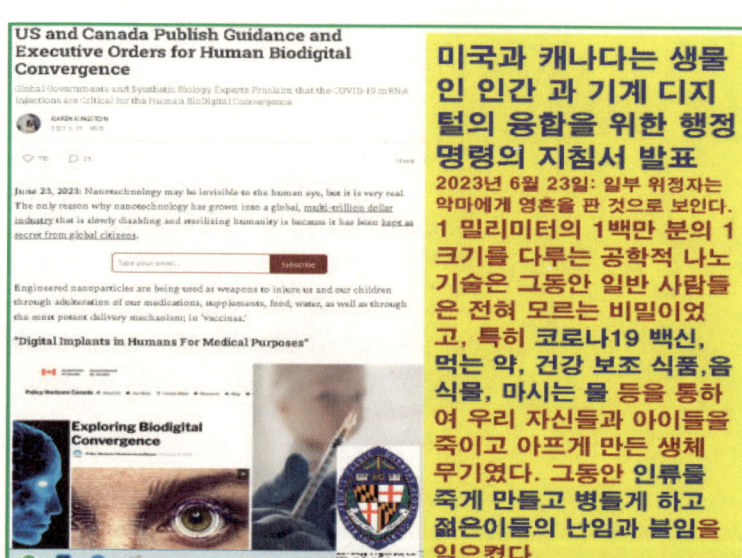

US and Canada Publish Guidance and Executive Orders for Human Biodigital Convergence

Global Governments and Synthetic Biology Experts Proclaim that the COVID-19 mRNA Injections are Critical for the Human BioDigital Convergence

KAREN KINGSTON

June 23, 2023: Nanotechnology may be invisible to the human eye, but it is very real. The only reason why nanotechnology has grown into a global, multi-trillion dollar industry that is slowly disabling and sterilizing humanity is because it has been kept as secret from global citizens.

Engineered nanoparticles are being used as weapons to injure us and our children through adulteration of our medications, supplements, food, water, as well as through the most potent delivery mechanism; in 'vaccines.'

"Digital Implants in Humans For Medical Purposes"

Exploring Biodigital Convergence

미국과 캐나다는 생물인 인간 과 기계 디지털의 융합을 위한 행정명령의 지침서 발표

2023년 6월 23일: 일부 위정자는 악마에게 영혼을 판 것으로 보인다. 1 밀리미터의 1백만 분의 1 크기를 다루는 공학적 나노기술은 그동안 일반 사람들은 전혀 모르는 비밀이었고, 특히 코로나19 백신, 먹는 약, 건강 보조 식품,음식물, 마시는 물 등을 통하여 우리 자신들과 아이들을 죽이고 아프게 만든 생체무기였다. 그동안 인류를 죽게 만들고 병들게 하고 젊은이들의 난임과 불임을 일으켰다.

https://karenkingston.substack.com/p/what-are-digital-implants-in-humans?utm_source=profile&utm_medium=reader2

홉킨스 전일내과, 전기엽 MD, PhD, ScD
2023 년 7 월 7 일

"코로나 예방 주사를 빨리 맞아야 변이종의 발생을 막을 수 있고, 병원 입원률, 사망률을 줄일 수 있다." 예방주사가 공공선(公共善)이라고 주장(主張) 한다. **거짓**

→ 코로나 예방주사를 맞으면 변이종 등에 대한 PCR 횟수의 차이에 의한 감염율을 감소하지만, ADE 때문에 예방주사를 맞지 않은 사람들에 비하여 입원률 1.9 배, 사망률 5.6 배 가 증가한다.

→ 코로나 질병에 걸리거나 예방주사를 맞으면, 면역력이 약한 사람들의 경우에 계속해서 spike 1 돌기 단백질이 exosome 형태로 배출될 수 있고, 돌연변이도 만들어서, 자신에게도 해롭고 남에게도 피해를 준다.

→ 예방주사를 맞은 사람이나 맞지 않은 사람이나 다 우생학을 주장하는 악한 자들의 피해자들이다. 서로 힘을 합하여 우생학을 주장하는 CABAL, 일루미나티, deep state, 공산주의 세력을 물리쳐야 한다.

→ 코로나 예방/ 치료 칵테일 + 면역력 증강 활동에 힘써야 합니다.

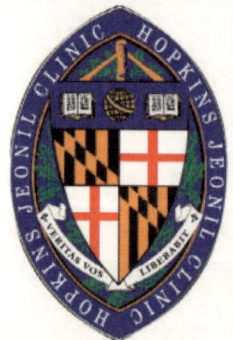

1. **[손상윤 회장의 배려로 <뉴스타운> 유튜브에서 <2020년 8월 22일, 코로나 예방 및 치료 칵테일을 통한 코로나 바이러스 예방 및 조기 치료법>을 방영한 내용은 16만6,900회가 구독되었다.]**

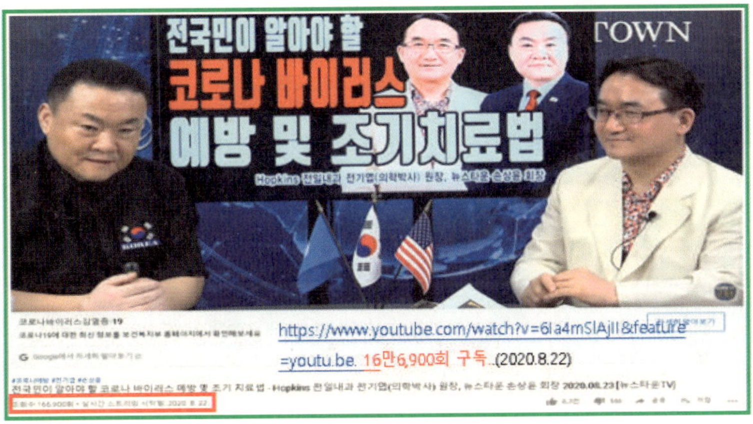

- [손상윤 뉴스타운 회장님의 배려로 우리나라에서 코로나19 질환의 예방 및 치료 칵테일을 소개하게 되었고, 코로나19 실험용 백신의 진면목에 대해서 일부나마 소개할 수 있는 기회가 주어졌다. 손상윤 회장님과 직원들께 감사를 드립니다.]
- <코로나19 실험용 백신의 안정성에 대한 의구심>

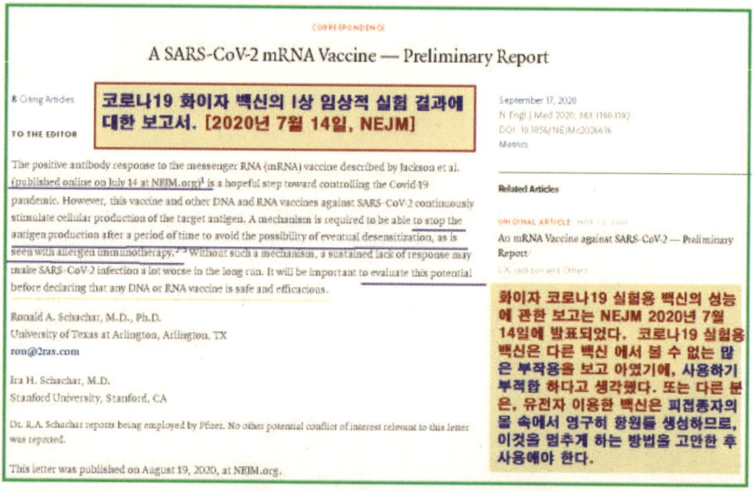
CORRESPONDENCE

A SARS-CoV-2 mRNA Vaccine — Preliminary Report

8 Citing Articles

코로나19 화이자 백신의 1상 임상적 실험 결과에 대한 보고서. [2020년 7월 14일, NEJM]

TO THE EDITOR

The positive antibody response to the messenger RNA (mRNA) vaccine described by Jackson et al. (published online on July 14 at NEJM.org)[1] is a hopeful step toward controlling the Covid-19 pandemic. However, this vaccine and other DNA and RNA vaccines against SARS-CoV-2 continuously stimulate cellular production of the target antigen. A mechanism is required to be able to stop the antigen production after a period of time to avoid the possibility of eventual desensitization, as is seen with allergen immunotherapy.[2,3] Without such a mechanism, a sustained lack of response may make SARS-CoV-2 infection a lot worse in the long run. It will be important to evaluate this potential before declaring that any DNA or RNA vaccine is safe and efficacious.

Ronald A. Schachar, M.D., Ph.D.
University of Texas at Arlington, Arlington, TX
ron@2ras.com

Ira H. Schachar, M.D.
Stanford University, Stanford, CA

Dr. R.A. Schachar reports being employed by Pfizer. No other potential conflict of interest relevant to this letter was reported.

This letter was published on August 19, 2020, at NEJM.org.

September 17, 2020
N Engl J Med 2020; 383:1190-1192
DOI: 10.1056/NEJMc2026616
Metrics

Related Articles

ORIGINAL ARTICLE
An mRNA Vaccine against SARS-CoV-2 — Preliminary Report
L.A. Jackson and Others

화이자 코로나19 실험용 백신의 성능에 관한 보고는 NEJM 2020년 7월 14일에 발표되었다. 코로나19 실험용 백신은 다른 백신 에서 볼 수 없는 많은 부작용을 보고 아였기에, 사용하기 부적합 하다고 생각했다. 또는 다른 분은, 유전자 이용한 백신은 피접종자의 몸 속에서 영구히 항원들 생성하므로, 이것을 멈추게 하는 방법을 고안한 후 사용해야 한다.

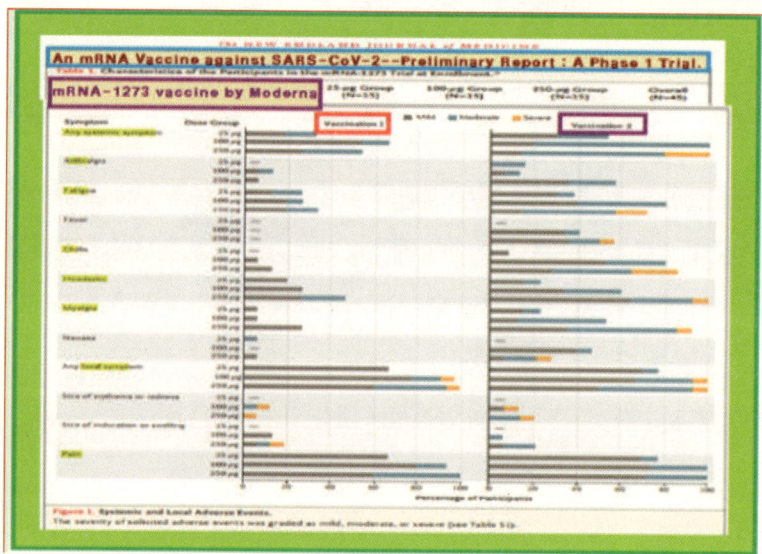

• [코로나19 백신이 나올 때부터, 코로나19 백신 안정성에 대한 의문이 줄곧 따라 다녔다. 제가 2020년 8월에 유튜브 방영을 하면서, 위의 내용을 소개하고, 이렇게 부작용이 많아서 저는 코로나19 실험용 백신을 접종하지 않겠다고 선언하였고, 아마 다른 의사들도 부작용 무서워서 많

이들 접종하지 않을 것이라고 예측하였다—그러나 그러한 예측은 보기 좋게 빗나갔고, 코로나19 백신을 의사들도 앞다투어 접종하고 환자들에게 코로나19 접종을 거의 강제로 권유하였다.

- 저도 죄인이지만, 이러한 악한 일에 가담하신 의사나 간호사, 간호조무사분들은 이제라도 회개하고 자신의 죄를 속죄받으시기를 권한다.
- 코로나19 화이자 백신의 I상 임상보고가 NEJM 인터넷판에 2020년 7월 14일에 올라온 이래, mRNA 주사를 하면 우리 몸에서 돌기 단백질이 평생 만들어지는데, 이것을 멈추게 할 방법을 찾아야 한다고 텍사스 의대의 Ronal A. Schachar 교수는 지혜로운 주장을 하였다. 위의 내용들을 읽어 보시면, 코로나19 실험용 백신에 처음부터 안정성 문제가 있었음을 알 수가 있다.]

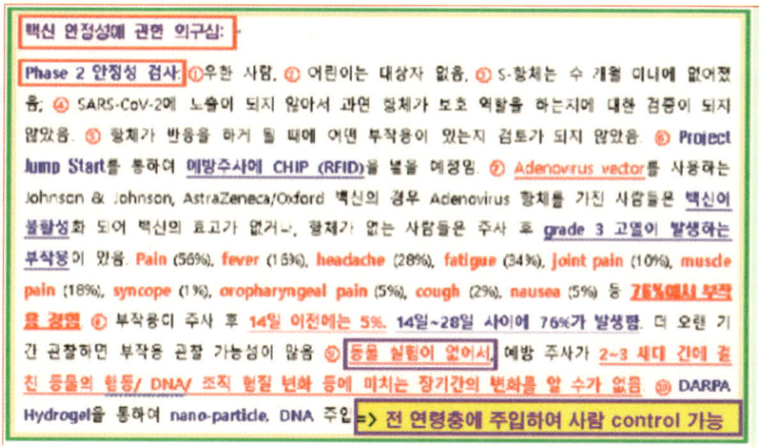
백신 연정성에 관한 의구심:

Phase 2 안정성 검사: ①우한 사람. ② 어린이는 대상자 없음. ③ S-항체는 수 개월 이니에 없어졌음; ④ SARS-CoV-2에 노출이 되지 않아서 과연 항체가 보호 역할을 하는지에 대한 검증이 되지 않았음. ⑤ 항체가 반응을 하게 될 때에 어떤 부작용이 있는지 검토가 되지 않았음. ⑥ Project Jump Start를 통하여 예방주사에 CHIP (RFID)을 넣을 예정임. ⑦ Adenovirus vector를 사용하는 Johnson & Johnson, AstraZeneca/Oxford 백신의 경우 Adenovirus 항체를 가진 사람들은 백신이 불활성화 되어 백신의 효고가 없거나, 항체가 없는 사람들은 주사 후 grade 3 고열이 발생하는 부작용이 있음. Pain (56%), fever (15%), headache (28%), fatigue (34%), joint pain (10%), muscle pain (18%), syncope (1%), oropharyngeal pain (5%), cough (2%), nausea (5%) 등 76%에서 부작용 경험. ⑧ 부작용이 주사 후 14일 이전에는 5%. 14일~28일 사이에 76%가 발생함. 더 오랜 기간 관찰하면 부작용 관찰 가능성이 많음 ⑨ 동물 실험이 없어서, 예방 주사가 2~3 세대 간에 걸친 동물의 활동/ DNA/ 조직 형질 변화 등에 미치는 장기간의 변화를 알 수가 없음 ⑩ DARPA Hydrogel을 통하여 nano-particle, DNA 주입 => 전 연령층에 주입하여 사람 control 가능

- [백신안정성에 대한 의구심: 이에 대한 내용은 〈AJEPH-ID39, COVID19 백신—안전이 제일이다; 막연한 "공공의 이익"보다는 백신 피접종자 개개인의 안전과 건강이 중요〉에도 실려 있다.
- 이러한 안정성에 문제가 있는 코로나19 백신을 사용되기 위해서는, 코

로나19 질환에 대한 알려진 예방법이나 치료법이 없어야 했다.

• 당시에 코로나19 질환도 크게 보면, 감기의 일종이고, SARS, MERS 등과 비슷한 바이러스에 속하는 것이므로, 이들과 마찬가지로 HCQ가 치료 및 예방 효과를 가질 것이라고 추측되었고, 치료에 HCQ가 권장되기도 하였다.]

< HCQ (하이드록시 클로로퀸)을 만드는 제약 회사 사장 부부의 살해>

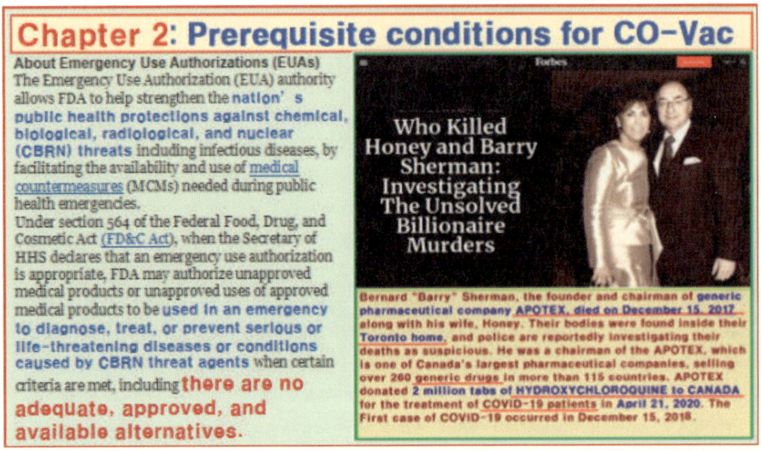

• [2021년 후반기에 캐나다 코로나19 윤리위원회 의사들과 함께 인터넷을 통한 회의를 하면서, 코로나19 백신은 코로나19 질환을 치료할 수 있는 HCQ (하이드록시 클로로퀸) 같은 치료제가 없는 때에 한해서 출시되는 조건이 있는 것을 소개하였다.

• 코로나19 질환을 치료할 수 있는 치료제인 HCQ 이나 이버멕틴을 사람들의 생각에서 지우기 위해, WHO, CDC 등은 무던히도 노력을 하며 HCQ 의 위험성과 치료 효과를 부정하는 거짓 내용들을 쏟아내었다.

• 또한 HCQ를 대량 생산하는 캐나다 제약 회사 사장 부부가 자택에서

2018년 12월 15일 잔인하게 살해되었다.

• 그가 살해된지 1년 만에 중국 우환에서 2019년 12월 경에 코로나19 질병이 발생하고 세계적으로 유행하자, APOTEX 제약 회사는 HCQ 2백만 정을 코로나19 치료의 목적으로 2020년 4월 21일 무료로 제공하였다.]

<일루미나티/딥 스테이트 세력에 의해 미리 계획된 사악한 일들>

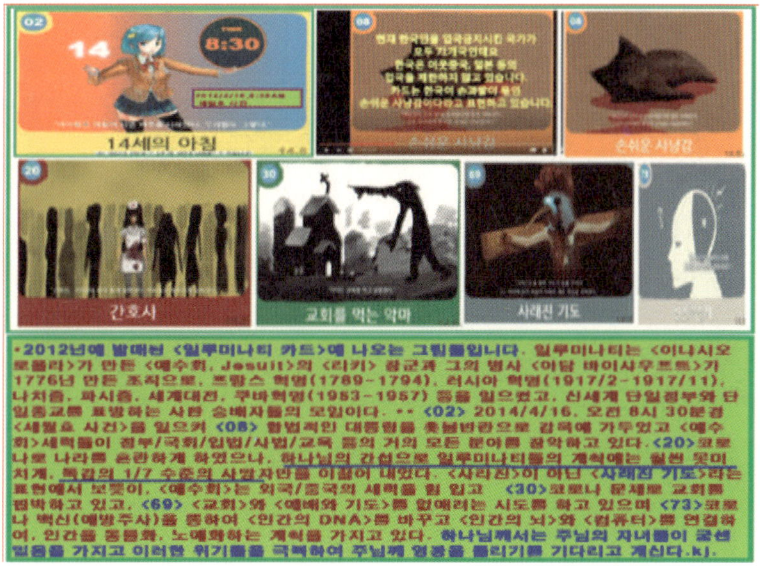
14
8:30
14세의 아침
손쉬운 사냥감
간호사
교회를 먹는 악마
사래진 기도
•2012년에 발매된 <일루미나티 카드>에 나오는 그림들입니다. 일루미나티는 <이나시오 로욜라>가 만든 <예수회, Jesuit>의 <리키> 장군과 그의 병사 <아담 바이사우프트>가 1776년 만든 조직으로, 프랑스 혁명(1789-1794), 러시아 혁명(1917/2-1917/11), 나치즘, 파시즘, 세계대전, 쿠바혁명(1953-1957) 등을 일으켰고, 신세계 단일정부와 단일종교를 표방하는 사탄 숭배자들의 모임이다. ** <02> 2014/4/16. 오전 8시 30분경 <세월호 사건>을 일으켜 <08> 합법적인 대통령을 촛불변란으로 감옥에 가두었고 <예수회>세력들이 정부/국회/입법/사법/교육 등의 거의 모든 분야를 장악하고 있다. <20>코로나로 나라를 혼란하게 하였으나, 하나님의 간섭으로 일루미나티들의 계획에는 훨씬 못미치게, 독감의 1/7 수준의 사망자만을 이끌어 내었다. <사라진>이 아닌 <사래진 기도>라는 표현에서 보듯이, <예수회>는 외국/중국의 세력을 힘 입고 <30>코로나 문제로 교회를 핍박하고 있고, <69> <교회>와 <예배와 기도>를 없애려는 시도를 하고 있으며 <73>코로나 백신(예방주사)을 통하여 <인간의 DNA>를 바꾸고 <인간의 뇌>와 <컴퓨터>를 연결하여, 인간을 동물화, 노예화하는 계획을 가지고 있다. 하나님께서는 주님의 자녀들이 굳센 믿음을 가지고 이러한 위기들을 극복하여 주님께 영광을 돌리기를 기다리고 계신다.kj.

• [위의 2012년에 발매된 <일루미나티 카드>를 소개하는 위 사진은 2020년 8월 22일 뉴스타운 유튜브 방송에서 소개하였다. 그후에도 제가 다니는 대한 예수교 장로회 합동 교회에서도 2020년 11월 경에 저녁 예배 시간을 할애받아 발표를 하였고, 다른 여러 곳에서도 소개하였다.

• 좌측 위의 첫 번째 그림인 <14세의 아침>은 2년 후인 2014년 4월 16일, 오전 8시 30분경에 있게 될 세월호 침몰에 관한 내용이라고 알려져

있다.

- 우측 아래 〈신전략 질서〉 그림은 인간의 뇌 안에 뇌 속의 정보를 전부 인터넷과 연결하고 인간이 영문을 모른 채 포기하며 컴퓨터의 조정을 받아들이고 있는 내용을 나타내고 있다.
- 미국 특허 US 6,506,148 B2는 인간이 텔레비전 모니터, 유튜브 방송, TV 방송, 각종 비디오나 CD 등에 의해서 〈원격 마인드 콘트롤(마음을 조정)〉 당하고 있을 수 있음을 말해 준다. 예전에도 영화 속에 코라콜라 광고를 넣어서, 영화를 보고 나면, 코라콜라 판매량이 증가하였다는 보도가 있었다. 이것이 바로 TV 나 영화 등의 〈영상을 통한 마음을 조정하고 노예화하는 것〉이 가능한 것을 보여주는 예이다.
- 인간의 뇌 속에 〈원격 나노 칩〉을 코로나19 백신을 통해 집어넣으면, 그리고 그 〈원격 나노 칩〉에 개개인의 ID 가 표시되어 있으면, 대중이 아니라 개개인의 마음을 콕 찝어 선택해서 조정(調整, control)하는 것이 가능한 2003년도에 이미 존재하는 특허이다.
- 이 내용은 첫 장(chapter)의 〈개요〉 끝부분에도 잘 소개되어 있다. 코로나19 백신 해독 치료하라고 부인이 거의 강요해서 저의 병원에 오신 분이 대답하기를, 풍기는 분위기가 어느 교회 목사님 같으신데, 자기도 제가 예전에 방영했던 유튜브를 다 보아서 그런 내용을 다 알고 있다고 대답했지만, 정작 백신 해독에서 관심이 없어 보였다.
- 마귀들도 성경은 다 잘 알고 있다고 한다, 단지 믿지 않을 뿐이지… 백신 해독에 대한 해박한 지식이 있어도 실행에 옮기지 않으면 아무런 도움이 되지 않는다. 백신 해독을 해야만 도움이 된다. 백신 해독을 하면 사람과 인터넷을 연결하는 MAC 12 자리 블루투스 숫자가 약해지는 것으로 보인다. 6개월 정도 해독을 하면 어떤 사람들은 MAC 12 자리가 아

US006506148B2

(12) **United States Patent**
Loos

(10) **Patent No.: US 6,506,148 B2**
(45) **Date of Patent: Jan. 14, 2003**

"모니터에서 방출되는 전자기장에 의한 신경계 조정(control)/노예화"

(54) **NERVOUS SYSTEM MANIPULATION BY ELECTROMAGNETIC FIELDS FROM MONITORS**

(76) Inventor: **Hendricus G. Loos**, 3019 Cresta Way, Laguna Beach, CA (US) 92651

(*) Notice: Subject to any disclaimer, the term of this patent is extended or adjusted under 35 U.S.C. 154(b) by 8 days.

(21) Appl. No.: **09/872,528**

(22) Filed: **Jun. 1, 2001**

(65) **Prior Publication Data**

US 2002/0188164 A1 Dec. 12, 2002

(51) **Int. Cl.**[7] **A61N 2/00**; A61B 5/04; A61M 21/00

(52) **U.S. Cl.** **600/27**; 600/545

(58) **Field of Search** 600/9–27, 545; 313/419; 324/318; 378/901; 434/236

(56) **References Cited**

U.S. PATENT DOCUMENTS

3,592,965 A	*	7/1971	Diaz		313/419
4,800,893 A	*	1/1989	Ross et al.		600/545
5,169,380 A		12/1992	Brennan		600/26
5,304,112 A	*	4/1994	Mrklas et al.		434/236
5,400,383 A	*	3/1995	Yassa et al.		378/901
5,412,419 A	*	5/1995	Ziarati		324/318
5,450,859 A	*	9/1995	Litovitz		600/9
5,782,874 A		7/1998	Loos		607/2
5,800,481 A		9/1998	Loos		607/100
5,899,922 A		5/1999	Loos		607/2
5,935,054 A		8/1999	Loos		600/9
6,017,302 A		1/2000	Loos		600/28
6,081,744 A		6/2000	Loos		607/2
6,091,994 A		7/2000	Loos		607/100
6,167,304 A		12/2000	Loos		607/2
6,238,333 B1		5/2001	Loos		600/9

OTHER PUBLICATIONS

N.Wiener "Nonlinear problems in random theory" p.71–72 John Wiley New York 1958.
M.Hutchison "Megabrain" p.232–3 Ballantine Books New York 1991.
C.A.Terzuolo and T.H.Bullock "Measurement of imposed voltage gradient adequate to modulate neuronal firing" Proc. Nat. Acad. Sci. Physiology 42,687–94, 1956.
O.Kellogg "Foundations of Potential Theory" p. 191 Dover, 1953.
P.M.Morse and H.Feshbach "Methods of Theoretical Physics" p. 1267 McGraw–Hill New York, 1953.

* cited by examiner

Primary Examiner—Eric F. Winakur
Assistant Examiner—Nikita R Veniaminov

(57) **ABSTRACT**

Physiological effects have been observed in a human subject in response to stimulation of the skin with weak electromagnetic fields that are pulsed with certain frequencies near ½ Hz or 2.4 Hz, such as to excite a sensory resonance. Many computer monitors and TV tubes, when displaying pulsed images, emit pulsed electromagnetic fields of sufficient amplitudes to cause such excitation. It is therefore possible to manipulate the nervous system of a subject by pulsing images displayed on a nearby computer monitor or TV set. For the latter, the image pulsing may be imbedded in the program material, or it may be overlaid by modulating a video stream, either as an RF signal or as a video signal. The image displayed on a computer monitor may be pulsed effectively by a simple computer program. For certain monitors, pulsed electromagnetic fields capable of exciting sensory resonances in nearby subjects may be generated even as the displayed images are pulsed with subliminal intensity.

14 Claims, 9 Drawing Sheets

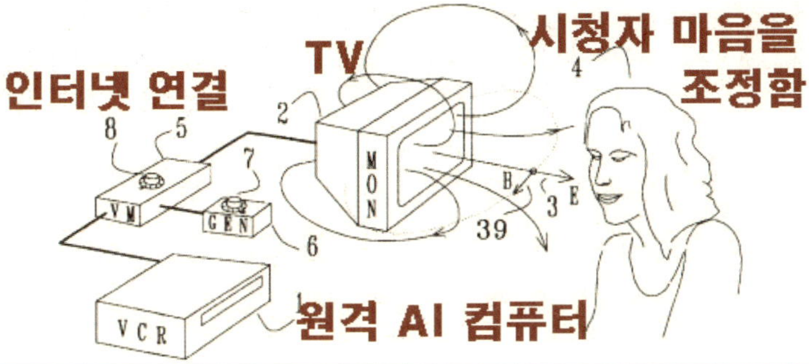

예 나타나지 않기도 한다.

- 본 책의 〈개요〉 끝 부분 쪽에 나오는 〈미국 특허 11,107,588 B2〉에서 말하는 〈불안정한/부분적인 ID〉라는 말이 이것을 혹 의미하는 것은 아닐까? 하는 생각도 든다.]
- 이코노미스트 표지는 이 세상이 5개 층으로 구성되어 있음을 다시 한 번 보여준다. 〈마귀 휘하의 전체적인 신세계 질서 지배자(영국 여왕, 교황, 로쓰 차일드 가문, 록펠러 가문, 유럽의 왕족의 일부), 중간 지배자(각국의 대통령), 자유자(영혼이 깨어 있어서 주 하나님의 돌보심을 받고, 순교할 각오가 되어 있는 주님의 자녀), 육(肉體, body)의 피지배자(영이 깨어서 혼이 자유하기를 추구하는 육적 피지배자), 혼(魂, soul)과 육(肉, body)의 피지배자(하나님이 주신 영은 피폐해져 있고, 혼과 육이 마귀의 지배를 받고 있는 피지배자로 잠자고 있는 양 sheeple을 의미한다)〉

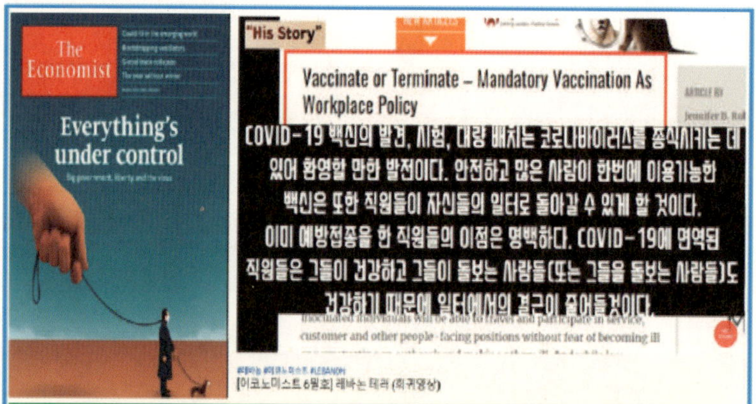

*2020년 3월 28일 Economist:"모든 것이 통제하에 있다."
** 일터: Vaccinate or Terminate- 예방주사를 맞든지 또는 직장에서 쫓겨 나든지 하라. ==> 짐승표, 666 control 표.

- [2020년 8월, 뉴스타운 유튜브를 통하여, 2020년 3월 28일의 Economist 표지와 한국판 이코노미스트 6월 내용을 소개하였다.

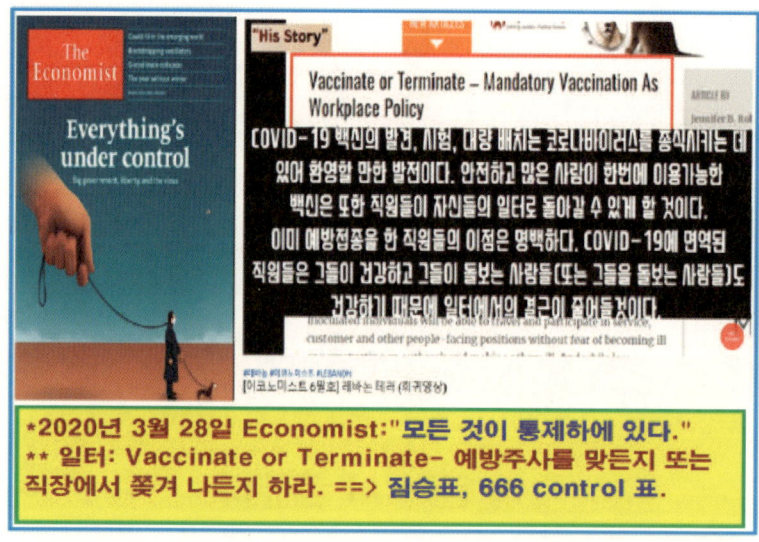

- 이들 이코노미스트 표지를 소개하면서, 코로나19 백신 접종을 통해 모든 것을 통제하려 하는 글로벌리스트/ 사탄주의자들/ 일루미나티 세력/ 프리메이슨 세력/ 딥 스테이트 세력/ 신세계 질서 (New World Order) 세력/ CABAL 세력이 있다고 주장하였다.
- 그들은 각 나라의 정치인들은 장악하고 조정하고 있고,
- 대부분의 국민들은 그들 정치인 밑에서 하루하루를 살아간다.
- 비록 우리도 그러한 세상에 살고 있지만, 먹을 것만 좋아하는 돼지처럼 땅만을 보고 살지 말고 연못 위에 떠 있는 연꽃처럼, "먼저 그의 나라와 그의 의"를 구하는 자유인이 되도록 하자고 주장하였다.]

2. [2021년 8월 17일, 파이낸스 투데이 기고(寄稿)]

http://www.fntoday.co.kr/news/articleView.html?idxno=262174

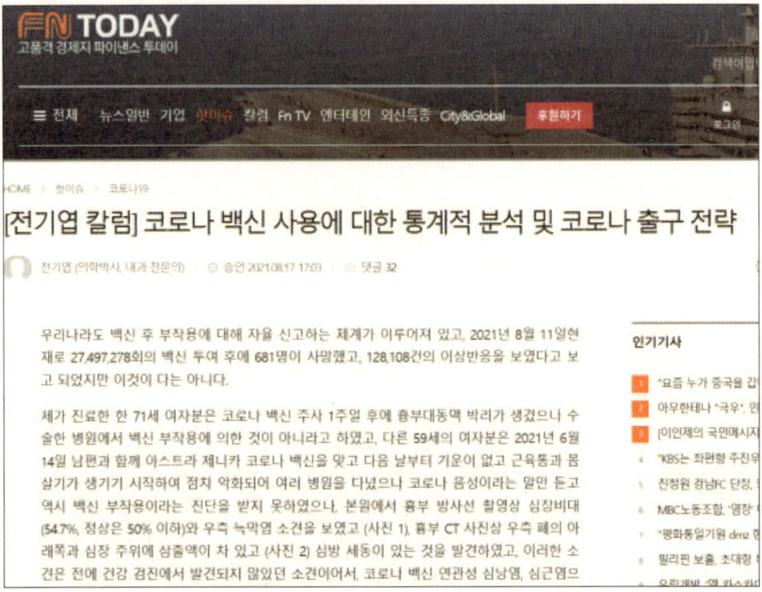

FN TODAY
고품격 경제지 파이낸스 투데이

≡ 전체 뉴스일반 기업 핫이슈 칼럼 Fn TV 엔터테인 외신특종 City&Global 후원하기

HOME > 핫이슈 > 코로나19

[전기엽 칼럼] 코로나 백신 사용에 대한 통계적 분석 및 코로나 출구 전략

전기엽 (의학박사, 내과 전문의) | 승인 2021.08.17 17:03 | 댓글 32

우리나라도 백신 후 부작용에 대해 자율 신고하는 체계가 이루어져 있고, 2021년 8월 11일현재로 27,497,278회의 백신 투여 후에 681명이 사망했고, 128,108건의 이상반응을 보였다고 보고 되었지만 이것이 다는 아니다.

제가 진료한 한 71세 여자분은 코로나 백신 주사 1주일 후에 흉부대동맥 박리가 생겼으나 수술한 병원에서 백신 부작용에 의한 것이 아니라고 하였고, 다른 59세의 여자분은 2021년 6월 14일 남편과 함께 아스트라 제니카 코로나 백신을 맞고 다음 날부터 기운이 없고 근육통과 몸살기가 생기기 시작하여 점차 악화되어 여러 병원을 다녔으나 코로나 음성이라는 말만 듣고 역시 백신 부작용이라는 진단을 받지 못하였으나, 본원에서 흉부 방사선 촬영상 심장비대(54.7%, 정상은 50% 이하)와 우측 늑막염 소견을 보였고 (사진 1), 흉부 CT 사진상 우측 폐의 아래쪽과 심장 주위에 삼출액이 차 있고 (사진 2) 심방 세동이 있는 것을 발견하였고, 이러한 소견은 전에 건강 검진에서 발견되지 않았던 소견이어서, 코로나 백신 연관성 심낭염, 심근염으

인기기사

1 "요즘 누가 중국을 갑
2 아무한테나 "극우", 인
3 [이인제의 국민메시지
4 "KBS는 좌편향 주진우
5 천정원 경남FC 단장,
6 MBC노동조합, '앵커
7 "평화통일기원 dmz
8 필리핀 보홀, 초대형

<코로나19 백신으로 인한 사망과 부작용>

- 우리나라도 백신 후 부작용에 대해 자율 신고하는 체계가 이루어져 있고, 2021년 8월 11일 현재로 27,497,278회의 백신 투여 후에 681명이 사망했고, 128,108건의 이상반응을 보였다고 보고 되었지만 이것이 다는 아니다.
- 2023년 6월 29일(121주차) 현재, 백신 관련 사망 2,592명, 부작용/이상 사례 보고 483,391명이었다(논문에 의하면 이는 전체 발생의 1% 정도라고 알려져 있다.)
- 제가 진료한 한 71세 여자분은 코로나 백신 주사 1주일 후에 흉부대동맥 박리가 생겼으나 수술한 병원에서 백신 부작용에 의한 것이 아니라고 하였고, 다른 59세의 여자분은 2021년 6월 14일 남편과 함께 아스트

라 제니카 코로나 백신을 맞고 다음 날부터 기운이 없고 근육통과 몸살기가 생기기 시작하여 점차 악화되어 여러 병원을 다녔으나 코로나 음성이라는 말만 듣고 역시 백신 부작용이라는 진단을 받지 못하였으나, 본원에서 흉부 방사선 촬영상 심장비대(54.7%, 정상은 50% 이하)와 우측 늑막염 소견을 보였고(사진 1), 흉부 CT 사진상 우측 폐의 아래쪽과 심장 주위에 삼출액이 차 있고 (사진 2) 심방 세동이 있는 것을 발견하였고, 이러한 소견은 전에 건강 검진에서 발견되지 않았던 소견이어서, 코로나 백신 연관성 심낭염, 심근염으로 보고하였다.

- 또 다른 68세의 남자 환자는 코로나 백신 주사 후에 양측 발등과 다리가 부어서 심부혈관 촬영했으나 정상이어서 림프관이 부어서 그런 증상을 보인 것으로 판단하였으나 백신 부작용 보고는 하지 않았다. 본원 경우에서 보듯, 코로나 백신 후 부작용 보고 체계가 일관성이 있는 것도 아니고 많은 수효가 보고되지 않고 있어서, 백신 후 부작용이나 사망 수효가 자율 신고에 다 드러나는 것도 아니고, 전체 부작용의 10%에도 못 미치게 보고되는 것으로 알려져 있다.
- 우리나라 신종감염병 중앙임상위원회 위원장(오명돈 감염내과 교수)의 인터뷰를 보면(https://www.hani.co.kr/arti/society/health/1007197.html), 코로나19 백신이 고령층에서도 90% 가까운 사망 또는 중증 예방 효과를가지고 있고 설혹 델타변이 등의 돌파 감염이 발생한다고 하여도 고령층을 사망과 중증으로부터 보호할 수 있으니, 1차 접종률 92.9%, 2차 접종률 8.99%의 미진한 접종률을 보이는 60세 이상 또는 8.73%의 2차 접종률을 보이는 50세 이상의 고령층 중심으로 우선순위를 정하여 코로나 백신을 맞도록 하여야 한다고 주장하고, 0-19세의 치명률은 0%이고, 20대 0.01%, 30대 0.03%, 40대 0.06% 의 낮은 치명율을 보이니 2학기 전면등

교를 하도록 권고하고 있다.

"70% 접종해도 5차 유행 올 것, 델타에 맞게 전략 다시 짜야"

https://www.hani.co.kr/arti/society/health/1007197.html

오명돈 중앙임상위원장 인터뷰
델타 탓 집단면역은 불가능…전파력 등 이전 공식 안 통해
고위험군 우선보호 전체관리대면 '2학기부터 전면등교' 가능

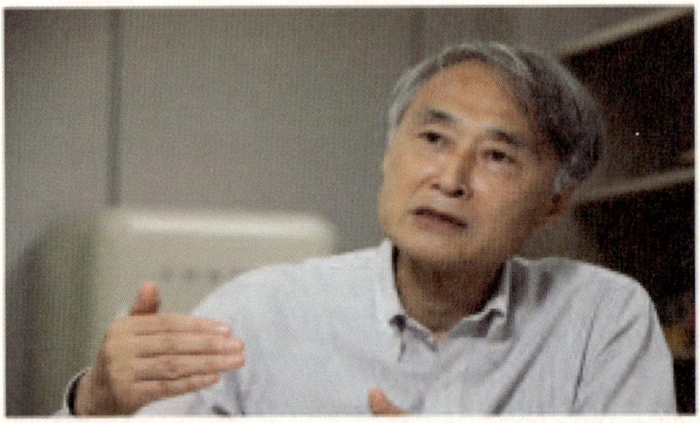

"국민 70%가 올해 11월 접종을 완료해도 5차 유행은 올 것이다. 이제는 코로나19를 두창처럼 근절하거나 홍역처럼 제거할 수 없다는 것을 받아들여야 한다"

- 이와 비슷한 시각을 가진 서울대 이왕재 명예교수는 젊은이들에게 코로나 백신은 불필요하고 선천 면역을 강화하는 비타민 C 등을 더 보충하도록 하고, 코로나19 백신은 기저 질환자와 고령자에 중점적으로 주사하도록 하여야 한다고 주장하였다 (https://www.youtube.com/watch?v=Aido7AzRkac&t=797s).
- [본 책을 출판하는 2023년 7월에 돌이켜 생각해 보면, 오명돈 중앙임상위원회 위원장은 의학적으로 또 과학적으로 바른 말을 했기 때문에 악한 자들에 의해서 그 자리에서 빨리 쫓겨나게 된 것으로 생각합니다.

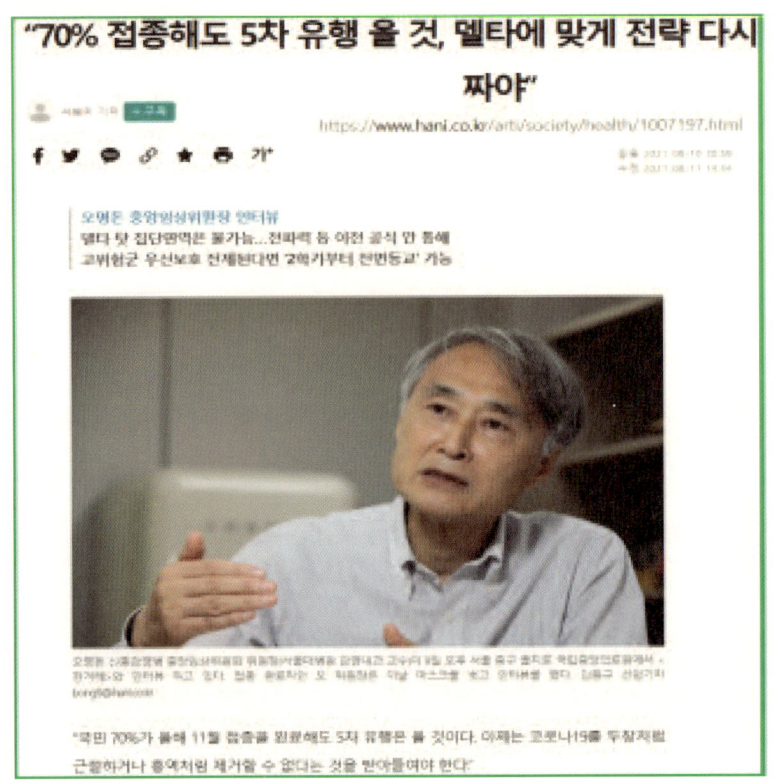

오명돈 교수님이 계속 그 자리를 유지했더라면 오늘날과 같은 코로나19 사태는 아마 피할 수 있었을 것이라 생각합니다.

- 오명돈 교수 이후로는 거의 전부 정치적 pc 주의자들이 나서서 코로나19 정책을 이끌어간 까닭에 우리나라가 코로나19에 의한 오늘날과 같은 상황에 처하게 되었다고 생각합니다.
- 저는 모든 국민이 코로나19 예방 칵테일과 치료 칵테일을 사용하면, 실험용 백신을 접종하지 않고도 코로나19 사망 수효를 줄이고, 코로나19를 종식할 수 있다고 주장하였는데, 그렇게 했더라면 지금보다 훨씬 적은 코로나19 사망자들이 발생하였을 것이고, 코로나19 실험용 백신에 의한 사망자나 후유증 환자들이 없거나 적었을 것이고, 코로나19도 종식되었을 것이라고 생각합니다.]
- 포항공과대학에서는 "면접대상자는 면접 전 2주 전까지 백신 접종 완료를 권장하며, 백신 접종 여부에 따라 면접 참여에 제한이 있을 수 있음"을 2022학년도 학부 입학전형 면접 계획 안내에 밝히고 있지만 (http://www.fntoday.co.kr/news/articleView.html?idxno=262048), 낮은 치명률을 보이고 있는 젊은 연령층에서는 코로나19 백신보다는 선천 면역, 비특이성 교차 면역 등으로 코로나-19를 이겨내도록 하고 2학기부터는 전면등교를 하면서 불필요한 정치 방역을 하지 말며, 기저 질환자나 고령자에게는 코로나 백신을 주사하여 사망 또는 중증 예방 효과를 가져오도록 하자는 방향으로 전문가들의 의견이 모아지고 있는 것으로 보인다.
- <코로나19 백신은 예방/치료하는 방벙이 없을 때 선택하는 것>
- <코로나19 백신이 우리 사회에 미친 결과들- 3가지 측면>
- 그러나 코로나19 백신을 이용하는 이러한 방향 설정은 코로나-19를 치

료하는 방법이나 예방하는 방법이 없을 때에 선택하는 것이다. 먼저 코로나 백신이 우리 사회에 미친 결과를 다음의 3가지 측면에서 살펴보고자 한다.

【확진자 관리 현황*('20.1.3일 이후 누계)】

구분	격리해제	격리 중	위중증 환자**	사망자
'20.12.31.(목) 0시 기준	42,271	17,569	344	900
'21.01.01.(금) 0시 기준	42,953	17,899	354	917
변동	(+)682	(+)330	(+)10	(+)17

* 2020년 12월 31일 0시부터 2021년 1월 1일 0시 사이에 질병관리청으로 신고접수된 자료 기준
** 위중증 : 고유량(high flow) 산소요법, 인공호흡기, ECMO(체외막산소공급), CRRT(지속적신대체요법) 등으로 격리 치료 중인 환자
※ 상기 통계는 모두 추후 역학조사 과정에서 변경될 수 있음

【확진자 관리 현황*('20.1.3일 이후 누계)】

구분	격리해제	격리 중	위중증 환자**	사망자
6.30.(수) 0시 기준	147,693	7,250	149	2,018
7.1.(목) 0시 기준	148,024	7,678	144	2,021
변동	(+)331	(+)428	(-)5	(+)3

* 6.30일 0시부터 7.1일 0시 사이에 질병관리청으로 신고 접수된 자료 기준
** 위중증 : 고유량(high flow) 산소요법, 인공호흡기, ECMO(체외막산소공급), CRRT(지속적신대체요법) 등으로 격리 치료 중인 환자
※ 상기 통계는 모두 추후 역학조사 과정에서 변경될 수 있음

(표1과 표2: 질병관리청의 확진자 관리 현황. 표 1은 2020년 한 해 동안의 전체 확진자 수효 (격리해제+격리 중+ 위중증환자 + 사망자) 및 사망자 수효를 보이고, 표 2는 2021년 상반기 동안의 확진자 수효와 사망자 수효를 보이고 있다.)

• 첫째로, 코로나 백신 도입 이후로 오히려 코로나 질병 발생도 많아졌고 사망자 수효도 훨씬 증가하였다. 2021년 상반기 코로나 사망자는 1,104명 (2021명-917명)으로 이는 2020년 한 해 동안에 코로나로 숨진 917명 보다, 백신이 출시된 2021년 2월부터 6월말까지의 2021년 반년 동안에 백신 전의 시기보다 1.2배 많이 사망한 것을 알 수 있고, 사망자의 98.4%는 60세 이상의 사람들이다.

2020년 12월 말까지의 코로나 확진자는 62,123명이고, 2021년 1월 1일부터 6월 30일까지는 95,744명이다. 코로나 백신을 맞기 시작한 2021년 반년 동안에 코로나 백신이 없는 1년 동안의 코로나 확진자보다 1.54배

의 환자가 발생하였다. 이렇게 코로나 백신 주사 후에 오히려 코로나 발생이 많아지고 사망자 수효가 증가하는 것은 코로나 청정 지역이었던 지브랄타, 대만 같은 나라들이 코로나 백신 주사를 도입한 이후로 오히려 사망자 수효와 코로나 환자 수효가 증가하였다는 보고와 맥락을 같이 한다.

이렇게 우리나라를 비롯한 다양한 국가들에게 코로나 백신이 해로운 현상을 보인 것은 마치 세계의 여러 나라에 흩어진 수천만 명의 사람들을 대상으로 한 커다란 임상 실험과 같아서 그 나타난 현상을 귀중한 임상 실험 결과로 인정하여야 한다. 이처럼 세계 여러 나라의 수천만 명의 사람들을 대상으로 한 실험에서 코로나 백신 이후로 백신 사용 전에 비하여, 코로나 확진자 수효도 증가하고 사망자 수효도 증가하는 해로운 결과를 보였다면, 더 큰 규모의 사람 대상 실험에서도 마찬가지로 해로운 결과를 보일 것이다.

세계적으로 유행하고 있는 코로나 변이형 바이러스 확산을 막아보겠다고 이스라엘 지도자들은 세계 최초로 3차 코로나 백신 접종을 하고 있고, 미국 NIH(국립 보건원)의 안쏘니 파우치(Anthony Fauci)는 3차 코로나 백신을 맞게 될 것 같고 또 맞지 않으면 안 된다고 확언(Fauci Confirms It's 'Likely,' 'Inevitable' Everyone Will Need COVID-19 Booster Shot)하고 있는데, 이들은 이미 수천만 명을 대상으로 많은 나라에서 행해진 임상 실험의 결과와 마찬가지로 모두 쓴 열매인 더 많은 코로나 환자 발생과 사망자를 거두게 될 것이다.

상당 수효의 코로나 질병 전문가들은 2021년 상반기 6개월 동안에 2020년 한 해 동안의 코로나19 질병 사망자 수효보다 1.2배 증가한 것을 간과하고 있거나 사망률이 줄고 있기 때문에 백신이 사망률은 낮춘다고 보는 커다란 착각들을 하고 있다.

보시라, 실제로는 2021년 6개월 동안에 2020년 한 해의 코로나 확진자 수효보다 1.5배가 증가하였기 때문에 사망률이 겉모습으로 줄었을 뿐으로, 사망자 수효는 1.2배 증가하였다. 우리나라에서는 특이하게 사망률이 낮은 것처럼 보이는 이유는 정치적 목적으로 검사자 수효를 늘리고 있어서 총 검사자 수효에 비하여 예전의 1%에 가까웠던 확진률이 0.32% 까지로 떨어지고 있으나 (참고: 2021년 8월 10일의 검사 수효는 465,922이고, 확진자 1,540명으로 확진률은 0.32%이다) 소위 확진자 수효는 증가하고 있다. 소위 확진자라고 칭하는 것은 변이형 바이러스에 의한 무증상 감염자 수효가 많다는 것인데, 이는 우리나라가 코로나 확진을 위한 PCR 증폭을 40회 이상하기 때문에 2021년 1월 20일에 WHO 가 발표한 PCR 를 통한 코로나 진단 기준에 의하면, 정부에서 말하는 소위 확진자에는 99% 이상의 위양성자가 포함되어 있다. 하루에 가령 2,000명의 소위 확진자가 나온다고 해도, 대개가 무증상이고(그림 1: Tier 4 및 Tier 5), WHO의 새로운 진단 기준으로 보면 산소 호흡을 요할 수도 있는 코로나19 환자는 20명 정도에 지나지 않으며(Tier 1-4), 그중 3명-5명은 아주 중증 환자인데(Tier 1과 2), 이는 하루에 3명 정도 사망하고 있는 현 상황과도 일치한다.

따라서 이들을 중점적으로 치료하는 것이 바람직하다(그림 1의 우측, 코로나 치료 칵테일 참조). 이들과 더불어 약간의 증상이 있는 사람들을 포함하는, PCR 검사에서 높은 정량적 양성을 보이는 10% 정도까지만 격리하도록 권고한다. 또한 이들을 지금 정부에서 하고 있는 것처럼 해열제만 주고 체온만 재면서 관찰하는 수동적인 치료만 하지 말고, 이미 치료 및 예방 효과가 입증된 코로나19 치료 칵테일을 사용하여 능동적으로 치료하는 것이 바람직하다.

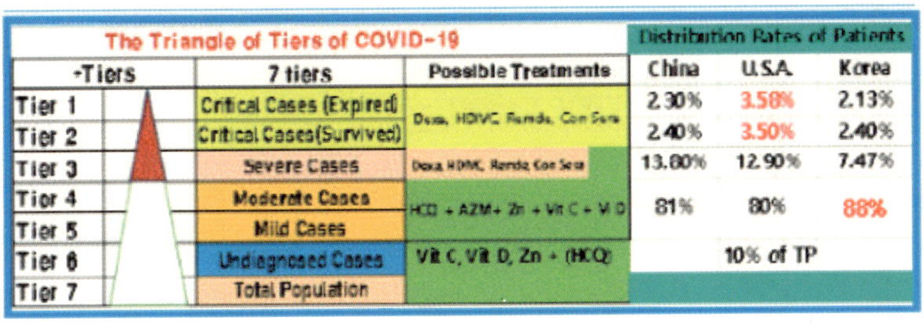

The Triangle of Tiers of COVID-19				Distribution Rates of Patients		
·Tiers		7 tiers	Possible Treatments	China	U.S.A.	Korea
Tier 1		Critical Cases (Expired)	Dexa, HDIVC, Remds, Con Sera	2.30%	3.58%	2.13%
Tier 2		Critical Cases(Survived)		2.40%	3.50%	2.40%
Tier 3		Severe Cases	Dexa, HDIVC, Remds, Con Sera	13.80%	12.90%	7.47%
Tier 4		Moderate Cases	HCQ + AZM+ Zn + Vit C + Vit D	81%	80%	88%
Tier 5		Mild Cases				
Tier 6		Undiagnosed Cases	Vit C, Vit D, Zn + (HCQ)		10% of TP	
Tier 7		Total Population				

그림 1: AJEPH 의 2020년 8월: A Scientific and Easy-to-Understand Guideline for the Prevention and Early Treatment of COVID-19 의 그림 1에서 응용함.

• 둘째로, 코로나 백신을 2021년 2월 26일에 시행하기 시작한 이후로 2021년 1월 1일에 비해, 6월 30일까지의 우리나라 전체 인구 수효가 157,454명 줄었다. (표 3 참조) 우리나라 총 인구의 감소 수효를 비교해 보면, 코로나 백신이 없이 코로나 질환만 있던 2020년 상반기의 전체 인구 감소 수효는 10,009명이고, 코로나 백신이 있는 2021년 상반기의 전체 인구 감소 수효는 157,454명이었는데, 이렇게 인구 감소가 15.7배로 엄청나게 증가한 것은 2021년에 어떤 천재지변이나 대형 사고가 없었던 상태였으므로 코로나19 실험용 백신의 도입 관련한 사망으로 인한 인구 감소 이외의 다른 외적 영향을 생각할 수 없다. [이때 당시에는 코로나19 백신 후유증으로 인한 출산 수효 및 출산률 저하는 아직 없던 시기였습니다. 그래서 우리나라 전체 인구 수효는 출산 수효 감소의 영향이 아직 크지 않았고, 거의 대부분 〈주민등록 직권 말소〉라는 형태로 전체적인 사망자 수효가 증가되었기 때문에, 우리나라 인구 수효가 줄은 것입니다.

즉, 코로나19 실험용 백신 도입 이후로 백신 시작 전보다 오히려 대한민국의 인구가 전년도 같은 기간에 비해 15.7배 더 줄었고 이는 출생이 비슷한 상황에서 사망자 수효가 엄청 많았음을 알 수 있다. 이러한 통계 수치를 볼 때, 코로나19 실험용 백신을 주사하여서 노인층 인구나 기저 질환이 있는 사람들의 생명을 보호했다는 아무런 증거를 찾을 수 없으며, 오히려 코로나 백신이 전체 사망자 수효를 증가시켰고 특히 노인층과 기저 질환이 있는 사람들의 사망을 앞당겼음을 유추할 수 있다. 코로나19 실험용 백신이 사망을 15.7배나 더 일으켰을 가능성이 있음을 볼 때, 노년층에서도 코로나 백신 이외의 다른 방법 즉, 코로나 예방 칵테일을 통한 방법 등을 사용하는 것이 노년층과 기저 질환이 있는 분들의 사망률과 사망자 수효를 낮추는 중요 요소가 될 수 있음을 시사 받을 수 있다. [질병청이나 정부는 코로나19 백신 접종한 노년층과 코로나19 백신 접종하지 않은 노년층 사이의 사망률을 비교해서 마치 코로나19가 사망률이나 위중증률을 줄일 수 있는 것처럼 선전을 하고 있다. 진실을 알고 있는 저와 같은 사람들에게는 마귀에게 영혼을 판 것처럼 행

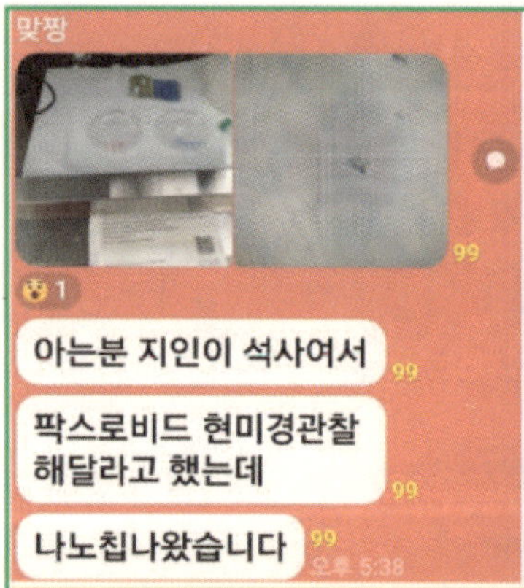

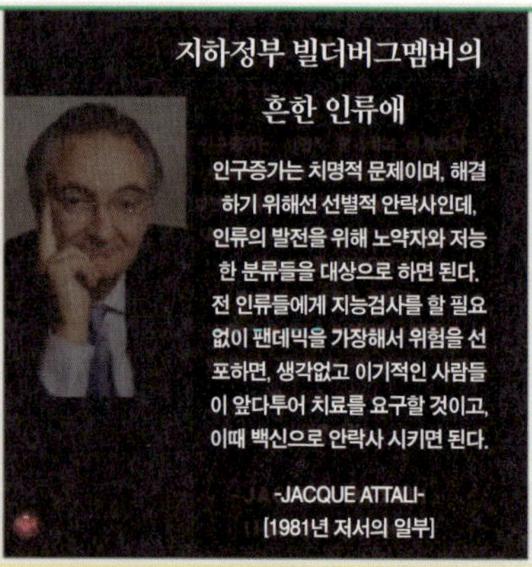

* 〈팍스로비드〉약을 현미경으로 관찰한 결과 나노칩 (잘못임) ==> 〈마이크로 칩〉이 나왔다고 합니다. 〈나노칩〉은 광학 현미경으로 1,000 배 확대해도 보이지 않습니다.

*코로나19 실험용 백신(코백신)은 생물학적 무기이며 인류 살상용/ 노예(slave)만들기 위한 백신 입니다. 코백신 맞으신 분도 회개하고 금식 기도하며, 해독하면 코백신 기운이 사라집니다.

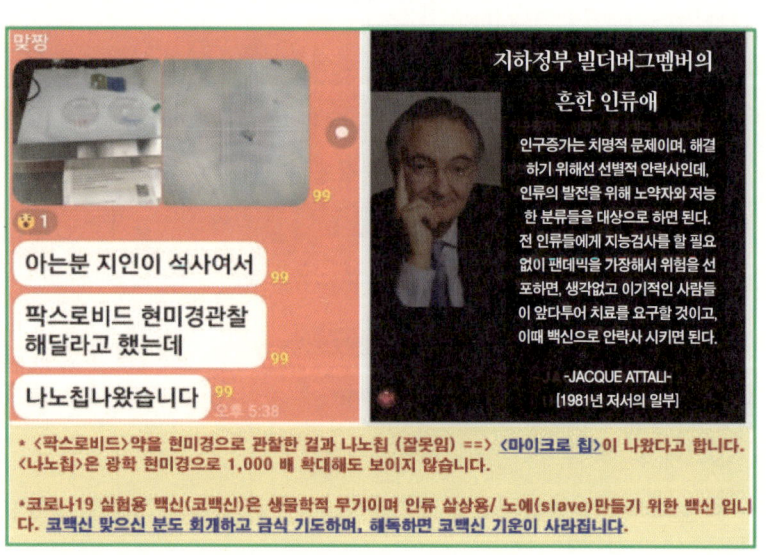

동하는 정말 사악한 일이다. 첫째, 코로나19 백신 이후로 노인층과 당뇨 고혈압 류마티스 질환 암 질환 같은 기저 질환이 있는 사람들을 포함하는, 2020년 상반기와 2021년 상반기를 비교해 보면, 전체적인 우리나라 노년층 인구가 15.7 배 이상으로 줄었다. 정부는 코로나19로 입원하거나 확진이 되더라도 감기약 만을 주거나 팍스로비드 같은 약을 주어서 오히려 치료 효과가 과학적으로 입증된 코로나19 치료 및 예방 칵테일을 통한 치료 시기를 놓치게 만들고 사망하게 만들거나 위중증 환자로 만들었다.]

표 3. 우리나라의 총 인구수 및 전월대비 사망자 수효와 증감율의 변화. (https://kosis.kr/statHtml/statHtml.do?orgId=101&tblId=DT_1B040A3&vw_cd=MT_ZTITLE&list_id=A_7&seqNo=&lang_mode=ko&language=kor&obj_var_id=&itm_id=&conn_path=MT_ZTITLE,행정구역(시군구)별, 성별 인구수 (kosis.kr)

년 월	총 인구수	전월대비	증감율	상반기의 사망자 수효
2021. 07	51,671,569	-831	-0.002	**2021년 상반기 동안-157,454 명** **대한민국의 총 인구수를 볼 때, 코로나 백신이 도입된 2021년 상반기 동안에 157,454명이 감소하여, 코로나 백신이 없던 2020년 상반기의 10,009명의 감소보다 15.7배 많이 감소하였다.**
2021. 06	51,672,400	-10,625	-0.021	
2021. 05	51,683,025	-19,075	-0.037	
2021. 04	51,702,100	-3,805	-0.007	
2021. 03	51,705,905	**-118,237**	**-0.228**	
2021. 02	51,824,142	-1,790	-0.003	
2021. 01.	51,825,932	-3,091	-0.006	
2020. 12.	51,829,023	-5,279	-0.010	
2020. 11.	51,834,302	-3,714	-0.007	
2020. 10.	51,838,016	-3.770	-0.007	
2020. 9.	51,841,786	**1,833**	**0.004**	
2020. 8.	51,839,953	**101**	**0.000**	
2020. 7.	51,839,852	**444**	**0.001**	**2020년 상반기 동안의 총 인구 수 변화: -10,009 명**
2020. 6.	51,839,408	-1.963	-0.004	
2020. 5.	51,841,371	-1,153	-0.002	
2020. 4.	51,842,524	-671	-0.001	
2020. 3.	51,843,195	-1,432	-0.003	
2020. 2.	51,844,627	-2,882	-0.006	
2020. 1.	51,847,509	-2,352	-0.005	

investigation in England, Technical briefing 20(SARS-CoV-2 variants of concern and variants under investigation (publishing.service.gov.uk)) 및 영국 NHS의 코로나 백신 통계(https://www.england.nhs.uk/statistics/statistical-work-areas/covid-19-vaccinations/)를 연계시켜서 코로나 질병으로 인한 사망 수효를 살펴보면, 백신을 맞지 않은 사람들의 경우에는 0.0014%, 백신을 한 번이라도 맞은 사람의 경우에는 0.0012% (2번 백신 맞은 사람의 경우에는 0.0013%)로 인구 백만 명당 한 두명의 꼴로 코로나 질병 자체에 의한 사망률 차이를 보였다.

더구나 영국의 경우, 백신 100만 회당 30명이 백신 후 28일 내에 사망하는 것으로 되어 있어서, 코로나 백신 관련 사망자 수효를 감안하면, 코로나 관련 전체 사망의 86.7%를 코로나 백신 맞은 사람들이 차지하고, 비접종자는 단지 13.3%만을 점유한다. 백신을 한 번이라도 맞은 사람은, 코로나19 관련된 질병 사망과 백신 관련 사망 등을 합산하면 사망할 확률이 0.0042%이고 비접종자는 0.0014%로, 코로나19 실험용 백신 접종자는 비접종자보다 코로나 질병 및 백신 사망과 관련하여 약 3배 정도의 높은 사망률을 가진다.

표 4. 영국 NHS 의 Technical briefing 20 의 표(Table 5)를 요약하고 분석한 내용.
*: 연합뉴스: 영국서 코로나19 백신 접종 후 사망 973건 보고 (2021년 4월 29일 현재). 100만 명당 약 30명 사망.https://www.yna.co.kr/view/A

델타 변이형 바이러스	**1차 코로나 백신 접종**	**2차 코로나 백신 접종**	**무 접종자**
7월31일까지 백신 맞은 사람 수효	7,199,245명	31,871,798명	총 인구 56,550,138명-39,071,043= 17,479,095
	1번이라도 백신 접종자 39,071,043명		
발생자 수효	70,107명 (26.1%)	47,008명 (17.5%)	151,054명 (56.3%)
	1차백신자의 0.97%	2차백신자의 0.15%	무접종자의 0.86%
응급실을 통하여 입원	762명 (15.0%)	1,355명 (26.7%)	2,960명 (58.3%)
	확진자의 1.08%	확진자의 2.88%	확진자의 1.96%
	1차백신자의 0.00001%	2차백신자의 0.0043%	무접종자의 0.017%
확진 후 28일내 사망	**79명** (10.76%)	**402명** (54.77%)	**253명** (34.47%)
	확진자의 0.11%	확진자의 0.86%	확진자의 0.17%
	돌파 감염 확진자 사망의 65.5%		돌파감염 사망의 34.5%
	백신 접종자 중의 돌파감염 사망률 0.0012%		**무접종자 0.0014%**
코로나 백신 후 100만 명 당 30명 사망*	**백신 후 39백만명x30명/백만명= 1170명 사망 코로나 관련 사망은 1,651명. (접종자는 코로나 관련 전체사망의 86.7%, 또는 백신 후 코로나 관련 사망은 백신자의 0.0042%)**		**무접종자는 코로나 관련 전체 사망의 13.3%, 코로나 관련 사망은 무접종자의 0.0014%**

여기까지의 통계 분석은 사망자만을 가지고 계산했을 때의 중간 결론이고 사망자보다 숫자 상으로 적어도 150배는 더 많은 코로나 백신 부작용을 겪는 희생자에 대한 계산은 빠져 있다. 우선 사망자와 관련된 내용을 살펴보면, 백신이 도입되지 않은 시기에 비하여 코로나 백신이 도입된 2021년 상반기 동안 우리나라 총 인구가 2020년 같은 기간에 비해 15.7배 더 감소하였고, 2021년 6개월 상반기 동안에 코로나 환자 수효는 2020년 한 해 동안보다 1.5배가 늘었고, 코로나 사망자 수도 1.2배 늘었으며, 영국의 경우 코로나 백신 접종자는 연령에 상관없이, 비접종자보다 코로나 질병 및 백신 사망과 관련하여 약 3배 정도의 높은 사망률을 보였다.

다만, 2번까지 백신을 접종한 사람들은 무접종자에 비해 입원 확률이 1% 높고(2.88% vs 1.96%), 사망 확률이 5배 높은데(0.86% vs 0.17%) 이는 백신을 2차까지 접종한 사람들이 연령층이 높고 기저 질환자가 많은 것에 기인한 점도 있을 것이다.
이러한 상황에서 코로나 질병을 다루기 위해 코로나 백신을 주장하는 것은 타당성이 적다고 생각한다. 코로나 백신은 코로나 질병을 다루는데 효과가 있는 코로나 치료제와 예방약이 있으면 나올 수 없는 생산물이었다. 중국 우환 연구소에서 코로나 바이러스를 인위적으로 만든 악한 자들은 이러한 코로나 치료법과 예방법을 감추기 위해 많은 사람을 죽였다.
그러나 코로나 질병 치료와 예방에 관한 내용은 밭에 감추어진 보배와 같아서 그것들을 찾으러 먼 곳까지 갈 필요가 없이 바로 우리 주변에 있다. 그림 2는 하이드록시클로로퀸(Hydroxychloroquine, HCQ)을 투약 받고 있는 류마티스 환자에게서 코로나 질병이 발생하였고, 이를 HCQ + AZM(Azithromycin, 아지쓰로마이신)을 통해 치료한 임상 경험을 대한의학협회지 영문판에 보라매 병원과 서울대병원 의사들이 발표하였던 내용이다.
본 환자분은 코로나 질병으로 내원시 체온이 38도 이상을 보였으나 HCQ + AZM 투약한 지 3일 만에 체온이 37도로 떨어져서 그 후로도 36.5도로 유지된 것을 볼 수 있다. 그 후 8일째에 Remdesivir(렘데시비르)를 투약하였다.
이러한 HCQ+AZM 치료 덕분에 2020년 8월 18일까지에 15,761명의 코로나 환자 발생에 306명이 사망하였고(사망률 1.942%), 2020년 12월 31일까지에 누적 62,123명 발생에 917명 사망(2020년 후반기 사망률,

611/46,362=1.317%), 2021년 6월 30일까지 누적 157,867명 발생에 2,021명 사망(2020년 전반기 사망률, 1104/95,744=1.153%)을 보였다.

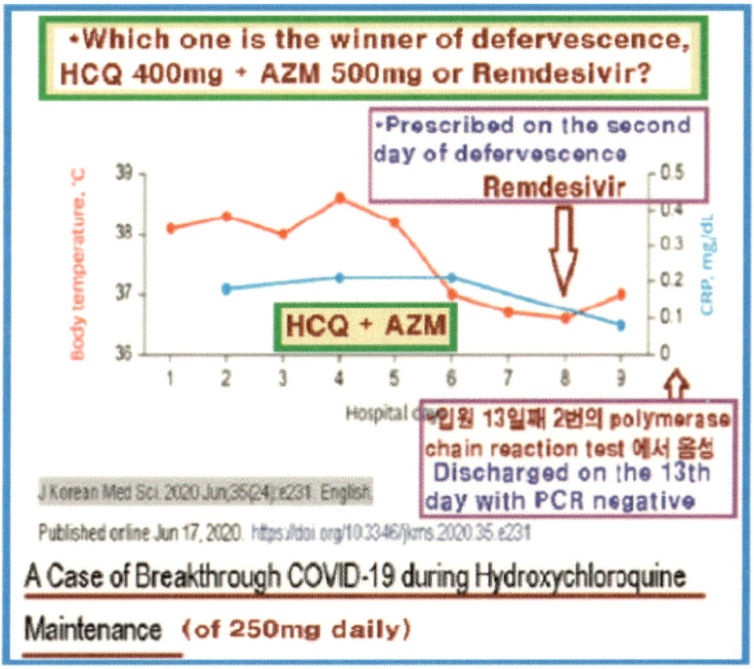

(그림 2. 영문판 대한의학회지, 2020년 6월에 발간된, 하이드록시클로로퀸을 투약하고 있는 환자에서 돌파 감염으로 발생한 코로나-19 환자의 증례 보고 [A Case of Breakthrough COVID-19 during Hydroxychloroquine Maintenance]에 실린 그림을 응용한 것임.)

표 5. 코로나 질환 치료와 예방에 사용되는 약품들과 알려진 효능.

<table>
<tr><th colspan="2"></th><th>델타 변이형 코로나 바이러스에 대한 중증 예방률</th><th>코로나 바이러스 특히 델타 바이러스에 대한 치료 효과</th></tr>
<tr><td rowspan="5">코로나-19 백신의 종류</td><td>화이자</td><td>88% (8월 발표, 42%)</td><td rowspan="5">코로나 백신은 치료에는 효과 없다.
우리나라의 코로나 19 예방접종 후 사망 신고 현황 (2021.2.26-7.24)을 보면, 18-29세 2명, 30-39세 5명, 40-49세 10명으로 코로나 백신으로 인한 50세 미만 사망은 17명으로 전체 사망 427명의 4%였다. 한편 코로나 질병으로 인한 0-19세의 치명률은 0%이고, 20대 0.01%, 30대 0.03%, 40대 0.06% 의
낮은 치명율을 보였다.</td></tr>
<tr><td>아스트라 제네카-</td><td>67%</td></tr>
<tr><td>존슨 앤 존슨</td><td>66.3%-76.3% mainly against alpha, and would be decreased to Delta</td></tr>
<tr><td>노바백스</td><td>89.3-60% against alpha, and would be decreased to Delta</td></tr>
<tr><td>모더나</td><td>76%</td></tr>
<tr><td colspan="2">코로나 치료 칵테일/
코로나 예방 칵테일</td><td>Vit D 44% 예방 + [아연 Zinc으로 추가 예방] + HCQ 노출 후에도 36% 예방 효과</td><td>Vit D 사망률 43% 감소+ [zinc 아연 보충으로 55% 사망률 추가 감소] + [AZM + HCQ, 71% 사망률 감소]</td></tr>
<tr><td colspan="2">Ivermectin (이버멕틴)</td><td>86% 예방 (CI: 79-91%)</td><td>38% 사망률 감소. 기계 호흡하는 사람에게는 효과 없음.</td></tr>
<tr><td colspan="2">하이드록시클로로퀸
(HCQ
Hydroxychloroquine)</td><td>단독을 36% 예방 효과</td><td>단독으로 67% 치료, AZM 과 병행치료로 71% 치료.
HCQ + AZM 치료 10만명 당 9명 사망</td></tr>
<tr><td colspan="2">EXO-CD24</td><td>자료 없음.</td><td>30명 중 29명 완치</td></tr>
<tr><td colspan="2">Moxifloxacin (메플록사신)</td><td>자료 없음.</td><td>유의한 치료 효과 없음.</td></tr>
<tr><td colspan="2">Remdesivir (렘데시비르)</td><td>자료 없음.</td><td>사망률을 줄이지는 못하나, 중환자실 입원 일수를 4일간 줄였음.</td></tr>
</table>

표 5에 코로나 질환의 치료와 예방에 사용되는 약품들을 소개하였다. 저의 임상 경험으로 보면, 델타변이가 우환발 코로나와 다른 점은 젊은이들에게도 잘 전이가 될 수 있고 또 증상도 일으키는 경우가 많다. 지금은 세계적으로 델타변이형 바이러스가 유행하기 때문에, 예전의 중국 우환 코로나 바이러스처럼 선천 면역만을 가지고 방어하고 자연 치유되는 것을 기대하기는 좀 어려워진 것 같다. 그래서 50세 이하의 분들은 인구 100만명 당 1명 정도의 코로나 질환 사망률을 보이고 있으므로, 마스크를 벗고 교차 면역력을 키우면서 코로나 예방 칵테일을 드시기 권한다. 또한

코로나 질환의 예방 및 치료에 사용되는 이버멕틴이 우리나라에서는 구하기 어려우니, 이 약을 우리나라에서도 편리하게 사용할 수 있도록 정부가 배려해 주면 좋겠다.

HCQ는 심장 부정맥이 없고 이 약에 대한 과민 반응만 없으면 치료 효과와 예방 효과가 좋은 약이다. 부작용으로는 1정-3정 투약 후에 심한 두통, 눈이 침침해지거나 가슴이 뛰고 답답하거나 심한 복통 설사 등이 날 수 있는데, 심한 경우에는 의사를 방문해야 하나 심하지 않은 경우에는 하이드록시클로로퀸 투약을 중지하고 1-2일 지나면 호전된다. HCQ 부작용이 있는 경우에는 HCQ를사용하지 말고 대신 이버멕틴을 이용한 코로나 치료 또는 예방 칵테일을 사용한다. 제가 사용하는 코로나19 예방 칵테일은 다음과 같다.

vit C(3g 매일) + Vit D (5,000 단위 매일) + zinc (50mg 매일)+ magnesium (하루 1정, 단 설사나면 제외) + HCQ (하이드록시클로로퀸 200mg을 주 2회, 즉 월요일 1정, 목요일 1정 투약) **하거나 HCQ 대신 ivermectin 12 mg을 2주에 한 번 투약한다.**

현재 우리나라 병원에서 사용하는 moxifloxacin + remdesivir 는 큰 치료 효과를 보이지 못하는 치료 방법이고, 모 제약 회사의 피라맥스, 셀트리온 주사 등은 위의 코로나 치료 칵테일 또는 코로나19 예방 칵테일 이나 치료 칵테일보다 치료 효과나 예방 효과가 열등한 것으로 직접 또는 간접적인 임상 실험 결과가 나와 있어서 저는 선택하지 않고 있다.

표6. 우리나라의 코로나 발생 현황 및 예방과 치료 대책

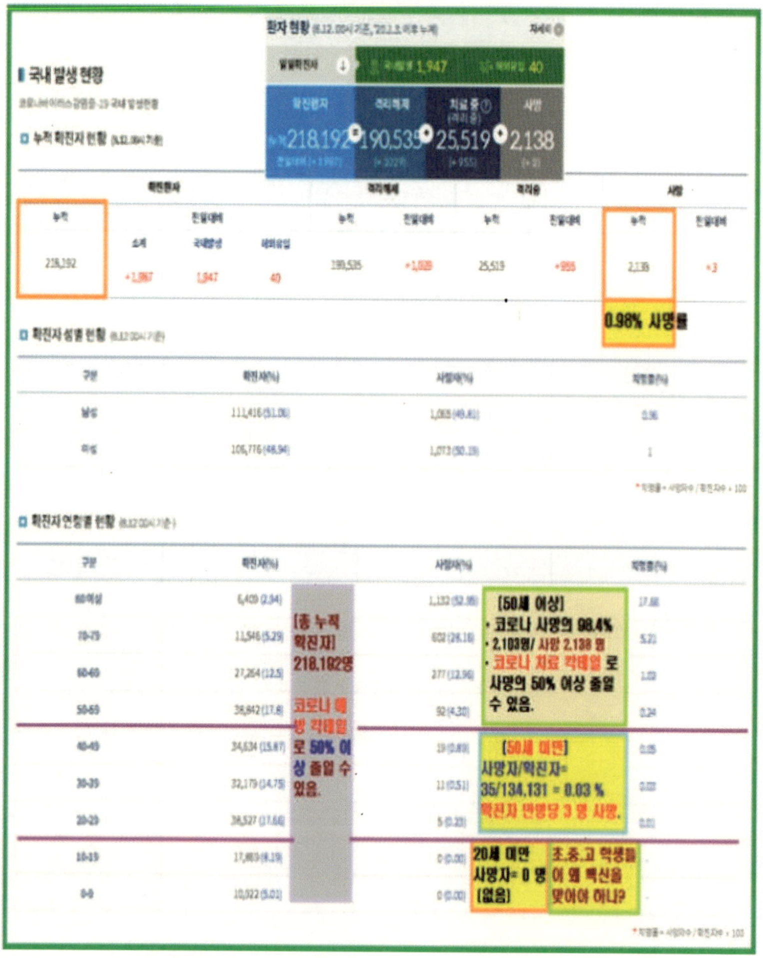

확진환자				격리해제		격리중		사망	
누적	전일대비			누적	전일대비	누적	전일대비	누적	전일대비
	소계	국내발생	해외유입						
218,192	+1,987	1,947	40	190,535	+1,029	25,519	+955	2,138	+3

구분	확진자(%)	사망자(%)	치명률(%)
남성	111,416 (51.06)	1,065 (49.81)	0.96
여성	106,776 (48.94)	1,073 (50.19)	1

구분	확진자(%)	사망자(%)	치명률(%)
80이상	6,409 (2.94)	1,132 (52.95)	17.66
70-79	11,546 (5.29)	602 (28.16)	5.21
60-69	27,264 (12.5)	277 (12.96)	1.02
50-59	38,842 (17.8)	92 (4.30)	0.24
40-49	34,634 (15.87)	19 (0.89)	0.05
30-39	32,179 (14.75)	11 (0.51)	0.03
20-29	38,527 (17.66)	5 (0.23)	0.01
10-19	17,883 (8.19)	0 (0.00)	-
0-9	10,922 (5.01)	0 (0.00)	-

* 치명률 = 사망자수 / 확진자수 × 100

결어(結語)

코로나 치료 칵테일이나 예방 칵테일에 사용되는 약들은 우리나라의 12개 제약 회사에서 이미 다양한 이름을 가진 제품으로 판매되고 있으니, 이들 코로나19 예방약 칵테일 및 치료약 칵테일을 사용하고 2주만 지나면 코로나 확진 건수와 사망 건수를 각각 50% 이하로 줄일 수 있으며(표 5 참조), 1 달만 지나면 지금의 4단계 거리 두기와 강제적 마스크 쓰기를 강요할 필요도 없고 lock down을 고수할 이유도 없이, 코로나 이전의 상태에 가까운 자유로운 사회 또 인간다운 사회로 돌아갈 수 있다(표 6 참조).

필자 소개

전기엽 박사/원장

전북대학교 의과대학 1981, MD(의학사 학위 받음)

전남대학교 의과대학원 1987, PhD(의학 박사:생리학 전공 학위 받음)

미국 존스 홉킨스대학교(JHU), 2004 MPH (보건학 석사 학위 받음)

미국 존스 홉킨스대학교(JHU), 2007 ScD (과학 박사 학위 받음)

전주대학교 신학대학원, 선교학과(2022년 12월에 WCC, 개역개정 등을 반대한 논문이 "소수 의견"이라고 불합격되어, 2023년 7월에 "기독교 홈스쿨링 실태와 선교적 함의"졸업 논문 제출하고 ThM [신학 석사] 학위 받고 졸업 예정. 목사 안수 계획중)

(현)홉킨스 전일내과 의원,원장

출처 :파이낸스투데이(http://www.fntoday.co.kr) 2021년 8월 17일 당시의 〈코로나 백신〉 표기 부분을 〈코로나19 실험용 백신〉이라고 2023년 8월 본 책을 출간할 때 바꾸었습니다.

3. [코진의 공동대표인 이영미 원장을 필두로 코진의 기자 회견 갖음: 제 1차: 2021년 12월 13일, 제 2차: 2021년 12월 23일, 3차 국민 계몽 운동: 2021년 12월 25일, 강남역 문화행사]

- 우리나라에서는 최초로 이영미 원장이 코로나19 백신에서 살아 움직이는 미확인 생명체들을 발견하고 이에 대해서 1차 기자 회견을 종로구 정부 청사 앞에서 '코로나진실규명의사회(코진의)' 10여 명 의사들과 함께 많은 유튜버들을 모아 놓고 기자 회견을 하였다.
- 그리고 그리한 미확인 생명체가 있는 코로나19 백신을 더 이상 국민들에게 주사해서는 안 되니, 정부와 학계 등이 나서서 함께 코로나19 백신을 검증해서 안정성이 확보될 때까지는 전면적으로 백신 접종을 중단하거나, 굳이 접종하고 싶은 사람들만 선택적으로 해야 한다고 주장하였다.
- 그러나 신문 방송에서는 전혀 이러한 내용을 보도해 주지 않았고, 오히려 대한의사협회(의협)에서만, 이영미 원장을 회원 징계를 하려고 하였다. 저희들 코진의에서는 의협 회장과 부회장을 잘 알고 지내는 동료 의사들을 보내어, 부회장과 면담을 하고 의협에서 코진의, 정부 인사와 함께 코로나19 백신을 같이 현미경으로 들여다 보고 검증을 할 것을 토의/면담하였다. 이후 의협 이사회에서는 국과수에 의뢰하여 백신 성분을 분석하도록 하는 것을 부결하였다. 당연히 이영미 원장의 자율정화 특별위원회 회부도 유야무야 되었다.

한국의약통신

의사 협회

유언비어 퍼뜨린 백신 반대 운동 의사 징계

의협, 해당 의사 대국민 불신 조장해 국민의 생명과 건강을 위협

대한의사협회(이하 의협) 자율정화특별위원회는 지난 12월 13일 종로구 정부청사 앞 모 단체들의 기자회견에서 이영미 산부인과 의사가 코로나19 백신 배양액 속에서 미생물 확인체들이 다량 발견됐다며 모든 국민에 대한 접종 중단을 주장한 것에 대해 해당 회원의 징계를 검토중이라고 밝혔다.

이영미 의사는 지난 13일에 열린 시위에서 6개의 백신 샘플에서 디스크같이 생긴 표면에 섬모가 빠르게 움직였고, 딱정벌레같은 모양이 발이 많고 살아 움직였으며, 갈고리 촌충처럼 튜브같이 긴 촉수가 달린 다양한 모양의 미확인 생명체를 발견했다고 주장했다.

이 의사는 "이번 발견으로 백신 안전성이 확인될 때까지 청소년은 물론 전국민에 대한 백신 접종 중단할 필요가 있다"고 주장했다.

이에 대해 의협은 코로나19로 인한 국가적 위기상황에서 해당 회원이 코로나19 백신에 대한 잘못된 정보를 제공함으로써 왜곡된 여론을 조성할 뿐만 아니라 대국민 불신을 조장하여 국민의 생명과 건강을 위협하는 것에 대해 우려를 표명했다.

의협 관계자는 "의료전문가인 의사라면 코로나19 관련 유언비어 등 비과학적인 정보가 공유되었을 때 당연히 이를 바로잡고 의학적, 과학적 근거에 기반한 정확한 의학정보를 제공함으로써 국민들이 올바른 선택을 할 수 있도록 전문적이고 의학적인 방향을 제시해야 한다"고 설명했다.

이어 "해당 회원은 코로나19라는 재난적 위기상황에서 의사로서의 소명의식과 의료윤리에 따라 코로나19 극복에 적극 협조해야 함에도 불구하고, 근거 없는 잘못된 의학정보를 제공하여 의사사회에 대한 국민의 신뢰를 저해하고 전체 의사의 명예를 훼손하는 결과를 초래한 바, 이는 결코 용납될 수 없다"고 비판했다.

대한의사협회 자율정화특별위원회는 "전체 의사의 실추된 명예를 회복하고 국민에 대한 신뢰를 제고하기 위해 해당 회원에 대한 대한의사협회 중앙윤리위원회 제소를 적극 검토할 예정이다"고 밝혔다.

이어 "의사들은 코로나19의 위협으로부터 국민의 생명과 건강을 보호하기 위해 최선의 노력을 하겠다"고 입장을 밝혔다.

김진우 기자

2021년 12월 13일, 종로구 정부 청사 앞에서의 <코진의 1차 기자회견: 백신 속의 이물질 발견, 코로나19 백신 전면 중단>에 대해, 주 발표자인 이영미 원장을 <의협 자율정화특별위원회>를 열어서 징계하겠다는 의협의 반응이 있었다.

이필수 의협회장과 같은 소아과를 하고 있는 동기인 박선영 원장과, 의협 상근 부회장인 민주의사회 이정근 부회장과 잘 아는 사이이며 코진의 공동대표인 전기엽, 생학연 허은정 대표와 생학연 임원단들이 의협을 방문하여 이정근 부회장과 사무국장을 만나고, <코로나19 백신에 대한 현미경 검경을 하자>는데 의견 일치를 보았으나, 세부 사항에서 현미경 검경 장소, 검경의 공공성 (의협이 검경하는 곳도 아니고, 내용을 인준할 수도 없다) 문제 등에서 합의를 보지 못하고, 흐지부지 되었다.

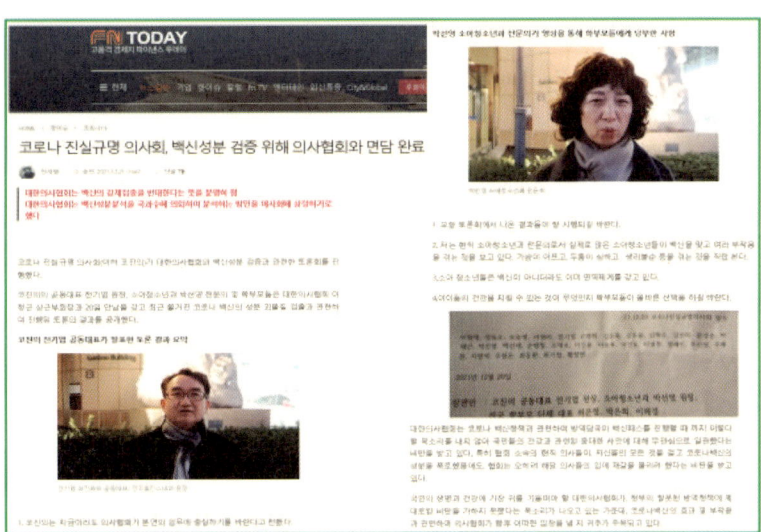

[출처 : 파이낸스투데이(http://www.fntoday.co.kr), 코로나진실규명의사회, 백신성분 검증 위해 의사협회와 면담 완료 - 파이낸스투데이 (fntoday.co.kr)]

FN TODAY

코로나 진실규명 의사회, 백신성분 검증 위해 의사협회와 면담 완료

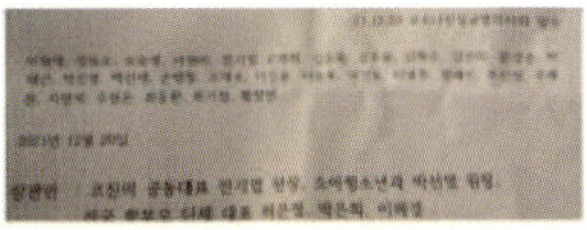

대한의사협회는 백신의 강제접종을 반대한다는 뜻을 분명히 함
대한의사협회는 백신성분분석을 국과수에 의뢰하여 분석하는 방안을 이사회에 상정하기로 했다

코진의 전기엽 공동대표가 발표한 의협과의 면담 결과 요약

1. 코진의는 지금이라도 의사협회가 본연의 임무에 충실하기를 바란다고 전했다.
2. 의사협회는 무작위 백신 샘플들을 국과수(국립과학수사연구원)를 통해 검증하는 방안을 이사회에 상정하기로 약속했다. 국과수를 신뢰할 수 없기 때문에 국과수 단독으로 검증하는 것은 불가하며 코진의 회원이 반드시 입회하여 공동으로 조사하기로 했다.
3. 의협이 이영미 산부인과 전문의를 중앙윤리위원회에 제소 검토하겠다는 부분과 관련해서는, 우선 의협 내의 자율정화특별위원회에서 논의를 하기로 했으나, 국과수의 검증이 끝나기 전까지 관련 회의를 열지 않기로 했다. (단 의협에서는 공식적으로는 '검토하고 있다'는 입장을 유지한다고 밝혔다.)
4. 2020년 6월 25일 코로나국가전략위원회에서 모 여자 교수가 아지스로마이신과 하이드록시클로로퀸을 코로나 환자에게 투여하면 2.97배의 확률로 코로나환자가 더 사망하니까 사용을 금지해야한다고 주장했으며 정부는 이를 받아들였다. 그러나 이 여 교수의 주장은 세계적 의학저널 란셋과 뉴잉글랜드저널오브메디슨의 논문을 근거로 한 주장인데 란셋과 뉴잉글랜드저널오브메디슨의 논문은 몇 개월 후 철회가 되었다. 그럼에도 불구하고 여 교수가 본인의 주장을 철회하지 않아서 아직까지도 아지스로마이신과 하이드록시클로로퀸을 코로나 환자 조기 치료에 사용하지 못하고 있다고 한다.

   코진의는 이 여교수를 의협 중앙윤리위원회에 회부해야 한다고 의사협회측에 요청함. 정보공개 청구로 그 여 교수의 신원을 밝혀낸 후 여 교수의 과실로 사망한 사람들의 책임을 의협 중앙윤리위원회에 고발하기로 했다.

5. 대한의사협회는 국민들에 대한 백신 강제 접종을 반대하며 원하는 사람에 한해서 선택적 백신 접종을 지지한다는 입장을 확고히 한다고 했다.
6. 2021년 12월 23일에 의사협회, 코진의, 정부 삼자가 모여 공개적인 백신 검증을 하려고 했지만, 의사협회에서는 국과수의 검사 결과를 확인 후 공개 토론을 하겠다고 했다.
7. 코진의는 2021년 12월 23일 목요일 대국민 기자 회견을 가질 예정이며, 12월 25일 토요일 강남역 10번 출구 앞에서 열리는 문화행사(이왕재 교수님, 이영미 선생님 출연)을 통해 국민들에게 백신을 강제 접종하면 안 된다고 다시 한번 강조하기로 했다.

박선영 소아청소년과 전문의가 영상을 통해 학부모들에게 당부한 사항

1. 오늘 토론회에서 나온 결과들이 잘 시행되길 바란다.
2. 저는 현직 소아청소년과 전문의로서 실제로 많은 소아청소년들이 백신을 맞고 여러 부작용을 겪는 것을 보고 있다. 가슴이 아프고, 두통이 심하고, 생리불순 등을 겪는 것을 직접 본다.
3. 소아 청소년들은 백신이 아니더라도 이미 면역 체계를 갖고 있다.
4. 아이들의 건강을 지킬 수 있는 것이 무엇인지 학부모들이 올바른 선택을 하길 바란다.

대한의사협회는 코로나 백신 정책과 관련하여 방역당국이 백신 패스를 진행할 때까지 이렇다할 목소리를 내지 않아 국민들의 건강과 관련된 중대한 사안에 대해 무관심으로 일관했다는 비판을 받고 있다. 특히 협회 소속의 현직 의사들이, 자신들의 모든 것을 걸고 코로나 백신의 성분을 폭로했음에도, 협회는 오히려 해당 의사들의 입에 재갈을 물리려 했다는 비판을 받고 있다.

국민의 생명과 건강에 가장 귀를 기울여야 할 대한의사협회가, 정부의 잘못된 방역 정책에 제대로된 비판을 가하지 못했다는 목소리가 나오고 있는 가운데, 코로나 백신의 효과 및 부작용과 관련하여 의사협회가 향후 어떠한 입장을 낼 지 귀추가 주목되고 있다.

한편 백신 성분에 미확인 괴물질이 들어있다는 현직 의사들의 폭로가 나오자 주류 언론들은 이들 의사들의 주장을 필사적으로 가짜 뉴스와 음모론으로 몰아가며, 의사협회가 해당 의사(이영미 산부인과 전문의)를 윤리위원회에 제소하기로 검토한다는 것을 애써 강조하는 모습이 역력했다.

주요 언론들은 의사협회와 코진의 측과의 면담 내용에 대해서는 전혀 후속 보도를 하지 않고 있다. '의협에서 백신 강제 접종을 반대한다고 밝힌 점'과 '국과수에 백신 성분을 의뢰한다는 결정을 내린 점', 그리고 '이영미 전문의에 대해 윤리위원회 제소를 하지 않기로 한 점' 등에 대해 보도를 한 매체는 본지를 제외하고 단 한 군데도 없었다.

[출처 : 파이낸스투데이(http://www.fntoday.co.kr), 코로나진실규명의사회, 백신 성분 검증 위해 의사협회와 면담 완료 - 파이낸스투데이 (fntoday.co.kr)]

• 이후로도 이러한 의협의 움직임이나 신문 방송의 냉대에는 아랑곳없이, 코로나진실규명의사회 (코진의) 의사들은 3차로 기자 회견을 열어 코

로나19 백신 접종 반대와 노예를 상징하고 아무런 효과도 없는 마스크를 벗도록 하자고 외쳤다.

- 그리고 코로나 백신 접종 전면 중단 국민 소송을 제기하였다.

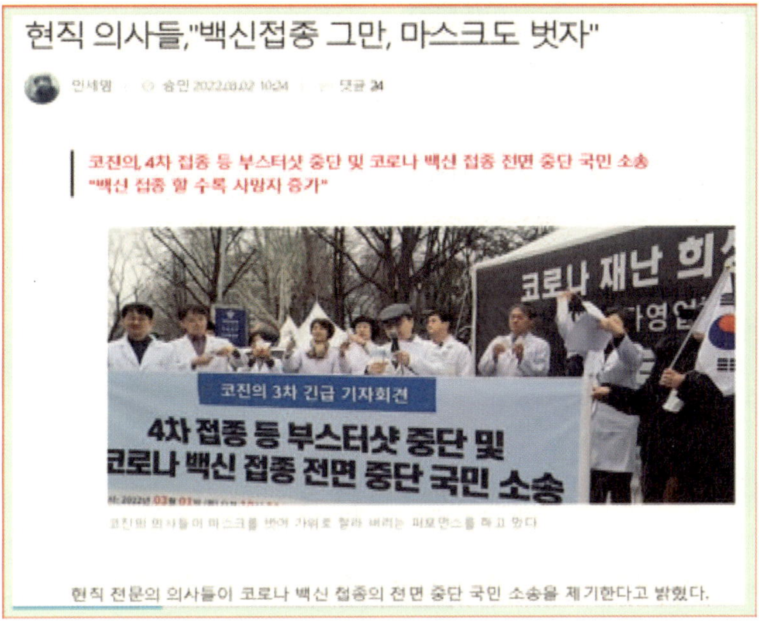

현직 의사들,"백신접종 그만, 마스크도 벗자"

코진의, 4차 접종 등 부스터샷 중단 및 코로나 백신 접종 전면 중단 국민 소송
"백신 접종 할 수록 사망자 증가"

현직 전문의 의사들이 코로나 백신 접종의 전면 중단 국민 소송을 제기한다고 밝혔다.

- 손상윤 뉴스타운 회장님의 아름답고 희생적인 활동으로 강남역 10번 출구쪽에서 거의 매주 코로나19 백신 접종 반대 집회 등을 개최하였고, 우리들은 여기에 적극적으로 참여하였다. 지역은 달라도 광화문 쪽에서도 생인학(생명 인권 학부모연대), 전학연(전국 학생학부모 단체 연합), 학인연(학생학부모 인권보호연대), 전광훈 목사 모임, 그리고 다수의 자유 애국 단체 모임이 계속해서 열렸다. 공영 방송이나 신문들은 이러한 것에 다 눈감았다.

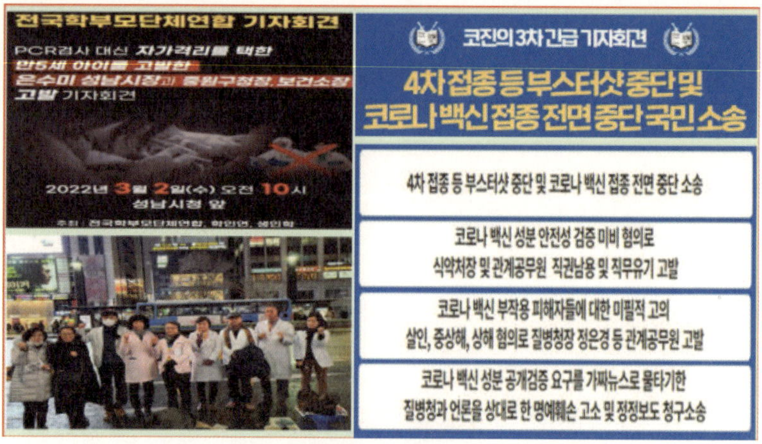

[코진의가 계획했던 소송 4가지를 다 할 수 없었지만, 위의 소송 비용을 담당해 주시고 같이 소송에 참여해주신 3300 시민분들께 감사드립니다. 첫 번째 소송은 비록 <기각>되었지만, 하나님의 정의는 살아있으니, 우리가 승리합니다. 죄 지은 자들은 죄 지은 것에 대하여 징벌을 받을 것이고, 하나님 편에 선 자녀들은 자녀의 복을 받고 기업을 물려받을 것입니다.]

4. [2022년 1월 6일, 카이로스 아카데미 발표 내용 update]

대중을 상대로 슬라이드 유튜브 방송을 하거나 강연을 할 때에, 예전에 발표했던 내용 들에서 상당 부분을 가져오기도 하므로, 중복되는 내용들이 있습니다.

1) 쉐딩(shedding)에 대한 이해

코로나 백신 접종한 사람들과 음식을 같이 나누어 먹거나, 접종한 노인이나 장애인 돌보미를 하면서 피부 접촉이 많거나, 성관계를 하거나, 접종한 사람들이 많은 밀폐된 공간에서 장시간 여행을 하다가 보면 백신 접종한 사람들로부터 중화되지 않은 백신 성분들이 비접종자에게 전파가 되고, 넘쳐흘러서 옮겨지게 됩니다. 이것을 쉐딩(shedding)이라고 하며, 이것은 이미 잘 알려진 사실입니다.

코로나19 실험용 백신을 접종하고 나면 보통 2주간 정도에 항체가 생기지만, 질병이나 나이가 들어서 면역력이 떨어진 사람들은 항체가 생기지 않는 경우가 많습니다. 이러한 경우들에는, 항문 성교를 오래하면 항문 괄약근이 마비되어서, 항문 기저귀를 차고 다녀야 하고 어쩔 수 없이 냄새를 풍기고 다녀야 하듯이, 백신 후 평생 동안 자신과 주변 사람들에게 백신 성분을 흘리고(shedding) 다니게 됩니다. 자신과 남에게 피해를 주고 싶지 않아도, 어쩔 수 없이 자신과 남에게 피해를 입해는 존재(存在)가 되는 것이, 코로나19 백신 후 항체가 생기지 않는 경우들입니다. 코로나19 접종 후 항체가 생긴다고 하여도, 정도의 차이만 있지, 남들에게 코로나19 성분인 산화 그라핀(하이드로겔), 인공 합성 생물(기생충 양상), 돌기 단백질(spike protein) 등을 흘리게(shedding 현상을 일으키게) 됩니다.

바이러스 쉐딩 (Viral shedding)의 정의(定意, Definition)

갑상선 암→ 방사선 요오드를 투약
→방사선이 환자 몸에서 배출된다.
*유전자 치료제가 동물 또는 환자의 몸으로부터 배출되는 것 →바이러스성 쉐딩(바이러스 배출)
→배설물, 뇨, 타액, 비인두 분비물 (nasopharyngeal fluids) 등의 분비물, 혹은 농포, 궤양, 상처 등 피부로 배출
→ 동물이나 사람, 즉, 제 3자에게 전염 가능성
(발췌: 유전자 치료제 개발 및 규제 동향 2018, 30페이지)
→ 코-백신 접종 후 0일 – 15일, 이후 11/13 명 코로나 돌기 단백질이 쉐딩 (shedding, 배출).

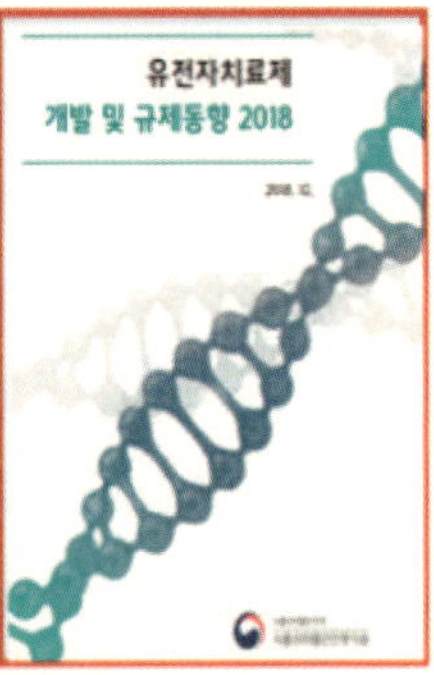

2. Vaccine Shedding

There has been considerable chatter on the Internet about the possibility of vaccinated people causing disease in unvaccinated people in close proximity. While this may seem hard to believe, there is a plausible process by which it could occur through the release of exosomes from dendritic cells in the spleen containing misfolded spike proteins, in complex with other prion reconformed proteins. These exosomes can travel to distant places. It is not impossible to imagine that they are being released from the lungs and inhaled by a nearby person. Extracellular vesicles, including exosomes, have been detected in sputum, mucus, epithelial lining fluid, and bronchoalveolar lavage fluid in association with respiratory diseases (Lucchetti et al., 2021).

Entry, dissemination and shedding of blood-borne viruses

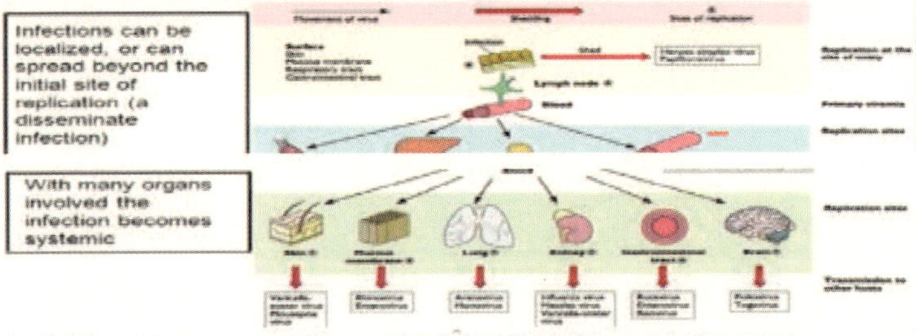

바이러스 쉐딩 (shedding, 배출)이 일어나는 기전의 모식도
(식품의약품안전평가원, 2018년 12월, p30)

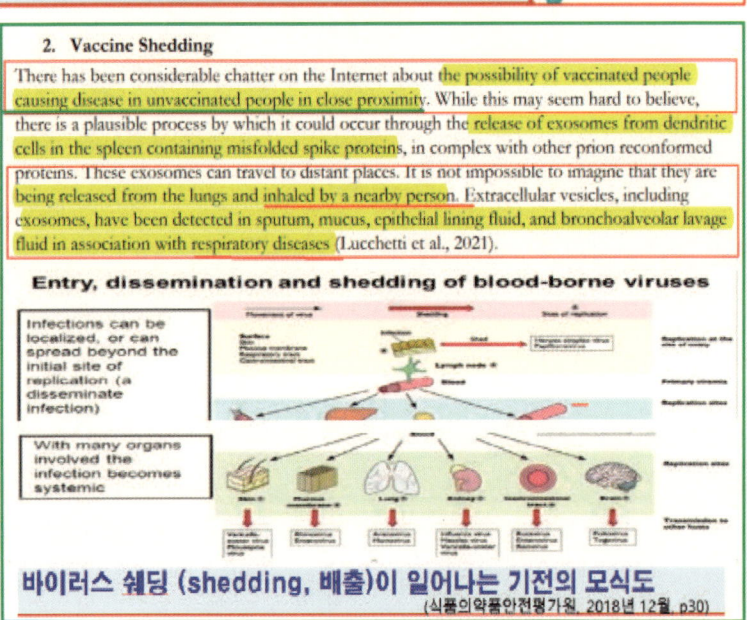

2) 코로나19 변이(돌기 단백질 내부 유전자 변화)에 대한 이해

코로나19 바이러스의 변이를 말할 때, 코로나 바이러스 구성 성분 전체에 대한 변이를 말하는 것이 아니고, 다만 코로나 바이러스 구조의 일부분인 돌기 단백질(spike) 내에서의 변이를 말하는 것입니다. 다음 그림의

코로나19 바이러스 구조를 보면 솜사탕 모양의 spike glycoprotein(돌기 단백질), M Protein(막 단백질), Hemagglutin esterase dimer, RNA and N protein(유전체와 뉴클레캡시드 단백질), E protein(겉표면-외피 단백질) 등으로 구성되어 있다. 그중에서 솜사탕 모양의 돌기 단백질의 유전자 변이가 생기면 이것을 변이 바이러스라고 부른다. 우측 그림을 보면, 델타 변이형(delta)과 오미크론(omicron) 변이형의 유전자 그림을 색깔로 표시하면서 많이 차이가 나는 것을 알 수가 있다.

그러나 그러한 코로나19 바이러스 "돌기 단백질"의 변이는 "찬 잔(즉, 돌기 단백질) 속의 태풍"일 따름이다. 우리가 코로나19 질환의 예방과 치료에 사용하는 HCQ(하이드록시 클로로퀸)이나 이버멕틴은 돌기 단백질 전체에 대해서 작용하기 때문에, 돌기 단백질 속의 변이에 대해서는 전혀 무관하게 코로나19 질환에 대한 예방과 치료를 할 수가 있다. 따라서 XBB 1.5 변이형에 대해서도 유용하다. 또한 HCQ 나 이버멕틴 모두가 코로나19 실험용 백신의 후유증 치료에도 사용되고, 그 후유증 치료 효과도 많이 뛰어나다.

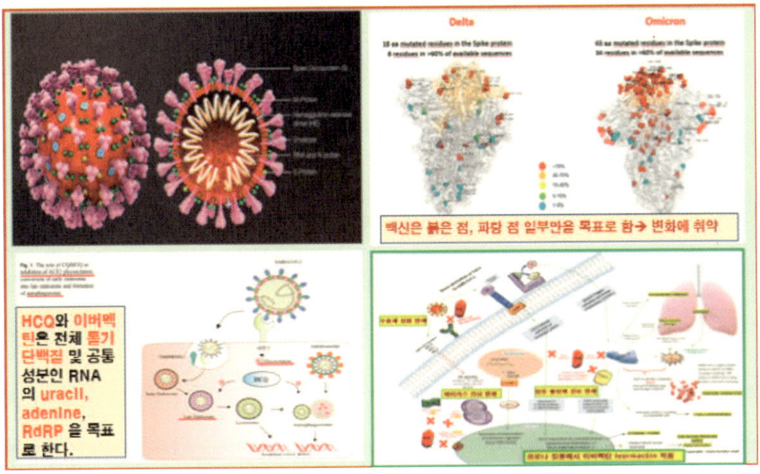

하이드록시 클로로퀸 (HCQ)과 이버멕틴의 이러한 예방 및 치료 효과 때문에, 인구가 2억 정도 되는 인도의 우타 프라데쉬 주에서는 코로나19 질환이 한참 상승세를 타고 발생자와 사망자가 늘어나고 있을 때, 코로나19 예방/치료 칵테일 kit(약품들의 한 묶음 상자)을 전 주민에게 나누어 주었고, 그것이 효과를 보았다. 우타 프라데쉬 주에서 뾰족하게 솟아오른 코로나 사망자 그래프가 단 2개월 만에 곤두박질 치듯이 떨어져서 거의 사망이 없는 상태로 변했다.

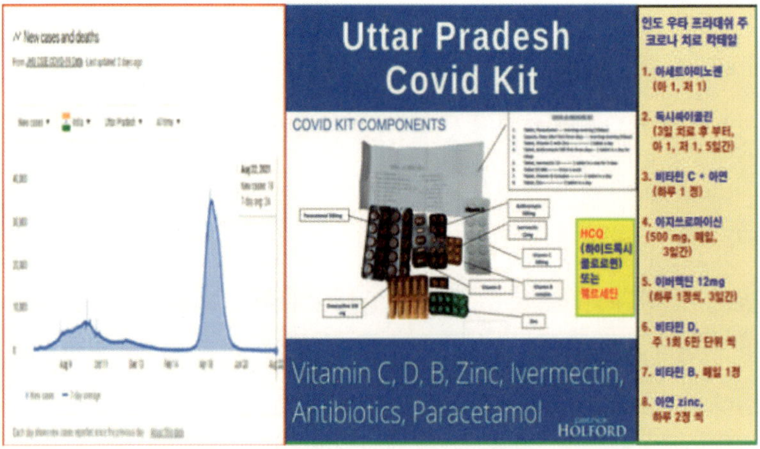

[인구 2억이 되는 인도의 우타 프라데시 주에서는 코로나19로 인한 사망이 엄청 증가하여 평균 35,000명이 사망했던 2021년 4월 18일 경에 코로나19 예방/치료 칵테일 kit (약품들의 한 묶음 상자)를 전 주민들에게 나누어 주었다. 그 결과 같은 해 6월 20일에는 코로나19로 인한 사망자가 엄청나게 줄게 되었고, 같은 해 2021년 8월 22일 경에는 일주일 평균 새로운 코로나19 환자는 단 24명 발생하였다.]

3) 코로나19 질환 치료에 대한 이해

코로나19 바이러스 질환에 대한 치료를 할 때 손 쉽게 사용할 수 있는 것이 코로나19 치료 칵테일(아지쓰로 마이신 + HCQ + 이버멕틴 + Vit C + Vit D + 아연 [zinc]) 이다. 이들 치료는 (1) 코로나19 바이러스의 스파이크 단백질이 세포 수용체와 결합하는 것을 방해하고, (2) 세포 내에서 스파이크 단백질의 전사를 방해하여 돌기 단백질의 증식을 방해하고, (3) 스파이크 단백질이 일으키는 세포내 염증 활성화 반응 경로를 차단하여, 과장된 세포내 염증을 막는 3 가지 역할을 한다.

코로나19 치료 전담 병원에 입원 했을 때에 나오는 약인 물루피라비르(팍스로비드)는 단지 코로나19 바이러스의 복제를 방해하는 하나의 기능만을 가지고 있으며, 특히 약 속에 마이크로칩이 들어 있는 것으로 알려져 있다.

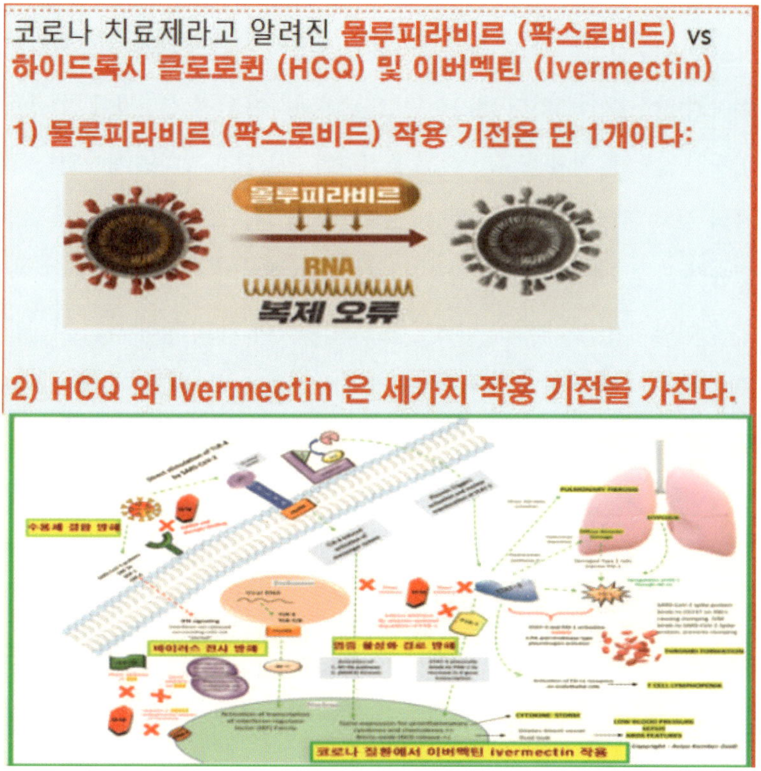

4) 임신하고 있는 여성들과 수유 중인 여성들에게도 코로나19 실험용 백신을 권고하고 강요하였던 악마(惡魔)의 노예(奴隷)들

코로나19 백신 접종을 권장하였던 산부인과 병원들에서 육손이(손가락이 6개), 네손이(손가락이 4개) 등의 기형 아이들이 태어나서 그 죄과를 치르고 있다. 코로나19 백신 접종한 모유를 먹은 아이가 구토하고 사망한 일도 있다. 코로나19 실험용 백신을 맞은 모유(母乳)에는 아기들의 면역력에 필요한 장내의 유용한 유산균(乳酸菌)들이 거의 발견되지 않아서, 모유를 먹은 아이들이 오히려 더 면역력이 떨어져서 쉽게 사망할 수 있게 된다.

코로나19 실험용 백신 속의 사악한 성분들이 인간의 몸속에 들어가서 여자의 난소를 파괴하고 남자의 정소를 파괴하여 난자와 정자가 잘 만들어지지 않는데, 정자 수효가 줄고 움직임이 둔화되고 제대로 살아있는 정자의 양도 많이 줄었다고 확회에 보고되어 있다. 코로나19 백신 접종을 권유하고 강요했던 많은 사람들은 코로나19 백신이 사람들에게 어떤 영향을 끼칠 것인지 다 알고 있었던 것으로 추측이 되고, 정작 자기 자신들은 접종하지 않았고 남들에게만 코로나19 실험용 백신 접종을 권유하고 강요했던 것이다.

(문재인은 접종을 안 했고, 정은경이나 여타의 사람들도 접종 유무가 불확실하다.)

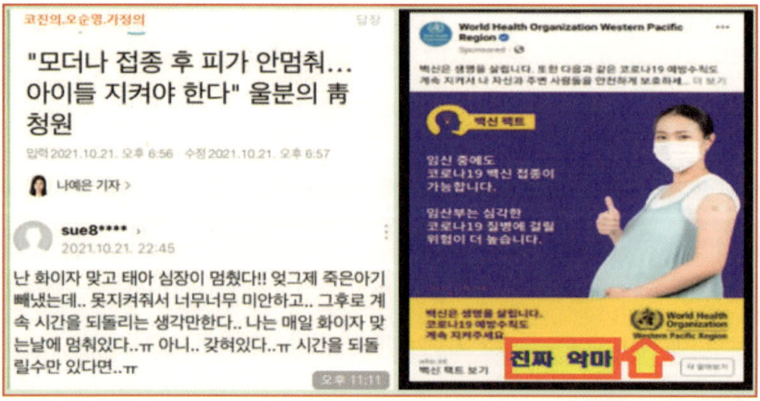

우리나라 정부/질병청은 통계 조작을 통하여 코로나19 실험용 백신의 실체를 국민들에게 속여 왔다. 코로나19 실험용 백신을 접종하라고 각 사람들에게 문자 메시지를 보내고 요양원, 병원, 음식점, 백화점, 영화관 등 대한민국 내의 거의 모든 시설에 백신 패스를 강요하면서 코로나19 실험용 백신 접종을 거의 강요하였다. 우리는 이들의 죄를 용서하겠지만, 국민들을 속여가면서 코로나19 실험용 백신을 강요한 사람들이나 그 일의 하수인이 되어 선(善)하지 못한 일에 참여한 의사나 간호사들은 회개(悔改)하고 그들의 대가를 치루어야 한다. 그렇지 않은 이들에게서는 반드시 핏값을 받아내야 한다. 이 세상에서 안 되면 다음 세상에서라도 받아내실 분이 계실 것이다.

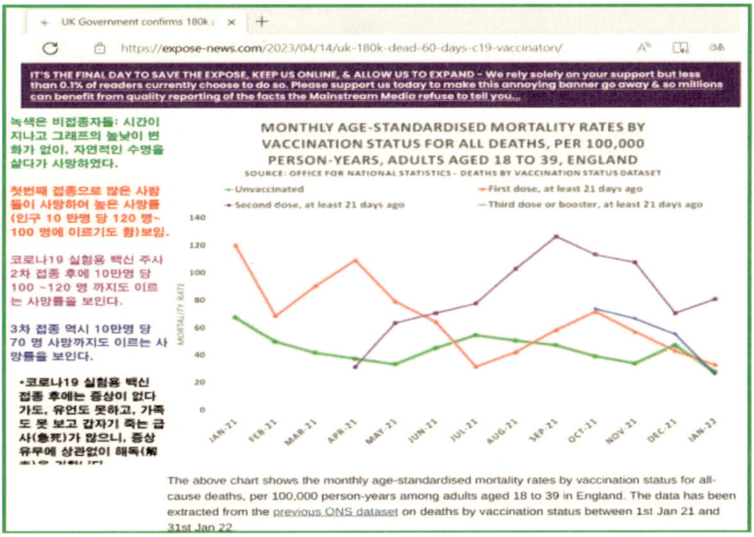

[여기에 보이는 그래프는 노인들의 사망률이 높으므로 그러한 나이 차이에 다른 사망률을 감안하고 보정(補整)하여 만든 영국의 통계 그래프이다. 2021년 1월 1일부터 2022년 1월 31일까지 코로나19 백신 접종에 따른 인구 10만 명 당 사망자 수효를 나타내는 영국 보건성의 발표를 보여준다. 우리나라 질병청은 이러한 통계를 왜곡하여, 코로나19 백신을 맞으면 사망을 적게 하는 것처럼 국민들을 속이고, 계속해서 코로나19 백신을 강요하고 있다. 사실은 위와 같다. 어떤 사망의 형태로든, 코로나 비접종자는 가장 낮은 사망률을 보이고 (녹색 꺽은 선), 코로나19 백신을 접종하면 1차(붉은색), 2차(자주색), 3차(파랑색)처럼 급사(急死)하는 일이 많아져서 갑자기 사망률이 올라간다.]

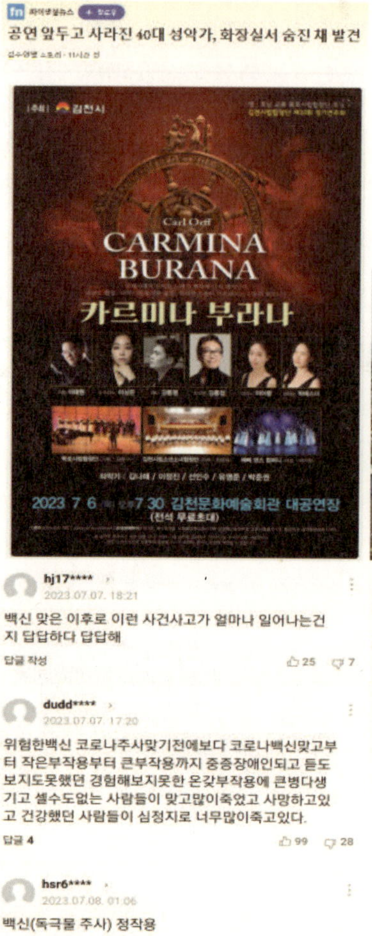
공연 앞두고 사라진 40대 성악가, 화장실서 숨진 채 발견

hj17****
2023.07.07. 18:21
백신 맞은 이후로 이런 사건사고가 얼마나 일어나는건지 답답하다 답답해
답글 작성 25 7

dudd****
2023.07.07. 17:20
위험한백신 코로나주사맞기전에보다 코로나백신맞고부터 작은부작용부터 큰부작용까지 중증장애인되고 듣도보지도못했던 경험해보지못한 온갖부작용에 큰병다생기고 셀수도없는 사람들이 맞고많이죽었고 사망하고있고 건강했던 사람들이 심정지로 너무많이죽고있다.
답글 4 99 28

hsr6****
2023.07.08. 01:06
백신(독극물 주사) 정작용

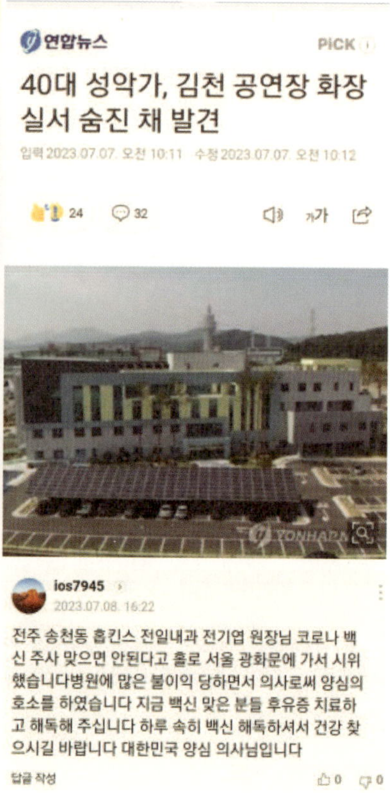
연합뉴스 PICK

40대 성악가, 김천 공연장 화장실서 숨진 채 발견

입력 2023.07.07. 오전 10:11 수정 2023.07.07. 오전 10:12

24 32

ios7945
2023.07.08. 16:22
전주 송천동 홉킨스 전일내과 전기엽 원장님 코로나 백신 주사 맞으면 안된다고 홀로 서울 광화문에 가서 시위했습니다병원에 많은 불이익 당하면서 의사로써 양심의 호소를 하였습니다 지금 백신 맞은 분들 후유증 치료하고 해독해 주십니다 하루 속히 백신 해독하셔서 건강 찾으시길 바랍니다 대한민국 양심 의사님입니다
답글 작성 0 0

기사 댓글을 보세요, 요즘은 알만한 사람들은 다 알고 있는 사실입니다. 코로나19 실험용 백신을 접종하신 분들은 자신이 예측도 못하는 사이에 갑자기 심장 마비가 오거나 정신을 잃거나 하여 2차 사고로 급사(急死)하는 경우들이 많으니, 꼭 해독(解毒)하시기를 권합니다. 급사할 때는 유언도 못하고 사랑하는 가족이나 사람들도 못보고 혼자 다음 세상으로 갑니다. 해독 프로코콜에도 나오는 바이지만, 명상(瞑想)을 통해 가족의 중요

성과 영혼의 중요성을 깨달으시고, 다음 생을 위해 하나님과 교통(交通)하시고, 주변 사람들과 사랑한다는 말을 많이 나누시기를 부탁합니다. 하나님과 이웃을 사랑한다는 말을 하는 동안에, 우리 몸에서 귀한 호르몬들이 나와서, 코로나19 실험용 백신 속의 악(惡)한 성분들을 녹여주고, 백신 부작용을 해독(解毒)하는 자정(自淨) 작용이 일어나게 됩니다.

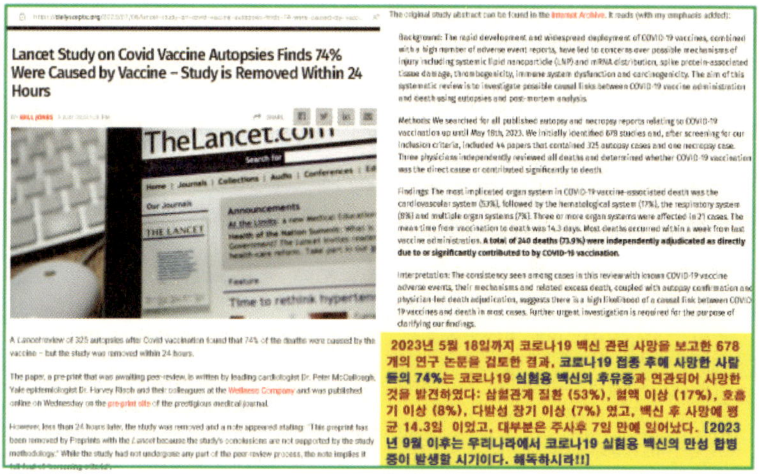

Lancet Study on Covid Vaccine Autopsies Finds 74% Were Caused by Vaccine – Study is Removed Within 24 Hours

A Lancet review of 325 autopsies after Covid vaccination found that 74% of the deaths were caused by the vaccine – but the study was removed within 24 hours.

The paper, a pre-print that was awaiting peer-review, is written by leading cardiologist Dr. Peter McCullough, Yale epidemiologist Dr. Harvey Risch and their colleagues at the Wellness Company and was published online on Wednesday on the pre-print site of the prestigious medical journal.

However, less than 24 hours later, the study was removed and a note appeared stating: "This preprint has been removed by Preprints with the Lancet because the study's conclusions are not supported by the study methodology." While the study had not undergone any part of the peer-review process, the note implies it

The original study abstract can be found in the Internet Archive. It reads (with my emphasis added):

Background: The rapid development and widespread deployment of COVID-19 vaccines, combined with a high number of adverse event reports, have led to concerns over possible mechanisms of injury including systemic lipid nanoparticle (LNP) and mRNA distribution, spike protein-associated tissue damage, thrombogenicity, immune system dysfunction and carcinogenicity. The aim of this systematic review is to investigate possible causal links between COVID-19 vaccine administration and death using autopsies and post-mortem analysis.

Methods: We searched for all published autopsy and necropsy reports relating to COVID-19 vaccination up until May 18th, 2023. We initially identified 678 studies and, after screening for our inclusion criteria, included 44 papers that contained 325 autopsy cases and one necropsy case. Three physicians independently reviewed all deaths and determined whether COVID-19 vaccination was the direct cause or contributed significantly to death.

Findings: The most implicated organ system in COVID-19 vaccine-associated death was the cardiovascular system (53%), followed by the hematological system (17%), the respiratory system (8%) and multiple organ systems (7%). Three or more organ systems were affected in 21 cases. The mean time from vaccination to death was 14.3 days. Most deaths occurred within a week from last vaccine administration. **A total of 240 deaths (73.9%) were independently adjudicated as directly due to or significantly contributed to by COVID-19 vaccination.**

Interpretation: The consistency seen among cases in this review with known COVID-19 vaccine adverse events, their mechanisms and related excess death, coupled with autopsy confirmation and physician-led death adjudication, suggests there is a high likelihood of a causal link between COVID-19 vaccines and death in most cases. Further urgent investigation is required for the purpose of clarifying our findings.

2023년 5월 18일까지 코로나19 백신 관련 사망을 보고한 678개의 연구 논문을 검토한 결과, 코로나19 접종 후에 사망한 사람들의 74%는 코로나19 실험용 백신의 후유증과 연관되어 사망한 것을 발견하였다: 심혈관계 질환 (53%), 혈액 이상 (17%), 호흡기 이상 (8%), 다발성 장기 이상 (7%) 였고, 백신 후 사망에 평균 14.3일 이었고, 대부분은 주사후 7일 만에 일어났다. [2023년 9월 이후는 우리나라에서 코로나19 실험용 백신의 만성 합병증이 발생할 시기이다. 해독하시라!!]

미국 군인들도 코로나19 실험용 백신을 접종하고 많이 죽고 손상을 입어서, 미국 군대의 의무관이 이를 발표한 일도 있다. 코로나19 백신 접종 후에 죽고, 고통받는 미국 군인들을 위해 기도해 달라는 요청도 있다. (오늘 밤 우리 군을 기리며 기도해 주세요. 많은 우리 부대원들이 가슴 통증, 호흡곤란, 알려진 심근염, 심장 마비, 뇌졸중 등으로 고통받고 죽어갔습니다.)

• [영국 보건성은 계속적으로 코로나19 백신 보고서를 매주 발표하였다. 49 주 보고서에서, 2021년 8월 16일-12월 5일(12주간 동안), 코로나19 백신 접종한 사람들은 12,058명 사망하였고, 비접종자는 3,070명 사망하여,

(1) 백신 접종자가 사망의 80% 이상을 점유하고 있고 <이 때는 아직 백신 접종률이 70% 정도였음>, (2) 시간이 흐름에 따라 백신 접종자와 비접종자 사이의 사망률 차이가 더 커지고 있고, (3) 이는 백신 후유증 때문인 것으로 생각되고, (4) 또한 mRNA 로 인하여 인간 DNA가 변화하고 있으므로, 백신 해독을 하여 DNA 변화를 줄여야 한다. (아래 사진의 노란색 글자 부분이 잘 안 보여 여기에 적었습니다.)

- 우리나라 질병청도 거의 매주 코로나19 백신 보고서를 발표하였으나, 국민을 속여서라도 코로나19 실험용 백신을 맞추어야겠다는 편향된 의지를 가지고 낸 통계였다. 코로나19 접종 후 사망자 수효를 코로나19 접종 후 질병 사망자 수효에 포함시켜서, 코로나19 실험용 백신의 효과를 보아야 함에도 불구하고, 이것을 일부러 빼고 보고하여 코로나19 실험용 백신의 효과를 부풀리는 많은 거짓 보고들이 들어가 있었다. 질병청은 눈 주위가 퍼렇게 멍든 얼굴로 기자 회견장에 나와서 일루미나티의 노예라는 것을 아주 자랑스럽게 드러내면서 신문에 보도가 나게 하는 기가 찬 일도 벌렸다. 많은 국민들이 질병청 공무들과 그 자녀들, 또 우리나라 국회 의원들과 보좌관들이 코로나19 백신 접종한 비율을 발표하라고 요구했을 때, 개인 정보라면서 발표할 수 없다고 발뺌하였다.

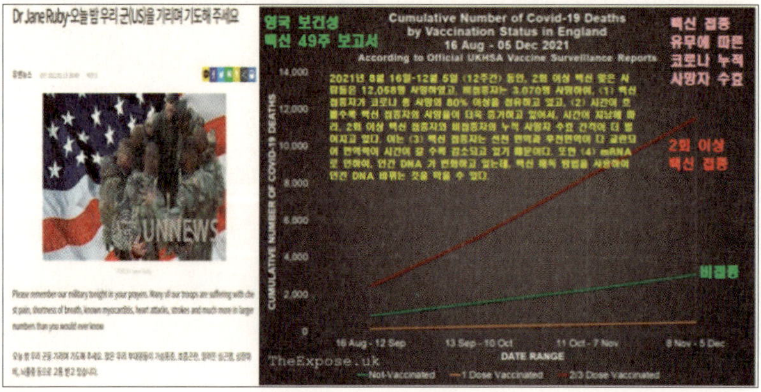

• 실상이 이러한데도, 대한민국에서 매스컴을 잘 타고 있는 의사들은 어떻게 생각하고 있을까요? 여기에 이재갑 교수의 최신 주장을 소개합니다.

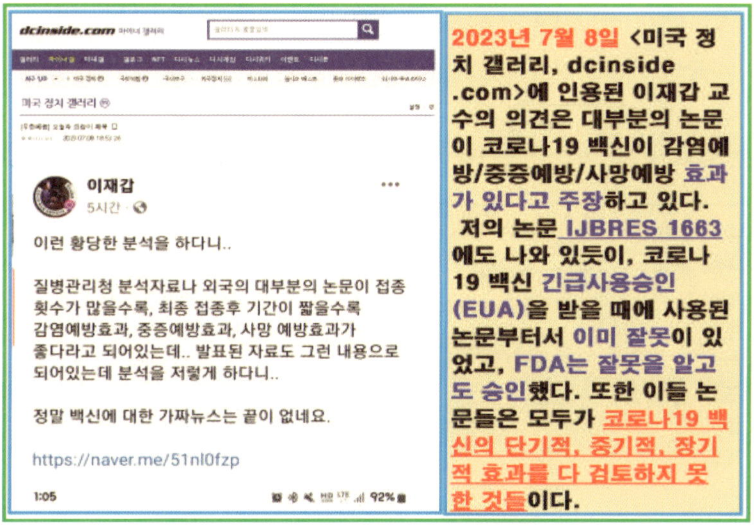

• 이재갑 교수의 위의 잘못된 말 중에 맞는 부분이 딱 한 곳 있는데, 그것은 "정말 백신에 대한 가짜 뉴스는 끝이 없네요"이다. 이재갑 교수보다 뛰어나다고 판단되는 미국 FDA 백신 위원회 위원들은 화이자 코로나 19 백신은 앞에서 1명을 살릴 때 2명을 죽였다고 평가하였다.

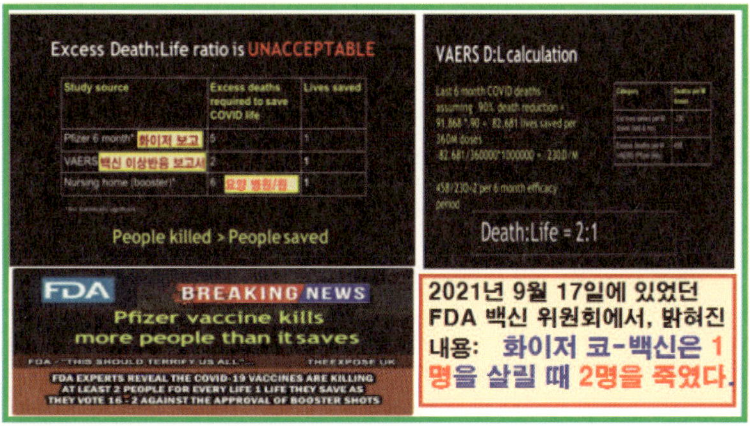

• 한국 의사나 일본 의사나 비슷한 수준이라 판단이 되나, 일본 도쿄(동경)도의 의사 회장은 코로나19 백신 대신에 코로나19 환자 예방과 치료를 위해 이버멕틴을 사용하도록 권했다. 그 결과, 2021년 12월 4일 기준 한국의 신규 확진자 수효는 5,327명, 일본 131명, 사망자 수효도 한국을 70명, 일본은 0명이었다.

서울신문

코로나 사망자 없는 일본의 미스터리..왜

[illegible] 발행 2021. 12. 05. 14:36 수정 2021. 12. 05. 15:11 댓글 593개

일본 도쿄도 의사회장은 "이버멕틴 ivermectin"을 사용

지난 8월 도쿄올림픽의 기점으로 감염 확산세가 심각했던 일본이 최근 신규확진자 100명대, 사망자 0명이라는 기록을 내고 있다. K방역이라며 자화자찬했던 한국이 5000명대의 코로나19 신규 확진자 수를 보이는 것과는 정반대다. 4일 기준 한국의 코로나19 신규 확진자 수는 5327명, 일본은 131명이었다. 사망자 수도 한국은 70명에 달했지만 일본은 0명이었다. 일본의 인구수가 한국보다 두 배 이상 많은 점을 고려해도 한국의 상황이 심각하다는 게 두드러진다.

	대한민국	일본
인구	5,200만	1억 3천만 (한국의 2.5배)
12월 4일 코로나 신규 확진자 수효	5,327명 (일본의 41배)	131명
12월 4일 코로나 사망자 수효	70명	0명 (없음)

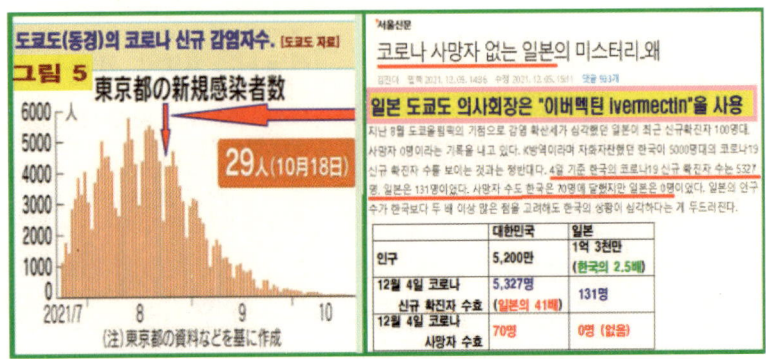

• 양심과 진실된 마음이 잠자고 있는 사람들은 코로나19 질환 치료에 하이드록시 클로로퀸 (HCQ), 아지쓰로마이신 (AZM), 이버멕틴을 사용하지 못하게 하지만, 네브라스카 법무부에서는 이들의 사용을 허가하고 있다. 덧붙여 HCQ 가 코로나19 치료에 위험하다고 하버드 의대 교수가 발표한 연구 논문을 "기념비적인 사기 행각"이라고 밝혔다. 우리나라 서울대 국가전략포럼에서는 이 논문들을 인용하여 코로나19 치료에 이들 약을 사용하지 못하도록 권하였고, 그 결과로 죽지 않아도 될 많은 코로나19 환자들이 죽었을 것으로 사료된다.

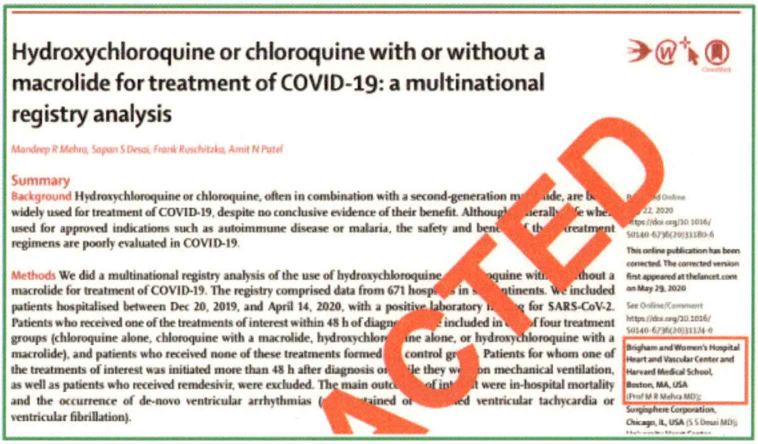

Hydroxychloroquine or chloroquine with or without a macrolide for treatment of COVID-19: a multinational registry analysis

Mandeep R Mehra, Sapan S Desai, Frank Ruschitzka, Amit N Patel

Summary

Background Hydroxychloroquine or chloroquine, often in combination with a second-generation m... ...ide, are b... widely used for treatment of COVID-19, despite no conclusive evidence of their benefit. Althoug... ...erally ...fe whe... used for approved indications such as autoimmune disease or malaria, the safety and bene... ...f th... ...treatment regimens are poorly evaluated in COVID-19.

Methods We did a multinational registry analysis of the use of hydroxychloroquine ... ...oquine wit... ...thout a macrolide for treatment of COVID-19. The registry comprised data from 671 hosp... in ... ...ntinents. We included patients hospitalised between Dec 20, 2019, and April 14, 2020, with a positive laboratory ... ...g for SARS-CoV-2. Patients who received one of the treatments of interest within 48 h of diagn... ...e included in ... ...f four treatment groups (chloroquine alone, chloroquine with a macrolide, hydroxychlor... ...ne alone, or hydroxychloroquine with a macrolide), and patients who received none of these treatments formed ... control gr... Patients for whom one of the treatments of interest was initiated more than 48 h after diagnosis o... ...ile they w... ...on mechanical ventilation, as well as patients who received remdesivir, were excluded. The main outc... ...of int... ...t were in-hospital mortality and the occurrence of de-novo ventricular arrhythmias (... ...tained o... ...ed ventricular tachycardia or ventricular fibrillation).

...ACTED

Published Online ... 22, 2020 https://doi.org/10.1016/S0140-6736(20)31180-6

This online publication has been corrected. The corrected version first appeared at thelancet.com on May 29, 2020

See Online/Comment https://doi.org/10.1016/S0140-6736(20)31174-0

Brigham and Women's Hospital Heart and Vascular Center and Harvard Medical School, Boston, MA, USA (Prof M R Mehra MD); Surgisphere Corporation, Chicago, IL, USA (S S Desai MD);

[네브라스카주 법무장관으로부터, "기념비적인 사기 행각"이라고 평가를 받은, 하버드 의대 교수가 발표했다가 자진 철회한 논문. HCQ + AZM 치료가 코로나19 환자 사망률을 높이다는 논문이었는데, 그 내용이 거짓으로 판명되어 철회되었다.]

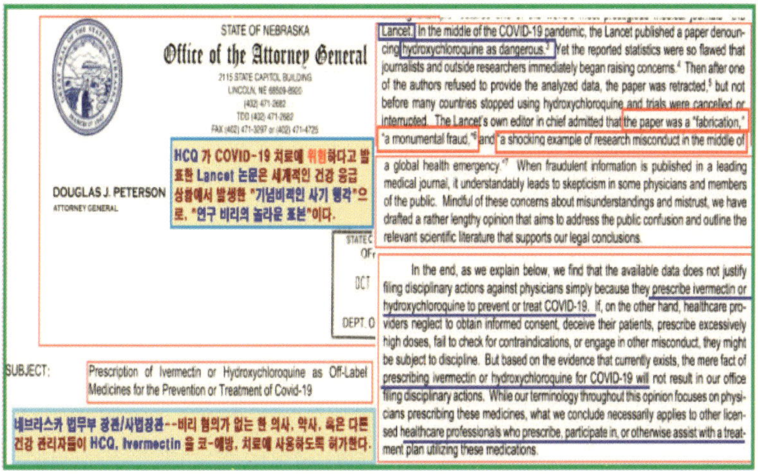

STATE OF NEBRASKA

Office of the Attorney General

2115 STATE CAPITOL BUILDING
LINCOLN, NE 68509-8920
(402) 471-2682
TDD (402) 471-2682
FAX (402) 471-3297 or (402) 471-4725

DOUGLAS J. PETERSON
ATTORNEY GENERAL

HCQ 가 COVID-19 치료에 위험하다고 발표한 Lancet 논문은 세계적인 건강 응급 상황에서 발생한 "기념비적인 사기 행각"으로, "연구 비리의 놀라운 표본"이다.

Lancet. In the middle of the COVID-19 pandemic, the Lancet published a paper denouncing hydroxychloroquine as dangerous.[3] Yet the reported statistics were so flawed that journalists and outside researchers immediately began raising concerns.[4] Then after one of the authors refused to provide the analyzed data, the paper was retracted,[5] but not before many countries stopped using hydroxychloroquine and trials were cancelled or interrupted. The Lancet's own editor in chief admitted that the paper was a "fabrication," "a monumental fraud,"[6] and "a shocking example of research misconduct in the middle of a global health emergency."[7] When fraudulent information is published in a leading medical journal, it understandably leads to skepticism in some physicians and members of the public. Mindful of these concerns about misunderstandings and mistrust, we have drafted a rather lengthy opinion that aims to address the public confusion and outline the relevant scientific literature that supports our legal conclusions.

In the end, as we explain below, we find that the available data does not justify filing disciplinary actions against physicians simply because they prescribe ivermectin or hydroxychloroquine to prevent or treat COVID-19. If, on the other hand, healthcare providers neglect to obtain informed consent, deceive their patients, prescribe excessively high doses, fail to check for contraindications, or engage in other misconduct, they might be subject to discipline. But based on the evidence that currently exists, the mere fact of prescribing ivermectin or hydroxychloroquine for COVID-19 will not result in our office filing disciplinary actions. While our terminology throughout this opinion focuses on physicians prescribing these medicines, what we conclude necessarily applies to other licensed healthcare professionals who prescribe, participate in, or otherwise assist with a treatment plan utilizing these medications.

SUBJECT: Prescription of Ivermectin or Hydroxychloroquine as Off-Label Medicines for the Prevention or Treatment of Covid-19

네브라스카 법무부 장관/사법장관--비리 혐의가 없는 한 의사, 약사, 혹은 다른 건강 관리자들이 HCQ, Ivermectin 을 코-예방, 치료에 사용하도록 허가한다.

[네브라스카주 법부장관이 2021년 10월에 발행한 공문서에, 위의 란셋 논문집에서 철회된 하바드 의대 교수의 논문을 "기념비적인 사기 행각"이고, "세계적인 건강 응급 상황에서 발생한 연구 비리의 놀라운 표본이다"라고 표현하였다.]

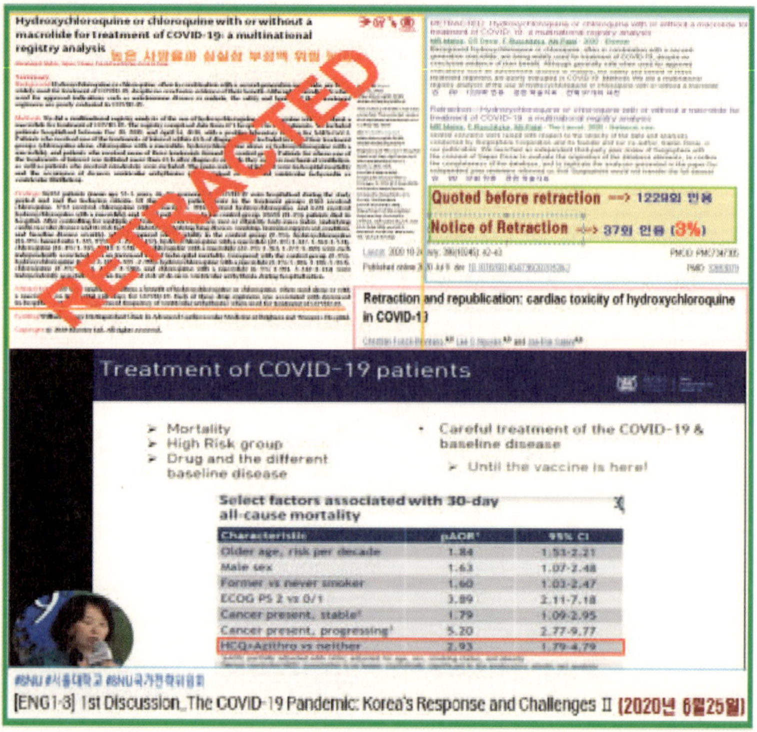

[서울대 국가전략위원회에서 코로나19 치료에 HCQ + AZM을 사용하면 그 사망률이 2.93배 높아진다고 발표하고 있다.]

• 전략위원회 발표 이후로, 위의 인용된 논문이 철회되었음에도 불구하고, 서울대 전략위원회에서는 잘못된 보고를 아마도 수정하지 않았던 것 같다.

• 국가전략위원회에서 그러한 논의가 된 이후에, 우리나라 코로나19 치료에서 HCQ + AZM 치료가 자취를 감추었다.

• 위의 약을 사용하여 경기도 소재 양로원 환자들을 치료하여 좋은 결과를 얻었던 치료 경험을 바탕으로, 제가 쓴 거의 비슷한 내용의 논문이 외국의 학회지에서는 인정을 받아 논문 게재가 되었으나, 우리나라 학

회지에서는 2곳에서 (영문 의학회지, 가정의학회지) 다 표준적인 치료가 아니라는 주된 이유 때문에 거절받고 탈락되었다.

• 자신들의 어리석음과 아집(我執)으로, 살릴 수도 있었을 수많은 코로나19 환자들을 죽게 한 정책 입안자들이나 의사들은 생명에 대한 책임을 지시라고 권하고 싶다.

5) 코로나19 실험용/생물학적 무기 백신 접종 후에 몸에서 나오는 이물질 또는 벌레 형상의 것들

• 코로나19 실험용 백신 속에는 돌기 단백질을 만드는 mRNA뿐만 아니라 용량의 99%를 차지하는 산화 그라핀, 히드라 불가리스 모양의 합성 기계 생물, 인공 합성 기생충들의 알, 트리파노소마 기생충(저의 논문 IJBRES 1663 참조), 비스무트, 티타늄, 바나듐, 철, 구리, 실리콘, 알루미늄 나노 입자들, 히스티딘, 자당, PEG(폴리에틸렌 글리콜), 에틸렌 알코올, 다양한 크리스탈 형태의 금속판과 같은 이질적인 구조들(chip, 나노칩)(저의 논문 IJVTPR 2(1) 참조)이 들어 있어서 족욕, 좌욕, 피부 등을 통해 여러 이물질이 나온다(저의 논문 AJEPH-ID50 참조).

• 특히 여성분들은 남성에 비하여 몸에 굵은 털이 나있지 않기 때문에 피부에서 직접 나오는 이물질 또는 벌레들을 보게 되는 경우들도 있다. 날개 없는 벌레가 나와서 하루 정도 지나면 날개가 만들어지고, 몸 안에 있을 때는 작았다가 사람의 몸 밖으로 나오면 갑작스럽게 크게 자라는 것을 볼 수가 있다.

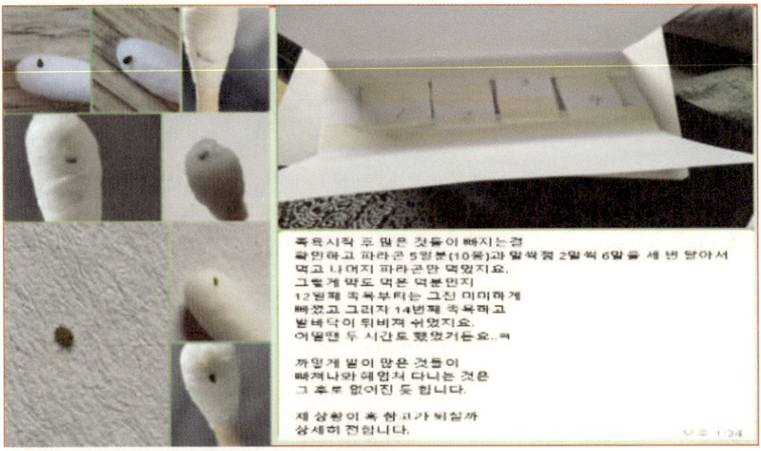

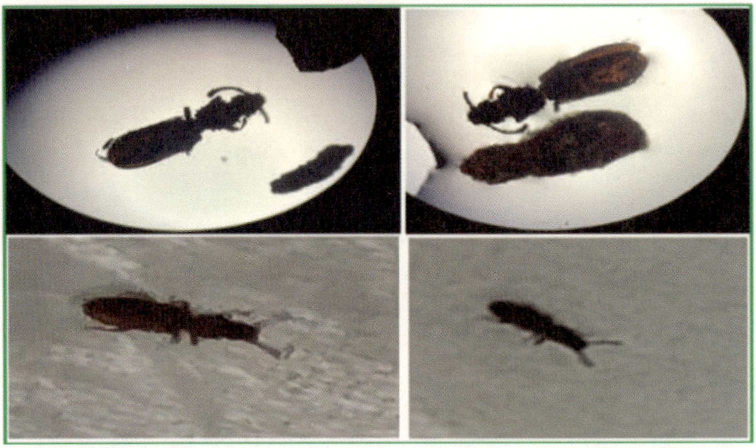

[족욕 후에 나온 이물질들은 조심스럽게 포장하여 본원에 의뢰하시는 환자분들도 계셨다. 중간의 사진에 보이는 벌레들의 현미경 사진은 본원에서 족욕 후에 나온 물체를 40배로 검경한 것이다. 날개가 보이는 작은 벌레라고 생각되었다.]

어떤 환자분은 자신의 몸에서 나온 지가 며칠 된 것으로 보이는 벌레를 관찰하고 동영상으로 그 움직임을 찍어서 보내 주시기도 했다.

6) 코로나19 질환을 일으킨다는 SARS-COV-2 바이러스는 인공 바이러스 (인간이 만든 소설 속의 인간인 "프랑켄스타인"에 해당하는 바이러스)이고, 이러한 코로나19 질환이나 코로나19 실험용 백신의 출현은 이미 수 십년 전에 일루미나티 카드에 예고된 것이었다.

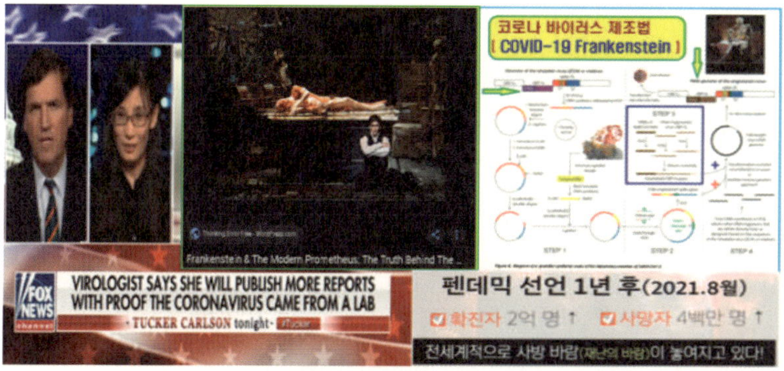

[엔리 멍 박사가 코로나19 바이러스 (SARS-COV-2)는 박쥐의 바이러스에 코로나 바이러스의 일부분을 넣고 다른 유전자들을 삽입하여 인공적으로 만든 것이라고 설명하고 있다. 자신도 실험실만 갖추어진다면 6개월이면 그러한 인공 바이러스를 만들 수 있다고 폭스 뉴스에서 인터뷰하고 있다.]

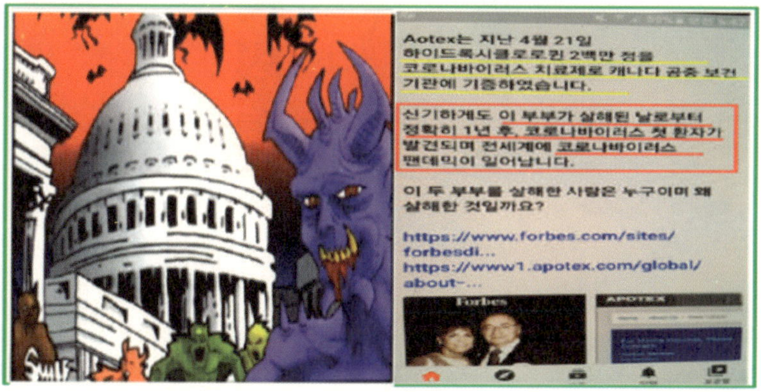

Aotex는 지난 4월 21일 하이드록시클로로퀸 2백만 정을 코로나바이러스 치료제로 캐나다 공중 보건 기관에 기증하였습니다.
신기하게도 이 부부가 살해된 날로부터 정확히 1년 후, 코로나바이러스 첫 환자가 발견되며 전세계에 코로나바이러스 팬데믹이 일어납니다.
이 두 부부를 살해한 사람은 누구이며 왜 살해한 것일까요?
https://www.forbes.com/sites/forbesdi...
https://www1.apotex.com/global/about-...
Forbes
APOTEX

[중국 우환에 있는 한 호텔을 배경으로 마귀가 피를 먹고 있고, 주변의 하늘에 박쥐 모양을 한 악귀들이 날아 다니는 그림을 보이는 일루미나티 카드이다. 또한 코로나19가 창궐하기 1년 전에 코로나19 예방과 치료에 효과가 있는 하이드록시 클로로퀸(HCQ)을 생산하는 캐나다 최대의 제약 회사 사장 부부가 집에서 잔인하게 살해되었다. 코로나19 질환이 발생하자, 그 제약 회사는 사장의 유지를 받들어 코로나19 치료제인 하이드록시 클로로퀸(HCQ)을 캐나다 공중 보건 기관에 기증하였다. 그러나 그러한 아름나운 국민들과 아름나운 넓은 국토는 가진 캐나다는 아름다운 사장 부부를 살해한 살인범이 걷는 길을 악한 길을 따라갔다.]

• 코로나19 질환은 HCQ 로 예방도 되고 치료도 될 수 있어서 백신이 필요 없는 질환이었다.

• 그런데 악한 자들은 코로나19 질환의 예방과 치료를 할 수 있는 HCQ, 이버멕틴 같은 약을 효과없고 오히려 해롭다고 주장하였고, 백신으로 인해 사람들이 죽어감에도 불구하고 자국의 국민들을 속여 가면서까지, 꺼져가는 코로나19 질환에 1차, 2차, 3차 계속하여 코로나19 백신을 강요하여 코로나19 질환에 의한 사망과 백신에 의한 사망을 증폭시켰다.

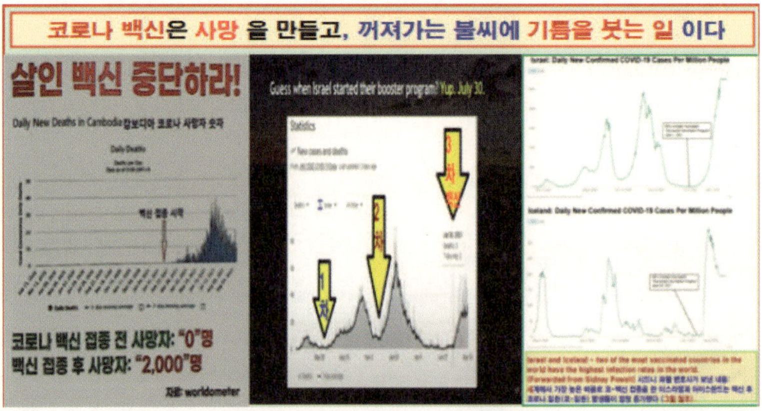

좌측 사진: 코로나19 질환에 의한 사망자가 없던 캄보디아는 코로나19 백신을 자국 국민들에게 접종하게 시작한 이후로 코로나19 질환에 의한 사망자가 2,000명 이상이 발생하였다.

중간 사진 및 우측 사진: 이스라엘과 아이슬란드는 코로나19 질환에 의한 사망자가 줄어드는 시점에서 전 국민에게 코로나19 접종을 강요하여, 꺼져가는 불길에 기름을 부어 주어 불길이 화라락 불타 오르듯이, 사그라져 가는 코로나19 질환 사망자들이 코로나19 백신 이후에 엄청나고 현저하게 증가하였다.

7) 코로나19 실험용/생물학적 무기 백신 접종 후에는 인간의 뇌 속에 nano-robot이 들어가서 인간의 뇌와 A.I.(인공 지능) 컴퓨가 연결되고, AI 가 인간의 행동과 생각을 분석한다. 미국은 이에 대한 특허를 1998년 12월 7일에 신청하였고, 2000년 1월 4일에 그 특허가 인정되었다.

• 코로나19 실험용/생물 무기 백신은 인간을 죽이고 아프게 하는 목적 이외에 인간을 AI 컴퓨터와 연결시켜 인간을 노예(奴隸)화 하고자 하는 목적을 가진 것이었다. 4조 개의 mRNA가 들어있거나 조작되어 있고 잘 파괴되지 않는 DNA를 가지고 있는 돌기 단백질이 코로나19 백신을 통해 인체에 들어오면 점차적으로 인간의 DNA가 변하여 기계와 잘 접속이 되도록 형질 변환된 인간이 만들어지고, 트랜스휴먼 [인간 노예(奴隸)]가 만들어지게 된다.

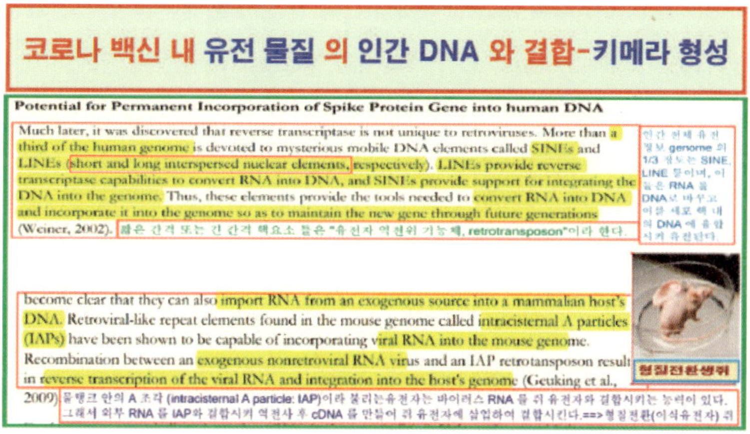
코로나 백신 내 유전 물질 의 인간 DNA 와 결합-키메라 형성

Potential for Permanent Incorporation of Spike Protein Gene into human DNA

Much later, it was discovered that reverse transcriptase is not unique to retroviruses. More than a third of the human genome is devoted to mysterious mobile DNA elements called SINEs and LINEs (short and long interspersed nuclear elements, respectively). LINEs provide reverse transcriptase capabilities to convert RNA into DNA, and SINEs provide support for integrating the DNA into the genome. Thus, these elements provide the tools needed to convert RNA into DNA and incorporate it into the genome so as to maintain the new gene through future generations (Weiner, 2002). 짧은 간격 또는 긴 간격 핵요소 들은 "유전자 역전위 기능체, retrotransposon"이라 한다.

인간 전체 유전 정보 genome 의 1/3 정도는 SINE, LINE 들이며, 이들은 RNA 를 DNA로 바꾸고 이를 세포 핵 내의 DNA 에 융합시켜 유전된다.

become clear that they can also import RNA from an exogenous source into a mammalian host's DNA. Retroviral-like repeat elements found in the mouse genome called intracisternal A particles (IAPs) have been shown to be capable of incorporating viral RNA into the mouse genome. Recombination between an exogenous nonretroviral RNA virus and an IAP retrotansposon result in reverse transcription of the viral RNA and integration into the host's genome (Geuking et al., 2009). 물탱크 안의 A 조각 (intracisternal A particle: IAP)이라 불리는유전자는 바이러스 RNA 를 쥐 유전자와 결합시키는 능력이 있다. 그래서 외부 RNA 를 IAP와 결합시켜 역전사 후 cDNA 를 만들어 쥐 유전자에 삽입하여 결합시킨다.==> 형질전환(이식유전자) 쥐

형질전환생쥐

• 코로나19 실험용 백신을 통하여 인간들에게 산화 그라핀(폴리아크릴아마이드 하이드로겔)을 접종하면 mRNA, nano robot (나노 로봇), micro chip (마이크로 칩) 등이 주입되어 자기 자신도 모르는 사이에 점차로 자신의 DNA

가 변화해 가고, 인간에서 제3의 새로운 신경 시스템을 만들어져서 인간 뇌의 신경 시스템과 연결이 된다. 이후 인간 신경 시스템을 조정(調整)하여, 인간을 조종(操縱)하고 노예화하게 되는데, 이때 사용하는 여러 특허들이 나와 있다.

- AI 가 인간의 행동과 생각을 분석하는 특허 (US006,011,991 A)
- 사람 행동을 보상을 통해 관리(管理)/ 조종하는 국제 특허 060606
- 불완전한/부분적인 1차 ID(MAC ID)를 만들고 이후 2nd ID(2차로 생성된 ID) 및 3차 New ID (666표?)로 만드는 특허 〈US11,107,588 B2〉
- "인간 인터페이스의 마인드 콘트롤 시스템"-껐다 켰다(on and off) 가능하여 인간이 완전히 AI 노예가 되는 특허 [전환조절(transregulation), 저의 논문 IJBRES 1663 참조]

• 우리가 회개하고 자신의 죄를 뉘우치고 주님께 용서를 구하면 주님께서는 반드시 우리의 죄를 사하여 주신다. 주님께 회개하고 주님을 믿으면, 그분의 의(rightesouness, 義)를 우리에게 전가(轉嫁)해 주신다. 당연히 1/3 666 표 (코로나19 접종 후 생긴 MAC 주소)나 2/3 666 표(2차 ID)도 없어진다.

<AI 가 인간의 행동과 생각을 분석하는 특허 (US006,011,991 A)>

US006011991A

United States Patent [19]
Mardirossian

[11] **Patent Number:** **6,011,991**
[45] **Date of Patent:** **Jan. 4, 2000**

[54] **COMMUNICATION SYSTEM AND METHOD INCLUDING BRAIN WAVE ANALYSIS AND/OR USE OF BRAIN ACTIVITY**

[75] Inventor: **Aris Mardirossian**, Germantown, Md.

[73] Assignee: **Technology Patents, LLC**, Derwood, Md.

[21] Appl. No.: **09/206,365**

[22] Filed: **Dec. 7, 1998**

[51] **Int. Cl.**[7] **A61N 5/00**
[52] **U.S. Cl.** **600/544**; 600/545
[58] **Field of Search** 600/300, 544–545; 128/897–898, 904, 905

[56] **References Cited**

U.S. PATENT DOCUMENTS

5,059,814	10/1991	Mead et al. .	
5,118,606	6/1992	Lynch et al. .	
5,136,687	8/1992	Edelman et al. .	
5,224,203	6/1993	Skeirik .	
5,303,705	4/1994	Nenov .	
5,325,862	7/1994	Lewis et al. .	
5,461,699	10/1995	Arbabi et al. .	
5,522,863	6/1996	Spano et al. .	
5,640,493	6/1997	Skeirik .	
5,715,821	2/1998	Faupel .	
5,719,561	2/1998	Gonzales .	
5,722,418	3/1998	Bro	128/905
5,730,146	3/1998	Itil et al.	600/544
5,736,543	4/1998	Rogers et al. .	
5,737,485	4/1998	Flanagan et al. .	
5,747,492	5/1998	Lynch et al. .	
5,791,342	8/1998	Woodard	600/544
5,816,247	10/1998	Maynard .	

Primary Examiner—Cary O'Connor
Assistant Examiner—Michael Astorino
Attorney, Agent, or Firm—Joseph A. Rhoa

[57] **ABSTRACT**

A system and method for enabling human beings to communicate by way of their monitored brain activity. The brain activity of an individual is monitored and transmitted to a remote location (e.g. by satellite). At the remote location, the monitored brain activity is compared with pre-recorded normalized brain activity curves, waveforms, or patterns to determine if a match or substantial match is found. If such a match is found, then the computer at the remote location determines that the individual was attempting to communicate the word, phrase, or thought corresponding to the matched stored normalized signal.

8 Claims, 3 Drawing Sheets

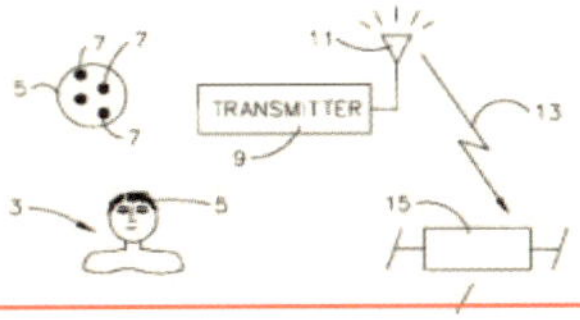

2000/1/4일의 특허는 뇌파를 AI가 받아서, 기존의 뇌파 기록과 비교를 하여, 그 사람이 무엇을 하고 있는지, 어떤 생각을 하고 있는지를 결정하는 단계까지만 나아갔지, 인간의 뇌를 조정하는 단계의 특허는 이르지 못했다.

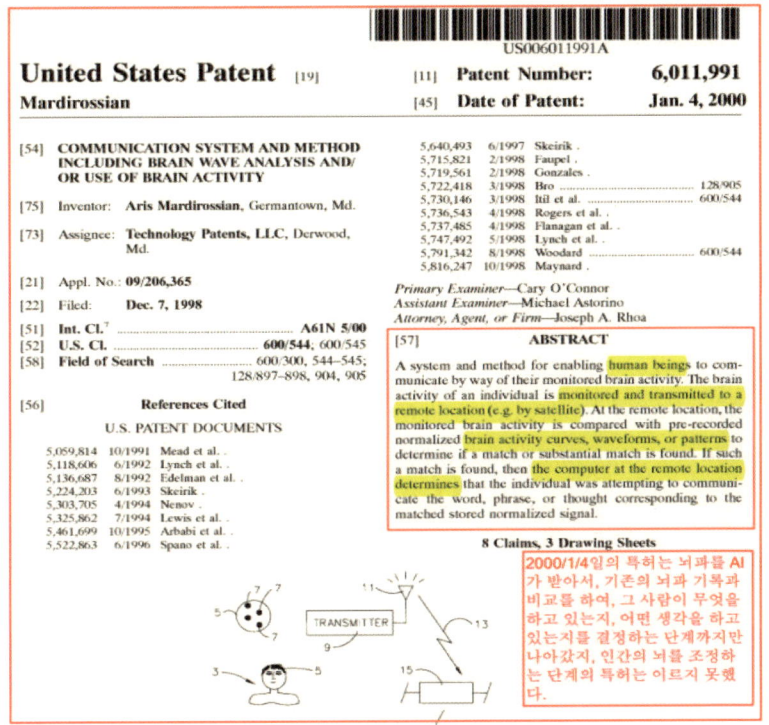

<사람 행동을 보상을 통해 관리(管理)/ 조종하는 국제 특허 060606>

AI 가 인간의 행동과 생각을 분석하는 특허에 이어, 빌게이츠는 다음 단계의 국제특허를 2019년 6월 20일에 신청하였고, 202년 3월 26일에 인정받았다. 이 특허는 뇌파를 AI 컴퓨터로 원격 분석하여 암호화폐를 채굴하는 행동(컴퓨터가 원하는 행동)을 하면 그 사람(奴隸)에게 보상(報償)으로 암호화폐를 주는 것에 대한 특허이다. 즉, 사람의 행동을 보상을 통해 관리(管理)하는 특허이다.

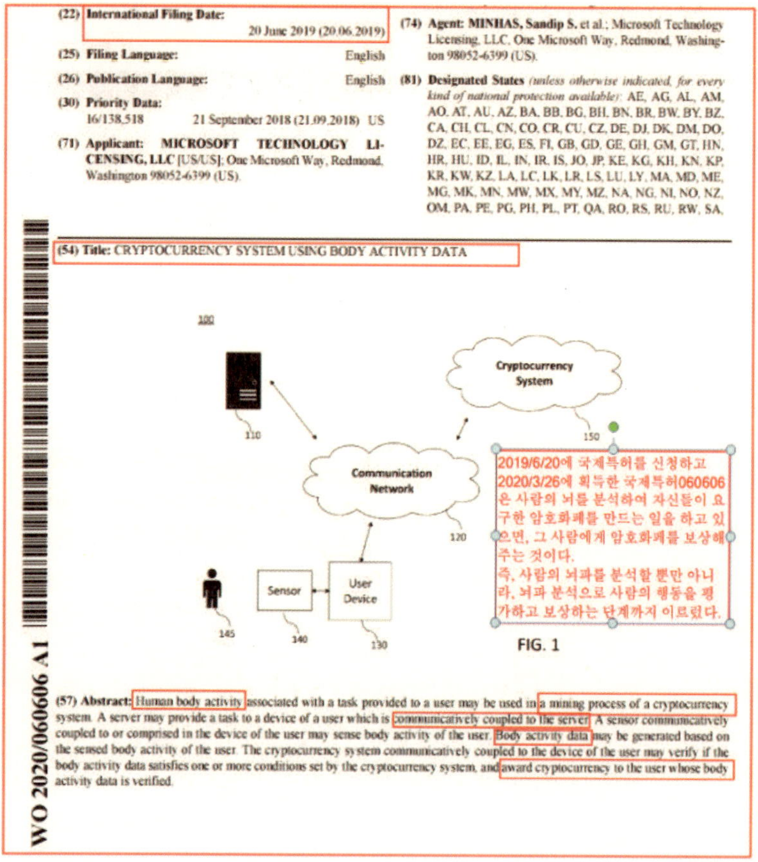

(22) International Filing Date: 20 June 2019 (20.06.2019)

(25) Filing Language: English

(26) Publication Language: English

(30) Priority Data: 16/138,518 21 September 2018 (21.09.2018) US

(71) Applicant: MICROSOFT TECHNOLOGY LICENSING, LLC [US/US]; One Microsoft Way, Redmond, Washington 98052-6399 (US).

(74) Agent: MINHAS, Sandip S. et al.; Microsoft Technology Licensing, LLC, One Microsoft Way, Redmond, Washington 98052-6399 (US).

(81) Designated States *(unless otherwise indicated, for every kind of national protection available)*: AE, AG, AL, AM, AO, AT, AU, AZ, BA, BB, BG, BH, BN, BR, BW, BY, BZ, CA, CH, CL, CN, CO, CR, CU, CZ, DE, DJ, DK, DM, DO, DZ, EC, EE, EG, ES, FI, GB, GD, GE, GH, GM, GT, HN, HR, HU, ID, IL, IN, IR, IS, JO, JP, KE, KG, KH, KN, KP, KR, KW, KZ, LA, LC, LK, LR, LS, LU, LY, MA, MD, ME, MG, MK, MN, MW, MX, MY, MZ, NA, NG, NI, NO, NZ, OM, PA, PE, PG, PH, PL, PT, QA, RO, RS, RU, RW, SA,

(54) Title: CRYPTOCURRENCY SYSTEM USING BODY ACTIVITY DATA

FIG. 1

(57) Abstract: Human body activity associated with a task provided to a user may be used in a mining process of a cryptocurrency system. A server may provide a task to a device of a user which is communicatively coupled to the server. A sensor communicatively coupled to or comprised in the device of the user may sense body activity of the user. Body activity data may be generated based on the sensed body activity of the user. The cryptocurrency system communicatively coupled to the device of the user may verify if the body activity data satisfies one or more conditions set by the cryptocurrency system, and award cryptocurrency to the user whose body activity data is verified.

WO 2020/060606 A1

[불완전한/부분적인 1차 ID (MAC ID)를 만들고 이후 2nd ID (2차로 생성된 ID) 및 3차 New ID (666표?)로 만드는 특허 <US11,107,588 B2>]

• 코로나19 백신을 통하여 만들어진 불완전한/부분적인 1차 ID (MAC ID)가 일정 시간이 경과하고 조건이 맞으면 2nd ID (2차로 생성된 ID)를 만들고, 또 다시 일정 시간이 경과하고 조건이 맞으면 완전한 New ID (666표?)로 만드는 것이 2020년 11월 30일에 출원하고 2021년 8월 31일에 등록된 <US11,107,588 B2> 특허이다.

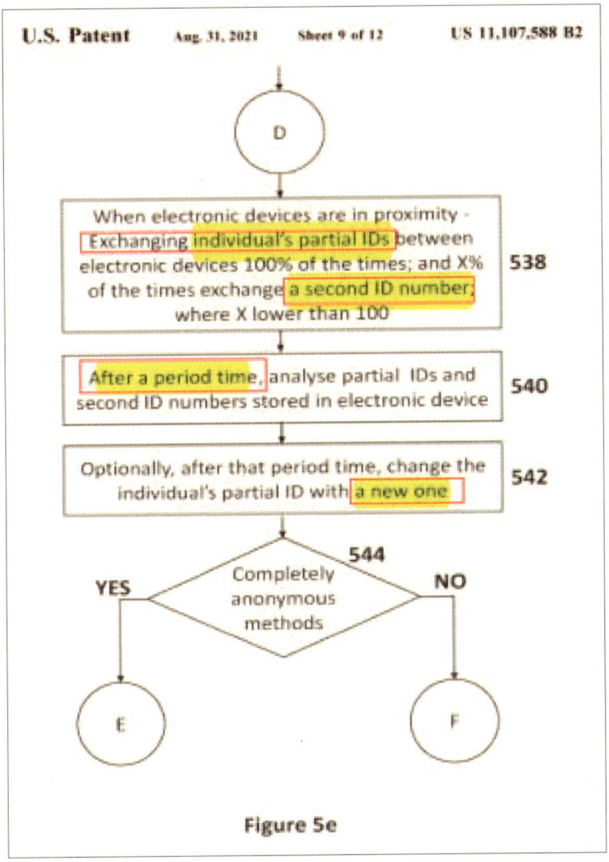

- "인간 인터페이스의 마인드 콘트롤 시스템"-껐다 켰다(on and off) 가능하여 인간이 완전히 AI 노예가 되는 특허 전환조절(transregulation)."

코로나19 백신을 통한 특허의 압권은 아마도 대한민국에서 만들어진 것으로 보인다. 2016년 7월 26일 특허 출원하고 2017년 8월 7일에 등록한 "인간 인터페이스의 마인드 콘트롤 시스템"은 뇌파 지도와 유전자 지도를 이용하여 인간의 행동을 제어하는 것, 즉 마인드 콘트롤 mind control에 관한 것이다. 이것은 인간의 뇌에 위치하는 나노전자칩으로

부터 무선 전송되는 정보를 AI 컴퓨터가 저장하고 분석하여, 다시 그 나노전자칩으로 컴퓨터 명령을 보내서 인간의 신경 세포를 조정하여 움직임과 생각을 조정하고 인간의 특정 유전자도 껐다 켰다 할 수 있는 특허이다. 그 과정을 "전환조절(transregulation)"이라 한다. [저의 논문 IJBRES 1663 참조]. 즉, 인간이 완전히 AI 노예가 되는 특허이다.

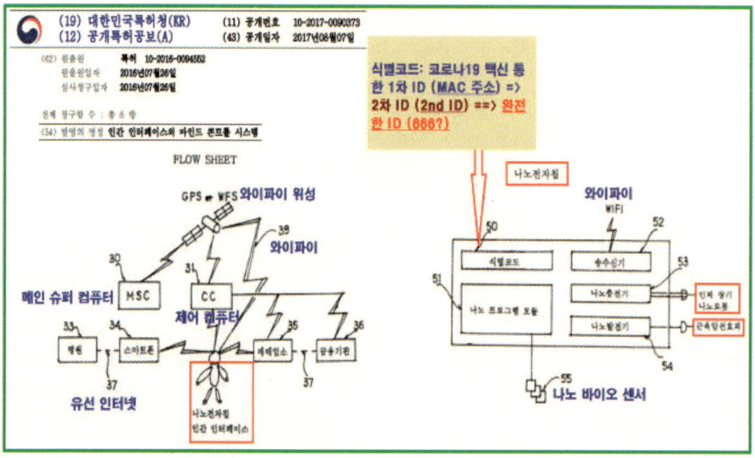

제가 생각하기에, 우리들에게 완전한 ID(666)는 생성 전(前)이라고 생각된다. 코로나19 백신 접종으로 1차 ID는 이미 생성되었고, 지금 2차 ID가 생성되는 과정 중이 있다고 생각한다. 그래서 아직도 우리에게 회복의 기회가 남아 있다고 생각된다.

코로나19 백신을 접종한 사람들은 12자리의 MAC address(맥 주소, 1차 부분적/불완전 ID)가 만들어졌고, 이것이 시간이 지나고 계속하여 코로나19 실험용 백신이든, 독감 mRNA 백신이든, 원숭이 두창(원두, Monkey Pox, M Pox) 백신이든 접종하면서 어떤 조건을 만족하면 2차 ID가 만들어진다. 그 후 어느 일정 시간이 지나면서 우리가 모르는 어느 조건이 딱 맞게 되면, New ID (새로운 ID, 새로운 번호)이 만들어진다. 저는 이것이 666 표라고 생각한다. 다른 말로 표현하면 코로나19 백신을 맞았으면, 666 표의 1/3 은 만들어 진 것이니, 코로나19 백신을 접종한 사람들은 바로 하나님 앞에 엎드려서 하나님을 믿지 않고 세상을 믿고 따른 죄를 자복(自服)하고, 회개(悔改)하고, 주님께 용서를 구하시기를 바란다. 하나님은 우리를 사랑하시니, 우리가 회개하고 자신의 죄를 뉘우치고 주님께 용서를 구하면 반드시 우리의 죄를 사하여 주시고, 우리를 죄 없다고 하시면서, 그분의 의(rightesouness, 義)를 우리에게 전가(轉嫁)해 주신다. 당연히 1/3 666 표(코로나19 접종 후 생긴 MAC 주소)나 2/3 666 표(2차 ID)도 없어진다.

우리는 더 이상의 백신을 맞아서는 안 되고, 백신을 강요하는 정부에 속아서도 안 된다. 그리고 우리나라 정부가 〈글로벌 팬데믹 조약〉에 참여하지 않도록 시민들의 의견을 모으고 관철시켜야 한다. 〈글로벌 팬대믹 조약〉을 실시하면, 현재의 중국처럼 그리고 예전에 우리가 경험했던 것처럼—아니 그보다 훨씬 더 강력하게, 코로나19 백신을 맞지 않으면 마트에도 못 들어 가고 물건도 사지 못하고 공공 시설에도 못들어 가고, 은행도 이용하지 못하고, 열차나 지하철이나 버스 같은 대중 교통 시설을 이용하지 못하고, ATM 창구도 이용하지 못하게 된다. 그러나 인체 내에 chip을 이식하고, 666표를 받으면 완전한 〈통제 사회〉 속에서 〈인간 노예〉가 될 수 밖에 없고 우리의 혼(魂, soul)을 악마에게 맡기는 것이 된다. 그리고 〈악한 자-마귀〉에 협조하지 않으면 언제든지 죽을 수 있는, 하나님을 떠난 육체적 목숨이 된다. 그러지 않기 위해서는, 오직 주 예수 그리스도(야후수아 하마시아)의 믿음을 가지고, 우리의 육체적 생명(몸, body)을 해 할 수 있지만, 우리의 영(靈, spirit)과 혼(魂, soul)은 손대지 못하는 마귀를 무서워하지 말고, 마귀을 대적해야 한다.

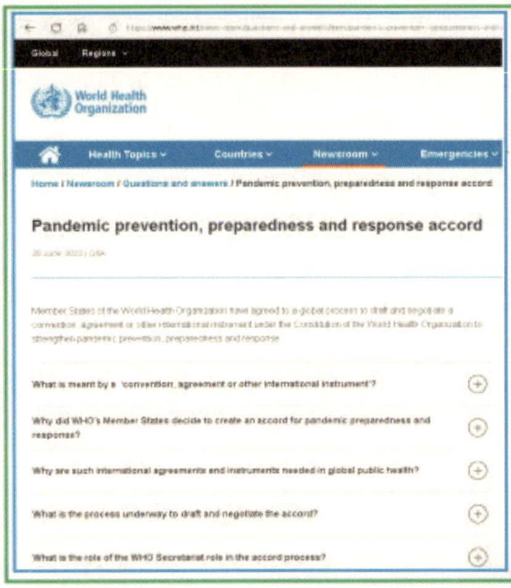

Global Regions

World Health Organization

Health Topics Countries Newsroom Emergencies

Home / Newsroom / Questions and answers / Pandemic prevention, preparedness and response accord

Pandemic prevention, preparedness and response accord

Member States of the World Health Organization have agreed to a global process to draft and negotiate a convention, agreement or other international instrument under the Constitution of the World Health Organization to strengthen pandemic prevention, preparedness and response

What is meant by a 'convention, agreement or other international instrument'?

Why did WHO's Member States decide to create an accord for pandemic preparedness and response?

Why are such international agreements and instruments needed in global public health?

What is the process underway to draft and negotiate the accord?

What is the role of the WHO Secretariat role in the accord process?

사이언스조선의학/건강

"구속력 없는 조약으로는 팬데믹 못 막아"...WHO 감염병 대응 계획 두고 우려

[2023/6] 1일 네이처 보도

WHO 세계보건총회서 글로벌 팬데믹 조약 초안 공개

이전 조약보다 구속력 약한 단어 사용

"전 세계 힘 모으려면 구속력 강한 단어 사용해야"

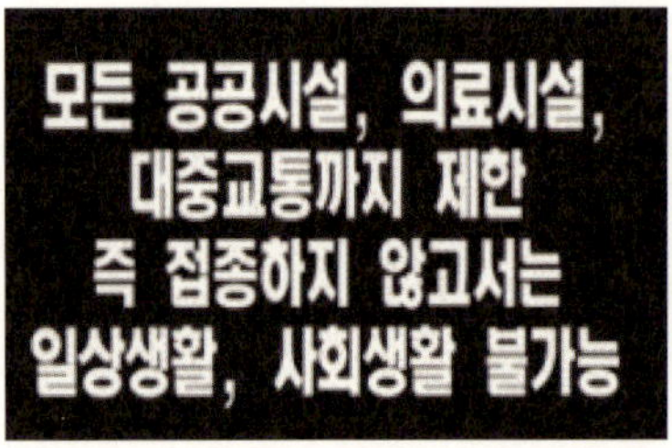

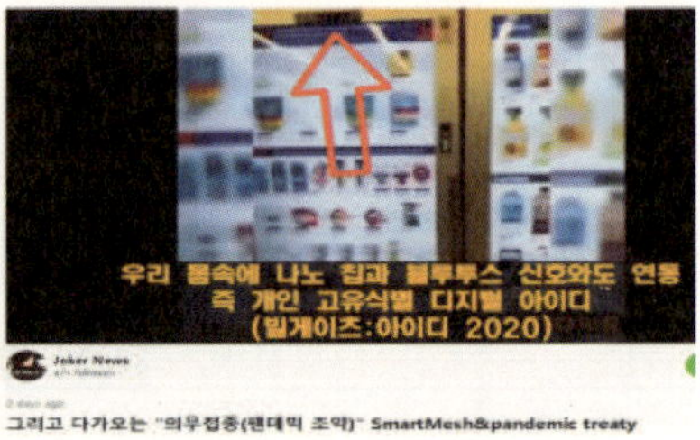

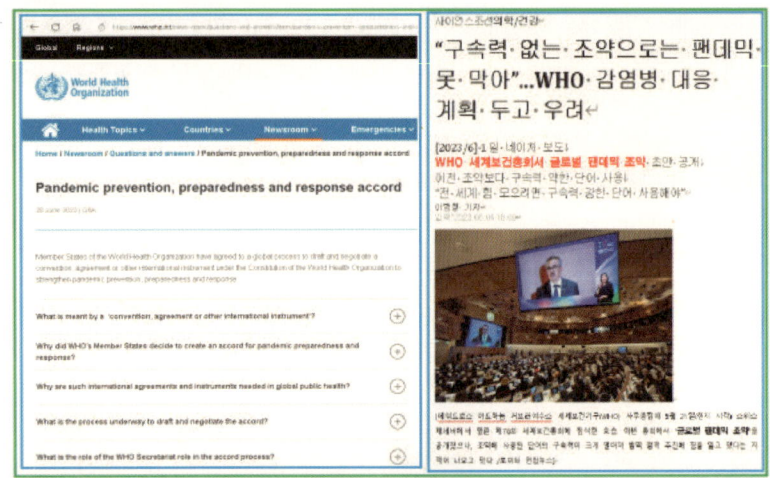

8) 코로나19 실험용/생물학적 무기 백신 접종 후에는 인간의 몸속에 많은 산화 그라핀(하이드로겔, Hydrogel)**이 들어가서 사람의 몸이 자성화**(magnetization)**된다.**

이러한 방사선 일률의 농도(Radiofrequency Radiation Power Density)가, 비접종자는 30 milliwatts per square meter(mW/m2) 이하이지만, 코로나19 백신을 접종하고 나면 750-1200 mW/m2까지 올라가고, 코로나19 백신 접종 후 2년 정도 지나도 150 mW/m2 정도를 유지한다.

(다음 사진은 백선재 선배님이 보내 주신 사진입니다. 저에게 많은 가르침을 주셨습니다. 마음 속 깊이 감사드립니다.)

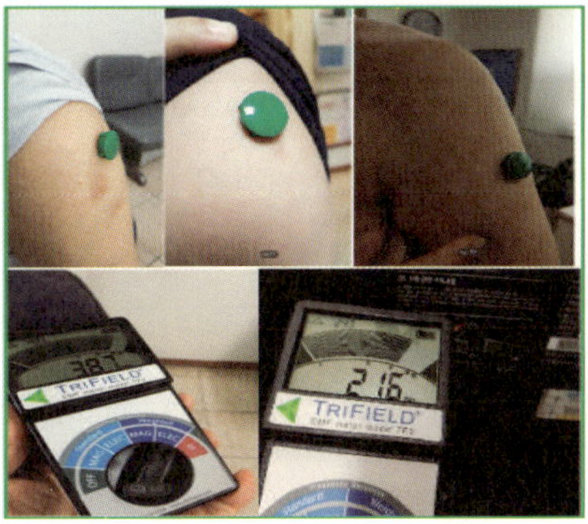

[코로나19 백신 접종 후에 사람 몸이 자성화(magnetization)되는 것을 증명하는 사진. 코로나19 백신 접종 후에 이러한 "접종자 몸의 자성화"가 된다는 사실을 논문으로 만들어 2021년 말에 AJPEH에 제출했으나 "말도 안 되는 소리"라며 거절되었습니다. 이 내용은 2023년 7월, 지금은 보편적으로 받아들이는 사실이라고 알려져 있습니다.]

- 미국 군인들의 경우, 코로나19 백신 이후에 여러 질병들이 엄청나게 증가되었다: 심장마비 269% 증가; 암 300% 증가; 심낭염 175% 증가; 폐색전증 467% 증가; 길랑-바레 증후군 250% 증가; 생리불순 476% 증가; 다발성 경화증 487% 증가; 흉통 보고 1,529% 증가; 관찰되는 호흡곤란 905% 증가; 신경학적 문제 1,052% 증가. (저의 논문 IJVTPR 참조)
- 코로나19 실험용 백신 접종 후에 산화 그라핀이 우리 몸 안으로 많이 들어오지만, 우리가 마시는 우유, 먹는 약, 건강 기능 식품, 소고기, 닭고기, 돼지고기, 생선, 일상 생활에 사용하는 샴퓨, 하늘에서 떨어지는 빗물 등의 거의 모든 것에 산화 그라핀(하이드로겔)이 들어있고, 공중에 살포하는 켐트레일에도 많이 들어 있다. (저의 논문 AJTCR 참조)
- 우리 몸에 들어온 산화 그라핀 성분들이 자성을 띠게 되고 활성화되면서 여러 가지 다양한 질병 양상을 일으킨다. 그래서 전자장이나 5G를 통해 몸이 받는 후유증 증상이나 산화 그라핀 중독 증상이나 코로나19

질환으로 생기는 증상들이 서로 다 비슷하여, 혈액에서 적혈구의 연전 현상이 생기고, 입 맛이 없어지고 냄새를 못 맡으며, 폐에 염증이 오고, 신경학적 장애로 통증과 몸의 마비 등이 오고, 사이토카인 폭풍(cytokine storm) (저의 논문 AJEPH-ID45 참조) 등이 온다.

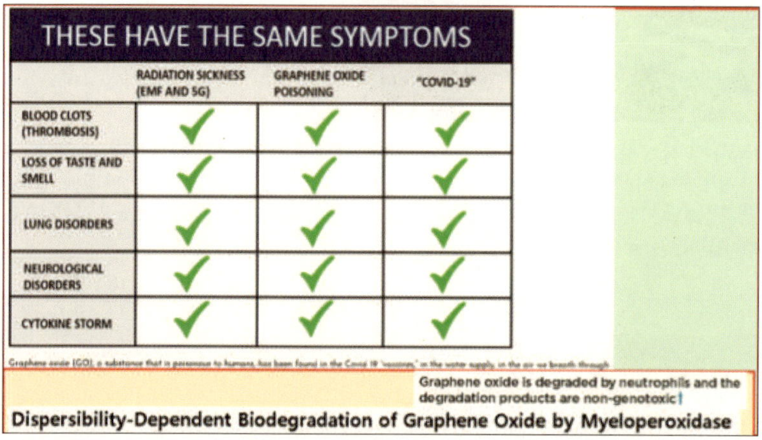

THESE HAVE THE SAME SYMPTOMS

	RADIATION SICKNESS (EMF AND 5G)	GRAPHENE OXIDE POISONING	"COVID-19"
BLOOD CLOTS (THROMBOSIS)	✓	✓	✓
LOSS OF TASTE AND SMELL	✓	✓	✓
LUNG DISORDERS	✓	✓	✓
NEUROLOGICAL DISORDERS	✓	✓	✓
CYTOKINE STORM	✓	✓	✓

Graphene oxide is degraded by neutrophils and the degradation products are non-genotoxic!
Dispersibility-Dependent Biodegradation of Graphene Oxide by Myeloperoxidase

9) "원칙상 자가 격리 중이어도 증상 있어야 [PCR] 검사 대상"이라는 김강립 차관의 주장이 맞는 말이다, 왜냐하면 증상이 없는 사람은 PCR 양성이 나와도 99% 이상이 위양성(僞陽性, 병을 일으킬 수 없는 상태의 죽어있는 바이러스 조각이 검출되는 것) 이기 때문이다. 문제는 힘 있고 지위 있는 사람에게는 그런 주장이 통하지만, 이 사회는 권력 없고 돈 없는 사람들은 그러한 주장을 할 수도 없고 사회에서나 법원에서도 인정되지도 않는다는 것이다.

- 서산의 서해중앙교회 김후용 목사님은 PCR 의 CT 값 (증폭 횟수)을 40 이상으로 하고 있는 PCR 진단 검사 제조 회사들의 PCR 진단 검사 제조 허가 취소 소송을 청주지법에 하였지만, 패소하였다. PCR을 통해 40 배 이상 증폭을 하면 2 x 2 x 2 x 2 x 2 x 2 ..... 이렇게 2를 40번을 곱하는 만

큼 (2의 40 승) 증폭이 되므로, 파인애플에서나 우유에서나 바나나 추출물에서도 코로나19 위양성을 만들 수 있다.

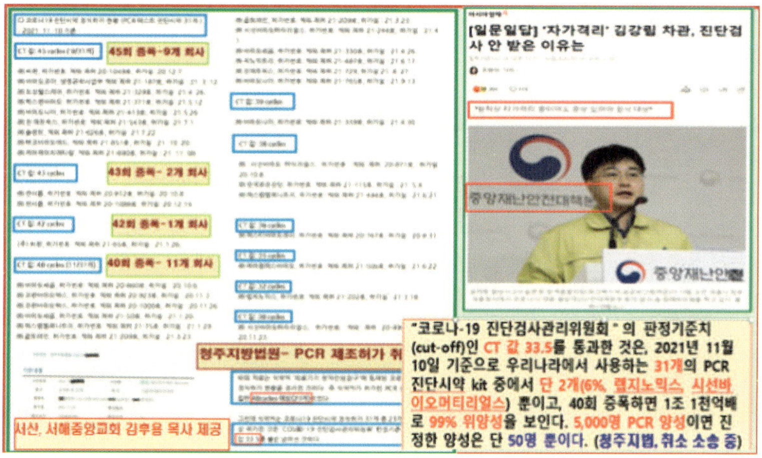

[김강립 차관이 "자가 격리 중이어도 증상 있어야 [PCR]검사 대상"이라고 한 말은 지극히 과학적이고 올바른 말이다. 다만, 권력 없고 돈 없는 사람들에게는 그 말이 "그림의 떡"일 뿐이다.]

- 코로나19 질병과 실험용 백신에 대한 실상이 거의 밝혀진 지금, 2023년 7월에도 부모형제가 병원에 입원에 계실 때, 병원에 들어가는 모든 보호자들이 무증상인데도 PCR을 강요하는 병원들, 모든 입원하려는 또 수술받으려고 하는 환자들에게 PCR 검사를 강요하는 비과학적이고 독재적인 행태를 이해를 할 수가 없다.
- 그리고 엉터리 pcr보다는 질병 있는 사람을 찾아내는 데에 더 적합하다고 생각되는 〈혈당 검사하는 것처럼 말초 혈액 한 방울로 검사 가능한 방법〉을 거부하고 계속해서 pcr를 하는 이유는 무엇인가요?

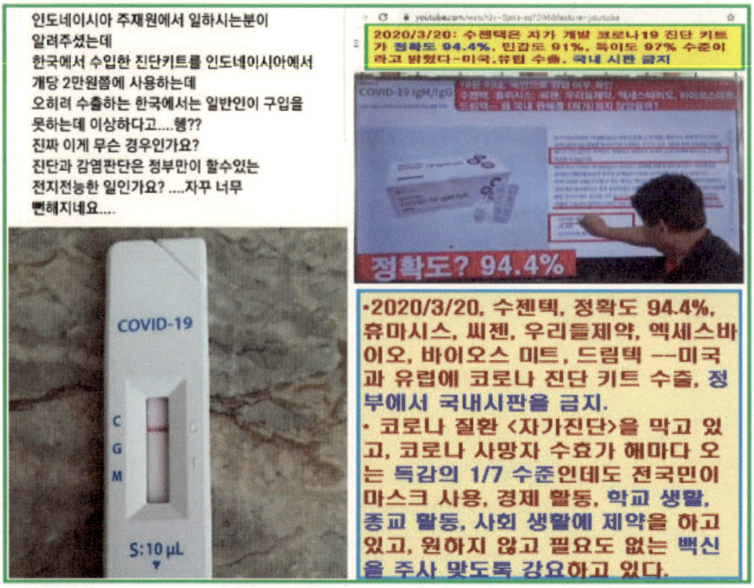

[김강립 차관은 [PCR]검사 하지 않아도 되는데 힘 없는 일반 국민들에게 pcr 검사를 강요하는 이유가 무엇입니까? 엉터리 pcr 검사보다도 질병 증상 있는 사람을 찾아내는 데에 더 적합하다고 생각되는 <혈당 검사하는 것처럼 말초 혈액 한 방울로 검사 가능한 방법>을 인정하지 않고, 우리의 <송과선과 뇌신경 전달 과정>에 위해(危害)한 pcr를 강요하는 이유가 무엇입니까?]

10) 코로나19 실험용/생물학적 무기 백신 속에 들어 있는 성분들은 너무도 다양하다. 또한 사람들 각자의 면역력도 다르고 체질도 다 다르듯이, 각자가 접종받은 코로나19 백신 성분 자체가 다 다를 수 있다. 코로나19 실험용 백신 속의 성분들이 균질하지 않아서, 접종할 당시에 백신 주사의 어느 부분에서 접종받느냐, 또한 백신이 생산된 지역과 시기 및 Lot 번호에 따라서 다를 수 있다.

• 이러한 상황 속에서는 세계의 많은 의/과학자들이 코로나19 실험용 백신 속의 성분을 분석하고 조사하였다. 여기에 소개하는 내용이 백신 속

의 성분을 다 소개하지는 못하고 있다. 또 백신마다 그 성분이 다를 수 있지만 대개는 크롬, 구리, 산화 그라핀(하이드로겔), 철분, 생합성된 기생충이나 바이러스, 유전자(태아, 원숭이, 돼지, 암 발생) 같은 성분들을 포함한다.

- 코로나19 백신 속에 들어 있는 성분에 대해서는 이 책의 앞 부분에 이미 소개가 되어 있으니 참고하시기 바란다.

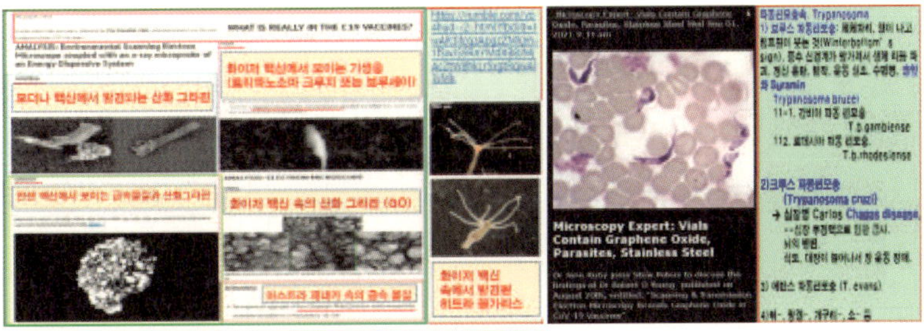

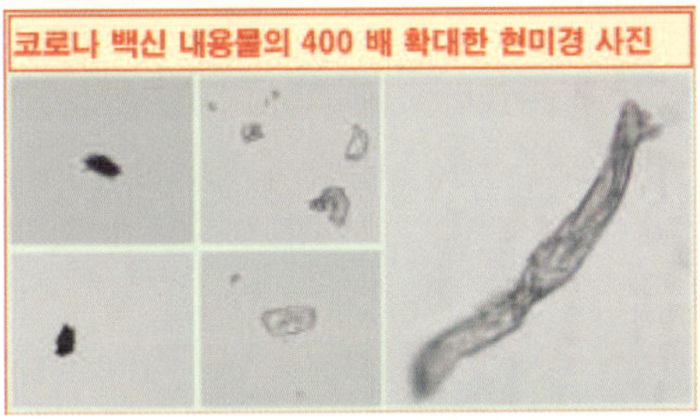

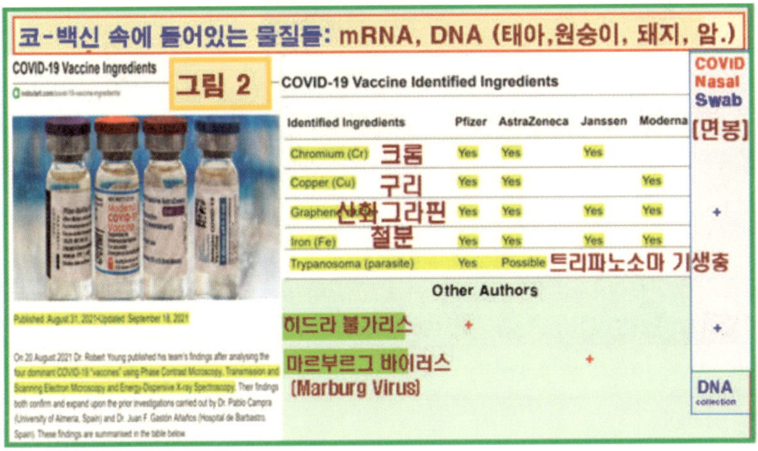

- 한동안 마르버그(마르부르그) 바이러스가 유행할 것이라고 WHO에서 떠들어 댔던 것은, 코로나19 백신 속에 그러한 바이러스 성분이 들어 있기 때문에 코로나19 백신을 접종하면 할수록 그러한 병들이 많아질 것이었다. 그러나 다행스럽게도, 또 주님의 축복으로 사람들이 3차 넘어가면서부터는 코로나19 백신 접종을 악한 자들이 원하는 만큼 접종하지 않았기 때문에 마르버그 바이러스가 더 이상 전파되지 못했다.
- 원숭이 두창(원두, Monkey Pox, M pox)도 마찬가지이다. 원숭이 두창 백신은 약화된 천연두 백신을 주사하는 것이기 때문에, 백신을 접종받은 사람들은 자신이나 다른 사람들에게 원두/천연두를 전파시킬 수 있다.
- 이미 발표된 논문에 의하면, 접종자의 4%에서는 원두/천연두가 오히려 발생하고, 사람에 따라 다르겠지만 항체가 생기려면 2주에서 6주가 걸리고, 또한 10-20%에서는 항체가 생기지 않아 남들에게 평생동안 원두/천연두를 전파시킬 수도 있기 때문이다.
- "원두(M Pox, 엠 폭스)는 코로나19 백신의 부작용에 의한 것이다"는 주장을 저는 맞다고 받아들입니다.

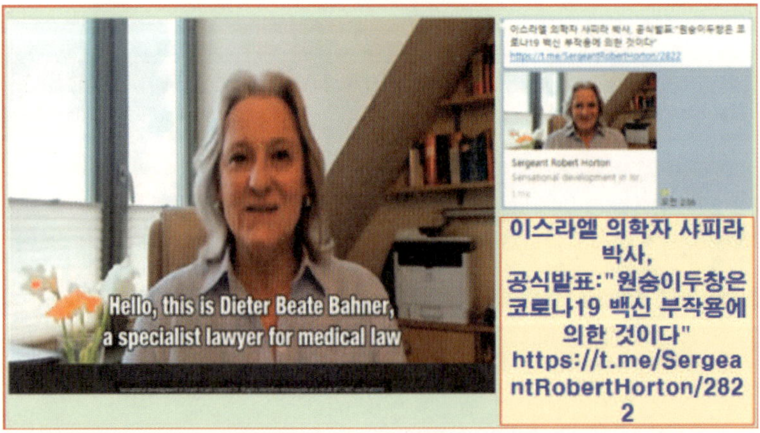

11) 저는 2020년 8월부터 코로나19 환자 치료 및 예방에 HCQ + AZM 등을 사용해 왔고 (책 속의 책—함께 갑시다, AJEPH-ID31) 그것을 코로나19 칵테일 예방 및 치료 요법이라고 여러 논문에도 발표했고 (AJEPH- ID39, ID45, ID50, AJTCR 등) 유튜브와 뉴스타운 인터넷 신문에 게개하여 많은 분들에게 소개하였다.

- 코로나19 예방 및 치료 칵테일 + 면역력 증강법은 코로나19 돌기 단백질 전체에 효과가 있는 것이기에, 돌기 단백질 내부에 무슨 변화가 있든간에 아무런 영향을 받지 않는다. 그동안 돌기 단백질 내에 수많은 코로나 변이가 생겼지만, 코로나19 예방 및 치료 칵테일 + 면역력 증강법은 여전히 유효(有效)했고, 앞으로의 XBB 1.5 변이형에도 효과가 있다.
- 코로나19 질병에 의한 사망률은 아주 낮고 (0.14 - 0.28 % < 1%), 코로나19 실험적 백신은 안정성에 문제가 있으니, WHO나 우리나라 정부에서 접종하려는 XBB 1.5 표적 백신 접종은 강제할 가치가 전혀 없고 강제해서는 안 된다고 우리는 믿는다.
- 문제는 최근 들어서 이러한 코로나19 예방/치료 칵테일 성분들, 이버멕틴 등을 생산의 장애나 수입의 어려움 때문에, 구하기가 점점 어려워지고 있으니, 미래를 대비해서 자신과 가족들이 사용할 약을 미리 구비해 놓는 것도 좋겠다고 생각한다.

Influenza: Period	Infections (% of population)	Deaths	Case-Fatality Rate
2017–2018 Seasonal Flu	45 million (14%)[23]	61,000[22]	0.14%
2015–2016 Seasonal Flu	24 million (7.5%)[22]	23,000[22]	0.1%
1968–1972 Flu Pandemic	80 million (39%)[23]	111,927[24]	0.14%
1957–1960 Flu Pandemic	42 million (24%)[24]	115,700[24]	0.28%
1918–1920 Flu Pandemic	30 million (29%)[24]	675,000[24]	2.25%

Table 2: Estimated overall CFR of respiratory illness during several seasonal and pandemic flu periods.

As Fauci et al. noted in the New England Journal of Medicine, a case-fatality rate of SARS-CoV-2 "considerably less than 1%...suggests that the overall clinical consequences of COVID-19 may ultimately be more akin to those of a severe seasonal influenza (which has a case fatality rate of approximately 0.1%) or a pandemic influenza (similar to those in 1957 and 1968)."[25]

•코로나(China)바이러스 질환에 의한 사망률은 기존에 알려진 3~8% 정도가 아니라, 심한 계절 독감과 같은 정도의 사망률인 0.1% 정도 또는 1957년~1968년 사이의 유행성 독감 수준(0.14% ~ 0.28%)의 사망률을 가질 것으로 생각된다.

[NIH 파우치 박사는 해리슨 내과 교과서의 공동 집필자였을 정도로 뛰어난 사람이었다. 그때에 NEJM에 쓴 논문은 코로나19 사망률이 0.14-0.28% 정도로 계절 독감 정도 수준이라고 하였다.]

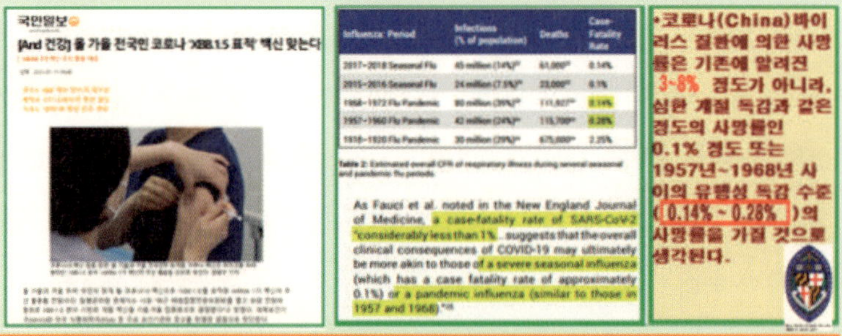

코로나19 예방 및 치료 칵테일 + 면역력 증강법은 코로나19 돌기 단백질 전체에 효과가 있는 것이기에, 돌기단백질 내부에 무슨 변화가 있든간에 아무런 영향을 받지 않는다. 그동안 수 많은 돌기 단백질 내의 코로나 변이가 생겼지만, 코로나19 예방 및 치료 칵테일 + 면역력 증강법은 유효(有效)했고, XBB 1.5 변이형에도 효과가 있다. 코로나19 질병에 의한 사망률은 아주 낮고 (1% 이하), 코로나19 실험적 백신은 안정성에 문제가 있으니, WHO 나 우리나라 정부에서 접종하려는 XBB 1.5 표적 백신 접종은 강제해서는 안된다고 우리는 믿는다.

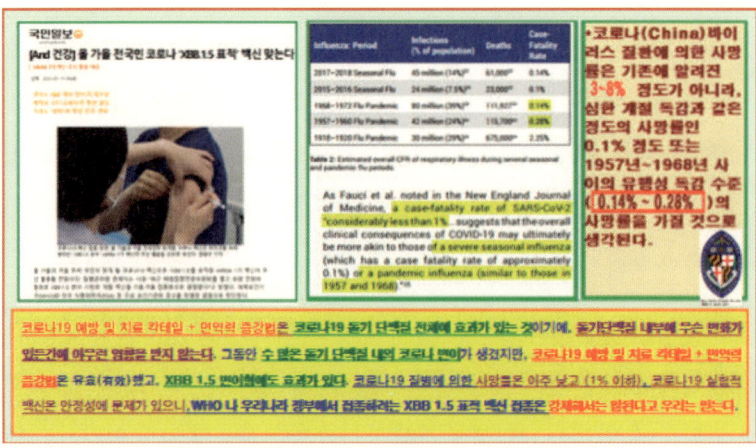

[2023년 7월 13일, 본 책을 쓰고 있는 동안에 xbb 1.5 표적 접종에 대한 자료 요청이 들어와서, 위와 같이 PP 찌라시를 만들어 단톡(단체 카톡)과 단텔 (단체 텔방)에 뿌렸다.]

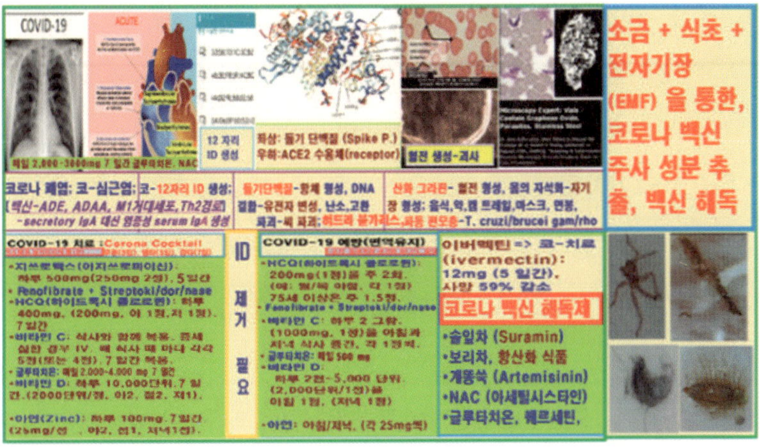

[코로나19 질환으로 오는 코로나19 폐염과 심근염에 대해서 위의 그림에 소개하였고, 코로나19 백신을 접종하면 ADE (Antibody Dependent Enhancement, 항체 의존형 [부작용] 강화), 염증을 증가시키는 type 1 대식세포 증가, T2 도움 세포 증가 등이 일어나서 인체에 해로운 영향을 준다고 참석하신 분들게 설명드렸다.

- 코로나19 백신 접종으로 돌기 단백질, 산화 그라핀(폴리아크릴아마이드 하이드로겔), 여러 가지 합성 생물/기생충 등이 인체 내로 들어온다. 코로나19 질환 치료에는 코로나19 예방/치료 칵테일 [AZM(아지쓰로마이신) + HCQ(하이드록시 클로로퀸) + 비타민 C + 비타민 D + 아연(zinc)] + 글루타치온 + fenofibrate(페노파이브레이트) 등을 사용한다. 코로나19 예방 치료에도 이들이 사용되고, 이버멕틴을 사용하면 코로나19 질환으로 인한 사망을 59% 감소시킬 수 있다.
- 코로나19 백신 해독 치료로는 위의 코로나19 예방/치료 칵테일 + 족욕 + 솔잎차(수라민 성분) + 녹차(EGCG, 에피 갈로 카테킨 3-갈레이트) + 개똥쑥(아프테미신) + 글로타치온 + 퀘르세틴 등을 사용한다. 백신 해독 족욕을 통해서 히드라 모양의 합성물, 벌레, 모겔론스 등이 나온다.
- 낫토키나제(장내 유산균 중에서 냄새가 안나는 균인 B. subtilis 중 natto 균에 의해서 만

들어지는 유산균 효소), 파인애플 속의 브로민 성분 또는 커큐민(Curcumin, 생강의 일종인 강황의 뿌리에 있는 노랑색의 폴리페놀 성분, 카레에도 많음) 등이 코로나19 질병의 원인균인 SARS-CoV2 의 돌기 단백질(spike protein)을 분해시킨다고 알려져 있다.

- 코진의 신윤상 원장이 전해 준 럼블의 내용 참조해 주세요. (https://rumble.com/v2z21zk-mccullough-natural-remedies-are-turning-out-to-be-the-best-way-to-treat-syn.html.)
- 함씨네 쥐눈이콩 마늘 청국장환은 non-GMO 식품이며 낫토키나제 비슷한 성분 또는 그보다 다양한 성분이 들어 있을 것으로 생각되어, 본원에서는 코로나19 질환 치료, 예방 및 코로나19 실험용 백신 부작용 치료에 사용하고 있다.
- 또한 본원에서는 배용석 면역학자가 특허낸 스마트 푸드 DM을 추천하고 있고, 항염증 및 항산화제인 활진기고, 헤모힘(HemoHIM), 코코넛 오일, 마늘, 강황 등도 효과가 있는 것으로 알려져 있다. 문제는 우리도 과학적으로 그러한 사실을 입증해 내는 일이다.

check for updates

Citation: Tanikawa, T.; Kiba, Y.; Yu, J.; Hsu, K.; Chen, S.; Ishii, A.; Yokogawa, T.; Suzuki, R.; Inoue, Y.; Kitamura, M. Degradative Effect of Nattokinase on Spike Protein of SARS-CoV-2. *Molecules* **2022**, *27*, 5405. https://doi.org/10.3390/molecules27175405

Academic Editor: Maria José U. Ferreira

Received: 14 July 2022
Accepted: 23 August 2022
Published: 24 August 2022

Publisher's Note: MDPI stays neutral with regard to jurisdictional claims in

Abstract: The coronavirus disease 2019 (COVID-19), caused by the severe acute respiratory syndrome coronavirus 2 (SARS-CoV-2), emerged as a pandemic and has inflicted enormous damage on the lives of the people and economy of many countries worldwide. However, therapeutic agents against SARS-CoV-2 remain unclear. SARS-CoV-2 has a spike protein (S protein), and cleavage of the S protein is essential for viral entry. Nattokinase is produced by *Bacillus subtilis* var. *natto* and is beneficial to human health. In this study, we examined the effect of nattokinase on the S protein of SARS-CoV-2. When cell lysates transfected with S protein were incubated with nattokinase, the S protein was degraded in a dose- and time-dependent manner. Immunofluorescence analysis showed that S protein on the cell surface was degraded when nattokinase was added to the culture medium. Thus, our findings suggest that nattokinase exhibits potential for the inhibition of SARS-CoV-2 infection via S protein degradation.

Keywords: SARS-CoV-2; nattokinase; COVID-19

1. Introduction

Coronavirus disease 2019 (COVID-19), caused by severe acute respiratory syndrome coronavirus 2 (SARS-CoV-2), has been spreading worldwide. The COVID-19 pandemic has affected over 437 million people and caused more than 6.3 million deaths (https://covid19.who.int/, accessed on 4 July 2022). The entry of SARS-CoV-2 into host cells is mediated by the transmembrane spike protein (S protein), which forms homotrimers

[낫토키나제 성분이 코로나19 질병의 원인균인 SARS-CoV2 의 돌기 단백질 (spike protein)을 분해시킨다고 보고한 논문]

멜라토닌? 미국 클리블랜드 클리닉 러너 연구소는 2만6779명의 코로나19 환자 의료 기록을 바탕으로 검사한 결과 코로나19 사망률을 높이는 것은 '호흡곤란증후군'과 '패혈증'이었다. 연구 결과, 멜라토닌 사용은 코로나19 양성 반응 가능성을 30% 감소시키는 것으로 나타났다. 멜라토닌이 호흡기 증상 완화에 도움을 주는 이유는 '면역 작용' 작용 때문이다. 면역 작용 외에도 멜라토닌은 강력한 항염증·항산화 작용으로 급성폐손상, 급성호흡곤란증후군 등의 완화에 효과가 있는 것으로 알려졌다. 패혈증에도 임상적 효과가 있다는 연구가 영국 왕립 약사회 저널에 실리기도 했다. **면역 증강 및 코로나 바이러스 침입과 증식 억제, 산화 그라핀 파괴를 돕는 면역 증강 작용.**

하이드록시 클로로퀸/ 퀘르세틴? 면역 증강 및 코로나 바이러스 침입과 증식 억제, 아연 기능을 돕는다.

아연? 면역 증강 및 코로나 바이러스 침입과 증식 억제

아스피린? 기계 호흡 (위험율 HR 0.56), 사망 (HR 0.53)

피노파이브레이트 (Fenofibrate)? 코-염증 70% 감소

비타민 디? 면역 증강 및 코로나 바이러스 침입과 증식 억제

NAC? 혈전 예방, 글루타치온 생성, 돌기 단백질과 산화 그라핀을 파괴.

NAC는 글루타치온 생산의 필수 전구체인 시스테인을 제공, 글루타치온 양을 강화, 독성 대사산물에 결합, 자유라디칼 제거, 산소 전달을 증가시키고 미토콘드리아 ATP 생성을 증가시켜 미세혈관 긴장도 변화, 다른 중요 장기로 혈류 및 산소 전달을 증가시킨다.

글루타치온? 돌기 단백질과 산화 그라핀을 파괴. 독성 물질 제거, 백옥 주사.

솔잎차 (suramin)? 돌기 단백질과 산화 그라핀을 파괴. 돌기 단백질의 농도를 log 2 에서 log 3 으로 줄임 (1/100 에서 1/1000 으로 줄임)

이버멕틴? 코로나 돌기 단백질이 세포 이입과 세포내 증식을 억제, 트리파노소마 cruzi 기생충을 45% 에서 제거.

** 여러 싸이트중 쿠팡이 지금 까지는 제일 좋더라구요, 여러 제품이 한꺼번에 나오니까요!

[본원에서 2020년 8월부터 코로나19 질환의 치료와 해독에 사용하는 여러 치료제들의 치료 및 해독 작용에 대해서 간략하게 설명하여, 2021년 11월의 "함께 갑시다" 책에 실었다.]

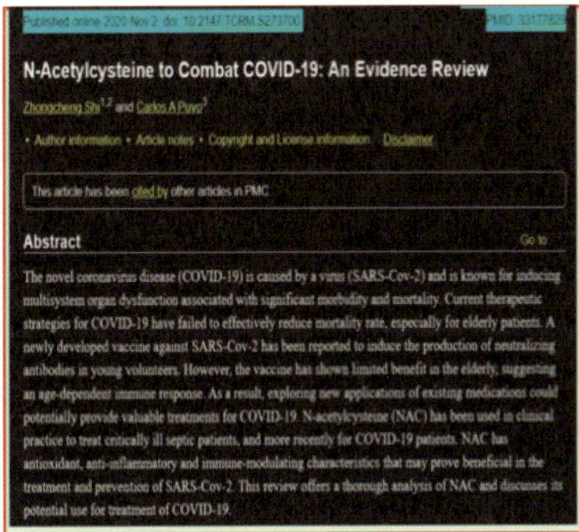

Published online 2020 Nov 2. doi: 10.2147/TCRM.S273700 PMID: 33177829

N-Acetylcysteine to Combat COVID-19: An Evidence Review

Zhongcheng Shi[1,2] and Carlos A Puyo[3]

• Author information • Article notes • Copyright and License information Disclaimer

This article has been cited by other articles in PMC.

Abstract

The novel coronavirus disease (COVID-19) is caused by a virus (SARS-Cov-2) and is known for inducing multisystem organ dysfunction associated with significant morbidity and mortality. Current therapeutic strategies for COVID-19 have failed to effectively reduce mortality rate, especially for elderly patients. A newly developed vaccine against SARS-Cov-2 has been reported to induce the production of neutralizing antibodies in young volunteers. However, the vaccine has shown limited benefit in the elderly, suggesting an age-dependent immune response. As a result, exploring new applications of existing medications could potentially provide valuable treatments for COVID-19. N-acetylcysteine (NAC) has been used in clinical practice to treat critically ill septic patients, and more recently for COVID-19 patients. NAC has antioxidant, anti-inflammatory and immune-modulating characteristics that may prove beneficial in the treatment and prevention of SARS-Cov-2. This review offers a thorough analysis of NAC and discusses its potential use for treatment of COVID-19.

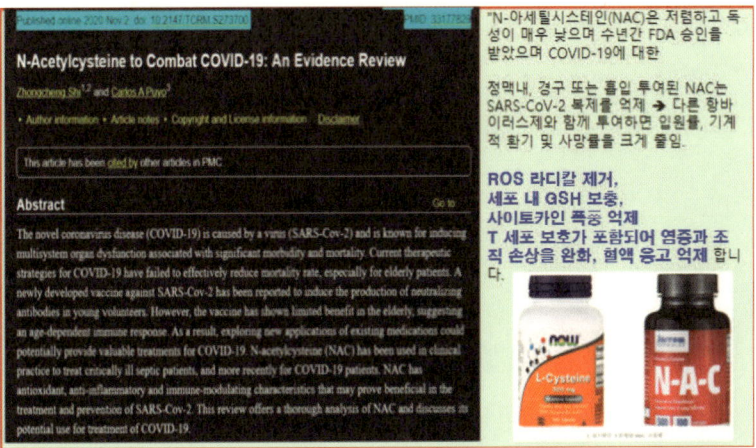

"N-아세틸시스테인(NAC)은 저렴하고 독성이 매우 낮으며 수년간 FDA 승인을 받았으며 COVID-19에 대한

정맥내, 경구 또는 흡입 투여된 NAC는 SARS-CoV-2 복제를 억제 → 다른 항바이러스제와 함께 투여하면 입원률, 기계적 환기 및 사망률을 크게 줄임.

ROS 라디칼 제거, 세포 내 GSH 보충, 사이토카인 폭풍 억제 T 세포 보호가 포함되어 염증과 조직 손상을 완화, 혈액 응고 억제 합니다.

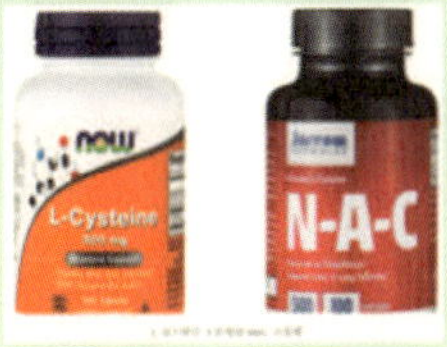

12) 모겔론스 (morgellons)

모겔론스는 유전자 조작 기술을 무분별하게 사용하여 우리가 먹는 음식물 대부분이 GMO 식품이어서 인간의 몸이 흙과 비슷한 성분이 많아져서 흙 속에서 번식하는 박테리아, 곰팡이 등이 침입해서 일어나는 것으로 받아지고 있다.

• 현재까지 증상들은 비슷하나, 크게 3개의 각각 다른 원인에 발생하는 것으로 설명하고 있다(뿌리혹병균/기생충, 선형 보렐리아, CDB (Cross Domain Bacteria, 다 영역 세균).

1) 실제로 피부 아래 쪽에 기생충이 박혀 있어서, 바늘이나 날카로운 핀셋으로 잡아내기도 한다. 토양미생물의 일종인 뿌리혹병균(근두암종병균)이 발견되기도 했다. (紫 微 垣 정체불명 괴질 - 모겔론스 병(tistory.com)).

2) 코로나19 백신 접종 후에 증상이 발현하는 경우가 많으나 접종 전에 발생한 경우도 있다. 족욕을 통해서 나오는 경우가 많고, 이 경우에는 알집 같이 보이는 것들을 포함하는 흰 솜털 같은 부위들과 여기와 연결된 많은 검은색 계통의 산화 그라핀들이 보인다. 비슷한 임상 증상을 보이고 모겔론스 병이라고 불리고 있지만, 병원균을 filamentous borrelia(선형 보렐리아)라고 생각하고, 모겔론스 병이라고 불리는 비슷한 형태의 병을 a filamentous borrelial dermatitis(선형 보렐리아 피부병)이라고 생각하는 병도 있다.

3) CDB(Cross Domain Bacteria, 다 영역 세균)가 원인균이라고 생각하는 과학자들이 있다. CDB는 [진핵생물 + 고세균 + 박테리아 + 자성의 특징을 가지고 있는 인공 합성 자성 단백질 생명체]라고 본다. {CDB가 적혈구 세

포들을 이용하여 하이드로겔 필라멘트를 형성한다: 네이버 카페(naver.com)]

인공 합성 미생물인 CDB/모겔론스는 현미경으로 보면, 적혈구를 둘러싸고 적혈구를 파괴하여 적혈구를 영양분 삼아서 (사진에서 적혈구를 둘러싼 검정 물체들, HP= go 로 표시), 고분자 하이드로겔 폴리머를 형성하여, 현미경상에서 1mm 크기로도 발견되며, 마스크에서는 더 큰 것이 발견된다.

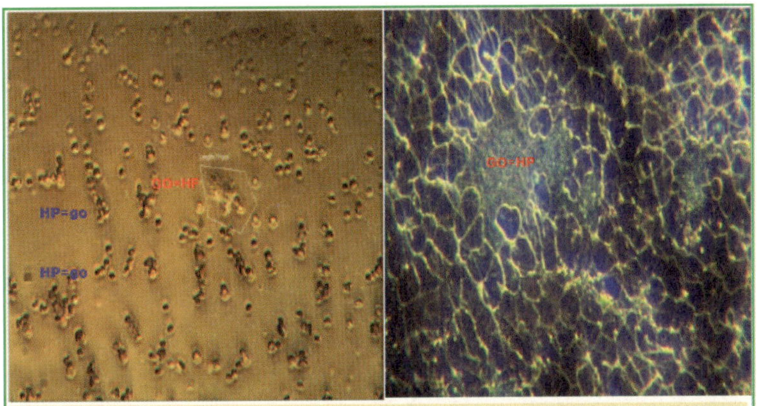

CDB (다영역 세균)/모겔론스는 현미경으로 보면, 적혈구를 둘러싸고 적혈구를 파괴하여 적혈구를 영양분 삼아서 (사진에서 적혈구를 둘러싼 검정 물체들, HP= go 로 표시), 고분자 하이드로겔 폴리머를 형성하여, 좌측에 보이는 저희 환자분[2023/4/25, 61세, 남자, 황**]처럼 치료받지 않고 증상이 있는 경우라면 자가조립 중이라고 보는 것이 좋겠다. 이것이 계속 성장하여 현미경상에서 보이는 산화그라핀 (Graphene Oxide, 폴리아크릴아마이드 하이드로겔, polyacrylamide hydrogel, GO=HP)을 만들고, 이들이 제 3의 신경계를 만들거나, 혈관속에서 고무처럼 탄력성을 가지는 혈전을 만들거나 뇌 속에서 아밀로이드 축적물 (amyloid accumulation)을 형성하는 것으로 생각한다. 그러나 치료 중이라면 산화그라핀 하이드로겔 필라멘트가 파괴되는 중이라고 생각하는 것이 좋겠다.

- 특히 코로나19 백신 접종한 환자들의 혈액에서 많이 발견하는 것인데, 혈액 내에 파괴된 산화 그라핀(graphene oxide = hydrogel) 흔적 = 자가조립/혹은 파괴되는 과정 중인 폴리머 하이드로겔 필라멘트(polymer hydrogel filament) 모임(섬 모양으로 나타남, 사진에서 GO=HF 로 표시). [제 생각에는 치료 중이라면 산화 그라핀 하이드로겔 필라멘트가 파괴되는 중이라고 생각되고, 좌측에 보이는 저희 환자분[2023/4/25, 61세, 남자, 황**]의 혈액처럼 치료받지 않고 증상이 있는 경우라면 자가조립 중이라고 보는 것이

좋겠다고 생각한다. 이것이 계속 성장하여 현미경상에서 보이는 산화 그라핀(Graphene Oxide, 폴리아크릴아마이드 하이드로겔, polyacrylamide hydrogel)을 만들고, 이들이 이어져서, 제3의 신경계를 만들거나, 혈관 속에서 고무처럼 탄력성을 가지는 혈전을 만들거나 뇌 속에서 아밀로이드 축적물(amyloid accumulation)을 형성하는 것으로 생각한다.]

- 이러한 병이 있는 사람들은 대개 흙과 연관된 일을 하거나 취미가 있는 사람들이었다. GMO 식품을 피하고 비타민 D를 특히 잘 복용하도록 한다. 스테로이드를 사용하지 말고, 소변의 pH 수치가 7 -7.3 되도록 몸을 알칼리화 하는 것이 모겔론스 퇴치에 좋은 방법으로 알려져 있다. 깨끗한 물에 레몬을 타서 먹는 것도 도움이 된다.
- 피부 밑으로 벌레가 기어다니는 느낌, 눈 안쪽으로 벌레가 움직이는 느낌, 이명이나 뇌명(뇌 속에서 윙윙 거리는 소리)이 있기도 하고, 후각이나 미각이 떨어진다. 번쩍이는 다양한 색깔의 불빛 조각들이 눈 앞쪽에서 흘러 지나가기도 하고, 피부 아래 쪽으로 물이 흐르는 느낌, 피부에서 검정실/하얀실/푸른색의 가느다란 실 같은 것이 피부를 뚫고 나오는 것을 보기도 하고 엄청 가렵기도 한 증상을 보인다.
- 흰 침대보에 벌레와 기생충, 심지어는 날개 달린 벌레까지도 피부 밖으로 나오기도 한다.
- 몸이 가렵고 해서 정신을 집중하지 못하고 증세를 잡지 못해서 우울감을 느끼는 경우가 많다. 25명의 모겔론스 환자 중 23명에게서 조울증, 집중력 저하, 강박 신경증, 정신분열증 같은 증세를 보였다(Morgellons disease: a filamentous borrelial dermatitis - PMC (nih.gov). 기생충약, 항생제, MMS2, 소금으로 지지기, 정신신경과약, 포진피부염/나병 치료제인 답손 정 (dapsone 100mg tab)을 사용하기도 한다.

• {기회 감염, oppertunistic infection}은 방광염균처럼 평상시에는 인간과 사이좋게 지내는 착한 균이었다가도, 스트레스로 인간의 상태가 나빠지면 병원균으로 돌변해서 방광염, 신장염을 일으킵니다. 이렇듯 우리 몸에는 우리와 공생하는 미생물 왕국이 있는데, 평상시에는 인간과 잘 지내다가도 스트레스로 인간의 상태가 나빠지면 병원성 세균쪽으로 변해 갑니다.
• non-GMO 식품을 먹고, 이웃을 사랑하고, 하나님을 사랑하고, 하나님의 나라와 그 의를 구하면, 우리 몸의 미생물 왕국이 착하고 좋은 일을 하게 됩니다.

5. [2022년 3월 3일, 노바 백신의 진실을 밝혔던 유튜브 방송 내용]

뉴스타운 손상윤 회장님의 배려로 2020년 8월부터 유튜브 방송을 시작하게 된 이후로 코로나19 백신은 우리 몸에 해로우며, 코로나19 예방/치료 칵테일을 사용해서 코로나19 질환을 물리치고 건강을 유지하도록 해야한다고 생각해 왔다. 아무린 선한 전쟁이라고 아군의 희생이 없을 수는 없듯이, 코로나19 예방/치료 칵테일로 치료할 때에도 물론 희생자가 나올 수는 있다. 하지만 그 피해 정도는, 코로나19 실험용 백신을 접종하고 갑자기 죽거나 후유증과 합병증에 시달려 일상의 일을 잘 하지 못하고, 컴퓨터의 노예가 되고, 젊은이들이 자신들이 사랑할 수 있는 아이들을 생산하지 못하는 것과 비교할 수가 없을 정도로 적다.

코로나 백신 또는 노바백신(NoV-CoV)에 대한 소개

표어: 우리 앞에 선택의 두 길이 있습니다.

죽는 길: 코로나 백신 접종을 3차 부스터, 4차, 5차 계속하며, 전자 ID 만드는 것
사는 길: 코백신 맞지 않고, 각자도생(各自圖生)하는 것. 비타민 C, D, 아연, 하이드록시클로로퀸 (HCQ), 기생충 약, 이버멕틴 (Ivermectin), MMS2 (차아염소산 칼슘: Calcium Hypochloride, 클로로칼키. 단, 락스 성분인 차아염소산 나트륨과 혼동하면 안됨), 유산균 (요구르트), 쥐눈이 콩을 전국민이 체질에 맞게 사용하고, 백신 해독 족욕하는 것.

자유를 되찾아 주세요!!

홉킨스 전일내과 전기엽
코로나 진실 규명 의사회 (코.진.의.)

〈노바 백신의 소개〉

- 세계 대부분의 국가들에서 〈코로나19 백신 패스〉를 강제로 시행하고, 사회에서 코로나19 백신을 맞지 않고는 살아가기가 힘들어졌을 때, 기존의 아스트라 제네카, 화이자 백신 대신에 대체품으로 기다렸던 것

이 3세대 노바 백신이었다. 그러나 노바 백신도 유전자 조작된 돌기 단백질을 인체에 넣어주는 것이었고 그로 인한 부작용이나 사망을 피할 수 없는 것이었다.

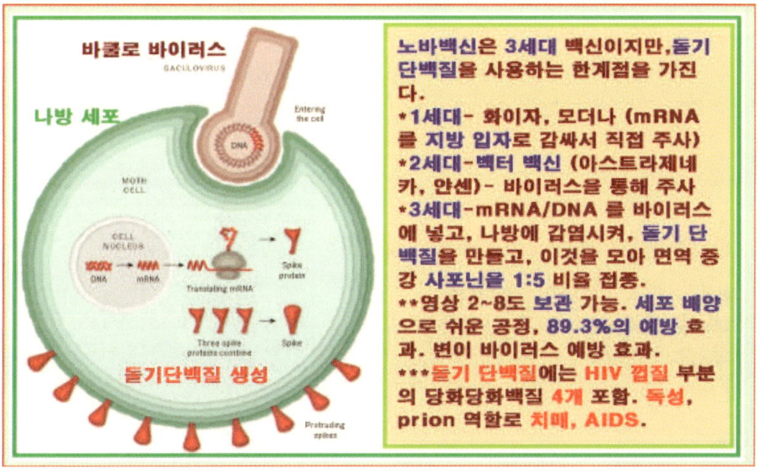

• 노바 백신에 대한 관심이 많이 높아질 무렵, 세상의 악한 자들은 세상을 혼돈(混沌)속으로 밀어넣기 위해서 계속해서 사람들을 속이기 위한 밑밥을 깔고 있었는데, 그중의 하나가 마르버그 바이러스를 전파시키고 있는 것이었다.

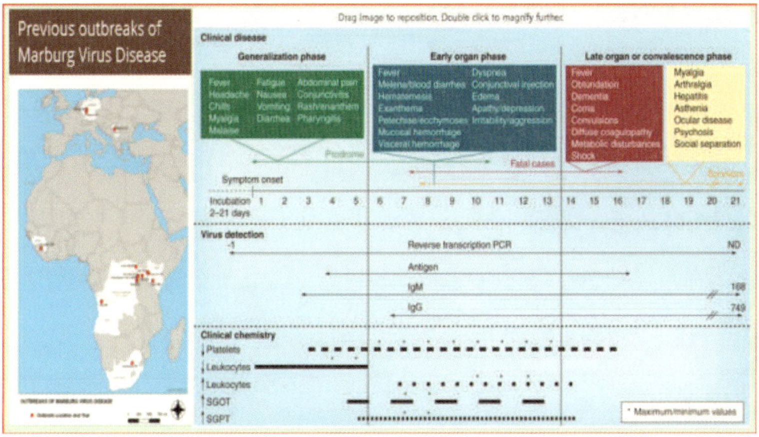

• 그동안 코진의들은 마르버그 바이러스도 RNA 의존 중합효소(RNA dependent RNA polymerase, RdRp)로 바이러스 수효가 늘어나므로, 마르버그 바이러스에 겁먹고 또 다른 백신을 접종하지 말고, RdRp를 억제하는 기존의 치료 방법인 HCQ + EGCG + Zn (아연) + 개인 위생 + 이버멕틴 + 개인 면역력 향상으로 이겨내자고 계몽하여 왔다.

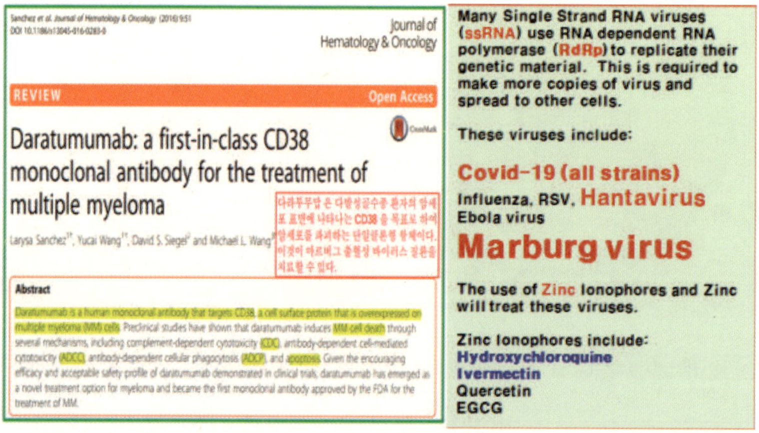
Sanchez et al. Journal of Hematology & Oncology (2016) 9:51
DOI 10.1186/s13045-016-0283-0
Journal of Hematology & Oncology
REVIEW Open Access

Daratumumab: a first-in-class CD38 monoclonal antibody for the treatment of multiple myeloma

Larysa Sanchez[1†], Yucai Wang[1†], David S. Siegel[2] and Michael L. Wang[3*]

다라투무맙 은 다발성골수종 환자의 암세포 표면에 나타나는 CD38 을 목표로 하여 암세포를 파괴하는 단일클론성 항체이다. 이것이 마르버그 출혈성 바이러스 질환을 치료할 수 있다.

Abstract

Daratumumab is a human monoclonal antibody that targets CD38, a cell surface protein that is overexpressed on multiple myeloma (MM) cells. Preclinical studies have shown that daratumumab induces MM cell death through several mechanisms, including complement-dependent cytotoxicity (CDC), antibody-dependent cell-mediated cytotoxicity (ADCC), antibody-dependent cellular phagocytosis (ADCP), and apoptosis. Given the encouraging efficacy and acceptable safety profile of daratumumab demonstrated in clinical trials, daratumumab has emerged as a novel treatment option for myeloma and became the first monoclonal antibody approved by the FDA for the treatment of MM.

[EGCG (에피갈로 카테킨 3-갈레이트)는 항염증, 항산화, 항암 작용 등을 가지는 것으로 알려져 있습니다. 녹차, 울롱차, 흑차, 백차, 크랜베리, 딸기, 블랙베리, 키위, 체리, 복숭아, 배, 사과, 아보카도, 피칸 호도 등에 들어 있습니다. 녹차잎의 마른 중량의 30%가 EGCG 로 알려져 있어서, 본원에서는 코로나19 백신 해독으로 솔잎 엑기스 + 녹차 + 카레 (강황) 등을 권하고 있습니다.]

• 악한 자들은 코로나19 질환의 예방과 치료 및 코로나19 백신 주작용의 해독 치료에 사용되고 있는 HCQ, 이버멕틴 등이 아주 해롭고 위험한 약이라고 계속해서 매스컴을 통하여 거짓 선전을 하고 있던 당시 상황에 우리는 사실은 그렇지 않고, 코로나19 실험용 백신보다 수 백배 안전하다는 것을 계몽하였다.

DRUG ADVERSE EVENT COMPARISON

FDA AND CDC DATA: WORLDWIDE

	Adverse events	Deaths	Deaths/year
1/1/1996 – 9/30/2021:			
Ivermectin 이버멕틴	3,756	393	15
HCQ 하이드록시 클로로퀸	23,355	1,770	69
Flu vaccines	197,816	2,001	77
Dexamethasone	83,599	15,910	618
Tylenol 타이레놀	112,244	26,356	1,024
Since 2020:			
Remdesivir 렘데시비르	6,504	1,612	921
In 12 months:			
Covid vaccines 코로나 백신 주사	1,000,229	21,002	21,002

FDA FAERS system, CDC VAERS system. Reports from all locations worldwide. Data as of Dec. 24, 2021; downloaded Jan. 1, 2022.

6. [2022년 3월 5일, 코로나진실규명의사회 이름으로 성명서 발표]

달필인 오순영 공동대표가 성명서를 작성하고 코진의들의 동의를 얻어, 어린이들과 청소년들이 불필요한 신속항원검사 및 pcr 검사를 하지 말도록 계몽하고 권고하는 내용의 성명서를 발표하였다.

Korea Veritas Doctors for Covid 19

협 조 문

수신 전국의 초 중학교 보건교사 및 교장 선생님

제목 **신속항원검사 및 PCR 검사의 자제를 요청합니다.**

안녕 하십니까?

오미크론의 치명률은 0.01%-0.26% 로 감기, 독감 수준의 질병입니다. 저희 의사회에서는 판데믹 상황은 끝나고 감기처럼 엔데믹 상황에 접어 든 것으로 판단하고 있습니다.

신속항원 검사의 정확도는 50% 미만이며 이마저도 의사가 아닌 일반인 할 경우 더 떨어집니다. PCR 검사 또한 위양성률이 높으며 비의료인이 하고 있기 때문에 감염, 출혈, 천공 등의 위험이 있습니다. 뿐만 아니라 이 검사에 양성이 나왔다 하더라도 그것이 전염력 있다고 판단내릴 의학적 근거가 없습니다.

우리나라에서 소아 청소년 코로나 환자에 대한 임상 연구 결과를 대한 소아감염학회에서 발표하였는데 32개 의료기관이 참여 하여 900명의 의료 정보를 분석한 후 임상 특징을 살펴본 결과 초등학생의 경우 46.24%가 무증상이었고 중고등 학생도 무증상이 많았고 40.15%에서 호흡기계 증상을 호소하였으나 중증 악화의 지표가 되는 산소치료를 받은 비율은 0.78%에 불과하다고 하였습니다. 소아 청소년 중 코로나에 감염되어 입원이나 격리 치료를 했더라도 아무런 치료 없이 그대로 완치된 환자가 96.11%에 달하고 중환자 치료가 필요한 예는 단 한 건도 없음을 보고하고 있습니다. 2021년 7월 월스트리트 저널(WSJ)에 발표된 영국 연구진 결과를 보면 코로나에 감염된 18세 이하 소아청소년 46만 9천여 명을 조사했을 때 생존률 99.995% 즉 치명률이 0.005%로 극히 낮다고 보고하고 있습니다.

따라서 두 가지 검사는 모두 밀접접촉자든 아니든 불필요합니다. 검사 결과 양성이라 해서 학생의 등교를 막는 것과, 증상이 없는 아이들을 강권하여 검사를 하고 이를 바탕으로 등교를 막은 행위는 대단히 비의학적이며, 헌법에 보장하고 있는 신체의 자유, 학습권을 침해하는 것입니다.

학생들의 신속항원검사 및 PCR 검사 중지 혹은 자제를 요청합니다.

코로나진실규명의사회

공동대표 전기엽, 이영미, 오순영
22.03.05
kovedoc@naver.com

7. [2022년 5월 15일경, 김포의 하나로 교회에서 발표한 내용에 최신 지견을 덧붙임]

> 선과 악의 싸움, 빛과 어두움의 싸움,
>
> 코로나19 백신- 하나님에게 도전하는 악마의 출사표

1) 신세계 질서

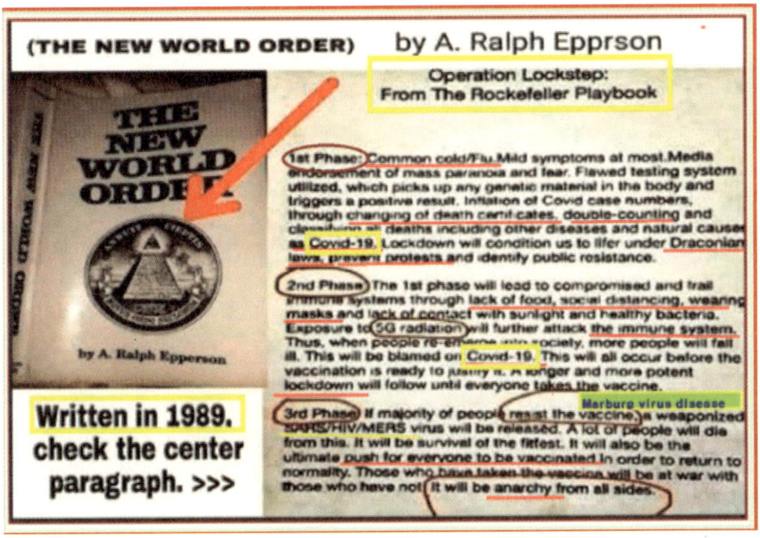

[신세계 질서(New World Order)는 1989년 록펠러 재단에서 발표한 책에 나와 있는 내용이고, 악마인 그들은 세계의 단일화와 전 인류의 노예화를 향한 목표를 가지고 있다.]

<1단계> 다른 원인으로 죽은 사람들을 코로나19로 죽었다고 사망진단서를 위조하고, 코로나19로 죽은 사람 수효를 두 번씩 계수하여 코로나19에 대한 공포심과 불안감을 키운다. 대중의 저항을 강압적으로 억압하고 사회적 거리 두기와 음식점, 상가 등에 대한 락다운(Lockdown)을 강제

한다.

〈2단계〉 식량 생산을 막고 파괴하여 음식물 섭취를 못하게 하고, 사회적 거리 두기, 마스크 착용 등을 강제하고, (켐트레일, 대형 산불, 화산 폭발 등을 통하여) 태양 빛을 막아서 동식물과 사람들의 생존을 어렵게 만들고 면역력을 떨어지게 만들어서 많은 사람들이 쉽게 죽도록 만든다. 사람들이 두려워서 코로나19 백신 접종을 하게 만든다.

〈3단계〉 생물학적 무기인 SARS/HIV/MERS, 마르버그 바이러스, 말라리아, 원숭이 두창 (원두), 코로나19 변이형 등을 만들어 확산시켜서 많은 사람들이 죽게 만들고, 코로나19 변이형 바이러스/원숭이 두창 (M Pox, 엠폭스)/독감 등에 대한 백신을 접종하도록 만든다. 종국에는, 백신을 많이 접종한 사람들이 좀비(zombie) 가 되든지 하여 좀비화된 접종자와 정상 비접종자 사이에 전쟁이 일어나도록 만들고 무정부 상태와 사회 혼란을 만든다. 이틈을 타서, 각 나라를 통합하여 관할하는 하나의 정부인 신세계 질서를 만든다.

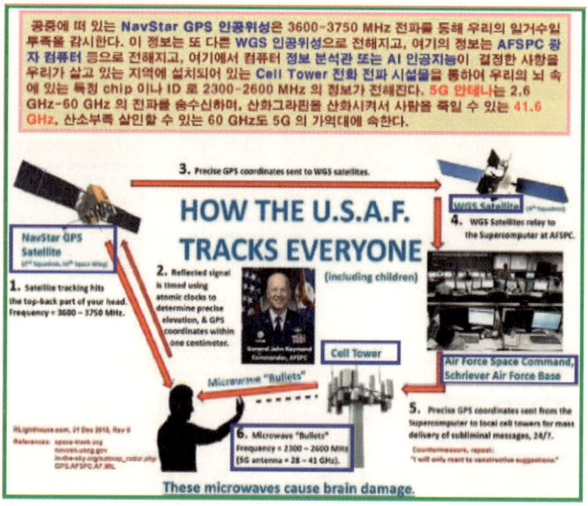

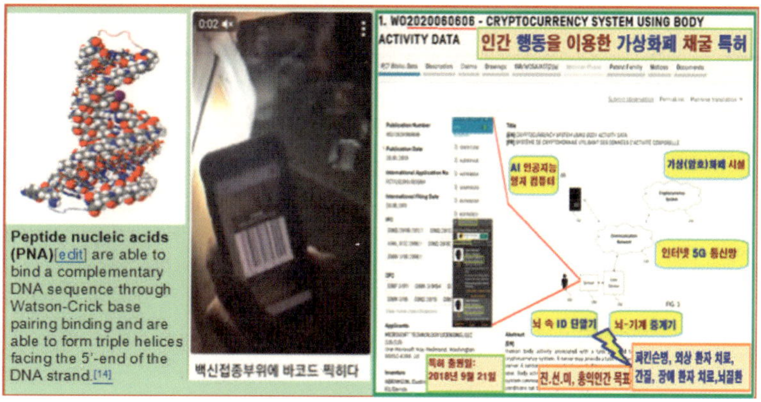

2) 코로나-19 병명은 2015년에도 이미 존재 했었음

신세계 질서(New World Order)를 만들고 있는 최고위층이라고 생각되는 로스차일드 가문은 2015년 10월 13일에 이미 코로나-19를 검사할 수 있는 방법에 대한 특허를 출원했습니다.

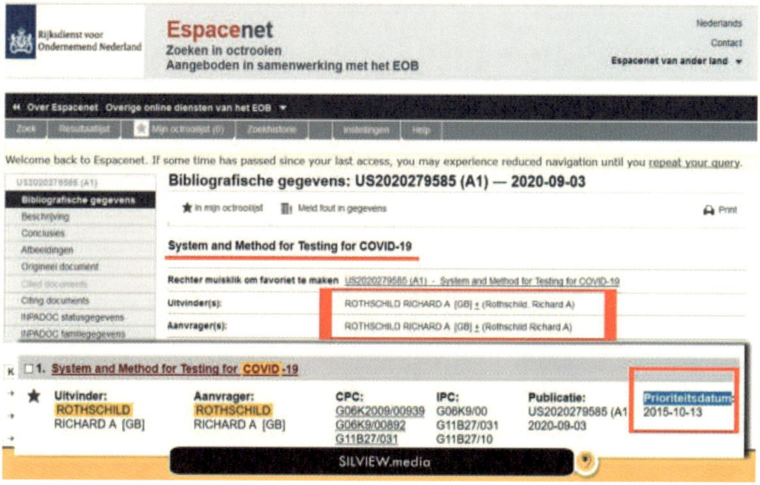

이것은 코로나-19라는 병명이 2019년 우환에서 처음으로 발명했기 때문에 코로나-19라는 이름을 갖게 되었다는 통설(通說)을 뒤집는 것으로, 신세계 질서(NWO) 세력들은 위의 1989년에 록펠러 재단이 발행한 책에 나오듯이, 이미 코로나-19라는 병을 만들어 놓고, 코로나-19 백신을 만들 것을 이미 계획해 놓은 것이었습니다.

그리고 코로나-19 백신을 통하여, 사람들을 죽이고 불임을 만들어서 인구를 감축하고, 인간을 노예로 만들기 위해 사람 뇌를 조정하는 방법을 연구해 왔던 것이고, 나노 생명 공학을 통하여 그것을 달성한 것입니다.

3) XBB 1.5 표적 백신

이러한 악마들의 신세계 질서를 깨뜨리는 가장 손쉬운 방법은 2023년 가을의 XBB 1.5 백신을 접종하지 않고, mRNA 독감 백신을 접종하지 않고, M Pox 원두 백신 접종을 하지 않는 것에서 시작합니다.

코로나19 2가 백신(BA4/5)과 예전 백신(BA1), 즉 3차, 4차 5차 백신 접종을 많은 분들이 거부하여 쓰레기가 된 코로나19 백신 3,400만 명 분을 폐기하게 되었습니다. 국민 여러분들께서 현명하셔서, 질병청의 거짓 속임수에 넘어가지 않고 코백신 맞지 않고 믿음의 선한 싸움을 잘 싸워 이겨서, 건강하게 잘 지내신 것과 생물학적 무기이며 실험용 백신인 코로나19 백신을 폐기하도록 만드신 것을 경하(敬賀) 드립니다!

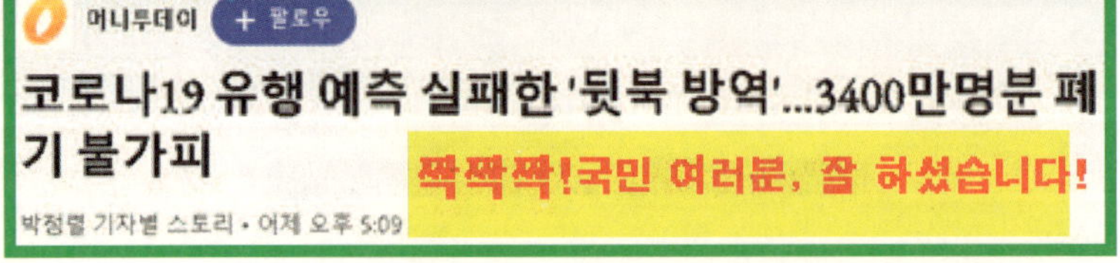
머니투데이 + 팔로우
코로나19 유행 예측 실패한 '뒷북 방역'...3400만명분 폐기 불가피
박정렬 기자별 스토리 • 어제 오후 5:09
짝짝짝!국민 여러분, 잘 하셨습니다!

- 동물에서 암을 일으키기 때문에 미 연방법으로 1961년에 백신 속에는 넣지 못하게 법으로 제정했는데도, 이번의 코로나19 백신 속의 mRNA 부위에 rhesus monkey kidney cells(원숭이 신장 세포)의 유전자 부분의 암(癌, cancer) promoter(추진체, 推進體)를 넣어서 피접종자에게서 암 발생이 많아지게 하였다는 보고도 있으니, 이러한 3,400만 명분을 폐기한 것은 정말 잘한 일이다. {Big Pharma Scientist Confesses: "They Put Cancer-Causing Chemicals in the COVID Jabs" - The People's Voice (thepeoplesvoice.tv)}
- FDA도 코로나19 백신 속의 나노 파티클(lipid nanoparticles)을 만들기 위해 환원형의 산화 그라핀(reduced Graphene Oxide)을 사용했다고 인정했다. 3,400만명이 몸 속에 해로운 산화 그라핀을 몽땅 집어넣지 않게 되었으니 이 얼마나 다행인가! {BREAKING: FDA confirms Graphene Oxide is in the mRNA COVID-19 Vaccines - Nexus Newsfeed}
- 2023년 가을은 XBB 1.5 표적 백신, 엠 폭스 백신, mRNA 독감 백신, 기타의 그 어떤 백신도 맞지 말고, 코로나19 예방/치료 칵테일을 준비하시고, 몸의 면역력을 올려서 건강하게 이 겨울을 건강하게 나시기를 축원(祝願)합니다.
- 코로나19 백신을 1차, 2차, 3차 접종하신 분들은 앞의 그래프가 말하듯이, 면역력이 이미 약해져 있으므로, 쉽게 병이 발생하고 빨리 악화되어 병이 발생한지 며칠 만에도 생명이 위험해 질 수 있습니다. 감기 증상을 보이거나 몸이 좋지 않으면, 차일피일 미루지 말고 가까운 병의원을 찾아서 하루라도 빨리 치료 받으셔야 합니다.
- XBB 1.5 로 읽지 말고, bb 1.5를 보세요. b=6, 1.5=> 6으로 생각을 확장해서 살펴 보면, bb 1.5는 666으로 볼 수도 있는 면이 있습니다.

4) 마스크 착용하기

• 몸이 불편하거나 기침 등을 하거나 알러지가 심하신 분들은 마스크를 쓰시되, 건강하신 분들은 마스크를 쓰시지 않는 것이 건강에 더 도움이 됩니다.

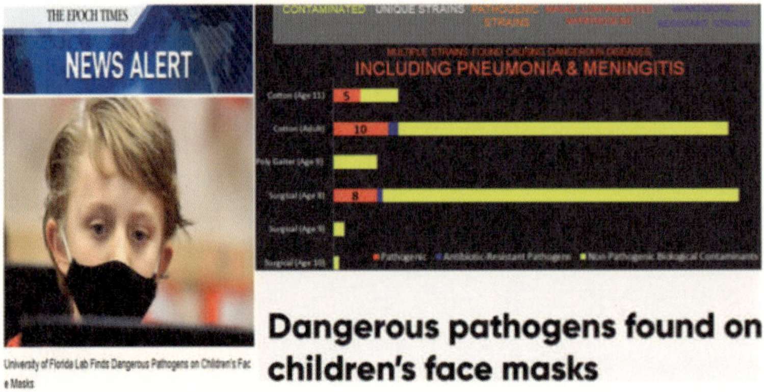

[마스크는 병균이 살기 좋은 환경을 만들기 때문에 화장실 변기에 못지않은 많은 병균이 발견됩니다. 그 외에도 산화 그라핀, 미세 플라스틱 등이 마스크를 통하여 우리 몸에 들어올 수 있습니다. 마스크는 꼭 필요하신 분만 사용하시는 것이 더 건강을 지키는 현명한 방법입니다.]

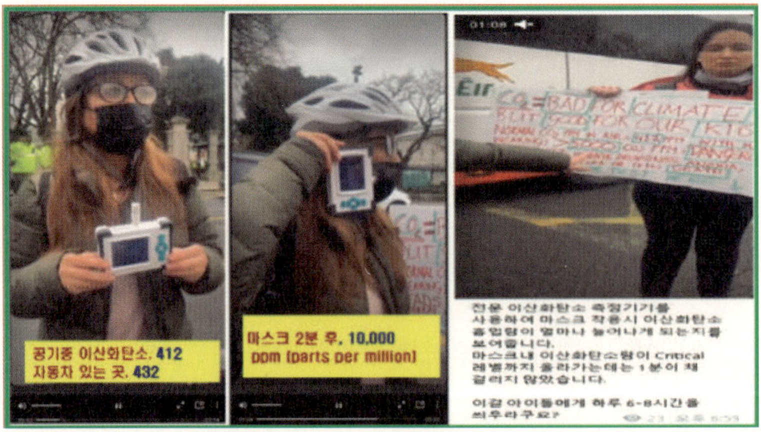
공기중 이산화탄소, 412
자동차 있는 곳, 432
마스크 2분 후, 10,000
ppm [parts per million]
전문 이산화탄소 측정기기를 사용하여 마스크 착용시 이산화탄소 흡입량이 얼마나 늘어나게 되는지를 보여줍니다.
마스크내 이산화탄소량이 Critical 레벨까지 올라가는데는 1분이 채 걸리지 않았습니다.
이걸 아이들에게 하루 6-8시간을 씌우라구요?

[일반 공기 중의 이산화탄소 농도는 412 ppm(1백만 분의 412 파트), 자동차가 지나갈 때는 432, 마스크를 쓰고 2분 지난 후 마스크 속 공기에는 10,000이 넘어갑니다. 뇌에 산소 공급이 부족하여, 뇌발달이 지연되거나 뇌발달이 정체되어 버릴 수도 있고 치매가 쉽게 올 수 있는 환경이 만들어집니다.]

4) 자유(freedom)는 자유로운 영혼의 희생으로 유지(有支)

- 코로나19 백신 속에 들어있는 (수)산화 그라핀이라고 유튜브에서 밝힌 독일의 안드레아 노악(Dr. Andreas Noack) 박사는 진실을 밝히고 알리기에 자신의 생명을 내건 위대한 영혼의 소유자였습니다.

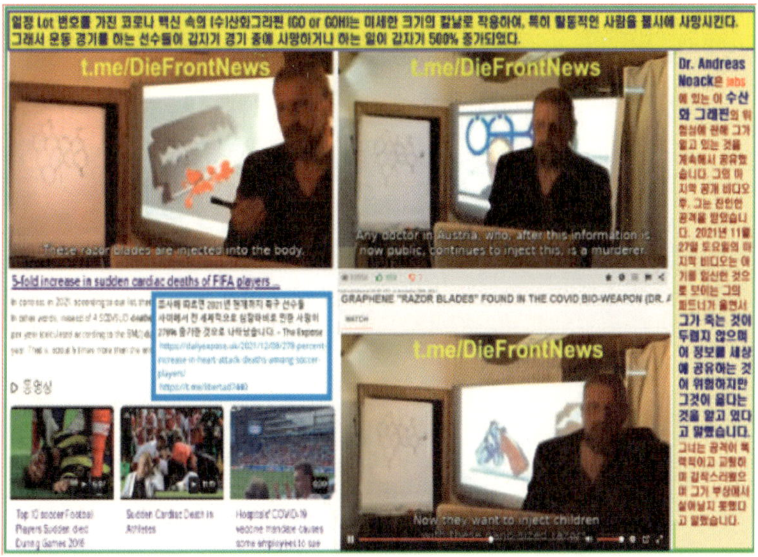

일정 Lot 번호를 가진 코로나 백신 속의 (수)산화그라핀 (GO or GOH)는 미세한 크기의 칼날로 작용하여, 특히 활동적인 사람을 불시에 사망시킨다.
그래서 운동 경기를 하는 선수들이 갑자기 경기 중에 사망하거나 하는 일이 갑자기 500% 증가되었다.
t.me/DieFrontNews
These razor blades are injected into the body.
t.me/DieFrontNews
Any doctor in Austria, who, after this information is now public, continues to inject this, is a murderer.
Dr. Andreas Noack은 jabs에 있는 이 수산화 그래핀의 위험성에 관해 그가 알고 있는 것을 계속해서 공유했습니다. 그의 마지막 공개 비디오 후, 그는 잔인한 공격을 받았습니다. 2021년 11월 27일 토요일의 마지막 비디오는 아기를 임신한 것으로 보이는 그의 파트너가 올려서 그가 죽는 것이 두렵지 않으며 이 정보를 세상에 공유하는 것이 위험하지만 그것이 옳다는 것을 알고 있다고 말했습니다. 그녀는 공격이 폭력적이고 고통스러웠으며 갑작스러웠으며 그가 부상에서 살아남지 못했다고 말했습니다.
5-fold increase in sudden cardiac deaths of FIFA players ...
조사에 따르면 2021년 현재까지 축구 선수들 사이에서 전 세계적으로 심장마비로 인한 사망이 278% 증가한 것으로 나타났습니다. - The Expose
GRAPHENE "RAZOR BLADES" FOUND IN THE COVID BIO-WEAPON (DR. A
t.me/DieFrontNews
Now they want to inject children

[코로나19 백신 접종 후로 축구 선수들이 운동 중에 갑자기 죽는 일 <SADS, Sudden Adult Death Syndrome, 급사 (急死)>가 278% 증가하였습니다. 이러한 급사의 원인은 심근염, 뇌졸중, 심장 마비인 경우가 많습니다.]

그러한 급사의 원인을 코로나19 백신 속에 들어있는 (수)산화 그라핀이라고 유튜브에서 밝힌 독일의 안드레아 노악(Dr. Andreas Noack) 박사는 유튜브 방송이 끝나고 특공 경찰들이 들이닥쳐서 그를 체포하는 과정 중에 살해되었습니다. 안드레아 노악 박사는 "죽는 것이 두렵지 않으며, 이 정보를 세상에 공유하는 것이 위험하지만 그것이 옳다"고 알고 있었다고, 그의 죽음을 지켜본 임신 중인 그의 동역자가 말해 주었습니다.

믿음의 선한 싸움을 싸우며 "정사와 권세와 이 어두움의 세상 주관자들과 하늘에 있는 악의 영들"(엡 6:12)을 대적하며 나아갈 때에, 죽음도 두렵지 않습니다.

우리는/나는 "그리스도와 함께 십자가에 못 박혔"고 이미 죽었으며, 이제 우리가/내가 "사는 것이 아니요 오직 내 안에 그리스도께서 사시는 것"이기 때문입니다.(갈 2:20)

믿음의 선한 싸움을 하다 먼저 하늘나라로 가신 분들을 우리 마음에 두고 그분들의 믿음의 선한 싸움에 또 주님의 나라와 그의 의를 구하는 일에 함께하는 우리들이 되기를 소망(所望)합니다.

8. [2022년 6월 6일경, 예레미야의 눈물 김원기 대표의 호의로 <다가오는 환란을 준비하라>는 제목으로 발표한 내용에 추가: 2023년에 다시 엠 폭스를 꿈꾸는 악한 세력들]

[유튜브를 통해, <천연두>와 <원숭이 두창, 엠 폭스>는 전혀 다른 바이러스에 의해서 발생하고, 사망률도 10-30배 이상 차이가 나고, 접촉자에게 생기는 천연두와는 달리 원두(엠 폭스)는 <항문 성교하는 남자 = 동성애자>에게 거의 한정(限定)되어 발생하는 병인 것을 소개했습니다.]

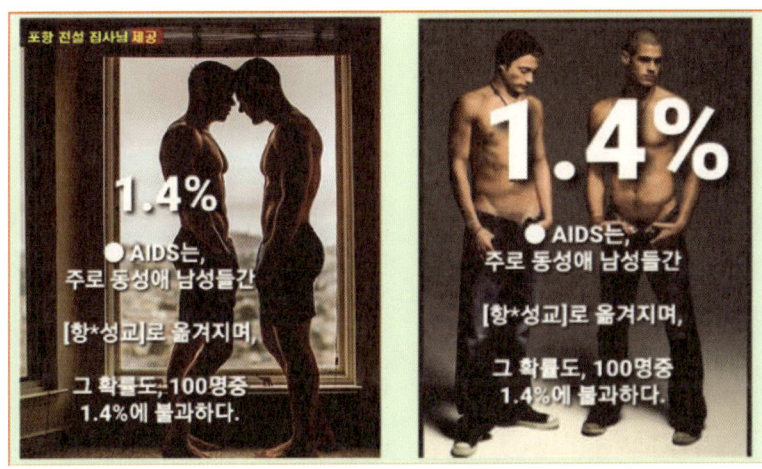

[우리가 두렵게 생각하는 AIDS 도 항문 성교하는 남자 = 동성애자에게 거의 국한(局限)되어서 발생하지만, 한 번 성교롤 AIDS 가 옮을 확률은 단지 1.4% 에 지나지 않습니다. 즉, 사람끼리 옮기는 무서운 AIDS 도, 72번 항문 성교를 할 때 AIDS 가 1번 옮겨지게 됩니다.]

원두(M Pox, 엠 폭스) 바이러스는 원숭이에 특화(特化)된 바이러스라서, 원숭이가 나무는 잘 타지만 환경이 다른 하늘에서는 새처럼 하늘은 날 수도 없고 나무를 탈 실력도 발휘할 수 없듯이, 환경이 다르고 종(種)이 다른 사람에게 쉽게 옮겨올 수가 없습니다.

사람끼리 옮기는 AIDS 전파 확률이 1.4% 일진데, 원숭이에 특화된 원두(엠 폭스) 바이러스가 사람에게 옮길 확률은, 나무 잘 타는 원숭이가 새처럼 하늘을 나는 것만큼이나 어려운 확률(確率)일 것이고, 1.4%의 1/1000 도 안 될 것입니다.

〈점점 더 미디어〉를 통해, 2021년 3월 테드 터너, 2021년 11월 빌 게이츠가 〈천연두 모의 훈련〉을 했다는 것을 알았습니다. 이미 사람들은 코로나19 실험용/생물학적 무기인 백신을 접종하였기에 자연 면역력이 25-75% 정도 떨어진 상태입니다. 여기에 이미 거의 사라졌다는 〈천연두 바이러스〉가 유행한다면, 재앙이 될 것이고, 세계적으로 3억 명이 죽을 수도 있을 것입니다.

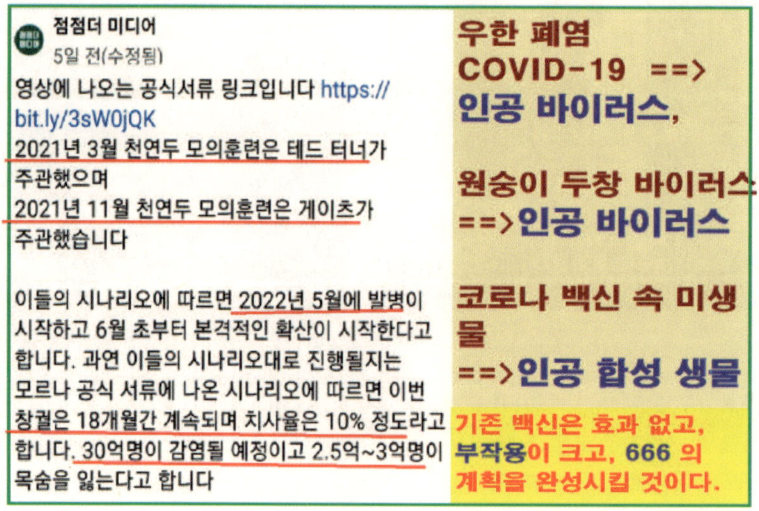

지구상에서 거의 사라진 바이러스인 〈천연두 바이러스〉가 세상에 나오는 길은 인공적으로 〈천연두 바이러스〉를 어두운 곳에서 꺼내어 세상에 내놓아야만 합니다.

가장 손쉬운 방법은 <원숭이 두창(원두, 猿痘, Monkey Pox, M Pox, 엠 폭스) 백신>을 이용하여, 원숭이 두창 백신에 <살아있는 천연두 바이러스>를 넣어서 사람들이 <원두 백신>을 대량 접종하게 만들고, 백신 접종받은 사람들이 면역력이 떨어져 있는 접종하지 않은 사람들에게 <천연두 바이러스>를 전파시키는 것입니다.

또 다른 방법은, 악한 자들이 키운 테러 그룹을 이용하여 <짜고 고스톱을 쳐서> 천연두 바이러스 보관된 곳을 습격하게 하고(일부러 습격을 당하여서), 천연두 바이러스가 탈취(奪取)되게 하여, 세상에 <천연두 바이러스를 퍼뜨리는 것>입니다.

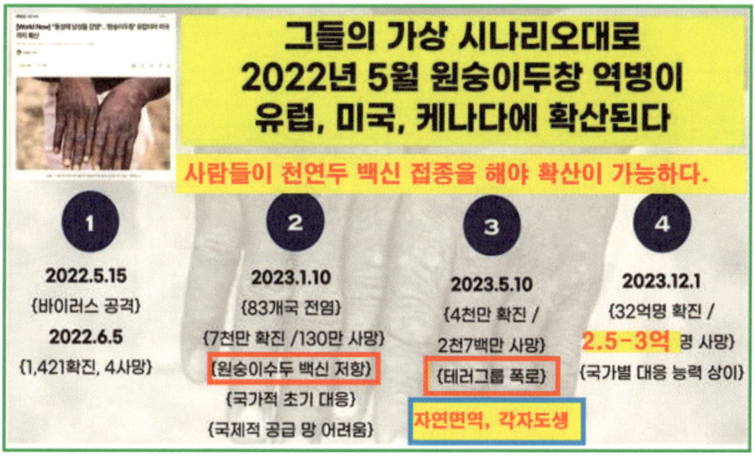

[우리들을 노예화하고 죽이려는 악한 자들의 계획은 위와 같습니다. 악한 자들이 <천연두>를 전 세계적으로 확산시키는 방법은 <원두 백신을 이용하는 방법> 또는 <거짓 꾸며낸 테러 그룹에 의한 천연두 확산> 뿐입니다.]

원두(M Pox, 엠 폭스) 환자의 96%는 항문 성교 동성애자들입니다. 이들은 면역력이 떨어져 있기 때문에(코로나19 백신을 여러 차례 접종한 분들도 면역력이 많이 떨어져 있습니다), 원두 백신을 접종하면 4%에서 원두/천연두가 발생했고,

10-20%는 항체가 생기지 않았습니다.

원두(엠 폭스) 백신을 접종하고 2주 정도까지는 항체가 생기지 않기 때문에, 원두 접종하고 2주 동안은 남들에게 원두/천연두를 전파시키고 있는 것이기에 격리해야 합니다.

면역력이 약해서, 원두(엠 폭스) 백신 접종하고 항체가 생기지 않는 사람들은 평생동안 천연두 바이러스를 남에게 전파시킬 수 있으니, 격리해야 합니다.

미국의 〈항문 성교 동성애자〉들도 원두(엠 폭스) 백신 접종률이 35% 이하입니다. 그런데 항문 성교하지 않는 사람들이 왜 엠 폭스 백신을 맞아야 합니까?

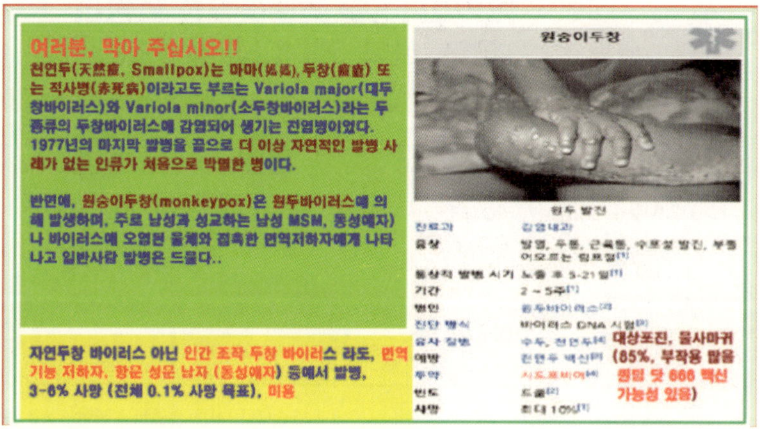

우리는 〈원두/천연두 백신〉 접종을 하지 않음으로써, 〈천연두〉 확산을 막을 수 있습니다.

〈테러 그룹의 공작〉에 대해서는 우리는 〈자연 면역력〉을 키우고 있어야 하고, 정부가 그런 것을 핑계로 강제 백신 접종을 시도하려 할 때, 〈각자도생〉의 방법을 취해야 합니다.

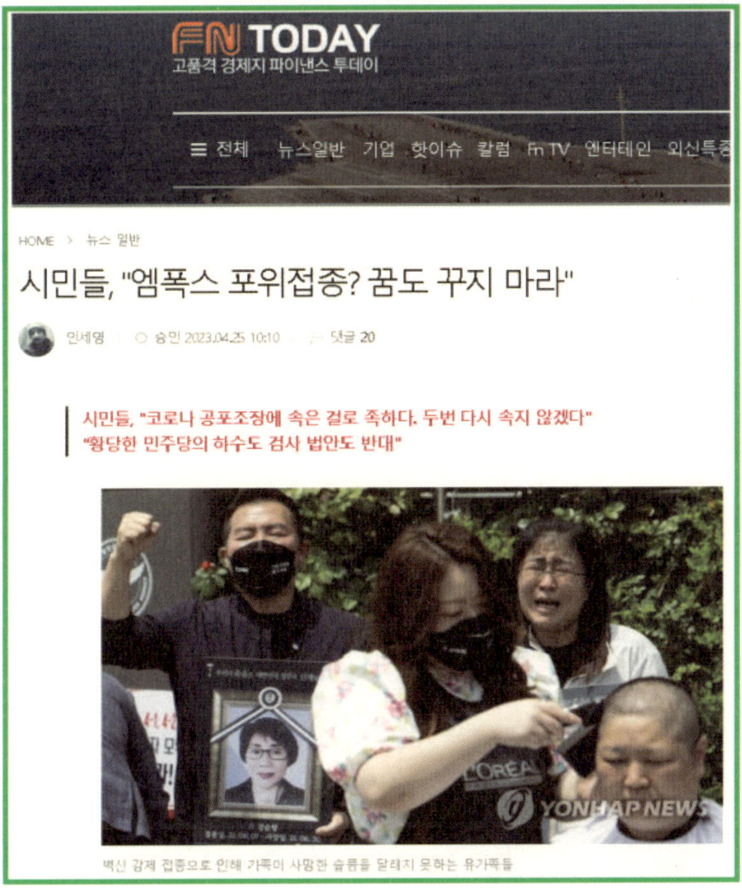
FN TODAY
고품격 경제지 파이낸스 투데이

≡ 전체 뉴스일반 기업 핫이슈 칼럼 fn TV 엔터테인 외신특종

HOME > 뉴스 일반

시민들, "엠폭스 포위접종? 꿈도 꾸지 마라"

인세영 | 승인 2023.04.25 10:10 | 댓글 20

시민들, "코로나 공포조장에 속은 걸로 족하다. 두번 다시 속지 않겠다"
"황당한 민주당의 하수도 검사 법안도 반대"

백신 강제 접종으로 인해 가족이 사망한 슬픔을 달래지 못하는 유가족들

[이러한데도, 2023년에 그들의 계획대로, 정부나 국회는 "엠폭스 포위접종" 법안을 만들고 "하수도 검사 법안"을 만들려고 시도했습니다. 우리는 머리를 삭발하는 심정으로 이러한 법안을 막아냈습니다.]

- "엠폭스 포위접종"은 비과학적이고 독재적인 행위입니다.
- "하수도 검사 법안" 역시 바과학적인 독재적인 행위입니다.
- "엠폭스 포위접종"이나 "하수도 검사 법안"을 만들려고 시도한 공무원이나 국회 의원들을 우리가 기억하고 반드시 다음에는 좌천(左遷)과 낙선(落選)의 징벌을 내려야 할 것입니다.

원두 백신을 접종하지 않고 기다리면, 원숭이 두창 바이러스는 저절로 사라질 것입니다.

https://rumble.com/v1an5dx-78342405.html

코로나 켄타우로스 변이 BA.2.75 증상 면역회피력 재확산 대응책

https://rumble.com/v1cq12t—ba.2.75-.html

NIH발 공포 유행병을 대비하자

NIH발 공포 유행병을 대비하자 | 전기엽의 마지막 사명 (drjeon.com)

http://drjeon.com/nih%eb%b0%9c-%ea%b3%b5%ed%8f%ac-%ec%9c%a0%ed%96%89%eb%b3%91%ec%9d%84-%eb%8c%80%eb%b9%84%ed%95%98%ec%9e%90/

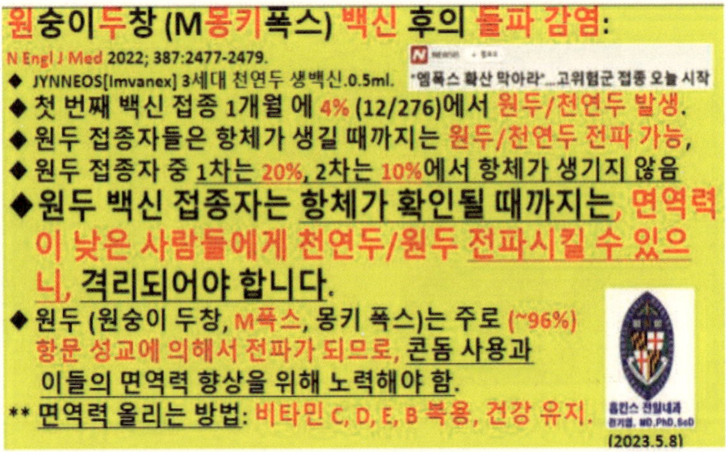

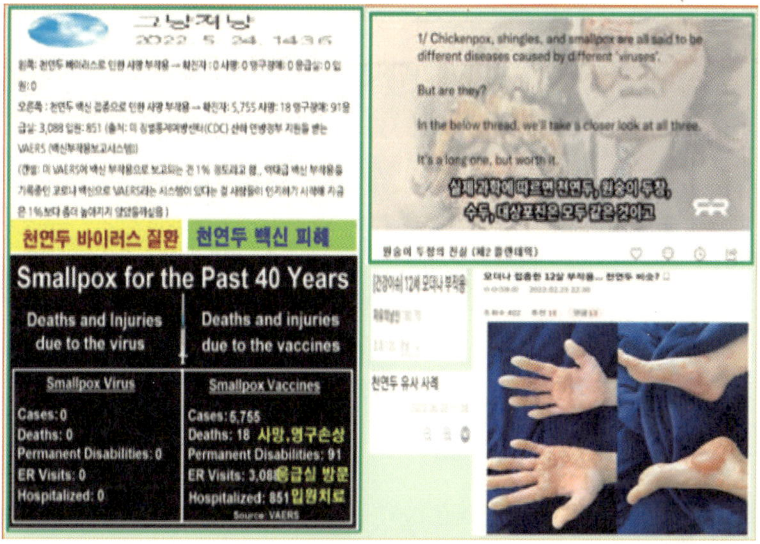

[원숭이 두창 3세대 백신도 살아있는 원두/천연두 바이러스를 접종하는 것이고, 우리나라가 상당량 보유하고 있는 원두/천연두 2세대 백신은 백신 후 사망/영구 손상, 응급실 방문, 입원 치료가 필요한 정도의 부작용을 겪었던 사람이 많았습니다. 사망률이 0.13%-3% 정도이고 동성애자를 포함한 환자의 94-99.5%가 치유가 가능했습니다. M Pox 백신 없이도, 자연 면역력을 키우고 항문 성교를 하지 않으면 예방될 수 있는 것으로 저는 믿습니다.]

9. [우리나라 사람의 60%는 코로나19에 대한 항체가 생겨 있다는 2021년 논문에도 불구하고, 코로나19 백신은 접종하도록 해야 한다….는 인터뷰에 대하여]

- 2021년에 우리나라 코로나19 환자의 76.5%에서 돌기 단백질에 대한 항체가 발견되고, 정상 사람들의 60%에서 발견되었다는 보고가 있었다. 항체의 Subtype까지 분석하여 환자들의 항체는 IgG, IgA, IgM 등의 다양한 subtype을 가지지만, 정상 사람들은 IgM 단일 항체를 가지고 있다고 하였다.
- 인터뷰를 통하여, 이들 항체는 코로나19 질병에 걸렸을 때 중증(重症)이나 사망으로 가는 것을 막아주는데 도움이 되지만, 감염되는 것을 막을 수는 없기 때문에 코로나19 백신을 접종해야 한다고 하였다.

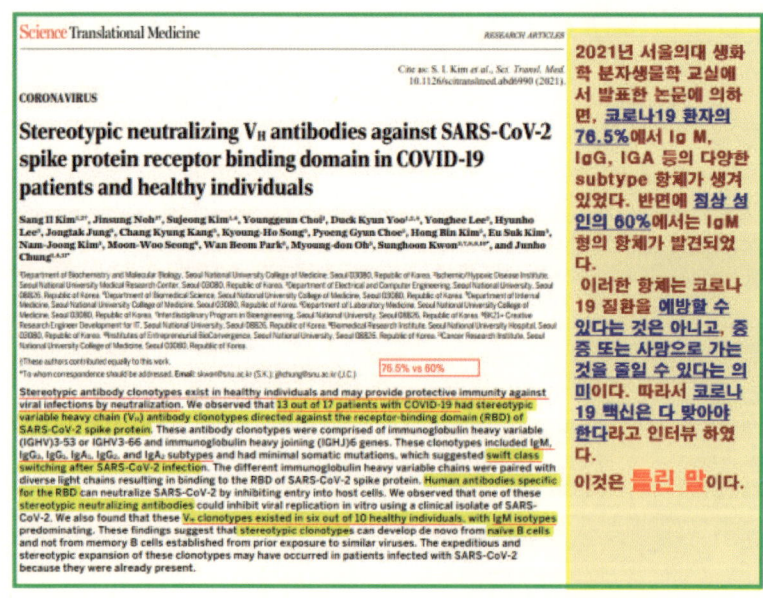

Science Translational Medicine RESEARCH ARTICLES

Cite as: S. I. Kim et al., Sci. Transl. Med. 10.1126/scitranslmed.abd6990 (2021).

CORONAVIRUS

Stereotypic neutralizing V_H antibodies against SARS-CoV-2 spike protein receptor binding domain in COVID-19 patients and healthy individuals

Sang Il Kim, Jinsung Noh, Sujeong Kim, Younggeun Choi, Duck Kyun Yoo, Yonghee Lee, Hyunho Lee, Jongtak Jung, Chang Kyung Kang, Kyoung-Ho Song, Pyoeng Gyun Choe, Hong Bin Kim, Eu Suk Kim, Nam-Joong Kim, Moon-Woo Seong, Wan Beom Park, Myoung-don Oh, Sunghoon Kwon, and Junho Chung

†These authors contributed equally to this work.
*To whom correspondence should be addressed. Email: skwon@snu.ac.kr (S.K.); jjhchung@snu.ac.kr (J.C.)

76.5% vs 60%

Stereotypic antibody clonotypes exist in healthy individuals and may provide protective immunity against viral infections by neutralization. We observed that 13 out of 17 patients with COVID-19 had stereotypic variable heavy chain (V_H) antibody clonotypes directed against the receptor-binding domain (RBD) of SARS-CoV-2 spike protein. These antibody clonotypes were comprised of immunoglobulin heavy variable (IGHV)3-53 or IGHV3-66 and immunoglobulin heavy joining (IGHJ)6 genes. These clonotypes included IgM, IgG_3, IgG_1, IgA_1, IgG_2, and IgA_2 subtypes and had minimal somatic mutations, which suggested swift class switching after SARS-CoV-2 infection. The different immunoglobulin heavy variable chains were paired with diverse light chains resulting in binding to the RBD of SARS-CoV-2 spike protein. Human antibodies specific for the RBD can neutralize SARS-CoV-2 by inhibiting entry into host cells. We observed that one of these stereotypic neutralizing antibodies could inhibit viral replication in vitro using a clinical isolate of SARS-CoV-2. We also found that these V_H clonotypes existed in six out of 10 healthy individuals, with IgM isotypes predominating. These findings suggest that stereotypic clonotypes can develop de novo from naive B cells and not from memory B cells established from prior exposure to similar viruses. The expeditious and stereotypic expansion of these clonotypes may have occurred in patients infected with SARS-CoV-2 because they were already present.

2021년 서울의대 생화학 분자생물학 교실에서 발표한 논문에 의하면, 코로나19 환자의 76.5%에서 Ig M, IgG, IGA 등의 다양한 subtype 항체가 생겨 있었다. 반면에 정상 성인의 60%에서는 IgM 형의 항체가 발견되었다.

이러한 항체는 코로나19 질환을 예방할 수 있다는 것은 아니고, 중증 또는 사망으로 가는 것을 줄일 수 있다는 의미이다. 따라서 코로나19 백신은 다 맞아야 한다라고 인터뷰 하였다.

이것은 **틀린 말**이다.

• 정부의 공무원들은 애초에는 코로나19 백신이 전파를 막을 수 있는 예방적 기능이 있다고 주장하였으나 나중에는 그러한 기능에 대해서 연구하지 않았다고 말을 바꾸었다. 즉, 애초부터 코로나19 백신은 코로나19 감염을 예방할 수 없고, 병의 전파(傳播)를 막을 수 없는 것이었다. 왜냐하면 코로나19는 혈류를 통해 감염되는 것이 아니라, 공기 감염이어서 상기도 점막세포에 공기에서 직접 감염이 발생하기 때문이다. 점막세포를 IgG가 통과할 수 없어서 IgG 항체가 존재하지 않고 분비형 IgA만 많이 존재한다. 즉, IgG 항체가 조직이나 혈중에만 존재하기 때문에, 공기 전염인 코로나19는 원론적으로 감염 예방이 불가능하다(서울의대 명예교수인 이왕재 교수가 항상 주장했던 내용으로 2021년 2월 하와이 대학에서 근거되는 실제적 논문 발표).

• WHO에서는 코로나19 항체 유무가 (1) 앞으로의 감염 유무, (2) 예후, (3) 과거 감염 유무를 알 수가 없다고 하였다.

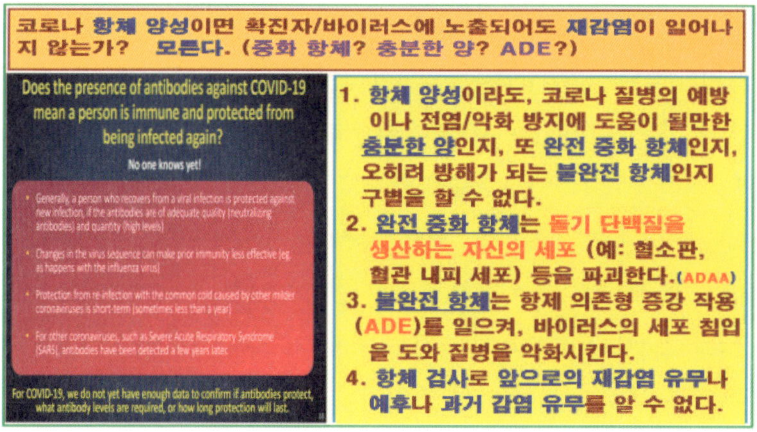

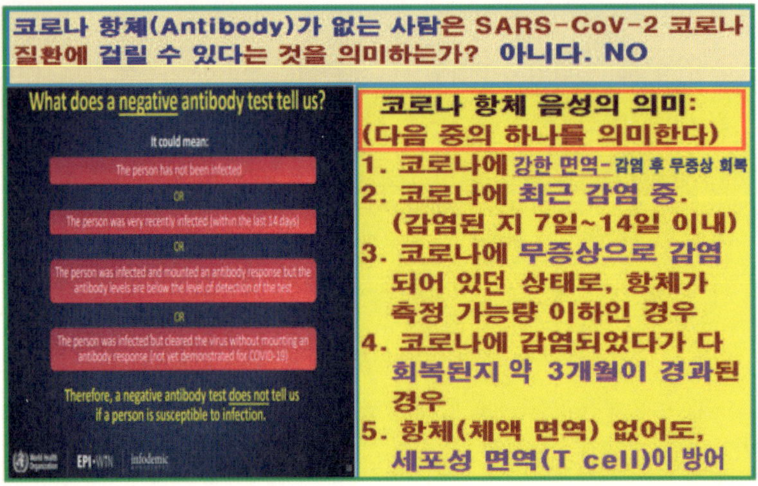

위의 내용으로 보아, 코로나19 질환에 대한 항체 유무 검사는 임상적으로는 큰 의미가 없다.

그렇기에, 우리나라 국민들이 코로나19 백신을 접종해야 한다는 인터뷰는 60% 항체 유무에 상관없이 틀린 것이고 잘못된 것이었다. 왜냐하면 우리나라처럼 코로나19 백신 접종 이전에 코로나 질환으로 10만 명당 4명 이하가 코로나19 질환으로 사망하는 나라들에 있어서는, 코로나19 백신으로 당시에 여러 나라들에서 10만 명 당 4명 정도가 사망하였으므로, 애초부터 코로나19 백신 접종을 할 필요가 없었던 것이다. (AJEPH-ID45, <코로나-19 실험적 예방 접종은 58개국 중 30개국에서 코로나19 질병 자체보다 위험합니다> 참조해 주세요)

우리나라 질병청에서는 코로나19 백신이 중증이나 사망률을 낮추어 준다고 항상 주장하여 왔다. 하지만 이것은 동전의 앞면(중증 및 사망률을 낮추는 것)만 보고 뒷면(코로나19 실험용 백신 접종으로 인해 2023년 6월 29일 현재로 2,592명이 사망하였고 483,391건의 이상 사례가 발생한 것)은 고려하지 않은 통계이다.

코로나19 백신 속에는 원숭이 암 바이러스 유전자 (SV40 sequence)의 암 추진체 (cancer DNA promoter)가 들어있어서 암 발생을 높이고, 몸에 해로운 산화 그라핀이 들어있는데도, 코로나19 백신이 이롭다는 말은 도대체가 말이 되지 않는다.

{Big Pharma Scientist Confesses: "They Put Cancer-Causing Chemicals in the COVID Jabs" - The People's Voice (thepeoplesvoice.tv)}

{BREAKING: FDA confirms Graphene Oxide is in the mRNA COVID-19 Vaccines - Nexus Newsfeed}

우리나라도 이러한 코로나19 백신 접종의 앞면과 뒷면을 다 고려하면, 코로나19 접종하는 쪽이 더 예후가 나쁘다.

영국의 후생성 보고, 호주의 수도 시드니가 포함된 경제력 중심지인 뉴사우스 웨일즈 지역에 대한 보건성 보고, 미국 클리블랜드 병원의 보고 등을 보면, 코로나19 백신 접종을 하면 할수록 병원의 입원, 중환자실 입원, 사망 등이 높았다.

미국 FDA의 백신위원회도 코로나19 백신이 앞으로는 1명을 살리고 뒤로는 2명을 죽였다고 보고하였다.

10. [2022년 9월 19일 (월), 종로 김상옥로, 한국 기독교 연합회관 3층, 아가페홀에서의 모임]

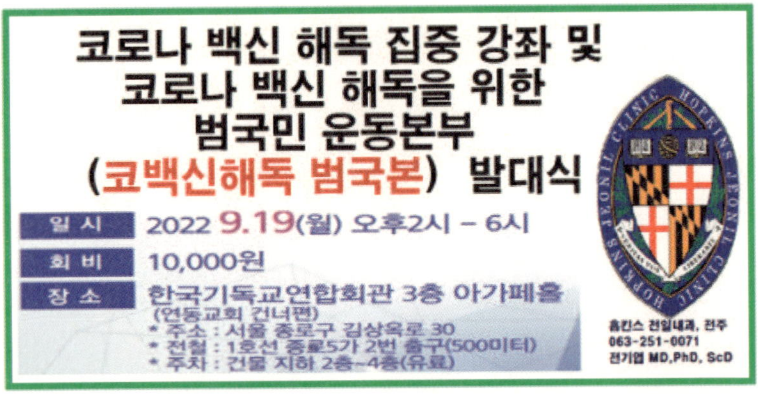

<우리나라는 코로나19 백신보다 자연 치유, 자연 면역이 우선이었다>

2021년 2월 18일에 발표된 논문(AJEPH-ID45)에 실린 내용을 소개하였다.

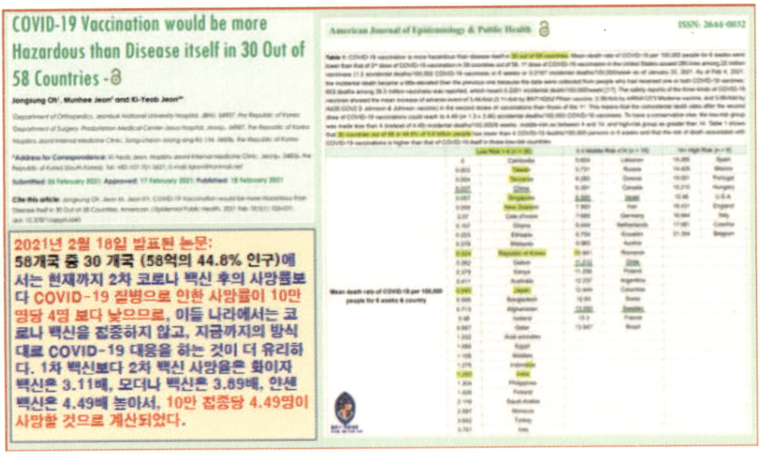

코로나19 실험용 백신에 의한 사망률은 화이자, 모더나, 얀센 회사에 따라 다르기는 해도 평균적으로 10만 접종 당 4.49명이 사망하는 것으로 조사되었다. 조사된 58개 국 중 30개 국(조사된 58억 인구의 44.8%)에서는 코로

나-19 질병으로 인한 사망률이 인구 10만 명 당 4명보다 적었다.

따라서 이들 30개국에서는 코로나19 백신을 접종하지 말고, 코로나19 환자들을 잘 치료하고 돌보는 것이 더 과학적이고, 더 많은 국민들을 살리는 길이었다.

나라에서, 교육부에서, 학교에서 강제 코로나19 접종을 하게 하여서, 꽃다운 아까운 생명들을 잃었고 중환자실에 치료 받았고, 인생의 목표를 잃어 버렸다. 이러한 젊은 생명들에 대해서 정부와 교육부, 학교는 책임져라!

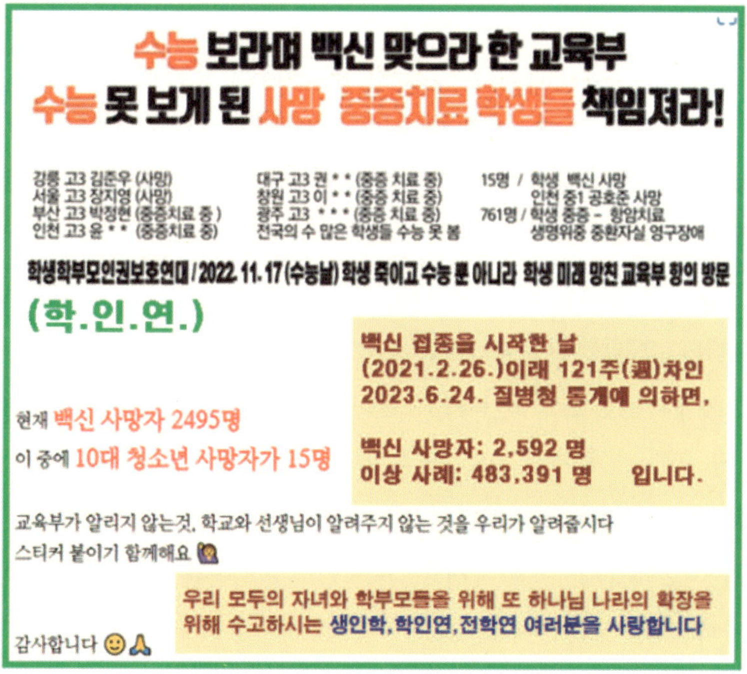

수능 보라며 백신 맞으라 한 교육부
수능 못 보게 된 사망 중증치료 학생들 책임져라!
강릉 고3 김준우 (사망)
서울 고3 장지영 (사망)
부산 고3 박정현 (중증치료 중)
인천 고3 윤 * * (중증치료 중)
대구 고3 권 * * (중증 치료 중)
창원 고3 이 * * (중증 치료 중)
광주 고3 * * * (중증 치료 중)
전국의 수 많은 학생들 수능 못 봄
15명 / 학생 백신 사망
인천 중1 공호준 사망
761명 / 학생 중증 - 항암치료
생명위중 중환자실 영구장애
학생학부모인권보호연대 / 2022. 11. 17 (수능날) 학생 죽이고 수능 뿐 아니라 학생 미래 망친 교육부 항의 방문
(학.인.연.)
현재 백신 사망자 2495명
이 중에 10대 청소년 사망자가 15명
백신 접종을 시작한 날
(2021.2.26.)이래 121주(週)차인
2023.6.24. 질병청 통계에 의하면,
백신 사망자: 2,592 명
이상 사례: 483,391 명 입니다.
교육부가 알리지 않는것, 학교와 선생님이 알려주지 않는 것을 우리가 알려줍시다
스티커 붙이기 함께해요
우리 모두의 자녀와 학부모들을 위해 또 하나님 나라의 확장을 위해 수고하시는 생인학, 학인연, 전학연 여러분을 사랑합니다
감사합니다

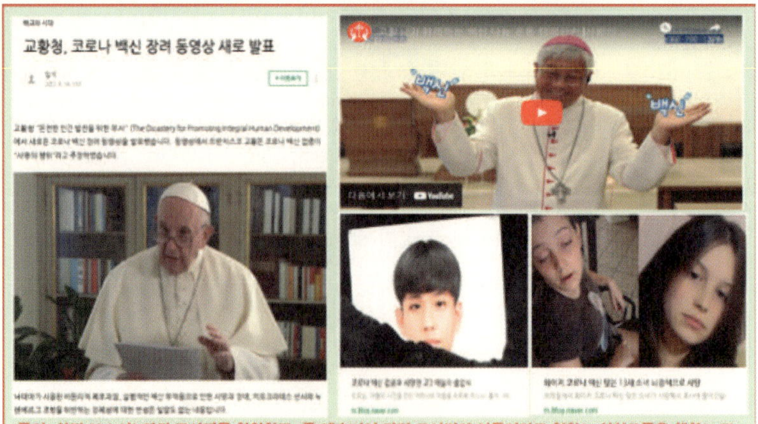
교황청, 코로나 백신 장려 동영상 새로 발표
백신
백신

주여, 살펴 보소서! 마귀 루시퍼를 찬양하고, 주 예수님이 마귀 루시퍼의 아들이라고 칭하는 신성모독을 행하는 교황과 사악한 추기경들의 화려한 거짓과 악한 행위를 보시고 그들을 위해 준비하신 주 하나님의 진노를 그들의 머리에 쏟아 부어 주소서! 코백신을 맞고 죽어간 생명들, 특히 어린 생명들을 기억합니다! 주여 우리를 불쌍히 여기소서!

<안정성이 입증되지 않은 백신들이 많이 있습니다.>

백신이 다른 질환을 만드는 방아쇠 역할을 했다는 아래의 1987년 5월 11일자 Times 보도에 나오듯이, 이번에도 코로나19 백신은 코로나19 질환을 증폭시켜서 더 많은 코로나 환자와 사망자를 만들었습니다.

젊은 엄마들이 물어 옵니다. 저는 자녀들에게 백신을 맞히는 시기는 지나갔다고 대답합니다. 과거에도 그랬지만, 이제는 세상이 악해져서 더 이상 정부의 말을 듣고 우리의 소중한 아이들에게 mRNA 백신을 접종시켜서는 정말 안 됩니다. 설혹 mRNA 백신이라고 말해도 접종시켜서는 안 됩니다.

아이들에게 엄마 아빠의 사랑과 알맞은 영양 섭취와 자연 속에서 뛰놀게 함으로써 자연 면역, 선천성 면역력을 키우고 높여가야 합니다.

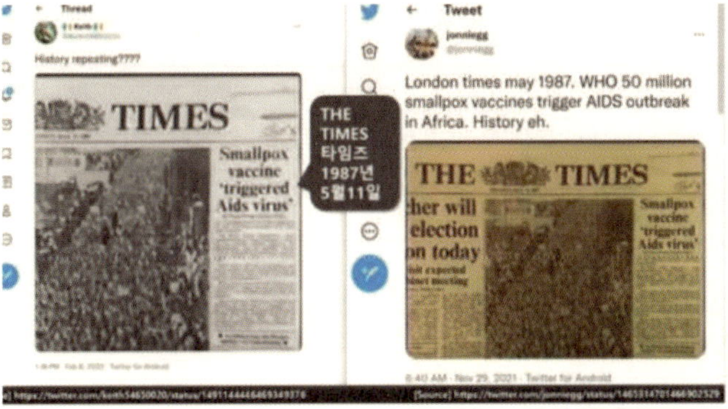
Thread
History repeating????
TIMES
Smallpox vaccine 'triggered Aids virus'
THE TIMES 타임즈 1987년 5월11일
Tweet
jonniegg
London times may 1987. WHO 50 million smallpox vaccines trigger AIDS outbreak in Africa. History eh.
THE TIMES
Smallpox vaccine 'triggered Aids virus'
6:40 AM · Nov 29, 2021 · Twitter for Android
[Source] https://twitter.com/jonniegg/status/1465314701466902529

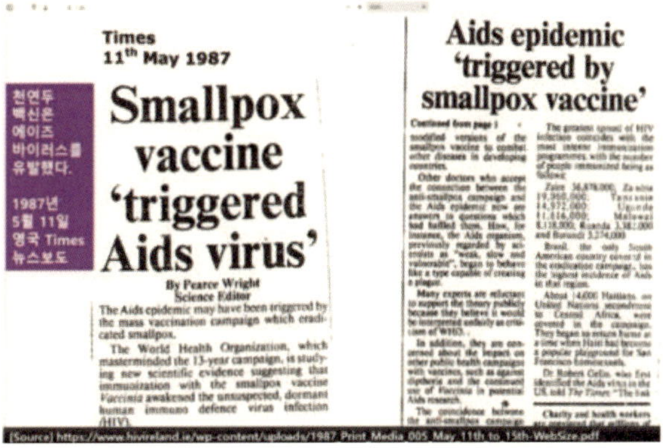

적어도 우리나라의 경우는 코로나19 백신(코백신) 접종을 하면 안 되고, 코백신 접종이 코로나19 질환보다 오히려 더 해롭다는 저의 이러한 주장을 검토해 보지도 않고 저의 후배 의사들과 의사 사회는 무시하고 싫어하였습니다. 그런 편향되고 진리를 모르는 의사들과는 달리, 저의 아들, 딸, 사위는 남들의 올바른 의견을 들을 수 있는 겸손함과 주님이 주시는 지혜를 갖고 하늘나라와 그의 의를 먼저 구하는 의사가 되기를 기도합니다.

<코로나19 질병 후 자연 면역 대(對) 코로나19 백신 후의 백신 면역>

Comparing SARS-CoV-2 natural immunity to vaccine-induced immunity: reinfections versus breakthrough infections

자연 VS 백신 면역

SARS-CoV-2-naïve vaccinees had a 13.06-fold (95% CI, 8.08 to 21.11) increased risk for breakthrough infection with the Delta variant compared to those previously infected, when the first event (infection or vaccination) occurred during January and

자연면역은 코백신보다 13.6배 델타변이 예방 효과 가짐.

(from March 2020 to February 2021), evidence of waning natural immunity was demonstrated, though SARS-CoV-2 naïve vaccinees had a 5.96-fold (95% CI, 4.85 to 7.33) increased risk for breakthrough infection and a 7.13-fold (95% CI, 5.51 to 9.21) increased risk for symptomatic disease. SARS-CoV-2-naïve vaccinees were also at a greater risk for COVID-19-related-hospitalizations compared to those that were previously infected.

지속적으로 코-바이러스에 노출되지 않으면
코백신 면역의 힘이 떨어져서 시간이 지남에 따라,
자연면역의 델타바이러스에 대한 면역력이
코-백신에 비하여,
1) 무증상 감염은 5.96배 예방 효과
2) 증상 감염은 7.13배 예방 효과
3) 코-입원에 대해서도 더 큰 예방 효과 보임.

코로나19 실험용 백신(코백신)에 의해서 면역력이 생기지만, 코로나19 질환을 앓고 난 이후로 자연 면역이 생긴다. 코맥신에 의해서 생기는 면역보다 자연 면역이 13.6배 강력하고, 시간이 지나가도 자연 면역이 코백신으로 생기는 코백신 면역보다 무증상 감염에서는 5.96배, 증상 감염에 대해서는 7.13배 강하다.

노인 인구를 합하여 계산한 코로나19 사망률이 1% 이하인 코로나19 질환에 대해서, 락다운(lock down)을 하거나 사회적 거리 두기, 마스크 착용 등을 하지 말고, 50세 이하의 사람들은 서로 코로나19 질환을 주고 받아서 자연 면역력이 생기도록 정부가 정책을 펴야 했었다.

미국의 한 법학 교수는 코백신 의무 조항에도 불구하고, 자신은 자연 면역이 생겼기 때문에 코로나19 백신을 접종하지 않겠다고 법원에 소송하여 승소하였고, 그의 뜻대로 코로나19 실험용 백신을 접종하지 않았다.

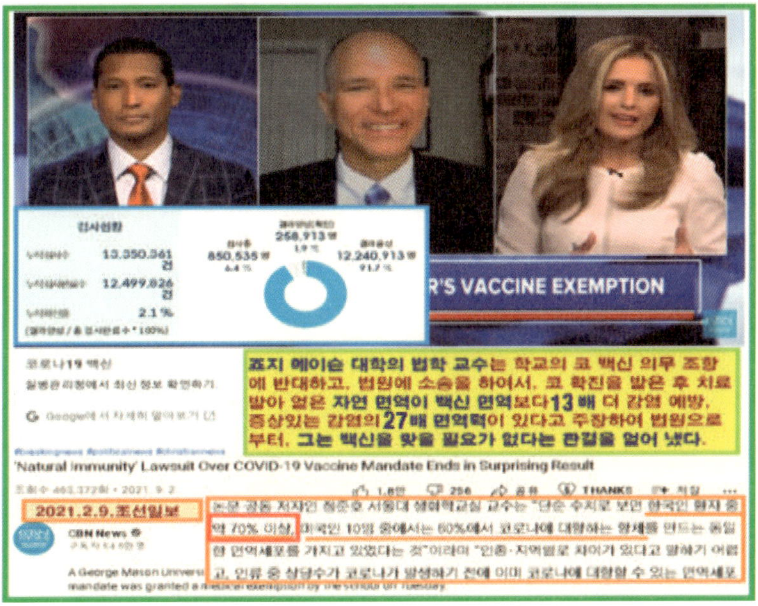
R'S VACCINE EXEMPTION
죠지 메이슨 대학의 법학 교수는 학교의 코 백신 의무 조항에 반대하고, 법원에 소송을 하여서, 코 확진을 받은 후 치료받아 얻은 자연 면역이 백신 면역보다 13 배 더 감염 예방, 증상있는 감염의 27배 면역력이 있다고 주장하여 법원으로부터, 그는 백신을 맞을 필요가 없다는 판결을 얻어 냈다.
'Natural Immunity' Lawsuit Over COVID-19 Vaccine Mandate Ends in Surprising Result
2021.2.9.조선일보
CBN News

〈질병청은 국민들이 코로나19 자연 면역 획득을 못하도록 만들었다.〉

코로나19에 걸려도 사망률이 거의 없는 50세 이하 사람들은 코로나19에 자연스럽게 노출시켜서 자연 면역을 획득하도록 해야 했었다. 질병청은 〈50세 이하의 사람들이 자연 면역력을 획득〉할 수 있는 기회를 원천봉쇄(原川 封鎖)하는 락다운, 사회적 거리 두기, 강제적인 마스크 착용 등으로 오히려 코로나19 질환을 더 부풀리게 만들었다. 그렇게 해서 얻은 결과가 1차, 2차, 3차 코로나19 실험용 백신 접종률이 세계 1위에 차지하기도 했고, 인구 대비 코로나19 확진자와 사망자가 세계 1위를 차지하였다.

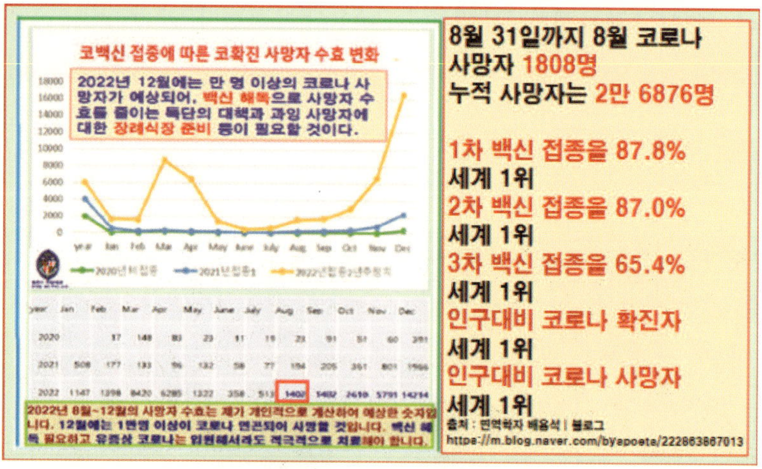

South Dakota는 Kristi Noem이라는 걸출한 공화당 주지사가 있어서 코로나-19 때 락 다운/ 강제 마스크/ 영업 제한 정책도 하지 않았다. 그러나 코로나-19 환자 발생률은 우리나라 "김부겸 총리"가 주장하는 모든 방법을 동원한 North Dakota와 비슷했다. 즉, 락 다운/ 강제 마스크/ 방역 패스는 코로나-19 환자 발생에 아무런 영향을 미치지 못했고, 오히려 경제만 망쳤고, 사람들의 생활을 망쳤다는 것을 증명한다.

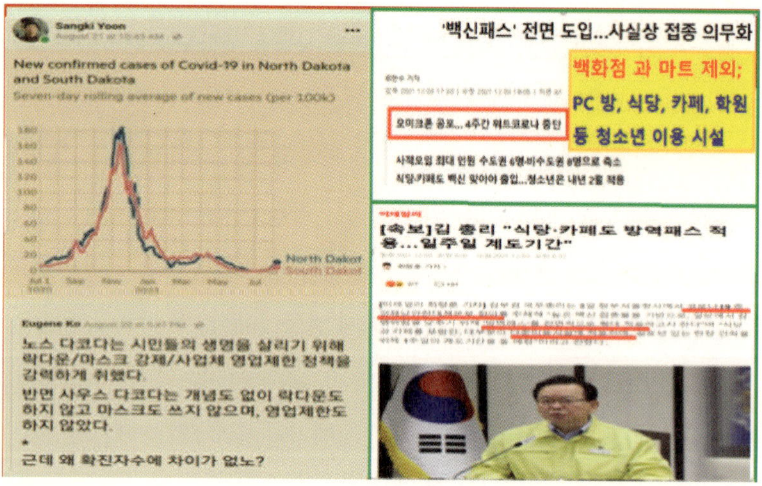

<질병청과 코로나19 백신 접종에 앞장선 분들에게 드리는 제언(提言)>

하늘나라의 자손인 대한민국 국민들을 딥스의 명령에 따라, 또 자신의 안일(安逸)을 구하기 위해, 세계 1위를 하며, 수 많은 사람들을 죽게 만들었고, 아프게 만들었으니, 이만하면 만족하지 않겠습니까?

보나마나 원숭이 암 바이러스 유전자(SV40 sequence)의 암 추진제(cancer DNA promoter)가 들어 있을 2023년의 XBB 1.5 표적 백신은 자진 폐기(廢棄)하시고, 이제부터라도 코로나19 예방/치료/해독 칵테일을 국민들에게 무료로 나누어 주고, 각자의 체질에 따라서 코로나19 백신을 해독하게 해서, 12자리 MAC 주소를 지우게 하고, 딥스의 노예가 되지 않도록, 속죄(贖罪)의 길, 상생(上牲)의 길을 택하시기를 바랍니다.

2023년의 예산을 보면 코로나19 백신 구입과 접종 사업에 자금이 많이 배정되어 있고, 코로나19 백신 사망 보상과 해독에 관한 기금은 없으니, 속죄의 마음으로 예산 편성을 다시 하시기를 권고합니다.

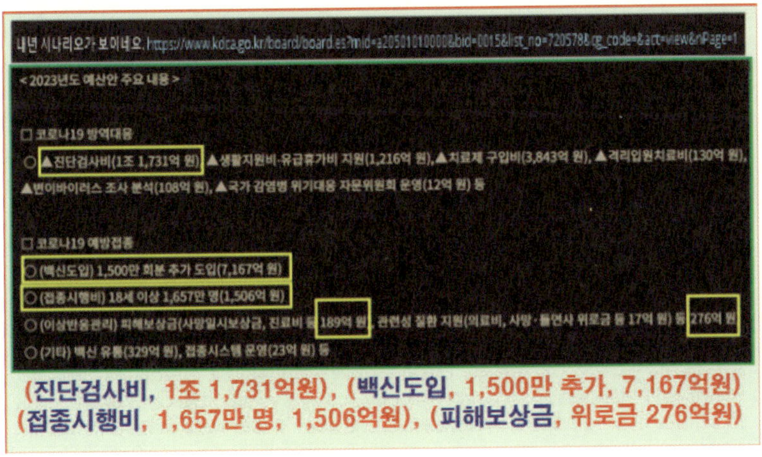
내년 시나리오가 보이네요. https://www.kdca.go.kr/board/board.es?mid=a20501010000&bid=0015&list_no=720578&cg_code=&act=view&nPage=1

< 2023년도 예산안 주요 내용 >

□ 코로나19 방역대응

○ ▲진단검사비(1조 1,731억 원) ▲생활지원비·유급휴가비 지원(1,216억 원), ▲치료제 구입비(3,843억 원), ▲격리입원치료비(130억 원), ▲변이바이러스 조사 분석(108억 원), ▲국가 감염병 위기대응 자문위원회 운영(12억 원) 등

□ 코로나19 예방접종

○ (백신도입) 1,500만 회분 추가 도입(7,167억 원)

○ (접종시행비) 18세 이상 1,657만 명(1,506억 원)

○ (이상반응관리) 피해보상금(사망일시보상금, 진료비 등 189억 원), 관련성 질환 지원(의료비, 사망·돌연사 위로금 등 17억 원) 등 276억 원

○ (기타) 백신 유통(329억 원), 접종시스템 운영(23억 원) 등

(진단검사비, 1조 1,731억원), (백신도입, 1,500만 추가, 7,167억원)
(접종시행비, 1,657만 명, 1,506억원), (피해보상금, 위로금 276억원)

이 책을 쓰면서 고상한 말을 하고 있지만, 저는 죄인이요 고칠 것이 많고 잘못이 많고 욕심이 많고 어리석은 자입니다. 똑같은 죄인으로서, 코

로나19 백신 접종과 PCR 검사로 진리(眞理)를 거슬렀던 동료 의사분들께 자신들이 그러한 악한 행위(行爲)를 통해 지금 받았던 blood money의 15%를 코로나19 백신 때문에 돌아가신 분들과 해독 치료를 받아야 하는 분들을 위한 보상 및 치료 성금(誠金)으로 또 코백신 해독 연구를 위한 기금으로 기탁(寄託)하시기를 바랍니다.

미국 뉴욕시와 캐나다 등의 외국 의사들과 간호사들, 그리고 약제사들은 코로나-19 백신 접종을 받지 않기 위해서 또 아래의 ppt 내용처럼, 자신의 양심상 남을 해하는 코로나-19 백신을 놓지 않기 위해서 자기의 직장을 떠난 사람들이 많았습니다. 부끄러운 일이지만 우리나라에서는 단 한 명도 없었습니다. 오히려, 백신 반대하는 사람들을 핍박하고 욕하고 부정(否定)하고 면허 박탈하고 형무소 보내려고 그랬지요. 암흑 세계의 권력자들이 완강하게 거부하고 있지만, 코로나-19 실험용 백신이 살인 백신이라는 것이 이미 밝혀진 지금, blood money를 속죄물(贖罪物)로 내는 것이 타당하겠다고 저는 주장합니다.

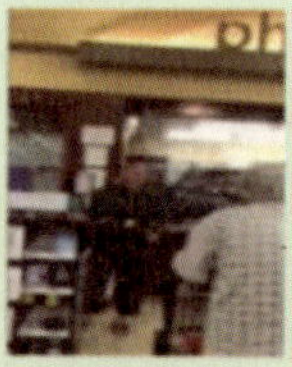

'I will not give this poison to people'

나는 이 독극물(毒劇物)을 사람들에게 주지 않겠습니다.

Pharmacy manager quits over store intercom: 'I will not give this poison to people' - America's Frontline Doctors (americasfrontlinedoctors.org)

"*This is* Nichole Belland, pharmacy manager for Safeway store at 1892 of Cortez," she said. "I quit effective immediately because I will not give this poison to people. Wake up, everybody. This is poison. This is hurting people. I've seen it. I've seen customers die. Wake up, do not take it."

60세 이상의 나이에서 코로나19 증상이 발생하면, 예전의 정기석 교수

(지금은 의보공단 이사장)의 조언처럼 "코로나는 독감, 앞으로 걸려서 입원할 필요 없을 것"이라는 말을 들지 말고, 또 HCQ(하이드록시 클로로퀸) + AZM(아지쓰로마이신/ 아마이신/ 아지로맥스/ 아지탑스 등) + Ivermectin(이버멕틴) + Vit C + Zn(아연) + Vit D 등의 코로나19 예방/ 치료 칵테일과 보조 수액 요법으로 적극적인 치료를 요합니다.

왜냐하면 본인들이 생각하는 것과는 달리 코로나19 백신을 접종하신 분들의 면역력이 많이 떨어져 있기 때문에, 예전에는 손쉬운 병들이었지만, 지금은 혼신(魂神)의 힘을 다해서 싸워야 이러한 병마(病魔)를 이길 수 있기 때문입니다.

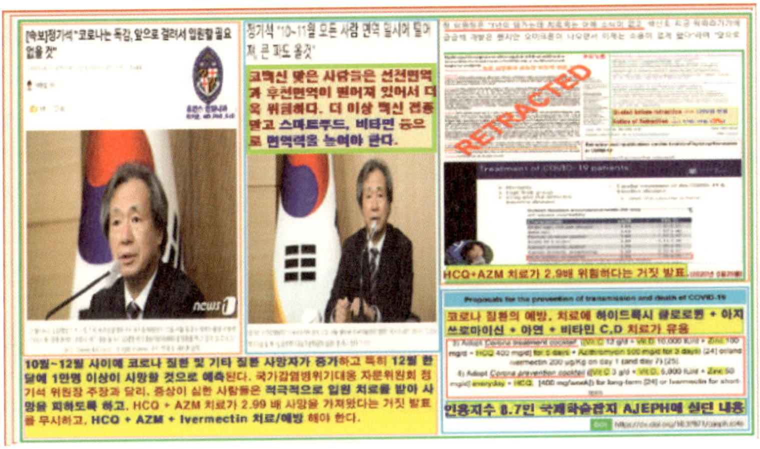

11. [2022년 11월 14일, 종로 5가, 한국 기독교 연합회관 3층, 아가페홀에서의 모임]

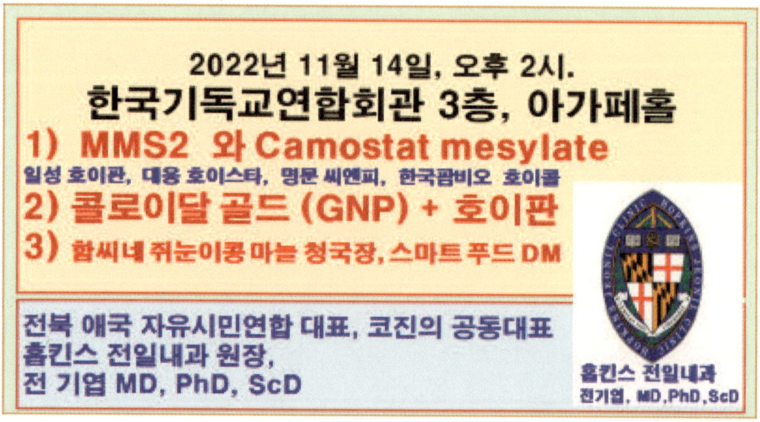

<이태원 참사에 대한 뉴스타운 손상윤 회장의 소개(紹介)>

우리나라에 마약이 난무(亂舞)하고, 국가를 전복(顚覆)하려는 중국 간첩들, 일루미나티/신세계 질서 세력들이 대한민국을 뒤흔드는 가운데, <이태원 참사 사건>이 발생했다.

손상윤 <뉴스타운> 대표가 자리를 함께하여, <이태원 참사 사건>을 어떻게 보아야 할 것인가에 대해서 소견을 피력하였다. (아래는 손상윤 회장이 발표한 내용이 아니라, 인터넷에서 얻은 정보입니다.)

"이태원 사건 = 인신공양 빼박 증거"라는 주장이 있다. 그 주장과 당시에 많이 알려진 상황을 영어로 옮겨 놓았다. 1)을 통해 번갯불 같은 강한 전파가 나오는 것을 의미하며, 이는 이 사건 이전에 이미 50명 정도의 심장 마비와 300여 명 정도의 호흡곤란 증세를 보인 사람들이 있었다는 것을 묘사하고 있는 것으로 보인다. 3)은 마귀 형상인 바포멧을 의미하고, 5)는 심청을 통하여, 인신공양(人身供養)성 집단 사망을 의미하고 있다고 하고, 6)은 5G를 의미한다고 한다. 이 그림에서 빠진 부분은 산타클로스 복장을 하고 페타닐 캔디(사탕)이라고 생각된 것을 나누어 준 것과 뒤쪽 위쪽에서 5-6명의 사람들이 "밀어, 밀지 말아요" 하는 상황 속에서 밀었다는 것이 빠져 있는 것으로 보인다.

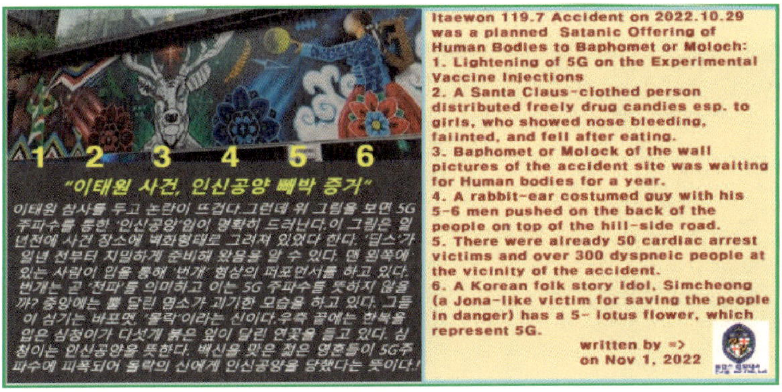

〈MMS2 가 산화 그라핀을 녹이는 역할을 한다.〉

그동안 콜로이달 골드, 호이판 등이 코로나19 백신, 쉐딩, 켐트레일, 식품, 약, 우유, 화장품, 샴프 등을 통해 우리 몸에 들어온 산화 그라핀(폴리아크릴아마이드 하이드로겔, polyacrylamide hydrogel)을 녹일 수 있다고 주장되어 왔다. 이번에 MMS2(Master Mineral Solution 2, 차아염소산 칼슘, Calcium hypochlorite)를 사용하여 산화 그라핀 녹이는 기능을 살펴 보았다.

시약 실험

내용 주3회 시료 도포 실험시작일22년9월21일

순서	1	2	3	4	5	6
시약	500cc+mms2 10방울	500cc+mms2 20방울+포이핀5알	500cc+HCQ5알	500cc+이버멕틴5알	500cc+HCQ5알+이버멕틴5알+포이핀5알	250cc+GNP250cc+포이핀5알
비접자1	조[redacted] 남55	전[redacted] 남68	조[redacted]54	김[redacted] 여54	청[redacted] 여57	김[redacted] 남58
비접자2	김[redacted] 여68	백[redacted] 여56	김[redacted]44	배[redacted] 여21	김[redacted] 여65	강[redacted] 여51
접종자3	김[redacted] 남71	정[redacted] 여35	백[redacted]54	박[redacted] 남83	신[redacted] 여63	박[redacted] 여56
접종자4	청[redacted] 남 63	정[redacted] 남51	김[redacted]61	김[redacted] 남57	김[redacted] 여79	윤[redacted] 여15
접종자5	윤[redacted] 여 50	최[redacted] 남54	양[redacted]65	최[redacted] 남51	권[redacted] 남40	진[redacted] 남30
접종자6	김[redacted] 여66	김[redacted] 남17	송[redacted]50	안[redacted] 여49	이[redacted] 여56	김[redacted] 남63
접종자7	윤[redacted] 여58	백[redacted] 여54	김[redacted]57	김[redacted] 남71	주[redacted] 여74	박[redacted] 남56

그 실험의 결과를 여기 58세 여자 환자의 예를 들어서 설명합니다. 코로나19 모더나 백신 2회 접종 후에 관찰할 수 있었던 혈액 내의 산화 그라핀(폴리아크릴아마이드 하이드로겔)이 들어있는 실험용 접시에 MMS2를 2주간, 주 3회 투여했더니, 아래 보이는 사진처럼 거의 사라진 것을 관찰했습니다.

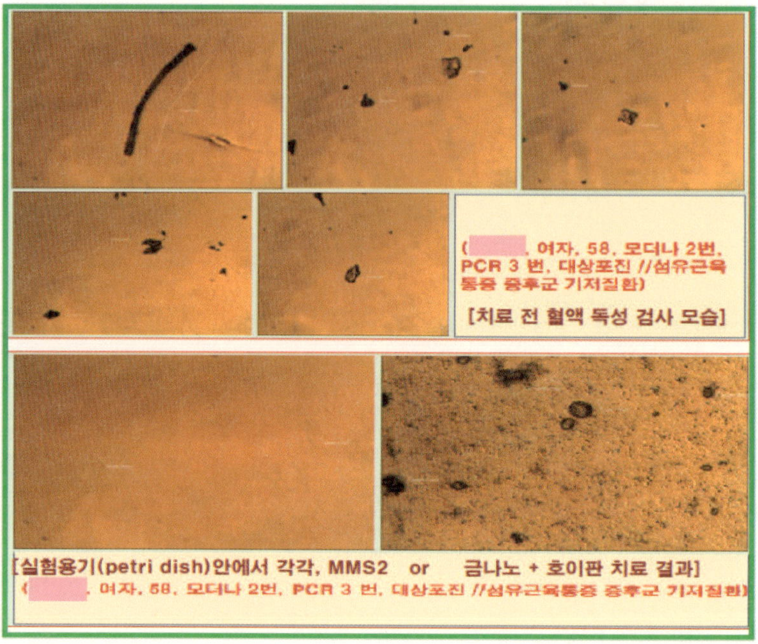

MMS2가 혈액 내 산화 그라핀을 가장 잘 녹이는 것으로 나왔다. 따라서 코로나19 예방/치료/해독 칵테일과 더불어 MMS2를 현명하게 잘 사용하면 코로나19 백신 후 생긴 12자리 MAC 주소도 많이 사그라들 것으로 생각하고 있고, 그러한 경우들도 제법 보았습니다.

- Group 1 : 500 cc 생수에 20 방울의 MMS2, 4주 후 관찰하였다.
  산화그라핀 대부분이 깨끗하게 잘 녹았다.
  면역력이 저하된 경우-산화그라핀이 녹지 않고 남아 있었다.
- Group 2: 20 방울의 MMS2 + 호이판 5알 (씨앤피, Camostat Mesylate)
  산화그라핀 많은 부분이 상당히 깨끗하게 잘 녹았다.
- Group 3: 500 cc 생수에 HCQ 200mg * 5 정 (총 1,000mg)
  산화그라핀이 일부는 인공구조물을 형성,부분적으로 잘 녹았
- Group 4: 500 cc 생수에 이버멕틴 12mg * 5 정 (총 60mg)
  산화그라핀이 일부 2차 인공구조물, 부분적으로 잘 녹았다.
- Group 5: HCQ 5 알(총 1,000mg)+ 이버멕틴 5 정 (총 60mg)+ 호이판 5정
  산화그라핀이 작은 돌맹이 모양 2차 인공 구조물 형성, 일부 녹았다.
- Group 6: 250 cc GNP (금 나노 파티클) + 호이판 5알 (씨앤피, Camostat Mesylate)
  산화그라핀 많은 부분이 우주정거장 모양의 2차 인공 구조물 형성,
  그 후로 상당히 잘 녹았고 일부 녹지 않은 부분도 존재한다.

좀 더 자세한 내용은 논문 IJBRES 1660 "인체 혈장내 산화 그라핀에 대한 차아염소산칼슘의 해독 효과에 관한 관찰 보고서"를 참조해 주세요.

12. [2022년 12월 18일, 군포 카이로스 아카데미에서의 발표]

군포 카이로스 아카데미는 저와 동료로서 열심히 일하고 계시는 윤치환 목사님이 담임 목사로 시무하시는 교회에 설치되어 있기에 거기에서는 코로나19 백신 및 해독 치료에 관한 이야기와 더불어 제가 알고 있는 성경 내용도 소개했습니다.

이 성경 내용은 다음 장(chapter)에 나오는 최은** 님으로부터 배운 것입니다.

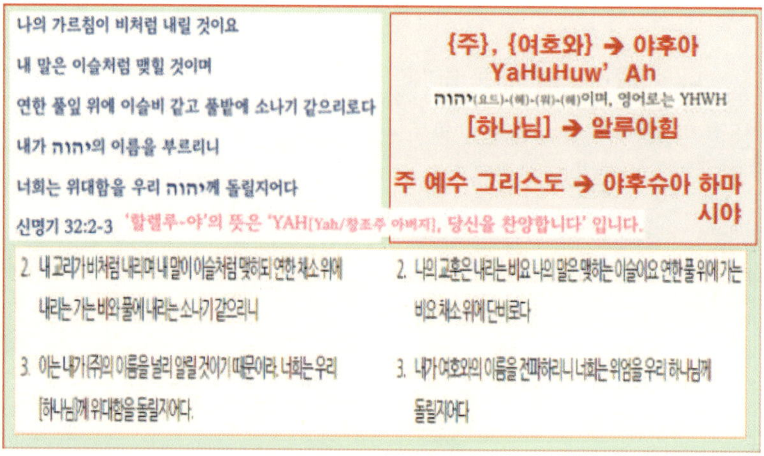

나의 가르침이 비처럼 내릴 것이요
내 말은 이슬처럼 맺힐 것이며
연한 풀잎 위에 이슬비 같고 풀밭에 소나기 같으리로다
내가 יהוה의 이름을 부르리니
너희는 위대함을 우리 יהוה께 돌릴지어다
신명기 32:2-3
{주}, {여호와} → 야후아
YaHuHuw' Ah
יהוה(요드)-(헤)-(워)-(헤)이며, 영어로는 YHWH
[하나님] → 알루아힘
주 예수 그리스도 → 야후슈아 하마시야
'할렐루-야'의 뜻은 'YAH[Yah/창조주 아버지], 당신을 찬양합니다' 입니다.
2. 내 교리가 비처럼 내리며 내 말이 이슬처럼 맺히되 연한 채소 위에 내리는 가는 비와 풀에 내리는 소나기 같으리니
3. 이는 내가 {주}의 이름을 널리 알릴 것이기 때문이라. 너희는 우리 [하나님]께 위대함을 돌릴지어다.
2. 나의 교훈은 내리는 비요 나의 말은 맺히는 이슬이요 연한 풀 위에 가는 비요 채소 위에 단비로다
3. 내가 여호와의 이름을 전파하리니 너희는 위엄을 우리 하나님께 돌릴지어다

13. [전주대 신대원의 신학 석사(ThM) 졸업 논문]

전주대 신대원에 ThM(신학 석사) 졸업을 위해 2022년 가을에 논문을 제출 했으나 불합격을 받았습니다.

저의 불합격 받은 신학 석사의 논문평은 다음과 같습니다.

> 전체보기 - 교수전... 2022-12-07 오후10:27
>
> 전기엽 원장의 논문도 교수님의 지도가 크게 작용해서 정말 많이 향상된 것 같습니다. 크리슬람 등 비상식적인 논의들이 다 사라졌고, 각주 표기와 참고문헌 표기도 거의 다 고쳐졌습니다. 목차에서 표를 제거해야 하는 점과 πιστεως χριστου중 아직도 πιστις χριστου로 고쳐져야 할 것들이 남아 있는 점을 주문하고 싶습니다. 그런 디테일은 고치면 될 것입니다. 다만, 여전히 논문의 큰 줄기가 되는 주장 두 가지를 제가 납득하기가 어려워서 합격을 주기가 어려운 것이 저의 솔직한 심정입니다. 하나는 "그리스도의 믿음=하나님의 믿음"이라는 등식이고(49쪽에는 성령이 주시는 믿음의 은사를 성령이 믿는 믿음이라는 식으로 서술하고, 그것이 또 삼위일체 하나님의 믿음이라고 등치합니다), 다른 하나는 '그리스도의 믿음'이 그리스도가 믿는 믿음이라는 주어적 해석의 근거가 너무 억지스러운 것입니다. 사실 이 문제는 지난 20-30년간 신약학계의 치열한 논쟁점 중 하나였고, 아직 완전히 해결되지도 않았습니다. 피스티스 크리스투 구절이 바울서신에 여러 개 나오는데 그 중 대다수는 주어적이 아니고 목적어적(그리스도를 믿는 신자의 믿음)이라는 쪽으로 합의가 이루어졌습니다. 갈라디아서 2장 16절 같은 경우는 주어적 속격이라는 의견이 남아 있지만 소수입니다. 전기엽 원장은 그러한 신약학계의 논의를 제대로 검토하지 않고 헤이스나 던 등 자기 생각과 맞는 두 세 명 학자의 의견에 의존하고 있고, 게다가 킹제임스를 비롯한 영어성경들을 근거로 사용함으로써 학문적으로 도저히 받아들일 수 없는 논리를 펴고 있습니다. 만약 이 두 가지를 고치게 되면 논문 전체의 큰 줄기가 무너질 것 같아서 일단 합격을 주고 고치는 것이 가능할 것 같지가 않습니다..

학문적으로 도저히 받아들일 수가 없어서 논문 불합격을 내린 요지는 크게 3가지입니다: 1) 크리슬람 등 비상식적인 논의(이것은 제가 졸업하기 위해 수정본에서는 지웠습니다, 그럼에도 불구하고 불합격 처리되었습니다), 2) 주어적 속격이라는 의견은 소수 의견, 3) 킹 제임스 영어 성경을 근거로 사용한 것.

전체보기 - 선기업/옵킨스H... 2022-12-08 오전5:54

[redacted] 교수님,
논문을 수정하도록 지도하시는라 애쓰고 수고하여 주셔서 감사드립니다. 그리고 정년이 얼마 남지 않았는데, 저의 논문 불합격으로 오점 아닌 오점을 남겨드리게 되어서 죄송합니다. 그러나 언젠가는 저의 논문 불합격이 하나의 씨앗이 되어 잘못된 기독교 신앙이나 학계 의견들이 수정될 수 있기를 희망합니다(만, 그런 날이 과연 오게 될지요....)

[redacted] 교수님의 솔직한 논문평에 감사드립니다. 첫번째 지적대로, 신학에 제가 미숙한 부분들이 있고, 아마도 [redacted] 교수님이 말씀하신대로 삼위일체론에 대해서 신대원에서 먼저 가르쳐서 삼위일체에 대한 개념 정립을 해 주도록 했으면 도움을 받았을 것 같습니다. 둘째번 지적은 제가 오류된 것일 수도 있고 [redacted] 교수님 등이 오류된 것 일 수 있습니다. 제임스 던의 그리스도를 믿는 믿음과 NIV 등의 현대판 성경 등이 진짜 성경 임을 가르치는 [redacted] 교수님의 학과목을 제가 다 수강했지만, 강의 내용과는 180 도 다른 논문을 제가 썼고 또 제가 수업을 받을 때에도 [redacted] 교수님 의견이 오류라고 저는 생각했고 또 교계의 소수 사람들도 그렇게 생각했을 것입니다. 첫 번 째의 것은 제가 더 배워서 깨달아야 하고, 둘째 번 지적은 지혜가 열려야 깨닫게 될 것 입니다.

학교에 다니는 동안 베풀어 주신 [redacted] 교수님, [redacted] 교수님, [redacted] 교수님, [redacted] 교수님께 감사드립니다. [redacted] 교수님은 전고 일 년 후배 되시는데 특히 지혜문학을 배우게 되어 감사하고 더 정감이 갔습니다. 다시 한 번 감사드립니다, 안녕히 계세요.

제가 이 글을 보낸 것은 신학교를 수료만 하고 졸업은 하지 않겠다고 마음을 먹었기 때문이었습니다. (그러나 2023년 봄에 마음을 바꾸어서 다른 주제로 논문을 작성했고, 2군데에서 <이 내용은 연구자 개인의 의견으로, 전주대 신대원의 공식 의견이 아닙니다>라는 각주를 다는 조건으로 합격을 해서 졸업하게 되었습니다.)

2. 기독교 홈스쿨링의 미래에 대한 대비

저의 신대원 졸업 논문 "기독교 홈스쿨링 실태와 선교적 함의"의 일부분을 편집한 내용입니다.

1) 미래가 요청하는 성경적 인재상(人材像)

다니엘서 2장 43절을 보면 "그들이 자신을 사람들의 씨와 섞을 터이나 쇠와 진흙이 섞이지 아니함같이 그들이 서로에게 달라붙지 못하리이다" 라고 기록이 되어 있는데, 이것을 보는 시각은 크게 두 가지이다. 하나는 미래과학자 이안 피어슨(Ian D. Pearson)는 2060년이 되면 인간과 기계가 합쳐질 것이라고 예상했다.[52) ~ ~

유발 하라리가 주장한 것처럼 **백신 속에 들어 있는 마이크로 칩 (micro chip)을 통해 인간의 두뇌를 컴퓨터와 연결시켜 인간의 뇌를 해킹(hacking)하고 인간의 생각을 읽고 조정하면서, 트랜스 휴머니즘(transhumanism)을 통하여 컴퓨터의 명령에 따라 사람이 좀비(zombie)가 되어 컴퓨터 노예가 되는 것을 예상할 수 있다.**[53] ~ ~ 많은 교회들에서는 코로나 백신 접종을 권했고, 학교나 회사나 모든 관공서나 심지어 병원에서도 코로나 백신 접종을 권했으나, 일부 천주교 신자들과 일부 군소 교회들은 코로나 백신 접종을 죽음을 무릅쓰고 반대했다. 666표가 기록된 요한계시록의 말씀을 믿고 있는 작은 교회들에서와 교회의 작은 홈스쿨링 모임들에서는 **백신 패스가 비록 666표가 아니라고 해도 상당히 비슷한 특징들을 보였기에, 정치적, 사회적 및 경제적 압력과 회유(懷柔) 속에서도 성경에 나온 대로의 말씀을 생명을 다하여 지키려 하였다.**[58]

---

53) [주 : 본 인용은 의사인 연구자 개인의 판단이며, 전주대 신대원의 공식 의견은 아닙니다.] 매경프리미엄. 유발 하라리의 미래 예측... '인간해킹' 시 대 다가온다. 2020.2.4. [접속 2003.5.5]. 인터넷 주소 :
https://www.mk.co.kr/premium/special-report/view/2020/02/27676/

58) 본 내용은 의사인 연구자 개인의 주장이며, 전주대 신대원의 공식 의견은 아닙니다.

KJV을 무시하는 99%의 교회들 속에서 저는 1% 소수(小數)에 속합니다. 666은 상징이라고 여기며 무천년설을 따르는 수많은 교회들 속에서 666은 가까운 미래의 현실이라 생각하고 전천년설을 따르는 저는 소수입니다. 마찬가지로 코로나19 백신 접종을 반대한 교회나 천주교 신자들은 아주 소수였습니다. 그래서 소수가 가는 길을 같이 가는 것이 두렵지 않습니다. 그리고 저는 소수의 의견을 지향(志向)하는 것이 주님의 길을 따라가는 것이요 주님께 향하는 것이라는 제 생각과 믿음이 옳다고 알고 이 길을 갈 것입니다.

또한 <예수 그리스도의 믿음>으로 천국에 가는 것이지 <예수 그리스도를 믿는 나의 확고한/흔들리는 믿음>으로 천국에 가는 것이 아니라고 저는 믿습니다.

신대원에서 가르쳐 주신 교수님들께 머리 숙여 감사를 표합니다. 아직도 성경에 대해 거의 아는 바가 없는 상태라서 앞으로도 교수님들의 가르침을 많이 받아야 합니다.

14. [2023년 8월 12일 <1차>, 8월 26일<2차> 2023년 가을의 백신 접종 반대 모임]

여태까지 제가 쓴 논문들과 여러 경로를 통하여 제가 알고 있는 지식들에 근거하여, 이번 2023년 가을의 XBB 1.5 표적 백신이나 원두(M Pox, 엠 폭스) 백신, mRNA 독감 백신 등은 접종(接種) 받으면 안 되고, 접종하는 비인간적인 행위를 해서 안 됩니다.

코로나19 백신 등으로 면역력이 많이 떨어져 있는 분들이 그리고 1차 ID 인 불완전한 형태의 12자리 MAC 주소가 생성되어 있는 사람들이, 이번 접종을 하게 되면, 2차 ID를 생성하게 되고, 또 Kill Shot이 될 가능성이 많습니다.

2차 ID까지 생성이 되고 어느 시간이 지나고 어떤 계기가 있게 되면, 그때에는 완전한 형태의 3차 ID인 New ID(짐승표 666) 이 만들어질 수도 있을 것이라 생각합니다.

2023년 7월 말에 코로나 하루 확진자가 4만 명대로 뛰어 올랐다고, 코로나-19 Xbb 1.5 표적 백신 접종을 하라고 공포를 불러 일으키고 있습니다. 그러나 코로나-19 누적 사망률을 계산해 보면, 0.107%이고, 2023년 7월 24일 주간의 사망률은 0.02%에 지나지 않습니다.

반면에 코로나-19 백신은 거의 인류 말살 수준의 성분들이 들어있고, 실제로도 우리나라에서만 2023년 6월 29일 현재로, 코로나-19 백신 접종 후에 2,592명이 사망했습니다. 이러한 백신 후 사망은 그동안의 모든 백신으로 인한 사망자 수효보다 더 많은 것입니다.

코로나-19 백신은 실험용이며, 인간을 죽이고 병들게 하는 생물학적 무기입니다.

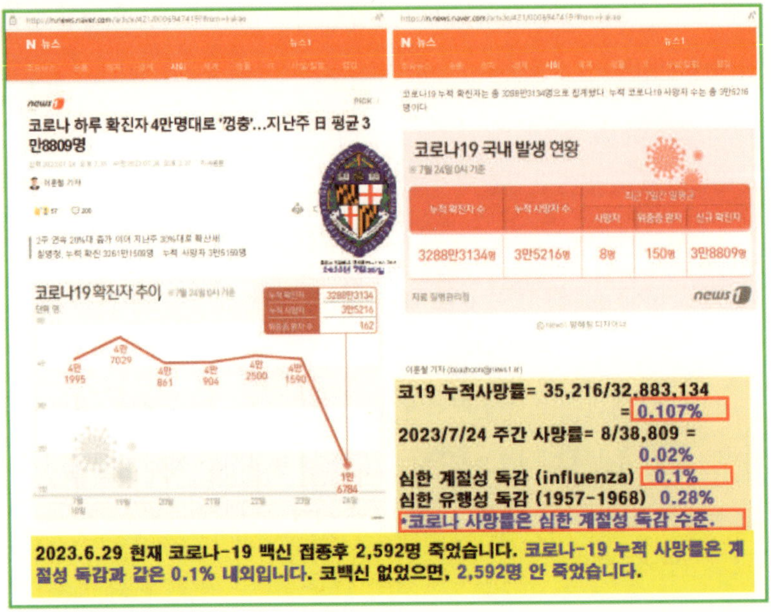

백신 대신에 우리는 면역력을 증강시키고, 코로나-19 예방/치료/해독을 하는 것이 훨씬 더 중요합니다.

곤충으로 만든 음식이나 mRNA 백신을 주사 맞은 소고기, 돼지고기, 닭고기보다는 mRNA 백신을 접종하지 않은 집에서 기르는 가축을 통해서 동물성 단백질을 구해야 합니다.

GMO 식품을 먹지 말고, Non-GMO 식품을 먹어야 합니다. Non-GMO 식품의 대표적인 건강식품에는 <함씨네 쥐눈이콩 마늘 청국장환>이 있습니다.

그 외에 우리나라 산천에서 나는 식용 버섯, 약풀 등을 우리가 섭취해야 합니다.

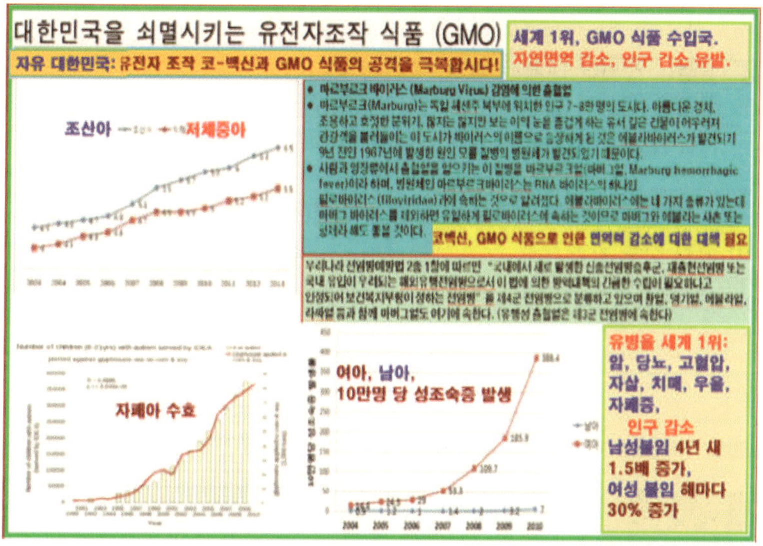

우리 앞에 선택의 두 길이 있습니다.

죽는 길: 코로나 백신 접종을 3차 부스터, 4차 , 5차 계속하는 것.

사는 길: 백신 맞지 않고 비타민 C, D, 아연, 하이드록시클로로퀸 (HCQ), 이버멕틴 (Ivermectin)을 전국민이 체질에 맞게 복용하는 것

코로나 살인백신과 백신패스 분쇄 범국민운동본부
홉킨스 전일내과 전기엽 MD, PhD, ScD

하나님의 자녀들이 하나님의 뜻을 모르는 것은 참 문제가 많다. 또한 무천년주의, WCC, WEA를 지지하는 교회들도 문제가 많은 것으로 보인다.

하나님의 자녀들이 하나님의 뜻을 왜 모를까?

1. 코로나 질환에 대해서 무지: 코백신은 하나님의 축복

2. 코로나 백신에 대해서 무지: 본당 출입 금지, 성가대 서지 못함

3. 많은 주님의 백성을 사망에 이르게 한 죄: 백신 후 사망, 기능 상실

명리학을 하는 사람들은 2 년 전에 인간이 만든 코로나 거짓 질환이 퍼질 것을 알았기에 코백신을 맞지 않았고, 2022년 올 해에는 코로나 백신의 진면목을 알 수 있게 된다고 한다. 나라에 큰 변혁이 1-2월 사이에 일어나고, 문 인은 감옥으로 간다고 말한다.**

美덴버신학교-횃불선교센터 주최 학술대회서 주장 제기

https://www.christiantoday.co.kr/news/256267

크리스천투데이

"종말론, '역사적 전천년주의'로 하루속히 통합돼야"

이대웅 기자 dwlee@chtoday.co.kr | 입력 : 2012.06.12 07:05

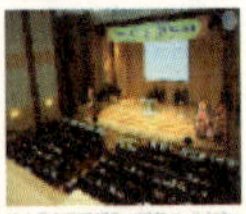

그는 "초대교회 및 교부 시대 폴리갑을 비롯한 파피아스, 순교자 저스틴, 이레니우스, 터툴리아누스 등이 지지했던 역사적 전천년주의가 4세기 후반 이후 영향력을 상실했다"며 그 이유로 △몇몇 교부들이 천년왕국에서 성도들이 누릴 축복을 너무 물질적이고 사치스럽게 묘사했다 △기독교 공인 이후 기독교와 국가가 우호적인 관계를 맺으면서, 교회가 당할 환난과 핍박을 강조하는 역사적 전천년주의에 많은 사람들이 반감을 가졌다 △일부 극단적 집단들이 예수 그리스도 재림의 날과 천년왕국 시작의 날을 미리 확정하려 시도했다는 점 등을 꼽았다.

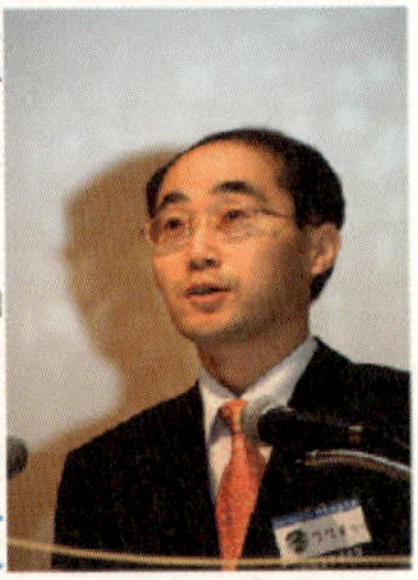

▲정성욱 박사가 발표하고 있다. ©김진영 기자

여기에 클레멘트와 오리겐 등 이집트 알렉산드리아 중심의 알레고리 학파가 탄생하면서 성경의 문자적·역사적 해석 대신 영적·알레고리적 해석을 추구했는데, 역사상 최대 교부라 인정되는 어거스틴이 여기에 많은 영향을 받았다. 어거스틴의 저서 〈하나님의 도성〉을 통해 당시 기독교계는 무천년주의적 종말론이 확립됐고, 이후 중세 1천년간 주된 흐름으로 이어졌다.

예수 그리스도의 재림에 대한 소망이 있었던 루터와 칼빈까지도 무천년주의자로 남았지만, 비슷한 시기 독일계 칼빈주의 신학자 알스테드와 영국계 영어학자 조셉 미드는 재림 이후 지상에 천년왕국이 세워질 것이라고 강력히 주장하면서 전천년주의가 다시 힘을 얻게 됐다. 이후 토머스 굿윈, 티모시 드와이트 등 청교도 신학자들도 역사적 전천년주의를 주장하게 된다.

정 박사는 "이는 모든 청교도 신학자들이 무천년주의를 지지했다고 믿는 오늘날 개혁신학자들에게 경종을 울리는 하나의 좋은 실례"라며 "개혁주의 전통 내에서 무천년주의가 지배적 흐름이었음은 부인할 수 없지만, 상당수 영향력 있는 개혁신학자들이 역사적 전천년주의자들이었음을 기억해야 한다"고 지적했다.

[검색: https://www.christiantoday.co.kr/news/256267 (2012년 6월 12일 기사)]

"설마 그럴리야 없겠지"라고 생각했지만, 2022년 12월 전주대 신대원에서 졸업 논문이 불합격처리되는 것을 보고, "과연 그렇구나!"라고 깨달았습니다.

많은 기독교인들이 요한계시록과 성경의 일부 부분들을 우화(寓話)나 상징(象徵)으로 받아들이고 있습니다. 사실(事實)로 믿으시기 축원합니다.

언제인지는 몰라도, 머지않은 장래에 주 예수 그리스도 (야후슈아 하마시아)님께서 공중에 재림(再臨)하시고 그분의 자녀들을 "홀연히 변화된 모습"으로 공중으로 불러 모으시는 〈휴거(공중 혼인 잔치, rapture)〉가 있게 됩니다.

이것을 마귀 세력들은 〈홀로그램(hologram)을 통한 미혹(迷惑)〉을 통하여, 〈외계인 침공 + 외계인에 의한 납치〉로 위장(僞裝)할 것입니다.

그래서 사람들이 마지막으로 회개하고 용서받고 구원(救援)받아서 주님께 나아갈 수 있는 기회를 놓쳐서 영원한 불구덩이로 들어가게 됩니다, 이렇게 되시면 안 됩니다!

성경을 읽고 깨달아서 주 예수 그리스도를 구세주로 믿으시면, 당신과 당신 집이 구원을 받게되고 휴거됩니다!

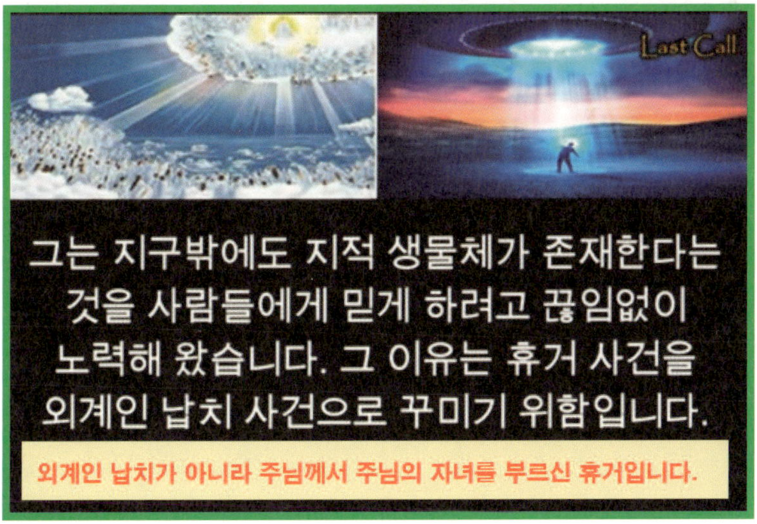
Last Call
그는 지구밖에도 지적 생물체가 존재한다는 것을 사람들에게 믿게 하려고 끊임없이 노력해 왔습니다. 그 이유는 휴거 사건을 외계인 납치 사건으로 꾸미기 위함입니다.
외계인 납치가 아니라 주님께서 주님의 자녀를 부르신 휴거입니다.

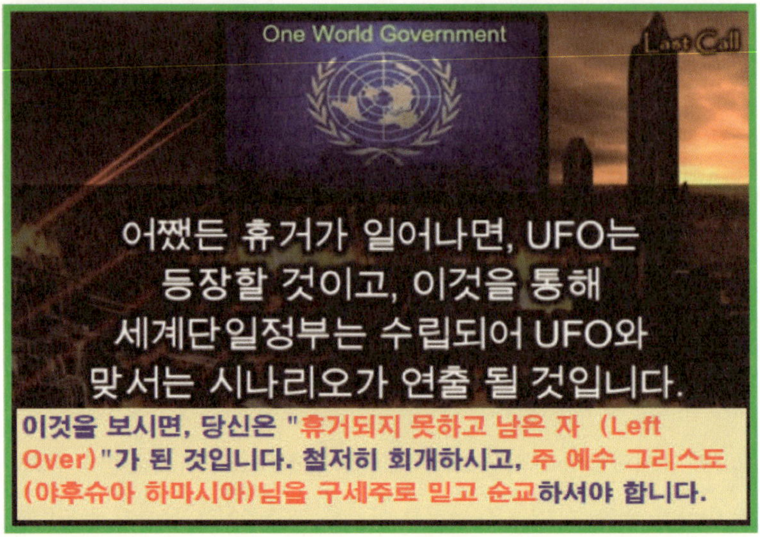
One World Government
Last Call
어쨌든 휴거가 일어나면, UFO는 등장할 것이고, 이것을 통해 세계단일정부는 수립되어 UFO와 맞서는 시나리오가 연출 될 것입니다.
이것을 보시면, 당신은 "휴거되지 못하고 남은 자 (Left Over)"가 된 것입니다. 철저히 회개하시고, 주 예수 그리스도 (야후슈아 하마시아)님을 구세주로 믿고 순교하셔야 합니다.

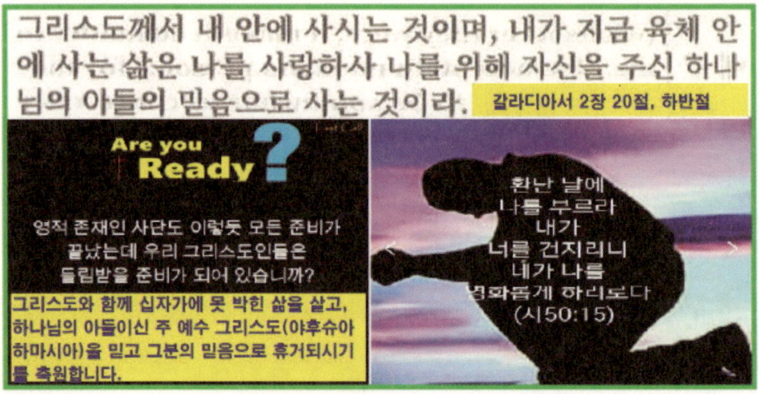
그리스도께서 내 안에 사시는 것이며, 내가 지금 육체 안에 사는 삶은 나를 사랑하사 나를 위해 자신을 주신 하나님의 아들의 믿음으로 사는 것이라.
갈라디아서 2장 20절, 하반절
Are you Ready?
영적 존재인 사단도 이렇듯 모든 준비가 끝났는데 우리 그리스도인들은 들림받을 준비가 되어 있습니까?
그리스도와 함께 십자가에 못 박힌 삶을 살고, 하나님의 아들이신 주 예수 그리스도(야후슈아 하마시아)을 믿고 그분의 믿음으로 휴거되시기를 축원합니다.
환난 날에
나를 부르라
내가
너를 건지리니
네가 나를
영화롭게 하리로다
(시50:15)

7장

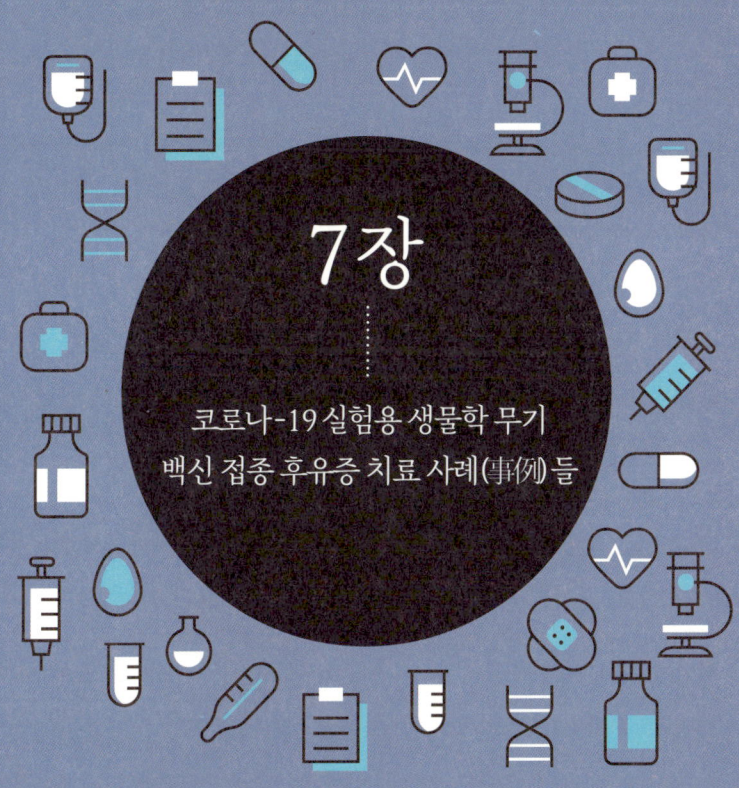

코로나-19 실험용 생물학 무기
백신 접종 후유증 치료 사례(事例)들

7장

코로나-19 실험용 생물학 무기 백신 접종 후유증 치료 사례(事例)들

1. 코로나19 실험용 생물학 무기인 백신 해독을 왜 해야 할까요?

1) 코로나-19 백신이 1291 가지가 넘는 백신 부작용을 가지고 있다고 알려져 있기 때문이다.

2023년 8월에 손상윤 회장의 호의로 〈뉴스타운〉 유튜브에서 발송할 당시에도 과학 잡지인 NEJM에 발표된 화이자 백신 보고서에 너무 다양하고 높은 부작용이 있어서 저 뿐만 아니라 다른 의사들도 코로나-19 백신 접종을 거부할 것 같다고 말씀드렸다. 2023년 7월 현재에도 질병청이나 WHO, FDA, CDC, 정부의 뜻에 따르는 일부 의사들이 코로나-19 백신을 권장하고 있음에도 불구하고, 많은 사람들이 인위적으로 만들어진 코로나-19의 공포의 진면목에 대해서 알게 되었다.

코로나-19는 감기의 일종이며 독감 정도의 사망률을 가진다는 것을 알았다면 아마 많은 사람들이 코로나-19 백신을 접종하지 않았을 것이다. 코로나-19백신은 정부나 신문 방송, WHO, FDA, CDC 등이 코로나-19의 질병에 대한 공포 마켓팅과 코로나-19 치료가 하이드록시 클로로퀸(HCQ) + 아지쓰로 마이신(AZM)으로 가능하다는 것을 대중에게 숨기고 속였기 때문에 가능했던 것이다. 또한 정부가 백신 패스 등을 강요했기 때문에 많은 사람들이 코로나-19 백신 접종을 원하지 않았음에도 불구하고, 일상생활을 영위하기 위해 할 수 없이 접종하였던 것이다. 2021년 2월 26일 코로나-19 백신 접종이 시작된 이래 2023년 6월 29일까지 백신 접종 관련하여 2,592명 사망, 483,391 이상 사례(부작용 경험 및 암이나 신경 마비 등)가 있었다. 정부나 사회가 강요하여 코로나-19 백신 접종하여 피해를 입힌 사람들에 대해서는 이들의 핏값을 보상해야 한다. 이들에게 코로나-19 백신을 주사하고 엉터리 PCR을 행하여 피해를 입힌 부분에 대해서 번 돈인 핏값(Blood money)의 적어도 15%는 코로나 백신 피해 보상 및 코로나 백신 후유증 치료 연구에 사용되어져야 한다.

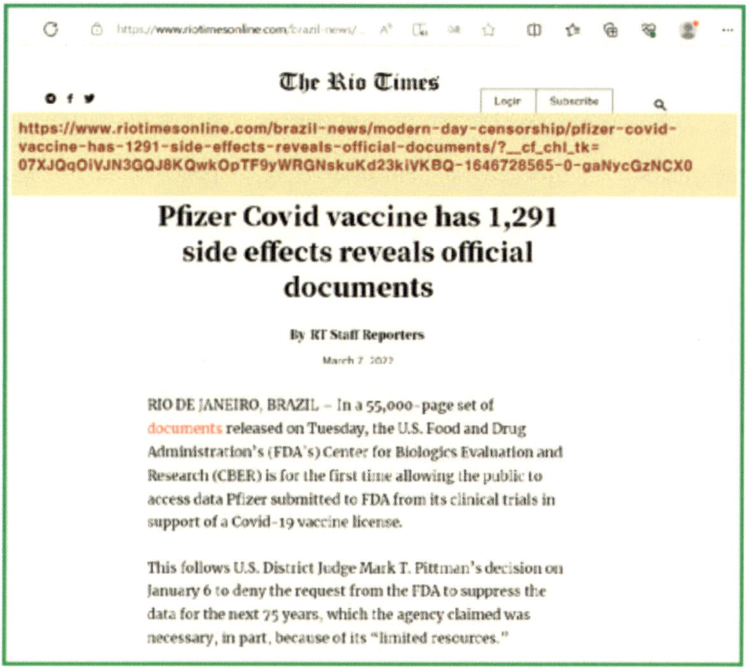

https://www.riotimesonline.com/brazil-news/...

The Rio Times

Login Subscribe

https://www.riotimesonline.com/brazil-news/modern-day-censorship/pfizer-covid-vaccine-has-1291-side-effects-reveals-official-documents/?__cf_chl_tk=07XJQqOiVJN3GQJ8KQwkOpTF9yWRGNskuKd23kiVKBQ-1646728565-0-gaNycGzNCX0

Pfizer Covid vaccine has 1,291 side effects reveals official documents

By RT Staff Reporters

March 7, 2022

RIO DE JANEIRO, BRAZIL – In a 55,000-page set of documents released on Tuesday, the U.S. Food and Drug Administration's (FDA's) Center for Biologics Evaluation and Research (CBER) is for the first time allowing the public to access data Pfizer submitted to FDA from its clinical trials in support of a Covid-19 vaccine license.

This follows U.S. District Judge Mark T. Pittman's decision on January 6 to deny the request from the FDA to suppress the data for the next 75 years, which the agency claimed was necessary, in part, because of its "limited resources."

- 화이자 회사는 자체 발표에서 1,291가지의 부작용을 관찰하였다고 보고하였다. 그러나 그러한 보고는 자발적으로 이루어진 것이 아니었고, 깨어 있는 비영리 시민 단체와 의사 및 과학자들이 소송한 결과로 얻어진 것이었고, 화이자 회사는 75년간 그 정보를 비밀로 감추기를 원했던 것이다.
- <투명성을 위한 공중 보건 및 의료 전문가 비영리 단체와 함께하는 의사 및 과학자 연합 [Coalition of doctors and scientists with the nonfprofit Public Health and Medical Professionals for Transparency]>은 2020년 3월 코로나-19 팬데믹 때까지 발행된 화이자 회사의 450,000페이지에 달하는 서류를 공개하라는 소송을 법원에 했다. 미국 워싱턴 DC대법원까지 소송을 끌고 가서, 드디어 미국 워싱턴 DC대법원의 마크 피트먼 판사(U.S. District Judge Mark Pittman)에게서 정보 자유법에 의거하여 화이자 회사가 코로나-19 허가 서류 공개에 75년을 끌면서 공개하려고 했던 애초의 계획을 뒤집었다.
- 코로나-19 백신을 출시한 화이자 회사가 백신 부작용을 75년간 숨기려 하였지만, 이 <비영리 단체화 함께하는 의사 및 과학자 전문가 연합>은 소송에서 승리하여, 법원의 명령에 의하여 1291가지의 백신 합병증을 보고하도록 하였다. 요약하면 다음과 같다: "화이자가 코로나-19 백신을 출시하였을 당시, 화이자는 FDA에 서류를 2021년 5월 7일에 제출하였고 108일이 경과한 2021년 8월 21일에 응급사용허가를 FDA에서 받았다. 따라서 이러한 속도로 FDA가 승인한 서류를 공개하는 것이 가능하다 할 것이다. FDA가 정한 처음 날짜인 2022년 1월 31일까지 12,000페이지의 서류를 공개하고, 이후 매 30일마다 55,000페이지씩을 공개하도록 하여야 하며, 그 시작일은 2022년 3월 1일 이전이 되어야 한다."

• 파이낸스 투데이 2022년 3월 15일자에 소개된 화이자 백신의 부작용 리스트의 일부를 여기에 소개한다. [화이자 백신의 부작용 리스트 공개 - 파이낸스투데이 (fntoday.co.kr)]: 급성 이완성척수염(AFM), 뇌 색전증, 심장마비, 출혈성뇌염; 급성 피부 홍반성 루푸스; 급성 산재성 뇌척수염; 난치성 반복성 부분 발작을 수반하는 뇌염; 급성 열성 호중구 피부병; 급성 신장 장애; 급성 황반 망막증; 급성 심근 경색; 급성 호흡곤란 증후군; 급성 호흡 부전; 혈전증; 혈관염; 미각 소실; 무과립구증; 공기 색전증; 알레르기성 부종; 원형 탈모증; 강직성 척추염; 무후각증; 대동맥 혈전증; 자가면역 재생불량성 빈혈, 자가면역 관절염, 자가면역 수포 질병, 자가면역 피부염, 자가면역 뇌병증, 자가면역 내분비 장애, 자가면역 장병증, 자가면역 눈 장애, 자가면역 용혈성 빈혈, 자가면역 헤파린 유발 혈소판 감소증, 자가면역 간염, 자가면역 고지혈증, 자가면역 갑상선 기능 저하증, 자가면역 심근염, 자가면역 근염, 자가면역 신염, 자가면역 신경병증, 자가면역 호중구감소증, 자가면역 췌장염, 자가면역 범혈구감소증, 자가면역 심낭염, 자가면역 망막병증, 자가면역 갑상선 질환, 자가면역 갑상선염, 자가면역 포도막염, 자율 신경계 불균형; 자율 발작; 척추관절염.

2) 우리나라는 data를 속이고 있지만, 여러 나라들에서 백신을 접종하면 할수록 코로나 발생이나 전체적인 사망 빈도가 높아진 것을 알 수 있다. 또한 코로나-19 백신 접종 이후로 백신 부작용 관련 질병들이 2-3배 증가하였고, 백신 후유증으로 인한 건강 및 경제의 악화 등으로 인한 자살 등의 사회적 문제가 증가하였다.

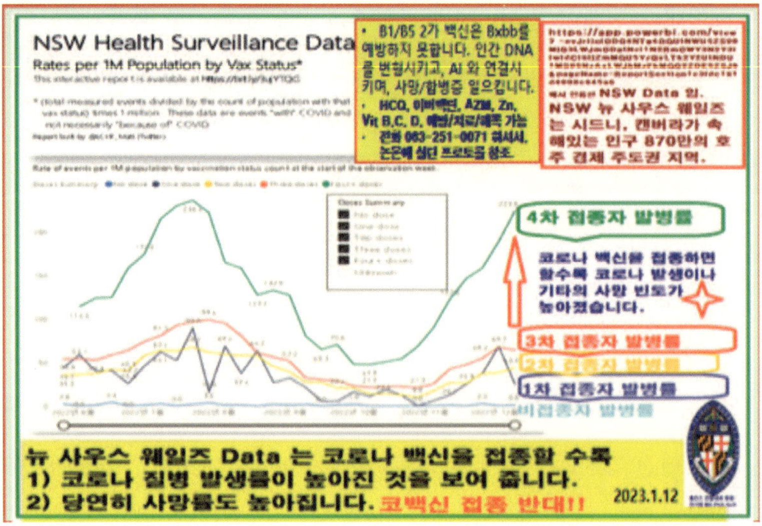

• 우리나라는 2021년 2월 26일에 코로나19 실험용 백신을 접종하기 시작했습니다. 2000년까지의 질병 발생 추이는 큰 변화가 없으나, 화이자가 부작용이라 밝힌 질병들이 2021년에 증가하기 시작하여 2022년에는 눈

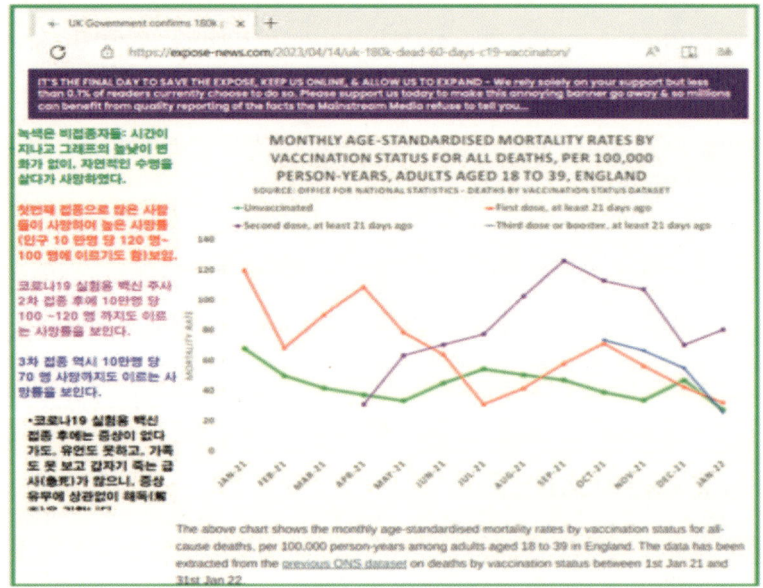

에 띠게 증가하였습니다.

- 우리나라는 data를 왜곡하고 있으나, 호주나 영국 등의 외국의 건강 data는 코로나-19 백신을 접종하면 할수록 코로나19 질병 발생이 높아지고, 전체적인 사망률도 높아진 것을 보여 줍니다. 그 증가폭은 시간이 갈수록 가파르게 올라갈 것입니다.
- 또한 백신 후유증으로 인한 건강 악화로 경제 생활을 하지 못한 것 등으로 인해 자살 등의 사회적 부작용이 증가하였습니다
- 코로나-19 비접종자는 가장 낮은 사망률을 보이고(호주-하늘색, 영국-녹색), 코로나-19 실험용 백신을 접종하면 내내 멀쩡하다가 급사(急死)하는 일이 많아져서 갑자기 사망률이 높다(호주-녹색, 영국-붉은색).

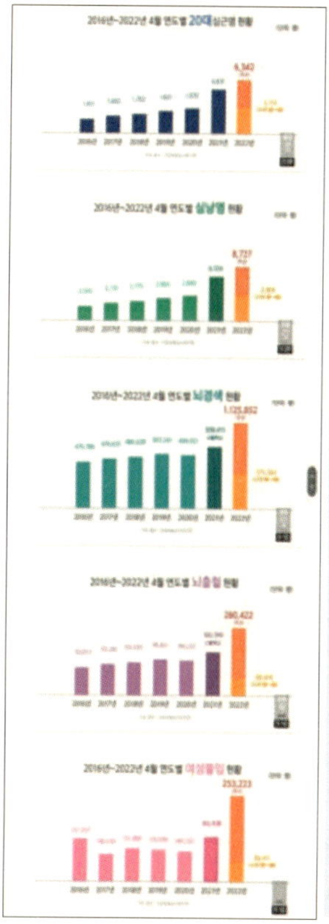

코로나19 백신(코백신) 해독이 필요한 이유는 각종 질병이 코백신 접종 이후 엄청나게 증가하였기 때문이다.

1) 2016년부터 2022년 4월까지의 연도별 20 대 심근염 현황을 보면, 2020년까지는 1,970건으로 조금씩 상승했는데, 2021년 4,631건 발생, 2022년 6.342건 발생 예상으로 2000년 대비 322% 증가하고 있습니다.
2) 심낭염의 경우에도, 2020년 2,940건 발생 정도 였는데, 2021년 4,334건 발생, 2022년 8,727건 발생 예상으로 2000년 대비 297% 증가하고 있습니다.
3) 뇌경색의 경우에도, 2020년 499,021건 발생 정도 였는데, 2021년 508,415건 발생, 2022년 1,125,852건 예상 발생으로 2000년 대비 226% 증가하고 있습니다.
4) 뇌출혈의 경우에도, 2020년 99,235건 발생 정도 였는데, 2021년 100,390건 발생, 2022년 280,422건 발생 예상으로 2000년 대비 283% 증가하고 있습니다.
5) 여성불임의 경우에도, 2020년 149,353건 발생 정도 였는데, 2021년 162,938건 발생, 2022년 253,223건 발생 예상으로 2000년 대비 170% 증가하고 있습니다.
6) 코로나19 통제로 인한 경제 위기 등으로 2021년 자살 13,352명, 코로나19 사망자 5,030명(https://www.chosun.com/economy/economy_general/2022/09/27/J7MUCBX5MJCIHFWWGSZMAMBQQE)
7) 코로나19 백신 부작용으로 인하여 가지고 있던 직업을 떠나서 경제 활동을 못하게 되는 경우가 허다하다. 개인의 경제가 나빠지면 자살이 늘게 된다. 자살을 막기 위해서도 코로나19 백신 부작용을 해독하고 경제 활동에 참여하도록 해야 한다.

- 코로나-19 실험용 백신을 접종하신 분들은 자신이 예측도 못하고 죽을 준비(準備)도 못한 사이에 갑자기 심장 마비가 오거나 정신을 잃거나 하여, 10분 안에 주위에서 도와 주지 않으면 억울한 죽음을 맞게 됩니다.
- 또한 잠깐 정신을 잃을 때에 자동차 운전을 하고 있었다든지 주의(主意)를 요하는 일을 하고 있었으면 2차 사고로 인한 급사(급사)를 하는 경우들이 많으니, 증상이 없으신 분들도 꼭 해독(해독)하시기를 바랍니다.

3) 코로나-19 백신 접종 이후로 화이자가 밝힌 백신 부작용 관련 질병 발생이 3배-20배 증가되었다.

외국에서는 2020년부터 코로나19 실험용 백신을 접종하기 시작했습니다. 1999년까지의 질병 발생 추이는 큰 변화가 없으나, 2022년에 증가하기 시작하여 2021년에는 눈에 띠게 증가하였습니다. 그 증가폭은 시간이 갈수록 가파르게 올라갈 것입니다.

279% SPIKE in Miscarriages
487% SPIKE in Breast Cancer
1048% SPIKE in the Nervous System
155% SPIKE in Birth Defects
350% SPIKE in Male Infertility
369% SPIKE in Testicular Cancer
2181% SPIKE in Hypertension
664% SPIKE in Malignant Neoplasms
680% SPIKE in Multiple Sclerosis
551% SPIKE in Guillain-Barre Syndrom
468% SPIKE in Pulmonary Embolism
302% SPIKE in Tachycardia
452% SPIKE in Migraines
471% SPIKE in Female Infertility
437% SPIKE in Ovarian Dysfunction
269% SPIKE in Myocardial infarction
291% SPIKE in Bell's palsy

코로나19 백신 해독이 필요한 이유

1) 유산이 백신 전 대비 279% 증가하고 있습니다.
2) 유방암이 백신 전 대비 279% 증가하고 있습니다.
3) 신경계 질환이 백신 전 대비 1,048% 증가하고 있습니다.
4) 신생아 기형이 백신 전 대비 155% 증가하고 있습니다.
5) 남성 불임이 백신 전 대비 350% 증가하고 있습니다.
6) 고환암이 백신 전 대비 369% 증가하고 있습니다.
7) 고혈압이 백신 전 대비 2,181% 증가하고 있습니다.
8) 암발생이 백신 전 대비 664% 증가하고 있습니다.
9) 다발성 경화증이 백신 전 대비 680% 증가하고 있습니다.
10) 길랑바레 증후군이 백신 전 대비 551% 증가하고 있습니다.
11) 폐경색이 백신 전 대비 468% 증가하고 있습니다.
12) 빈맥이 백신 전 대비 302% 증가하고 있습니다.
13) 편두통이 백신 전 대비 452% 증가하고 있습니다.
14) 여성불임이 백신 전 대비 471% 증가하고 있습니다.
15) 난소 장애가 백신 전 대비 437% 증가하고 있습니다.
16) 심근경색증이 백신 전 대비 551% 증가하고 있습니다.
17) 벨 마비가 백신 전 대비 291% 증가하고 있습니다.

4) 74%의 SADS [Sudden Adult Death Syndrome, 성인 돌연사(突然死)]는 코로나-19 백신의 후유증이었다: 2023년 5월 18일까지 행한 325건 부검의 검토 결과 240건의 사망(74%)은 코로나-19 실험용 백신과 높은 인과 관계가 있는 것으로 밝혀졌다.

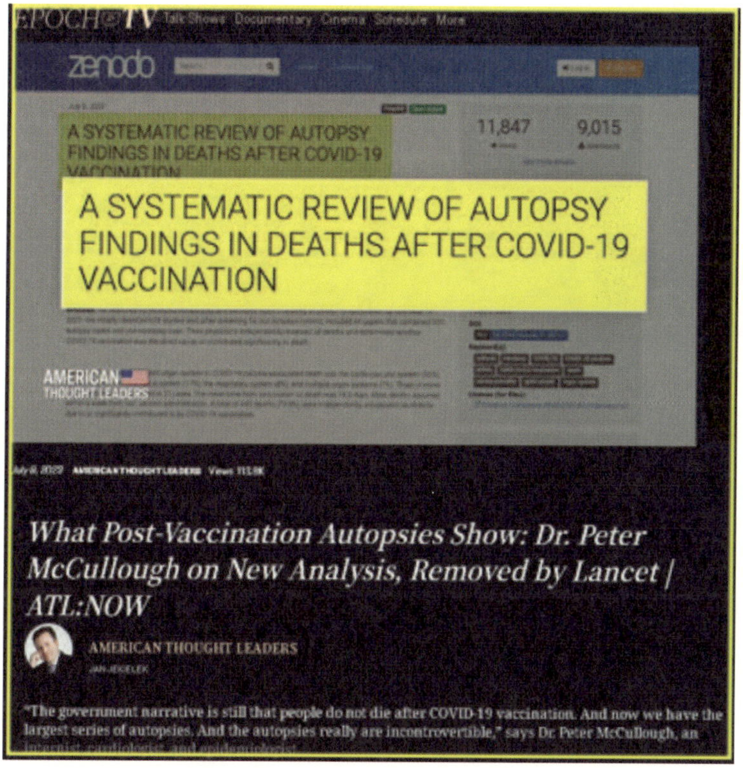

- 240건/ 325건(74%) 부검에서 사망자들이 코로나-19 실험용 백신이 직접적인 사망 원인이 되었거나 사망을 초래하는 요인이 되었다고 란셋(Lancet)에 보고 되었으나, 이 논문은 곧 인터넷에서 삭제되었다.
- 그러나 그 논문에 대해서 피터 맥컬로우 교수는 "미국 생각의 지도자들(American Thought Leaders)"에서 인터뷰를 통해 자세하게 설명하였다.

• 코로나19 실험용 백신 후 사망자들은 심혈관계 질환 53%, 혈액 질환 17%, 호흡기 질환 8%, 다기관 부전증 7%(21건/ 325건)와 연관되어 사망하였고, 코로나19 실험용 백신 접종 후 사망까지의 시간은 평균 14.3일 이었고, 대부분의 사람들은 백신 접종 후 일주일 안에 사망하였다.

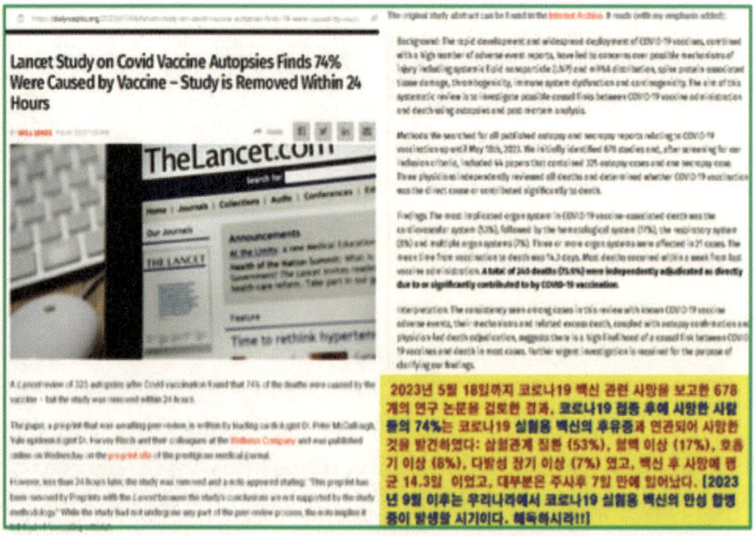
Lancet Study on Covid Vaccine Autopsies Finds 74% Were Caused by Vaccine – Study is Removed Within 24 Hours

2023년 5월 18일까지 코로나19 백신 관련 사망을 보고한 678개의 연구 논문을 검토한 결과, 코로나19 접종 후에 사망한 사람들의 74%는 코로나19 실험용 백신의 후유증과 연관되어 사망한 것을 발견하였다: 심혈관계 질환 (53%), 혈액 이상 (17%), 호흡기 이상 (8%), 다발성 장기 이상 (7%) 였고, 백신 후 사망에 평균 14.3일 이었고, 대부분은 주사후 7일 만에 일어났다. [2023년 9월 이후는 우리나라에서 코로나19 실험용 백신의 만성 합병증이 발생할 시기이다. 해독하시라!!]

5) 우리의 다음 세대가, 앞길이 구만리 같은 젊은이들이 죽어가고 있기 때문이다(https://m.blog.naver.com/PostView.naver?blogId=goodozone&logNo=223146780724&targetKeyword=&targetRecommendationCode=1 에서 인용).

- 현실적으로 우리나라에서도 전공의 한 사람이 죽었지만 코로나-19 백신 후유증과 연결시키지는 않았다.
- 지금도 코로나-19 백신을 접종한 많은 의대생들과 간호대생들, 약대생들, 물리치료사들, 방사선사들, 검사 및 행정을 배우는 학생들의 생명이 위험에 처해 있다.

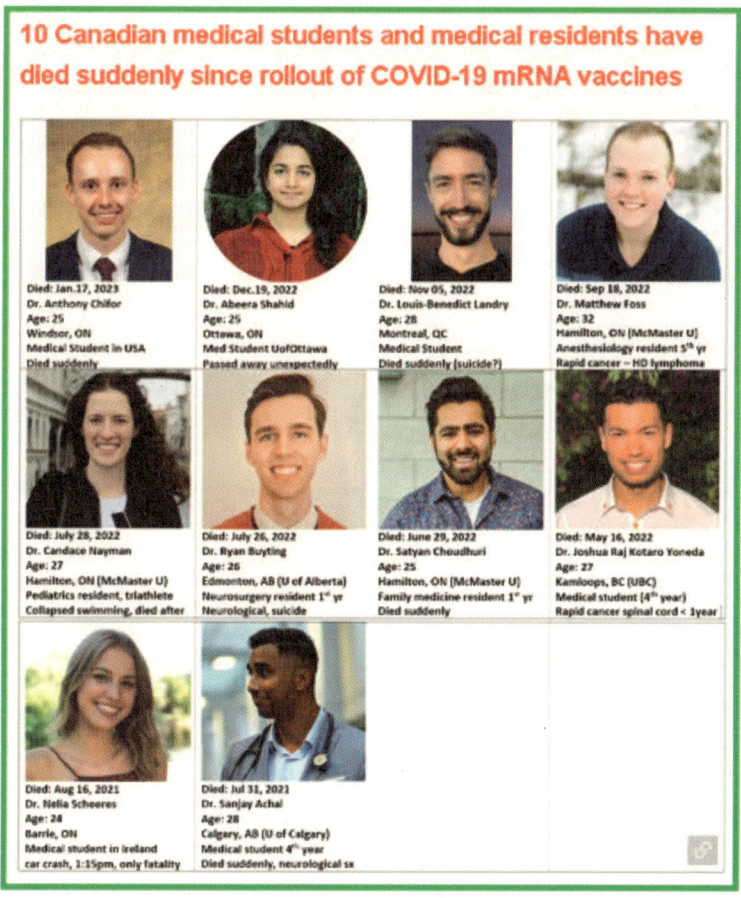

<u>"젊은 의대생들은 접종 거부시 퇴학시킨다는 위협에 어쩔수 없이 코로나19 백신을 의무적으로 맞도록 강요당했으며, 코로나19 팬데믹 기간 동안 저지른 가장 큰 범죄 중 하나로 남아 있습니다."</u>

2021년과 2022년에 코로나19 백신 접종 의무화를 결정한 후, 시행에 관여한 모든 의과대학 및 전문대학 관계자들을 <u>형사 고발할 수 있도록 조치</u>해야 합니다.

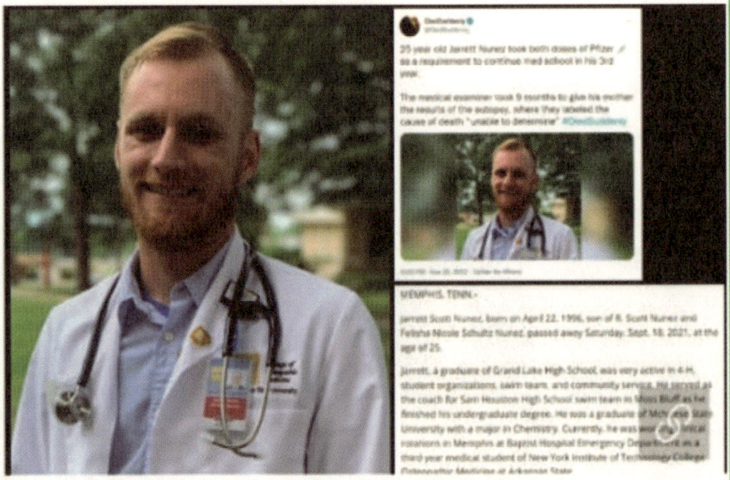
25 year old Jarrett Nunez took both doses of Pfizer as a requirement to continue med school in his 3rd year.
The medical examiner took 9 months to give his mother the results of the autopsy, where they labeled the cause of death "unable to determine"
MEMPHIS, TENN.-
Jarrett Scott Nunez, born on April 22, 1996, son of R. Scott Nunez and Felisha Nicole Schultz Nunez, passed away Saturday, Sept. 18, 2021, at the age of 25.
Jarrett, a graduate of Grand Lake High School, was very active in 4-H, student organizations, swim team, and community service.

더이상 mRNA 백신을 추가접종하면 안됩니다. 관계 당국의 달콤한 말만 믿지 마시고, 전 세계를 검색해 사실에 접근하시기 바랍니다. 트위터에 들어가 찾아보세요!

2. 양자점 (Quantum dot, 퀀텀 닷), 방향족 아민인 폴리아크릴아마이드 하이드로겔(산화 그라핀, Graphene Oxide, GO), 모겔론스 (Morgellons)

• 밸런스 님의 게시판(CDB가 적혈구 세포들을 이용하여 하이드로겔 필라멘트를 형성한다 : 네이버 카페(naver.com))에서 〈리차즈 워버톤(Richard J. Warburton) 교수의 자가 조립 퀀텀 닷(Self-Assembled Quantum Dots)〉을 소개했다. 여기에 거기서 배운 내용을 제가 그간 알고 있던 생각들로 검토하여, 새로운 생각들로 정리하여 실었습니다.

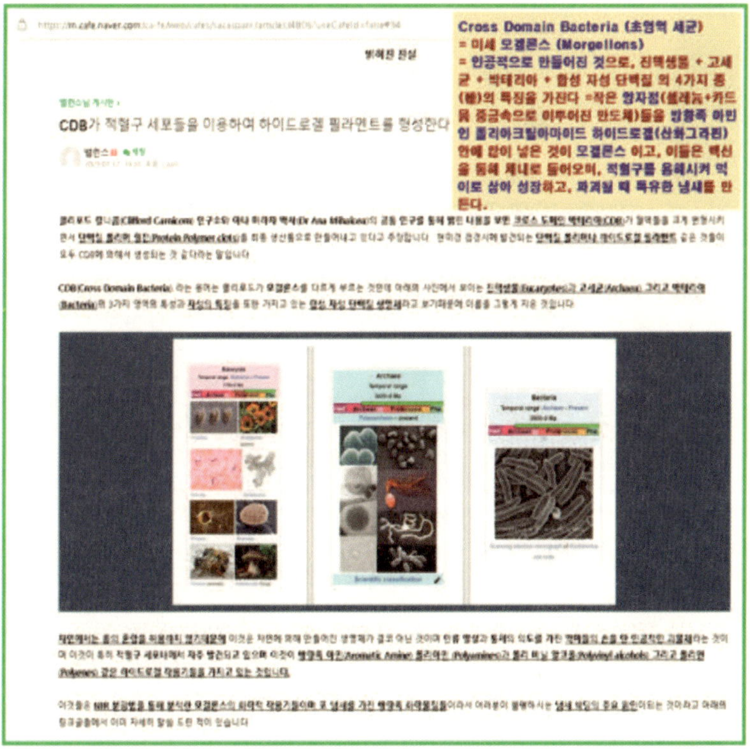
CDB가 적혈구 세포들을 이용하여 하이드로겔 필라멘트를 형성한다
Cross Domain Bacteria (초영역 세균)
= 미세 모겔론스 (Morgellons)
= 인공적으로 만들어진 것으로, 진핵생물 + 고세균 + 박테리아 + 합성 자성 단백질 의 4가지 종(種)의 특징을 가진다 =작은 양자점(셀레늄+카드뮴 중금속으로 이루어진 반도체)들을 방향족 아민인 폴리아크릴아마이드 하이드로겔(산화그라핀) 안에 많이 넣은 것이 모겔론스 이고, 이들은 백신을 통해 체내로 들어오며, 적혈구를 용해시켜 먹이로 삼아 성장하고, 파괴될 때 특유한 냄새를 만든다.

• 모겔론스를 1) 뿌리혹병균(근두암종병균)/기생충, 2) 선형 보렐리아(filamentous borrelia), 3) 합성 미생물인 CDB(Cross Domain Bacteria, 초영역 세균)으로 보는 시각들이 있다(6장 4절 12항, 〈모겔론스〉 참조).

그리고 양자점은 **3차원(3D) 구조면으로도 조립되어 패키지로 통합** 될 수가 있습니다. 따라서 CDB/모겔론스 괴물체 안에도 하이드로겔 공학/지질 나노 입자들과도 얼마든지 통합될 수가 있을 것이라고 생각합니다

Graphical Abstract

The highly ordered coaggregates of quantum dots (QDs) with inter-QD interaction can be created by using the self-assembled azobenzene derivatives. Furthermore, the inter-QD interaction can be reversibly controlled by photoirradiation and time-aging.

Highly Ordered Quantum Dot Aggregates

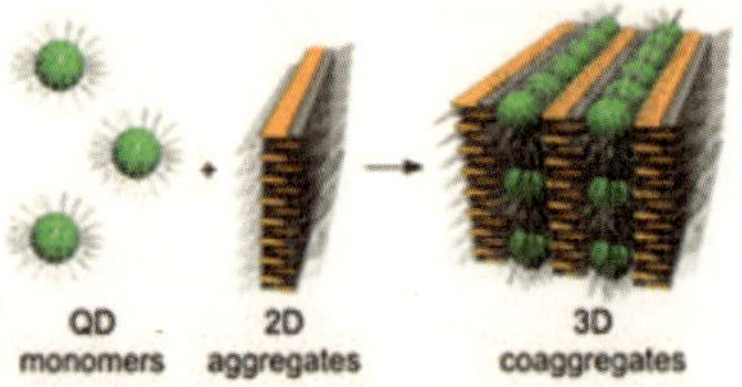

(출처) https://onlinelibrary.wiley.com/doi/10.1002/anie.202015535

필자의 생각: mRNA 등을 셀레늄-카드뮴 중금속으로 만들어진 구(球)안의 반도체에 넣어 만든 Quantum Dot (QD, 양자점)을 방향족 고분자 폴리머인 폴리아크릴아마이드 하이드로겔 (Polyacrylamide Hydrogel = 산화 그라펀)에 넣어 인공적으로 3D coaggregates (3D 집합체)를 만든 것으로 보인다. 코로나-19 실험용 백신을 접종할 때 많은 인조 기생충, nano-robot, nano chip 등과 함께 이러한 3D 집합체인 산화 그라펀 (하이드로겔)이 우리 몸에 들어온다. 호산구, 호중구 및 폐의 과산화효소에 의해 3D 집합체가 파괴되면 특유의 냄새가 난다.

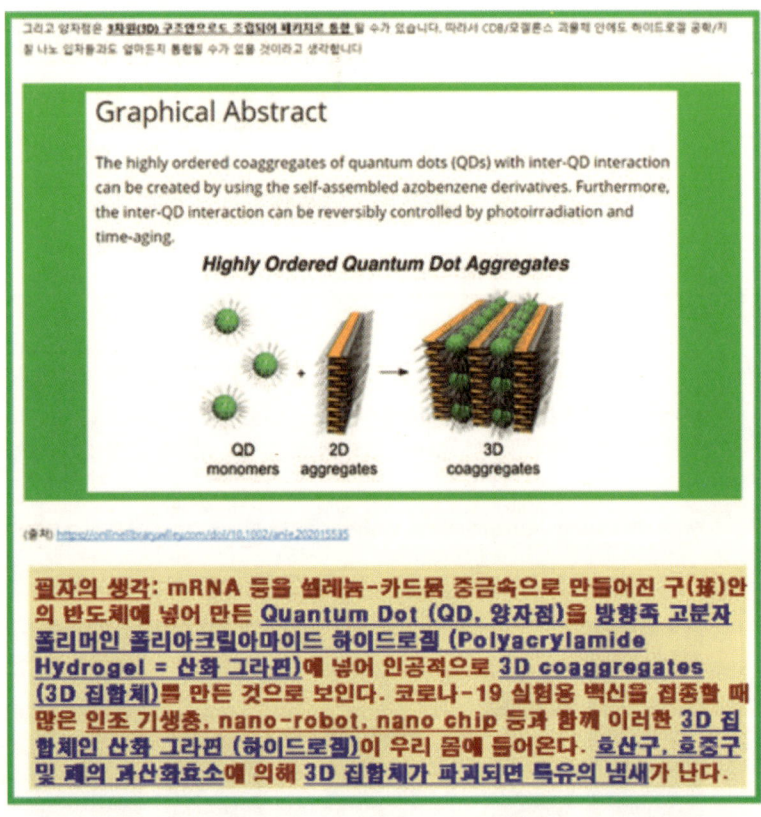

• “ 우리의 씨름은 혈과 육에 대한 것이 아니요 정사와 권세와 이 어두움의 세상 주관자들과 하늘에 있는 악의 영들에게 대함이라.”(엡 6:12), “그리고 정사들과 권능들을 상하게 하셨으니, 그분께서 십자가 안에서 그들로부터 승리를 거두시어 그들을 공공연한 구경거리로 만드셨느니라.” (골 2:15, 근본역) 말씀처럼, 주님이 승리하시겠지만, 아직은 고달프게도, “정사와 권세”들이 하늘에 켐트레일(chemtrail)을 수 십년간 뿌려서 이

제는 맑은 하늘을 보기가 어렵고, 빗물 속에는 온갖 중금속이며 산화 그라핀(하이드로겔)이 많이 섞여져 있다.

- "진실 밝혀라" 카페(https://cafe.naver.com/sacaspam/4234)에 다음과 같은 글이 올라와 있습니다. 아래쪽에는 저의 의견을 적었습니다.

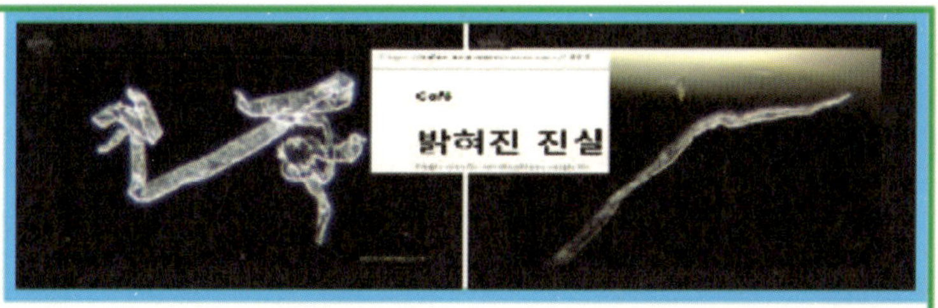

2012년 11월과 12월에 프랑스의 과학자들이 프랑스 영토 전역에서 공기중에 포함된 **모겔론스 필라멘트 샘플들**을 수집해서 **가스 크로마토그래피(Gas Chromatography)**로 분리하고 **질량분석법(GC/MS)**으로 확인하여 얻은 데이타를 해석하여 아래의 분석보고서를 완성하였습니다.

이 보고서는 다른 보고서들과는 달리 필라멘트 샘플의 **금속 (metal) 물질**들을 관찰한 것이 아니라 **합성 화학물질 관찰에 집중한 분석**이라고 보시면 됩니다.

여러분도 바로 알 수 있듯이 모겔론스라고 불리는 필라멘트 고분자 물질은 **다양한 합성 화학물질들이 합성된 복잡한 유기 폴리머**라는 것을 알수 있습니다 이때 합성 유기 폴리머는 **화학적 중합 방법을 사용하여 만든 하이드로겔**(Hydrogels)을 말하는 것입니다.

하이드로겔에는 **콜레스트롤**과 같은 천연 하이드로겔과 **모겔론스나 PEG 나 SM-102**와 같은 인공 하이드로겔의 종류들이 있습니다. 코비드-19 백신에는 두 가지 종류의 하이드로겔이 모두 들어있습니다.

그리고 아래 보고서를 잘 살펴보시면 필라멘트 성분에 포함된 **벤젠 (Benzene)과 페놀(Phenol) 그리고 부타날(Butanal) 성분들**이 많이 보이는데 제게는 특히 흥미를 끄는 성분들입니다. 왜냐하면 이들 성분들은 모두 **냄새를 유발하는 화학물질** 이기때문입니다

- 코로나-19 실험용 백신이나 하늘을 나는 비행기에서 뿌리는 켐트레일(chemtrail), 하늘에서 내리는 빗물, 우리가 마시는 우유, 먹는 약, 머리 감는 샴푸, 치과 마취 주사액, 백신 접종자의 정액, 타액 등에 산화그라핀 (폴리아크릴아마이드 하이드로젤 = 모겔론스 하이드로젤 기반 폴리머 = 모겔론스 인공 하이드로젤 고분자 물질)이 포함되어 있습니다.
- 우리의 폐(허파) 세포와 혈액속의 중성구(neutrophil)와 호산구 (eosinophil)에는 골수세포형과산화효소(Myeloperoxidase, MPO)와 호산구과산화효소(Eosinophil Peroxidase,EPO)가 있어서 이들 과산화수소(H_2O_2)가 산화그라핀 (GO, Graphene Oxide, 하이드로젤 기반 폴리머, 모겔론스 하이드로젤 고분자 물질)을 분해시키는 것으로 알려져 있습니다.
- 그래서 지속적으로 외부에서 GO (산화그라핀)이 들어오지 않는다면, 우리 몸에 들어와 있는 산화그라핀(GO)는 3-4개월이면 거의 없어질 수 있습니다. 코로나-19 백신 4차, 5차 추가 접종하는 비율이 2023년 7월까지는 줄었기 때문에, 저희 병원에서 말초혈액 독성검사를 해보면, 2022년에 비해 산화그라핀이 엄청 감소한 것을 볼 수 있습니다. ● 또한 MMS2 (차아염소산 칼슘, calcium hypochloride, 클로로칼키, 우물물 소독약, 수영장물 소독약)도 과산화수소와 같은 역할을 하는 차아염소산(HOCl)을 만들어 산화그라핀(GO)를 녹입니다. ● 본 책의 chapter 2 (2장의 10절, AJTCR)을 참조해 주세요. ● 백신 접종후 생기는 12자리 MAC 주소의 일부도 산화그라핀 성분이 필요한 것으로 저는 생각하고 있는데요, 왜냐하면 코로나-19 백신 해독을 하면 그러한 12자리 MAC 주소가 사그라지고 없어지는 분들을 보았기 때문입니다. ● 해독은 약 뿐만 아니라, 녹차, 솔잎차, 비타민 B, C,D, 건강보조식품, 12시간-14시간 금식 및 성경읽기/찬송/기도가 중요합니다.

- "진실 밝혀라" 카페(https://cafe.naver.com/sacaspam/4234)에서 인용한 과학 논문의 내용에는 "CDB(Cross Domain Bacteria, 초영역 세균)들이 적혈구 세포들을 폴리머 혈전으로 바꾸고 있다."라고 사진을 설명하고 있습니다. 그러니 여태까지 제가 환자분들의 말초혈액 독성 검사를 보면, 적혈구를 산화 그라핀이 둘러싸고 적혈구를 죽이고 그 영양분으로 산화 그라핀이 성장하는 것으로 보입니다. 좌측의 인용된 과학 논문 사진을 보면, CDB의 밝은 점들이 흩어져 있기는 하지만, 분홍색 화살표에 표시한 적혈구들을 보면, 적혈구 가장자리로 CDB의 점들이 붙어있는 것을 알 수 있습니다. 이것은 우측에 보이는 47세 용인에 사시는 환자분의 말초혈액 독성 검사 사진에서 보이듯이, 적혈구 주변으로 산화 그라핀의 검정띠가 둘러 있는 모양과 유사합니다.
- 47세 환자의 혈액 중앙에서 3시 방향으로는 122 마이크로미터 크기의 봉긋한 작은 알갱이들이 모여서 만든 둥그런 작은 산이 보이고 작은 알갱이의 가장자리에 검은 산화 그라핀들이 있는 것으로 보입니다.
- <진실 밝혀라>의 인용 논문에서는 CDB가 적혈구를 파괴하여 혈전을 형성한다고 설명하고 있습니다. 그러나 제 생각에는 1) 산화 그라핀 = 하이드로겔 폴리머 = polyacrylamide polymer = 모겔론스 morgellons)를 형성하든지, 반대로 2) 적혈구에 붙어있던 산화 그라핀들이 파괴되어가는 과정 중에 있어서, 먼저 파괴된 산화 그라핀들이 모여서 산화 그라핀의 무덤이 산 모양 또는 섬 모양을 만들어 가는 것으로 보입니다.
- 그리고 우리 몸에서 산화 그라핀의 파괴 현상이 진행되는 과정을 보면, 말초혈액 독성 검사에서 1) 파괴되어 가는 산화 그라핀들이 보이고, 2) 바닥에 수많은 염증 세포들, 산화 그라핀 조각들, 수많은 양자점들이 보이고, 3) 산화 그라핀 (모겔론스, 하이드로겔 폴리머 조각들)의 무덤인 산이나 섬

모양의 것들이 나타납니다.

- 회복된 환자분들의 말초혈액 독성 검사 사진을 보면, 파괴되어 가는 산화 그라핀, 바닥의 수많은 작은 세포 조각들(염증성 세포, 산화 그라핀 조각들, 양자점들)은 거의 다 사라졌고, 바다에 떠 있는 산 모양의 산화 그라핀의 무덤들이 드물게 보입니다.
- 반대(反對)로, 환자가 회복되지 못하고 염증이 더욱 심해지고 증상이 나빠지는 환자들의 말초혈액 독성 검사의 소견에서는 검정 산화 그라핀의 띠들로 둘러 싸이는 적혈구들의 숫자가 많아지고 적혈구들의 파괴된 모습들을 점점 더 많이 볼 수 있고, 더 나아가서는 산화 그라핀 무덤 대신에 살아서 활동하는 산화 그라핀이 생성된 것을 볼 수 있습니다.
- 즉(卽), 〈진실 밝혀라〉님이 인용한 논문에서 설명한 것처럼, 단순하게 사진 몇 장을 보고 혈액 상황을 이해(理解)하기보다는, 환자의 질병의 자연사(自然史) 또는 질병 진행 과정을 지켜보면서 그 사진 속의 혈액이 점점 파괴되어 산화 그라핀을 형성하는 과정 중에 있는지, 반대로 혈액 속에 들어 있던 산화 그라핀(모겔론스, 하이드로겔)들이 파괴되어 혈액에서 점차로 사라지는 과정 중에 있는 지를 판단해야 한다고 생각합니다.

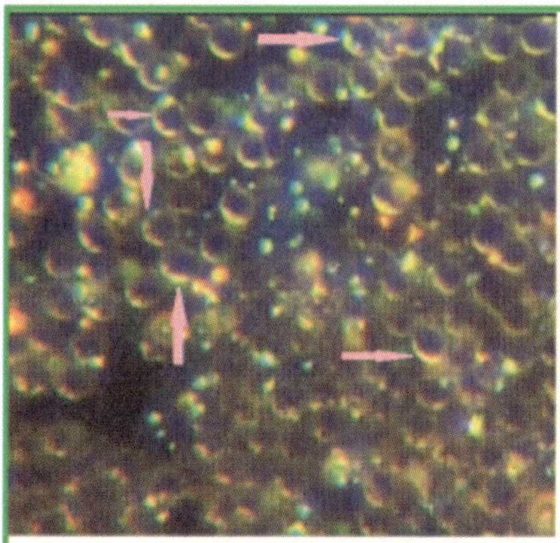

CDB들이 적혈구 세포들을 풀리며 혈전으로 바꾸고 있다

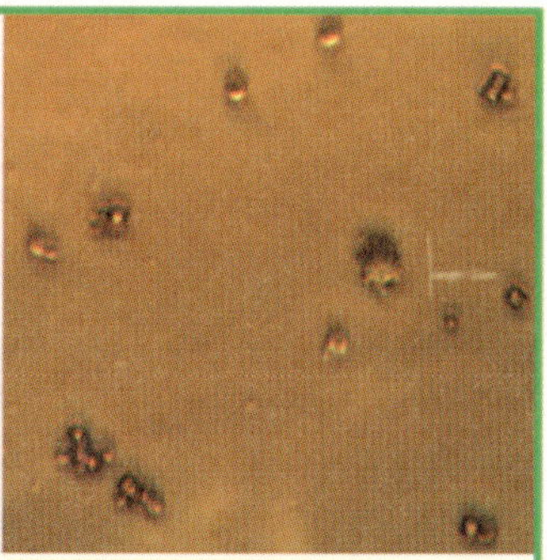

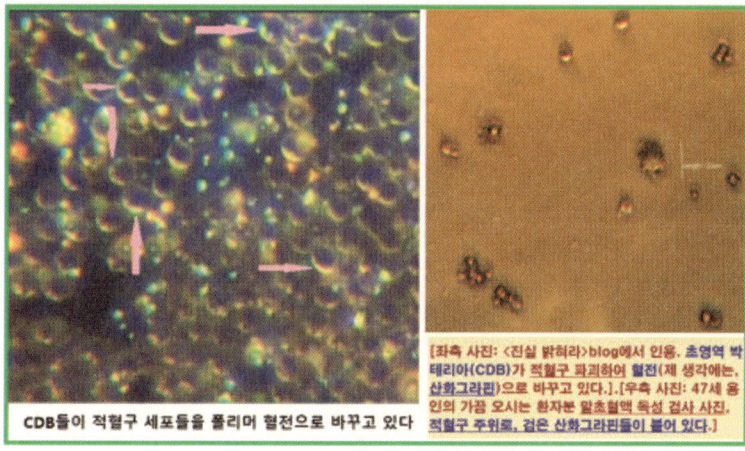

[좌측 사진: 〈진실 밝혀라〉blog에서 인용. 초영역 박테리아(CDB)가 적혈구 파괴하여 혈전(제 생각에는, 산화그라핀)으로 바꾸고 있다.].[우측 사진: 47세 용인의 가끔 오시는 환자분 말초혈액 독성 검사 사진. 적혈구 주위로, 검은 산화그라핀들이 붙어 있다.]

3. 코로나-19 백신 해독 치료의 개요(概要)

- 코로나-19 백신 해독 치료는 해독약만으로는 안 됩니다.
- 〈해독약 + 해독 음식 + 16시간 금식 및 명상[소리 내어 하는 금식 기도와 소리 내어 읽는 성경 읽기와 소리 내어 하는 찬양]〉의 3박자가 필요합니다.
- 해독약의 종류가 많으니, 한꺼번에 드시지 말고, 해독약을 전부 책상 위에 펼쳐 놓고, 한 시간에 한 알 씩, 따로따로 드시면서, 자신의 체질과 약의 성분이 맞는 지(부작용은 없는지)를 먼저 검토하셔야 합니다.
- 자신과 체질에 맞는 약을 골라서 드셔야 합니다. 그러나 자기가 원하는 약만을 선택해서 드시면 해독이 잘 되지 않습니다.

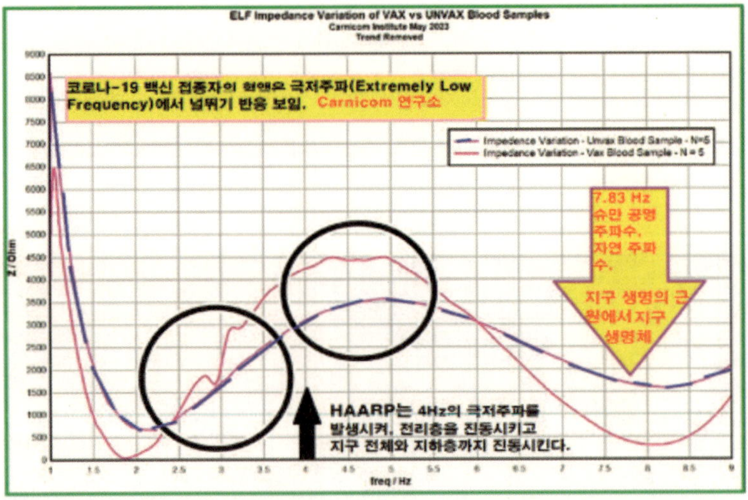

[위의 사진은 https://cafe.naver.com/sacaspam/4738에 있는 내용을 제가 다시 정리한 것입니다. 코로나-19 백신 접종자의 혈액은 HAARP가 쏘는 극저주파(ELF)의 파동주파수에 공명하는 물질이 들어있다는 것을 의미합니다. 따라서 HAARP 극저주파를 이용하면 코로나-19 백신을 접종한 사람은, 이 지구에 있는 한 찾아낼 수 있습니다. 잠수함 속에 있거나 지하 수 Km 아래의 땅속에 있어도, 수십 Km 높은 하늘에 있어도 전리층[이온화층, ionosphere] 아래에 있는 한 다 찾아내고 접촉할 수 있습니다.]

• 제 생각에는 이것이 12자리 MAC ID(12자리 맥 주소)와 연관될 가능성이 있다고 생각이 됩니다. 이것은 1장에 나오는 미국 특허의 부분 ID(Partial ID, 1차 ID)일 가능성이 있고, 차후에 어떤 기간이 지나고 어떤 조건이 갖추어지면, 그 미국 특허(Patent No. US 11,107,588 B2)가 주장하는 것처럼 1차 ID 에 덧붙어서 2차 ID 가 추가로 만들어질 수 있을 것 같습니다.

• 그 특허의 주장대로라면, 어느 시기가 지나고 조건이 맞으면 3차 ID 인 New ID(새 번호표)가 만들어 질 수 있을 것 같습니다.

• 그러나 그 특허를 이루는 ID의 구성 성분이 산화 그라핀(모겔론스, 폴리아크릴아마이드 하이드로겔, 하이드로겔 폴리머)일 가능성이 있다고 저는 보고 있고, 코로나-19 백신 해독 치료로 그 ID가 없어지는(것처럼 보이는), 환자들이 있었습니다.

• 그래서 저는(12시간-14 시간-) 16시간의 금식과 명상(1시간 소리 내어 성경책 읽기, 30분 찬송하기, 30분 소리 내어 기도하기)를 해독 지침(protocol)에 꼭 넣습니다.

• 우리 몸에 들어온 산화 그라핀(하이드로겔 폴리머, 모겔론스, CDB [초영역 세균]) 등은 자가포식(自家捕食, autophagocytosis: 우리 몸 스스로가 손상된 단백질, 노후화된 세포 소기관 등을 파고솜 [phagosome, 자가소화포〈自家消化捕〉]이 포획하고 여기에 리소좀[lysosome]이 결합하여, 파고리소좀[phagolysosome]을 형성하고 그 안에서 차아염소산 등의 가수 분해 효소가 작용하여 몸 안의 쓰레기나 병균, 독성물질 등을 녹여 없애는 우리 몸의 수명 연장, 노화 방지, 세포 재생, 면역력 기능 증진에 꼭 필요한 행위)을 방해하고, 특히 파고리소좀 형성을 방해합니다. (저의 논문 AJTCR참조해 주세요.)

• 〈해독약 + 해독 음식 + 소리 내어 하는 금식 기도와 소리 내어 읽는 성경 읽기와 소리 내어 하는 찬양〉으로, 파고리소좀 형성이 원활하게 되고 자가포식이 활성화되고, TLR7 활성화로 선천 면역이 강화되고 인터페론이 많아져서, 12자리 MAC ID (즉, 1차 ID)가 사라지게 됩니다.

• 성경을 읽는 소리와 찬송하는 소리, 기도하는 소리는 하늘과 내 마음에 공명을 일으킵니다. 그리고 그곳에 주님의 나라와 주님의 주권(主權)이 임합니다.

• "주 예수를 믿으라, 그리하면 너와 네 집이 구원을 얻으리라"고 말씀하셨고, 성경에 기록되어 있습니다(행 16:31).

• 저에게 해독치료 받으러 오신 목사님과 사모님들이 많았습니다. 저는 그분들이 병원에서 거룩한 겉모습을 보일 때마다 더욱 차갑게 대했습니다. 왜냐하면 영적으로 깨어 있어야 했을 파수꾼들이 필요할 때에 나팔을 불어야 했던 주님의 사명을 감당하지 못했기 때문에 많은 국민이 속아 백신을 맞았기 때문입니다.

• 그래서 먼 곳에서 저희 병원을 방문했지만, 따뜻한 위로의 말씀 대신에 차갑게 대했던 저의 태도에 너무 놀라서 상담만 하고 해독 처방을 받지 않은 분들도 많이 있습니다. 그것 때문에도 저희 병원이 불친절하다고 소문도 많이 났습니다. 친절하게 대하라고 전화도 많이 받고 충고의 말씀도 많이 들었습니다.

• 경고의 나팔을 불고 금식 기도를 선포했어야 할 분들이 "코로나19 백신은 축복이다"라며 오히려 앞장 선 것을 지금도 마음 아파합니다.

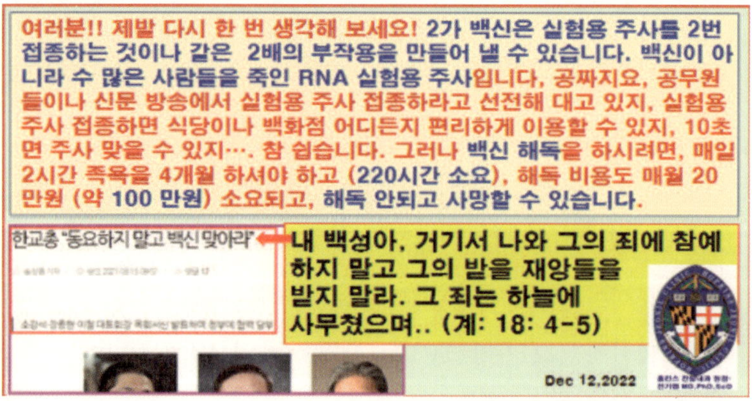

- 저도 죄인이기에 주님 앞에서 회개하고, 주님께서 우리 모두를 불쌍히 보시고, 용서하시고 회복케 해 주실 것을 구합니다. 우리 모두가 같이 이 문제를 풀어나가기를 기도합니다. 회개의 금식 기도를 선포하고 주님께 우리의 문제를 내 놓고 주 예수님(야후슈아 하마시아)의 용서와 도움과 은혜를 간구(懇求)해야 하겠습니다.
- 저는 이 책을 쓰면서 매주 금요일 금식을 시작했습니다. 금요일 한 끼, 두 끼 금식에 참여해 주신 동역자(同役者, fellow worker, συνεργός, 신 +에르고스) 들도 있습니다.
- 우리 모두 금요일에는 한 끼든 두 끼든 또는 세 끼든 금식하면서 주님께 모든 것을 내어 놓고, 회개하고 용서를 구하고 회복케 해 주실 것을 간구합시다. 주님께서 사랑으로 은혜로 또 축복으로 이끌어 주실 것입니다.

4. God gene [하나님을 깨닫고 믿음을 갖게 하는 신의 유전자] 파괴

- 코로나-19 백신은 하나님과 사람 사이에 교통(交通)하는 것과 교감(交感)하는 것을 끊기 위해 만들어졌습니다.

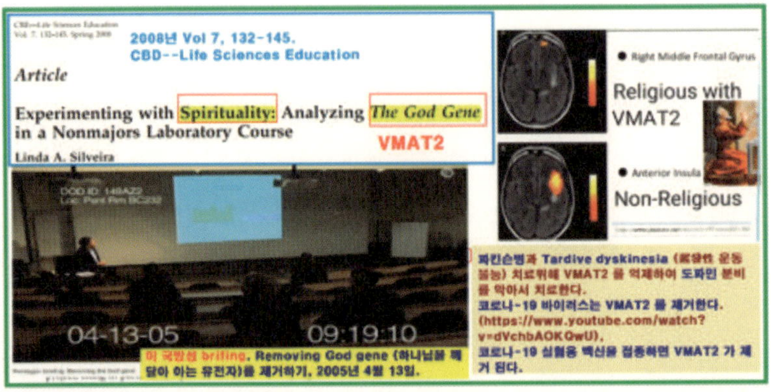

[미 국방성에서 2005년 God gene (하나님을 깨달아 아는 유전자)를 제거하는 방법에 대한 briefing이 있었다.]

- 2005년 4월 13일, 펜타곤의 BC232호 강의실에서 VMAT2(Vesicular Monoamine Transmitter 2)를 분비하는 곳을 파괴하면 <영적 각성, 믿음, 하나님과의 교감>을 없앨 수 있다는 발표가 있었고, 국방부 관계자들과 토의를 나누었다.
- 2008년 Linda A. Silveira(린다 실베이라) 교수의 발표가 있었다.
- SLC18A2 유전자가 VMAT2(도파민, 세로토닌, 아드레날린, 노아드레날린 <noradrenaline>, 히스타민, 멜라토닌) 분비를 조절하고, 산화스트레스(oxidative stress)로부터 세포를 보호하는 역할을 한다.
- VMAT2는 도파민 신경을 보호하여 파킨슨병을 예방하고, 췌장의 도파민을 보호하여 산화스트레스로 인해 2형 당뇨병이 오는 것을 예방한

다. 뇌 전체에서의 monoamine neurotransmitters 농도를 유지하도록 한다.

- VMAT2는 불안과 우울(anxiety and depression)을 막아주고, methamphetamine으로부터 뇌를 보호한다.
- 암페타민, 메타암페타민, 코카인으로 인하여 VMAT2 부위가 손상을 받아서 마약 중독이 오게 된다.
- VMAT2 에서 비정상적인 도파민이 만들어지면, 파킨스병, 지연성 운동불능(Tardive dyskinesia)이 생긴다.

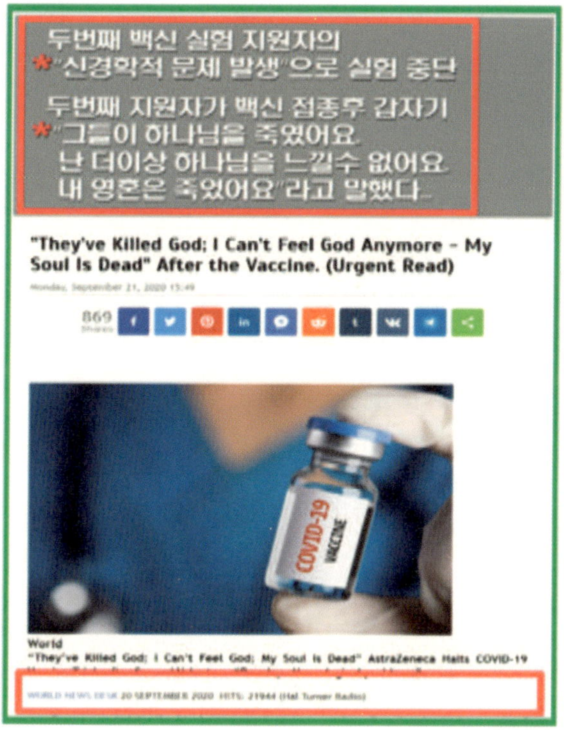

[2020년 9월 21일, World News에 실린 내용입니다. 이러한 부작용 때문 일주일 이상 백신 접종 실험이 중단되었고, 나중에 접종자의 개인적인 정신 이상 때문이었다고 발표가 되었습니다. 그러나 그 사람은 "그들이 [내 마음속에 있는] 하나님을 죽였어요. 난 더 이상 하나님을 느낄 수 없어요. 내 영혼은 죽었어요"라고 말했습니다. 저는 이 말이 진실된 것이라고 받아들입니다.]

• 위의 환자가 느끼는 것처럼 심하지는 않지만, 선교사들이 코로나-19 백신 접종하고 난 후로, 성경을 읽어도 성경에서 영적 각성(각성)을 잘 하지 못하고 있고, 성경을 읽는 속도가 늦어졌고, 읽어도 무슨 뜻인지 영감(靈感)이 잘 떠오르지 않고, 글자들이 마음에 잘 와 닿지가 않고, 기도에 의한 집중도(執中度)가 많이 떨어졌다고 하였다. 반면에 비디오와 TV 등을 자주 보게 되고, 예전과는 달리 더 쉽게 보게 되고, 더 오래 시청하게 되었다고 하였다.

• 그분께 저는 대답했습니다. "작정하고, 금식하고 회개 기도, 용서를 구하는 기도, 회복의 은혜를 구하는 기도를 해야 할 것 같습니다. 저는 매주 금요일에 금식 기도를 하려고 합니다."

• (야후아) 하나님께서는 말의 권세로 천지를 창조하셨습니다.

• 식물들에게도 "사랑해, 감사해"라는 말을 하면 꽃이 활짝 아름답게 피고 오래 건강하게 간다고 합니다. 그 반대로 "넌 미워, 죽을거야"라는 말을 하면 꽃이 시들고 나무도 말라져 죽어버린다고 합니다.

• "Words have power. They can save, cure, uplift, devastate, deflate and kill." - Robert Sapolsky, Stanford neurobiologist

• "말에는 능력(能力)이 있다. 구원(救援)하고 낫게 하고 상승(上乘)시킬 수도 있고, 황폐(荒弊)하게 만들고 낙담(落膽)시키고 죽일 수도 있다."(스탠포드대 신경생물학자, 로버트 사폴스키)

• 성경(聖經)의 단어들은 하나님의 영감(靈感)을 받은 대략 40명(구약 32명, 신약 8명)의 주님의 자녀들에 의해, 구약은 주전 1500년(모세 오경)부터 주전 400년(말라기)까지 약 1100여 년에 걸쳐 기록되었고, 신약은 50여 년에 걸쳐 기록되었으나 중간에 약 400년의 침묵기(沈默期)가 있습니다. 따라서 성경은 1600년간에 40명의 하나님의 자녀들에 의해서 기록되었고,

하나님이 완전한 형태로 보존해 주셨습니다.

• 성경은 천지 창조를 하신 하나님의 말씀과 단어들이므로 능력이 있어서, 우리가 소리 내어 성경을 읽으면 그 말씀과 단어들이 [송과선 (松果腺, pineal gland)과] mesolimbic dopaminergic system을 통하여 우리의 마음과 뇌와 심장과 생활에 영향을 미칩니다.

• 코로나-19 백신 해독을 위해 16시간의 금식과 명상(瞑想)을 권할 때, 저는 "성경책을 읽으시기를 권합니다. 또한 찬송가를 부르고 소리 내어 기도하시기를 권합니다."라고 말을 하고 있습니다.

5. 해독 족욕(足浴)과 어씽(earthing)

우리나라에서 족욕이라는 방법을 통해 코로나-19 백신을 접종하고 온몸의 마비 증상으로 고생하고 있는 젊은 청년의 증상을 호전시킨 것은 아마도 2021년 10월 22일 조혜민 님의 아이디어였던 것으로 알려져 있다. 생학연 허은정 대표와 함께 하시는 학부모님들과 코로나 팬데믹 위원회(코펜조) 김형남 대표, 이나윤 사모님, 김홍식 이사, 문영철 이사, 신제노(현 대표) 진실가수 등과 함께 만나서 식사를 하면서, 족욕의 방법과 그 효과에 대해서 처음으로 배우게 되었다. (저의 논문 AJEPH-ID50 참조해 주세요.)

- 이나윤 사모님의 호의로 코펜조에서 족욕을 통해 추출했던 몸속의 이물질들의 사진을 보게 되었고, 본 논문에도 실었다(AJEPH-ID50의 그림 3). 코로나-19 백신을 접종한 사람들뿐만 아니라 접종하지 않은 사람들에게서도 이러한 이물질들이 나온다는 것도 처음으로 배워 알게 되었다. 모겔론스라는 것에 대해서도 처음으로 보았다. 그러한 경험을 전국적으로 나누게 되어, 그 후로부터 코로나-19 백신 후유증 환자들의 해독에 많은 도움이 되었다. 지금도 그 감사함을 생학연 모임과 코펜조 모임과 함께 나누고 있다.
- 족욕을 하는 것이 귀찮기도 하지만, 족욕만으로도 코로나-19 백신 접종이나 쉐딩(shedding)으로 몸에 들어와 있는 산화 그라핀(모겔론스, 하이드로겔)이 많이 빠져 나가서 이마나 팔에 밥 숟가락 등이 붙던 분이 더 이상 몸에 붙지 않았다. 그래서 코로나-19 백신 해독이나 쉐딩 해독에 족욕을 하시는 것은 꼭 필수이다.
- 코로나-19 백신 해독을 위해서 MMS2 와 같은 산화제 및 그와 정반대되

는 성격의 항산화제를 사용하고 있다. 해독 방법을 현명하게 잘 사용함으로써, 코로나-19 백신을 통해서나 빗물, 기타의 음식물, 일상생활에 사용하는 샴퓨, 마스크 등에 의해서 들어오는 산화 그라핀(모겔론스, 하이드로겔) 등을 제거하는 것이 중요하다.

• 우리 몸에 들어온 산화 그라핀이 전하(電荷)를 띠지 않은 중성 전하일 때는 그 해(害)가 적으나, 전자를 뺏겨서 양전하(+)를 띠게 되면, 활성산소종(ROS, Reactive Oxygen Species)이 되어 주변의 세포들에 많은 해로움을 끼친다. 그것을 해독하기 위해서는 ROS에 전자를 기여(寄與)하는 항산화제가 필요하다.

• 항산화제는 Vit A(당근, 고구마, 시금치, 호박), Vit C(고추, 포도, 딸기, 신선한 과일), Vit E(견과류, 호두, 잣, 식물성 기름, 곡류의 씨앗), Selenum(셀레늄, 굴, 참치, 버섯, 양배추, 효모, 육류의 내장), 황 화합물(알리신— 마늘, 알린— 양파, 이소타이오사이안산염—양배추, 순무, 브로콜리), carotenoid(카로틴, 라이코민—수박, 토마토, 캡사이신—매운 맛 고추, 푸코잔틴— 미역), 키토산—게 껍질, 타우린— 문어, 오징어, polyphenol(폴리페놀, 이소플라본— 콩, 안토시아닌— 적포도주, 솔잎, 감귤, 카테킨— 녹차)

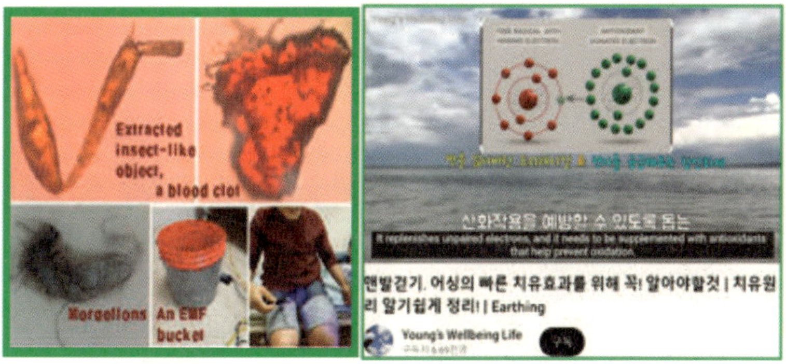

[족욕보다 훨씬 더 큰 효과를 볼 수 있는 것이 맨 발로 지구와 자신의 몸을 연결하기(earthing)이다. 지구는 커다란 항산화제 역할을 하여, 위의 좌측 그림에 나오듯이, ROS에 무수한 전자 (위의 그림에서 연녹색 동그라미)를 제공하여, ROS를 안정화시키고, 그 독성을 무효화시킨다. 또한 몸 안의 산화 그라핀을 땅으로 잡아 당겨 몸 밖으로 이끌어낸다.]

- 제가 환자를 보아 오면서, MK Ultra 또는 전자파 공격의 희생자라고 볼 수 있는 분들이 아마 4명 정도 있었던 것 같다.
- 최근에 한 분이 오셨기에 그분의 혈액 검사를 하고, 코로나-19 해독약을 드리고, 5G, 송전탑, 통신사 중계기 안테나, 또는 전자파 공격을 피하는 방법에 대해서 상의하였다. 그분이 가르치는 학생들이 많이 있는데, 몇 학생들의 눈에서 푸른 빛이 나는 것과 함께 성격이 과격해지는 것을 목격하였고, 몸의 움직임이 둔해지는 것을 보았다. 자신도 이명이 생기고 뇌가 무겁고 아프고 몸이 전체적으로 짓눌린 느낌을 받았다.
- 그것을 해결하는 방법들이 다양하겠지만, <오르고나이트, orgonite>를 이용하는 것도 한 방법이다. 오르고나이트를 영업 목적으로 만들고 판매하는 blog들도 많이 있지만, <특별한 놀이터 5Dshop, https://m.blog.naver.com/5dshop/223049696630>, <공간 조아, 함장, 010-6474-2772, 100% 구리 제작해 달라고 요청해야 함>, 또는 <회연재 공방>을 방문해 보시고 본인이 결정하는 것도 해로운 전자파를 막고 피할 수 있는 한 방법이 될 것 같다.

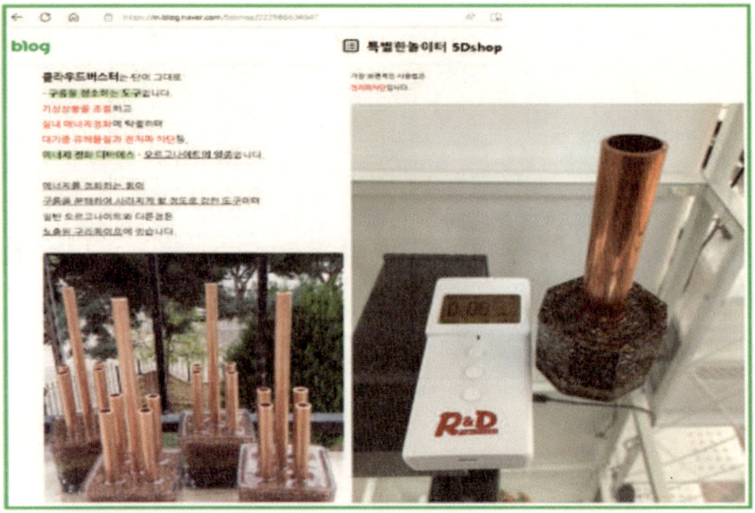

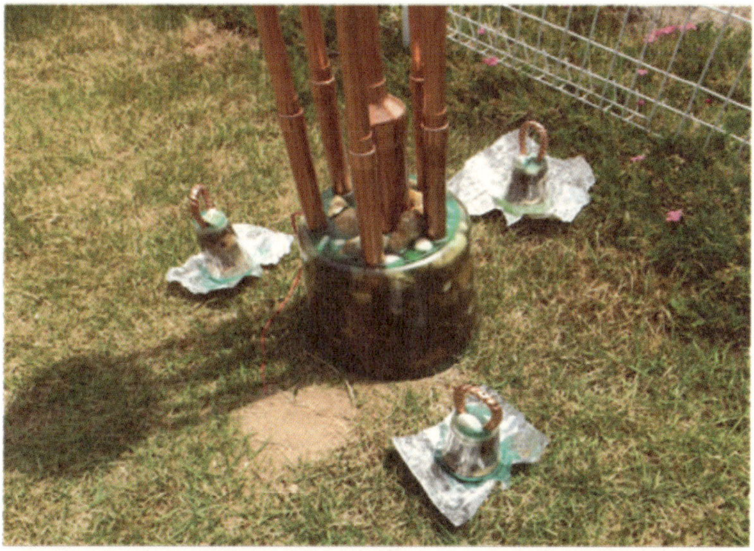

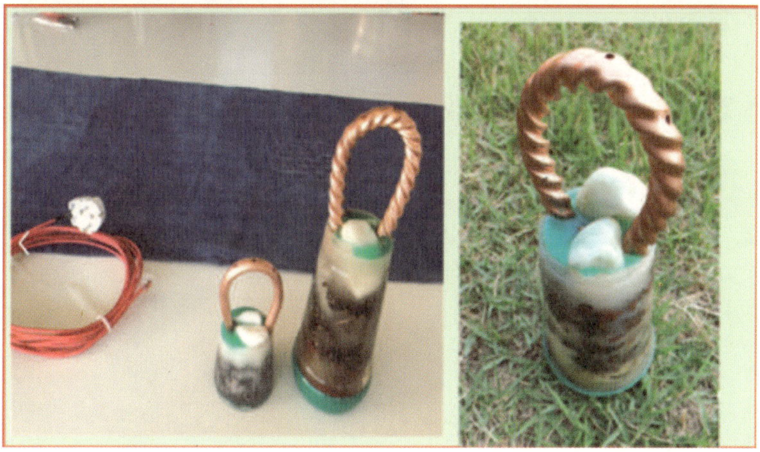

6. 우리 코로나진실규명의사회는 과거에도 그랬고 지금도 XBB 1.5표적 전 국민 접종 전에, 실시간 공개 방송 토론을 제안합니다.

- 2023년 가을에 XBB 1.5 표적 백신을 전 국민에게 접종하겠다는 야심찬 계획을 가지고 있는 정부의 그 누구와도 공개 토론을 하도록 하겠습니다.

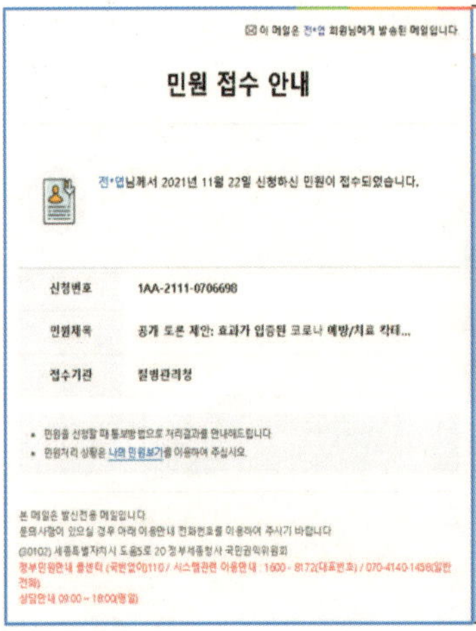
이 메일은 전*엽 회원님에게 발송된 메일입니다

민원 접수 안내

전*엽님께서 2021년 11월 22일 신청하신 민원이 접수되었습니다.

신청번호	1AA-2111-0706698
민원제목	공개 토론 제안: 효과가 입증된 코로나 예방/치료 칵테...
접수기관	질병관리청

- 민원을 신청할 때 통보방법으로 처리결과를 안내해드립니다
- 민원처리 상황은 나의 민원보기를 이용하여 주십시오

본 메일은 발신전용 메일입니다
문의사항이 있으실 경우 아래 이용안내 전화번호를 이용하여 주시기 바랍니다
(30102) 세종특별자치시 도움5로 20 정부세종청사 국민권익위원회
정부민원안내 콜센터 (국번없이)110 / 시스템관련 이용안내 : 1600 - 8172(대표번호) / 070-4140-1456(일반전화)
상담안내 09:00 ~ 18:00(평일)

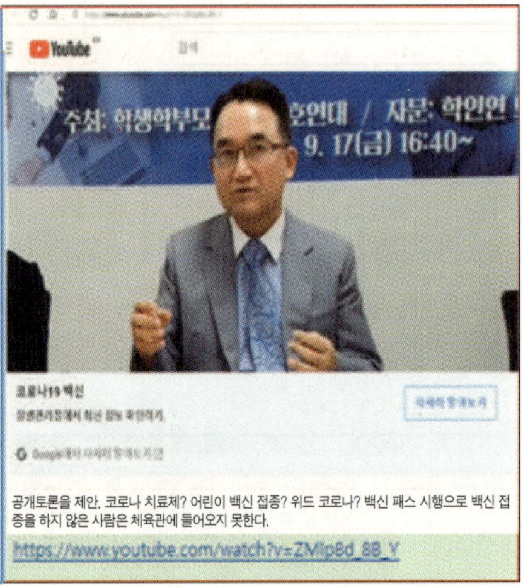
YouTube
주최: 학생학부모
호연대 / 자문: 학인연
9. 17(금) 16:40~
공개토론을 제안. 코로나 치료제? 어린이 백신 접종? 위드 코로나? 백신 패스 시행으로 백신 접종을 하지 않은 사람은 체육관에 들어오지 못한다.
https://www.youtube.com/watch?v=ZMlp8d_88_Y

[2021년 9월 17일에 학인연에서 기자 회견을 할 때, 질병관리청과의 공개 토론을 제안했습니다.]
[2021년 11월 22일에도 전라북도 교육청을 통하여 질병관리청에 공개 토론을 제안했습니다.]

- 질병청이나 코로나-19 백신 접종을 권하고 있는 TV, 방송에 많이 나오는 교수들에게 녹화 방송 아닌 실시간 방송의 공개 토론을 제안합니다.
- 공개 토론에 응할 자신이 없으면 국민들에게 위해(危害)가 될 수밖에 없는 XBB 1.5 표적 백신 접종을 중단하셔야 합니다.
- 우리는 코로나-19 실험용 백신이 인류를 말살하고 노예화하려는 생물학적 무기라는 많은 신빙성 있는 증거를 가지고 있습니다. 눈을 밖으로 돌려서 세계의 통계를 연구하고 세계에서 발표되는 내용들에 대해서도

검토를 하고, 어떻게 하면 대한민국 백성을 한 사람이라도 더 살릴 수 있겠는지 토의를 해 보도록 합시다.

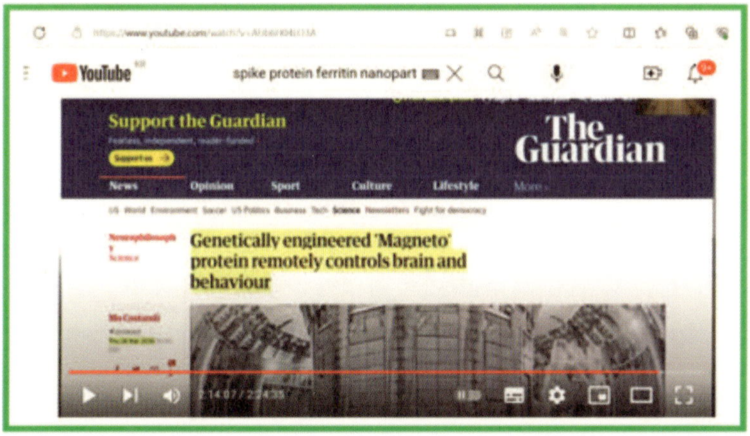

7. Med Bed는 커다란 미혹(迷惑)입니다. 자신의 모든 기억이 지워지고 DNA가 바뀌져서, 자기 자신이 아닌 전혀 다른 사람 기계(bio-robot) 또는 New Life(전혀 다른 기계 생명체)가 된다면, 몸이 건강한들 무슨 쓸모가 있습니까?

- 자기 자신이 누구인지도 모르고, 부모와 자식도 몰라보고, 사랑과 기쁨의 감정도 없어진다면, 또 AI가 시키는 대로 일만 하게 된다면, 과연 그것이 사는 것입니까? 노예보다도 더 못한 기계가 되는 것입니까?
- 미 국방부가 mRNA에 투자를 해왔고, 좀비 공격에 대한 연습도 하고, FEMA camp에 사람들을 수용하는 대비를 위해 수많은 플라스틱 관을 준비한 것을 보면, 선의(善意)를 믿을 수가 없는 곳입니다.
- 특정 부위의 유전자를 제거하고 그 부위에 새로운 조작된 서열을 삽입할 수 있는 CRISPR-Cas-9 기술을 사용하여 만들어진, N501Y 돌연변이는 스파이크(돌기) 단백질의 수용체 결합 도메인(RBD)의 위치 501에서 아스파라긴(N)을 티로신(Y)으로 대체함으로써 만들어진 것이며, 양자점 기술을 사용하면 N501Y로 변화된 유전자를 피부 색깔을 변화를 통해 알아볼 수 있습니다.
- 돌기 단백질은 한 종류가 아니라 적어도 7가지 종류라고 알려져 있고, 이들에 따른 특허가 따로따로 있습니다. 돌기 단백질 내에는 furin cleavage site(인간의 고유[固有]한 유전자를 따로 떼내어[분할하여] 삽입한 지역, PRRA 지역)이 있고, 여기에 HIV(AIDS 발생), rabies(광견병- 정신 이상 발생, 백신 부작용에 분노조절 장애- 비행기 안에서 화내며 남을 때리기도 하고, 정신착란도 있어서 추락사 가능, https://www.joongang.co.kr/amparticle/24106925), 뱀 독(저의 논문 IJBRES-1663참조), Luciferase(IJBRES-1663참조), SV 40 promoter gene(암 발생이 높아짐, https://

expose-news.com/2023/05/21/cancer-causing-agent-sv40-found-in-pfizer) 등을 넣을 수 있게 됩니다.

- COVID-19 질병을 일으키는 바이러스인 SARS-CoV-2 바이러스 유전자가 라오스에 사는 박쥐에 생기는 박쥐 코로나 바이러스 유전자 속에 사람 고유의 유전자인 Furin cleavage site (인간 고유 유전자 분할 삽입 지역)가 삽입된 특징이 있다는 것은 이 SARS-DoV-2 바이러스가 인공적으로 만들어진 바이러스인 것을 증명합니다.
- 더구나 이 Furin cleavage site 는 중국의 쉬정 리 박사가 쥐 실험을 할 때에 사용해서 2017년 전 세계에 알려지게 된 부분입니다. 이 부분 때문에 SARS-CoV-2 코로나 바이러스가 7개의 다양한 돌기 단백질을 가지게 되었고, 이것을 코로나-19 백신을 통해 사람들에게 접종하여 사람들에게 많은 사망을 비롯하여 엄청난 고통을 주고 있습니다. 이것에 관련된 사람들은 주님께서 손을 봐 주시기 전에 회개하시고 주님께 죄를 고하고 속죄하시기를 바랍니다. 15%의 Blood Money 를 아깝다고 생각하지 마시고, 속죄금(贖罪金) 낼 수 있는 것을 감사하게 알고 코로나 백신으로 사망한 사람들과 후유증으로 고생하는 사람들의 보상액으로 내 놓으시고, 코로나19 백신 후유증을 해독하기 위한 연구기금으로 내서 코로나19 백신 해독 의료재단이나 사회복지 법인을 설립하시기를 바랍니다.

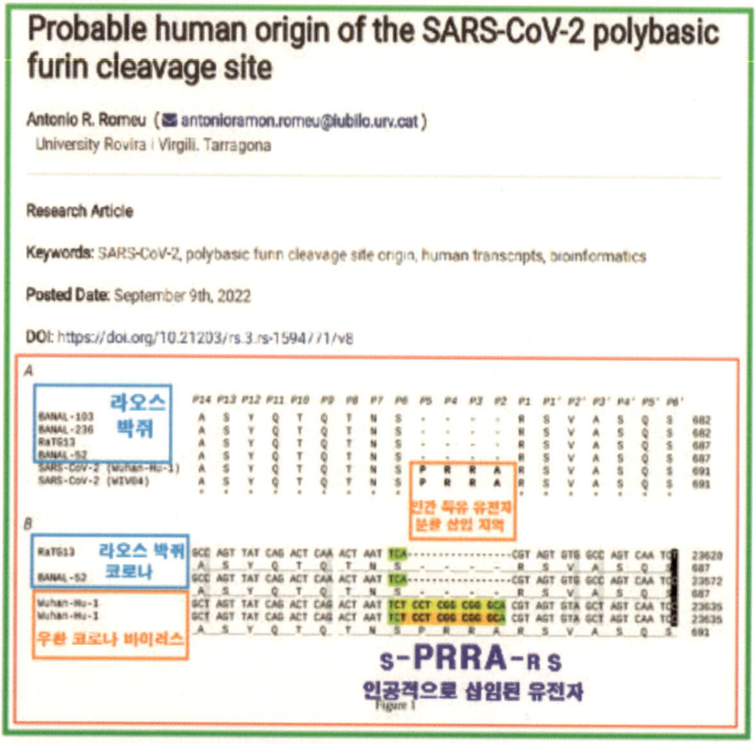

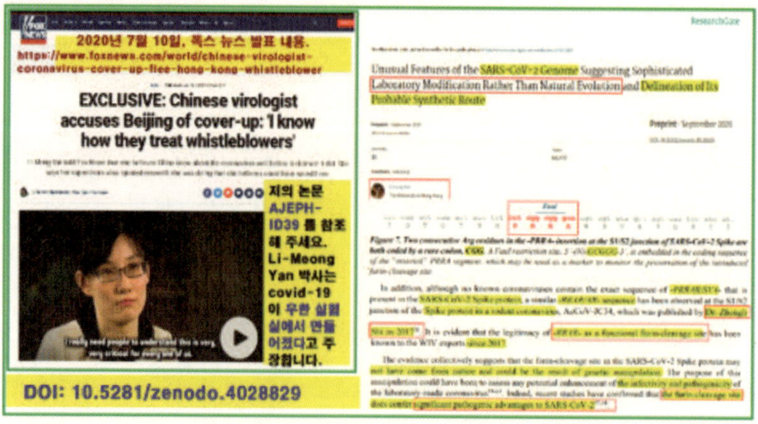

[엔리 멍 박사가 2020년 7월에 Fox TV와 인터뷰하면서 코로나-19 질병을 일으키는 SARS-CoV-2 바이러스는 우한 연구소에서 만들어진 것이고, 그 만드는 방법을 자세하게 논문에 실어서 2020년 9월에 발표했습니다. 자기도 연구실만 갖추어지면, 코로나19 바이러스를 6개월이면 만들 수 있다고 합니다.]

• 스파이크 페리틴 나노 입자(SpFN) 특허 및 "WO2021178971A1: SARS-CoV-2 및 기타 코로나 바이러스 백신" 특허를 보유한 미 육군은 SpFN에 곤충 DNA 형태로 루시퍼라제가 들어있고 또한 인간면역결핍증을 일으키는 HIV-1.65 유전자가 들어있다고 밝히고 있습니다.

(12) INTERNATIONAL APPLICATION PUBLISHED UNDER THE PATENT COOPERATION TREATY (PCT)

(19) World Intellectual Property Organization
International Bureau

(43) International Publication Date
10 September 2021 (10.09.2021)

WIPO | PCT

(10) International Publication Number
WO 2021/178971 A1

(51) International Patent Classification:
A61K 39/215 (2006.01)

(21) International Application Number:
PCT/US2021/021405

(22) International Filing Date:
08 March 2021 (08.03.2021)

(25) Filing Language: English

(26) Publication Language: English

(30) Priority Data:
62/986,522 06 March 2020 (06.03.2020) US
63/038,600 12 June 2020 (12.06.2020) US

(71) Applicants: THE HENRY M. JACKSON FOUNDATION FOR THE ADVANCEMENT OF MILITARY MEDICINE, INC. [US/US]; 6720-A Rockledge Drive, Suite 100, Bethesda, Maryland 20817 (US). THE GOVERNMENT OF THE UNITED STATES, AS REPRESENTED BY THE SECRETARY OF THE ARMY [US/US]; 521 Fraim Street, FCMR-JA FCMR-JA, Fort Detrick, Maryland 21702 (US).

(72) Inventors: JOYCE, Michael Gordon; 503 Robert Grant Avenue, Silver Spring, Maryland 20910 (US). MODJARRAD, Kayvon; 6720 Rockledge Drive, Bethesda, Maryland 20817 (US).

(74)

(81)

(84)

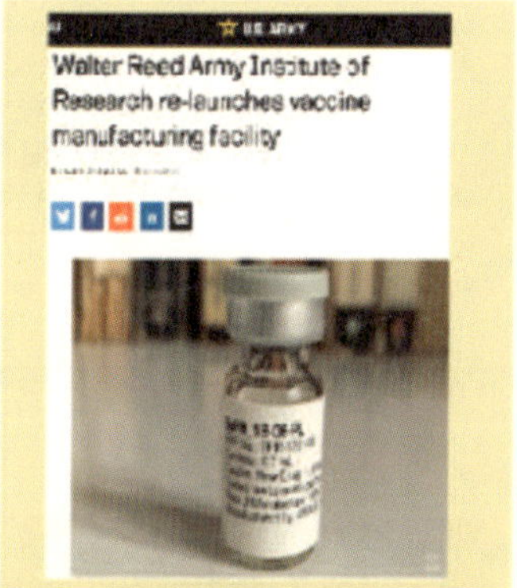

미군 소유인 세계특허 WO 2021/178971 A1 은 2020년 3월에 제출했고 2021년 9월에 등록되었다. SpFN (스파이크 단백질 페리틴 나노 파티클)에는 HIV 와 Luciferase 유전자 부분이 들어있다는 카렌 킹스턴의 주장도 있으므로, 이에 대한 공개적인 검증을 요한다.

• 코로나 백신 속의 스파이크 페리틴 나노 입자(SpFN)를 여러 차례 접종한 사람들 역시, 항문 성교를 통해 면역력이 약화되지 않았어도, 코로나 백신 속의 유전자 가위 기술[CRISPR-Cas-9 기술]에 의해서 이미 자신들의 유전자 일부가 키메라 DNA로 바뀌어져 있고, 또 여기에 들어있는 HIV 바이러스 유전자에 의해 면역력이 약해져 있습니다. 자신들 인간 유전

자에 N501Y 유전자 돌연변이가 생겨 면역력이 약해진 사람들은 특수 형광 자외선을 쬐면 양자점 루시퍼라제에 의해 피부가 발광하게 되므로 쉽게 찾고 또 알아낼 수 있습니다.)

- 미군은 코로나19 백신뿐만 아니라 mRNA 방법을 사용하는 백신 등의 개발에 4억 달러를 투자하였고, 이에 상응하는 특허도 가지고 있습니다.
- 미군은 mRNA를 이용하는 방법(예를 들어, 사람이나 동물 또 먹는 음식물에 투여하는 백신 형태의 mRNA)을 원자폭탄보다 더 효율적인 대중 살상 무기(WMDs, Weapon of Mass Destruction)로 여기고 있습니다.

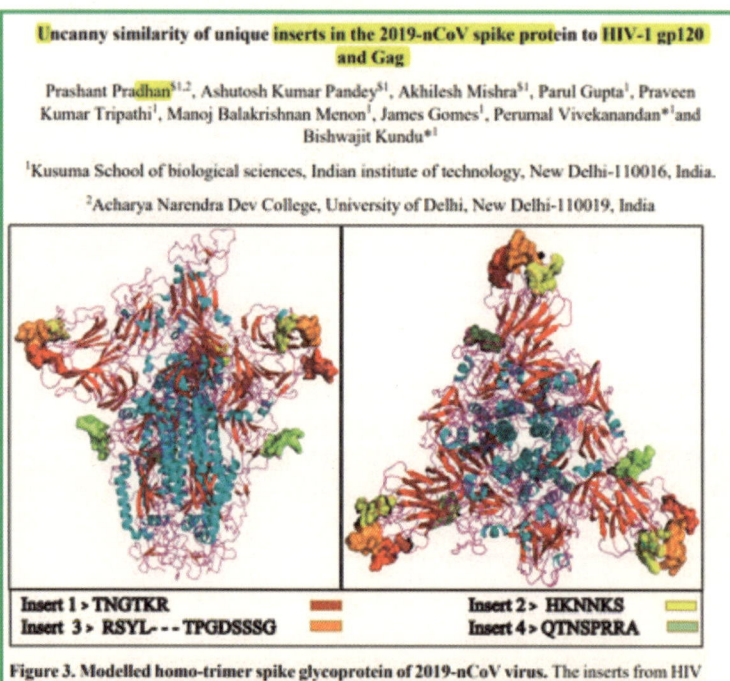

Uncanny similarity of unique inserts in the 2019-nCoV spike protein to HIV-1 gp120 and Gag

Prashant Pradhan[$1,2], Ashutosh Kumar Pandey[$1], Akhilesh Mishra[$1], Parul Gupta[1], Praveen Kumar Tripathi[1], Manoj Balakrishnan Menon[1], James Gomes[1], Perumal Vivekanandan*[1] and Bishwajit Kundu*[1]

[1]Kusuma School of biological sciences, Indian institute of technology, New Delhi-110016, India.

[2]Acharya Narendra Dev College, University of Delhi, New Delhi-110019, India

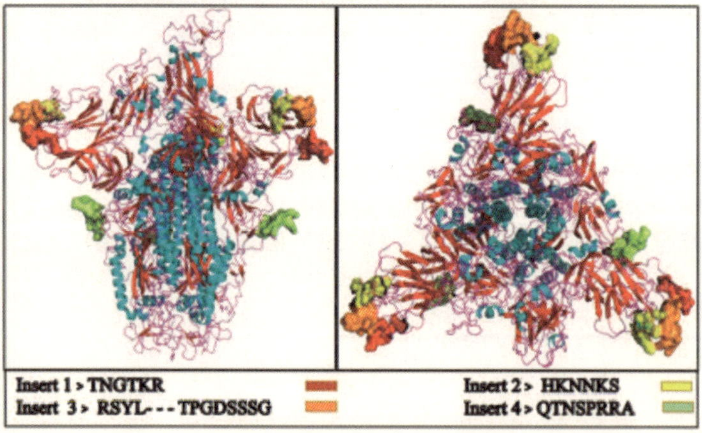

Figure 3. Modelled homo-trimer spike glycoprotein of 2019-nCoV virus. The inserts from HIV envelop protein are shown with colored beads, present at the binding site of the protein.

위 그림은 2020년 1월에 코로나19 돌기단백질 내에 HIV 유전자 부분이 4 곳에 들어 있는 곳을 표시한 것이다. (NIH 미국립 보건원의 Tony Fauci 는 HIV gp-120 에 대한 연구/특허 또 코로나 돌기 단백질에 넣는 "gain of function"연구를 위해 투자하였다). 모더나 코로나19 백신은 Luciferase 가 들어 있다는 것을 특허에서 이미 밝혔고, 미군은 mRNA 생물학적 무기 개발에 4억 달러를 투자했고, SpFN 특허를 가지고 있다. Med Bed 를 시행하기 전에 HIV, Luciferase 유전자 존재의 검증을 요한다.

• Med Bed는 인간의 육체를 치유할 수 있을 뿐만 아니라, DNA를 바꾸고 기억력도 지워서 그들이 원하는 인간 기계를 만들 수 있고 또 인간을 노예보다 더 못한 기계로 만들 수 있고, 좀비(zombie)로 만들 수 있습니다.

https://www.msnews.co.kr/news/articleView.html?idxno=604842

2023/7/18 서울시정일보 SEOUL ADMINISTRATION NEWS

[칼럼] 메드 베드(Med Beds)...꿈의 의료기

황문권 기자 입력 2023.07.18 17:03 수정 2023.07.18 17:52

https://www.msnews.co.kr/news/articleView.html?idxno=604842

서울시정일보 [칼럼] 메드 베드(Med Beds)...꿈의 의료기

미국에 보급의 시작했으며 차후 전 세계에 보급이 될 것이다.

먼저 군용 의료 침대는 장기와 팔다리를 재생하고 최대 30년 전(한 번에) 4번을 사용할 수 있다. (그 후에는 뇌 세포가 죽습니다). 기술 및 재능 다운로드는 무료입니다.

MedBed는 "유전적 돌연변이" 및 "조작"도 수행할 수 있다. 그들은 Super Soldiers 또는 SSP 프로그램에 사용된다.

그는 신체 부위를 추가하고 신체 부위를 제거하고 전체 DNA와 구조를 변경할 수 있다. **당신이 아닌 다른 사람이 됩니다.**

Skye Prince에 따르면, 예를 들어 사람을 일반적인 건강 상태로 되돌리려면 약 7분이 걸립니다.

이를 위해서는 생활 방식의 변화가 필요합니다.(주파수가 낮은 저급한 인간은 치료가 힘들다. 특히 거짓말 양심불량 빨생이들 등) **그들이 평가하는 저급한 인간 속에는, 그들의 명령을 듣지 않는 사람들이 포함됩니다.**

의료 시스템은 Quantum System 또는 MedBed System(Health or Wellness System 건강 웰빙 시스템 이라고도 함)과 함께 작동합니다.

양자컴퓨터(Quantum Computer)는 MedBed에 연결되어 있습니다. 양자컴퓨터는 모든 것을 제어합니다. **물론, 당신이 느끼고, 생각하고, 행동하는 것도 제어합니다.**

보고서에서 다루는 내용 외에도 MedBed는 암, 알츠하이머, 치매를 치료하고 척추를 다시 자라게 하여 다시 걸을 수 있게 합니다.

하나님은 인간에게 "스스로 생각하고 행동하는 자유의지"를 주셨습니다. Med Bed는 그러한 "자유 의지"를 빼앗아 가며, 당신을 그들의 로봇 으로 만듭니다. 이것은 노예보다도 더 못한 좀비 zombie 입니다.

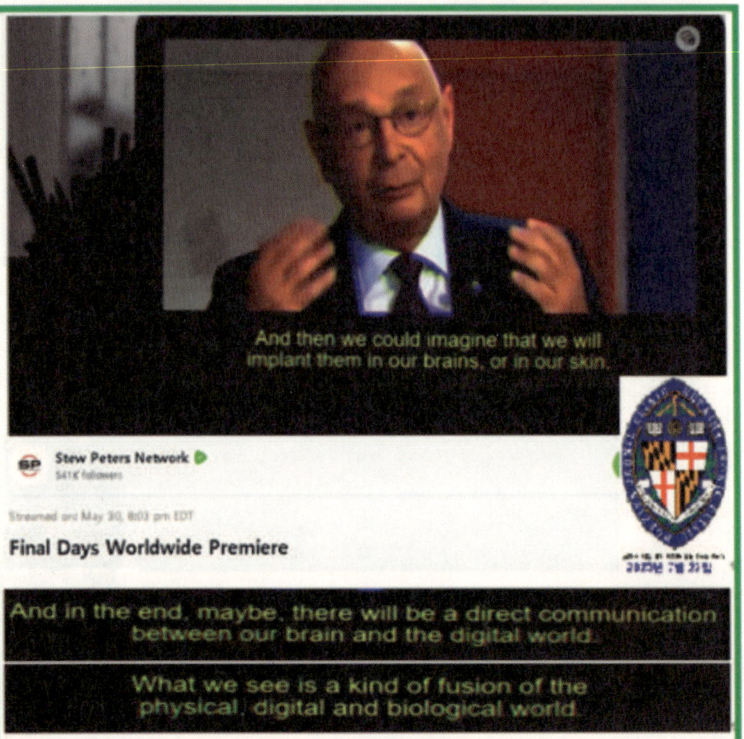

[세계경제 포럼에서 슈밥(K laus Schwab)은 말합니다:

우리의 뇌 속에 또는 우리의 피부 안에 (나노/ 마이크로 칩)을 이식(移植)하게 될 것입니다. 그리고 나서 생물의 뇌와 기계 세계가 서로 직접적으로 교류를 하게 됩니다. 결국 물리적인 세계, 전자적인 세계, 그리고 생물학적인 세계가 하나로 융합(融合, integrated, converged)되는 것입니다.

8. 마스크 강제 사용, 강제 15분 도시, 강제 CBDC, 강제 락다운(Lock Down), 차별금지법, 아동기본법 제정을 반대한다.

- 기침을 하거나, 코로나-19 백신을 접종한 사람들이 많이 모이는 장소에 가야 하는데 몸의 상태가 좋지 않을 때에는 마스크를 사용하는 것이 좋을 수 있습니다.
- 그러나 야외에서 공기도 맑고 좋은데 그것을 시원하게 들이 마시고 내보내지 못하는 것은 우리 신체에도 큰 무리를 줍니다. 더구나 걸어가고 있거나 하면서 산소를 많이 필요로 하는 경우에도 마스크를 하는 것은 현명하지 못한 처사입니다.
- 아이들에게 마스크를 씌우는 것은 아이의 지적, 감정적 발달, 신체적 발달과 건강에도 해로운 경우가 더 많습니다.
- 마스크는 자신들이 판단하고 자유롭게 착용하지 않든지 착용하든지 해야 하며, 강제해서는 안 됩니다.
- 마스크 자체의 미세 플라스틱, 산화 그라핀 등이 있다고 이미 알려져 있으므로 본인들이 마스크를 착용함으로써 얻게 되는 이익과 손해를 심사 숙고하셔서 각자의 상황 속에서 판단하셔야 합니다.
- 그러나 비과학적인 공포나 두려움 때문에 마스크를 착용하는 것은 신체적 건강에뿐만 아니라 정신적인 건강에도 도움이 안 됩니다.

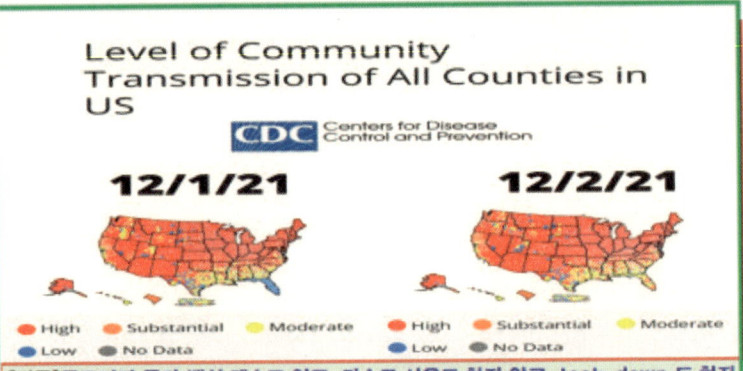

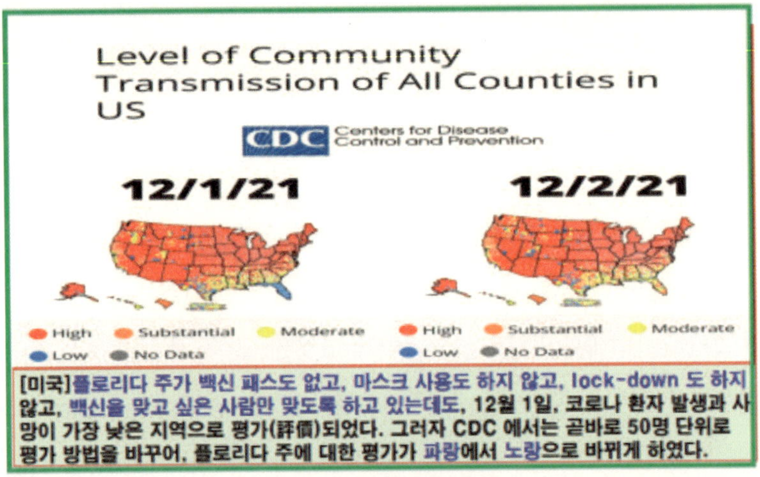
Level of Community Transmission of All Counties in US
CDC Centers for Disease Control and Prevention
12/1/21
12/2/21
High
Substantial
Moderate
Low
No Data
High
Substantial
Moderate
Low
No Data
[미국]플로리다 주가 백신 패스도 없고, 마스크 사용도 하지 않고, lock-down 도 하지 않고, 백신을 맞고 싶은 사람만 맞도록 하고 있는데도, 12월 1일, 코로나 환자 발생과 사망이 가장 낮은 지역으로 평가(評價)되었다. 그러자 CDC 에서는 곧바로 50명 단위로 평가 방법을 바꾸어, 플로리다 주에 대한 평가가 파랑에서 노랑으로 바뀌게 하였다.

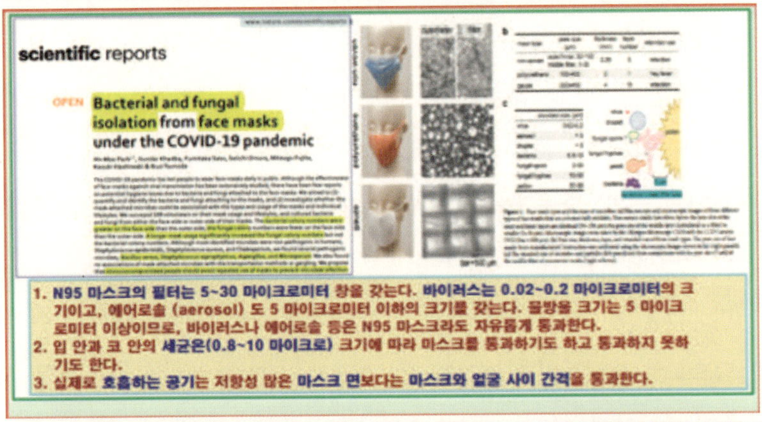
scientific reports
OPEN
Bacterial and fungal isolation from face masks under the COVID-19 pandemic
1. N95 마스크의 필터는 5~30 마이크로미터 창을 갖는다. 바이러스는 0.02~0.2 마이크로미터의 크기이고, 에어로솔 (aerosol) 도 5 마이크로미터 이하의 크기를 갖는다. 물방울 크기는 5 마이크로미터 이상이므로, 바이러스나 에어로솔 등은 N95 마스크라도 자유롭게 통과한다.
2. 입 안과 코 안의 세균은(0.8~10 마이크로) 크기에 따라 마스크를 통과하기도 하고 통과하지 못하기도 한다.
3. 실제로 호흡하는 공기는 저항성 많은 마스크 면보다는 마스크와 얼굴 사이 간격을 통과한다.

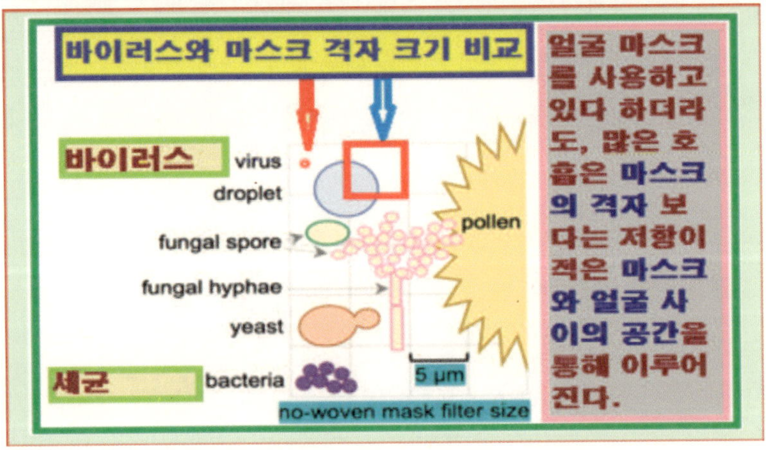
바이러스와 마스크 격자 크기 비교
바이러스
virus
droplet
fungal spore
fungal hyphae
yeast
세균
bacteria
pollen
5 μm
no-woven mask filter size
얼굴 마스크를 사용하고 있다 하더라도, 많은 호흡은 마스크의 격자 보다는 저항이 적은 마스크와 얼굴 사이의 공간을 통해 이루어진다.

9. 더 큰 것이 온다. <발 뒷꿈치를 상할 망정 뱀의 머리를 밟아야 한다>

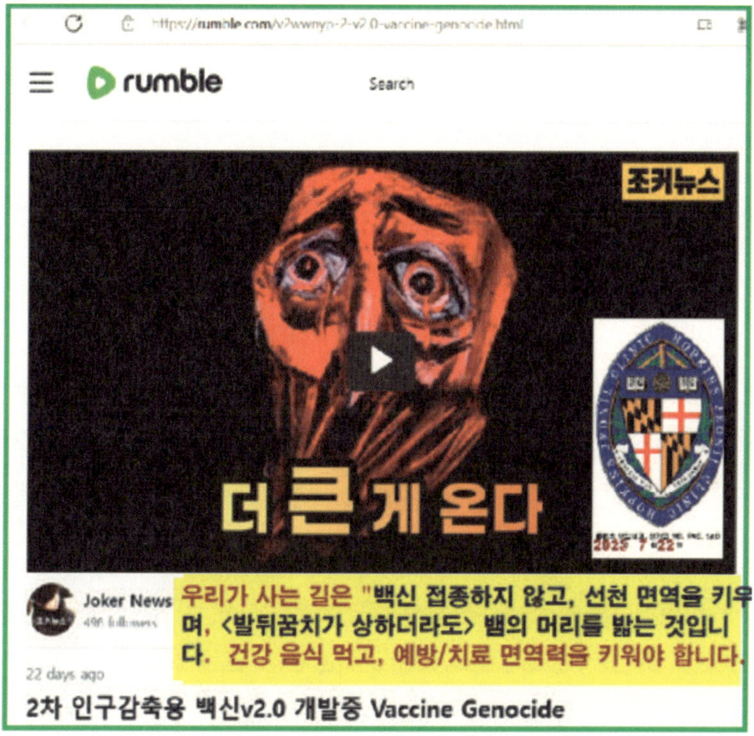

- 이 세상의 "정사들과 권능들과 이 세상 어둠의 치리자들과 높은 처소들에 있는 영적 사악함"(엡 6:12)들은 조류(조류, birds) 독감이 인간에게 감염되도록, 마르버그 출혈열 바이러스가 이 세상에 창궐(猖獗)하도록, 코로나-19 바이러스 변이형들이 사람들을 겁박(劫縛)하도록, 식량을 불태워서 식량란(食量亂)을 만들어, 사람들이 사랑과 돌봄을 잊게 하고, mRNA 백신을 접종하도록 강요(强要)하고 있습니다.
- 나노 인공 기생충과 로봇들을 만들어서 백신에다 넣고, 유전자 조작과 테러 행위 [예, 중국에서 보낸 독극물 소포] 등을 통하여 사람들이

mRNA 백신을 맞도록 유도(誘導)하고 있습니다.

- 주변에 5G 송신탑을 자꾸만 세워가고, 와이파이를 자꾸만 설치하여, 거기에서 방출되는 전자기장(EMF, Electro-magnetic Field)가 슈만 공명과 공명하고 있는 인체 고유의 공명을 깨뜨리고, 인체 고유의 전자기장을 흩뜨려서, 인간의 뇌를 쉬지 못하게 만들고, 엄청난 산화 스트레스(ROS, Reactive Oxygen Species)를 만들어서, 수많은 인간들이 죽어가도록 만들고 있습니다.
- 사람들이 먹는 소, 돼지, 닭 등의 가축에 mRNA 백신을 놓아 유전자 변형과 암의 발생들을 높이고 있고, GMO 식품을 엄청 제공하고, 심지어는 인간이 소화할 수 없는 곤충으로 만든 음식물을 제공하고, 사람들이 먹을 수 있는 온갖 식물에도 mRNA 주사를 하고 있고, 멀쩡한 소와 돼지를 살육하고 밀과 옥수수 밭을 불태우고 있습니다. 각자의 집에서 조그마한 터전으로 가꾸어서 식량 자급 자족을 하고, 집에서 닭이나 돼지나 소나 양을 키워서 이웃들과 함께 사랑으로 나누어야 합니다.
- 인간의 모든 정보를 해킹(hacking)하고, 인간 세포들이 자율(自律)적으로 활동하지 못하도록 하고, 인간의 두뇌를 AI 컴퓨터와 연결시켜서 인간의 생각과 행동을 조정하여 인간을 노예보다 못한 기계 인간(트랜스 휴머니즘 또는 포스트 휴머니즘)으로 만들어가고 있습니다.
- 백신 안 맞은 사람들도 음식물이나 생활 용법, 먹는 약 등을 통한 mRNA 및 산화 그라핀의 주입이나, 전자파 공격의 목표로 삼거나 비를 많이 자주 맞거나 장갑들을 끼지 않고 흙을 자주 만지거나 해서, "어둠의 치리자"들이 뿌려 놓은 독성 성분에 많이 노출되어, 점차로 건강이 나빠지고, 노예화가 이루어 질 수 있습니다.
- 이 책에도 여러 차례 소개하고 있는 해독/치료/예방 프로토콜(표)을 통

해, 그리고 민간 요법으로 잘 알려져 있고 그 효과가 입증된 방법들을 통해, 이러한 것들의 독성(毒性)은 완전하지는 못할지라도 충분(充分)히 해독될 수 있고, 부작용은 치료될 수 있고, 우리의 뇌와 마음과 영적 상태도 회복(回復)될 수 있습니다. 다만 100미터 달리기 하듯이 금방 해독되거나 치료가 되는 것이 아니고, 해독이나 치료에는 왕도(王道)가 따로 없습니다.

- 다만 자기가 좋아하는 방법만을 택한다든지, 하다 말았다 하고 중단을 한다든지, 부작용이 있을 때에 쉽게 포기한다든지 하면 잘 낫지 않는 경우들이 많습니다.

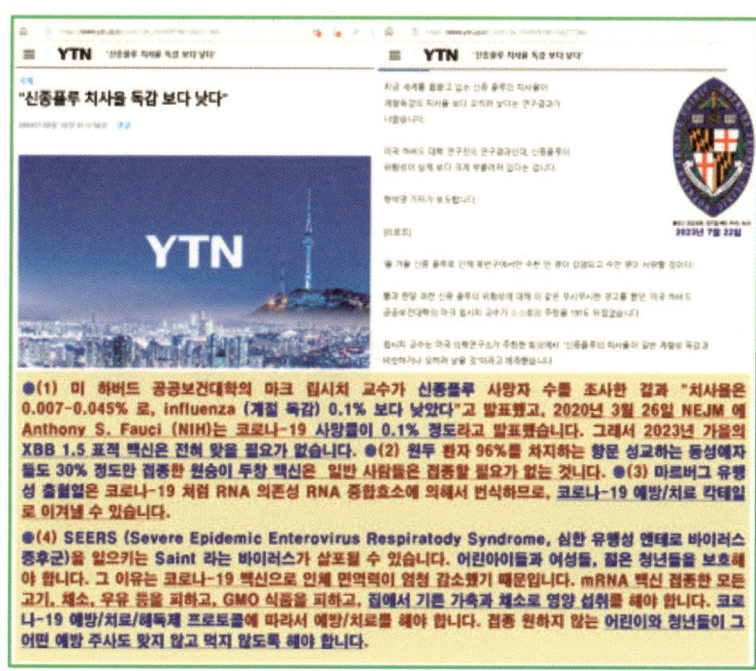

●(1) 미 하버드 공공보건대학의 마크 립시치 교수가 신종플루 사망자 수를 조사한 결과 "치사율은 0.007-0.045% 로, influenza (계절 독감) 0.1% 보다 낮았다"고 발표했고, 2020년 3월 26일 NEJM 에 Anthony S. Fauci (NIH)는 코로나-19 사망률이 0.1% 정도라고 발표했습니다. 그래서 2023년 가을의 XBB 1.5 표적 백신은 전혀 맞을 필요가 없습니다. ●(2) 원두 환자 96%를 차지하는 항문 성교하는 동성애자들도 30% 정도만 접종한 원숭이 두창 백신은 일반 사람들은 접종할 필요가 없는 것니다. ●(3) 마르버그 유행성 출혈열은 코로나-19 처럼 RNA 의존성 RNA 중합효소에 의해서 번식하므로, 코로나-19 예방/치료 칵테일로 이겨낼 수 있습니다.

●(4) SEERS (Severe Epidemic Enterovirus Respiratody Syndrome, 심한 유행성 엔테로 바이러스 증후군)을 일으키는 Saint 라는 바이러스가 살포될 수 있습니다. 어린아이들과 여성들, 젊은 청년들을 보호해야 합니다. 그 이유는 코로나-19 백신으로 인체 면역력이 엄청 감소됐기 때문입니다. mRNA 백신 접종한 모든 고기, 채소, 우유 등을 피하고, GMO 식품을 피하고, 집에서 기른 가축과 채소로 영양 섭취를 해야 합니다. 코로나-19 예방/치료/해독제 프로토콜에 따라서 예방/치료를 해야 합니다. 접종 원하지 않는 어린이와 청년들이 그 어떤 예방 주사도 맞지 않고 먹지 않도록 해야 합니다.

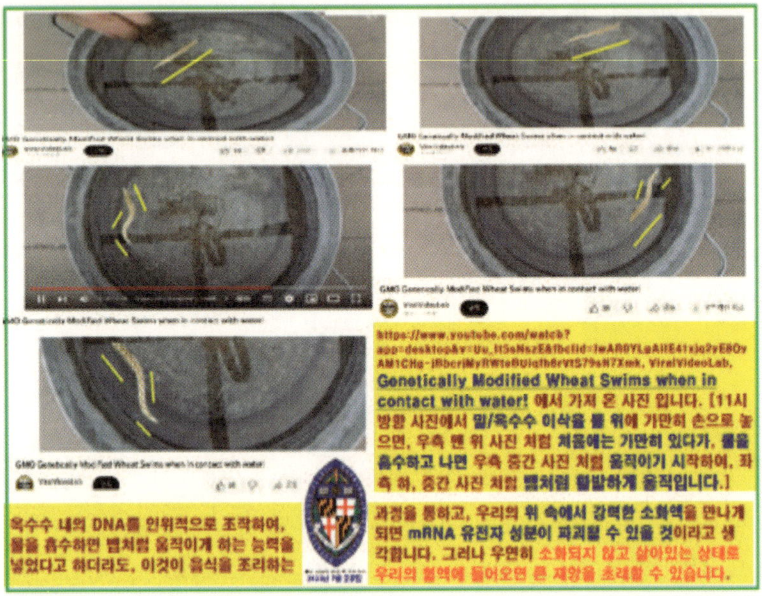
GMO Genetically Modified Wheat Swims when in contact with water
https://www.youtube.com/watch?app=desktop&v=Uu_lt5sNszE&fbclid=IwAR0YLgAllE41xjq2yE8OvAM1CHg-jRbcrlMyRWteRUiqIh6rVtS79sN7Xmk, ViralVideoLab,
Genetically Modified Wheat Swims when in contact with water! 에서 가져 온 사진 입니다. [11시 방향 사진에서 밀/옥수수 이삭을 물 위에 가만히 손으로 놓으면, 우측 맨 위 사진 처럼 처음에는 가만히 있다가, 물을 흡수하고 나면 우측 중간 사진 처럼 움직이기 시작하여, 좌측 하, 중간 사진 처럼 뱀처럼 활발하게 움직입니다.]
옥수수 내의 DNA를 인위적으로 조작하여, 물을 흡수하면 뱀처럼 움직이게 하는 능력을 넣었다고 하더라도, 이것이 음식을 조리하는 과정을 통하고, 우리의 위 속에서 강력한 소화액을 만나게 되면 mRNA 유전자 성분이 파괴될 수 있을 것이라고 생각합니다. 그러나 우연히 소화되지 않고 살아있는 상태로 우리의 혈액에 들어오면 큰 재앙을 초래할 수 있습니다.

10. 코로나19 실험용 생물학 무기 백신 접종 후유증 치료 사례들: 본원에서 2023년 4월 1일부터 10일까지, 10일간 치료받으신 분들의 사례입니다. 또한 집필하는 동안에 외래나 입원으로 보게 되는 환자분들의 사례(case)에서 흥미로운 몇 분들의 경우들도 추가했습니다.

1] 59세, 여자, 경기도 수원시. 백신 2접, pcr- 없음;

[현황] 백신-2번(2021/10, 2022/1), 얼굴이 검어지고, 머리 표피 속에서 머리를 딱 때리는 느낌, 벌레나 물이 흐르는 느낌, 벌레가 꾸물거리는 느낌, 혈액 검사상–빈혈, 백혈구, 적혈구 떨어지심), 뇌 MRI 정상.

[경과] 머리에서 꿈틀거리고 움직이는 느낌 등은 해독약 1달 약 먹고 많이 좋아졌으나 아직 남아 있음.

[상담] 해독 족욕까지는 하고 계시지만, 솔잎차, 녹차 마시는 것을 안 하고 있고 12시간-14시간 금식 및 명상을 하고 있지 않아서, 주 2-3회 12시간-14시간 금식하시고 소금물로 구강과 코를 가글링하면서, 성경책 1시간 읽기, 기도 30분 소리내어 하기, 찬양 30분간 부르기 하시라고 권해 드림; 디스토시드는 2022년 4월에 복용했고, 9월에 투약 예정입니다.

2] 54세, 여자, 서울 강남구. 백신 2접;

[현황] 독감 + 백신 2번(백신 후 운전 중 우측 다리가 마비되었음. 좌측 다리도 마비되는 증상이 생겼음; 핸폰을 4G로 바꾸었음), 너무 갑자기 눈의 시력이 많이 떨어지고 침침해졌음; 4G로 바꾼 이후로 점차 좋아지심; 9개월 이상 기관지염 증상이 계속 있었음.

[상담] 정형외과 6개월 치료하고 조금 좋아지심. 10일 + 4개월 해독하시도록 권해 드림.

3] 79세, 남자, 부산 영도구. 백신 2접, pcr-2 번;

[현황] 코로나 확진- 없음; 1달전인 2023년 4월 초부터 목 감기, 코 감기, 가슴 CT는 안 찍고 목과 가슴의 심한 통증으로 못 일어나고 식사도 못하심; 입맛이 없고 다리가 무거우심; 목소리가 오후 되면 소리가 잘 나지 않으심; 부산의 ENT에서 비염으로 치료했으나 호전 안 되어, 부산 용호동 성모병원에서 치료- 호흡기 내과- 혈액 검사 정상, 2023/4/17 방문했음; 본인이 알고 있는 77세-4접-같은 증상을 가진 사람은 얼마 전에 사망했음; 본원으로 전화 처방 2023/4/21 하였고 2023/5/2-5/15까지 입원함.

[2023//5/2, 검사 결과] 혈전 증가, D-dimer 0.56 > 0.5; 단핵구 증가, monocyte 19.1% > 10%; 췌장염, lipase 65 > 33.

[상담] 치료 후에 많이 호전되어서 주변 분들에게 코로나 백신 해독을 권했으나 미친 놈 소리 들었다고 오히려 우리 간호사들과 저에게 하소연하심. 10일 + 4개월 해독하시도록 권해 드림.

4] 47세, 여자, 전주시 덕진구. 백신 2접, 2022/3-확진;

[현황] 2021/12- 2차 화이자 백신, 심한 무릎 및 발목, 허리의 통증, 가래 기침과 때때로 호흡곤란, 어지럽고 실신하신 적이 있으심; 목이 뻐근하고 통증이 있음.

[2023/4/14, 검사 결과] 혈전 증가, D-dimer 0.51 > 0.5; 갑상선 기능 저하, T3, 79 < 80; 비타민 D 부족, 15 < 30.

[치료 및 상담] 외래에서 고용량 비타민 주사 등의 해독 치료와 투약 해독 치료로 좋아짐.

5] 47세, 남자, 경기도 용인시. 비접종, pcr- 6번, 확진- 없음;

[현황] 비접종, pcr 6번; 접종자 많은 곳에 있으면 두통, 가려우심; 두드러기가 발생하고 가려움; 치료 + 예방 권함.

[2022/10/22, 검사 결과] 총면역글로불린 E 395 >100 iu/ml, 심한 알러지 증상, 호산구 15.5% > 6%, AST (SGOT) 50 > 40, ALT (SGPT) 43 > 40.

[치료 및 상담] 외래에서 고용량 비타민 주사 등의 해독 치료와 투약 해독 치료로 좋아짐. 코로나19 실험용 백신 비접종 운동 (코진자: 코로나 진실 규명 자유 시민 모임)에 참여하시는 분으로 4차까지 접종하신 부친의 건강과 해독에 대해서 많이 주의를 기울이고 있음.

6] 52세, 여자, 경남 창원시. 비접종, pcr- 2번, 확진- 1번;

[현황] 피곤하심, 헤르페스 2번 생김, 어깨와 관절에 문제가 생기고 불면증이 생기고, 가래, 기침이 있음.

[2023/6/21] 이러한 사람들은 2023년의 말초혈액 소견에서 산화 그라핀을 거의 발견할 수 없는 경우가 많습니다. 그런데 이분은 말초혈액을 바로 보아주지 않는다고, 홉킨스 전일내과가 폭리를 취하고 있다고, 환불해 달라고 해서 환불해 주었습니다. 환불은 뭐 그렇다고 치고, 과학적인 오해를 풀어주어야 하겠습니다.

1) 백신 접종이 한창일 때 접종자는 물론 비접종자도 말초혈액이나 소변에서 산화 그라핀이 발견된 경우들이 많았습니다.
2) 2023년 들어서 사람들이 코로나19 추가 접종을 거의 하지 않게 되면서 산화 그라핀을 말초혈액에서 발견하는 비율이 점점 떨어지고 발견하는 것이 어려워졌습니다. 그래서 단순한 말초혈액이 아닌 말초혈액을 30분간, 2500 회전, 원심분리해서 산화 그라핀 층을 모아서 현미경 검사할

때, 겨우겨우 발견되었습니다. 비접종자에게서는 산화 그라핀의 발견이 더욱 드물어졌습니다.

3) 즉 2023년 6월에 들어서는 추가 코로나19 접종을 하지 않는 한, 비접종이고 접종이고 간에 말초혈액이나 소변에서 산화 그라핀을 발견하는 경우가 거의 없습니다. 그래서 30분간 원심분리하여 산화 그라핀이 나오는 층을 분리해서 현미경을 보아야, 겨우 발견되는 상황이어서, 요즘에는 말초혈액을 보지 않고, 원심분리해서 보고 있습니다.

4) 2022년 그때에는 사람들이 코로나19 백신을 많이 접종하고 있는 상태였기 때문에 말초에서도 손 쉽게 산화 그라핀이나 그 파괴된 부분들이 발견되었습니다. 그러나 2023년 되어 사람들이 코로나19 백신을 맞지 않게 되면서, 그 양상이 많이 바뀌었습니다. 아래의 blog에 나온 소견: (https://gall.dcinside.com/mgallery/board/view/?id=uspolitics&no=705665)은 예전에는 대부분 환자에게서 보였지만, 요즘의 환자들에게는 그리 많지 않습니다.

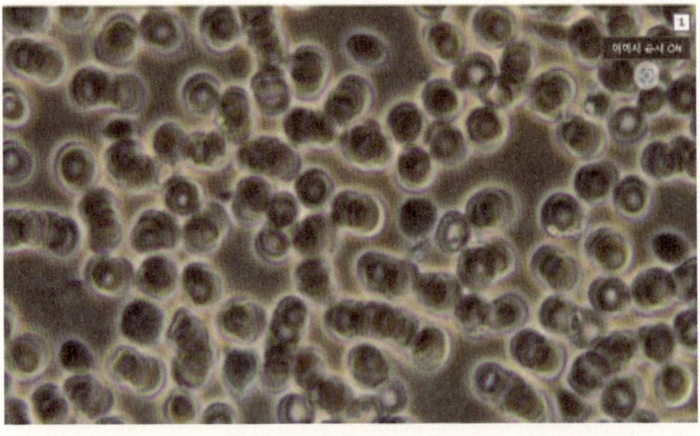

(그림 1)

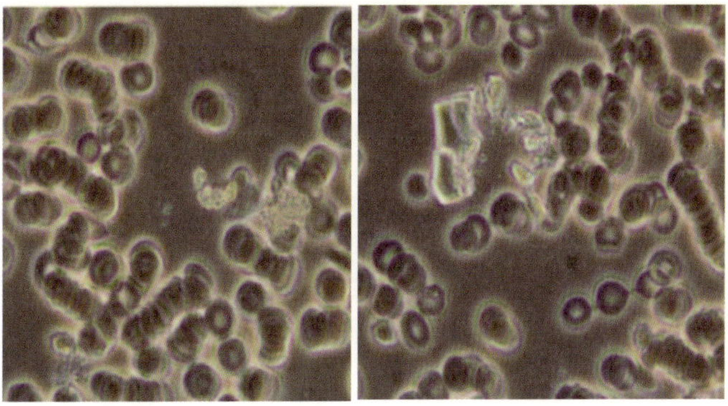

(그림 2와 그림 3)

- 우리들 사람들의 혈액에는 하나님께서 많은 면역 세포들을 만들어 주셔서, 코로나19 실험용 백신을 통해서 우리 몸에 그러게나 많이 들어온 산화 그라핀도 밖에서 우리 몸 안으로 많이 보충되지 않으면, 우리 몸의 선천 면역과 후천 면역 세포들에 의하여 파괴되어 점차로 그 숫자가 줄어서 2년 정도 지나면 말초혈액 내에서는 온전한 산화 그라핀은 드물고 그 파편들만 남게 되는 것 같습니다.
- 그래서 그림 1과 같은 말초혈액 소견은 지금도 코로나19 백신 접종하고 해독하지 않은 사람들 대부분에서 보이지만, 그림 2와 3은 아마도 2022년 정도에는 많이 나오지만 2023년의 말초혈액 소견이 해독한 사람들의 경우에는 그리 많지 않은 소견으로 보입니다.
- 특히 본원 홉킨스 전일내과에 오시는 환자분들은 나름대로 코로나19 백신 해독을 어느 정도 하고 오거나 비접종인 경우들의 비율이 높아서 더욱 그럴 것입니다.

7] 47세, 남자, 경기도 용인시. 비접종, pcr- 6번, 아토피 피부염이 있으신 분;

[현황] 비접종, pcr 6번; 접종자 많은 곳에 있으면 두통, 가려움; 두드러기 있음.

[해독 및 치료 상황]

[치료 및 상담] 코로나19 백신 해독 치료 및 예방을 권했습니다.

[혈액 검사 결과] 이분은 우리 홉킨스 전일내과에서는 2022년 10월 22일에 혈액 검사를 하였습니다. 호산구 eosinophil 15.5 % > 6%, 알러지 질환 또는 비만 세포 활성화 상태. AST (SGOT) / ALT (SGPT) = 50 / 43 > 40 로 간기능이 약간 나쁜 상태임.

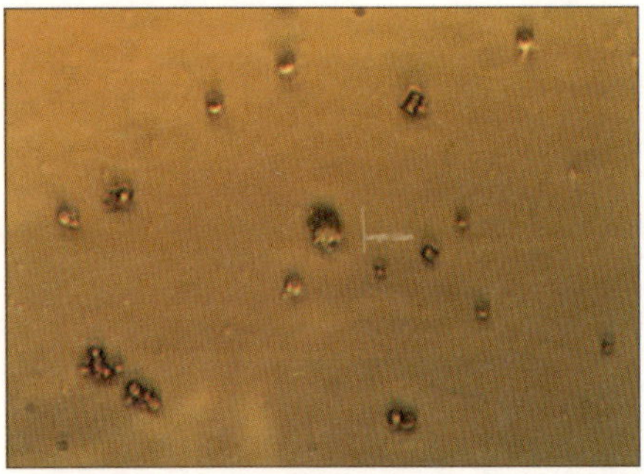

[본원에서 2022/10/22 시행한 혈액 검사상, 30분간 2500회 원심분리한 후에 얻어진 상층액의 250 현미경 사진에서, 133마이크로미터(주변의 8 미크론 크기의 적혈구보다 16배 정도 큼)가 파괴되고 있는 상태인 산화 그라핀 축척물이 보인다. 많은 적혈구들의 막은 파괴되지 않고 둥근 원형을 잘 유지하고 있는 상태이고, 중앙에서 12시 방향 쪽으로 2개의 적혈구에서 특히 산화 그라핀의 막이 형성되어 있으나, 이들도 환자 본인의 자체 면역력에 의해서 파괴되고 있는 것으로 보인다.]

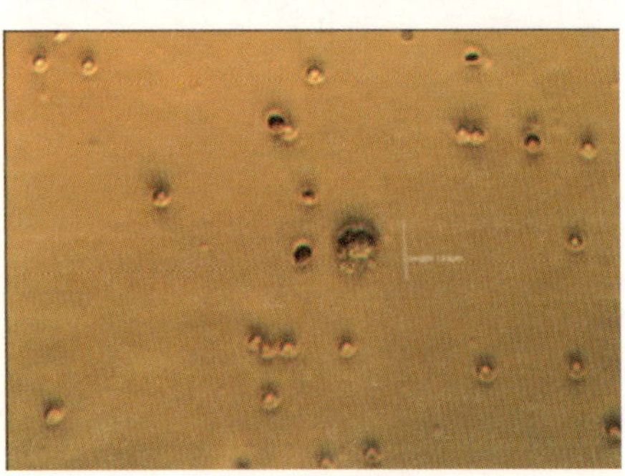

[본원에서 2022/10/22 시행한 혈액 검사상, 30분간 2500회 원심분리한 후에 얻어진 상층액의 250 현미경 사진에서, 중앙에 122 마이크로미터의 파괴된 산화 그라핀의 작은 섬이 보이고, 주변에 몇 개씩의 적혈구가 서로 연전 현상을 일으킨 것을 볼 수가 있다. 적혁구는 전반적으로 동그란 모양을 유지하고 있고, 적혈구 가장자리에 작은 가시 같은 것이 돋아나는 유극적혈구(acanthocyte)나 성게형 적혈구 (echinocytc) 또는 톱니형 적혈구(crenated erythrocyte, burr cell)는 보이지 않는다.]

• 위쪽 슬라이드를 보면, 이 환자분의 면역력에 의해서 산화 그라핀(폴리아크릴아마이드 하이드로겔)이 파괴되는 방향으로 진행되는 것 같은데, 이번의 아래쪽 슬라이드를 보면, 산화그파핀이 둘러싼 적혈구들이 총 적혈구 수효의 3/4은 되어 보여서, 산화 그라핀이 파괴되는 방향보다는 생성되어 가는 방향으로 가는 것은 아닌지 고민이 되었다.

• 다만, 배경에 깔려 있는 양자점 또는 산화 그라핀 파편들 또는 염증성 세포들(작은 동그란 이물질들) 수효가 많지 않고, 이분은 비접종이고 임상적 증상이 심하지 않고 본인 호소하는 상태가 심하지 않아서, 본인의 면역력으로 산화 그라핀을 파괴하는 것이 우세한 쪽으로 상황(狀況)을 이끌어 가는 것으로 판단하였다.

• 2022년 10월 22일 코로나 예방약 90일분(월요일 1회, 목요일 1회 투약) 처방하였다.

• 여기서 주의할 점은, 제 경험상 코로나19 예방약의 예방 효과는 50% 정도인 것 같고, 코로나-19가 발병하는 경우에는 코로나19 예방약으로 치료가 되지 않고, 반드시 코로나19 치료 칵테일을 드셔야 한다는 점이다.

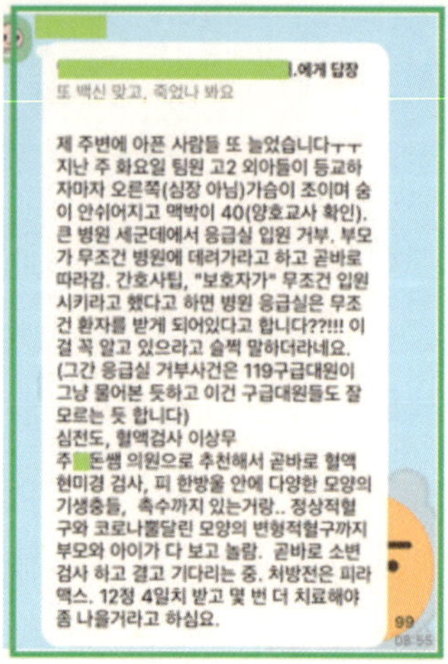
.에게 답장
또 백신 맞고, 죽었나 봐요

제 주변에 아픈 사람들 또 늘었습니다ㅜㅜ
지난 주 화요일 팀원 고2 외아들이 등교하자마자 오른쪽(심장 아님)가슴이 조이며 숨이 안쉬어지고 맥박이 40(양호교사 확인).
큰 병원 세군데에서 응급실 입원 거부. 부모가 무조건 병원에 데려가라고 하고 곧바로 따라감. 간호사팁, "보호자가" 무조건 입원 시키라고 했다고 하면 병원 응급실은 무조건 환자를 받게 되어있다고 합니다??!!! 이걸 꼭 알고 있으라고 슬쩍 말하더라네요.
(그간 응급실 거부사건은 119구급대원이 그냥 물어본 듯하고 이건 구급대원들도 잘 모르는 듯 합니다)
심전도, 혈액검사 이상무
주 돈쌤 의원으로 추천해서 곧바로 혈액현미경 검사, 피 한방울 안에 다양한 모양의 기생충들, 촉수까지 있는거랑.. 정상적혈구와 코로나뿔달린 모양의 변형적혈구까지 부모와 아이가 다 보고 놀람. 곧바로 소변검사 하고 결고 기다리는 중. 처방전은 피라맥스. 12정 4일치 받고 몇 번 더 치료해야 좀 나을거라고 하심요.

- 본 환자분은 잘 지내다가 2022년 11월에 코로나19에 감염되었고, 2-3개월간 잔기침이 낫지 않은 상태로 지속되었다. (본원에는 오시지 않음)
- 본 환자분이 천인지 한의원을 방문하여 2023년 3월 11일에 행한 혈액검사 소견은 다음 사진과 같다.

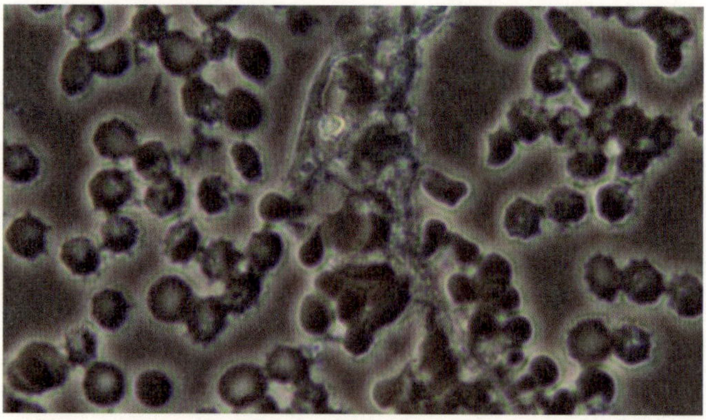

[저희 코진의 박우희 원장이 천인지 한의원에서 2023년 3월 11일에 행한 1000배율 광학현미경 말초혈액 사진을 보면, 룰리오(룰로우, rouleaux, 연전) 현상은 현저하지 않지만, 0.2 마이크로 크기의 작은 물체들이 적어도 50% 개수의 적혈구에 달라붙어 있거나 주변에 있으면서 적혈구 막을 파괴하고 있어서 acanthocyte(유극 적혈구)까지는 아니더라도 성게 모양(echinocyte) 또는 톱니 모양(crenated cell, burr cell)의 적혈구를 보였고, 중앙에 큰 q 자형 산화 그라핀과 q자형 산화 그라핀에 붙어있는 많은 작은 둥글고 타원형의 양자점 (CBD 물질)들이 보였다.]

- 이분은 본원에서 해독 치료를 받지 않고 스스로 해독 치료를 하면서 코로나19 백신을 4번 접종한 8순(순)의 부친을 모시고 살고 있다.
- 2022년 10월 22일 본원에서 코로나19 예방약을 90일분 처방하여 투약하고 있었으나, 그 후 코로나19에 감염되었다. (코로나19 예방약의 효과는 50% 정도, 예방약을 먹고 있다고 하여도 약 50%에서는 코로나19 감염이 되기도 하지만, 약하게 걸리는 것으로 보인다.)
- 2022년 11월에 코로나19 에 감염되었고, 2-3개월간 잔기침이 낫지 않은 상태로 지속되어, 2023년 3월 대구 주형돈 원장의 병원에서 소변 검사를 통한 전자칩을 발견했다고 하고, 서울의 천인지 한의원에서는 행한 말초혈액 검사를 의뢰해 왔다. 환자분이 의뢰해 온 사진을 보면 중앙에 큰 산화 그라핀이 있고, 적혈구가 둥그렇지 않고 표면에서 많은 가시 같은 것이 돋아난 듯이 보여 성게 모양(에키노싸이트, echinocyte) 또는 톱니 모양 적혈구(크레네이티드, crenated erytrhrocyte)를 보였다.
- 아마도 2022년 11월 경에 발생한 후로 천인지 한의원에서 운모 약침과 운모 환을 복용하였다.
- 그러나 코로나19 질환이 쉽게 호전되지 않고, 코로나19 질환이 Long Covid(롱 코비드)가 되어 2-3개월 지속되었다.
- 2022년 11월 코로나19가 확진되었을 때보다는 환자의 증세가 많이 호전되었지만 완전히 좋아지지는 않았다.
- 환자분의 상태가 2022년 11월부터 2023년 3월까지 좋았다-나빴다를 반복하며, 2023년 3월 11일에 행한 말초혈액 검사를 보아도, 아직 코로나19 해독 치료를 계속해야 할 것이라고 생각되었다.
- 이 환자분은 그 후로 2023년 2월부터 MMS2를 3개월째 복용 중이라고 하고 지금은 더 많이 좋아졌을 것 같다고 이야기 한다.

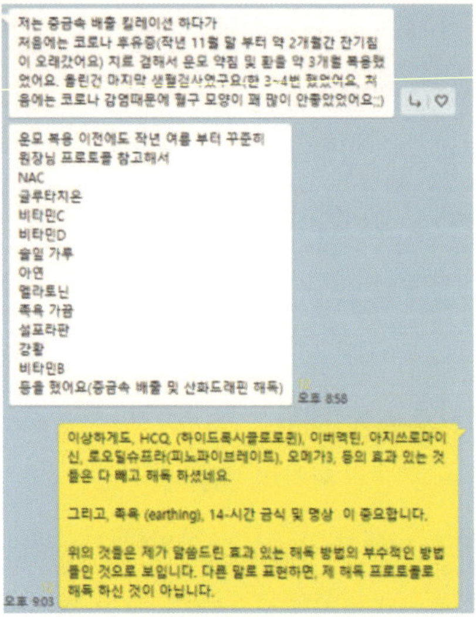

- 2023년 5월 1일과 6월 19일에 저희 병원에서의 해독 처방은 없이 오메가3만 30일분씩 2번 처방을 받았습니다. 천인지 한의원에서 아마도 mica (운모) 치료도 받고 본원에서 발행한 코로나19 백신 해독 프로토콜에 따라 스스로 해독했던 것 같습니다.
- 그러나 나중에 확인한 결과, 본원에서 추천한 해독 프로토콜의 중요한 요소들인, 하이드록시클로로퀸, 이버멕틴, 아지쓰로마이신 등은 드시지 않았고, 해독 족욕이나 어싱(earthing) 등은 소홀히 했고, 12-시간 금식과 명상은 거의 하지 않았던 것으로 보입니다.
- 서울에서 코. 진. 자. (코로나 진실규명 자유 시민 연합) 회원 11명이 2023년 6월 17일 본원을 방문하였을 때, 또 다시 혈액 검사를 시행하였습니다.
- (2023/6/17) Total IgE 395 > 100 IU/ml, 심한 알러지 질환 또는 코로나19 백신 또는 그것의 쉐딩으로 인한 비만 세포(mast cell) 활성화 상태를 보였습니다.

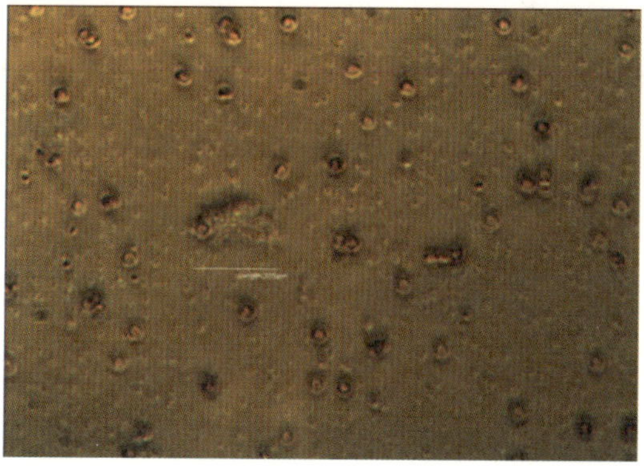

[본원에서 2023/06/17 시행한 혈액 검사상, 30분간 2500회 원심분리한 후에 얻어진 상층액의 250 현미경 사진에서, 중앙에 205 마이크로미터의 파괴된 산화 그라핀 (또는 파괴되어 가고 있는 산화 그라핀의 작은 섬)이 보이고, 주변에 무수하게 많은 염증성 세포들과 산화 그라핀 파괴된 개별 조각들 또는 양자점(CBD 물질)들을 볼 수가 있다. 적혈구는 전반적으로 동그란 모양을 유지하고 있고, 적혈구 가장자리에 작은 가시 같은 것이 돋아나는 유극적혈구(acanthocyte)나 톱니적혈구(burr cell) 또는 schistocytes (주혈세포: 적혈구 파편) 등은 보이지 않는다. 그러나 적혈구 주변으로 검은색의 산화 그라핀 (폴리아크릴아마이드 하이드로겔)의 띠가 벗겨지지 않은 상태로 남아 있어서, 아직도 산화 그라핀에 대한 해독 작용이 이루어지지 않았음을 보여준다.]

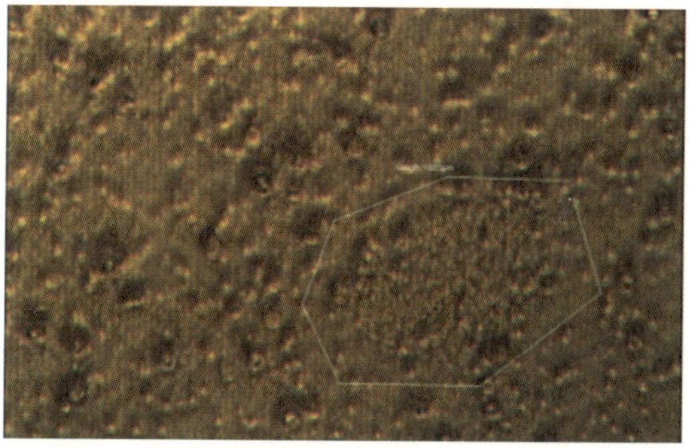

[본원에서 2023/06/17 시행한 혈액 검사상, 30분간 2500회 원심분리한 후에 얻어진 상층액의 250 현미경 사진에서, 중앙에 1865 마이크로미터의 파괴된 산화 그라핀의 무더기 큰 섬이 보이고, 주변에 무수하게 많은 염증성 세포들과 산화 그라핀 파괴된 개별 조각들 또는 중금속 물질(셀레늄-카드뮴) 반도체인 양자점 (quantum dot)들을 볼 수가 있다. 대개 이러한 양상은 MMS2 를 섭취하여 산화 그라핀이 파괴되고 있는 과정의 혈액에서 보이는 모양 (혈액이 깨끗해지려면 아직 갈 길이 멀다, 2-3 개월 정도 더 치료하면 이러한 염증성 세포들과 산화 그라핀 파괴된 개별 조각 또는 양자점들이 거의 사라지는 것을 관찰하였다)이다. 적혈구는 전반적으로 동그란 모양을 유지하고 있으나 이 사진 상에서는 많이 보이지는 않는다. 2023/06/17 본원을 방문하였을 때, 우리 직원에 의하면, 본 환자분의 몸에서는 코로나19 접종한 사람들의 몸에서 나는 소독약 냄새 비슷한 비릿하고 심한 악취 비슷한 체취가 났었다고 한다. 그런데 저도 그분과 1미터 정도 거리에 있었는데도 냄새를 인식하지는 못했다. 냄새를 맡고 못 맡고는 개인의 후각의 민감도에도 달려 있는 것으로 보인다.]

- 저의 고민은 이분은 저의 코로나19 예방/치료/해독 프로토콜에 대해서 잘 알고 있으면서 스스로 해독을 하고 있는 것으로 보이고, 해독 프로토콜에서 자신이 선택하는 것들을 가지고 자신의 방법으로 해독을 하고 있다는 것이다.
- 그 해독 결과를 제가 치료하고 있는 다른 환자분들과 비교해 보면, 위의 사진처럼 만족스럽지 못한 결과를 보이고 있다는 것이고, 아마 본인의 임상 상태도 그리 썩 좋지는 못할 것으로 생각된다.
- 이제 만 3년을 넘어가는 코로나-19 예방/치료 및 백신 해독을 과정을 하는 환자분들을 살펴보면, 무식하게 저의 방법을 따라오는 사람들은 거의 다 좋아졌으나, 지식이 넘쳐서 자신이 선택한 길로 스스로 치료했던 사람들의 경우에는 그리 좋은 효과는 못 본 것 같다.
- 물론 증상이 심하지 않은 사람들의 경우에는 코로나10 예방/치료/해독 프로토콜을 참조하며, 스스로 치료해도 많이들 좋아졌을 것이다. 그러나 증상이 있으신 분들은 아무래도 도움을 받는 것이 좋을 것 같다.
- 치료나 해독에 잘 반응하지 않는 또 하나의 부류의 사람들은 예방/치료/해독 약에 대해서, 과민 반응이 있어서 또는 막연히 약을 먹기 싫어서 약을 제대로 먹지 않은 경우들이다.

8] 79세, 여자, 서울 구로구. 비접종, 서울 계명여고 졸;

[현황] 가래, 기침, 두통, 미열 37.4도; 목이 아프심; 몸살이 심하심;

[해독 및 치료 상황]

[2021/8/30] 코로나19 치료제를 처방하여 드림.

[경과] 치료 후 좋아짐; 그 후 코로나19 백신 맞으신 남편 분과 손주 위해서 코로나19 백신 해독 위해서 상담함.

[참고] 2022년 1월 3일에 논문 내용을 보내고 2022년 1월 12일에 AJEPH (impact factor 8.7)을 통해 발간된 내용인, Moving and Living Micro-Organisms in the COVID-19 Vaccines - Prevention, Early Treatment Cocktails for COVID-19 and Detoxification Methods to Reduce sequels of COVID-19 Vaccines (코로나19 백신 속의 살아 움직이는 물체, 코로나19 질환의 예방 및 조기 치료 및 코로나19 백신의 후유증을 줄이기 위한 해독 방법) 논문의 일부에 코로나19 백신 접종 후 돌파 감염(突破 感染)에 대한 보고를 하였다. 경기도 소재 요양원에서 43명의 환자가 발생하여 단 1명의 사망자를 내고 모두가 하이드록시클로로퀸(HCQ) + 아지쓰로마이신 + 아연 + 비타민 C + 비타민 D 치료로 좋아져서 2.32% 사망률을 보여, 렘디시비르 + 럭키로나 + 목시플록사신 등의 우리나라 표준 치료 방법보다 37% 우월한 치료인 것을 다시 한번 입증하였다고 보고하였다. 이와 거의 동일한 내용으로 우리나라 대학의학협회에서 발행하는 KAMS(Korean Academy of Medical Sciences)과 가정의학회 잡지에 투고하였으나, 코로나 환자 치료에 "하이드록시클로로퀸(HCQ) + 아지쓰로마이신(AZM) + 아연 + 비타민 C + 비타민 D를 사용하는 것은 우리나라 표준 치료가 아니다"는 이유 때문에도 두 곳 모두 거절되었다. 비록 한국에서 발행하는 논문 잡지에서는 거절되었으나, 피인용지수가 8.7 로 비교적 높은 국제 논문 학술 잡지에 실렸던 내용이기에 그 내용 일부를 소개한다.

코로나 환자 치료에 하이드록시클로로퀸과 아지쓰로마이신의 사용

공동 저자: 최정원* 주예찬, 전기엽

서론

감염 관련 4개 전문 학회의 고위험군에서는 코로나19 예방적 항바이러스제 투여가 필요하다는 권고에 따라, 우한에서 시작된 코로나19 질환이 우리나라에서 막 번지는 시기인 2020년 4월에 삼성서울병원과 부산대병원은 부산의 한 요양병원에서 코로나19 PCR 검사 음성이 나온 211명을 대상으로 하이드록시클로로퀸(HCQ) 400mg을 매일 14일간 투약하여 코로나19에 대한 예방 효과를 실험하였는데, 사망, 약물 부작용으로 약물 복용 중단, 간병인 이직 등으로 제외된 6명을 제외한 총 205명에서 2주 후에 모두가 PCR 검사 음성이었다.1) 본 실험에는 요양 병원 입원 환자 184명과 간병인 21명이 참여하였는데, 실험 대상 환자 대부분이 1개 이상의 동반 질환을 가지고 있었고, 32명은 설사, 묽은 변, 발진, 위장관 장애, 느린 맥박을 보였으나 끝까지 실험에 참여하였고, 5명은 약물 부작용으로 본 실험에서 제외되었다. 본 연구는 무작위 대조군이 없는 단점이 있었으며, 47.7%가 치매를 가지고 있고 부작용이 올 수 있는 노인들에게 HCQ를 예방적으로 투약했다는 문제점이 코로나19중앙임상위원회에서 지적되었다.1)

비슷한 시기에 시행된 인도에서의 실험에서는 코로나19 예방에 HCQ가 특별한 부작용을 나타내지 않았다고 하였다.2) 또한 코로나 환자들을 치료한 공로로 2021년 노벨평화상 후보로도 오른 젤렌코 박사의 코로나 치료 및 예방 프로토콜은 HCQ + AZM(Azithromycin) + Zn(zinc)을 사용하였고, 프로토콜을 사용한 사람들은 병원 입원 84% 감소(OR 0.16, p<0.001)와 사망 80% 감소(OR 0.2, p=0.12)를 보였고, 48%에서 약 부작용을 보였다.3)

대한민국 정부는 코로나 확산을 막기 위해서 한시적으로 원격진료를 허용하고 있고 코로나 질환에 대해서도 HCQ 사용을 허용하고 있어서, 경기도의 한 요양병원에서 발생한 48건의 돌파감염에 원격진료를 통한 HCQ + AZM + Zn + Vit C + Vit D 치료를 시행하였다.

결과

12월 17일, PCR 양성을 보이며 증상을 가지고 있어서 확진되었던 사람들 모두가 2차 검사에서도 PCR 양성을 보였으나, 60세 이상의 PCR 양성이면서 증상을 보인 확진자 44명 중 31명은 증상이 거의 완화되었고, 11명은 아직 기침, 설사, 미열을 보였다. 과거에 PCR 음성을 보였던 사람들은 지속적으로 PCR 음성을 유지하였고, 양성으로 변화된 사람은 없었다.

60세 이상의 확진자 중에서 87세 여성 노인 한 분은 경한 증상 발현 8일째에 증상은 거의 다 좋아졌지만, 갑자기 스스로 5일 동안 식음을 전폐하고 사망하였고(통계를 낼 때, 이 사람은 44명의 발생자 및 사망자 수효에서 제외하였다), 68세의 남성 치매 노인 한 분은 증상이 거의 다 좋아졌지만 증상 발현 11일 째에 갑자기 경기를 하고 상태가 악화되어 인근의 대학병원으로 후송하였고, 회생하지 못하고 사망하였다. (표 2)

12월 24일, PCR 검사 결과 44명 모두가 아직 양성 반응을 보였으나, 증상들이 거의 다 좋아지고 새로운 PCR 양성 발생도 없었기에, 해당 지역 보건소에서는 PCR로 검출되는 것은 살아있는 바이러스가 아니라 죽은 바이러스 조각이라고 판단하고 12월 25일 해당 요양병원은 코로나 감염 지역에서 청정 지역으로 바뀌었음을 확인하였다.

고찰

2020년 3월에 하이드록시클로로퀸(HCQ)은 실험실에서의 실험 결과 COVID-19를 일으키는 SARS-CoV2 감염을 억제하는데 효과적이고 클로로퀸보다도 독성 부작용은 더 적다고 네이처를 통해 발표되었다.6) 이렇게 HCQ가 코로나 질환의 치료에 효과가 있다는 것이 증명되고 알려지게 된다면 코로나 질환은 치료할 수 있는 약이 있기 때문에 코로나 백신은 불필요하게 되고, 코로나 백신의 개발과 판매에 많은 돈을 투자한 세계 유수의 제약 회사들은 백신 판매로 얻게 될 막대한 수입을 포기해야 하는 상황이 올 것이었다. 그러나 HCQ가 코로나 질환의 예방과 치료에 효과가 있다는 것은 거의 알려지지 않았다. 2020년 4월에 삼성서울병원과 부산대병원이 부산의 한 요양병원 입원 환자들 211명을 대상으로 시행한 하이드록시클로로퀸(HCQ) 400mg의 코로나19에 대한 예방 효과를 본 실험도 세계적으로도 중요한 실험이었고 1), 이것을 발전시켰더라면 2022년 1월 현재까지 창궐하고 있는 코로나 질환의 발생과 그로 인한 사망을 줄일 수도 있었다. 이러한 HCQ를 사용한 COVID-19 예방 방법 연구에 이어, 2020년 6월에는 보라매병원과 서울대병원에서 HCQ + AZM을 사용하여 코로나 환자를 치료한 사례 연구 발표가 있었다.8) (그림 1) 이는 HCQ 200mg을 사용하고 있는 류마티스 환자에서 코로나 질환이 발생하여 HCQ 400mg/day + AZM 500mg/day로 치료한 경우로, 투약 3일만에 환자의 열이 떨어지고 환자의 상태가 좋아졌다. 그런데 예상외로 해열이 된 지 2일 째에 렘데시비르를 사용하였고 이는 다음 날 체온이 37℃ 이상으로 올라가는 이상 현상을 일으키기도 하였다. 이렇게 우리나라에서는 2020년 6월까지만 해도 코로나 환자 치료에 HCQ + AZM을 기본 치료 등으로 사용하였으나, 그 대신에 차츰 렘데시비르를 사용하게 되었다.

그러한 전환점의 계기는 다음과 같다. 2020년 7월 당시, 코로나 환자 치료에 HCQ를 사용했던 우리나라의 누적 사망률은 2.24%, 터키는 2.62%였고, HCQ를 사용하지 않은 미국에서의 누적 사망률은 5.19%였기에, 코로나 환자 조기 치료에 HCQ를 사용했더라면 당시 미국인 누적사망률 5.19% 중의 약 절반인 2.5% (5.19 - 2.62= 2.57%)는 겪지 않아도 될 조기 사망을 경험했다고 보고하였다.9) 그리고 HCQ + AZM + Zn + Vit C + Vit D를 코로나 환자의 조기 치료 및 고위험군 환자의 조기 치료에 사용할 것을 권고하였다.9)

그러나 당시 세계의 상황은 이러한 코로나 치료 칵테일을 사용할 수 있는 상황이 전혀 아니었다. HCQ의 코로나 환자 조기 치료에 사용을 못하도록 하려는 행위가 겉으로는 드러난 것은 캐나다의 HCQ 생산 공장 Barry Sherman CEO 부부의 살해 사건이었다.10) 그 후 HCQ를 코로나 환자 조기 치료에 사용하는 것을 방해하는 행위들은 Lancet과 NEJM 에서의 거짓 논문 발표들을 통해서도 드러났고11, 12, 13, 14) (그림 2A, 2B, 2C), 이들 논문이 거짓으로 판명되어 철회된 이후에도 WHO, NIH, CDC 등에서 오히려 HCQ를 코로나 환자 조기 치료에 사용하지 못하도록 방해하는 행위에서도 드러났다.15)

대한민국에서는 2020년 5월에 Lancet에서 발행되었다가 나중에 취소된 논문 등을 근거로 2020년 6월 24일 코로나 국가전략위원회에서 모 교수가 코로나 환자 치료에 AZM + HCQ를 사용하면 2.93 배의 위험성을 갖는다고 보고한 이래 7), 그 전에 사용되고 유용한 것으로 보고되어 왔던 HCQ 사용이 보라매병원과 서울대병원의 사례 연구 발표(BY Ahn, 2020)를 마지막으로 거의 금지되다시피 하였다.8) (그림 2D) HCQ의 독성을 거짓 보고하였던 논문들이 취하되고 난 이후 한국 정부에서는 HCQ 사용을 뒤늦게 허가하였지만, 그러한 HCQ 대신, 효과 없는 것으로 알려진 목시플록사신과 렘데시비르가 한국 병원의 표준 치료법으로 자리잡았다. 16, 17) (표 2)

이러한 상황이 지속되어 코로나 예방과 조기 치료에 유용한 HCQ 사용을 할 수 없게 되었고, 코로나 환자 조기 치료로 유용한 HCQ + AZM + Zn + Vit C + Vit D를 사용하지 못하게 되어, 코로나 환자의 조기 치료가 이루어지지 않아 경증 환자가 중증 환자로 악화되는 상황들이 많이 만들어져서, 대한민국의 코로나 환자 사망자 수효는 코로나 칵테일 치료로 가능했던 만큼 (즉, 증상이 있던 PCR 양성 사람들의 약 71%) 더 사망하였을 가능성도 있음을 의미한다. 4, 5, 18)

우리나라의 경우 2022년 1월 1일 현재로 170,366명의 60세 이상 PCR 양성 반응자들이 있고, 이중 6,277명이 사망하여 3.68%의 사망률을 보였다. 19) 그러나 우리나라의 PCR 검사는 문제가 너무 많다. 우리나라 진단검사의학회에서는 국내 COVID-19 검사 긴급승인 시약들의 검출 한도와 재현성을 고려해서 양성, 음성을 결정하는 Ct(Cycle Threshold, 증폭 임계 회수) 기준을 33.5로 정했다. 이론적으로 보면 검체내 RNA 1 copy가 있을 때 이를 찾아내는 PCR의 Ct 값은 37이고, 긴급 승인 시약의 검출한계가 10 copies여서, 이에 해당하는 Ct값이 33.5이기 때문이다. 그렇기 때문에 33.5 이상 증폭해서 양성으로 나온다면 이는 위양성일 가능성이 있다. 20) 2021년 11월 15일 현재 코로나19 진단시약 국내 정식 허가 현황을 보면, 허가된 31개 제품 중에서 CT 값 33.5를 만족케하는 것은 단 2개 회사 (시선바이오머티리얼스 30회, 렙지노믹스 32회) 뿐이며, 23개 회사는 CT 값이 40을 넘는다. PCR 검사에서 CT 값 40 (즉, 40배 증폭, 240) 하면 1조 1천억배가 증폭되며, CT 값 35에서 바이러스가 배양되는 비율, 즉 감염력이 있는 비율은 3% 이하라고 알려져 있으므로 21), CT 값을 40 이상인 이들 시약을 통해 양성을 보인 97% 이상이 위양성 가능성이 있다. (산술적으로 계산하면, 240은 235의 32배이므로, 배양되는 바이러스의 비율은 0.1% 이하이고, 이는 CT 값이 40이 넘으면 99.9% 이상이 살아있는 바이러스도 없고 전염성도 없어 남들에게 병을 전파하지 않아 위험성이 없는 위양성임을 의미할 수도 있다.) 이와 같은 상황에서 31개 PCR 진단 시약을 통해 검사한 170,366명의 PCR 양성 반응자들의 많은 수효가 거짓 양성(위양성)일 가능성이 높아서, 2022년 1월 1일 현재로 보인 우리나라 60세 이상의 실제적 누적사망률은 3.68%보다 훨씬 높은 것으로 추정된다. (표 2).

같은 시기에 HCQ + AZM + Zn + Vit C + Vit D의 코로나 치료 칵테일을 사용하여 원격진료한 경기도 소재 요양병원의 코로나 집단 발병의 경우, 43명 중 단 1명 만이 사망하여 (식음을 전폐하여 자살 사망한 1명은 제외함) 2.32%의 사망율을 보였는데, 이는 정부에서 시행하고 있는 코로나 환자에 대한 초기 치료 없는 렘디시비르 + 럭키로나 + 목시플록사신 등의 표준 치료 방법보다 코로나 치료 칵테일을 이용한 조기 치료 방법이 37% 정도 우월할 수 있음을 나타낸다. 또한 이러한 결과는 코로나 치료 키트를 전 주민에게 나누어 주어 코로나 조기 치료에 중점을 둔 이후에 코로나 환자 발생과 사망이 현저하게 감소한 인도의 우타르 프라데쉬 (Uttar Pradesh) 주에서 볼 수 있다. 22, 23, 24, 25) 또한 이버멕틴을 사용하여 조기 치료에 중점을 둔 후에 코로나 환자 발생과 사망이 현저하게 감소한 일본에서도 볼 수 있다. 예를 들어, 2021년 12월 4일, 한국의 신규 확진자 수효는 5327명, 일본은 131명이었고, 이날 우리나라의 코로나 사망자 수효는 70명이었으나 일본은 0명이었다. 26)

결론

2020년 4월에 부산 지역의 요양병원 환자들을 대상으로 하이드록시클로로퀸(HCQ)이 코로나 질환의 예방할 수 있는 가능성이 제시되었고, HCQ + AZM(Azithromycin)으로 코로나 환자를 치료한 증례 발표도 있는 상황에서도, 정부에서는 코로나 칵테일 치료(HCQ + AZM + Zinc) 대신에 조기 치료를 간과한 다른 방법으로 코로나 치료와 예방 등을 하였다. 2021년 12월 경기도의 한 요양병원에서 집중 발생한 코로나 돌파감염의 환자들에게 원격으로 코로나 치료 칵테일을 투여하여, 기저 질환이 있는 60세 이상의 환자들에게서 우리나라 평균 사망률 3.68%보다 37% 낮은 2.32% 사망률을 보였다. 이는 코로나 환자의 사망률 감소에 있어서 조기 치료의 중요성을 보여주며, 코로나 환자들의 조기 치료를 등한시하고 있는 우리나라 코로나 치료 정책 전환의 필요성을 시사한다.

참고 문헌

1) Yonhap news. Kim Kil-Won. Chlroquine, COVID-19 preventive effect? ... "Everyone tested negative on the first Korean trial" 2020.04.22. https://www.yna.co.kr/view/AKR20200421167900017

Lee SH, Son H, Peck KR. Can post-exposure prophylaxis for COVID-19 be considered as an outbreak response strategy in long-term care hospitals?. Int J Antimicrob Agents. 2020;55(6):105988. doi:10.1016/j.ijantimicag.2020.105988

2) The Times of India. No major side effects of HCQ, should be continued as preventive treatment for Covid-19: ICMR (Indian

Council of Medical Research). https://timesofindia.indiatimes.com/india/no-major-side-effects-of-hcq-should-be-continued-as-preventive-treatment-for-covid-19-icmr/articleshow/76006748.cms

3) Roland Derwand, Martin Scholz, Vladimir Zelenko. COVID-19 outpatients: early risk-stratified treatment with zinc plus low-dose hydroxychloroquine and azithromycin: a retrospective case series study. International Journal of Antimicrobial Agents. 2020 December: 56(6). https://doi.org/10.1016/j.ijantimicag.2020.106214

4) Ki-Yeob J. Moving and Living Micro-Organisms in the COVID-19 Vaccines - Prevention, Early Treatment Cocktails for COVID-19 and Detoxification Methods to Reduce sequels of COVID-19 Vaccines. American J Epidemiol Public Health. 2022 January 12;6(1): 001-006. doi: 10.37871/ajeph.id50

5) Jeon KY. A Scientic and Easy-to-Understand Guideline for the Prevention and Early Treatment of COVID-19. American J Epidemiol Public Health. 2020;4(3): 075-080. https://dx.doi.org/10.37871/ajeph.id34

6) Liu, J., Cao, R., Xu, M. et al. Hydroxychloroquine, a less toxic derivative of chloroquine, is effective in inhibiting SARS-CoV-2 infection in vitro. Cell Discov 6, 16 (2020). https://doi.org/10.1038/s41421-020-0156-0

7) Seoul National University, The COVID-19 Pandemic: Korea's Response and Challenges Ⅱ, https://www.youtube.com/

watch?v=-kBiK4hZrzU, https://www.snu.ac.kr/snunow/press?md=v&bbsidx=128460

8) BY Ahn, CK Kang, JD Seo, et al. A Case of Breakthrough COVID-19 during Hydroxychloroquine Maintenance. J Korean Med Sci. 2020 Jun 22;35(24):e231. English. Published online Jun 17, 2020. https://doi.org/10.3346/jkms.2020.35.e231

9) Ki-Yeob J. Problems of Not-Using Hydroxychloroquine (HCQ) for COVID-19 Patients. American J Epidemiol Public Health. 2020;4(3): 059-061. https://dx.doi.org/10.37871/ajeph.id31

10) Cultural Action Party of Canada. November 28, 2021. Was Apotex Owner Barry Sherman Murdered For Interfering In Big Pharma Profits? https://capforcanada.com/was-apotex-owner-barry-sherman-murdered-for-interfering-in-big-pharma-profits/

11) MR Mehra, SS Desai, F Ruschitzka, AN Patel. RETRACTED: Hydroxychloroquine or chloroquine with or without a macrolide for treatment of COVID-19: a multinational registry analysis. Lancet. 2020 May 22, doi: 10.1016/S0140-6736(20)31180-6. PMID: 32450107

12) Funck-Brentano C Salem J-E. RETRACTED: Chloroquine or hydroxychloroquine for COVID-19: why might they be hazardous?. Lancet. 2020; (published online May 22.) https://doi.org/10.1016/S0140-6736(20)31174-0

13) Mehra, M. R., Desai, S. S., Kuy, S., Henry, T. D., & Patel, A. N. (2020). Retraction: Cardiovascular Disease, Drug Therapy, and Mortality

in Covid-19. N Engl J Med. DOI: 10.1056/NEJMoa2007621. The New England journal of medicine, 382(26), 2582. https://doi.org/10.1056/NEJMc2021225

14) Science. Two elite medical journals retract coronavirus papers over data integrity questions. https://www.science.org/content/article/two-elite-medical-journals-retract-coronavirus-papers-over-data-integrity-questions 4 JUN 2020

15) World Health Organization. Therapeutics and COVID-19: living guideline. 3 March 2022.

16) SL Scroggs, DK Offerdahl, DP Flather, et al. Fluoroquinolone Antibiotics Exhibit Low Antiviral Activity against SARS-CoV-2 and MERS-CoV. Viruses. 2020. PMID: 33374514, PMCID: PMC7822115, DOI: 10.3390/v13010008.

17) Beigel JH, Tomashek KM, Dodd LE, Mehta AK, Zingman BS, Kalil AC, et al. Remdesivir for the treatment of Covid-19-preliminary report. NEJM. May 22, 2020. DOI: 10.1056/NEJMoa2007764

18) Arshad S, Kilgore P, Chaudhry ZS, et al. Treatment with hydroxychloroquine, azithromycin, and combination in patients hospitalized with COVID-19. Int J Infect Dis. 2020;97:396-403. doi:10.1016/j.ijid.2020.06.099

19) COVID-19. Jan 31, 2022, http://ncov.mohw.go.kr/bdBoardList_Real.do?brdId=1&brdGubun=11&ncvContSeq=&contSeq=&board_id=&gubun=

20) COVID-19 Laboratory test managing committee. COVID-19 (SARS-CoV-2 or 2019-nCoV) test Q&A version4. 2020.06.30. Available at: https://www.kslm.org/rang_board/list.html?num=16811&code=covid19_qna

21) Rita Jaafar, Sarah Aherfi, Nathalie Wurtz, Clio Grimaldier, Thuan Van Hoang, Philippe Colson, Didier Raoult, Bernard La Scola, Correlation Between 3790 Quantitative Polymerase Chain Reaction–Positives Samples and Positive Cell Cultures, Including 1941 Severe Acute Respiratory Syndrome Coronavirus 2 Isolates, Clinical Infectious Diseases, Volume 72, Issue 11, 1 June 2021, Page e921, https://doi.org/10.1093/cid/ciaa1491

GreatGameIndia. Portuguese Court Rules PCR Tests As Unreliable & Unlawful To Quarantine People. November 18, 2020. https://greatgameindia.com/portuguese-court-pcr-tests-unreliable/

22) Uttar Pradesh. Based on Current projection, 24,797 would be reported COVID-19 deaths by May 1, 2022. https://covid19.healthdata.org/india/uttar-pradesh?view=daily-deaths&tab=trend

23) The Indian Express. Uttar Pradesh government says early use of Ivermectin helped to keep positivity, deaths low. May 12, 2021

24) Hindustan Times. No fresh Covid cases in UP's 59 districts; Australian MP praises Yogi govt. https://www.hindustantimes.com/india-news/no-fresh-covid-cases-in-up-s-59-districts-australian-mp-praises-yogi-govt-101631606229422.html Sep 14,

2021
25) Medical Update Online. Home isolation and ivermectin-based treatment kits. https://medicalupdateonline.com/2021/05/home-isolation-and-ivermectin-based-treatment-kits/ 21 May 2021
26) The Seoulshinmun Daily. December 5th, 2021. Why is there no COVID death case in Japan? https://www.seoul.co.kr/news/newsView.php?id=20211205500062

9] 55세, 여자, 52 Kg, 경상북도 경주시. 3차 접종;

[현황] 3차 접종- 모더나 3차; 2021/12/30- 모더나 3차; 2차 후에 열이 40도 나고 구토함; 3차 백신 후-2022/1월부터 온몸이 쑤씨고 아프고, 대상포진도 앓았음; 원래는 건강 체질이었으나 백신 후에 온 몸이 권투 선수가 때리는 것처럼 아픔; 입원을 권했으나 귀금속 판매하므로 쉴 수가 없다고 함.

[해독 및 치료 상황]

[2023/3/21] 코로나19 치료제를 처방하여 드림.

[2023/4/4] 코로나19 백신 해독 치료제를 1달분 처방해 드림. 그 후 연락이 없음.

10] 37세, 남자, 84 Kg, 서울 구로구. 2차 접종;

[현황] 2022/1- 접종 후 일주일간 심한 두통 몸살, 온 몸이 저리고 코피가 자주 남; 이버멕틴 솔잎차 먹고는 좋아지심; 눈이 아프고 코피가 나주 남; 10일 투약후에 코피는 나지 않음.

[해독 및 치료 상황]

[2023/1/25] 코로나19 백신 해독 치료약 10일분 투약. 호전 중.

[2023/2/3] 코로나19 백신 해독 치료약 30일분 투약. 호전 중.

[2023/3/7] 코로나19 백신 해독 치료약 30일분 투약. 호전 중이나 아직 미진함.

[2023/4/4] 코로나19 백신 해독 치료약 30일분 투약. 호전 중이나 아직 미진함.

[2023/5/2] 코로나19 백신 해독 치료약 30일분 투약. 호전 중이나 조금 부족함.

[권고] 쓸개 용종, 지방간 등이 있었다기에 10일 + 4개월 + 2개월 추가 후, 혈액 검사 및 복부 CT 권함.

11]. 43세, 여자, 대구 동구. 1번 접종;

[코로나19 백신 해독을 자신도 하면서 3차 접종한 남동생도 하라고 권유했으나, 남동생은 누나를 비난했음. 2023년 4월 경에 남동생이 갑자기 쓰러져서 ER 방문하고 뇌출혈로 혼수 상태, 1개월 정도 입원 후 어느 정도 회복하여 아직은 직업에 복귀는 못하고 있는 상태임.

[현황] 코로나19 백신 후에 생긴 어지러움증, 구토 증세, 기운이 없음; 두통; 가슴이 답답; 가슴이 답답하고 두근 거림, 맥박이 빠름; 자신이 접종한 코로나19 로트 번호는 LOT FH4092 인데, 알아보았더니 후유증이 많은 것이었음. 환자 본인은 심한 기생충 증상으로 심장, 간, 면역 체계, 과호흡; 통증 등을 호소함.

[해독 및 치료 상황]

[2022/8/8] BA5 확진 후 가슴이 답답하고 숨이 막혀 죽을 것 같음. 병원

에서는 정상이라고 함; 치료 후 두 달간 해독을 권함; 이티민, 종근당 오메가 사용 원함; 동양모양선충, 폐흡충, 케이콘틴 먹으면 심장이 좀 천천히 뜀; 체중10 Kg 감소; 메트포르민, 디피리다몰, 씨메티딘, 고지혈증약 등을 처방 받기 원함.

[특이 사항] 2022년 1월 19일, 전주시 보건소 국민신문고에 백신처방저지 항의 글 올려주었다고 함.

12] 41세, 남자, 73 Kg, 충북 청주시, 모더나 2번 접종한 사람과 성관계;

[현황] 모더나 2번 접종한 사람과 성관계 후 쉐딩이 심하여 HCQ, 이버멕틴 먹으면 좋아졌기에 추가 처방 원함; 약 먹고 구토, 속이 쓰리심- 약을 나누어서 드셔서 어떤 약이 과민 반응이 있는지 파악하도록 권함; 아스피린 먹고 위출혈 있어서 아스피린 끊기를 원함.

[해독 및 치료 상황]

[2022/6/2] 코로나19 백신 해독약 30일분 투약.

[2022/8/30] HCQ (하이드로시 클로로퀸) 과 이버멕틴과 30일분 투약.

[2022/10/12] 코로나19 백신 해독약 30일분 투약.

[2022/10/21] 코로나19 백신 해독약 30일분 투약 (아마도 여자 친구 몫?).

[2022/11/23] 코로나19 백신 해독약 30일분 투약.

[2023/1/4] 코로나19 백신 해독약 30일분 투약.

[2023/2/15] 코로나19 백신 해독약 투약 마치고, 예방적 해독약 60일분 투약.

[2023/6/28] 둘이 해독을 했는데, 이제는 성관계를 하고 살아도 되느냐?고 상담 전화, 그리고 확인 혈액 검사에 대해서 상담함.

[2022/10/11] 본원에 방문하여 시행한 혈액 검사 결과:

** D-dimer, 비타민 D, 일반적인 혈액 검사, 간기능 검사, 갑상선 검사, CRP 염증 검사, 소변 검사- 모두 정상.

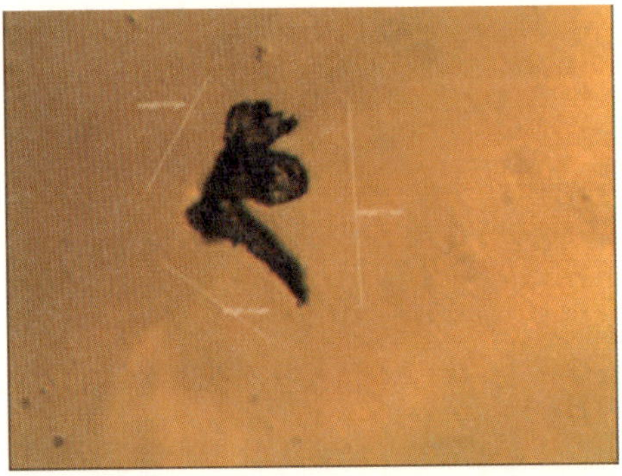

[250배 광학 현민경을 통한 혈액 검사상, 512 * 354 * 337 마이크로미터 크기의 상당히 큰 산화 그라핀이 발견됨.]

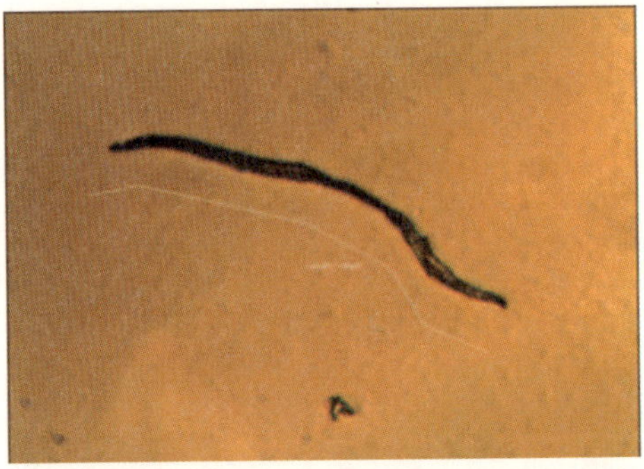

[250배 광학 현민경을 통한 혈액 검사상, 1,146 마이크로미터 크기의 지렁이 모양의 큰 산화 그라핀이 발견됨.]

[250배 광학 현민경을 통한 혈액 검사상, 일부에서는 우리 몸의 선척적 및 후천적 면역 체계가 작동하여, 혈액 속의 산화 그라핀을 파괴하여 만들어 내는, 파괴된 산화 그라핀의 작은 조각들의 섬들을 보게 된다, 위쪽 12시 방향 쪽에는 390마이크로미터 크기의 파괴된 산화 그라핀의 섬들이 보이고, 4시 방향에는 352 마이크로미터 크기의 파괸된 산화 그라핀의 섬들이 보인다.]

13] 36세, 여자, 73 Kg, 충북 청주시, 모더나 2번 접종;

[현황] 모더나 2번 접종했으나 약간씩 어지럽고 기운이 약간 없는 증상을 제외하고는 별 다른 증상이 없음. 위의 11번 환자의 여자 친구분이다.

[해독 및 치료 상황]

(2022/10/13) 코로나19 백신 해독약 30일분 투약.

(2022/11/17) 코로나19 백신 해독약 30일분 투약.

(2022/10/11) 본원에 방문하여 혈액 검사 시행함.

** D-dimer, 비타민 D, 일반적인 혈액 검사, 간기능 검사, 갑상선 검사, CRP 염증 검사, 소변 검사-약간의 백혈구 감소 (3.83 < 3.9), 비타민 D 부족 (29.9 < 30) 외에는 정상이었음.

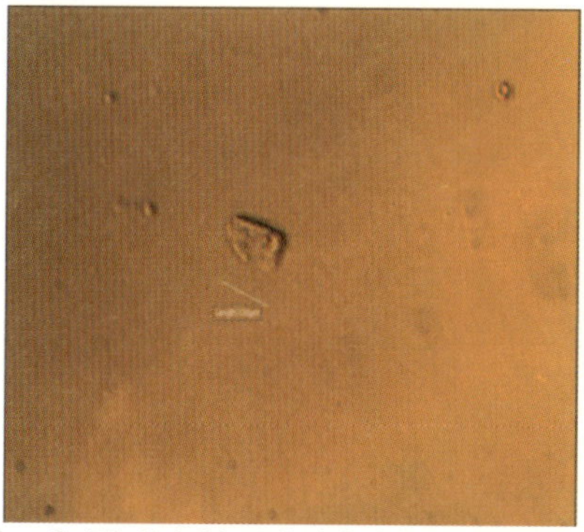

[250배 광학 현민경을 통한 혈액 검사상, 중앙 부위에 이미 파괴되고 녹아져 가고 있는 139 마이크로미터 크기의 산화 그라핀이 발견되었다. 주변의 3시 방향에 있는 적혈구의 형태도 큰 이상은 없어 보이고, 주변의 염증 반응 세포들도 많지 않아 보인다.]

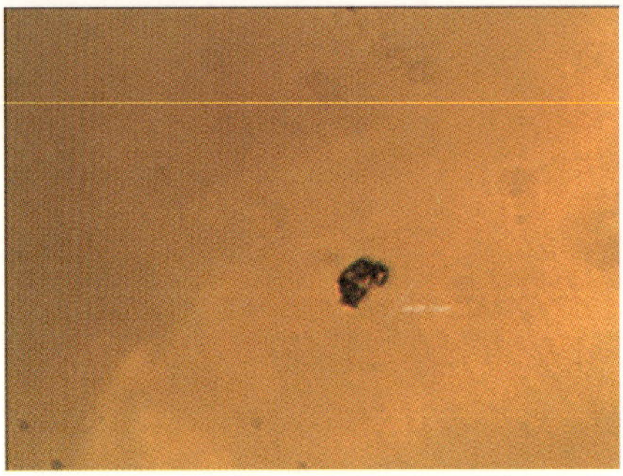

[250배 광학 현민경을 통한 혈액 검사상, 중앙 부위에 아직은 활동적인 상태의 125마이크로미터 크기의 산화 그라핀이 발견되었다. 주변의 염증 반응 세포들도 많지 않아 보인다.]

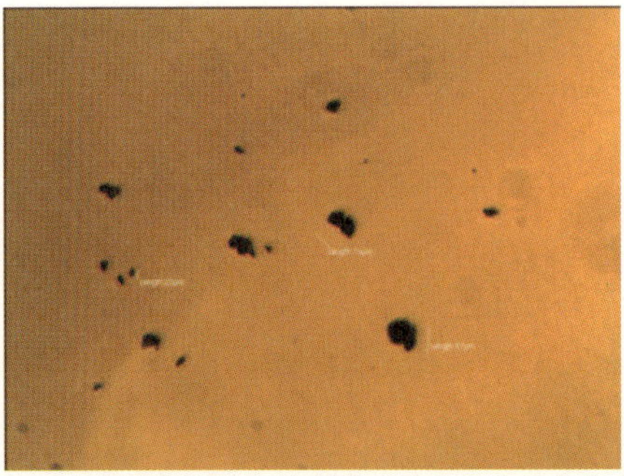

[250배 광학 현민경을 통한 혈액 검사상, 중앙 부위에 넓게 흩어져 있는 아직은 활동적인 상태의 다양한 크기의 산화 그라핀들 (67마이크로미터, 73마이크로미터, 21마이크로미터 등의 크기)이 발견되었다. 주변의 염증 반응 세포들도 많지 않아 보인다.]

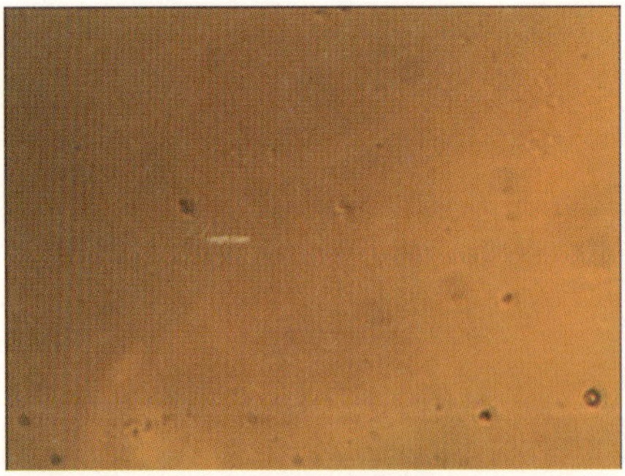

[250배 광학 현민경을 통한 혈액 검사상, 중앙 부위에서 11시 방향 부위에 아직은 활동적인 상태의 33마이크로미터 크기의 산화 그라핀이 발견되었다. 주변의 염증 반응 세포들이 약간 있다. 그 산화 그라핀 자체는 내부에 흑점을 가지고 있고, Brown 운동이 아닌-개별적으로 약간의 진동을 하며, 다른 세포들이 흐르는 방향과는 달리 조금씩 자리를 이동하고 있었다.]

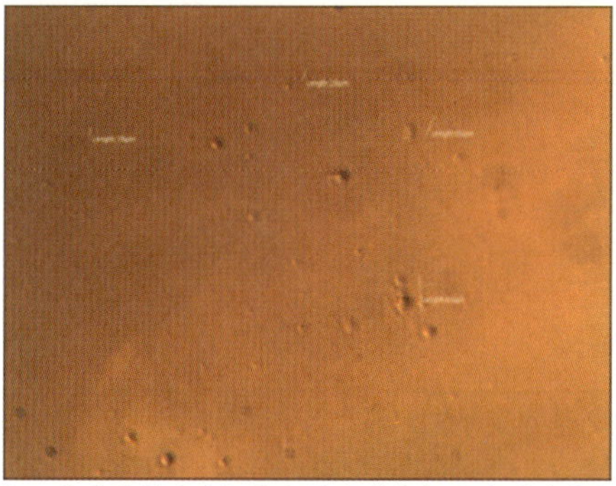

[250배 광학 현민경을 통한 혈액 검사상, 중앙 부위에서 5시 방향 부위에 녹아져 가는 상태의 93마이크로미터 크기의 산화 그라핀 흔적이 발견되었고, 주변에서도 녹아져 가는 상태의 산화 그라핀 조각들/양자점/모겔론의 조각들이 발견되었다.]

14] 43세, 여자, 서울 강동구, 비접종, 모친은 2번 접종;

(현황) 심한 가래, 기침 동반.

(2023/3/18) 코로나19 치료해독약 10일분 투약으로 많이 좋아짐.

〈날트렉손〉과 〈리바록스〉 먹고 속이 울렁거린다고 하여, 빼고 드시라고 권함.

(2023/3/23) 코로나19 백신 해독약 30일분 투약. 해독약 1개월씩 4개월간 투약 권함.

15] 52세, 여자, 경기도 안성시, 2번 접종 (아스프란, 2021년 9월)**, 50 Kg;**

(현황) 가슴의 총통, 머리의 통증, 미세하게 몸 전체가 진동하는 느낌이 있으심; 대변을 참을 수가 없음; 구토 4 번; 각막 이식; 눈이 충혈이 되고 병원에서는 바이러스 염증이라고 함; 백신 맞고 2주 후 각막 수술 받았음, 이곳 저곳 다니면서 치료 받았으나 호전이 안 되고 눈의 심한 통증; 작년 5월 한달 해독할 때는 상태가 좋았음.

(해독 및 치료 상황)

(2022/5/17) 코로나19 백신 해독약 38일분 투약.

(2023/3/21) 코로나19 백신 해독 치료약 10일분 투약. 증상 호전이 안 되면 입원을 권했으나, 상태가 좋아져서 입원을 하지 않고 계속 투약하기로 함.

(2023/4/4) 코로나19 백신 해독약 30일분 투약.

(2023/5/4) 코로나19 백신 해독약 30일분 투약.

(2023/6/7) 코로나19 백신 해독약 30일분 투약.

16] 63세, 여자, 전주시 덕진구, 53 Kg;

(현황) 가끔씩 두드러기가 남; 열이 가끔씩 올라옴; 좌측 갑상선 adenoma 3개,

(해독 및 치료 상황)

(2022/5/24) 코로나19 백신 해독약 30일분 투약.

(2022/11/8) 코로나19 백신 해독약 30일분 투약.

(2022/11/15) 두드러기 심하여 내원하여서 수액 주사 등으로 치료함.

(2022/12/8) 코로나19 백신 해독약 30일분 투약. 상태 호전.

(2023/1/6) 코로나19 백신 해독약 30일분 투약. 상태 호전.

(2023/2/1) 코로나19 백신 해독이 상당히 이루어져서 지금부터는 해독약은 안 먹고 관찰 중.

(2023/3/6), (2023/4/4), (2023/5/11), (2023/5/30) 코로나19 백신 해독이 상당히 이루어져서 해독약은 안 먹고 관찰 중. 전화로만 상담하고 있음.

17] 58세, 여자, 경북 경산시, 2차 접종, 52 Kg 에서 42 Kg 로 5개월 사이에 줄었음;

(현황) 2022/2/22: 화이자 2차 접종 후 5개월 됨. 체중 감소, 목마름, 두통, 좌측 승모근; 팔다리가 평소에 감각이 없는 것처럼 저리고, 가슴도 답답하고 어지럽고, 팔다리가 조여지는 느낌이 듦; 아스피린을 먹고나면 좀 호전; 호흡곤란, 가슴이 답답; 어지럽고 두통 동반.

(해독 및 치료 상황)

(2022/2/22) 코로나19 백신 해독약 30일분 투약.

(2022/3/24) 코로나19 백신 해독약 30일분 투약.

(현황: 2022/7/1) 팔다리가 떨리고 말초 신경이 많이 떨어짐; 호흡곤란, 맥박이 보통 56인데 지금은 90-100; 우측 안면 마비; 다리가 붓고 통증이 심함; 다리 감각이 없음; 장 운동이 마비되어 있는 것처럼 전혀 장이 운동을 하지 않고 소화가 되지 않음; 손발이 마비되는 느낌.

(2022/7/1) 코로나19 백신 해독약 40일분 투약.

(2022년 7월 2일부터 7월 9일까지 입원 치료함) 코로나19 백신 해독 주사로 8일간 입원 치료함. D-dimer 0.89 mg/L > 0.5 (혈전 증가), AST (SGOT)/ALT (SGPT) = 169 / 109 IU/L > 40 (심한 간장 질환), T3, 73 ng/dL < 80 (갑상선 기능 저하증),

• 아래의 6개 사진은 본 환자분의 입원 당시의 말초혈액 독성 검사 결과입니다.

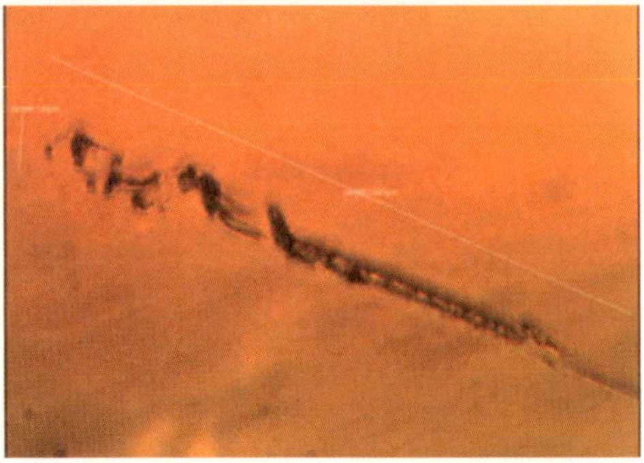

[혈액을 2500rpm에서 30분간 원심 분리하고, 상층액을 250배 광학 현미경을 통한 혈액 검사상, 중앙 부위에서 일부는 녹아진 상태의 1,566마이크로미터 크기의 산화 그라핀이 발견되었다.]

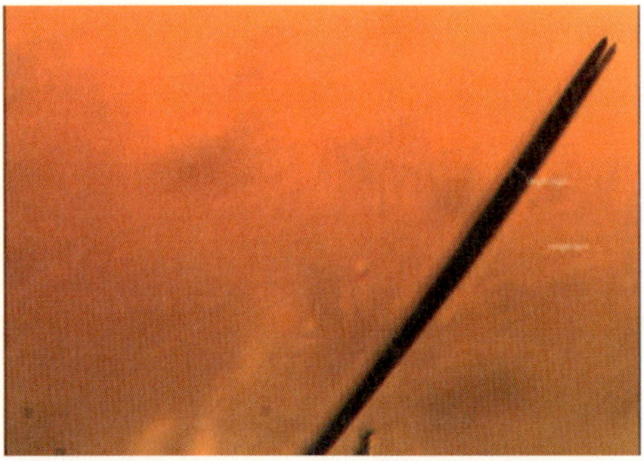

[혈액을 2500rpm에서 30분간 원심 분리하고, 상층액을 250배 광학 현미경을 통한 혈액 검사상, 전혀 손상받지 않은 상태로 끝 부분이 둘로 나누어지는 포크 모양을 한 58마이크로미터 두께의 산화 그라핀이 발견되었다.]

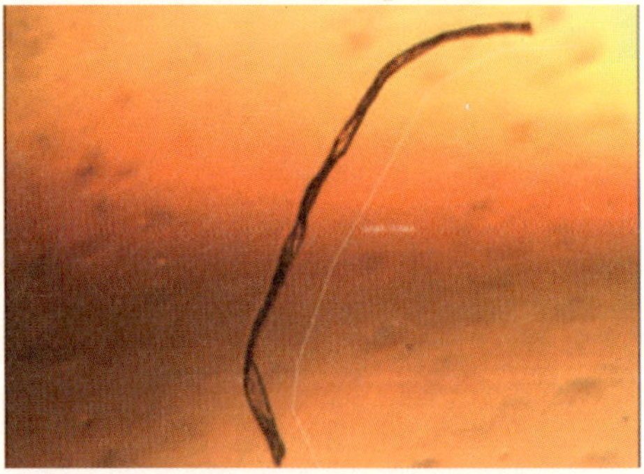

[혈액을 2500rpm에서 30분간 원심 분리하고, 상층액을 250배 광학 현미경을 통한 혈액 검사상, 리본 모양의 1,439마이크로미터 길이의 산화 그라핀이 발견되었다. 리본 가운데 부분은 리본의 가장자리보다 상당히 투명하게 보이고 투명한 가능데 쪽에 리본 가장자리의 농도보다 약간 연한 선들이 보이는 진형적인 리본 모양의 산화 그라핀이다.]

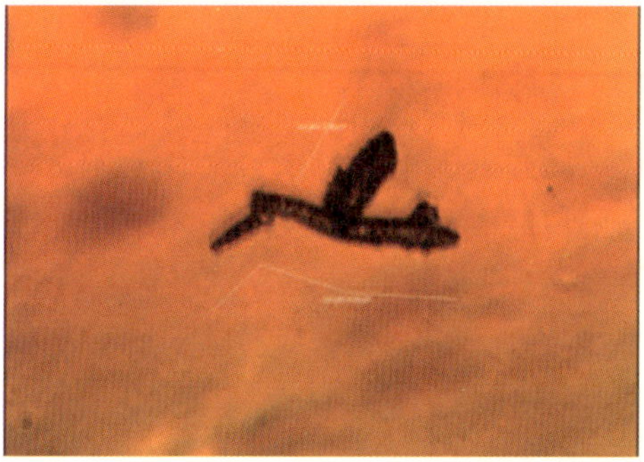

[혈액을 2500rpm에서 30분간 원심 분리하고, 상층액을 100배 광학 현미경을 통한 혈액 검사상, 한글 자음 ㅗ 모양의 655마이크로미터 길이의 산화 그라핀이 발견되었다. 그것의 가운데 부분에 238마이크로미터 길이의 두꺼운 뿔 모양의 산화 그라핀이 붙어 있고, 양측 가장자리에도 작은 산화 그라핀이 자라나는 양상 이 발견되었다. 산화 그라핀의 가운데 부분은 가장자리 부분보다 좀 더 투명하고, 작은 산화 그라핀 점들이 가장자리부터 가운데 쪽으로 자라나서 안 쪽을 채우는 것 같은 양상을 보인다.]

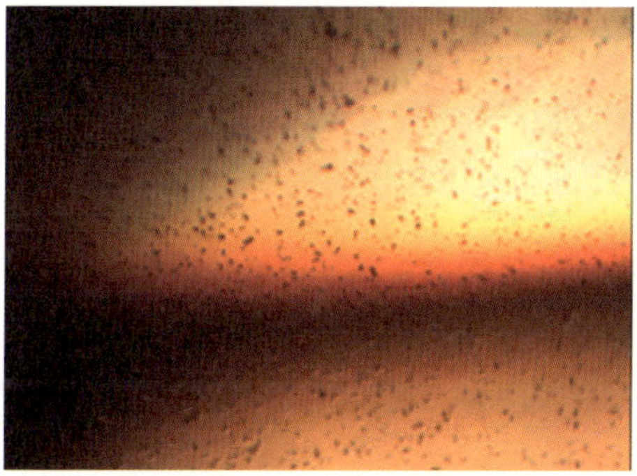

[혈액을 2500rpm에서 30분간 원심 분리하고, 상층액을 400배 광학 현미경을 통한 혈액 검사상, 작은 산화 그라핀의 조각뜰 (또는 하이드로겔 파편들)이 무수히 발견되었다. 작은 조각들은 8-16 마이크로미터 크기의 particles로서 산화 그라핀이 파괴되면서 혈액내로 흩뿌려지는 양상들을 보인다. 몸의 면역력이 좋아지면 이러한 조그만 조각들(particles)은 모두 다 혈액 속에서 녹아져 없어진다. 그렇지 않으면, 이들 조각들이 미세혈전(micro thrombi)을 이룰 수 있게 된다.]

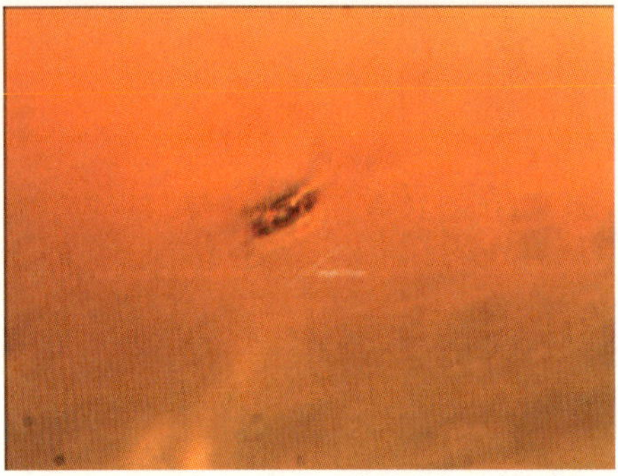

[혈액을 2500rpm에서 30분간 원심 분리하고, 상층액을 250배 생혈 현미경을 통한 혈액 검사상, 혈액이 존재하는 층에 함몰되어 나타나는 176마이크로미터 크기의 물체가 발견되었다. 그 물체에게 당신은 무엇입니까? 어떤 역할을 합니까? 하고 물어보고 싶다. 위 그림의 성상은 무엇일까 궁금하다.]

(해독 및 치료 상황)

(2022/8/25) 코로나19 백신 해독약 30일분 투약.

(2022/9/16) 코로나19 백신 해독약 15일분 투약.

(2022/10/28) 코로나19 백신 해독약 30일분 투약.

(2022/12/16) 코로나19 백신 해독약 30일분 투약.

(2023/1/27) 코로나19 백신 해독약 30일분 투약.

(2023/4/4) 코로나19 백신 해독약 30일분 투약. 환자분은 상태가 많이 좋아지셨고, 교회 전도사 일을 하고 계신다. 자신이 받는 정부미 쌀도 2번이나 보내 주셨다.

18] 22세, 여자, 울산광역시, 비접종, pcr- 2번, 확진- 1번;

(현황) 머리카락이 힘이 없어지고 눈섭이 힘이 없으심. 갑상선 검사와 다른 일반적인 검사 권해 드림; 손도 떨리고 피부도 거칠어지고 어지럽기도 하고 손발에 땀에서 약 냄새가 나고 접종자 정액을 먹었어요 걱정이

됐는데 이런 얘기까지 해서 죄송해요 코로나 백신 부작용 증상이랑 너무 비슷해서요. 죄송합니다... 부작용이 아닌가요..? 해독하고 싶은데 죄송합니다.... 접종한 것처럼 얼굴이 검게 변했어요.

(해독 및 치료 상황)

(2023/4/4) 코로나19 백신 해독약 10일분 투약.

(2023/4/19) 코로나19 백신 해독약 30일분 투약.

아래는 2023년 4월 18일경에 이분과 있었던 카톡 대화 내용입니다. 요즘 세상은 서로의 대화를 통해 서로를 이해하기가 많이 어렵지만, 그래도 이분과의 문제점을 대화로 잘 풀고, 4월 19일 처방을 해드렸습니다. 그 후로는 연락이 없어서, 지금은 몸의 상황이 어떤지를 잘 모르고 있습니다. 아마도 치료가 잘 되었겠지만, 그래도 해독약을 좀 더 드셔야 하지 않을까? 하고 생각하고 있습니다.

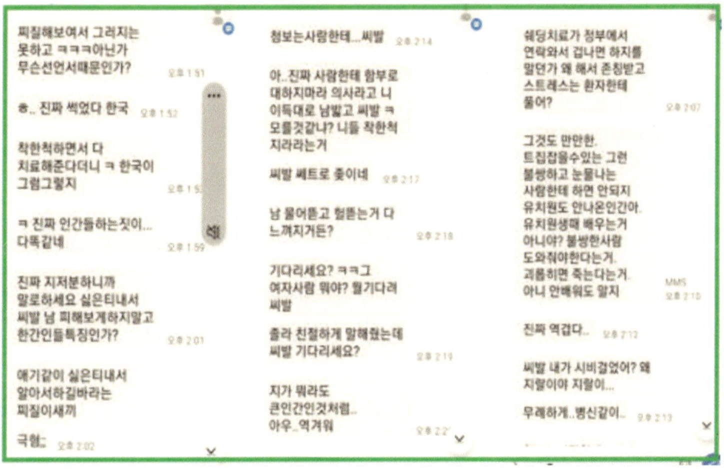

19] 52세, 여자, 강원도 원주시, 1 차 접종, 51Kg;

(현황 화이자 (2021/11) 1차 접종, 당뇨 없음; 첫 1달은 정상; 그 후 심장이 뜨거워지고 통증이 있어서, 글루타치온 주사 맞고 좋아짐; 심장 통증 외에 뜨거운 것이 머리로 올라가는 느낌이 들고, 좌측 팔 주사 부위에 뼈가 부숴지듯이 통증이 있음; 이러한 팔의 통증 등은 이버멕틴과 HCQ 먹고 솔잎차 같이 먹고, 마그네틱 펄스하고 조금 좋아짐; 그러나 팔이 계속해서 아픔; 한의원에서 뜸 드고 오히려 어깨가 경직되고 움직이지 못함; 이러한 어깨 경직 현상과 어깨의 통증은 정형외과에서 도수 치료 받고 안마소 안마를 받고 좋아짐; 그 후 양측 겨드랑이 림프절이 뜨거워지고 붓고 아픔; 잘못해서 발등의 뼈가 골절되었는데, 골절받은 부위가 잘 붙지도 않고, 통증이 너무 심해서 움직일 수가 없음; 몸에 땀이 많이 나고 피곤함.

(해독 및 치료 상황)

(경과) 롱코비드 10일 치료 후에 해독치료하기로 함; 남편 분이 정신과 의사여서 집에서 의사인 남편이 해 주는 방식대로 코로나19 백신 해독 치료를 했어도 큰 호전이 없어서, 본원에 내원하여 입원함.

(2023/4/20부터 2023/4/27까지 입원하여, 코로나19 백신의 해독 치료 받음)

(2023/4/20, 혈액 검사 결과) D-dimer 0. 22 mg/L 정상.

• 아래의 두 사진은 본 환자분의 입원 당시의 말초혈액 독성 검사 결과입니다.

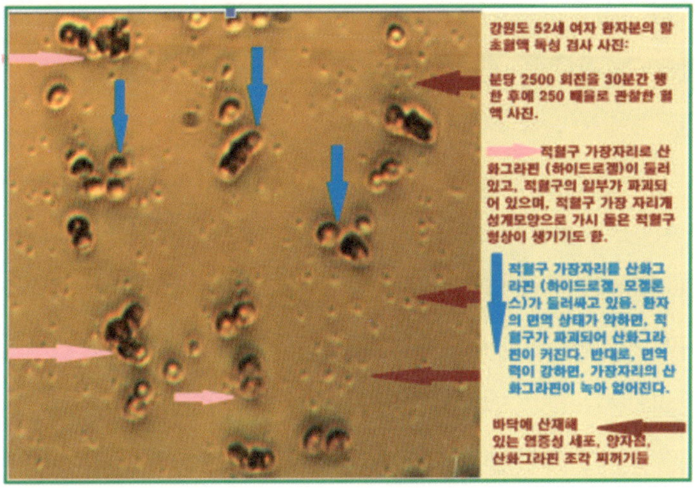

[혈액을 2500rpm에서 30분간 원심 분리하고, 상층액을 250배 생혈 현미경을 통한 말초혈액 독성 검사를 시행하였다. 본 사진에서는 크게 3가지 종류의 세포들이 보인다.]

- 우측 표시된 분홍색 화살표는 파괴되어 가고 있는 적혈구를 의미한다. 적혈구 가장자리를 산화 그라핀(하이드로겔 폴리머, 모겔론스)이 둘러싸고 있고 그것에 의해 적혈구가 파괴되기도 한다. 파괴될 때의 모양에 따라, 어떤 적혈구는 가장자리가 톱니처럼 되어 있기도 해서 톱니형 적혈구(crenated erythrocyte, burr cell) 혹은 성게 가시 모양의 가시가 많이 나 있어서 성게형 적혈구(echinocyte)라고 불린다. 적혈구의 파괴로 인해, 코로나19 실험용 백신을 접종한 사람들 대부분이 적혈구 수치가 정상보다 현저하게 떨어져 있다.
- 나쁜 마귀 새끼들이 하늘에 켐트레일을 뿌려대기 때문에 하늘이 제대로 보이는 경우가 많지는 않기는 해도, 위에서 아래쪽을 향하는 하늘색 화살표는 가장자리를 산화 그라핀(하이드로겔 폴리머, 모겔론스)이 둘러싸고 있는 적혈구를 보여주고 있다. 적혈구의 면역력이 강하면 둘러싸고 있

는 산화 그라핀을 파괴하기도 하지만, 사람의 면역력이 약해져 있으면 적혈구가 파괴되기도 한다.

- 좌측을 향하는 밤색 화살표는 원심 분리된 혈액의 바닥 쪽에 존재하고 있는 세포들(염증성 세포; 양자점[量子點, Quantum Dot, QD]; 산화 그라핀의 부서진 조각들)을 보여주고 있다. 바닥에 이러한 세포들이 많으면, 혈액 속에서 면역력 세포들과 산화 그라핀(하이드로겔, 모겔로스) 간의 치열한 전쟁(戰爭)이 벌어지고 있음을 의미한다. 전쟁에서 면역력이 이기면, 바닥에 있던 이러한 바닥 세포들이 거의 사라져서 아주 깨끗한 바닥을 보인다. 그러나 면역력이 지고 있으면, 점차로 이러한 바닥에 위치한 세포들이 많아지고, 산화 그라핀의 크기와 수효가 증가하고, 혈전이나 염증성 반응 등으로 인하여 사망 쪽으로 진행되기도 한다.

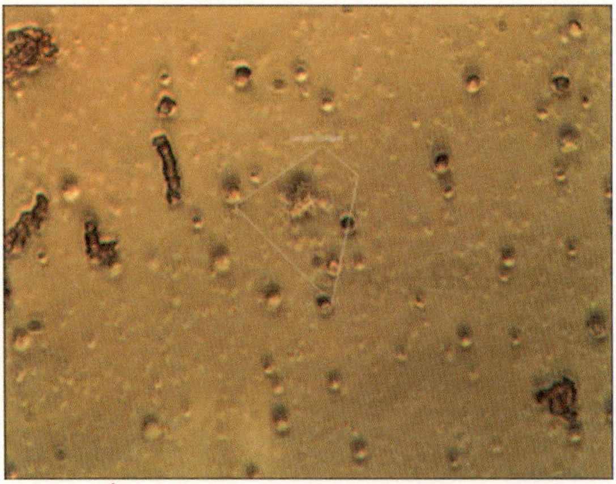

[혈액을 2500rpm에서 30분간 원심 분리하고, 상층액을 250배 생혈 현미경을 통한 말초혈액 독성 검사를 시행하였다. 본 사진에서는 크게 3가지 종류의 세포들이 보인다.]

- 적혈구 주변(9시-11시 방향과 4시 방향)에 산화 그라핀(하이드로겔, 모겔론스)이 둘러싸고 있고, 적혈구들은 연전(rouleaux) 현상을 보이거나 똘똘 뭉친

상태(10시 방향)를 보이고 있고 적혈구의 형상이 무너진 상태를 보이고 있어서, 이러한 상태에서 적혈구들이 자신들을 둘러싸고 있는 산화 그라핀을 이겨낼 수는 없는 것 같다.

- 중앙 부위에 산화 그라핀이 파괴된 부위 또는 산화 그라핀을 생성하려고 모이는 산화 그라핀과 양자점, 염증성 세포들이 섬모양을 형성하고 있습니다. 환자의 상태상 후자(산화 그라핀이 생성되는 과정)로 봅니다.
- 바닥에 많은 세포들이 분산되어 있네요. 환자분은 남편 분이 의사라서 집에서 나름대로 해독을 해 왔는데도 증상 호전이 안 되어 왔고, 그에 걸 맞게 바닥에 산화 그라핀 조각들, 양자점, 염증성 세포가 많고, 적혈구가 파괴되는 양상을 보이고 있습니다.
- 해독을 하고 난 후의 결과를 보면 좋기는 하겠는데, 거리가 멀어서…. 무소식이 희소식이죠.

2023/4/20부터 2023/4/27까지, 입원 치료하시고 많이 호전되었고, 사회에서 필요한 면허 시험 준비를 거의 다 마칠 정도로 입원 환경이 평안했다고 합니다. 아래 글은 위 분께서 2023/4/20 입원하기 전에 보내 주신 질병 경과의 글 입니다.

백신 후유증 기록 일지 (만 51세- 여성, 2021년 11월 1차 화이자 접종)

코로나 백신 접종 부작용으로 고통받고 있는 분들에게 조금이나마 도움을 드리고자 하는 마음에서 이 글을 씁니다.

지난 일년이 어떻게 흘러 갔는지 모르겠습니다. 저는 20년 넘게 요가 수련을 해왔습니다. 요가인들이 대개 그러하듯 저는 건강식 위주의 식단과 건강한 몸을 유지하고 있었기에 병원 문턱에도 가보지 않았었는데, 지난 일년간 신경외과, 정형외과, 내과 등을 오가며 온갖 검사라는 검사는 다 받았습니다.

처음 코로나 백신 접종 후에 집에 돌아왔을 때에는 심장에 조금 뜨거워지더니 자고 일어나니까 괜찮아졌습니다. 그로부터 한달 후 갑자기 단전에서부터 어떤 물질 같은 것이 올라오더니 심장이 마치 타 들어가듯이 뜨거워졌습니다. 때마침 세체노프 의과대학에 다니는 아들이 코로나로 한국에 들어와 있었는데 해독해야 한다고 당장 백옥 주사를 맞으러 가라고 해서 백옥 주사를 맞았는데 열기가 식고 속이 한결 편안해졌습니다. 처음부터 아들이 임상 결과가 없는 백신을 맞으면 위험하다고 말렸는데 제가 여러 가지 사회 활동을 하고 있었던 터라 아들의 반대에도 불구하고 그냥 엄마를 걱정하는 마음 때문 일거라 생각하고 백신 접종을 하였던 것이었습니다. 그 다음날 저녁이 되니까 목줄기를 타고 뭔가 올라오는 느낌과 머리로 피가 쏠리며 구토를 하였습니다. 뇌CT를 촬영했는데 아무 문제가 없었습니다. 그러고 난 후에 심장이 다시 뜨거워지고 두근거리기 시작해서 심장내과에 가서 초음파를 하였습니다. 초음파에서 뚜렷한 증상은 나타나지 않았고 단지 심장이 빨리 뛴다고 한달 후 다시 초음파를 해보자고 하셨습니다. 한달 가까이 심장이 빠르게 뛰고 밤이면 어떤 물질 같은 것이 몸 속에서 움직이는 느낌이 나고 눈을 뜨면 사라지고 또 팔이 끊어질 듯이 아파오기 시작했습니다. 한달 동안 백옥 주사를 4회 정도 맞고 심장초음파를 다시 했는데 다행히 심장에는 문제가 없었습니다. 아들이 마그네틱펄스를 구매해 줘서 소금, 식초를 썩어 발을 담그고 있었는데 까만 물질 같은 것이 가라 앉아 있는 것을 발견하였습니다. 백옥 주사, 마그네틱펄스를 하였으나 팔에 통증이 쉬 없어지지 않아서 한의원에 가서 부황을 하였는데 처음 며칠은 팔이 편안해지더니 아픈 부위가 갑자기 어깨 쪽으로 올라가더니 어깨 근육이 경직되어 움직일 수 없게 되었습니다. 도수 치료를 받았는데 팔을 도저히 움직일 수 없을 정도로 통증이 심했습니다. 도수 치료와 함께 근육 주사를 맞았는데 근육 주사를 맞기 위하여 초음파를 하였는데 아무런 물질도 발견되지 않았습니다. 석 달 가까이 치료를 받았는데도 조금 호전되었을 뿐 완전히 회복은 되지 않았습니다. 아들이 하이드로클롤로킨, 이버멕틴을 구해줘서 몇 달 먹다가 mms1을 먹었습니다. 약을 처음 먹기 시작하였을 때 조금씩 호전되고 있다는 느낌이 있었습니다. 특이한 점은 mms1을 먹기 시작했을 때에 한동안 화장실을 평소보다 10배 정도 많이 가고 물도 그 만큼 많이 먹게 되었다는 것입니다. 그리고 나서 제가 살짝 발을 삐긋 했는데 발등에 뼈가 두 개 부러졌습니다. 정형외과 의사 생활 십 수년을 하신 선생님께서 발을 삐긋 했는데 뼈가 부러진 것과 부러졌다고 보기보다는 뼈가 세로로 갈라진 모양을 하고 있어서 의아하게 생각하셨습니다. 혹시 골다공증 때문인지 골다공증 검사를 했는데 아무런 문제가 없었습니다. 그런 와중에 이대로는 안 될 것 같아서 아들이 처음부터 권했던 대로 전기엽 원장님을 찾아가게 되었습니다. 원장님께서 말씀하신 대로 물, 소금, 식초를 썩어서 따뜻하게 해서 매일 두 시간씩 족욕을 하였고 약을 복용하고 mms2를 먹고 솔잎차를 마셨습니다. 처음 한달은 명현 현상 때문인지 몸이 많이 힘들어서 선생님께서 말씀하신 대로 매일 백옥 주사를 맞았습니다. 사실 원장님께서 말씀하신 대로 입원해서 치료를 받고 싶었지만 딸이 수능을 앞두고 있어서 어쩔 수 없이 집에서 계속 치료를 받게 되었습니다. 족욕을 할 때 아픈 발이 가렵기 시작했습니다. 그리고 이물질이 계속 나왔습니다. 특히 알벤다졸을 복용했을 때 가려움증이 심했으며 이물질이 심지어 날개가 있는 벌레 같은 것도 나왔습니다. 처음에는 잘못 본 줄 알았는데 다음 달에도 똑 같이 나왔습니다 그러고 나서 부은 곳이 가라앉았습니다. 두 발을 같이 넣었는데 아픈 발만 가렵고 또 구멍이 발 전체에 숭숭 뚫려 있었습니다. 그리고 밤에 잘 때 발에서 어떤 반응이 오면서 몸에 독소가 퍼지는 느낌을 받아 자다가 깨서 입에 부치는 글루타치온을 부치면 괜찮아졌습니다. 밤에 다량의 소변을 3회 정도 봤습니다. 지금은 발에 부기도 많이 빠지고 몸도 그전보다 많이 좋아졌습니다. 전문가는 아니지만 저의 경험을 비추어 봤을 때, 제 생각에는 새롭게 생성되는 어떤 물질이 신체의 약한 부위에 모여들어 신체를 공격하고 이로 인하여 사람마다 약한 부위가 다르기 때문에 후유증도 각기 다르게 나타나는 게 아닌가 생각됩니다.

끝으로 지금까지 경험해보지 못한 백신에 대해 소신을 가지고 치료하시는 전기엽 원장님께 존경과 감사의 마음을 전합니다.

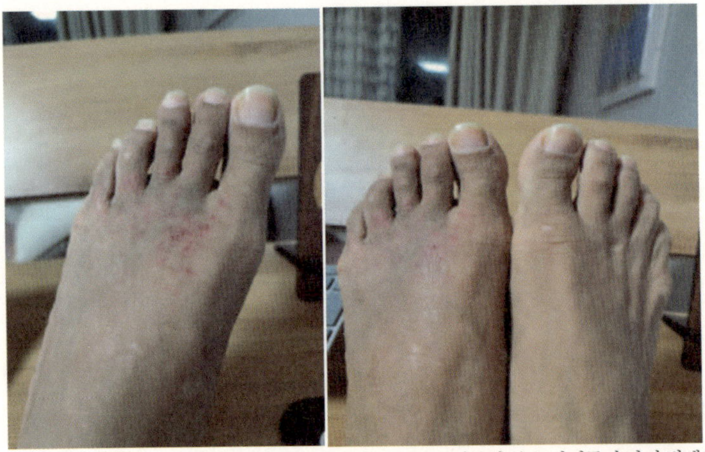

[좌측 발이 우측 발보다 많이 부어 올라있고, 발등 쪽으로 피부에 붉은 상처들이 많이 발생해 있고, 2번째 발가락부터 5번째 발가락까지 피하 출혈된 흔적이 현저합니다. 4번째 발가락과 5번째 발가락의 뿌리 부분에도 피부에 붉은 상처들이 나 있습니다.]

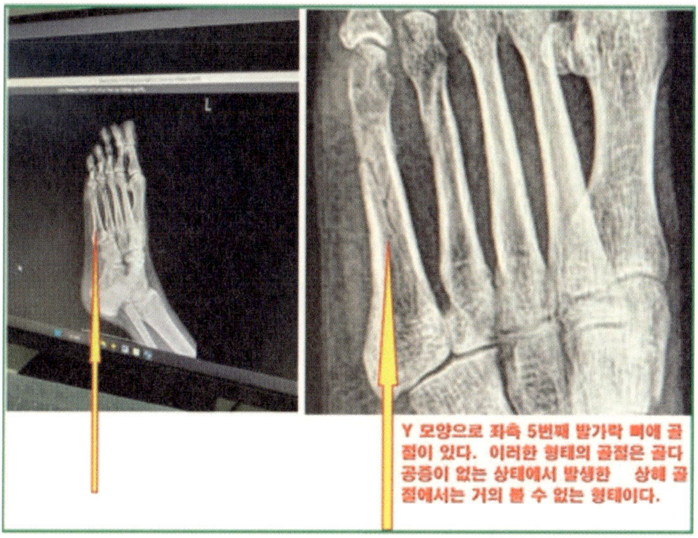
L
Y 모양으로 좌측 5번째 발가락 뼈에 골절이 있다. 이러한 형태의 골절은 골다공증이 없는 상태에서 발생한 상해 골절에서는 거의 볼 수 없는 형태이다.

[추가 내용: 2023년 2월 2일] 안녕하세요 선생님 다름이 아니라 쥐눈이콩 마늘환이 효과가 있어서 인지 아니면 지금까지 계속 치료해온 덕분인지 상태가 많이 호전되었습니다. 사실 조금 나아졌다고 생각하면 갑자기 안좋아지고 하는 과정을 계속 겪다가 보니 완전히 좋아졌다고 확신할 수는 없지만 약은 당분간 끊어보려 합니다

치료하는 과정에서 어려웠던 점은 어떤 새로운 방식의 치료를 시작하면 몸에 반응이 더 심해진다는 것입니다. 치료의 방향을 믿고 따라가지 않았다면 병이 더 악화됐다고 생각하고 치료를 중간에 중단했을 수도 있을 것 같습니다. 그러면 지금의 상태는 기대하기 어려웠겠죠. 아직 발, 손목, 어깨에 반응이 남아있는데 한동안은 족욕, mms2, 쥐눈이콩 마늘환과 지인이 보내준 태반주사를 맞을까 생각합니다. 한참 심할 때에는 독이 온몸에 퍼져서 심지어 입에서 독소가 뿜어져 나오는 것 같았는데 이렇게 좋아져서 정말 감사드리고 찾아뵙고 인사드리고 싶은데 많이 바쁘신 것 같

아서 이렇게 글로 감사의 마음을 대신합니다. 기회가 되면 뵙게 되리라 생각하고 하시는 일 모두 잘되시길 바랍니다.

[저의 답변]

죄송하지만, 투약도 적어도 4개월에서 6개월 해야 합니다.

투약 중지하면 나중에 재발할 수 있습니다.

20] 74세, 여자, 서울특별시, 3차 접종, 60Kg;

(현황) 백신- 3차 아스트라 2번 2021, 화이자, 3번째 접종함; 2022/8- 말이 어눌해짐; 2022/11- 언어를 못하게 됨; 루게릭병으로 진단받음; 2023/2/21 방문하심; 2주전부터 걷는 좌측 발과 손의 힘이 없으심; 장로교 통합 측 장로님 부인으로, 열심히 교회를 다녔으나 코로나 때부터는 새벽 기도를 나가지 않음; 뇌 CT, MRI 정상이었음.

세브란스 병원, 아산병원, 한양대병원 류마티스 내과에서 목쪽에서부터 생기는 루게릭병으로 진단 받았고, 목부터 오는 루게릭병은 루게릭병 중에서도 가장 나쁜 예후를 가진다고 설명을 듣고 본원에 2023/2/21 내원함.

- 2023/2/27, 코로나19 백신 독성 혈액 검사 결과.

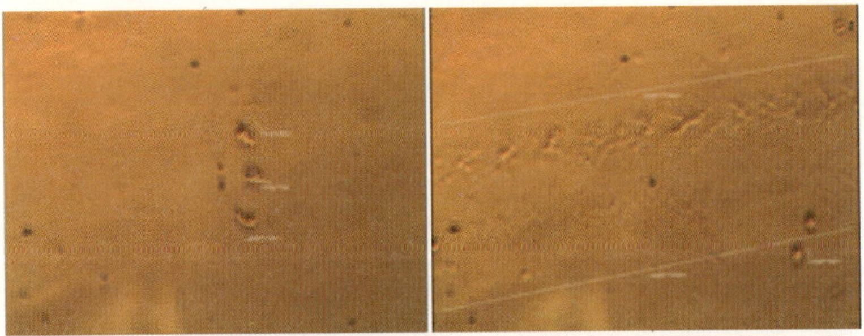

{좌: 3개의 65, 72, 144 마이크로미터 크기의 생성중인 산화 그라핀(폴리아크릴아마이트 하이드로겔)}
[우: 물결모야의 반복되는 산화 그라핀의 이상한 배열. 신경의 마비나 쇠약을 가져오는데 영향을 미치는 산화 그라핀의 전도(電導)형 배열 같은 생각이 든다.]

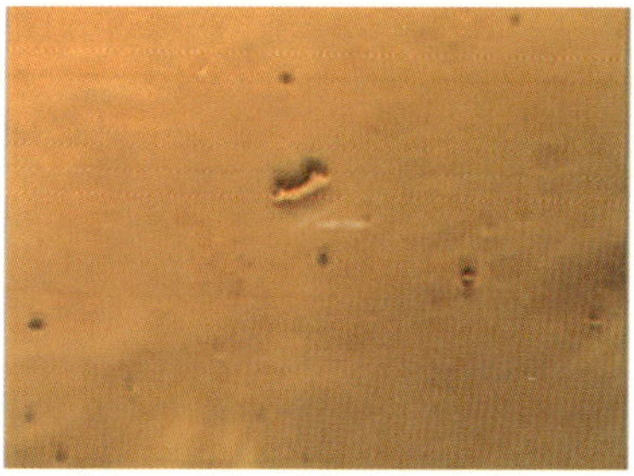

[152 마이크로미터 크기의 생성중인 산화 그라핀(graphene oxide, polyarylamide hydrogel)]

• 2023년 4월 21일, 코로나19 백신 독성 혈액 검사 결과:

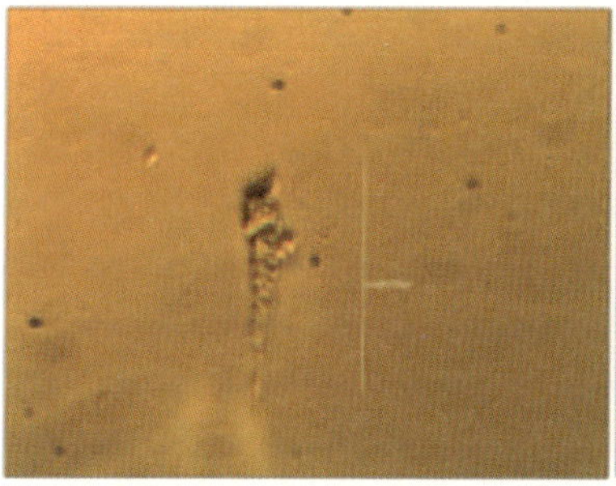

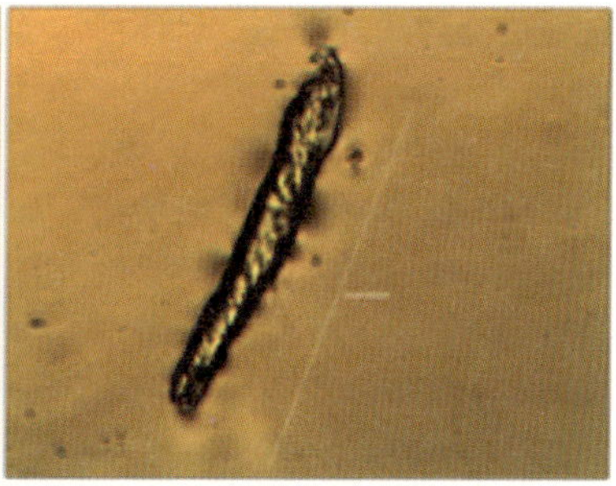

[좌측: 578 마이크로미터 크기의 형성중인 산화 그라핀(폴리아크릴아마이드 하이드로겔)]
[우측: 981 마이크로미터 크기의 형성중인 산화 그라핀(polyacrylamide hydrogel)]

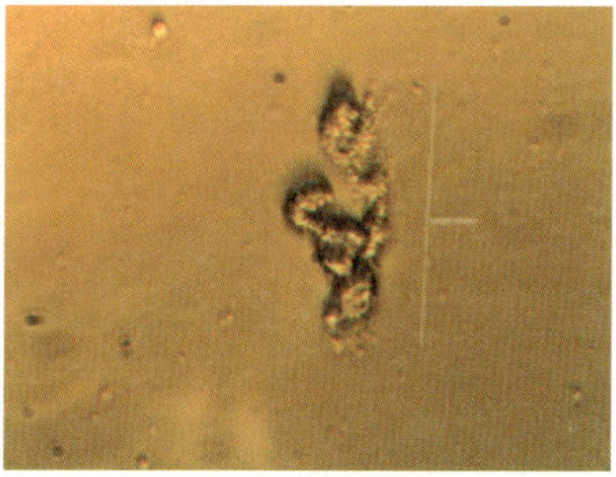

[643 마이크로미터 크기의 형성중인 산화 그라핀, 점점 더 커가는 모습으로 주변의 산화 그라핀 작은 조각들을 자신에게로 끌어 모아서, 자신은 점차로 확장되고 커가는 것으로 보인다.]

- 이분은 연하곤란으로 코로나19 백신 해독약을 드실 수가 없었고, 입원 중에는 해독 주사를 맞으시지만, 대부분의 기간을 한양대 류마티스 내과에서 특수약 주사를 치료받기 때문에, 한달에 단 며칠만 해독약 주사가 가능했다. 그래도 좀 좋아져야 할텐데, 그러지를 못했다.
- 2023년 2월 27일에는 작은 산화 그라핀 알갱이가 형성되는 것을 관찰했으나, 4월 21일에는 혈액내에서 산화 그라핀이 구체적으로 형성되어 가는 환자 상태 악화 과정 또는 산화 그라핀의 생성 과정을 보여주었다.
- 2023/3/16, 길을 걷다가 좌측 다리에 힘이 빠져서 갑자기 넘어지면서 발목과 좌측 무릎 등을 다치심; 3월 16일 넘어진 후 3.21, 가래, 기침이 심하고 가슴 통증이 있어서 chest CT 권함. 흉부 CT상 3번-9번까지 갈비뼈 다발성 골절과 기관지염 및 폐의 손상 및 폐염 양상을 보여, 입원하여 호전되었음. 지속적으로 연하곤란과 말소리를 내지 못하고, 글을 써서 남편되는 장로님과 소통을 하심. 장로님이 헌신적으로 사모님을 돌보고 간호하였으나, 점차로 체중이 감소되고 연하곤란과 말소리를 내지 못하는 것이 심해짐.

  본원에 2023/5/16부터 2023/5/23까지 입원하여 치료 받았으나, 코로나19 백신의 신경학적 후유증뿐만 진짜 연하곤란 및 말소리를 내지 못하는 가장 예후가 나쁜 루게릭 병인 것으로 담당 의사인 저도 인정할 수 밖에 없었음. 2023/6/30 현재까지 본원에 다시 내원하시지 않는 것으로 보아, 연하곤란으로 인한 질병 악화가 있었을 것으로 추측을 합니다.

21] 41세, 남자, 대전 유성구, 3차 접종, pcr - 하지 않음, 확진- 없었음;

(현황) 3번 접종 후 해독한 여자 친구와 키스를 하면 여자 친구의 목이 아프다고 하면서, 자신에게 백신 해독을 하라고 권해서 전화함.

(해독 및 치료 상황) (2023/4/4) 코로나19 백신 해독 치료제 10일분 투약, 그 후 6월 말까지 더 이상 투약은 하지 않고 있음.

22] 42세, 남자, 서울 노원구, 2차 접종, pcr - 5번, 확진- 2023년 1월에 확진

(아마도 BXbb 형이 유행할 때였던 것 같음)

(현황) 좌측 이하선 통증; 쉽게 피곤해 하고 체력이 많이 떨어짐; 목의 심한 통증으로 목을 움직이기가 어렵고 좌측 목쪽이 특히 아픔.

(해독 상황) 해독 치료 권함-생각해 보겠음.

(2023/3/18) 혈액 검사 행함. 좌측 이하선염 등이 의심되어서 우선 3일분 세파 항생제 투약해 드림. 호산구 증가증을 보임, eosinophil 10.2% > 6%, 고지혈증 보임, cholesterol 305 mg% > 200 mg/dL.

• 아래의 두 사진은 본 환자분의 입원 당시의 말초혈액 독성 검사 결과입니다.

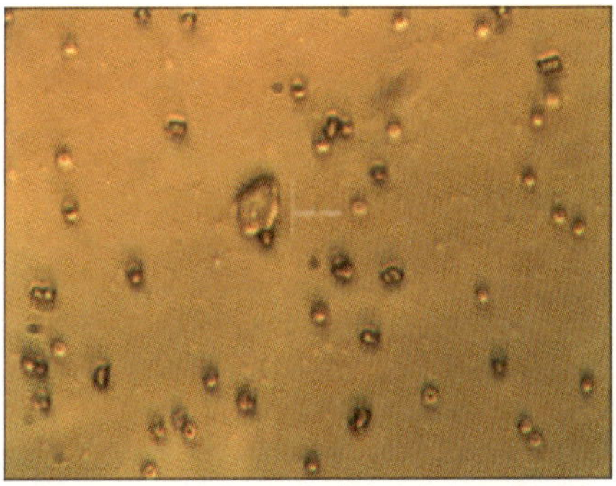

[혈액을 2500rpm에서 30분간 원심 분리하고, 상층액을 250배 광학 현미경을 통한 혈액 검사상, 사각형 모양의 파괴가 이루어지고 있는 산화 그라핀의 파편과 구름처럼 흩어진 조각들(또는 하이드로겔 파편들)이 그 주변에서 많이 발견되었다. 주변에 있는 적혈구들에 산화 그라핀(하이드로겔)들이 달라 붙어서 파괴되는 정상 형태를 잃어가는 schistocyte (주혈세포) 양상을 보이고 있다.]

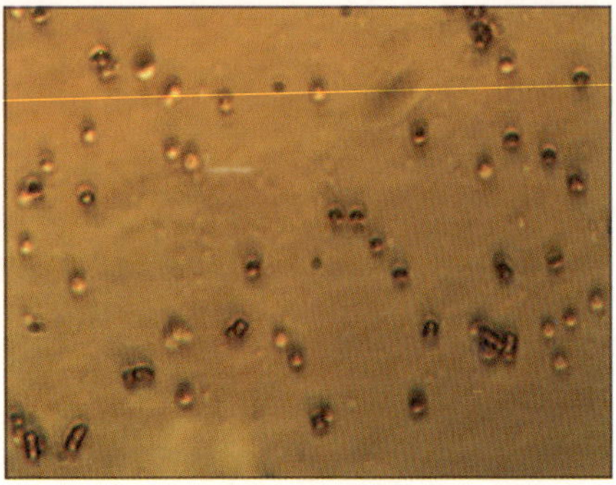

[혈액을 2500rpm에서 30분간 원심 분리하고, 상층액을 250배 광학 현미경을 통한 혈액 검사상, 중앙 부위에 파괴되어 녹고 있는 산화 그라핀의 작은 알갱이들(또는 하이드로겔 파편들)이 많이 발견되었다. 주변에 있는 적혈구들에 산화 그라핀(하이드로겔)들이 달라 붙어서 파괴되어 가고 정상 형태를 잃어가는 유사 schistocyte(주혈세포) 양상을 보이고 있다.]

(2023/4/5) 전화 상담함. 코로나19 백신 코로나19 백신 주작용/부작용 해독약 권함.

(2023/4/8) 코로나19 백신 주작용/부작용 해독약 10일분 투약.

(2023/4/20) 코로나19 백신 주작용/부작용 해독약 30일분 투약.

23] 40세, 여자, 충남 아산시, 2번 접종, 생리 불순;

(현황) 근래에 잠을 못 자고, 생리불순(6개월간 생리가 없다가 이제야 한 번 생리가 옴, 조기 폐경도 걱정), 갱년기 장애 증상이 있음; 코란19 백신 후 체중이 증가함.

(2023/2/25) 혈액 검사 행함. 비타민 D 부족증, vit D 20.5 ng/ml < 30; 고지혈증이 있으심, cholesterol 242 mg/dl > 200; 췌장 기능 저하, amylase 26 U/L < 28.

• 아래의 두 사진은 본 환자분의 입원 당시의 말초혈액 독성 검사 결과입니다.

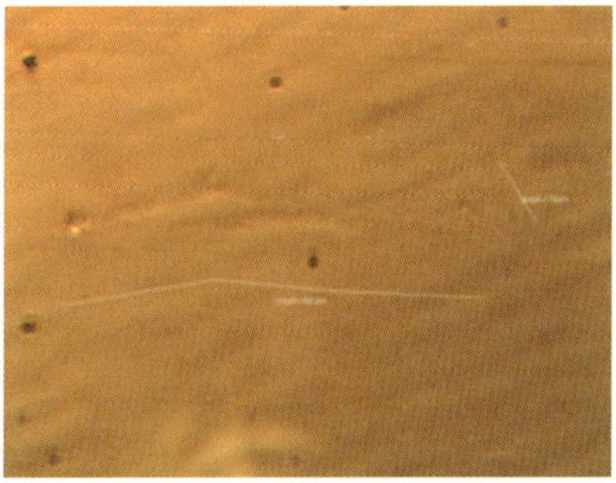

[혈액을 2500rpm에서 30분간 원심 분리하고, 상층액을 250배 광학 현미경을 통한 혈액 검사상, 파괴된 산화 그라핀의 알갱이와 구름처럼 흩어진 조각들(또는 하이드로겔 파편들)이 1,080마이크로미터 크기로 발견되었다. 작은 조각들은 8-10마이크로미터 크기의 조각들로서 산화 그라핀(하이드로겔 조각들)이 파괴되면서 혈액내로 흩뿌려지는 양상들을 보인다. 몸의 면역력이 좋아지면 이러한 조그만 조각들(particles)은 모두 다 혈액 속에서 녹아져 없어진다. 그렇지 않으면, 이들 조각들이 미세혈전(micro thrombi)을 이룰 수 있게 된다.]

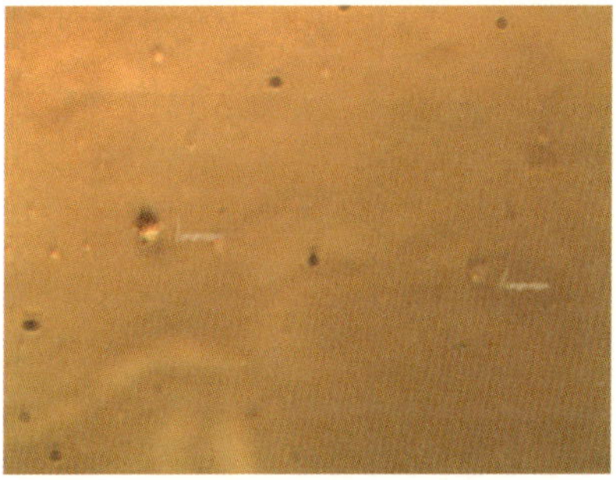

[혈액을 2500rpm에서 30분간 원심 분리하고, 상층액을 250배 광학 현미경을 통한 혈액 검사상, 파괴된 산화 그라핀의 큰 알갱이 두 개와 주변에 구름처럼 흩어진 조각들(하이드로겔 파편들, 또는 염증성 세포, 또는 양자점 모음)이 발견되었다. 파괴된 산화 그라핀 조각들은 각각 62마이크로미터와 58마이크로미터 크기의 조각들이었다. 몸의 면역력이 좋아지면 이러한 조그만 조각들(particles)은 모두 다 혈액 속에서 녹아져 없어진다. 그렇지 않으면, 이들 조각들이 미세혈전(micro thrombi)을 만드는 핵(核)이 될 것이다.]

(해독 및 치료 상황)

(2023/2/25) 코로나19 백신 주작용/부작용 해독약 10일분 투약.

(2023/3/7) 코로나19 백신 주작용/부작용 해독약 30일분 투약.

(2023/4/6) 코로나19 백신 주작용/부작용 해독약 30일분 투약.

24] 66세, 여자, 세종시, 백신 3번 접종, 무증상;

(현황) 무증상이지만, 본인이 생각하기에 2022년 3월경에 코로나19 비슷한 증상으로 일반적인 감시 치료를 받은 적이 있다고 함.

(해독 및 치료 상황)

(2023/2/7) 코로나19 백신 주작용/부작용 해독약 30일분 투약.

(2023/3/6) 코로나19 백신 주작용/부작용 해독약 30일분 투약.

(2023/4/6) 코로나19 백신 주작용/부작용 해독약 30일분 투약.

(2023/5/3) 코로나19 백신 주작용/부작용 해독약 30일분 투약.

25] 50세, 여자, 서울 동작구, 비 접종, pcr- 2번;

(현황) 비접종, 2021/8; 손가락 끝에서 벌레 나옴; 족욕 속에서 날개 달린 벌레 나옴; 1% 이버멕틴 연고를 바른 후로, 몸 속에서 기어다닌 것들이 갑자기 2일만에 몸 안에서의 움직임이 없는 조용한 상태(power off)가 되었음.

어학원 운영하고 있음; 오세훈 시장이 백신 또는 pcr 2번 하라고 강요했음, 행하지 않으면 벌금 200만 원이라고 했음; 눈썹과 눈썹 사이에 잠금걸쇠 같은 것이 무선 송수신 안테나 같은 것이 있었음; 이마 사이에 어떤 수문 역할을 하는 것이 느껴지고, 뒷통수 목덜미까지 피부에 터널(tunnel) 역할을 하는 것이 있어서 산화 그라핀이나 하이드로 젤이 pumping되는 느낌이 들었음. 코로나19 백신 부작용 해독약을 투약한 이후로 이들 벌레 같은 느낌의 것들이 코와 눈 안 쪽의 사이의 피부 안쪽으로 떨어지면서 중금속 타는 냄새가 났음. 비린네가 나고 양쪽 머리 사이에 갈라진 틈으로 벌레 3마리가 내려와서 발끝까지 내려오는 느낌이 듬; 코로나19 해독약 투약하면서도 벌레 같은 것들이 2-3 주간 피부쪽으로 계속해서 나오고 있음.

(권고 사항) 2022년 10월에는 머릿속에 나노봇 움직이는 느낌이 든다고 하심; 그래서 코로나19 해독약을 2개월 정도 더 투약하도록 권해 드림. 갱년기 증상을 보이는 것 같아서 유방, 자궁암 검사 후 호르몬제 투약을 권하고, 서울 지역 병원에서 비타민C, NAC 주사, 백옥 주사를 주 3회 정도 수액 주사 받으시도록 권해 드림.

(해독 및 치료 상황)

(2022/5/3) 코로나19 백신 주작용/부작용 해독약 38일분 투약.

(2022/6/4) 코로나19 백신 주작용/부작용 해독약 38일분 투약.

(2022/7/18) 코로나19 백신 주작용/부작용 해독약 30일분 투약.

(2022/9/21) 코로나19 백신 주작용/부작용 해독약 30일분 투약.

(2022/10/17) 코로나19 백신 주작용/부작용 해독약 30일분 투약.

(2022/11/18) 코로나19 백신 주작용/부작용 해독약 30일분 투약. 상태가 많이 호전되었기에 다음 부터는 예방약 주 2회(월/ 목) 투약 권함.

(2022/12/23) 코로나19 백신 주작용/부작용 예방약 60일분 투약.

(2023/4/6) 해외 여행 하고 오심. 코로나19 백신 해독 및 치료제 10일분 처방해 드림.

26] 50세, 여자, 경기도 파주시, 비 접종, 56 Kg;

(현황) 비접종; 55 kg, 쉐딩- 몸이 가렵고 따라우심 벌레가 톡톡 쏘는 느낌; 피부를 뚫고 벌레가 나옴; 로오딜슈프라, 스테린정, 펜톡신서방정 과민반응; 이버멕틴은 1/4 정만 가능.

(해독 및 치료 상황)

(2022/6/22) 코로나19 예방약 (월/목요일 투약) 40일분 처방해 드림.

(2022/8/3) 코로나19 백신 해독약 30일분 투약.

(2022/9/7) 코로나19 백신 해독약 30일분 투약.

(2022/10/12) 코로나19 백신 해독약 30일분 투약.

(2022/11/10) 코로나19 백신 해독약 30일분 투약.

(2022/12/21) 코로나19 백신 해독약 30일분 투약. 증상이 호전되어 투약 중지함.

(2022/7/6) 코로나19에 다시 걸린 증상을 보인다 하심. 코로나19 치료제 10일분 처방함.

(2022/7/19) 피부에서 예전처럼 많지는 않지만 몸에서 다시 벌레가 나옴. 코로나19 백신 해독약 30일분 투약.

• 몸에서 다시 벌레가 다시 나오는 이유를 생각해 보았습니다.

• 로오딜 슈프라(페로파이브레이트)에 과민 반응이 있어서 투약하지 못한 점.

• 족욕을 소홀히 하고 있어서 족욕 + 어씽(earthing)을 권해드림, 솔잎 가루는 먹고 있으나, 녹차를 드시고 있지 않아서, 녹차를 드시도록 하고, 카레에 약간 과민 반응이 있고 비유가 상해서 먹지 못한 점이 있음.

• 12시간-14시간 금식과 명상을 전혀 하지 않은 것이 있어서 이것을 꼭 하도록 말씀드림.

27] 55세, 여자, 수원시 영통구, 비 접종, 교회 사모님;

(현황) 본인은 비접종. 증상도 없으심. 확진도 없으심. 교회 식구들 때문에 약이 필요함.

(해독 및 치료 상황)

(2022/8/24) 코로나19 치료제 10일분 투약.

(2022/9/13) 코로나19 백신 예방약(월/목 요일, 주 2회 투약) 60일분 투약.

(2023/3/15) 코로나19 치료제 10일분 투약.

28] 48세, 여자, 충남 부여시, 2번 접종, 무증상, 전도사님;

(현황) 무증상이지만 피곤하심; 콜레스테롤 약을 투약하심; 화이자 2번 접종, 무증상, 피곤하심; 단핵구가 증가되어 있음; 백신 해독 치료를 권했으나 관심 없어 하심; 체중이 점차 빠지심; 잠을 못 잠.

(해독 및 치료 상황)

(2023/2/1) 단핵구가 증가되어 있으심, Monocyte 10.3 %>10, 검사 결과 보고 백신 해독 치료를 권했으나 관심 없어 하심; 체중이 점차 빠지심; 잠을 못 잠.

• 아래의 세 사진은 본 환자분의 치료 전(2023/2/1) 당시의 말초혈액 독성 검사 결과입니다.

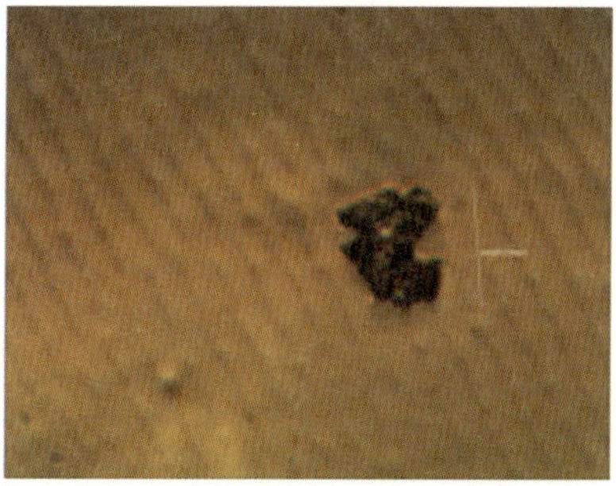

[299 마이크로미터 크기의 녹색을 좀 가지고 있는 굵은 C 자 모양의, 산화 그라핀이 중앙 3시 방향에서 보인다.]

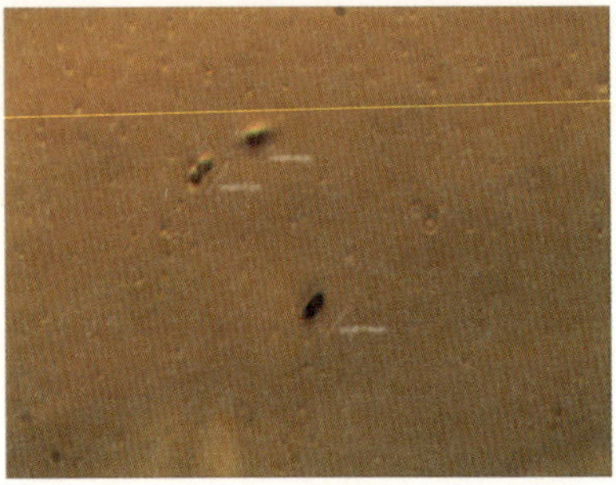

[형성중인 3개의 산화 그라핀들(45, 80, 104마이크로미터 크기), 바닥에도 산화 그라핀의 조작들이 무수히 널려 있다.]

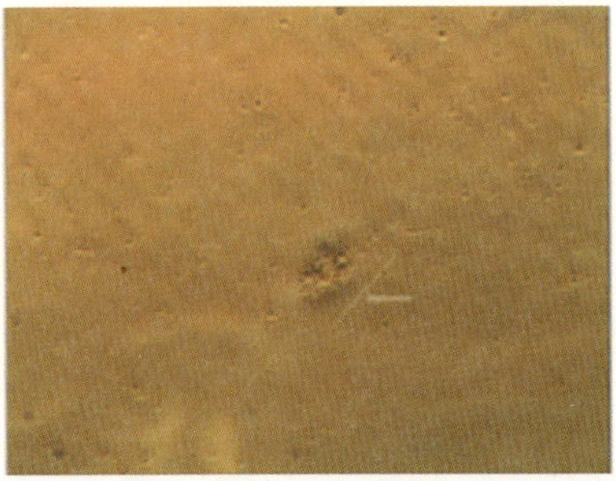

[바닥에 산화 그라핀의 조각, 양자점, 염증성 세포들로 보이는 것들이 무수히 널려 있고, 중앙에 새롭게 형성되어 가고 있는 248마이크로미터 크기의 산화 그라핀 조각들의 모임이 보인다.]

(2023/2/25) 코로나19 치료제 10일분 투약.

(2023/3/7) 많이 호전되었음, 코로나19 백신 해독약 30일분 투약.

(2023/4/7) 코로나19 백신 해독약 30일분 투약해 드림, 피곤한 것이 호전 중임.

29]. 67세, 여자, 경기도 수원시, 화이자 1번 접종;

(현황) + (해독 및 치료 상황)

(2021/8) 화이자 1번 접종 후 - 고혈압 230까지 올라가고, 눈이 잘 보이지 않고, 심한 두통이 있었음; 그 후로 상태가 안정되었음.

(2022/3/14) 코로나19 백신 해독제 30일분 처방해 드림.

(2022/3/18) 하이드록시 클로로퀸(HCQ) 먹고 눈이 흐려진 듯하여 안과 다녀오시고, 1일 1정 아닌 1/4정으로 드시도록 권함.

(2022/8) BA5 확진되어, 자기 나름대로 아지쓰로마이신 + 아르테미신 치료를 함.

(2022/10) 자기 나름대로 처방해서 해독해 왔으나 호전이 잘 되지 않았음. 코로나 확진 이후로 발목에 심한 통증, 발목을 못으로 치는 심한 통증이 발생하였음; 체중이 10 Kg 이상 빠졌음.

(2022/12/19) 이버멕틴 + 하이드록신 버방을 원하셔서, 여기에 코로나-19 해독제(또는 Long COVID, 롱 코비드 치료제) 30일분 처방해 드림.

(2023/4/7) 코로나19 치료제/백신 해독약 10일분 투약해 드림. 이후로는 추적 치료가 없음.

- 코로나-19 백신 해독 치료할 때의 치료의 어려운 점의 하나는, 일관된 치료 방향을 찾지 못하고 자기 자신이 선호하는 처방 + 다른 의사의 처방 + 저의 처방 등을 이리저리 섞어서 해독 치료하며 우왕좌왕 치료하는 것이다.
- 이는 아마도 코로나-19 백신 해독 치료에 대한 신뢰도가 높지 않은 점과 상당한 분들이 코로나-19 해독 치료에 사용하는 약들에 대해서 과민반응 또는 체질이 맞지 않아서 해독약 투약을 스스로 중단해 버리는 경우이다.
- 그래서 코로나-19 질환 치료할 때이건 코로나-19 백신 해독 치료이건 간에 코로나-19 백신 해독 치료 처음에 나오는 〈코로나-19 백신 해독약 투여 방법〉을 숙지하시고, 해독 치료에 앞서 자신과 체질에 맞지 않는 약들을 찾아서 그것들을 제외해야 한다.

• 자신의 체질에 맞는 않는 약들을 제거한 후에 그 나머지 약들로 코로나-19 백신 해독을 하고, 백신 해독이 약만으로 이루어지는 것이 아니므로, 꼭 다른 해독 치료 방법을 병행하셔야 한다.

30] 52세, 여자, 전주시, 3번 접종, pcr- 1번, 당뇨병;

(현황) 피곤하고 가래, 기침, 기운을 못 차려서 2023/4/15 내원하심, 코로나19 기관지염/폐염 치료 권함.

(해독 및 치료 상황)

(2023/4/20) 심한 두통, 어지러움증, 구토, 소화 장애, 심한 가래, 기침, 심장이 뛰고 답답하심; 구토, 구역. 126/89/102; 목이 아프심, 하복부의 통증과 소화 장애 등으로 내원하여 일주일간 입원하여 치료 받음.

(2023/4/20) 입원 당시 혈액 검사 결과. 심한 당뇨, HA1C 8.8% > 5.6%, 혈당 300mg%> 100, 심한 염증, 중성구 75.5% >75%, 소변/백혈구 2++, 소변/당 3+++, 소변/세균 ++.

(2023/4/27) 상태가 호전되어 퇴원하였고, 당뇨약 + 코로나19 백신 해독약 30 일분 투약해 드림.

(2023/6/16) 당뇨약 + 코로나19 치료제/백신 해독약 10일분 투약해 드림.

31] 59세, 남자, 경남 진주시, 비접종, pcr-1번, 2022/6 뇌경색증;

(현황) 2022/4/4, 코로나19 확진 격리 및 치료 후에도 호흡곤란이 심하여, 코로나19 치료제/해독제 10일분 처방해 드림.

(해독 및 치료 상황)

(2022/4/4) 코로나19 확진 치료 후 가슴 답답, 호흡곤란 등으로 코로나19 치료제/해독제 10일분 처방해 드림.

(2022/5/3) 상태가 호전되심, 코로나19 치료제/해독제 30일분 처방해 드림.

(2022/6/15 일경) 뇌경색증 발생함, 뇌혈관 한 쪽이 많이 막혔다고 함.

(2022/7/8) 뇌경색증 치료하고 상태가 안정되심, 코로나19 치료제/해독제 30일분 처방해 드림.

(2022/8/9) 뇌경색증 치료하고 상태가 안정되심, 코로나19 치료제/해독제 30일분 처방해 드림.

(2022/9/20) 코로나19 치료제/해독제 30일분 처방해 드림.

(2022/10/26) 코로나19 예방약/예방적 해독제(월/ 목, 주 2회 복용), 60일분 처방해 드림.

(2023/1/4) 심한 가래, 기침, 가슴이 답답하고 약간의 호흡곤란 증세까지 있어서, 코로나19 확진은 받지 않았으나, 코로나19 치료제/해독제 30일분 처방해 드림.

(2023/1/13) 코로나19 예방약/예방적 해독제(월/ 목, 주 2회 복용), 60일분 처방해 드림.

32] 68세, 남자, 부산 해운대구, 4번 접종, 직업-의사;

(현황) 백신 맞기 전에는 건강했었음. 2023/4/10, 내원하심. 코로나19 백신을 맞고 나면 몸살, 두통을 며칠씩 겪었으나 심하지 않았음; 4번째 코로나19 백신을 접종한 후에 심한 두통, 어지러움증, 흉통, 두근거림, 가슴의 통증과 호흡곤란, 입이 마르고 소화 장애, 배꼽 주변의 심한 통증, 백신 4번 접종 후 증상이 갑자기 발생하고 악화되심; 입술이 어찌나 마르든지 몇 마디 말을 하고 나면 입이 말라서 전혀 말을 할 수가 없고, 눈으로 보기에도 입술이 빠짝 말라서 쪼그라 들어 있음.

(해독 및 치료 상황)

(2023/4/15) 코로나19 백신 접종 후유증으로 입원 치료 시작함. 본인에게 코로나19 백신 후유증 치료 위한 주사 모두와 투약하는 약 모두를 다 알려드리고 본인 스스로 해독 치료하시도록 알려 드림.

(2023/4/15) 혈액 검사 결과: 심한 당뇨, HA1C 6.5 % > 5.6%, 혈전 성향 증가, D-dimer 0.61 > 0.5 mg/L, 백혈구 부족 1.6 < 3.9, 적혈구 부족 3.92 < 4.2, 빈혈 11.6 < 13 g/dl, 단핵구 증가 14.6 % > 10, 단백질 부족 5.8 < 6.5 g/dl, 신장 기능 이상, 요소 질소 27 > 20 mg/dl, 크레아티닌 1.72 > 1.2 mg/dl, 염증 반응 상승 CRP ++.

- 2023년 4월 17일, 코로나19 백신 말초 혈액 독성 검사

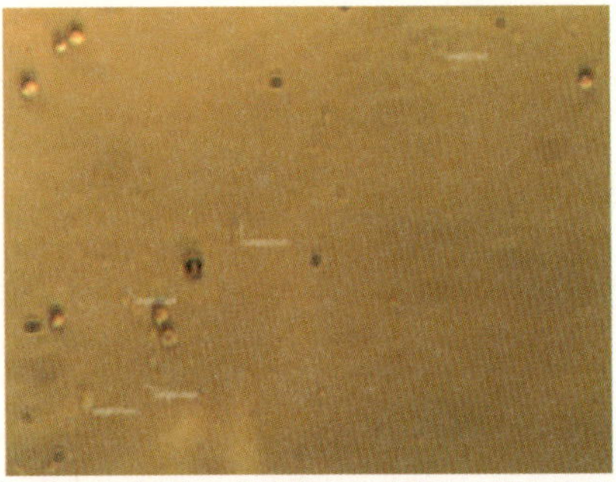

[중앙에서 가까운 7시 방향으로 적혈구 주위를 감싸는 산화 그라핀이 있고, 중앙 바닥에 61마이크로미터의 길쭉한 물체가 보이고 약간의 움직임을 보인다. 7시 경의 끝쪽 부분에도 합성 생물이 의심되는 작은 물체들이 보인다.]

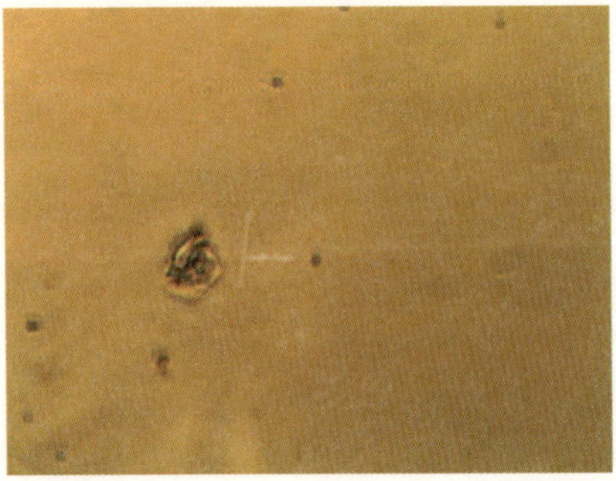

[중앙부위 7시 경에 녹색을 띠는 183마이크로미터 크기의 산화 그라핀이 꽃이 피어오르는 모양으로 존재해 있다.]

(2023/4/18) 입원 치료 후에 상태가 빠르게 호전되었음. 코로나19 치료제/해독제 30일분 처방해 드림, 심한 당뇨이지만 코로나19 백신 접종 후에 생긴 자가면역 반응으로 인한 췌장의 파괴 등과 연관되어 있다고 생각이 되어, 자가면역 질환 치료에 도움이 되는 주사와 약들을 처방하고 추적 검사 등을 권하고, 추후 관찰 후에 당뇨 치료 여부 결정하시도록 권해 드림.

33] 63세, 여자, 경남 양산시, 비 접종, pcr- 1 번.

(현황) 외형적인 부작용 증상은 없으심. 남편 분은 건강하였으나, 코로나19 3차 접종하고 난지 3일 후에 심근 경색 발생하여 치료 받은 과거력이 있으심. 남편과의 부부 관계 3일후에는 항상 소변에서 냄새 나고 소변이 탁하심, 그리고 소변에서 소독약 냄새가 났음. 그래서 산부인과에서 진찰 받고 염증 치료를 받은 적이 있으시지만, 자궁 경부암 검사는 정상이었고, 산부인과적으로 염증이 심하지 않다고 함.

(해독 및 치료 상황)

(2023/4/10) 코로나19 백신 비접종 상태라도 코로나19 백신 접종한 사람과의 성관계 후에는 거의 모든 상황에서 쉐딩 증상을 발현하므로, 코로나19 백신 쉐딩 현상 치료를 위해, 코로나19 치료/백신 해독약 10 일분을 처방해 드림.

(2023/4/20) 코로나19 백신 해독약 30일분을 처방해 드림.

34] 55세, 여자, 서울에서 전주시로 이사 옴, 화이자 2번.

(현황) 몸이 가렵고 떨림; 음악 소리에 몸이 떨림; 기운이 없고 식사를 못함; 좌측 어깨 쪽의 통증이 있고 손이 올라가지 않음; 5G 있는 곳에 가면 두통이 생기고 몸이 죄어드는 느낌이 들고 몸이 까라 앉고 기운이 없음.

(해독 및 치료 상황)

(2021/12/20) 서울에서 전주로 내원하여 코로나-19 백신 해독을 시작하여 19일분 처방하였다.

(2022/1/24) 19일분, (2022/2/8) 19일분, (2022/3/5) 30일분, (2022/4/5) 38일분, (2022/6/15- 7/29) 입원 치료, (2022/8/6-2022/10/17) 입원 치료, (2022/11/16) 30일 처방. (2023/6/25) 10일 처방, 주 3회 정도의 수액 치료 시작, (2023/7/2) 30일분 해독 처방. 주 3회 정도의 수액 치료 계속 중.

• 아래의 사진들은 본 환자분의 입원 당시의 말초혈액 독성 검사 결과입니다.

[움직이지 않을 때의 모습: 위 여성의 혈액을 2500rpm에서 30분간 원심 분리하고, 상층액을 250배 광학 현미경을 통한 독성 혈액 검사상, 2시 방향과 9시 방향에서 움직이지 않을 때의 2개의 산화 그라핀 (하이드로겔 폴리머, 폴리아크릴아마이드 하이드로겔)이 보인다.]

[1초에 10회 정도의 자체 진동을 하고 있을 때의 모습: 위 여성의 혈액을 2500rpm에서 30분간 원심 분리하고, 상층액을 250배 광학 현미경을 통한 독성 혈액 검사상, 2시 방향과 9시 방향에서 자체 진동하는 2개의 산화 그라핀(하이드로겔 폴리머, 폴리아크릴아마이드 하이드로겔)이 보인다.]

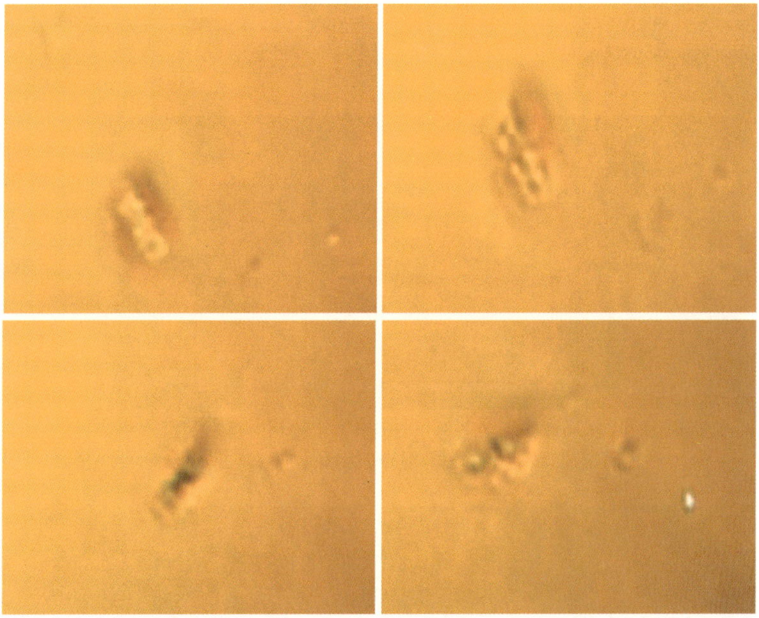

[혈액 속에 가만히 있던 물체(좌측 위), 스스로가 몸을 뒤척이는 모습(우측 위), 우측 방향으로 몸을 뒤집기를 하는 모습(좌측 아래 사진), 곧바로 엎어진 모습(우측 아래 사진): 위 여성의 혈액을 2500 rpm에서 30분간 원심 분리하고, 상층액을 250배 광학 현미경을 통한 독성 혈액 검사하면서, 녹화하고 있었는데, 가만히 있던 혈액 속의 물체(하이드로겔?)가 몸을 가볍게 뒤척이더니, 오른쪽으로 뒤집기를 시작하고, 눈 깜짝할 사이에 엎어졌다.]

• 아래의 사진들은 본 환자분이 녹화해온 족욕 검사의 인공 이물질 사진입니다.

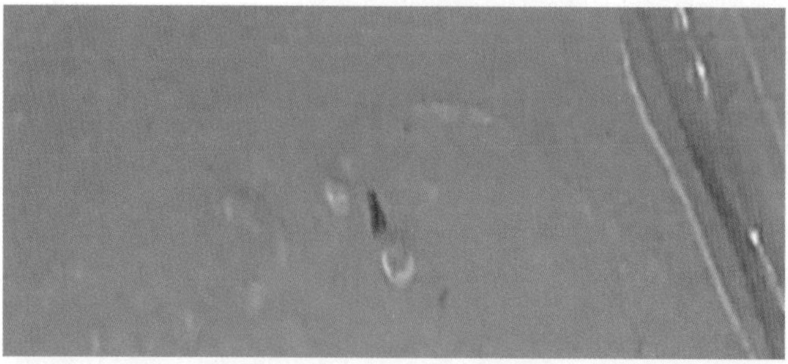

[죽은 듯이 떠 있는 부채 모양의 미확인 인공 기생물: 위 환자분의 해독 족욕 후에 족욕물에 죽은 듯이 떠 있는 부채 모양의 물체]

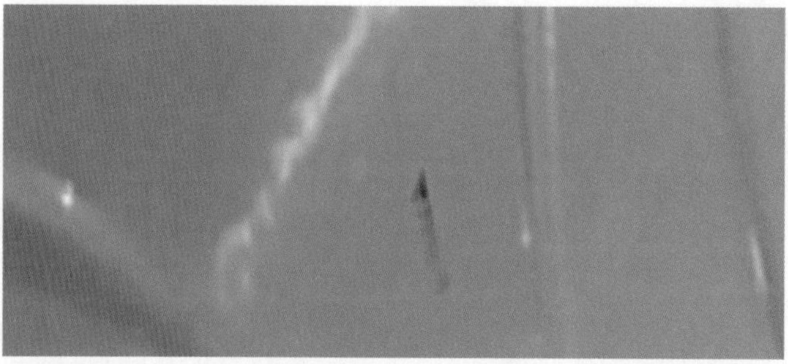

[뒤로 물흔적을 남기며 빠르게 움직이는 미확인 인공 기생물 : 위 환자분의 해독 족욕 후에 족욕물에 죽은 듯이 떠 있는 부채 모양의 물체를 살짝 건드리자 엄청 빠른 속도로 족욕물을 가르며 달렸다.]

[스스로 방향과 형태를 바꾸어 엄청 빠르게 움직이는 미확인 인공 기생물 : 위 환자분의 해독 족욕 후에 족욕물에 죽은 듯이 떠 있는 부채 모양의 물체를 살짝 건드리자 엄청 빠른 속도로 족욕물을 가르며 달리다가 스스로 방향을 바꾸고 형체도 바꾸어서 더 빠르게 족욕물 위를 내달았다.]

• 아래 글은 위 55세 여자 분께서 2023/7/23에 보내 주신 질병 경과의 글입니다.

백신 후유증 기록 일지(만 54세- 여성, 천송이, 2021년 8월 19일 1차 화이자 접종, 21년 9월 30일 2차 화이자 접종)

전 인류을 초토한 시킨 거짓 백신으로 인해 생긴 나의 악몽은 시작에 불과했다.

평생 아니 죽어 시체가 되어도 회생이 될 수 없는 몸이다.

하지만 나의 영은 영원히 또 다른 생을 성취할 것이다.

믿음은 나에게 희망을 준다.

저들이 무서워하는 것이 바로 "영" 이다.

2021년 8월 19일 1차 화이자 백신 접종함. 열은 없었지만 호흡곤란이 있었고 주사 맞은 왼쪽 팔은 아팠다. 하지만 그냥 넘어감. 9월 30일 2차 화이자 백신 접종하는 날 의사의 질문은 이상반응 있냐고 물어 보기에 호흡곤란이 있었다고 말하자 신경 쓰지 말고 편안히 있으면 괜찮다고 하기에 믿었는데 알고 보니 거짓을 환자에게 고하는 무식한 의사였다.

저런 자들이 명문대 나온 인간들이다. 백신으로 돈만 벌고자 하는 인간 쓰레기에 불과한 사실을—

맨 처음은 나의 몸은 알 수 없는 두드러기에 소화 불량으로 시작을 알리고 위암인지 알고 처음 해본 내시경 결과는 역류성 위염, 당연히 처방 약은 듣지도 않했다. 약을 먹으면 속 쓰린 증상만 더 올 뿐이었다.

그럭저럭 증상을 견디며 살아 오다가, 어느 날 갑자기 속이 울렁거리고 토할 것 같은 증상과 어지럽고 알 수 없는 거미 줄 같은 것이 피부에 닫는 느낌이 들었으나 무엇인지는 알 수 없었다. 새벽에 잠자는데 왼쪽 무릎 밑으로 무엇인가 지나가는데 통증이 너무 심해 잠에서 깼다. 주사 맞은 후부터 몸이 너무 아프고 안 좋아지고 있었다.

우연히 접한 밴드에서 나와 증상이 비슷한 분이 전주에 있는 병원에서 처방 약 먹고 좋아졌다고 해서 나 역시 전화 처방 해 놓고 택배 기다리면서 추천하시는 "족욕"이란 것을 하는 순간 온 몸이 떨리고 죽고 싶다는 마음이 먼저 들었다.

핸폰 전화기 카메라로 확대하여 비추어 본 족욕 통에서 긴 벌레가 기어다니는데 온 몸이 소름 돋고 눈물만 흐르고 있었다. 내 몸속에서 이상한 물체가 나오면서 날카로운 무엇인가 몸 전체를 찌르고 끌고 다니는데 그 고통은 나의 손에 칼을 잡게 만들고 자살을 유도 할 만큼 고통 중에 고통이요. 울면서 자살 시도도 여러 번 해 보았다.

하지만 죽는 것은 역시 쉬운 일이 아니요.

다리에 쥐가 나면 마비 현상과 함께 안에서 쪼이면서 뻗어 나가는 느낌은 표현 할 수 없는 통증이고, 엄지 발가락이 나의 의지와 상관 없이 위로 꺽이는 증상 또한 고통이다.

전주의 병원에서 받은 약을 복용해 보니 소화불량은 조금 사라지고 요쿠르트 만들어 먹고 하지만 해결은 약으로 부족한 것 같았다. 전주의 병원에 입원 치료하면서 증상은 빨리 좋아지기 시작했다.

아침에 일어나 MMS2 마시고 한 시간 후에 주사 맞고 족욕하고 약 먹고 병원 주변에 있는 산에 가서 땀 흘리면서 햇빛 보고 편백나무 숲에서 누워 심호흡하면서 3개월 넘게 치료했다. 증상은 아주 좋아졌다. 냄새는 별로이지만 특히 MMS2 효과는 너무 좋았다.

백신 해독을 하고 나서 부터는 어떨 때는 내가 접종자인데도 비접종자에게서 쉐딩 되는 일도 있었다. 무언가 나에게 옮겨오는 현상을 느꼈다.

아마도 그만큼 치료 효과가 좋았다는 결론을 얻었다.

증상이 호전되고 휴유증이 회복되어서 방심하던 중 약3개월간 정도 치료하지 않고 MMS2 만 먹고 지냈다. 2023년 6월경에 집에서 다리에 통증을 며칠간 느꼈다. 그후 어느 날 좌측 다리 혈관을 타고 뭔가 지나가는 느낌이 있은 후에 종아리 부분의 경련으로 고통스러웠다. 그후 보행시 다리를 절며 다리를 약간 끌고 걷게 되었다. 통증이 동반되어서 다시 병원에서 거의 매일 해독 주사와 약 복용 후 2023년 7월23일 현재 90프로 이상 회복 중에 있습니다.

환자를 환자로 대하지 않고 하나님의 사랑하는 자녀로 섬기며, 희생하시면서 치료하여 주시는 홉킨스 전일내과 원장님께 항상 감사하며 하나님의 축복을 기도합니다.

2023. 7. 23.

35] 40세, 여자, 경남 양산시(본가)/울산시(친가), 중국 시노팜 2번, pcr- 수도 없이 행함.

(현황) 중국에서 시노팜 2회 접종 후, 자궁에 통증, 골반염 진단;

- 한국에 와서 항생제 먹고 신장염 치료 받았듬.
- 그러던 중에 코로나 1차 확진됨 (2022/2/20, BA1 오미크론)
- 팍스로비드 매일 2번씩 5일간 투약
- 그후 고혈압 발생, 심장 압박감이 생기고 숨쉬기도 힘이 들고 눈알도 아프심; 기침은 없었고 신장염 증상 뿐이 없었음;
- 우울증, 척추 디스크 증상;
- 코로나 2차 확진 (2022/7, BA5) ;
- 퇴원 후 여러 군데가 아파서 의사 50 명 이상을 만났음; 살이 계속 빠지

는 느낌; 팔꿈치 온 몸이 저리고 아픔.

- 전화 상담, 매달 응급실 방문; 응급실 자주 방문하였기에, 차라리 오셔서 치료받도록 2-3주 입원 권함.

(해독 및 치료 상황)

(2022/10/31) 전화로 상담하고 코로나-19 해독약 30일분 처방해 드림.

(2022/11/2) 코로나-19 해독약/치료약 10일분 처방해 드림. 입원 권함.

(2022/11/3-11/30) 입원 치료 받으심.

(203/7/23) 책을 쓰다가 문득 생각이 나서 전화했더니, 잘 지내고는 계신다 하였다. 다만 체중이 늘지 않고 해서 복부 CT를 해 보시라고 권했습니다. 자신이 과연 코로나-19 백신 후유증 때문에 그러는 것인지를 확신할 수 없고, 의사에 대한 불신이 깊어서 저의 프로토콜에 의한 해독 치료는 하지 않고, 최** 님의 약초로 해독을 하고 있다고 합니다.

- 저의 의견: 저의 입장에서 보면, 코로나-19 백신을 접종한 사람들의 상당 수효에서 비합리적인 생각을 하는 경우들이 있는데, 코로나-19 백신 해독 치료를 받아 좋아지신 것을 확인해 놓고, 그것을 부인(否認)하는 이분도 그러한 상황은 아닐까 하는 생각도 들었습니다.
- 이분은 오실 때 체중도 떨어지고 온 식구들은 자기를 이해해 주지 못하고, 자신은 이혼할 수도 있고 몸이 나빠져서 죽을 수도 있겠다는 불안감을 가지고, 마지막 병원이라는 생각을 가지고 내원하였습니다. 그러한 상황에서 코로나-19 백신 해독 치료를 받아 좋아졌는데, 해독 치료 효과를 부인(否認)하는 것은 합리적인 사고 방식이 아닙니다.
- 저는 이분에게서 하나님의 이름을 [야훼]로 부르기보다는 [야후아]로 부르는 것이 타당하고, [주 예수 그리스도]의 이름을 [야후슈아 하마시

애로 부르는 것이 좋겠다는 것을 배웠습니다. 그 근거에 대한 문서도 보고 유튜브도 보았습니다. 저는 그 글이 타당하다고 생각이 되어, 이 책을 쓸 때에도 그렇게 사용하였습니다.

- 다음 3개의 사진들은 본 환자분의 입원 당시 시행한 말초혈액 독성 검사 소견입니다.

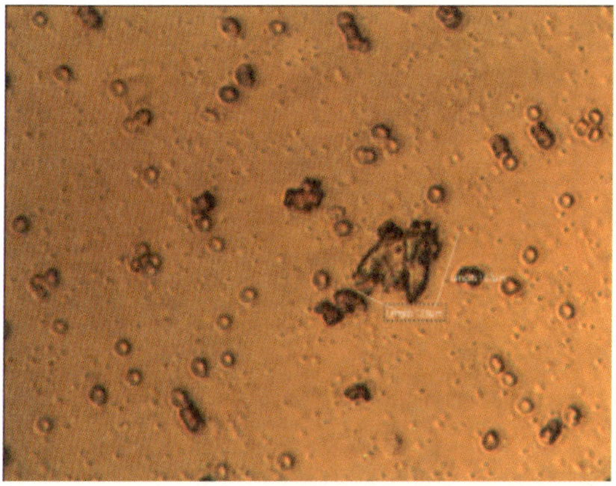

[2022/11/4 본원에서 시행한 말초 혈액 독성 검사상, 30분간 2500회 원심분리한 후에 얻어진 상층액의 250배율 현미경 사진에서, 중앙에 127마이크로미터의 산화 그라핀의 작은 섬이 보이고, 주변에 몇 개씩의 적혈구가 서로 연전 현상을 일으켰고 산화 그라핀 모양으로 변해가는 것을 볼 수가 있다. 배경에 깔려 있는 양자점 또는 산화 그라핀 파편들 또는 염증성 세포들(작은 동그란 이물질들) 수효가 엄청 많고, 임상 증상이 너무 심해서 본인의 면역력으로 산화 그라핀을 파괴하지 못하고 산화 그라핀(폴리아크릴아마이드 하이드로겔)이 형성되어 가는 좋지 않은 상황(狀況) 쪽으로 병이 진행되고 있는 것으로 판단하였다.]

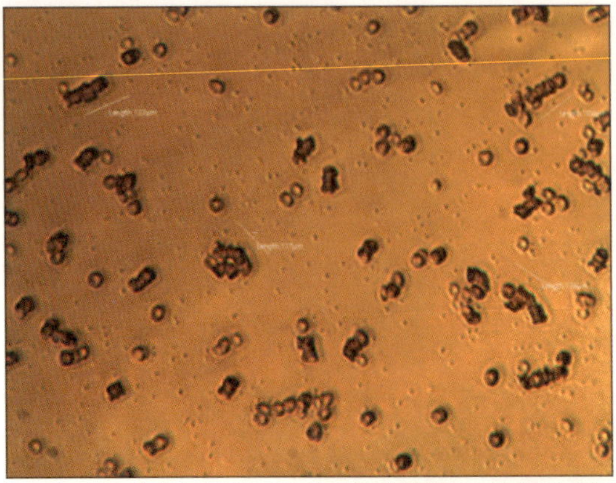

[2022/11/4 본원에서 시행한 말초 혈액 독성 검사상, 30분간 2500회 원심분리한 후에 얻어진 상층액의 250배율 현미경 사진에서, 대부분의 적혈구가 서로 연전 현상을 일으켰고 산화 그라핀으로 둘러싸여 있는 것을 볼 수가 있다. 배경에 깔려 있는 양자점 또는 산화 그라핀 파편들 또는 염증성 세포들 (작은 동그란 이물질들) 수효도 상당히 많고, 임상 증상이 너무 심해서 본인의 면역력으로 산화 그라핀을 파괴하지 못하고 산화 그라핀 (폴리아크릴아마이드 하이드로겔)이 형성되어 가는 좋지 않은 상황(狀況) 쪽으로 병이 진행되고 있는 것으로 판단하였다.]

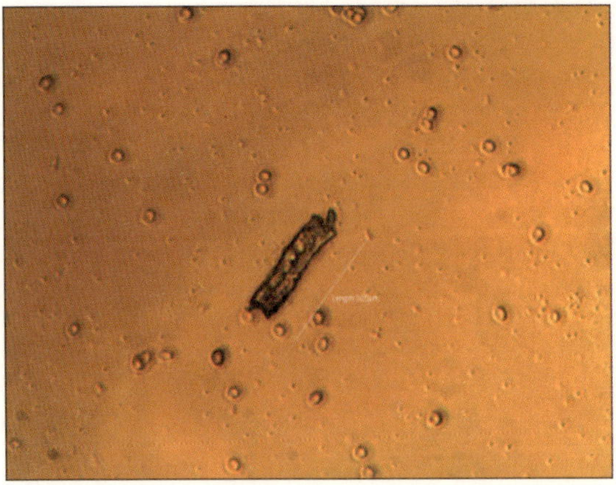

[2022/11/4 본원에서 시행한 말초 혈액 독성 검사상, 30분간 2500회 원심분리한 후에 얻어진 상층액의 250배율 현미경 사진에서, 중앙에 305 마이크로미터의 뿔 달린 사각형 모양의 산화 그라핀이 보이고, 주변의 적혈구들이 산화 그라핀으로 둘러싸인 것을 볼 수가 있다. 배경에 깔려 있는 양자점 또는 산화 그라핀 파편들 또는 염증성 세포들(작은 동그란 이물질들) 수효가 상당히 많고, 임상 증상이 너무 심해서 본인의 면역력으로 산화 그라핀을 파괴하지 못하고 산화 그라핀(폴리아크릴아마이드 하이드로겔)이 형성되어 가는 좋지 않은 상황(狀況) 쪽으로 병이 진행되고 있는 것으로 판단하였다.]

• 아래 글은 위 40세 여자 분께서 2023/1/26 퇴원 하실 무렵에 기록해 주신 질병 경과의 글입니다.

백신 후유증 기록 일지 (만 40세- 여성, 2021년 8월 까지 중국에서 시노팜 2번 접종)

저는 울산에 살고 있는 최은* 41세입니다.

홉킨스 전일내과의원에 한달동안 입원하면서 체험했던 증상들을 공유할까 합니다.

2021년 7월쯤 중국에 지내면서 시노팜 주사를 두 번 맞았고 당시에는 물백신이라고 하는 한국 백신보다는 괜찮을거라고 생각하며(중국에서는 어쩔 수 없이 맞아야 하는 상황) 맞았고 생활하면서 30번 정도의 PCR을 받았습니다. 중국에서 pcr은 일상이라 아무 의심의 여지없이 받았으나 생리불순이 시작되면서 난소쪽에 갑자기 문제가 생긴 것을 알았고 2022년 2월 말쯤 한국으로 넘어오면서 대학병원으로 진료를 받기 시작하며 난소 혹이 생긴 듯하여 항생제 투여를 시작하였습니다.

병원을 다니면서 몇 번의 pcr이 더 요구되었으나 항생제가 듣지 않는 모양이었고 그렇게 병원에서 요구되는 핵산검사를 줄을 서서 기다리다가 코로나에 걸렸습니다.

3월쯤 근처 보건소에서 약처방을 받으며 집에서 격리중 몸이 너무 심하게 아프고 열이 나서 신우신염이란 오판을 하게 되어 당장 입원을 해야 한다는 생각을 하였고 코로나 환자를 따로 받는 격리 병원으로 119에 실려 치료 중 신우신염이 아닌 코로나 위중증이라는 의사의 진단을 받으며 팍스로비드와 함께 다량의 약들을 복용하였습니다.

허나 지금 생각해보니 그때 난소혹으로 코로나 때문에 아팠던 곳이 많이 힘들었을 뿐 다량의 약들을 복용한 것이 더 몸에 해를 입게 되지 않았

나 생각해 봅니다,

폐 촬영도 이상 없었고 기침도 없었는데 왜 위중증으로 진단하고 심각하다며 위험한 약들을 투여했는지 정말 이해할 수가 없고 지금은 그 의사가 원망스럽기까지 합니다.

입원중에는 심장을 누르는 듯한 고통으로 눕지도 자지도 못하며 죽음을 앞두고 있다고 생각하였으나 다행히 눈을 떴고 며칠 뒤 퇴원을 일단하게 되었습니다.

그 뒤 시간이 지날수록 알 수 없는 병명들이 점점 더해져 갔고 극심한 생리통과 소화불량 가슴 통증과 함께 저의 모든 면역 체계가 떨어지는 듯한 경험을 하였고 그 뒤로 한방 양방을 오가며 50명이 넘는 의사들을 만나보았고, 내과 소화과 부인과 가정의학과를 돌면서 진료를 해보았으나 CT나 MRI 등 아무 증상이 나타나질 않았습니다.

후에는 한달에 한 번 꼴로 응급실까지 실려가며 허리 통증과 심장 호흡곤란 등으로 증상이 악화되기 시작했고, 몸의 왼쪽 부분의 마비 증세 포함 근육통 안면떨림 목이 돌아가지 않는 등 또다시 디스크 문제를 의심하면서 척추전문병원 마취통증의학과 턱관절 진료와 함께 구강내과 외과기치료 물리치료 등 매일 병원 쇼핑을 하였으나 원인모를 증세만 더해갔습니다. 급기야 불면증으로 6일 동안 잠을 한숨도 못 자고 나서 정신과 신경과 신경외과를 다니며 불안함으로 약봉지만 계속 늘어났습니다.

가족과 지인들은 이런 제가 너무 예민하다며 모든 병원을 그만 다니고 정신과 약만(항우울제와 수면제 등) 복용하라고 하였고 복용 시작과 함께 안정을 위해 목욕탕을 자주 이용하였으나 그 곳에서마저 면역 체계가 무너지는 바람에 쉐딩을 당하였고 급기야 걷고 호흡하는 것까지 힘들어지는 상황에 왔습니다.

그러던 와중에 십년만에 친구와 갑자기 연락이 되었고 친구가 백신 부작용에 대해 알려주면서 이후 저는 코로나와 잘못된 치료제 처방으로 아픈 줄로만 알았던 무지를 깨닫고 친구가 얘기해준 전주 홉킨스 전일내과 병원으로 내원하게 되었습니다.

그렇게 전기엽 원장님 처방제 프로토콜과 더불어 도수 치료 등(저는 뼈와 척추뒤틀림까지 있었음) 병행하며 이 주간의 아주 힘든 자신과의 싸움을 하였고 구충제 약과 더불어 MMS2 약물을 마시며 삼 주부터 오는 명현 반응과 함께 하루하루 나아지는 모습을 보고 지난 8개월 동안 허비한 시간들을 너무 안타까워했습니다.

원장님은 입원 환자들에게 치료약뿐만 아니라 정서적인 마음의 치유를 해 주셨습니다.

매일 모임도 가지며 서로의 증상을 얘기하며 여러 환자들의 서로의 상황을 공유하게 하셨고 전주에 유명한 관광명소도 다니며 백신 부작용에 대한 집회를 여시며 사람들에게 알리기에 힘쓰셨습니다, 매주 면역력 향상에 도움이 되는 콩나물 국밥도 사주시고 있는 동안 가족처럼 대하여 주셔서 너무 감사하였습니다. 함께 있던 20대 30대 40대 다양한 입원 환자들과 함께 맨 말로 땅밟기, 좋은 영양제나 수액 등, 치료약을 더욱 알아보며 함께 호전에 힘을 썼습니다.

같은 입장이기에 서로의 대화가 공감이 되었고 서로 의지하며 격려할 수 있었던 그 시간이 또한 감사하였습니다,

저희 가족들은 여전히 백신이나 치료제 부작용 등에 대해 반신반의하는 상황에 저의 입원까지는 쉽지 않은 선택이었으나 홉킨스 병원에서 찍은 혈액 사진들을 보면서 산화 그라핀에 대해 혈전에 대해 많이 놀라하는 눈치였습니다. 그렇게 저희 부모님은 저를 병원에 데려다 주었을 때 선생

님과 나눈 대화로 그날 백신 5차와 독감 접종 예약을 해 놓으신 아버지는 모두 취소하였고 원장님 처방약을 꼬박 챙겨 다 드셨습니다. 코에서 혈전이 조금 나왔던 아버지는 그 뒤로 저에게 매일 응원에 메시지를 보내셨고 그렇게 원장님 및 간호사 분들의 보살핌과 함께 한달 입원 후 퇴원을 할 수 있게 되었습니다.

퇴원 후 한달 정도 더 약을 챙겨 먹고 머리가 어지러웠던 부분이 개선되며 심부전으로 힘들었던 증상들이 어느 정도 개선됨을 보니 정말 새로 태어나는 기분이 듭니다.

아직 피부 재생이나 살 빠짐 그리고 난소 혹은 더 이상 커지지는 않을 정도의 부작용을 남았지만 죽을 것만 같이 힘들었던 일년의 순간들이 거의 사라지는 듯하고 이제는 모든 것에 감사하며 남은 시간들을 이웃들에게 복음 전하며 살 수 있게 됨을 기쁨으로 고백하는 바입니다.

또한 한없이 아픔으로 수렁에 빠져 우울한 생각에 갇혀 있다 보니 병이 더 커진 부분도 있었던 것 같아 이제는 더 이상 슬픔이 아닌 기쁨으로 하루하루를 보내고 아팠던 만큼 더욱 행복할 수 있다는 긍정적인 마음으로 자신을 더욱 사랑하고 아끼면 회복이 더 빨라질 것을 확신하게 되었습니다.

모든 일에 함께하시는 창조주 아버지를 다시 바라보고 그분의 능력과 사랑과 일하심을 바라보며 찬양합니다.

2023. 01. 26 최은*

36] 34세, 남자, 경기도 수원시, 3번 접종.

(현황) 2021/6, 1차 접종, 얀센, 2021/6, 2차 접종, 얀센, 2021/6, 3차, 모더나

- *3차 백신 전에는 운동을 규칙적으로 하였고, 술과 담배는 하지 않으심;
- 2022년 2월 20일: 코로나 1차 확진 됨 (2022/2/20, BA1 오미크론)

- 팍스로비드 매일 2번씩 5일간 투약.
- 그 후 고혈압 발생, 심장 압박감이 생기고 숨쉬기도 힘이 들고 눈알도 아프심; 기침은 없었고 신장염 증상 뿐이었음.
- 우울증, 척추 디스크 증상.
- 2022년 4월 21일부터 증상 발현- 발기 부전, 여자에 대한 흥미가 없어지고 인지 능력 저하, brain fog, 우울증, 자살 충동, 머리에서 죽으라는 느낌을 자꾸 줌.
- 유체이탈- 이인증(異人症) 현상을 느낌- 자신이 3자로 보임.
- 머리가 녹아 내리는 느낌.
- 사람들과의 대화가 이해가 안 됨, 드라마가 이해가 안 됨.
- 2022/7- 햇빛 맞으면서 걷고 족욕하니깐 좋아졌음.
- 2022년 7월- 코로나 2차 확진 (2022/7, BA5).
- 퇴원 후 여러 군데가 아파서 의사 50명 이상을 만났음; 살이 계속 빠지는 느낌; 팔꿈치 온 몸이 저리고 아픔.
- 전두엽과 뇌가 쭈르러드는 느낌이 들었음.
- 감정이 사라지고 머리 속에서 정보 처리 능력이 떨어짐; 인터넷을 뒤져서 자신과 같은 증상을 가진 10명 정도의 같은 증상을 보이고 있는 질병 동료를 만남.
- 고압 산소 치료 받았음-후각(嗅覺)이 돌아오고 정보 처리 능력이 좋아짐.
- 사혈을 시행함-MRA는 뇌혈전 없고 정상, 사혈하고 나서- 머리 쪽의 답답하고 숨 막히는 것이 호전되고, 후각이 유지되었고, 정보처리 능력이 좋아졌으나, 감정, 뇌 기능 원상 회복은 되지 않았음.
- 전화 상담, 매달 응급실 방문; 응급실 자주 방문하였기에, 차라리 오셔

서 치료받도록 2-3주 입원 권함.

(해독 및 치료 상황)

(2022/11/10) 전화로 상담하고 코로나-19 해독약 30일분 처방해 드림.

(2022/11/11-2022/11/28) 입원 치료함.

(2022/11/29) 코로나-19 해독약 27일분 처방해 드림.

(2023/1/6) 코로나-19 해독약 30일분 처방해 드림. 그 후로는 해독약 더 이상 먹지 않고, 독자적으로 한방을 찾아서 목 뒤와 머리에서 혈전 제거 cupping(음압[陰壓]으로 혈전을 뽑아내는 것), 약초를 통한 치료, 5G가 없는 곳에서 생활하기 등으로 해독을 하려고 노력 중에 있습니다.

• 아래 3개의 사진들은 입원 당시 시행한 말초혈액 독성 검사 소견입니다.

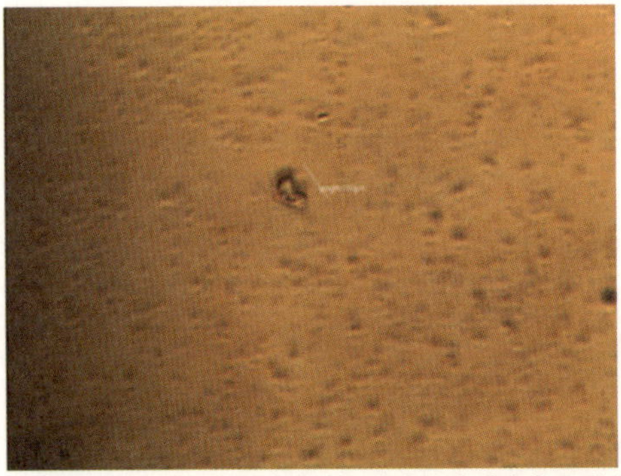

[2022/11/11 본원에서 시행한 말초 혈액 독성 검사상, 30분간 2500회 원심분리한 후에 얻어진 상층액의 250배율 현미경 사진에서, 중앙에 102마이크로미터의 아령 모양의 산화 그라핀이 보이고, 주변에 적혈구들이 거의 보이지 않으면서, 수없이 많은 염증성 세포 또는 양자점 또는 산화 그라핀의 조각들이 보인다. 몸의 면역력과 코로나19 백신 성분이 전쟁을 심하게 치루고 있는 양상으로 보이지만, 코로나19 백신 성분들이 활동적인 것으로 보인다.]

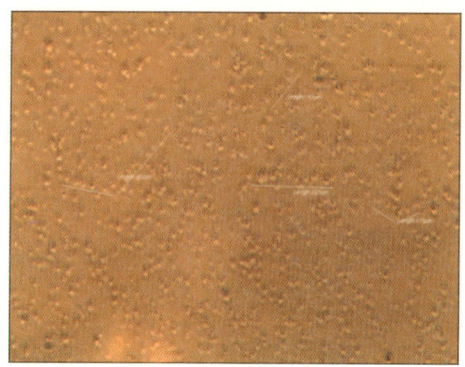

[2022/11/11 본원에서 시행한 말초 혈액 독성 검사상, 30분간 2500회 원심분리한 후에 얻어진 상층액의 250배율 현미경 사진에서, 중앙에 무수하게 흩어진 양자점 또는 산화 그라핀의 조각들 또는 염증성 세포들이 보인다. 특이하게도 일렬로 연결되어가는 양상을 보인다. 길게 연결된 것은 471마이크로미터의 길이이고 중앙 쪽에도 280마이크로미터 길이로 연결되는 조각들이 보인다. 혈액 속에서 산화 그라핀 조각들이 서로 연결을 시도하고 있는 것처럼 보여서, 코로나19 백신 성분들이 활발하게 일하고 있는 것으로 생각된다.]

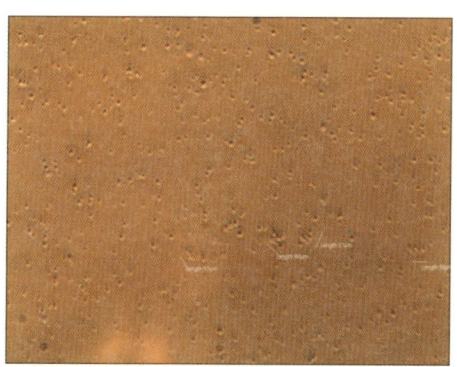

[2022/11/11 본원에서 시행한 말초 혈액 독성 검사상, 30분간 2500회 원심분리한 후에 얻어진 상층액의 250배율 현미경 사진에서, 중앙 아래쪽에 90마이크로미터, 57마이크로미터, 55마이크로미터 크기의 산화 그라핀 또는 양자점들의 군집이 보인다. 이들은 혈액 속에서 모종의 어떤 계획을 가지고 움직이는 것처럼 보인다. 따라서 이 혈액 내의 코로나19 백신 성분은 살아서 활동하는 상태라고 사료된다.]

- 아래 글은 위 34세 남자 분께서 2023/1/26 퇴원 하실 무렵에 기록해 주신 질병 경과의 글입니다.

백신 후유증 기록 일지 (만 34세- 남성, 3번 코로나-19 실험용 백신 접종 + 2번 확진)

[개요]

현재 저는 뇌가 인지해야 할 감정, 기분, 상황마다 느껴지는 것들, 감각, 욕구 등이 전부 저하가 되고 있고 데이터를 받아들여서 처리해야 하는 속도가 점점 느려지며 현재까지의 병원에서 MRI, CT, 혈액 검사로는 어떤 결과가 나온 것이 없습니다. 감정과 표현력 기억력이 점점 나빠지고 있어서 이 내용을 적고 이후엔 다시는 못 적을 것 같아서 메모를 해둡니다.

더 잘 정리할 수 있는데 원래의 몸이라면 두서없이 정리할 수밖에 없는 현재의 뇌 상태에 두려움을 느낍니다.

아래는 제가 치료하는 과정—저의 일상 생활에서 제가 더 이상 일을 할 수 없는 상태인 것을 공유합니다. 징그러울 수 있으니 괜찮으신 분들만 봐주세요.

- 이후부터 계속 감정과 관련된 것이 소실, 감의 소실, 눈치의 소실, 사람들이 얘기하는 내용을 보고 사람의 기분을 파악하는 능력 소실, 상대방의 감정 못 느낌, 내가 이전에 경험했던 얘기로 사람들에게 설명하는 능력 소실되었습니다.
- 졸린다는 뇌의 신호 소실(하품해야 피곤하다는걸 암), 잠자고 일어났을 때 피곤함 안 느껴짐, 더 자고 싶다는 뇌의 신호가 없음, 배고픔 모름(꼬르륵 거려야 암), 먹고 싶은 게 떠오르질 않음, 배부름 모름. 빵빵해지는 게 싫어서 덜 먹게 됨.
- 바깥의 후각이 소실되어가다가 점차로 먹었을 때의 풍미가 퍼지는 후각이 사라져 감.
- 데이터들을 보고 이렇게 정리하면 되겠다 하는 능력 소실.

- 감정이 다 사라지고 난 뒤 일상 생활의 지장—옷을 살 때 나한테 맞는 옷이 뭔지, 좋아하는 옷이 뭔지 모르게 됨—입어봐도 나한테 맞는 사이즈인지 한 사이즈 큰 게 맞는지 모르게 됨.
- 나에게서나 바깥에서 느껴지는 희열?의 감정이 사라짐.
- 내가 머리를 잘 손질하거나 옷을 잘 입었을 때 느껴지는 희열?의 감정이 사라짐.
- 뇌의 고차원적 기능(사회성, 언어 능력, 기억력, 판단력 등의 다방면의 저하)
- 해외를 갈 때에도 감정이 없으니 옷을 미리 준비하지도 않고 기존의 티셔츠 몇 개를 챙기게 됨.
- 비행기 타도 감흥이 없음. 베트남을 도착해도 옆 동네 온 듯함. 장소에 따른 기분 감정이 느껴지질 않음.
- 더 이상 할 게 없어 같은 증상의 사람들을 찾아보았고 여러 명의 비슷한 증상자들을 만나게 됨.
- 공통점과 증상의 발현 루틴 순서가 비슷함. 성격이 비슷함.
- 성욕이 안 느껴짐—우울감, 이인증, 브레인포그, 인지기능 저하가 생기고, 그 후 감정이 사라짐. 그 이후 뇌의 일반적인 사고 능력의 속도 저하, 감각 저하 순으로 진행됨.
- 여러 병원을 돌아다녀 병원에서 정신병자라고 하여도 본인들은 그것이 아니라는 생각을 하고 있음.
- 그러다 고압 산소 치료를 받고 효과를 보았다는 같은 증상자를 찾음.
- 고압 산소 치료를 하면 일시적으로 뇌의 기능과 감정이 돌아옴. 그분은 뇌가 멀쩡하면 다른 부위가 아프거나 기능적으로 문제가 생기는 것으로, 이 사람은 이러한 증상을 일으키는 혈전이나 어떤 것이 돌아다닌다고 생각함.

- 비용으로는 3천만 원을 넘게 들여 검사를 해봤습니다.
- 저의 생각/느낌으로는 나아지지 않으면 뇌의 기능이 곧 멈출 것 같아 곧 올 수도 있는 죽음을 받아들이면서 최선을 다해 치료를 하고 있습니다.
- 저와 같은 증상을 호소하는 분들은 약 10명 정도 찾았으며 전국 병원에서 정신병으로 취급받고 고생하실 환우분들이 있을 것 같다는 생각에 가슴이 아픕니다.

  부디 다들 건강하게 나으셨으면 좋겠습니다.

〈증상 발현〉

〈2022년 4월〉

- 2022년 4월 21일 증상 시작, 처음엔 발기부전 및 성욕 안 느껴짐. 감퇴가 아니고 안 느껴짐(예를 들어, 야동을 봐도 어떻게 흥분감이 들었는지를 인지가 안 됨)
- 이후 몸에 문제가 생긴건가 싶어 비뇨기쪽 검사 시작 문제 없음. 남성 호르몬 정상 전립선 정상 고환초음파 정상.
- 한의쪽 한약을 먹어도 해결이 되지 않아 본격적으로 몸의 검사를 하기 시작함.
- 결과적으로는 아래의 검사 외에도 할 수 있는 검사를 다 했는지만 전부 정상으로 나옴.

  건강검진 > 장에 용종하나 없이 정상

  MRI/MRA 정식 검사를 수회 진행했으나 정상

  수면 무호흡검사: 정상

  심혈관 정밀검사: 정상

  척추 MRI : 정상

- 6월초 정도에 검사를 하는 중간에 뜬금없이 여자를 좋아하는 감정이 사라지고 우울과 불안이 시작됨.
- 평소에 주 6-7회 웨이트 트레이닝과 유산소 운동을 병행하며 건강에 자신이 있던터라 뜬금없는 발기부전 때문에 우울한건가 싶어서 넘어갔지만, 평소에 멘탈이 강한 내가 그럴리가 없다고 생각하면서 그 우울과 불안을 맞이 하였음.
- 눈물이 나고 무기력해지고 온몸이 떨릴 정도로 불안한 상태로 진행이 되다 머리에서 죽으라는 메시지가 전달이 됨. 내 마음은 이거 별거 아니고 신경 안 쓰고 일상으로 가자고 마음을 먹어도 머리에서 내리는 메시지가 별도로 전달이 됨.

〈2022년 6월-8월〉

- 엄청난 우울감, 운동 능력 저하, 이인증, 뇌로 무엇인가 할려고 하는데 아무 것도 안 되는 상태, 브레인 포크.
- 운동을 즐겨했는데 운동을 할 수가 없는 상태, 무기력함, 목표를 떠올리던 동기의 감정이 사라짐.
- 머릿속에서는 성욕과 발기 문제를 신경쓰다가 우울해진건가 싶었는데 지나고 보니 다 필요 없으니 그냥 정상인으로 살고 싶다고 해도 머릿속에서 우울감을 계속 쏟아내서 아예 못 움직임.
- 그러다 갑자기 성기능에 문제가 뭐지?라고 고민을 하는데 6월 말즈음 우울 불안이 심해지다 이인증이라는 증상이 시작됨.
- 내가 내가 아닌 것 같은 상태로 전환됨. 이때 머리로 무슨 판단을 하려고 하는데 어떤 상황에 판단이 안 되고 이렇게 해도 저렇게 해도 될 것 같은 느낌만 듬.

- 이때는 머리가 녹는 느낌이 들고 뇌에서 생각이 아무것도 되질 않게 됨. 어떤 지옥이나 원형의 성 같은 곳에 갇혀서 생각의 신호가 전달을 못 받는 느낌(아래 그림 참조),

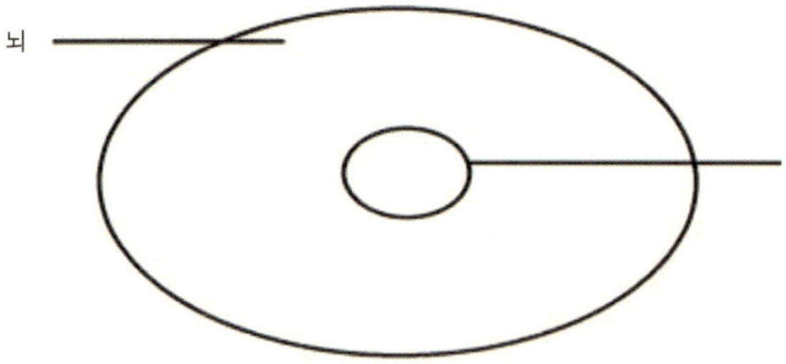

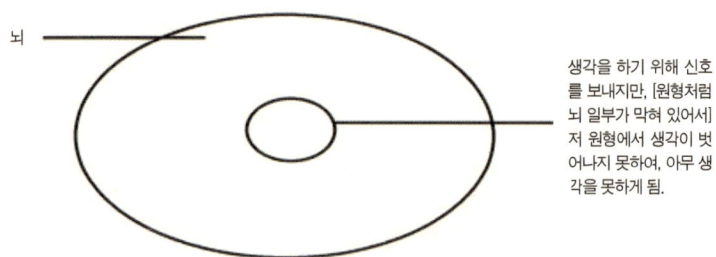

- 머리가 녹아내리는 듯한 느낌이 듬. 무작정 햇빛을 맞으며 산책하기, 무작정 사람들과 대화하기 이렇게 시간을 보냄. 이때는 다름 사람들과 대화도 이해가 안 되며, 드라마 내용 이해가 안 되며, 게임을 해도 게임이 이해가 안 됨.
- 머리가 끝났다라는 생각이 들었음, 하루하루 버티면서 살아감. 그러다 보니 점점 사람들과 대화는 가능한 정도가 되어가고 사람들 대화를 끼어들 수 있을 정도는 됨.
- 7월 말까지 우선 성욕 문제는 있지만 여자에 관련된 흥분과 감정이 사라지고 감정쪽이 사라지면서 뇌의 판단력과 경험에 대한 기억, 촉, 일반적인 생활의 감정은 살아있음.
- 발기는 자극을 주면 가능해짐 하지만 되도 무감각, 성흥분 불가. 사정 시 쾌감이 없음이 시작.
- 8월까지는 과거에 대한 경험을 생각할 때 짜증난다라던지 그 당시 상황이 정상처럼 떠올랐음.
- 8월부터는 내가 원래 깔끔하게 입고 다니고 말도 신경 써서 하던 것들

이 그럴 필요가 없는 것처럼 내가 원래 신경 쓰이던 그런 감이 사라짐, 사람들에게 잘 보이고 싶어하는 감정이 사라짐. 이때부터 어떤 감과 감정이 하나씩 사라지기 시작했던 것 같음.

- 8월 중순 정도부터 성기능, 성욕의 문제뿐만 아니라 일상생활에서의 감정과 인지 능력이 떨어지는 것을 느끼면서 뇌의 문제라는 것을 인식-모든 감정은 아니지만 일부분에서 못 느끼거나 안 느껴지는 게 생김.
- 11월 8일 현재는 과거에 대한 경험을 떠올리려고 해도 떠오르지 않음.
- 뇌에서 마음을 먹고 하는 것 소실, 판단력이 어려워짐, 야동을 보고 흥분하려는 감정에 집중하면 머리가 따갑고 뿌연 느낌에 기억을 잃을 것 같은 느낌이 듬.
- 또 다른 사람들과 대화가 이해가 되지 않고 드라마가 이해가 되지 않고 영화 내용이 이해가 되지 않음. 이때부터 식단을 매일 미역국과 청국장을 본능적으로 먹기 시작함. 또 매일 아침 근처 공원에 가서 햇빛을 맞으며 40분 동안 걷기를 진행하고 족욕과 반신욕을 하면서 보내게 됨.
- 약 6월 말 정도 전두엽에 멍드는 느낌이 들면서 7월에 이르러서는 뇌전체가 축소가 되는 느낌이 들게 됨.
- 7, 8, 9, 10월 동안 코로나 후유증인줄 알았던 나는 자가면역질환으로 인한 질병으로 여기저기 병원을 많이 다니게 되었지만 전부 정신적인 측면의 질병이라 치부하며 정신과쪽으로 양방에서 권유를 했기 때문에 의사들을 믿고 정신과 진료도 받고 도파민을 충족하는 우울증약, 세로토닌을 충족하는 불안증약, 경두개자극전기치료 수회와 영양제로 넣는 수액을 맞았음.
- 한의학에서는 이인증으로 네이버에 댓글을 많이 다는 유명 한의사를 찾아가 내용을 설명했지만 내가 고집이 쎄다는 얘기만 듣고, 내 내용을

귀담아 듣지 않고 해당 의사가 해결했던 방식의 틀에 나를 끼워 맞추려 하면서 코로나 백신 후유증은 나온 것도 없고 의사가 아닌데 자기가 자기 증상을 뇌문제라고 얘기 하는 것이 정신적인 문제가 있는 것 같다라는 얘기를 하시길래 의사의 한약재를 먹었지만 증상이 전혀 낫지 않았음.

- 약 10월 정도에 내 증상이 악화가 되어가고 내가 겪었던 증상과 내용을 까먹는 사태가 오고 병원을 가야 하는 이유도 까먹기도 함. 이제 내 증상을 설명할 길도 병원을 가야 하는 이유도 까먹게 되면 나는 곧 죽겠다라는 생각에 같이 사는 친구들에게 의지하며 병원을 더 다니게 됨. 결국은 시간이 지나면 돌아온다라는 얘기와 정신과를 가보라는 얘기로 모든 병원이 같은 식으로 대응을 함.
- 10월 말 11월 초 같은 증상을 평소에 찾아다니고 만났던 필자는 고압산소로 기능이 좀 돌아왔다라는 얘기를 듣고 고압 산소 치료를 한 번 진행함 처음으로 뭔가 기능이 살아나고 조금 나아진 상태를 경험함 이때 확신이 들었음.
- 본인도 이거는 심리적인 문제가 아니라 뇌의 문제라는 걸 찾음.
- 결국 자가면역질환으로 인한 염증 그로 인한 혈전이 뇌에 산소 공급을 원활하게 하지 못하는 것이라는 생각으로 고압 산소로 뇌에 산소를 공급하면 산소가 부족했던 부분이 어느 정도 살아나면서 기능을 한다고 생각함.
- 우선 분당 서울대병원에 입원을 하는 데는 시간이 오래 남았고 mri/mra/디아이머 검사로 미세할 혈관의 혈전의 문제를 찾아 내지 못하면 본인의 머리가 곧 멈추거나 죽을 것 같다는 생각이 느껴졌음.

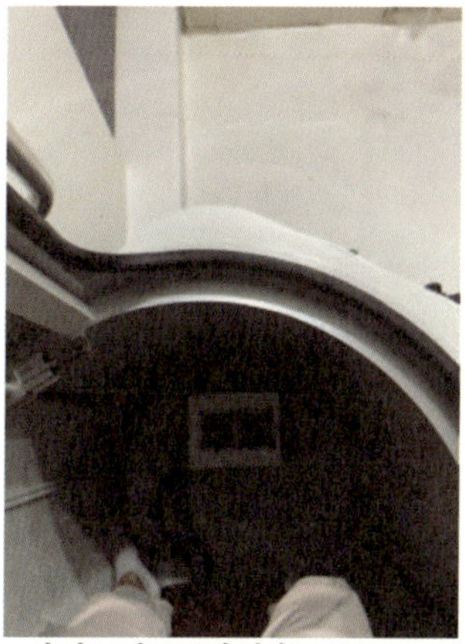
고압 산소 치료 중인 필자

• 머리에 산소가 전달이 안 되고 있구나라고 생각했음. 따라서 검사상으로 나오지 않는 혈전이 있거나 다른 무언가가 있다라는 생각이 있었음.
• 이제 병원에 도움을 받을 수 없다고 생각한 필자는 이제 머리 속에 문제를 해결한다는 머리 사혈이라는 것을 알아보고 죽기 전에 시도를 해보자 라는 생각으로 사혈전문가를 찾아감. 이때 필자는 약 한달 이내에 목숨이 끊어질 것 같은 느낌이 들었음.

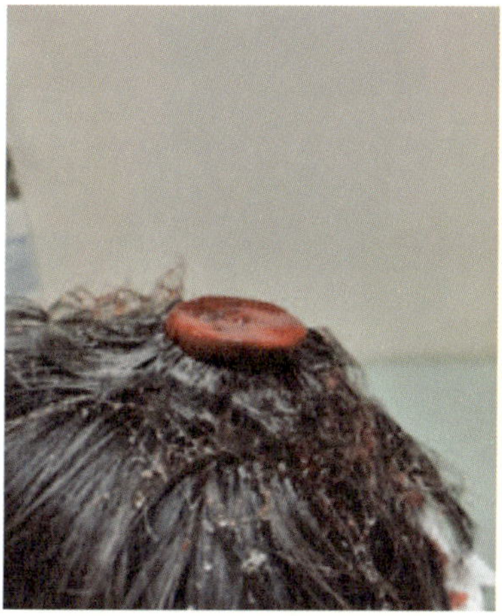
저자가 사혈을 하고 있는 모습

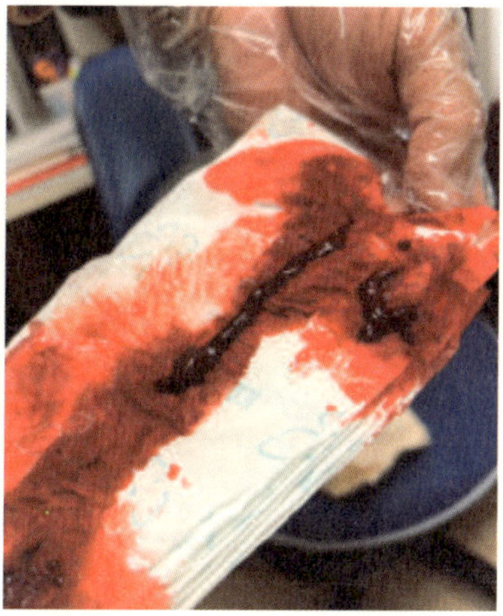
사혈 후 저자의 머리에서 나온 진한 피떡

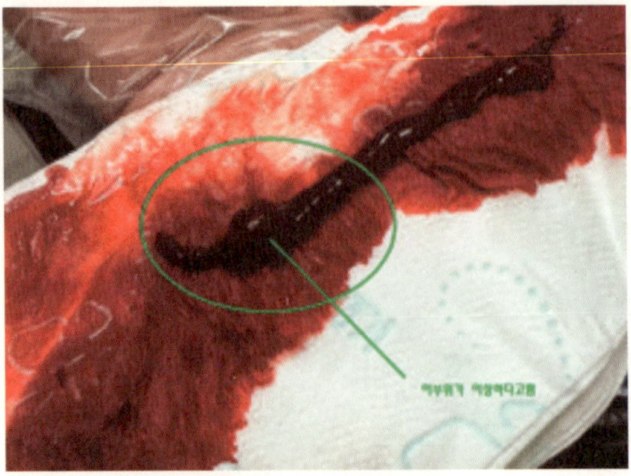

사혈 후 저자의 머리에서 나온 진한 피떡 1)

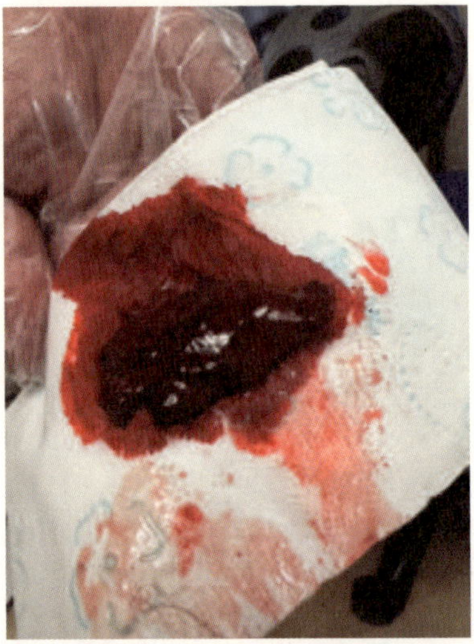

사혈 후 저자의 머리에서 나온 진한 피떡 2)

(이 내용들은 제[전기엽]가 위의 환자를 본원에 입원하도록 권하고 인터뷰하면서 얻게 된 내용입니다.)

- 인지 능력이 정상의 90프로 정도 떨어졌다면 고압 산소를 하고 나서 후각이 조금 돌아옴. 병원을 가야 하는 이유를 까먹고 내 증상을 까먹기 시작했는데 고압 산소 이후에 그 내용을 까먹는 증상이 사라짐 약간의

인지 능력이 향상. 그럼에도 수명이 얼마 남지 않았다 느꼈지만 사혈 이후 약간의 인지 능력이 더 향상되고 수명이 조금 더 늘었다라는 게 느껴짐.

- 이때 사혈 효과는 머리를 답답하게 하고 산소가 안 통하게 하는 불쾌한 느낌의 혈전 느낌이 사라지고 후각이 돌아오고 정보처리 속도가 어느 정도 좋아진 상태에서 유지가 됨. 확실히 효과가 있었음.
- 혈전의 문제는 맞아 보이나 문제는 아직도 남아있는 혈전 때문에 다른 기능들이 안 살아나는 것, 아니면 자가 면역 체계가 또 활성화 되어 공격할 것에 대한 무서움, 이미 뇌의 산소 공급이 오랫동안 되지 않아 뇌 기능이 죽어 있을 가능성에 대한 두려움이 있음.
- 정신이 약간 돌아온 이 때 죽기 전에 기록을 남기기 위하여 카페에 코로나 후유증인줄 알았던 필자는 코로나 후유증으로 목숨을 잃기 전 기록을 남긴다라고 글을 올렸고 이 글을 본 코로나 후유증 카페에서는 필자를 회원 탈퇴 및 영구 추방을 하였음.
- 해당 코로나 후유증 카페 방장은 필자랑 대화를 해봤는데 일베를 하는 것 같다라는 명목하에 다른 분들에게 설명을 하였지만 필자는 일베도 모르고 방장과 대화를 한적이 없음. 반대로 필자가 오히려 왜 나를 탈퇴시키냐며 방장과 전화 및 카톡 대화를 신청했지만 답장이 없었음.
- 이로 인해 코로나 후유증 카페에서 정말 치료에 효과가 있는 사람들이 글을 올릴 때 추방을 한다는 느낌이 들고 뭔가 잘못되었다라는 것을 인지하였음. 그러던 중 네이버 쪽지로 여러 명이 쪽지가 왔는데 내 증상은 코로나나 일반 질병이 아니고 백신 후유증이라며 빨리 코진의 병원을 가보라는 쪽지가 여러 개 오기 시작함.
- 필자는 어짜피 죽을 목숨 지푸라기라도 잡자는 심정으로 내용을 받아

들이고 병원을 찾아갔고 정말 기적적으로 어떤 약물과 치료 양방 한의학에서는 고치지 못하는 병을 단순히 구충제를 먹고 호전되기 시작함. 지금은 조금씩 나아지고 있는 상황이며 정상 생활로 돌아가기 위해 최선을 다하고 있음. 정말 의료 지식이 무지하지만 경험하고 찾아낸 경험을 적어 두었습니다.

요약

- 4월 12-13일 정도 코로나 확진 / 병원을 가진 않고 키트로 나옴/ 친구들과 노래타운에서 노래부르며 확진 키트 약 20번 정도 진행 (이 시기엔 머리에 이상이 없었음)
- mri(건강검진) 및 병원 수액 약 30-40번 정도 맞음 / 경두개자극술 (우울불안전기치료) 약 10회를 진행하면서 점점 머리가 이상해지더니 인지 장애가 극도로 심해짐.
- 필자는 2년 동안 현미밥 닭가슴살 오전 웨이트 운동 주 6-7회 저녁 유산소 운동 40-50분 공원 뛰기를 하며 건강에 아무 문제가 없었으며 체지방 10프로를 유지하며 최고의 컨디션일 때 위의 증상들이 시작됨.

37] 82세, 여자, 경기도 수원시, 5번 접종.

(현황) 2023/1- 기력이 하나도 없으심, 걷지를 못하고 정신 기운도 많이 떨어지고 걸을 수가 없어서 누워서 대소변을 받아 내고 있으심. 말도 잘 하지 못하나 눈망울을 보면 정신이 완전히 흐린 것은 아닌 것으로 보임.

(2022년 12월) 한림대 동탄병원에서 A형 독감으로 입원하여 퇴원 중에 다시 쓰러짐.

- 원래 약간의 천식과 뇌혈전의 과거력이 있으심.

• 치매가 있으심; 뇌 MRI, CT 정상.

• 예전에는 건강하셨음; 기독교 교인들이 다들 백신 맞음.

(백신 해독 상황)

• 2023년 4월 11일- 코로나-19 백신 해독 치료약 10 일분 처방해 드림.

• 이후 4개월 더 백신 해독 치료 권함(2023년 8월 말까지 해독 치료 권함).

(2022/4/14-4/15) 입원 치료, 보호자들이 수원에 살고 모친은 전주에 입원해서, 보호자들이 불편하므로, 수원에서 치료하겠다고 수원으로 가심.

(2023년 4월 22일) 재입원- 수원에서 입원 치료했으나, 상태가 오히려 악화되는 느낌을 받아서 다시 오심. 2023년 4월 29일까지 입원하심)⇨ 본원에서 입원하고 코로나-19 백신 해독 치료를 일 주일간 지속하여, 환자분이 걸을 수도 있게 되고, 정신 기운도 많이 좋아지셔서 퇴원하심.

• 2023년 4월 14일 말초혈액 독물 검사를 시행하심.

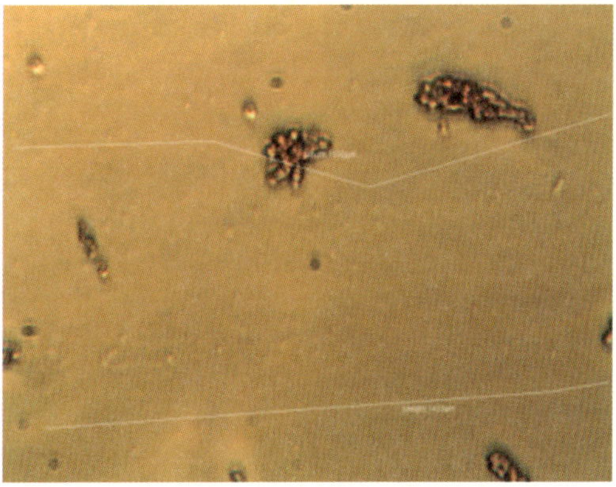

[2023/4/14 본원에서 시행한 말초 혈액 독성 검사상, 30분간 2500회 원심분리한 후에 얻어진 상층액의 250배율 현미경 사진에서, 적혈구가 혈전을 형성하는 것처럼 군집된 모양을 보이며, 혈구들을 산화 그라핀이 둘러싸고 있다. 바닥에는 염증성 세포 또는 양자점 또는 산화 그라핀의 미세한 조각들이 중앙 쪽에 널려 있다. 혈액 내에서 코로나-19 백신의 영향으로 혈전이 형성되고 있는 것으로 사료되었다.]

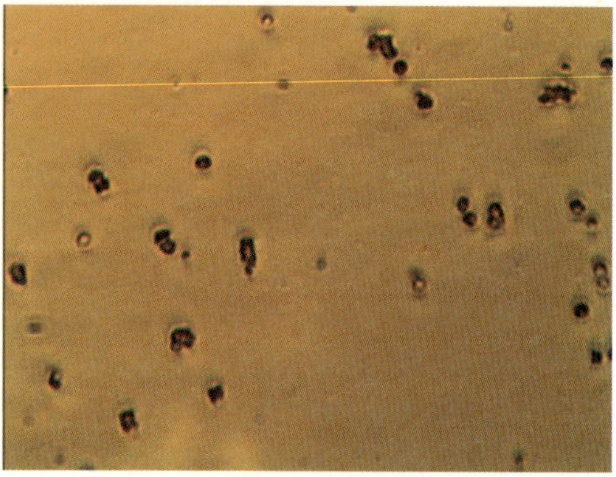

[2023/4/14 본원에서 시행한 말초 혈액 독성 검사상, 30분간 2500회 원심분리한 후에 얻어진 상층액의 250배율 현미경 사진에서, 적혈구가 전부 산화 그라핀으로 둘러싸여 있고, 산화 그라핀 쪽으로 변화해 가는 모습을 보인다. 산화 그라핀이 많아지면 혈전 형성이 좀 더 광범위하게 일어나게 될 것으로 사료되어, 혈전 예방 치료 및 산화 그라핀 제거 치료가 시급함을 보여준다.]

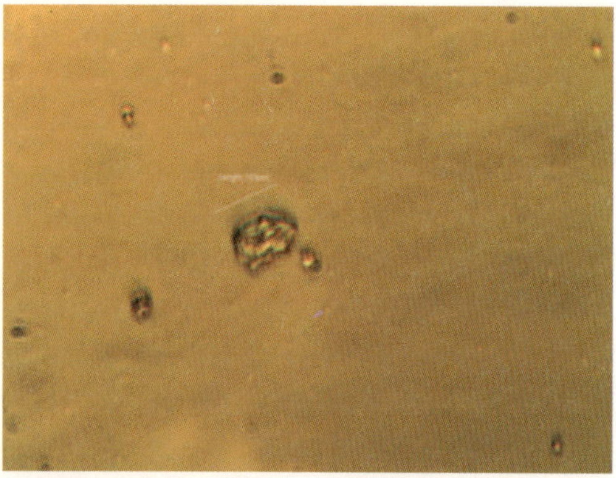

[2023/4/14 본원에서 시행한 말초 혈액 독성 검사상, 30분간 2500회 원심분리한 후에 얻어진 상층액의 250배율 현미경 사진에서, 중앙 쪽에 새롭게 형성된 169마이크로미터의 산화 그라핀 조각을 보여준다. 코로나-19 백신 접종 후에 산화 그라핀이 혈액 내에서 점차로 그 세력을 확장해가는 경향을 보이고 있어서, 상태가 나빠지는 방향으로 진행될 가능성이 있음을 유추할 수 있다.]

• 아래 글은 위 82세 여자 분께서 직접 글을 쓸 수가 없기에, 수원 시청에 다니시는 따님이 정리하여서 주신 글입니다.

백신 후유증 기록 일지 (만 82세- 여성, 5번 코로나-19 실험용 화이자 백신 접종)

나이도 있고 남편이 투석 환자이기 때문에 코로나 백신 접종을 5차까지 맞았다. 4차까지도 부작용이 없었기에 큰 부담감을 갖지 않았다. 그런데 2022년 12월 5차 접종 이후 갑자기 다리에 힘이 빠져 일어서기도 힘들고 걸을 수도 없어서 자녀들의 도움으로 가까운 내과에서 수액을 맞았다. 의사 선생님이 이후에도 기운이 없거나 증상에 호전이 없으면 큰 병원에 가라는 말씀을 하셨다. 집에 가서 하룻밤을 보냈지만 증상은 전혀 좋아질 기미가 없어 "119 불러 대학병원에 갔다. 도착 후 코로나 검사와 독감 검사를 받았다. 결과 "A형 독감"과 "천식"이 심하다고 했다.

몇 해 전 천식이 있어 치료를 받았는데 재발한 것이었다. "폐 CT"와 "뇌 CT" 검사도 함께 받았다. 뇌 CT 결과는 아무런 증상도 발견되지 않았으나 폐 CT에서는 "염증"이 있다고 나왔다.

그래서 일주일간 입원해서 치료를 받고 "퇴원하는 날" 병원 로비를 걷던 도중 갑자기 힘없이 쓰러졌다. 다행히도 간호사들 앞에서 쓰러져 빠른 대처를 할 수 있었고 집에 가다가 이런 증상이 생겼으면 아마 주님 품으로 바로 갔을 것이라 들었다. 당시 혈압이 200 이상이었고 산소포화도 너무 낮았다고 들었다. 그래서 바로 중환자실로 옮겨졌고 "심장초음파"를 통해 "혈전"이 발견되어 중환자실에서 이틀 치료를 받은 후 (혈전 녹이는 주사) 일반 병실로 옮겨 일주일간 혈전 약 치료를 받고 산소포화도 계속 치료 받으며 체크했다. 혈압은 중환자실로 옮겨졌을 때 바로 떨어지긴 했지만 아직도 조금씩 녹여야 한다고 한다. 혈전약을 6개월-1년간 복용해야 한다는 처방을 받고 퇴원을 했다.

그런데 이제는 입맛이 없어서 식사를 잘 못하게 되어 기력도 떨어지고 두통과 어지럼증이 동반되고 있었다. 입맛을 돌게 하기 위해 항암 치료

환자들이 먹는 약을 일주일간 복용하고 보약도 한달간 먹었다. 조금씩 입맛을 되찾아 갔지만, 앉으면 몸이 자꾸 왼쪽으로 기울어지고 걸을 때도 한쪽으로 치우쳐지고 다리에 힘이 여전히 없어 도움이 없이는 걷지도 못해 신경과를 찾아가 "뇌 MRI"를 찍어보았다. 하지만 아무 이상도 없었다. 혈관은 동맥경화도 없고 동년배들보다 건강하다고 했다. 원인이 뭔지 도저히 못 찾고 있을 때 둘째 딸 직장 동료가 나이도 젊은데 나와 비슷한 증세라서 여기저기 알아본 끝에 전주에 있는 "홉킨스 전일내과"에서 치료를 받고 건강해져서 다시 복직했다는 소식을 듣게 되었다. 원인은 "코로나 백신 부작용"이라는 것이었다. 어떤 병원에서도 알아내지 못했고 말하지 않았고 생각도 못한 결과였다.

수원에서 전주까지는 거리가 멀어 우선 비대면으로 원장님과 통화해 치료 약을 1차로 10일 처방을 받았지만 나이가 많기에 의사 선생님을 직접 만나 검사를 받아보자는 자녀들의 권유에 먼 거리임에도 불구하고 내원하게 되었다. 선생님의 권유로 10일 정도 입원하면서 심전도 검사, 혈액 검사 등을 한 후, 면역 증가 치료와 코로나 백신 해독 치료를 하면서 영양을 보충할 수 있는 수액 5가지를 맞았다. 입원 당시는 멍한 상태로 의식도 별로 없고 다리에 힘이 거의 없었다. 입원해서 사흘 후부터 차츰 변화가 생겼다. 한쪽으로 기울어졌던 몸도 바로 앉게 되었고 다리에 힘이 조금씩 생기기 시작했고, 낯 빛도 생기가 돌고 있었다.

백신 부작용을 치료하는 데는 평소 우리가 알지만 제대로 챙겨 먹지 못했던 비타민 C, D, 아연 등이 좋다고 한다. 그래서 퇴원 후에도 꼬박꼬박 챙겨 먹으려 한다. 또한 청국장환, 솔잎가루, 단백질 보조 식품 등도 함께 먹으면 좋다고 말씀하셨다. 이번 경험을 통해 검증되지도 않은 예방접종보다는 익히 잘 알려진 영양제나 식품이 우리의 건강 특히 "나의 건강 지킴이"라는 것을 깨닫게 되었다. 조금씩 나의 몸에 건강 신호등을 밝혀 주시는 "홉킨스 전일내과" 원장님께 감사의 말씀을 전하고 싶다. 또한 입원해 있는 동안 편하고 친절하게 해 주신 간호사님들과 청결히 방도 정리해 주신 청소 여사님께도 감사의 말씀을 드린다.

38] 67세, 여자, 부산 해운대구, 비접종, pcr- 2 번, 확진 없음.

(현황) 백신- 비접종, pcr-2번; 확진 없음; 몸에 두드러기 일어남; 어제 찐방 먹고 나서 간지럽고 몸에 두드러기 일어남; 심하게 간지러움 동반; 진물이 많이 나심; 부운 곳이 염증이 심하여 살이 부풀어 올라와 있음.

- 복막염 수술을 늦게 한 후로 몸에 두드러기 일어남.
- 5년전 자궁적출 수술 후에 돼지고기 먹고 두드러기 일어남.
- 횟집에서 음식 먹고 양측 팔에 두드러기 일어남.

(해독 치료 및 경과)

- 2023년 4월 6일 혈액 검사: D-dimer 0.79 > 0.5 mg/L 로 증가된 상태; 호산구 8.1% > 6으로 증가된 상태; 중성 지방 279 mg/dL > 150으로 증가된 상태.
- 2023년 4월 5일- 코로나-19 백신 해독 (백신 쉐딩으로 인한 해독) 약 10일분 투약해 드림
- 2023년 4월 6일-4월 17일까지 입원 치료함.
- 입원 치료 후 호전되어 퇴원함.

- 다음 3장의 사진은 2023년 4월 10일 입원 당시의 말초 혈액 독성 검사 소견입니다.

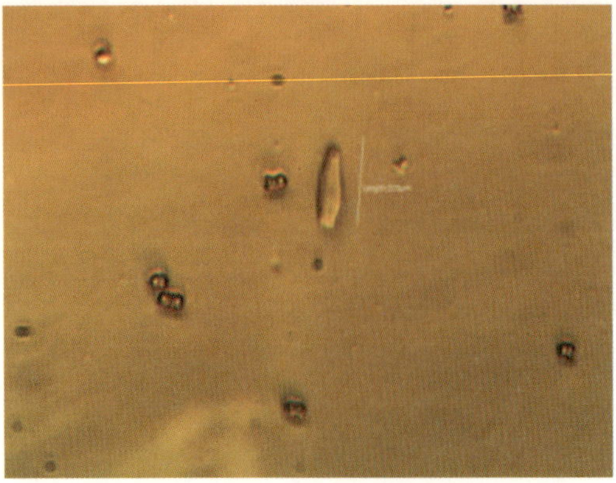

[2023/4/10 본원에서 시행한 말초 혈액 독성 검사상, 30분간 2500회 원심분리한 후에 얻어진 상층액의 250배율 현미경 사진에서, 중앙 쪽에 새롭게 형성된 204마이크로미터의 산화 그라핀 조각을 보여준다. 주변의 적혈구들도 연전 현상을 보이고 주변으로 산화 그라핀이 둘러싸고 있어서, 질병이 계속 진행되고 있는 것을 유추할 수 있다.]

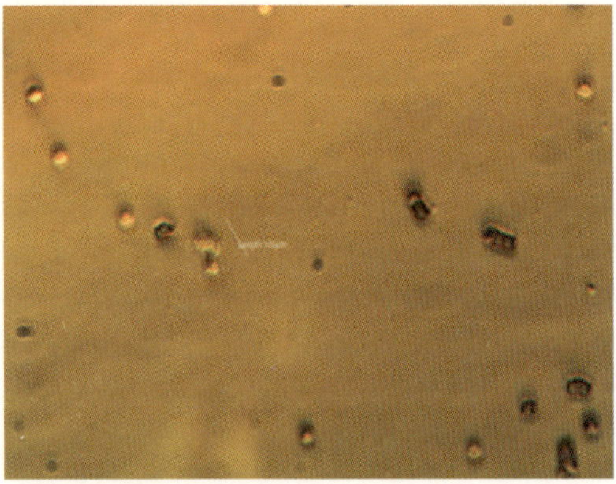

[2023/4/10 본원에서 시행한 말초 혈액 독성 검사상, 30분간 2500회 원심분리한 후에 얻어진 상층액의 250배율 현미경 사진에서, 중앙에서 9시 방향 쪽으로 새롭게 형성된 105마이크로미터의 산화 그라핀이 형성 중인 것을 보여준다. 주변의 적혈구들도 연전되어 있거나 뭉쳐 있고 적혈구 주변으로 산화 그라핀이 둘러 있어서 점차로 산화 그라핀 생성이 이루어지고 있는 양상, 즉 질병이 악화될 수 있는 방향으로 진행 중인 것으로 보인다.]

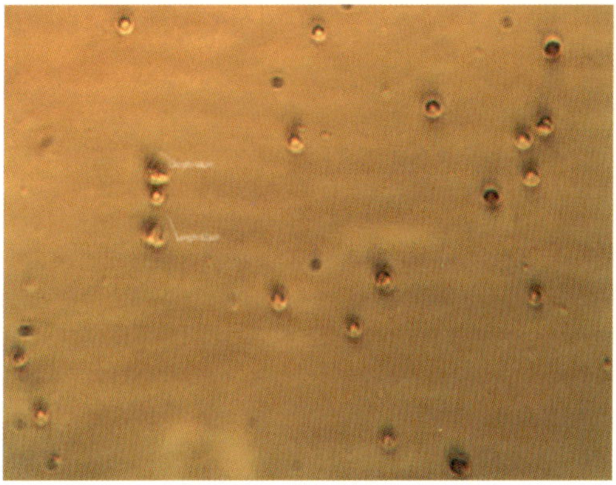

[2023/4/10 본원에서 시행한 말초 혈액 독성 검사 상, 30분간 2500회 원심분리한 후에 얻어진 상층액의 250 배율 현미경 사진에서, 보이는 적혈구들의 일부는 이미 산화 그라핀 모양으로 변화한 것을 볼 수 있고, 그 나머지 적혈구들은 주변으로 산화 그라핀 띠가 둘러쳐져 있는 것을 볼 수 있다. 산화 그라핀이 형성되는 방향으로, 즉 상태가 악화되고 있는 방향으로 병이 진행되고 있음을 유추할 수 있다.]

• 다음 글은 위 67세 여자 분께서 정리하여서 주신 글입니다.

백신 후유증 기록 일지 (만 67세- 여성, 비접종, pcr- 2회, 확진-없음)

• 2022년 2월쯤 쉐딩이 굉장히 심하게 왔음. 여러 사람과 식사를 마치고 집에 오면 배꼽 주위로 두드러기 현상이 2-3번쯤 일어나고 그 다음은 식사 자리 모임 자리를 피했음.

• 그라핀 때문에 정전기 일으키는 것으로 느낌, 전자파 받으면 두드러기가 악화해버림.

• 내 몸에서 정전기 유발, 염증 질환으로 몸이 붓고 가려워서 밤에 수면이 어려움.

• 2022년 5월쯤, 3월에 "팻트 PET,로 전신 검사 했으나 양호하여 건강에 신경을 쓰지 않았는데, 5월쯤 복막염(맹장이 터져 3일 지나 수술하였음).

• 2022년 10월쯤 돼지고기 먹고 온몸에 두드러기 현상 단식으로 다스렸음.

• 무슨 이유인지 모르나 2023년 3월 17일 양팔에 두드러기가 생기더니 진행이 빨리 되어 피부과에서는 접촉성 피부염이고, 아무리 건강해도 이런 증상이 생긴다고 선생님의 말씀. 3일치 약을 복용 효과 없었음.

• 가정의학 병원에서 건강에 좋다는 수액과 주사를 2주간 계속하였으나 양팔, 손등, 얼굴까지 계속 두드러기 현상이 나타남.

• 수소문하여 전주 홉킨스 전일내과(전기엽 선생님) 병원에 4월 6일에 입원 치료 받게 되었습니다.

• 선생님의 지극한 정성으로 4월 17일 거의 아물어 생활에 지장이 없을 것 같아서 퇴원을 합니다.

홉킨스 전일내과 선생님, 간호사님.... 여러분의 수고와 노고에 감사합니다.

39] 31세, 여자, 부산 해운대구, 비접종, 확진 없음.

(현황) 비접종, 서울 아산 병원 알러지 검사 정상; 기침, 가래, 두통, 목이 가렵고 빨갛게 달아올라 있고 가려움; 피부가 가려움; 모친 찍어 온 피부 사진은 피부 알러지 질환이 엄청 심하고 수포까지 생기기도 함;

(코로나-19 백신 해독 경과)

• 2023/4/5, 코로나-19 백신 해독 치료제 10일분 투약함.

• 2023년 4월 6일-4월 17일까지 입원 치료하여 호전되어 퇴원함.

• 다음 3장의 사진은 본 환자분의 입원 당시의 말초 혈액 독성 검사 소견입니다.

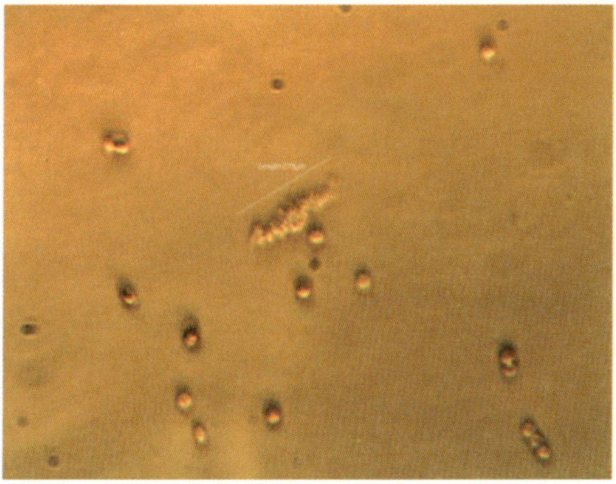

[2023/4/10 본원에서 시행한 말초 혈액 독성 검사상, 30분간 2500회 원심분리한 후에 얻어진 상층액의 250배율 현미경 사진에서, 중앙에 277마이크로미터 크기의 산화 그라핀이 형성되어 가는 것이 보인다. 주변의 일부 적혈구들에도 산화 그라핀 띠가 둘러쳐져 있는 것을 볼 수 있다. 바닥에 염증성 세포, 양자점, 산화 그라핀 조각들이 적은 것으로 보아, 상당히 높은 면역력을 가지고 있기는 해도, 몸 안에서 산화 그라핀이 형성되어 가는 것을 볼 때 해독을 하는 것이 권장된다.]

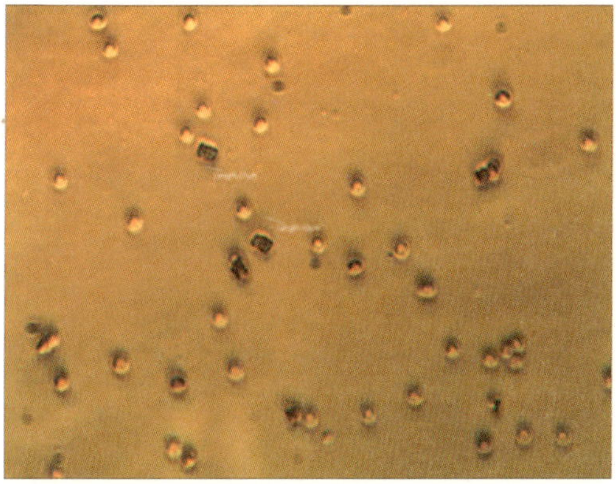

[2023/4/10 본원에서 시행한 말초 혈액 독성 검사상, 30분간 2500회 원심분리한 후에 얻어진 상층액의 250배율 현미경 사진에서, 보이는 적혈구들의 일부는 이미 산화 그라핀 모양으로 변화하는 것을 볼 수 있다. 코로나-19 백신 해독을 해서 산화 그라핀을 제거해 주는 것이 좋을 것으로 사료되는 사진이다.]

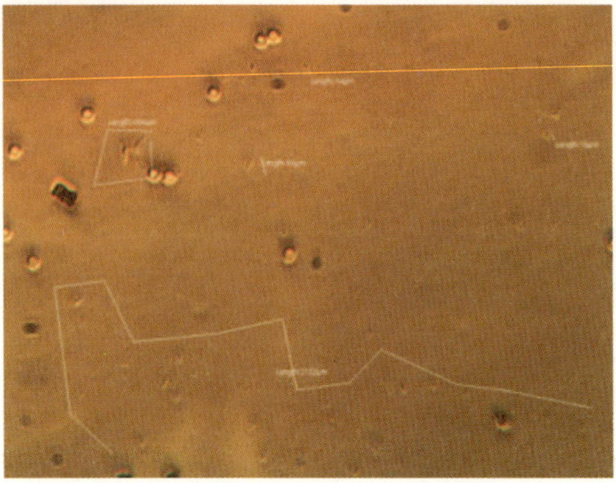

[2023/4/10 본원에서 시행한 말초 혈액 독성 검사상, 30분간 2500회 원심분리한 후에 얻어진 상층액의 250배율 현미경 사진에서, 다수의 산화 그라핀이 바닥 쪽에 잠겨 있는 것을 볼 수 있고, 적혈구 일부는 산화 그라핀으로 변화해 가는 과정으로 보인다. 바닥이 깨끗한 것으로 보아, 염증성 세포, 양자점, 산화 그라핀 조각들이 없는 것으로 사료되나, 짧은 시간이라도 백신 해독을 권하는 것이 좋겠다.]

• 아래 글은 위 31세 여자 분께서 정리하여서 주신 글입니다.

백신 후유증 기록 일지 (만 31세- 여성, 비접종, 확진-없음)

백신 0차 미접종자입니다.

• 2022년 4월부터 간헐적으로 두드러기가 올라오고 간지러운 증상이 있었습니다. 사람들이 많은 곳에 가면 속이 울렁거리고 눈이 따갑고 머리가 멍해져서 사람들을 피해서 다녔습니다.

• 그리고 외식 후 속이 안 좋고 두드러기 증상을 작년부터 계속 겪고 있습니다. 알러지 증상인줄 알고 서울 큰 병원 알러지 내과에서 검사 받았으나 본인은 음식 먼지 알러지 증상이 하나도 없어 이유 없는 만성 특발성 두드러기 진단만 받았습니다.

• 흔한 음식 알러지도 없는데 최근에 얼굴 턱 옆쪽으로 올라옵니다.

- 그리고 막힌 공간, 예를 들어, 차 안 대중교통(지하철)을 기피하게 되었습니다(속이 울렁거려서).
- 사람 많은 곳에 가면 자궁 쪽이 약간 쿡쿡 쑤시는 느낌도 들 때가 있었음.
- 다른 비접종 친구도 동일한 증상을 겪었다고 했습니다.
- 수소문하여 어머니와 함께 전주 홉킨스 전일내과(전기엽 선생님) 병원에 4월 6일에 입원치료 받게 되었습니다.
- 좋아져서 퇴원합니다. 홉킨스 전일내과 원장님, 간호사님....감사합니다.

40] 53세, 남자, 익산시, 2021년 10월, 화이자 1차 주사.

(현황) 2021/10- 화이자 맞고, 11월부터- 119 실려서 3번 원대병원 응급실 방문.

- 이명이 시작되면서 머리에서 벌레 같은 것이 꾸물꾸물 거리고, 심한 두통, 오한이 생김.
- 눈을 뜨고 있는 상태에서 몸이 붕 뜨고 느낌이 들고 공포감이 몰려와서 정신과에서 공황장애 치료 받음
- 환각 환청 증상이 생겨서, 피부에서 또 머릿속에서 벌레가 꾸물꾸물 움직이는 느낌을 강하게 받고 머리 속에서 죽으라는 말이 들림.

(코로나-19 백신 해독 경과)

- 2022년 2월 25일–지인의 소개로 홉킨스 전일내과 전화 처방 받음.
- 2022년 2월 26일부터 3월 25일까지 입원해서 코로나-19 백신 해독 치료 받음.
- 2022/3/26, 증상이 많이 호전되어 퇴원하고 38일간 코로나-19 해독약 투약 받음.

- 2022/4/5, 2022/5/3, 2022/6/17, 2022/8/20, 2022/10/26, 2022/12/21코로나-19 백신 해독 치료약 30일분 투약함.
- 2022/8/24, 원대병원에서는 백신이 심장병을 일으켰을 수도 있겠다고 맥박 170회, 심방 세동… 하면서도 백신 후유증 소견서는 써 주지 않음.
- 2023/3/21, - 해독약을 안 먹었더니 요즘 이명과 두통이 다시 생김; 지금은 원대에서 심장병 약만 먹고 있음; 심장이 더욱 두근거리고 쿡쿡 찌르고 아픔; 우측 얼굴 안쪽의 뇌에서 뭐가 걸쳐져 있는 느낌을 받고, 머리 속이 땅기고 벌레가 기어가는 느낌—코로나-19 백신 해독 치료약 38일분 투약함.
- 2023/4/19- 코로나-19 백신 해독 치료약 30일분 투약함.

- 아래 글은 위 53세 남자 분께서 정리하여서 주신 글입니다.

백신 후유증 기록 일지 (만 53세- 남성, 2021년 10월-화이자 1번 접종)

- 2021년 11월 화이자 백신 2차 접종.
  저는 50대 초반의 중년 남성으로 약 한 번 먹지 않고 최근에 감기 한 번 걸리지 않아 병원은 어렸을 때 다쳐서 골절 수술 한 번 하구 맹장염 수술로 입원한 기억밖에 없는 평범한 사람이었습니다. 술은 즐겨 마시는 편이어서 밥 먹으면서 반주로 가끔 마셨구요. 술을 자주 마셨지만 혈액 검사는 깨끗한 편이었구 당 또한 정상 수치였구요.
- 이러함에 저와 병원과는 거리가 먼 사람이라 생각하면서 열심히 직장 생활하면서 여가 활동도 하면서 긍정적으로 웃으면서 하루하루 살았구요.
- 이러한 평범한 일상이 지옥으로 바뀌는 일이 일어났습니다. 코로나 백

신 접종 3주 후부터 저에 일상은 평범함이 아닌 지옥의 출발점이 되었습니다.

- 접종 3주. 처음 증세는 술을 평소처럼 마셨는데 술이 취하질 않는 것이었습니다. 저의 주량을 넘겨도 취하지도 않고 잠을 쉽사리 이를 수 없는 것, 그러다 말겠지 하구 별생각 없이 하루하루 보냈습니다.
- 그로부터 일주일 정도 지나 오른쪽 머리 부분이 슬슬 조여오는 듯한 느낌이 들었고, 아프기보다는 불쾌한 느낌이 들었구요. 조금 피곤해서 그런가보다하구 진통제로 넘겼구요.
- 그런데 시간이 지날수록 머리 조여오는 횟수는 점점 늘어나서 극심한 두통에 얼굴이 홍조로 인한 열감이 올라오고 정신까지 혼미해졌고, 사물이 겹쳐보이는 복시 증상까지 생겼습니다.
- 119 타고 응급실 달려가 CT 촬영하구 의사 선생님 왈 별 이상 없으니 퇴원해도 된다하여 다행이다 생각하구 퇴원해 다시 일상으로 돌아왔는데 두통은 또다시 점점 심해졌습니다.
- 다시 119 응급실 입원. 이번에는 CT 촬영에 MRI 촬영하니 머릿속 대동맥 쪽에 막힘이 의심된다는 것 다시 입원하여 좀 더 검사가 필요하기에 입원하게 되었습니다.
- 검사 결과 두통의 원인은 대동맥이 혈전으로 막혀서이구 그 막힌 혈관에 스템프관 시술을 해야 하는데 그 막힘이 심해 위험하다는 의사의 견해에 저는 하늘이 무너져 내리는 심정이 들었구요.
- 그렇게 하루 지난 후에 병원에서 다시 한번 MRI 찍어보자는 것이었습니다. 그런데 이번 MRI 검사 비용은 무료로 해준다는 것이었습니다. 무료로 한다는 것이 좀 이상했지만 다시 검사했습니다.

- 검사 결과 보고 의사 선생님 왈 뇌 사진 다시 판독한 결과 대동맥 막힘은 오진이구요. 두통은 긴장성 두통이니 약 먹으면 괜찮으니 퇴원하라는 것이었습니다.
- 그 말에 저는 기쁜 마음으로 퇴원 후 운동도 열심히 하구 처방해준 약도 꼬박꼬박 챙기면서 다시 일상생활 하였구요.
- 하지만 웬걸! 두통은 나아질 기미도 없고 거기에 더해 어깨는 쌀 한가마니 얹어 놓은 것처럼 무겁고 목 통증까지 더했습니다. 머릿속에서 벌레가 기어다니는 느낌까지 점점 더 심해짐에 공황 상태에 빠져 과호흡까지 걸려 숨도 제대로 쉬지도 못할 발작까지 겪게 되었구요. 시력 또한 악화되었습니다.
- 하지만 병원 검사 결과 믿고 참으면서 약 복용했지만 나아지질 않구요. 주위 사람들이 내가 공황장애나 화병이 의심 된다구 정신병원 진료 받아 보라구도 하시더라구요.
- 공황장애 약 먹고 약간만 좋아질 뿐 증상이 계속 남아 있어서 홉킨스 전일내과 소개받고 투약하고, 입원 치료하였습니다.
- 증상이 많이 좋아져서 퇴원했고, 백신 후유증 치료를 하다가 어느 시점에서 괜찮겠지 하고선 2022년 12월에 약을 끊었어요. 그리고 원대병원에서 준 심장병 약만 먹었어요.
- 3개월쯤 지난 2023년 3월경에 해독약을 안 먹었더니 요즘 이명과 두통이 다시 생기고, 심장이 더욱 두근거리고 쿡쿡 찌르고 아팠어요.
- 우측 얼굴 안쪽의 뇌에서 뭐가 걸쳐져 있는 느낌을 받고, 머리 속이 땅기고 벌레가 기어가는 느낌을 받아서 다시 홉킨스 전일내과 방문하여 코로나-19 백신 해독 치료약 38일분 투약받고 먹고 있습니다.

2023년 3월

41] 41세, 여자, 울산시 중구, 원래 아토피성 피부염 있는 비접종 환자.

(현황) 비접종 60키로; 남편-도박빚으로 자산. 한정승인, 장례금도 시어머니가 가져 가심; 2021/2 사망.

- 시어머니, 친정어머니 백신 접종.
- 애들과 자신의 얼굴에서 검은 것이 나오고 머리의 피부가 진물러서 진물이 나오고 있음; 2021/6월부터 피부과 치료받았으나 치료받을 때 뿐이고 잘 좋아지지도 않음.
- 남자 1, 여자 1 두 아이들을 혼자 먹여 살려야 함; 폐의 섬유화가 되어 있다고 하고, 백혈구 수치가 매우 낮아졌다고 함.
- 루푸스 검사는 정상; 간수치가 높게 나옴.

(백신 해독 치료 경과)

- 2022년 12월 21일, 울면서 전화 상담함. 30일분 백신 해독약 처방해 드림.
- 2022년 12월 27일- 2023년 2월 23일까지 입원 치료함.
- 2022년 12월 7일과 2023년 2월 13일, 2번 말초 혈액 독극물 검사 행함.
- 2023년 7월 현재, 두 아이 데리고 간호조무사 학원을 다니고, 병원 실습하면서, 실습 점수 100점 맞으면서, 꿋꿋하고 잘 살고 있음.

- 아래의 세 사진은 2021년 12월 29일 입원 당시의 말초혈액 독성 검사 결과입니다.

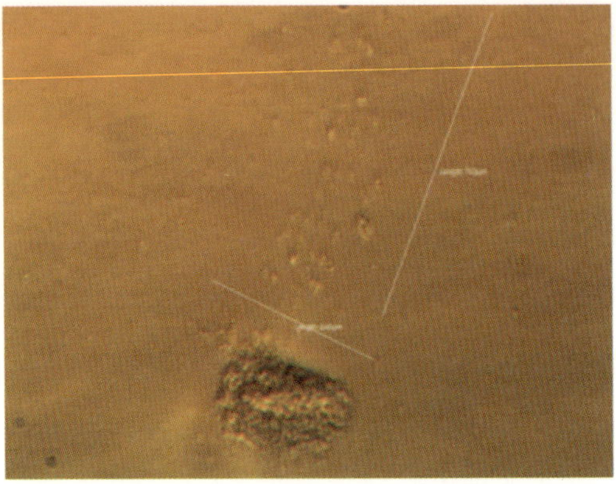

[2021/12/29 본원에서 시행한 말초 혈액 독성 검사상, 30분간 2500회 원심분리한 후에 얻어진 상층액의 250배율 현미경 사진에서, 791마이크로미터 크기의 산화 그라핀이 거의 다 형성되어 가고 있고, 주변으로도 수많은 산화 그라핀, 알갱이들이 위쪽으로 주변으로 많이 퍼져 있다. 주로 코로나-19 백신을 통해 우리 몸에 들어온 산화 그라핀(하이드로겔)은 MMS2 나 코로나-19 치료/예방/해독 프로토콜을 사용하고, 건강한 식품을 섭취함으로써 제거될 수 있다.]

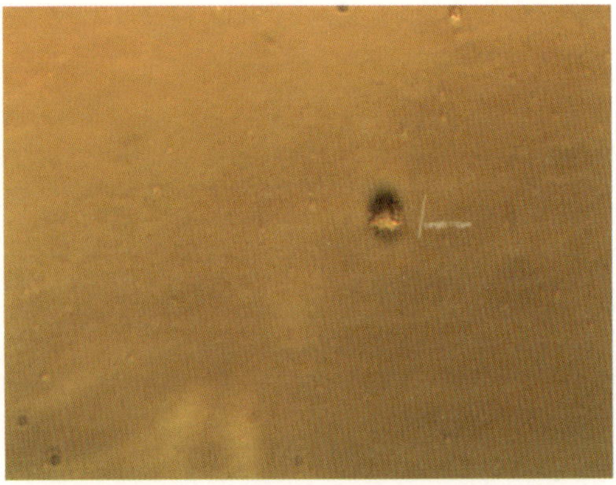

[2021/12/29 본원에서 시행한 말초 혈액 독성 검사상, 30분간 2500회 원심분리한 후에 얻어진 상층액의 250배율 현미경 사진에서, 중앙에서 3시 방향으로 109마이크로미터 크기의 둥그런 산화 그라핀이 생성 중임을 볼 수 있고, 바닥쪽으로도 많은 염증성 세포, 양자점, 산화 그라핀 조각들이 널려 있어서, 이것들을 제거해야 할 필요성이 있다는 것을 보여준다.]

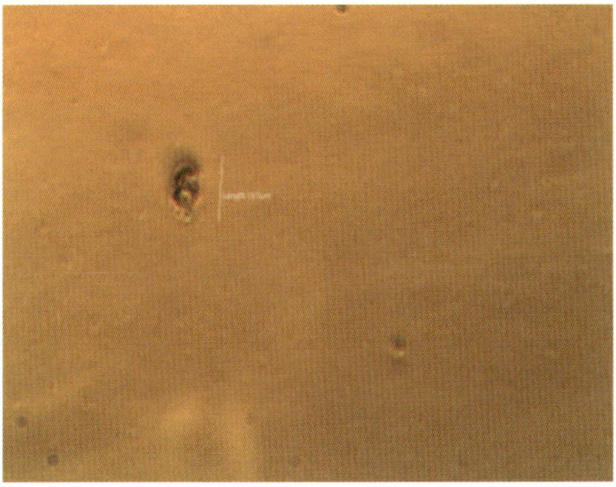

[2021/12/29 본원에서 시행한 말초 혈액 독성 검사상, 30분간 2500회 원심분리한 후에 얻어진 상층액의 250 배율 현미경 사진에서, 중앙에서 10시 방향 쪽으로 156마이크로미터 크기의 산화 그라핀이 보인다. 바닥쪽에도 미세한 증성 세포, 양자점, 산화 그라핀 조각들이 보인다. 코로나-19 백신 또는 쉐딩(shedding)으로 인한 해독을 하는 것이 좋겠다고 판단되었다.]

• 아래의 세 사진은 2022년 2월 15일 입원 치료 2달 후의 말초혈액 독성 검사 결과입니다

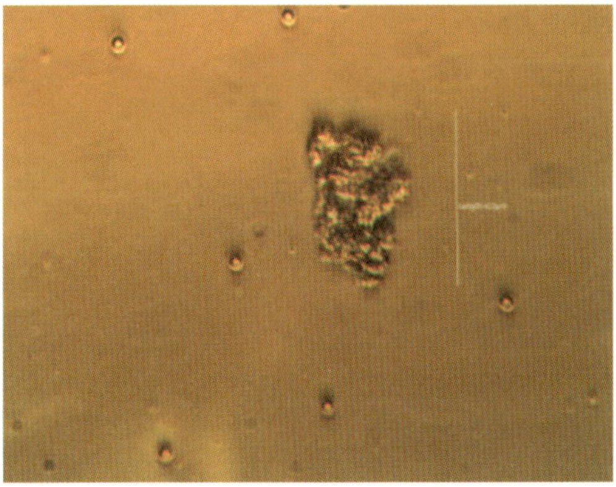

[2023/2/15 본원에서 시행한 말초 혈액 독성 검사상, 30분간 2500회 원심분리한 후에 얻어진 상층액의 250배율 현미경 사진에서, 중앙 쪽에 422마이크로미터의 커다란 산화 그라핀이 형성되어 있는 것이 보인다. 코로나-19 백신 해독을 해서 산화 그라핀을 제거할 것을 권한다.]

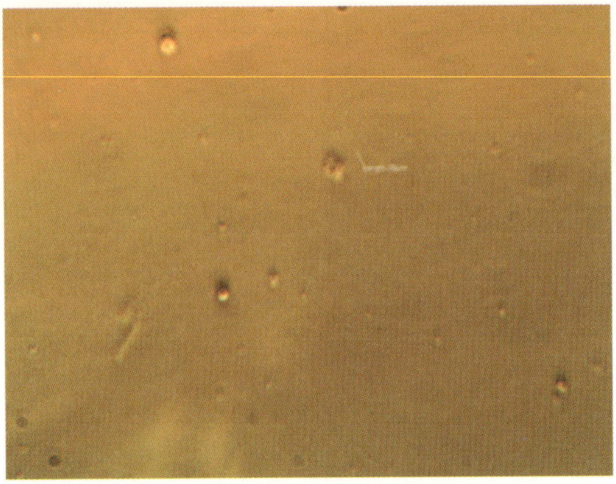

[2023/2/15 본원에서 시행한 말초 혈액 독성 검사상, 30분간 2500회 원심분리한 후에 얻어진 상층액의 250배율 현미경 사진에서, 중앙에서 1시 방향으로 49마이크로미터 크기의 작은 산화 그라핀이 조각 모임이 보인다. 바닥 쪽에도 작은 양자점, 염증성 세포, 산화 그라핀의 조각들이 보인다. 아직도 코로나-19 백신 해독이 필요함을 나타낸다.]

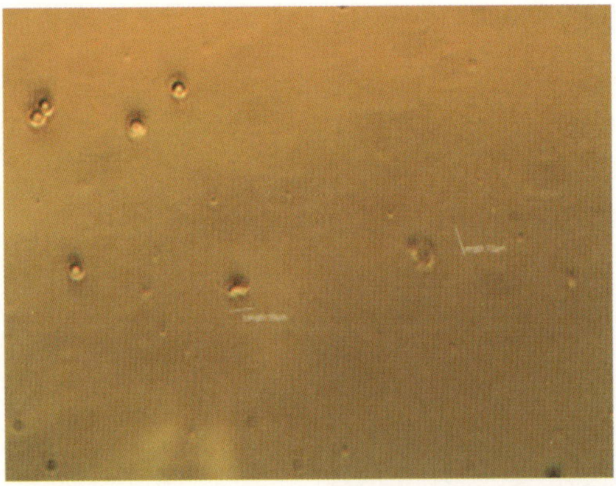

[2023/2/15 본원에서 시행한 말초 혈액 독성 검사상, 30분간 2500회 원심분리한 후에 얻어진 상층액의 250배율 현미경 사진에서, 3시 방향으로 72마이크로미터 크기의 산화 그라핀이 보이고, 그 외에도 58마이크로미터 크기의 작은 산화 그라핀이 보인다. 조금 더 코로나-19 백신 해독을 해야 함을 알 수가 있다.]

• 아래 글은 위 41세 여자 분께서 정리하여서 주신 글입니다.

백신 후유증 기록 일지 (만 41세- 여성, 원래 아토피 피부염, 비접종, 심한 쉐딩 현상)

• 저 개인 의견으로, 또 경험상 그라핀의 특징은 100도 이상의 끓는 물에서도 사멸하지 않는다. 200도 이상의 끓는 기름에서도 사멸하지 않는 듯하다. (다리미로는 죽는 것 같음)

• 가정집 냉동실의 최저 온도인 -23도에서도 생존하고, 피부 혀, 코 안, 귓속, 잇몸, 성기, 항문, 안구, 배꼽, 손발톱, 내부 장기에서도 번식하며 알을 낳고 알이 뚫고 나오면서 상처를 냄. 상처 부위에서 더 빠르게 번식을 하면서 염증 알러지 반응이 일어남.

• 상처가 잘 아물지 않고 나을 때는, 벌레에 물린 상처처럼 특이하게 구멍이 난 채로 회복됨.(진드기,옴의 상처와 비슷) 상처 부위 피부가 검은색으로 변함. 흑갈색 까만 후추 같이 생겼고 상처 주변이 날카롭게 생겼음.

• 알은 설탕같이 희거나 투명한데 번식하기 전엔 알이 주황빛을 띰, 직접적으로 다리미로 지지면 죽음. 분열을 하기도 하고 결합을 함. 피부를 건조하게 만들고(피부가 미세하게 갈라짐), 정전기가 심하고, 심할 때는 머리카락이 세로로 다 곤두서서 일어남.

• 플라스틱, 나무, 유리 사기, 스텐, 장판도 파고들고 뚫어버림.

• 벌레는 칼 같은 것으로 도려내야 할 만큼 피부 속으로 파고들어서 안 떨어짐.

• 컴퓨터, 휴대폰 불빛 같은 것에 강하게 반응(물만난 듯 피부에서 막 뛰쳐나옴).

• 반투명의 말랑말랑한 것도 있음.

• 물에서 번식하는 그라핀도 있으며 몸 자체가 닫는 모든 것들을(점성이 약간이라도 있는 액체 섬유 등) 그라핀화 시키는데 몇 분이 걸리지 않고 섬유는 그 보다 약간 긴 시간이 걸려서 모겔론화가 되는 것 같음.

• 2021년 8월 나의 배에 띠 모양의 상처가 여러 개 생겼고 급속하게 늘

어남.

- 며칠 지나지 않아 어깨와 등쪽 상처가 생기며 가려움.
- 2021년 9월 피부가 계속 가려웠으나 식당에서 일을 하고 있어서 병원에 가지 않고 유락신을 사다 바름(유락신을 바르고 나면, 피부가 스물스물 찌르릿 함).
- 2021년 10월 아이들 피부 전신에 독한 모기 물린 것 같은 상처가 많이 생김.
- 2021년 11월 일을 그만두고 아이들과 함께 마산 복지피부과에 갔으나 접촉성 피부염이라 하여 연고와 먹는 약(항히스타민, 스테로이드제)을 처방 받아서 꾸준히 바르고 복용(2022년10월경까지).
- 2022년 11월에 질병관리센터에 연락하여 이전에는 없었던 새로운 기생충이 집에 있다고 신고 했으나 방문했던 직원은 알지 못함.
- 그라핀을 수거해 갔으나 한달 뒤 어찌됐는지 연락해보니 코로나 시대에 장난전화 자꾸하지 말라고 하며 정신병원 다니라고 권유 받음.
- 며칠 지나지 않아 급속으로 피부가 심해짐. 피부가 짓무르고 진물이 나고 얼굴이 퉁퉁 부음. 어지러움, 두 번이나 중심을 못잡고 쓰러져서 다침.
- 2022년 11월에 친정 엄마도 저희 집에서 넘어져 다리뼈가 부러져 병원에 입원하심.
- 머리를 빗으면 까만 것들이 쏟아지듯 나옴. 투명하고 흰 알갱이들이 바닥에 떨어지는 소리가 날정도로 많이 떨어짐.
- 내가 더럽게 느껴짐. 무서움, 자살을 매일 생각함. 손에 세제가 닿으니 욱신욱신거리며 퉁퉁 하얗게 부음. 온 몸이 저리고 가려워서 잠을 못자고 고통스러움.
- 2022년 12월 지름~2cm의 둥근 상처가 다리 팔 얼굴 등에 생기고 급속으

로 늘어남. 통증과 진물 심함. 연고와 약을 계속 복용하고 바름. 피부과에서 스테로이드 주사를 일주일에 한번 맞고 포비돈 빨간 약 소독을 받고 옴. 집에서도 포비돈으로 소독하고 거즈로 상처를 덮어 놓았으나 계속 늘어남.

- 피부를 문지르기만 해도 까만 것들이 묻어나오고 온 집안을 점령했음. (바닥과 모든물건) 밤에는 한숨도 못 잠.
- 2023년 1월-2월 도저히 견디기 힘들어 머리를 삭발함. 삭발한 표면은 매끄러운 듯 보이나 연고를 바르면 하얀 것들이 계속 뚫고 나옴.
- 내 눈에 이물감이 심하고 시야가 흐림. 눈이 퉁퉁 부어서 괴로움. 정신이 돌아버림.
- 매일 증세에 대한 검색만 10시간씩 함.
- (21년10-22년 4월경까지 아이들 학교에서 의무적으로 1주일에 한번씩 자가키트를 하라고 하여 매주 실시함.)
- 혀와 입안의 점막, 눈 점막에서도 하얀 것들이 나오고 볼에 생긴 상처로 인해 볼에 구멍이 뚫임. 증상도 증상이지만 믿기 힘든 일을 겪고 있음에 정신이 돌아버릴 것 같음.
- 매일 울고 가려워서 잠을 못 잠. 체력이 너무나 저하되고 어지러움이 심함.
- 이 미친 존재가 결합하는 것을 봄. 격자십자형으로 결합함.
- 다들 나를 미친 사람으로 보는 듯하고 주변에서도 병원에서도 정신과 진료를 권유했으나 정신과 약을 이미 2년전부터 먹고 있었음.
- 매일 청소하고 진공청소리 돌돌이를 밀고 11키로 에탄올을 구입해서 천식 치료 약제를 소독하는데도 이 존재들은 기하급수적으로 늘어남.
- 지난 1년 이상 아이들을 소금과 약한 구연산을 혼합하여 2일에 한번 욕

조에 목욕시킴. 덕분에 아이들의 증상은 심하지 않은 것 같음(족욕도 자주 해줌).

- 피부과 약을 먹지 않으면 간지러움이 심해서 이후로도 꼬박꼬박 처방받고 스테로이드 주사를 계속 맞음.
- 친정 엄마가 우리집에서 벌레가 옮았다고 화가 나서 더 괴로움. 복지피부과에서 검사만 몇 번 진행했으나 계속 접촉성 피부염이라고 함.
- 2022년 3월 15일 아들 김민* 코로나 확진. 며칠 후 딸 김다*, 나 자신도 코로나로 확진되고 2022년 4월 10일까지 거동을 못하고 누워서 소변봄. 코로나 회복이 안 됨.
- 2022년 4월 마산에서 거의 모든 살림살이를 버리고 새집으로 이사함. 이사한 날 온몸이 욱신거리면서 다른 날보다 심하게 뚫고 나오는 것으로 괴로움(새로운 환경이나 공간으로 가면 많이 뚫고 나오는데 번식 능력 때문인 듯).
- 2022년 5월 깨끗하던 집이 내가 들어오면서 떨어진 후추 알갱이 같은 것들로 뒤덮힘. 이렇게 되기까지 이사하고 며칠 걸리지 않았고 심적으로 고통스러움을 겪음. 내가 세균 덩어리 혹은 괴물같이 느껴짐. 미친듯이 청소만 함. 예민해짐.
- 동강병원에서 피부 검사를 또 했지만 이상 없다고 함(이전 보다 피부가 더 심함). 이버멕틴, 클로퀸을 먹기 시작함(4월 이사하던 날 밤을 새며 구글링하다가 드디어 그라핀에 의한 증상 이라는 확신이 생김), 찌릿 거리는 느낌 때문에 못 견디겠음. 가끔씩 솔잎환을 먹고 비타민D, 비타민C, 멀티비타민, 글루타치온, 아연, NAC 먹기 시작.
- 이 상황을 벗어날 수 없다는 심적 고통 죽고 싶다는 생각만 들고 이러다가 자살을 실천할 것 같아서 "자살방지센터"에 다니기 시작함. 정신과는 계속 다니고 있으나 정신과 선생님마저도 말이 안 되는 얘기를 안

했으면 좋겠다는 식으로 말하고 신경안정제를 계속 추가함. (6개월째)

- 신경안정제를 계속 먹으면 머리가 바보가 됨. 1분전 있었던 일이나 들었던 말도 기억이 안 나고 아이들 밥을 차리거나 가방을 챙기는 간단한 일도 30분-1시간 이상 걸리고 멍함, 체력이 계속 떨어지고 눈 이물감과 통증으로 눈을 뜨기 힘든 지경까지 옴.
- 하루 4-5시간만 눈 뜨고 있었음. 두통도 2달 이상 된 시기였음. 몸에 전기가 흐르는 것 같고 정전기가 심해 류마티스 내과 검사도 했으나 류마티스가 아니라고 함. 심장쪽이 계속 찌릿하고 욱신거려서 잠들면 죽을까봐 잠을 못 잠.
- 2022년 9월 아이들 열이 심해 두 군데 병원을 다닌다 소아 청소년과에서 셋 다 메타뉴모바이러스 진단을 받음(이때 3일 동안 5번 정도 코로나 검사를 함) 검사 이틀후부터 코 점막에서 피가 나기 시작하더니 한달 반 정도 계속 남.
- 2022년 10월-11월 애들 피부를 보며 절망스러움. 내가 아이들 건강을 해치는 괴물 같아서 죽고 싶다는 생각만 들고 아무도 몰라준다. 저주를 받았다는 생각에 환각증세까지 겪음. 얼굴은 피부가 계속 벗겨지고 여전히 몸에서 그라핀이 엄청나옴.
- 2022년 12월 중순 글루타치온과 아연 이버멕틴을 등을 열심히 먹기 시작. 3일후부터 두피에서 진물이 나기 시작하고 죽고 싶은 고통과 잠들면 진짜 죽을 것 같은 두려움으로 두 가지 감점이 날 괴롭힘.
- 2022년 12월 27일 홉킨스 전일 내과 입원.
- 2023년 1월 25일 현재 진물은 멈췄고 두피에서도 진물이 나지 않으며 열려 있던 상처들은 대부분 아물었다.
- 그러나 증상이 심했어서 그런지 완치 상태는 아니고 여전히 하루 수십

개씩 뚫고 나오는 상처는 생긴다. 그러나 빨리 아문다 (번지지 않고), 체력도 좋아지고 심적인 안정도 되찾았다.

- 바디오일. 스테로이드 연고 그리고 바세린. 안티푸라민 등 오일기가 있는 로션 타입의 보습제를 바르면 피부에서 그라핀과 알이 나옴. 알코올 구연산 수를 발라도 나옴(그러나 사멸은 않고 자극이 심함). 그리고 피부를 더 건조하게함. 구충제를 물에 녹여서도 바르고 해도 나옴. 살충제 (파비, 비오킬) 로도 사멸 되지 않음. 차아염소산(락스) 세정 소독이 효과 있다고 하나 별로 못 느낌, 완전 사멸은 못 시키는 듯함.
- 포비돈 용액에 가장 빠르게 반응함 (피부에 1-2초 내로 튀어나옴).
- 발라 놓으면 침투하지 못함 (보호막을 형성하는 듯).
- 포비든 용액에 그라핀을 담그면 사멸하는 것 같음.

보습을 최대한 많이 해야함. 피부가 건조하면 칼날 같은 그라핀이 더 잘 파고드는 듯 함. 피부 수분을 다 뺏어감.

- 이 글을 쓰신 분을 코로나-19 백신 반대에 열심을 가지고 있어서, 전주에 입원하고 있을 때에도 딸과 함께, 전주 오거리와 한옥마을을 매월 돌면서 코로나-19 백신 접종 반대 및 해독을 외치고 계몽하는 〈전북 자유애국 시민 연합 모임〉에 참석하고, 울산에 가서도 백신 반대 모임에 참석하였고, 지금은 간호조무사 학원에서 전래 없던 우수한 성적으로 학원 공부와 병원 실습을 하고 있습니다.
- 저희와 같이 딸도 걸어서 오거리에서 한옥마을까지를 왕복하면서, 코로나-19 백신 반대와 해독 계몽 팜플렛을 나누어 주었고, 사람들이 그 아이가 나누어 주는 팜플렛을 잘 받았습니다. 지금도 그때의 모습이 눈에 선합니다.

42] 63세, 여자, 울산시 중구, 코로나-19 실험용 백신 3번 접종.

(현황) 코로나 3번 접종; 선전을 너무 많이 해서 혹 해서 접종함; 몸이 가렵고 긁으면 상처가 잘 아물지를 않음; 가래, 기침, 두통, 미열, 어지러움증, 소화 장애.

(백신 해독 치료 경과)

- 2022년 12월 27일- 2023년 2월 23일까지 입원 치료 함.
- 2022년 12월 7일, 말초 혈액 독극물 검사 행함

- 아래의 세 사진은 2021년 12월 29일 입원 당시의 말초혈액 독성 검사 결과입니다

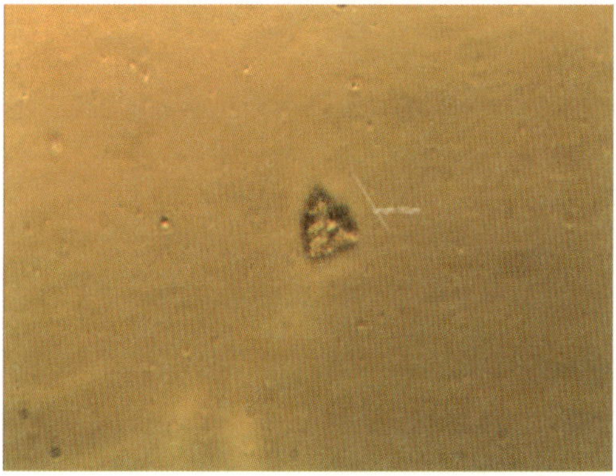

[2021/12/29 본원에서 시행한 말초 혈액 독성 검사상, 30분간 2500회 원심분리한 후에 얻어진 상층액의 250배율 현미경 사진에서, 중앙 쪽에 삼각형 모양의 161마이크로미터 크기의 산화 그라핀이 보인다. 그리고 바닥 쪽에도 상당히 많은 양자점, 염증성 세포, 산화 그라핀 조각의 작은 물체들이 보인다. 이들 이물질을 제거하기 위한 코로나-19 백신 해독이 요구된다.]

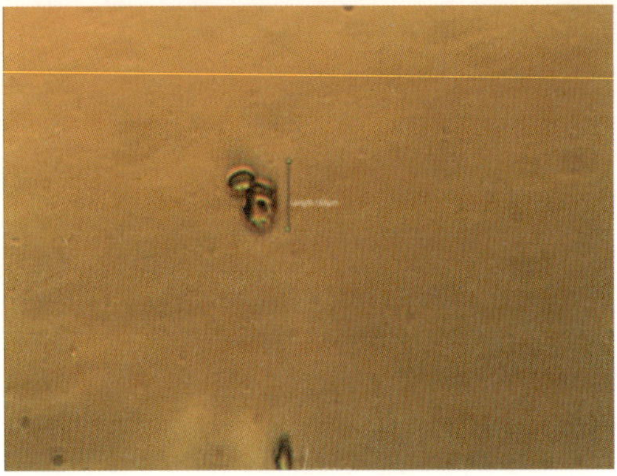

[2021/12/29 본원에서 시행한 말초 혈액 독성 검사상, 30분간 2500회 원심분리한 후에 얻어진 상층액의 250배율 현미경 사진에서, 중앙 쪽에 삼각형 모양의 161마이크로미터 크기의 산화 그라핀이 보인다. 그리고 아래쪽에 166마이크로미터 크기의 산화 그라핀(하이드로겔)이 보인다. 바닥은 작은 조각들이 흩어져 있으나 많지는 않다. 백신 해독을 권한다.]

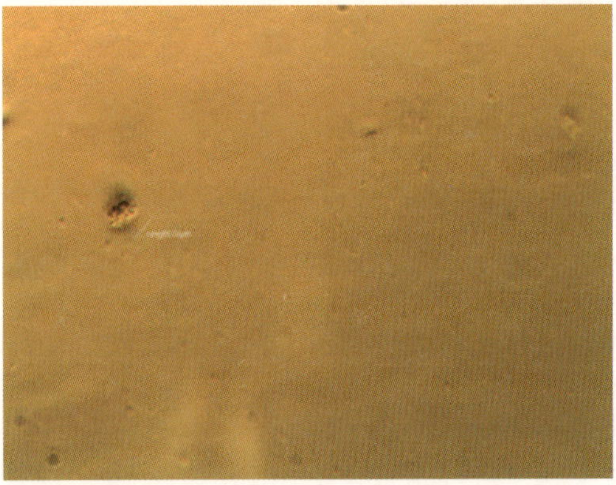

[2021/12/29 본원에서 시행한 말초 혈액 독성 검사상, 30분간 2500회 원심분리한 후에 얻어진 상층액의 250배율 현미경 사진에서, 중앙 쪽에 10시 방향으로 생성 중인 74마이크로미터 크기의 산화 그라핀이 보인다. 그리고 2시 방향으로도 산화 그라핀이 생성중인 것을 볼 수가 있다. 바닥에는 조그만 조각들이 소량 널려 있다. 코로나-19 백신 해독 치료를 하면 저러한 산화 그라핀이 제거된다.]

• 아래 글은 위 41세 여자 분께서 정리하여서 주신 글입니다.

백신 후유증 기록 일지 (만 41세- 여성, 원래 아토피 피부염, 비접종, 심한 쉐딩 현상)

- 2021년 9월쯤 피부 가려움 시작.
- 2021년 10월 흑색 설탕과 비슷한 모양의 알갱이가 떨어지면서 가려움 지속.
- 2021년 11월 어지러움 지속.
- 2021년 11월 28일 아산의 자녀(딸) 집에서 새벽 4시에 어지러움으로 넘어짐.
- 복숭아뼈가 부러져서 2022년 1월 초까지 병원 생활함(수술 후).
- 병원에서도 까만 것들과 알갱이가 떨어지고 피부 진물과 상처가 심해서(진드기 , 옴) 검사했으나 아니라고 나옴.
- 2022년 가렵고 상처가 계속 남. 피부과 약 처방 받아서 먹음.
- 상처 부위에 찌릿한 통증이 있고 전기 흐르는 느낌.
- 2022년 5월 딸이 이버맥틴과 클로로퀸과 영양제를 사다 주었으나 복용 후 무기력과 어지러움이 심해 2주 정도만 복용.
- 12월까지 상처가 더 심해지고 상처 부위가 계속 덧나고 피가 나면서 아물지 않음.
- 2022년 12월 27일 딸 권유로 입원 후 상처가 아물고 호전되고 있음.
- 딸네 집에 갔을 때 딸 집에 벌레, 기생충이 있어서 그것이 전염된 것으로 굳게 믿음(집이 습하여 전염된 것으로 생각함).
- 백신 부작용이 어느 정도 있어서 몸이 안 좋은 것이라 생각은 하나 벌레는 딸 집이 원인으로 생각함.
- 구연산 물에 풀어서 샴푸하면 흑색의 알갱이가 많이 나옴.
- 저의 조언: 딸네 집에서 발견되는 벌레는 코로나-19 백신 접종한 사람들의 몸에서 만들어지고 백신 접종을 하지 않은 사람들에게 쉐딩

(shedding) 형태로 전해진 것입니다. 따라서 그러한 인공 기생충/벌레 들이 몸 안에 있을 때에는 코로나-19 백신 프로토콜에 의한 치료를 하도록 하고, 몸 밖으로 나와서 주변 환경에 있는 경우에는 락스(소디움 하이포클로라이트, Sodium Hypochlorite)이나 포비돈(요오드에 과민 반응 있는 사람들은 주의)에 1시간 이상 담궈 놓아서 녹이도록 하는 것이 권장됩니다.

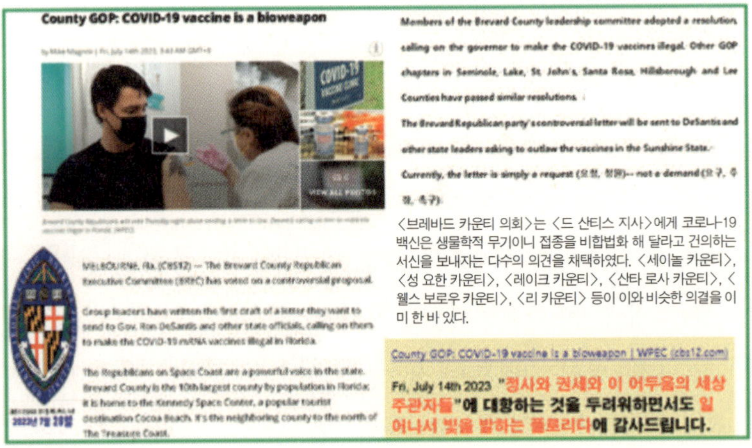

County GOP: COVID-19 vaccine is a bioweapon

MELBOURNE, Fla. (CBS12) — The Brevard County Republican Executive Committee (BREC) has voted on a controversial proposal.

Group leaders have written the first draft of a letter they want to send to Gov. Ron DeSantis and other state officials, calling on them to make the COVID-19 mRNA vaccines illegal in Florida.

The Republicans on Space Coast are a powerful voice in the state. Brevard County is the 10th largest county by population in Florida; it is home to the Kennedy Space Center, a popular tourist destination Cocoa Beach. It's the neighboring county to the north of The Treasure Coast.

Members of the Brevard County leadership committee adopted a resolution, calling on the governor to make the COVID-19 vaccines illegal. Other GOP chapters in Seminole, Lake, St. John's, Santa Rosa, Hillsborough and Lee Counties have passed similar resolutions.

The Brevard Republican party's controversial letter will be sent to DeSantis and other state leaders asking to outlaw the vaccines in the Sunshine State.

Currently, the letter is simply a request (요청, 청원)-- not a demand (요구, 요청, 촉구).

〈브레바드 카운티 의회〉는 〈드 산티스 지사〉에게 코로나-19 백신은 생물학적 무기이니 접종을 비합법화 해 달라고 건의하는 서신을 보내자는 다수의 의견을 채택하였다. 〈세이놀 카운티〉, 〈성 요한 카운티〉, 〈레이크 카운티〉, 〈산타 로사 카운티〉, 〈웰스 보로우 카운티〉, 〈리 카운티〉 등이 이와 비슷한 의결을 이미 한 바 있다.

County GOP: COVID-19 vaccine is a bioweapon | WPEC (cbs12.com)

Fri, July 14th 2023 **"정사와 권세와 이 어두움의 세상 주관자들"에 대항하는 것을 두려워하면서도 일어나서 빛을 발하는 플로리다에 감사드립니다.**

• 면책 사항 1: 본 책에 기록된 내용에 대해 저나 제가 속한 단체들은 어떠한 책임도 지지 않습니다. 이 책의 내용이나 또 그에 관련되어 얻게 되는 모든 정보들은 저 개인이나 저와 함께한 사람들이 주장하는 하나의 의견입니다. 독자 여러분들께서는 이 책의 내용이나 연결된 링크들의 내용들이 하나의 참고적인 주장이라 생각하시고, 각자의 책임하에서 검토해 보시고 확인해 보시고 현명하게 사용하시기 바랍니다.

• 면책 사항 2: 어렵고 힘든 세상에서 하나님께서 저에게 맡겨 주신 소명을 이루고자 하는 마음으로 행했지만 개인적인 부족함이 너무 많았습니다. 제가 보고했던 연구 결과나 함께 했던 사람들이 주장했던 내용들에 대해, 저나 저와 함께한 사람들이 책임을 지지 않습니다. 본 내용들의 승인 여부는 여러분 각자의 책임하에서 검토하시고 확인해 보시고 현명하게 사용해 주시기 바랍니다.

• 면책 사항 3: 여기에 실린 내용들은 여러분의 책임하에 선의(善意)로 또 비영리적인 목적으로 자유롭게 사용하실 수 있습니다. 단, 저나 제가 속한 그 어떤 단체도 그것에 대해 책임지지 않습니다.

에필로그

이 책을 쓰는 시간 동안 저에게는 함정희 님 (토종 쥐눈이콩 마늘 청국장환 개발자, 한국 노벨위원회의 노벨생리의학상 후보 피추천인)이 큰 스승이었습니다. 함정희 님은 Non-GMO 식품을 고수(固守)하다가 자신과 아들들의 모든 것이 경매로 넘어갔고 2023년 8월 10일에 땅바닥에 나앉게 된 상황에서도 하나님에 대한 믿음을 잃지 않고, 오히려 흔들리는 저를 붙잡아서 믿음을 더욱 굳게 하도록 도와주었습니다. 도와주겠다던 모 회장을 하나님이라고 생각했던 죄를 씻는 의미에서 또 하나님께 더 가까이 가겠다는 결심으로, 미국에서 3일 금식기도를 하고 15년이 지난 요즘에 매주 목 오후부터 금요일 오후에 걸쳐 24시간 금식기도를 시작하여 은혜를 받고 있습니다. 이번 주부터는 24시간 금식 대신에 16시간 금식으로 바꾸었습니다.

우리는 너무 연약하고 유혹과 힘에 굴복하기가 쉽습니다. 그러나 넘어진 우리를 일으켜 세워주시는 분, 주 (야후아) 하나님을 찬양하고 감사함으로 기뻐합니다. 이미 악한 마귀의 권세를 이기신 주 예수 그리스도(야후슈아 하맛시아)님이 계시기에 우리는 승리하게 됩니다.

인간의 DNA를 바꾸어 AI 컴퓨터와 연결하는 운영 시스템이 들어있는 코로나-19 백신을 우리나라 국민 18세 이상은 96.9%, 12세 이상은 94.3%가 접종하였습니다. 그 데이터에 마음이 아프고 눈물이 납니다. 그러나 우리가 미처 깨닫지 못했을 때에, 또 죄인이었을 때에 우리의 죄를 용서하시고 십자가 나무에서 못 박혀 돌아가신 주 예수 그리스도 보혈의 피에 힘 입어 우리는 다시 일어납니다. 우리의 죄를 자복(自服)하고 회개(悔改)하고 주님께 나아가면 우리를 용서하시고 사랑으로 감싸 안으시고 회복(回

復)시켜 주시고 승리(勝利)하게 하십니다.

하나님의 전신갑주를 입고 있는 우리들이 이 지구에 남아 있는 한, "정사들과 권능들과 이 세상 어둠의 치리자들과 높은 처소들에 있는 영적 사악함"(엡 6:12)들이 계획한 대로 나아가지 못합니다. 앞으로는 백신을 접종하지 말고, Non-GMO 식품 먹고 비타민 섭취하면서 면역력을 키워서 마귀들이 쏟아내는 인공 질병 바이러스들을 막아내고, 코로나-19 백신 후유증 등을 해독(解毒)하면서 주님께 나아가도록 합시다! 우리는 승리하게 됩니다.

2023. 8. 15.

저자 전기엽(MD, ThM, PhD, ScD) 올림

* 어렵고 긴 글 읽어 주셔서 감사드립니다. 잘못된 곳이나 오자, 탈자 등이 있을 수 있사오니, 의견을 주시면 감사하겠습니다. 혹시 주님께서 허락하셔서 2판을 출판하게 되면, 주신 의견을 참조하고 수정하여 발행하도록 하겠습니다. 다시 한번 감사의 말씀을 올립니다.